AF513938

Neuroinfektiologie

Uta Meyding-Lamadé · Martin Stangel · Jörg Weber
(Hrsg.)

Neuroinfektiologie

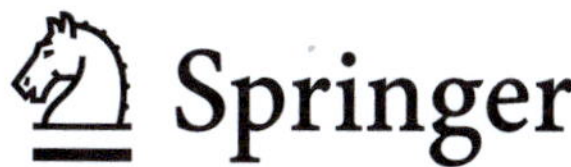

Hrsg.
Uta Meyding-Lamadé
Klinik für Neurologie
Krankenhaus Nordwest GmbH
Frankfurt, Deutschland

Martin Stangel
Klinik für Neurologie
Medizinische Hochschule Hannover (MHH)
Hannover, Deutschland

Jörg Weber
Neurologische Abteilung
Klinikum Klagenfurt am Wörthersee
Klagenfurt am Wörthersee, Kärnten,
Österreich

ISBN 978-3-662-61668-0 ISBN 978-3-662-61669-7 (eBook)
https://doi.org/10.1007/978-3-662-61669-7

Die Deutsche Nationalbibliothek verzeichnet diese Publikation in der Deutschen Nationalbibliografie; detaillierte bibliografische Daten sind im Internet über ► http://dnb.d-nb.de abrufbar.

Fotonachweis Umschlag: © iStock.com/Dr_Microbe

Planung/Lektorat: Christine Lerche
Springer ist ein Imprint der eingetragenen Gesellschaft Springer-Verlag GmbH, DE und ist ein Teil von Springer Nature.
Die Anschrift der Gesellschaft ist: Heidelberger Platz 3, 14197 Berlin, Germany

Vorwort

Die Herausgabe eines State-of-the-Art-Buches „Neuroinfektiologie“ ist aufgrund der Entwicklungen im Teilgebiet Neuroinfektiologie seit Langem überfällig.

Infektionskrankheiten generell und speziell des zentralen und peripheren Nervensystems behalten ihre Bedeutung und sind aktueller denn je. Trotz eines breiten Spektrums an Antibiotika, Virustatika, Antihelminthika oder zur Verfügung stehender Impfungen kann es zu Epidemien oder zu Pandemien, auch in Deutschland, mit neuen, atypischen oder in Vergessenheit geratenen Erregern kommen. Eine ausführliche Anamnese inklusive Reiseanamnese, Fachwissen und interdisziplinäre Zusammenarbeit mit einem Tropeninstitut sind hier entscheidend. Bekannte Infektionen, wie die Herpes-simplex-Virus-Enzephalitis, stellen, trotz rascher Diagnose und Therapie, eine Herausforderung dar.

Nicht nur beim Schlaganfall gilt: „Zeit ist Gehirn“, oder Zeit bis zur richtigen Diagnose und speziellen Behandlung, zum Beispiel auf einer spezialisierten neurologischen Intensivstation, kann lebensentscheidend sein.

Praxisorientiert mit übersichtlichen Tabellen, Abbildungen und Kernaussagen soll dieser kompakte Leitfaden eine wertvolle Hilfe im ärztlichen Alltag sein.

Ein besonderer Dank gilt Freunden und Kollegen, die uns ihre Fachkenntnisse zur Verfügung gestellt haben, ohne deren Unterstützung dieses Buchprojekt nicht realisierbar gewesen wäre. In diesem Zusammenhang danken wir Gabriele Ahrendt, Burc Bassa, Marija Djukic, Helmut Eiffert, Kerstin Hellwig, Ernst-Fritz Hund, Elmar Höfner, Christian Jacobi, Bodo Kress, Annegret Lamadé, Eva Kathrin Lamadé, Thorsten Lenhard, Helmar Lehmann, Saskia Meves, Roland Nau, Stefan Schmiedel, Paul Schnitzler, Philipp Schwenkenbecher, Thomas Skripuletz, Annette Spreer, Matthias Stoll, Kurt-Wolfram Sühs, Corinna Trebst, Mike Wattjes, Thomas Weber und Inga Zerr danken.

Ein ganz besonderer Dank geht an dieser Stelle an Gholamreza Darai, Werner Hacke und Eva Maria Craemer. Bedanken möchten wir uns auch für die Unterstützung seitens des Springer Verlages, insbesondere bei Frau Christine Lerche, die uns anspornte und Mut machte, das Buch im Zeitrahmen zu realisieren.

Die Neuroinfektiologie ist ein faszinierendes Gebiet und immer wieder brandaktuell. Wir hoffen, dass wir etwas von unserer Erfahrung und Begeisterung für dieses Gebiet weitergeben können.

Die Liebe ist die Tochter der Erkenntnis; die Liebe ist umso glühender, je tiefer die Erkenntnis ist.

Leonardo da Vinci (1452–1519)

Uta Meyding-Lamadé
Frankfurt

Martin Stangel
Hannover

Jörg Weber
Klagenfurt

April 2020

Inhaltsverzeichnis

IV Erreger-Vignetten

V Impfungen und Prävention

Autorenverzeichnis

Prof. Dr. Gabriele Arendt Klinik für Neurologie, Universitätsklinikum Düsseldorf, Düsseldorf, Deutschland, Gabriele.Arendt@uni-duesseldorf.de

Dr. med. Burc Bassa Klinik für Neurologie, Krankenhaus Nordwest GmbH, Frankfurt, Deutschland, Bassa.burc@khnw.de

Dipl. Ing. Diol. Biol. /MBA Eva Maria Craemer Klinik für Neurologie, Krankenhaus Nordwest GmbH, Frankfurt, Deutschland, craemer.eva.maria@khnw.de

Arpi Davtyan Klinik für Neurologie, Krankenhaus Nordwest GmbH, Frankfurt, Deutschland, arpi.davtyan@posteo.de

Marija Djukic Geriatrisches Zentrum, Evangelisches Krankenhaus Göttingen-Weende, Göttingen, Deutschland, mdjukic@gwdg.de

Helmut Eiffert Amedes MVZ für Labormedizin, Medizinische Mikrobiologie und Infektiologie, Göttingen, Deutschland, heiffer@gwdg.de

Prof. Dr. Kerstin Hellwig Klinik für Neurologie, Katholisches Klinikum, Universitätsklinikum der Ruhr-Universität Bochum, Bochum, Deutschland, k.hellwig@klinikum-bochum.de

Elmar Höfner Klinikum Klagenfurt am Wörthersee, Neurologische Abteilung, Klagenfurt am Wörthersee, Österreich, elmar.hoefner@kabeg.at

Prof. Dr. med. Ernst Hund Neurologische Klinik, Universitätsklinikum Heidelberg, Heidelberg, Deutschland, ernst.hund@med.uni-heidelberg.de

Prof. Dr. med. Klaus-Peter Hunfeld Laboratoriumsmedizin, Krankenhaus Nordwest, Frankfurt, Deutschland, hunfeld.klaus-peter@khnw.de

Dr. Christian Jacobi Klinik für Neurologie, Krankenhaus Nordwest, Frankfurt, Deutschland, jacobi.christian@khnw.de

Annegret Lamadé Philipps-Universität Marburg, Marburg, Deutschland, anny.lamade@t-online.de

Eva Kathrin Lamadé Ludwig-Maximilians-Universität, München, Deutschland, E.Lamade@campus.lmu.de

Prof. Dr. med. Helmar C. Lehmann Klinik und Poliklinik für Neurologie Universitätsklinikum Köln, Köln, Deutschland, helmar.lehmann@uk-koeln.de

Dr. med. Thorsten Lenhard Neurologische Klinik, Universitätsklinikum Heidelberg, Heidelberg, Deutschland, Thorsten.Lenhard@med.uni-heidelberg.de

PD Dr. med. Saskia Meves Klinik für Neurologie, St. Josef-Krankenhaus Kupferdreh, Essen, Deutschland, saskia.m.meves@rub.de

Prof. Dr. med. Uta Meyding-Lamadé Klinik für Neurologie, Krankenhaus Nordwest GmbH, Frankfurt, Deutschland, meyding-lamade.uta@khnw.de

Prof. Dr. Roland Nau Evangelisches Krankenhaus Göttingen-Weende, Göttingen, Deutschland, rnau@gwdg.de

Prof. Dr. Stefan Schmiedel I. Medizinische Klinik und Poliklinik (Gastroenterologie mit Sektionen Infektiologie und Tropenmedizin), Universitätsklinikum Hamburg-Eppendorf, Hamburg, Deutschland, s.schmiedel@uke.de

Prof. Dr. Paul Schnitzler Universitätsklinikum Heidelberg, Heidelberg, Deutschland, Paul.Schnitzler@med.uni-heidelberg.de

Dr. Philipp Schwenkenbecher Klinik für Neurologie, Medizinische Hochschule Hannover, Hannover, Deutschland, Schwenkenbecher.Philipp@mh-hannover.de

Prof. Dr. Thomas Skripuletz Klinik für Neurologie, Medizinische Hochschule Hannover, Hannover, Deutschland, Skripuletz.Thomas@mh-hannover.de

PD Dr. Annette Spreer Städtisches Klinikum Braunschweig, Braunschweig, Deutschland, a.spreer@klinikum-braunschweig.de

Prof. Dr. med. Martin Stangel Klinische Neuroimmunologie und Neurochemie, Medizinische Hochschule Hannover, Hannover, Deutschland, stangel.martin@mh-hannover.de

Prof. Dr. med. Matthias Stoll Klinik für Rheumatologie und Immunologie, Medizinische Hochschule Hannover, Hannover, Deutschland, Stoll.Matthias@mh-hannover.de

PD Dr. Kurt-Wolfram Sühs Klinik für Neurologie, Medizinische Hochschule Hannover, Hannover, Deutschland, Suehs.Kurt-Wolfram@mh-hannover.de

Prof. Dr. med. Corinna Trebst Klinik für Neurologie, Medizinische Hochschule Hannover, Hannover, Deutschland, trebst.corinna@mh-hannover.de

Prof. Dr. med. Mike Wattjes Institut für diagnostische und interventionelle Neuroradiologie, Medizinische Hochschule Hannover, Hannover, Deutschland, Wattjes.Mike@mh-hannover.de

Prim. Univ.-Prof. Jörg R. Weber Neurologische Abteilung, Klagenfurt am Wörthersee, Österreich, joerg.weber@kabeg.at

Prof. Dr. Thomas Weber Medizinicum Hamburg, Klinikum Stephansplatz, Hamburg, Deutschland, profthomasweber@t-online.de

Prof. Dr. Inga Zerr Klinik für Neurologie, Universitätsmedizin Göttingen, Göttingen, Deutschland, ingazerr@med.uni-goettingen.de

Allgemeine Einleitung Neuroinfektiologie

Inhaltsverzeichnis

Epidemiologie

Uta Meyding-Lamadé und Eva Maria Craemer

Inhaltsverzeichnis

U. Meyding-Lamadé et al. (Hrsg.), *Neuroinfektiologie*,
https://doi.org/10.1007/978-3-662-61669-7_1

Man erblickt nur, was man schon weiß und versteht

Johann Wolfgang von Goethe (1749–1832)

1.1 Einleitung

Infektionskrankheiten gewinnen zunehmend an Bedeutung, sie umfassen ein breites Spektrum an Pilzen, bakteriellen, parasitären und viralen Erregern. Sie stellen die behandelnden Ärzte immer wieder vor besondere Herausforderungen in Diagnostik und Therapie. Akut verlaufende Neuroinfektionen sind lebensbedrohliche Erkrankungen, viele Patienten versterben trotz modernster Therapien und intensivmedizinischer Behandlung oder erleiden Spätfolgen. Subakut bis chronisch verlaufende neuroinfektiologische Krankheiten bedürfen eines geschulten diagnostischen Blicks der Behandler.

Der Klimawandel, das Wachstum der Weltbevölkerung, Expansionen in neue geografische Gebiete und die Veränderung der Landnutzung sind nur einige Faktoren, die die Entwicklung und Verbreitung neuer und in Vergessenheit geratener Erreger begünstigen. Sie stellen uns vor neue Herausforderungen in der klinischen Arbeit. Klimaerwärmung und Globalisierung ermöglichen das Auftreten und die Veränderung der Krankheitserreger in neue Regionen.

Infektionskrankheiten können als Ausbrüche in kleinen lokalisierten Regionen vorkommen oder sich schnell über große geografische Gebiete ausbreiten, wie beispielsweise der neuartige Coronavirus Stamm (SARS-CoV-2) Ende 2019 gezeigt hat. Im Dezember 2019 wurden vermehrt Erkrankungsfälle mit einem neuartigen Virus in der Provinz Wuhan, China, gemeldet, Ende Januar 2020 (31.01.2020) wurde von der Weltgesundheitsorganisation (WHO) der Gesundheitsnotstand von internationaler Tragweite ausgerufen, am 11.03.2020 wurde die Pandemie vom Generaldirektor der WHO erklärt.

Ein weiteres Beispiel aus der jüngeren Vergangenheit ist der Zika-Virus-Ausbruch 2016.

Die Epidemiologie blickt auf eine über 2000 Jahre alte Geschichte zurück, der Begriff kommt aus dem Griechischen (epi=über; demos= das Volk). Schon Hippokrates (um 460 bis etwa 370 v. Chr.) verwendete den Begriff „Epidemie" und hat bemerkenswerte Überlegungen zur Beziehung zwischen Krankheiten und Umweltfaktoren niedergeschrieben. Er unterschied die Begriffe „endemisch" für Krankheiten, die immer in einer Bevölkerung vorhanden sind und „epidemisch" für solche, die nur manchmal und in größeren Zahlen auftreten.

Die heutige Epidemiologie hat ihren Ursprung in der Infektionsepidemiologie des 19. Jahrhunderts, noch bevor Robert Koch (1834–1910), Emil von Behring (1854–1917), Paul Ehrlich (1854–1915) und andere Wissenschaftler Bakterien, Viren, Parasiten und Pilze als Krankheitsauslöser identifiziert hatten. Bereits 1891 wurde das Königlich Preußische Institut für Infektionskrankheiten gegründet, das heutige Robert Koch-Institut.

Historische Meilensteine der Epidemiologie

- *Hippokrates* (ca. 470–400 v. Chr.): Bedeutung der Umwelt für die Entstehung von Krankheiten.
- *John Graunt* (1620–1674): registriert in London Todesfälle. Darstellung des Risikos, an einer bestimmten Krankheit zu sterben, Berechnung der Lebenserwartung.
- *James Lind* (1716–1794): Untersucht Skorbut bei Schiffsbesatzungen – Prophylaxe durch Obst.
- *Lady Mary Wortley Montague (1689–1792): Entdeckung der Variolation bei Pocken*
- *Edward Jenner* (1749–1823): Entdeckung der Pockenimpfung.
- *John Snow* (1813–1858): Entdeckung der Choleraübertragung durch Trinkwasser.

- *Ignaz Semmelweis* (1818–1865): Beschreibung einer übertragbaren Ursache von Kindbettfieber führt zur Händedesinfektion.
- *Peter Ludvig Panum* (1820–1885): Untersuchung der Masern-Epidemie auf den Färöer-Inseln führt zur Theorie über infektiöses Agens.

Die Epidemiologie beschäftigt sich mit der statistischen Erfassung von Krankheiten und deren Auslösern, der Entwicklung mathematischer Modelle und Methoden, dabei kommen Beobachtungsstudien oder experimentelle Studien zum Einsatz. Epidemiologische Methoden sind beschreibende, analytische und experimentelle Untersuchungen. Das Ziel der epidemiologischen Untersuchung ist die Identifikation von Risikofaktoren für eine Erkrankung. Unterschieden werden Kohorten-Studien und Fall-Kontroll-Studien. Weitere Methoden sind die Querschnittsstudie und die randomisierte klinische Studie.

Eine **Epidemie** ist definiert als ein stark gehäuftes und zeitlich begrenztes Auftreten einer ansteckenden Krankheit in einem bestimmten begrenzten Verbreitungsgebiet.

Eine **Endemie** bezeichnet die Dauerdurchseuchung einer Gesellschaft mit einem Erreger in einem begrenzten Verbreitungsgebiet. Das bedeutet, dass jede Person mit der mehr oder weniger gleichen Wahrscheinlichkeit innerhalb eines Endemiegebietes erkrankt. **Endemische** Krankheiten sind ständig vorhanden, normalerweise in geringer Anzahl.

Eine **Pandemie** hat einen ähnlichen Charakter wie die Epidemie, allerdings ist sie nicht örtlich begrenzt sondern über Länder und ganze Kontinente verteilt, sie bezeichnet eine Länder und Kontinenten-übergreifende zeitliche Ausbreitung einer Infektionskrankheit.

Seit 2017 kann die Ausrufung einer **Pandemie** nur durch den Generaldirektor der WHO erfolgen.

Jüngste endemische Ausbrüche, die durch das Chikungunya-Virus, das West-Nil-Virus, die Entero-Virus-Infektion und das Ebola-Virus verursacht wurden, haben schwere neurologische Manifestationen verursacht und sich rasch über Kontinente verbreitet.

Die ersten größeren Pandemien in der Menschheitsgeschichte waren die Antoninische Pest (165–180 n. Chr., vermutlich eine Pocken-Pandemie im Römischen Kaiserreich mit ca. 5 Mio. Toten) und die Justinianische Pest (ab 541 n. Chr., vermutlich durch *Yersinia pestis* verbreite Pandemie im gesamten Mittelmeerraum).

Eine der wohl größten Pandemien der Menschheitsgeschichte war die Pest 1348, dieser fielen mehr als ein Drittel der europäischen Bevölkerung zum Opfer. Die Spanische Grippe (1918, 1920) forderte 50 Mio. Todesopfer. Die erste Pandemie des 21. Jahrhundert war die SARS-Pandemie 2002/2003. Die SARS-CoV-2 Pandemie (ab März 2020) forderte bisher 1.570.696 Todesfälle, 68.966.841 bestätigte Krankheitsfälle in 191 Ländern (Dashboard Johns Hopkins University, Stand 10.12.2020).

Im Zuge der Influenza-Pandemie 2005 wurde in Deutschland erstmals der Nationale Pandemieplan (NPP) veröffentlicht, die letzte Aktualisierung war im März 2017. Der NPP besteht aus zwei Teilen, den Maßnahmen zum Schutz der Bevölkerung und den wissenschaftlichen Grundlagen für die Schutzmaßnahmen.

Eine Vielzahl der Erreger fallen in Deutschland unter das Infektionsschutzgesetz (IfSG) und sind nach den §§ 6 und 7 IfSG meldepflichtig (► Kap. 5 Rechtliche Fragen). Die Falldefinition sowie die Definition von Risikogebieten obliegt nach § 2 Abs. 2 Nr. 2a IfSG dem Robert Koch-Institut.

Mit internationalen systematischen Impfkampagnen der Weltgesundheitsorganisation (WHO) ist die Welt Pocken-frei geworden. Interessanterweise ist die Begründerin der

Impfung eine Frau: Die Entdeckung des Impfens gegen Pocken geht auf Lady Mary Wortley Montague (1689–1792) zurück, sie brachte die asiatische Methode der Pockenimpfung nach England, nachdem sie diese in der Türkei kennengelernt hatte. Diese frühe Methode beruhte darauf, dass Serum aus dem Geschwür eines Pockenerkrankten in die Haut eingeritzt wurde, es dadurch zu einem leichteren Verlauf kam und der Erkrankte Resistenzen gegen das Virus entwickelte. Im Mai 1796 führte Edward Jenner (1749–1823) die erste Impfung gegen Pocken mit Kuhpockenlymphe durch. Jenner entdeckte, dass die übertragbaren aber für den Menschen ungefährlichen Kuhpocken gegen die humanen Pocken immunisieren.

Die Inzidenzen der Infektionen (bspw. Poliomyelitis, Tollwut), die durch Immunprophylaxe verhindert werden können, wurden drastisch gesenkt. Die Inzidenz wird definiert als die Anzahl neu aufgetretener Krankheitsfälle innerhalb einer definierten Population in einem bestimmten Zeitraum.

Durch Bakterien, Mykosen, Parasiten, Protozoen und Viren übertragene Erkrankungen können eine Vielzahl neurologischer Symptome wie Meningitis, Enzephalitis, Meningoenzephalitis, Guillain-Barré-ähnliche Syndrome sowie Schlaganfälle verursachen. Häufig haben diese Patienten schwere neurologische Folgen; zur Vermeidung letaler Ausgänge und Langzeitfolgen ist eine spezialisierte neurologische Intensivmedizin in den meisten Fällen überlebenswichtig. Für unsere Breitengrade atypische Erreger viraler Meningoenzephalitiden sind derzeit noch vereinzelt, werden aber häufiger wie die Häufung von Erkrankungen mit dem West-Nil-Virus (WNV) 2019 gezeigt hat. Rabies (Tollwut) sind weltweit immer noch für jährlich ungefähr 55.000 Todesfälle verantwortlich und stellen die zehnthäufigste Infektionskrankheit dar. Die Bestimmung der Prokalzitonin-Konzentration im Serum bietet sich für die Differenzialdiagnose viral-bakteriell an. Autoimmunenzephalitiden wie ADEM, NMDA-Rezeptor-Antikörper, VGKV-Antikörper sind für ungefähr 10–20 % der Meningoenzephalitiden unklarer Ätiologie verantwortlich.

Weltweit gehört die bakterielle Meningitis zu den häufigsten Infektionskrankheiten. Jährlich sterben in Deutschland 5–10 % der Erkrankten an einer Pneumokokken-Meningitis. Die jährliche Inzidenz bakterieller Meningitiden wird auf 5–10 je 100.000 geschätzt. Durch Einführung aktiver Immunisierungen gegen *Haemophilus influenzae* Typ B, *Neisseria meningitidis* (Serogruppe C, Serogruppe B, Serotypen A,C,W_{135},Y) und Pneumokokken (10-, 13- und 23-Valente) sind die Inzidenzen hier rückläufig. Bei Erwachsenen sind die häufigsten Fällen einer ambulant erworbenen bakteriellen Meningitis auf Infektionen durch *Streptococcus pneumoniae*, *Neisseria meningitidis*, *Listeria monocytogenes* und *Haemophilus influenzae* zurückzuführen.

Die Meningokokken-Meningitis bedingt durch die Serotypen A, C,W und X tritt überwiegend im Meningitis-Gürtel der Subsahara und in Asien epidemisch auf.

Bei unklarer Ätiologie sollte im Zweifel immer noch ein nationales Referenzlabor hinzugezogen werden. Bei positiver Auslandsanamnese, bei parasitären oder mykotischen Infektionen, bei Protozoen-Erkrankungen sollten im Zweifel das Robert Koch-Institut (RKI), das Bernhard-Nocht-Institut oder andere Tropeninstitute herangezogen werden.

Seit 2005 existiert das European Centre for Disease Prevention and Control (ECDC), das nach der SARS-Pandemie seitens des EU Parlaments verabschiedet wurde, um europaweit eine koordinierende Stelle zu schaffen, die die Infektionsüberwachung standardisiert. Im Zuge dessen wurde das European Surveillance System TESSy geschaffen. Ziel von TESSy ist es, die EU-weite Erfassung, Validierung und Verbreitung von Surveillance-Daten der EU-Mitgliedstaaten zu verbessern.

> **Merke**
> ECDC ist die koordinierende Stelle zur Infektionsüberwachung, nicht zu verwechseln mit der global bekannten australischen Hard-Rock-Band ACDC.

Die sog. Omics-Wissenschaften haben bahnbrechende Fortschritte beim Verständnis der Pathogenese neurologischer Infektionen erzielt.

„Omics" dient als Oberbegriff für molekularbiologische Methoden, die auf -omik (griechisch = weiblich; englisch – omics) enden, wie bspw. Proteomik, Genomik, Transkriptomik, Metabolomik u. a. Durch Kombination der Methoden können Veränderungen der Gesamtheit wichtiger Molekülmassen, wie DNA/RNA und Proteine gleichzeitig erfasst werden. Omics-Technologien sind neuartige diagnostische Hochdurchsatz-Methoden mit denen sich das ganze Genom, Transkriptom oder Proteom einer Zelle analysieren lassen. In kurzer Zeit ermöglichen sie es, globale, hochaufgelöste molekulare Profile von Gewebe und Zellen zu erstellen. Eine besondere Rolle spielen neuartige Sequenzierungsmethoden, wie das Next Generation Sequencing (NGS) zur Genomsequenzierung. Anhand der Omics-Technologien ist es möglich, molekulare Veränderungen, die mit Erkrankungen eingehergehen, umfassend und detailliert zu analysieren. Jüngstes Beispiel ist die Sequenzierung des kompletten Genoms des neuartigen Coronavirus SARS-CoV-2 nahezu in Echtzeit.

▫ Abb. 1 zeigt die zehn häufigsten Todesursachen weltweit des Jahres 2016, ▫ Abb. 2 zeigt die häufigsten Todesursachen weltweit für das Jahr 2017 anhand der von der WHO veröffentlichten Daten der Global-burden-of-Disease-Study.

Weltweit sind neurologische Krankheiten zunehmend der Grund für DALYs (diasbility-adjusted life years) mit steigender Tendenz. Global waren 2016 neurologische Erkrankungen die Hauptursache für DALYs und die zweithäufigste Todesursache. Die Anzahl der Todesfälle und DALYs ist steigend, die Zahl der Todesfälle stieg um 39 %, die DALYs um 15 %. Die altersstandardisierten Raten haben zwischen 1990 und 2016 abgenommen, die Todesfälle um 28 % und DALYs um 27 %. Die vier häufigsten Erkrankungen für DALYs waren Schlaganfälle (42,2 %), Migräne (16,3 %), Alzheimer und weitere Demenzerkrankungen (10,4 %) sowie Meningitis (7,9 %). 2017 wurden allein in Deutschland 16.807 Fälle je 100.000 Einwohner entzündliche Erkrankungen des zentralen Nervensystems behandelt.

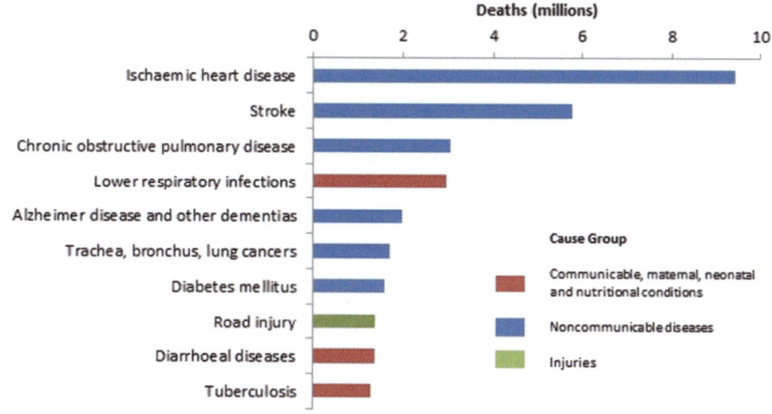

▫ **Abb. 1** Die zehn häufigsten Todesursachen 2016

1

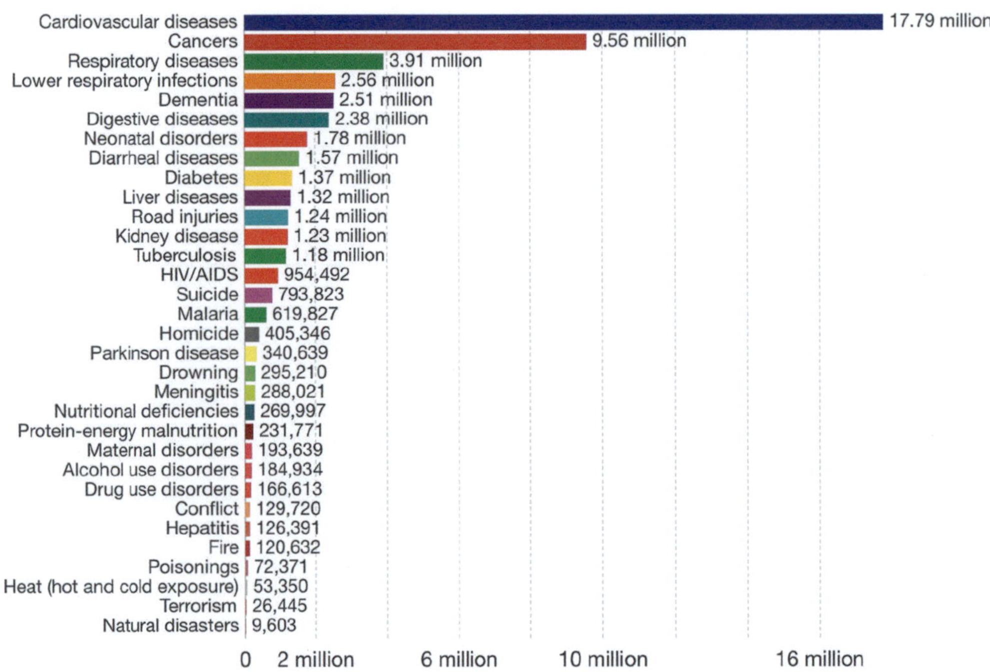

Abb. 2 Die häufigsten Todesursachen weltweit 2017

Das Wissen über aktuelle Entwicklungen, einschließlich typischer und atypischer klinischer Symptome von neurologischen Infektionskrankheiten ist in der heutigen Zeit von größter Wichtigkeit.

Literatur

Bundesamt für Migration und Flüchtlinge (2016) Das Bundesamt in Zahlen 2015, Asyl, Migration und Integration, Bundesamt für Migration und Flüchtlinge, S 20

Dashboard Coronavirus Johns Hopkins University, ► www.coronavirus.jhu.edu/map.html

Fölsch UR et al (2016) Flucht und Migration: eine Herausforderung für die Medizin in Deutschland. Der Internist 57:822–830

O'Brien DP et al (2006) Illness in returned travelers and immigrants/refugees: the 6-year experience of two Australian infectious diseases units. J Travel Med 13:145–152

RKI (2016) Dem Robert Koch-Institut übermittelte meldepflichtige Infektionskrankheiten bei Asylsuchenden in Deutschland; August 2016 (31.–35. Kalenderwoche)

Statistisches Bundesamt, destatics.de

Thakur K, Zunt J (2011) Neurologic parasitic infections in immigrants and travelers. Semin Neurol 31:231–244

Übertragungswege

Eva Maria Craemer und Uta Meyding-Lamadé

Inhaltsverzeichnis

U. Meyding-Lamadé et al. (Hrsg.), *Neuroinfektiologie*,
https://doi.org/10.1007/978-3-662-61669-7_2

Jedes Naturgesetz, das sich dem Beobachter offenbart, lässt auf ein höheres, noch unerkanntes schließen.

Alexander von Humboldt (1769–1859)

2.1 Natürliche Barrieren des zentralen Nervensystems

Das zentrale Nervensystem (ZNS) verfügt über anatomische und immunologische Schutzmechanismen, die es vor dem Eindringen von Pathogenen schützt.

Physisch geschützt durch knöcherne Strukturen wie Columna vertebralis und Cranium, umgeben von den Meningen und umgeben von Liquor zerebrospinalis.

Von den homöostatischen Mechanismen hängen die komplexen Funktionen des Gehirns ab, die die ionische Zusammensetzung der interstitiellen Flüssigkeit regulieren, welche die Neuronen im Parenchym umgibt. Zwei zelluläre Barrieren erhalten diese Homöostase aufrecht, die das ZNS vom systemischen Kreislauf trennen, die Blut-Hirn- (Blood-Brain Barrier, BHS) und die Blut-Liquor-Schranke (Blood-Cerebrospinal Fluid Barrier, BLS). Die BHS und BLS schützen das Hirn vor plötzlichen Veränderungen in der Blutbiochemie und ermöglichen gleichzeitig die Zufuhr von Nährstoffen und die Entfernung von Metaboliten. Wichtig ist hierbei, dass sie das ZNS auch vor dem Eindringen von Pathogenen schützen, die möglicherweise im Blut vorhanden sind.

2.1.1 Die Blut-Hirn-Schranke (BHS)

Die BHS stellt die größte Schnittstelle für den Blut-Hirn-Austausch dar und befindet sich auf der Ebene der zerebralen Mikrogefäße, sie besteht aus komplexen zellulären und nichtzellulären Faktoren wie Astrozyten, Basalmembran, Mikroglia, mikrovaskuläre Endothelzellen, perivaskuläre Makrophagen, Perizyten sowie umgebende Neurone. Eine physikalische Barriere wird durch komplexe „tight junctions" am interendothelialen Spalt gebildet, „tight junctions" regeln den Fluss von Ionen, polaren Molekülen und Makromolekülen aus dem systemischen Kreislauf. Die „Übergänge" an der interendothelialen Spalte blockieren den Transport einer Vielzahl von Molekülen, wodurch die Permeabilität der BHS eingeschränkt ist.

Trotz dieser Schutzmechanismen können bestimmte gelöste Stoffe und Makromoleküle über spezifische und unspezifische Mechanismen über die BHS transportiert werden. Durch die passive Diffusion sowie Rezeptor- und/oder adsorptionsvermittelte Transzytose oder über ATP-bindende Kassettentransporter können mikrobielle Pathogene über die BHS in das ZNS gelangen.

2.1.2 Die Blut-Liquor-Schranke (BLS)

Ähnlich der BHS schützt die BLS das ZNS und trägt zur Aufrechterhaltung der Homöostase bei.

Im Unterschied zur BHS weisen die engen Verbindungen zwischen den choroidalen Epithelzellen und dem ventrikulären Hirnsystem einen geringeren elektrischen Widerstand auf. Deshalb ist zu vermuten, dass der Plexus chorioideus möglicherweise für das Eindringen von Pathogenen über parazelluläre Mechanismen anfälliger ist.

2.1.3 Ungeschützte Bereiche des ZNS

Es gibt Bereiche im Gehirn, in denen der Schutz der BHS fehlt und die daher sehr anfällig für Infektionen sind. Die zirkumventrikulären Organe (CVOs) stellen Gehirnstrukturen dar, die nicht durch die BHS geschützt sind. Die CVOs sind stark vaskularisierte Hirnregionen neben dem dritten und vierten Ventrikel. Blutgefäße in CVOs sind fenestriert und die zugehörigen Astrozyten sind weit genug voneinander entfernt, sodass Neuronen in CVOs direkt aus Blut stammenden Molekülen ausgesetzt sind. Dies ermöglicht den Neuronen, chemische Signale im Blut direkt zu überwachen und sensorische Informationen an den Hypothalamus und den Hirnstamm zu liefern, was zur Regulierung verschiedener Funktionen wie Stoffwechsel, Immunantworten und Erbrechen führt. Die direkte Exposition von CVO-Neuronen gegenüber dem Blut macht diese Zellen jedoch sehr anfällig für Virusinfektionen. Darüber hinaus werden CVOs von einer Monoschicht spezialisierter Ependymzellen, sogenannten Tanyzyten, ausgekleidet, die auch für eine Infektion mit Viren wie CMV (Zytomegalievirus) anfällig sind.

2.2 Eintrittspforten

2.2.1 Das olfaktorische System als Eintrittspforte

Das olfaktorische System umfasst das Geruchssensorsystem, das im peripheren Nervensystem in der Nasenhöhle und im ZNS, im Riechkolben und in höheren Verarbeitungszentren des Gehirns vorhanden ist. Innerhalb der Nasenhöhle säumt das olfaktorische Epithel die dorsalen und kaudalen Regionen der Höhle. Im olfaktorischen Epithel befinden sich olfaktorische Sinnesneuronen, die eine dendritische, Knauf-artige Schwellung mit 20–30 Zilien in die Schleimschicht der Nasenhöhle projizieren.

Diskutiert wird das olfaktorische System als Eintrittspforte beispielsweise bei der Herpes-simplex-Virus-Enzephalitis.

2.2.2 Trigeminus als Eintrittspforte

Der Trigeminus ist der größte Hirnnerv, dessen afferente Äste übertragen Berührung, Schmerz und schädliche Reize aus dem Gesicht, den Hornhäuten der Augen sowie der Mund- und Nasenhöhle. Der Nervus trigeminus innerviert über Äste des N. ophthalmicus und des N. maxillaris das Riech- und Atmungsepithel der Nasenhöhle. Die Nervenenden des Trigeminus sind über einen apikalen Engpasskomplex an der Epitheloberfläche vom Lumen der Nasenhöhle getrennt. Dieselben Trigeminusnerven, die das olfaktorische Epithel innervieren, verzweigen sich auch, um den Riechkolben zu innervieren, was einen alternativen Weg für den Eintritt von Krankheitserregern darstellt. Auch diese Eintrittspforte mit Latenz von Viren im Trigeminusganglion gilt als möglicher Weg der Ausbreitung von Viren bei der Herpes-simplex-Virus-Enzephalitis. Die trigeminale Versorgung der Meningen wird diskutiert als eine Erklärungsmöglichkeit des oft temporalen Befallsmusters der Herpes-simplex-Virus-Enzephalitis.

2.2.3 Nasale Eintrittspforte

Die Nasenhöhle ist ständig inhalierten Mikroben, Allergenen und Partikeln ausgesetzt. Das Epithel, das die Nasenlöcher und die Nasenhöhle auskleidet, beherbergt eine normale Bakterienflora sowie ZNS-Pathogene wie *S. aureus, S. pneumoniae, N. meningitidis* und *H. influenzae*. Sie können asymptomatisch auftreten und kolonisieren den Nasopharynx bei einigen Personen. Daher verfügt die Nasenhöhle über angeborene Abwehrmechanismen, um eingeatmete Luft zu filtern und zu verhindern, dass Mikroben in tiefere Gewebe eindringen.

Becherzellen und submukosale Drüsen scheiden Muzine (hauptsächlich MUC5AC und MUC5B) in die Lumina der Atemwege und der Nasenhöhle aus. MUC5AC und MUC5B vernetzen sich, um das strukturelle Gerüst einer Schleimhautbarriere zu bilden, die auf einer Perikiliarschicht aus membrangebundenen Muzinen (einschließlich MUC1 und MUC4) und Glykoproteinen schwimmt. Durch einen mukoziliären Clearance-Prozess werden inhalierte Bakterien und Partikel in der Schleimschicht eingeschlossen und durch das koordinierte Schlagen von Zilien auf den Oberflächen von Epithelzellen in Richtung Pharynx gespült. Eine Studie hat gezeigt, dass MUC5B, jedoch nicht MUC5AC, für die mukoziliäre Clearance-Aktivität und die Verhinderung der Ausbreitung von Bakterien von der Nasenhöhle in die unteren Atemwege wesentlich ist. Die Schleimsekretion und die mukoziliäre Clearance werden in Gegenwart von Entzündungsmediatoren und mikrobiellen Krankheitserregern und nach Exposition gegenüber Zigarettenrauch verstärkt. Antimikrobielle Substanzen, einschließlich Enzymen (Lysozym), Proteaseinhibitoren (sekretorischer Leukoprotease-Inhibitor, Elastase-Inhibitor, 1-Antiprotease und Antichymotrypsin), antimikrobielle Peptiden (-defensine und L37) und Oxidationsmitteln (Stickoxid und Wasserstoffperoxid) werden durch Epithelzellen in die Atemwegsoberflächenflüssigkeit sekretiert und bieten eine weitere Verteidigungslinie gegen Mikroben. Schließlich bilden enge Verbindungen und anhaftende Verbindungen zwischen den Epithelzellen, die die Nasenhöhle und die Atemwege auskleiden, eine zelluläre Barriere, die die Ausbreitung von Mikroben verhindert. Dendritische Zellen, die sich über das Epithel hinaus befinden, verlängern Prozesse durch diese engen Verbindungen, um mit Liganden zu interagieren und mit residenten Makrophagen zusammenzuarbeiten, um fremde Antigene zu entfernen.

2.2.4 Periphere Nerven

Das ZNS steht über weitreichende Neurone, die aus dem Gehirn und dem Rückenmark herausragen und daher nicht durch die BHS geschützt sind, in ständiger Kommunikation mit peripheren Geweben. Viren, die periphere Neuronen infizieren, können die BHS mithilfe des axonalen Transportsystems umgehen, um transneural in das ZNS zu gelangen. Beispielsweise nutzt das Semian B Virus diesen Weg, um die oft letale Enzephalitis auszulösen. Die meisten Gewebe sind stark innerviert und bieten zahlreiche Ziele für Viren, die in externe Barrieren eingedrungen sind. Neuronen haben eine einzigartige Polarisation, die es ihnen ermöglicht, Signale zu empfangen, zu verarbeiten und zu senden. Dieser Prozess wird teilweise durch den effizienten Transport von Molekülen durch die Zelle über ein Zytoskelett-Netzwerk aufrechterhalten. Motorproteine, sogenannte Dyneine, sind für den retrograden Transport verantwortlich, der Moleküle entlang an Mikrotubuli von neuronalen Synapsen zum Zellkörper transportiert. Kinesine hingegen steuern die anterograde Bewegung, indem sie Moleküle in die entgegengesetzte Richtung transportieren. Die Verwendung dieser Motorproteine ist für eine effiziente transneurale Migration von Viren unerlässlich, die andernfalls auf passive Diffusion angewiesen wären, um die großen Entfernungen zwischen Nervenenden und Zellkörpern zu bewältigen.

2.2.5 Trojanisches Pferd

Der Trojanisches-Pferd-Mechanismus wird von einigen Viren und Bakterien als Eintrittspforte genutzt. Hierbei gelangt der humanpathogene Krankheitserreger über den Blutkreislauf ins Gehirn, er infiziert bspw. Phagozyten oder Lymphozyten und manipuliert diese dann aktiv, um ins Gehirn transportiert zu werden. Nach dem Eintritt in das Gehirn verlässt der jeweilige Erreger sein trojanisches Pferd um neuronale Strukturen zu infizieren.

Das Prinzip des trojanischen Pferdes ist immer gleich, woraus sich die Analogie zur griechischen Mythologie ergibt, das Holzpferd, das die versteckten Griechen unter der Führung von Agamemnon, durch die Tore Trojas geführt hat.

2.2.6 Per continuitatem

Die Ausbreitung per continuitatem erfolgt kontinuierlich übergreifend entlang einer lokalen Eintrittsstelle. Beispiele sind fortgeleitete bakterielle Meningitiden, zum Beispiel nach Mastoiditis oder Sinusitis.

2.3 Übertragungswege humanpathogener Krankheitserreger

2.3.1 Bakterien

Bakterien sind in der Lage, die BHS und die BLS zu kreuzen um durch transzelluläre Penetration oder parazellulären Eintritt oder über infizierte Leukozyten aus dem peripheren Kreislauf („Trojan-Horse-Mechanism“) in das ZNS zu gelangen.

Die transzelluläre Penetration erfolgt nach bakterieller Adhäsion an Endothel- oder Epithelzellen, anschließend werden die Bakterien durch Pinozytose oder Rezeptor-vermittelte Mechanismen über die BHS oder BLS transportiert.

Alternativ können sie parazellulär in das ZNS eindringen, durch Disruption der tight junctions ist die Permeabilität erhöht und das Eindringen erleichtert.

Die transzelluläre Penetration von mikrovaskulären Endothelzellen im Gehirn, hauptsächlich über Rezeptor-vermittelte Mechanismen, wurde für verschiedene Bakterien demonstriert, darunter *E. coli, N. meningitidis, S. pneumoniae, Streptokokken der Gruppe B, S. suis, L. monocytogenes* und *M. tuberculosis*.

2.3.2 Hefen, Protozoen, Pilze und Würmer

Naegleria fowleri ist eine frei lebende Amöbe, die eine primäre amöbische Meningoenzephalitis verursacht, eine seltene, aber fast immer tödliche Krankheit beim Menschen. *N. fowleri* kommt in warmem Süßwasser vor; eine menschliche Infektion tritt nach der Inspiration von kontaminiertem Wasser auf und ist normalerweise mit Schwimmen verbunden. Kontaminiertes Leitungswasser, das zur Rekonstitution von Kochsalzlösung zur Nasenspülung oder zur Waschung der Nasenhöhle verwendet wird, wurde ebenfalls als Infektionsquelle in Betracht gezogen. Pathologische Untersuchungen tödlicher Fälle beim Menschen ergaben eine hämolytische, nekrotische Enzephalitis des Riechbereichs, des angrenzenden Vorderhirns und des Kleinhirns. Der vermutete Weg des ZNS-Eintritts war der olfaktorische Weg, da Amöben und akute Entzündungen in der Nasenschleimhaut und den Riechnervenbündeln vorhanden waren.

In Mausmodellen der frühen Stadien der primären amöbischen Meningoenzephalitis drang intranasaler *N. fowleri* in die kribriforme Platte und den Riechkolben ein und wurde innerhalb der Riechnerven beobachtet. In-vivo-Studien haben gezeigt, dass N. fowleri bereits 1 h nach der Infektion die Schleimproduktion in der Nasenhöhle induziert und dass Amöben bis 6 h von Schleim bedeckt und von Neutrophilen umgeben sind. In der Muzin-produzierenden Zelllinie NCI-H292 induzierte *N. fowleri* die Freisetzung reaktiver Sauerstoffspezies, was zur Aktivierung des epidermalen Wachstumsfaktorrezeptors führte, was wiederum die Produktion der Muzin-MUC5A- und IL-8-Sekretion stimulierte. Trotz dieser Wirtsreaktion wurde nach 12 h beobachtet, dass *N. fowleri* an dem olfaktorischen Epithel haftet und in dieses eindringt, was darauf hindeutet, dass die Amöbe pathogene Mechanismen aufweist, um die Schleimschicht effizient zu durchdringen. In vitro wurde gezeigt, dass sowohl lebende Trophozoiten als auch rohe *N. fowleri*-Gesamtextrakte eine muzinolytische Aktivität zeigen. Anschließend wurde festgestellt, dass eine 37-kDa-Cysteinprotease von *N. fowleri* für diese muzinolytische Aktivität verantwortlich ist. Dies ermöglicht es der Amöbe höchstwahrscheinlich, in die Nasenschleimhaut und in das Neuroepithel einzudringen. Das Eindringen des olfaktorischen Epithels in Mäuse erfolgte ohne Zellstörung oder -schädigung, und mikroskopische Untersuchungen haben gezeigt, dass *N. fowleri* von Sustentakelzellen im Epithel aufgenommen werden oder zwischen den Sustentakelzellen wandern kann. Eine Studie hat gezeigt, dass N. fowleri die epithelialen Tight Junction-Proteine Claudin-1 und Zonula occludens-1 in vitro abgebaut hat, was auf einen möglichen parazellulären Penetrationsmechanismus hinweist.

Es wurde auch gezeigt, dass *Balamuthia mandrillaris*, eine opportunistische freilebende Amöbe, die eine granulomatöse amöbische Enzephalitis verursachen kann, direkt aus der Nasenhöhle in das ZNS gelangt, nachdem das olfaktorische Epithel und die kribriforme Platte bei immundefizienten Mäusen nach einer intranasalen Infektion durchdrungen wurden.

Die eingekapselte Hefe *Cryptococcus neoformans* ist weltweit eine wichtige Ursache für Pilz-Meningoenzephalitis und kann durch transzelluläre, parazelluläre und Trojanisches-Pferd-Mechanismen in das ZNS gelangen, nachdem sie durch Blut übertragen wurde. Obwohl der hämatogene Weg des ZNS-Eintritts für die kryptokokkale Meningoenzephalitis gut akzeptiert ist, wurde gezeigt, dass einige Stämme von *C. neoformans*, die aus dem Liquor menschlicher Patienten isoliert wurden, bei Mäusen rhinotrop sind und eine anhaltende Kolonisierung von *C. neoformans* bewirken. Diese Ergebnisse veranlassten Untersuchungen zur Möglichkeit eines alternativen direkten Weges des ZNS-Eintritts aus der Nase. Gomes et al. verfolgten das Fortschreiten der intranasalen *C. neoformans*-Infektion bei immundefizienten Mäusen und zeigten eine Besiedlung der Riechschleimhaut, eine Invasion entlang des Riechnervs und eine meningeale Beteiligung. In einer Studie über die pathologischen Merkmale von 3 Patienten mit AIDS und Kryptokokken-Meningitis wurde *C. neoformans* im Subarachnoidalraum um die Riechwege und Zwiebeln sowie in den Riechnervenfaszikeln beobachtet. Innerhalb der Lamina propria oder des olfaktorischen Epithels befanden sich keine Kryptokokken, und daher schlugen die Autoren vor, dass *C. neoformans* innerhalb des Liquor cerebrospinalis (Cerebrospinal fluid, CSF) aufgrund der Drainage von CSF aus dem Subarachnoidalraum durch die kribriforme Platte in die olfaktorischen Regionen transportiert worden sein könnte. Unter Verwendung eines Meerschweinchenmodells konnten weitere Beweise dafür geliefert werden, dass der olfaktorische Weg wahrscheinlich kein Portal für den ZNS-Eintritt von *C. neoformans* darstellt, da intranasal instillierte Kryptokokken das olfaktorische Epithel nicht durchdringen konnten und aus der Riechschleimhaut entfernt wurden.

Im Gegensatz dazu wurde gezeigt, dass sich die Pilzinfektion rhinozerebrale Mukormykose über den Trigeminusnerv auf das Gehirn ausbreitet. Rhinozerebrale Mukormykose bezieht sich auf Infektionen, die durch Pilze innerhalb der Ordnung *Mucorales* verursacht werden, und betrifft normalerweise Personen mit schlecht kontrolliertem Diabetes mellitus oder Immunsuppression. Diese Organismen zeigen eine Vorliebe für die Nasenhöhle und die Nasennebenhöhlen; von diesen Stellen aus dringen die Organismen typischerweise in die Wände der Blutgefäße ein und breiten sich dann auf den Sinus cavernosus, die A. carotis interna und das Gehirn aus. In Abwesenheit einer Leptomeningitis wurden jedoch Pilzhyphen und -läsionen im Trigeminusnerv und in den Pons im Hirnstamm nachgewiesen, was darauf hindeutet, dass eine direkte Invasion von den Nerven zum Gehirn entlang des Trigeminusnervs erfolgte. Der perineurale Weg des ZNS-Eintritts wurde als atypisch angesehen; eine Untersuchung der histologischen Merkmale von Patienten mit Mukormykose zeigte, histologisch findet sich oft eine perineurale Invasion durch Pilzhyphen im Perineuriom, das die Nerven umgibt. Oft mit einer Angioinvasion.

Der genaue Mechanismus der ZNS-Infektion der rhinozerebralen Mukormykose ist nicht bekannt.

2.3.3 Viren

Es gibt verschiedene Möglichkeiten, wie Viren die BHS umgehen können, um das ZNS-Parenchym zu infizieren. Viren können auf hämatogenem Weg ins ZNS gelangen oder durch direkte Infektion von Endothelzellen. Durch eine parazelluläre Passage zwischen gestörten endothelialen engen Verbindungen und die Invasion in periphere Leukozyten können die Viren in das ZNS wandern. Viren können auch über Strukturen in das ZNS gelangen, die weniger verstärkte Barrieren enthalten, wie die kribriforme Platte (CP) und zirkumventrikulären Organe (CVO). Schließlich können Viren durch die Infektion peripherer Nerven Zugang zum ZNS erhalten. Neurotrope Viren sind im Allgemeinen nicht nur auf einen Mechanismus des ZNS-Eintritts beschränkt, sondern nutzen mehrere Strategien, um die BHS zu umgehen. Viele neurotrope Viren haben Strategien entwickelt, um das Transportnetzwerk innerhalb von Neuronen auszunutzen, man schätzt, dass es bis zu 61 bzw. 231 Jahre dauern würde, bis sich die Kapsidproteine von Poliovirus (PV) und Herpes-simplex-Virus (HSV) durch passive Diffusion durch 1 cm Zytoplasma bewegen. Die verschiedenen Eintrittswege sind im Folgenden beschrieben.

2.3.3.1 Eintritt über ungeschützte Bereiche des ZNS

Das Chikungunya-Virus (CHIKV) ist ein von Mücken übertragenes Alphavirus, das bei infizierten Menschen Fieber, Hautausschlag und Arthralgien auslöst, jedoch mit einer niedrigen Sterblichkeitsrate verbunden ist. CHIKV wurde auch im Plexus choroideus nachgewiesen, was für einen Eintritt über diesen spricht. Während eines Ausbruchs in Indien 2004–2007 gab es mehrere Fälle von CHIKV-induzierten ZNS-Komplikationen, das Virus wurde aus dem Liquor von CHIKV-infizierten Patienten isoliert. Unter Verwendung eines Mausmodells einer CHIKV-Infektion wurde gezeigt, dass Ependymzellen, Plexus choroideus-Epithel und Zellen in Virchow-Robin-Räumen nach intradermaler Inokulation alle stark mit Viren infiziert waren. Zusätzlich infizierte CHIKV bevorzugt primäre Plexuszellen der Aderhaut apikal, was darauf hindeutet, dass das Virus auf den Liquor zugreifen kann, indem es Plexuszellen der Aderhaut aus dem Blutstrom passiert. Endothelzellen waren gegen eine CHIKV-Infektion resistent, was eine weitere Rolle des BLS als Portal für den Eintritt in das ZNS unterstützte.

Beispielsweise können Lentiviren im Liquor im Anfangsstadium einer systemischen Infektion gefunden werden. Dies ist nicht auf eine einfache Übertragung aus dem Plasma zurückzuführen, da die zeitlichen Korrelationen zwischen dem im Blut gefundenen Virus und dem Liquor gering waren. Darüber hinaus unterscheiden sich die aus dem Liquor extrahierten Sequenzen von infizierten Patienten vom Plasmavirus, was auf eine autonome Replikation im Nervensystem hindeutet. Sowohl Virus- als auch virale RNA wurden auch aus dem Liquor von Patienten isoliert, die an einer Influenza-assoziierten neurologischen Erkrankung leiden. An der Schnittstelle der BLS befindet sich der Plexus choroideus, der aufgrund seiner nicht fenestrierten Blutgefäße und losen Verbindungen zwischen Epithelzellen ein besonders attraktives Ziel für Viren ist. Influenzaviren können beispielsweise die BLS durch gezielte Behandlung von Plexus-choroideus-Zellen durchbrechen, die Sialinsäure-α2,3-Galactose-verknüpfte und Sialinsäure-α2,6-Galactose-verknüpfte Rezeptoren exprimieren. Da der Plexus choroideus Liquor produziert, könnte eine direkte Infektion dieser Zellen das Vorhandensein von Influenzaviren im Liquor von Patienten mit neurologischen Komplikationen erklären.

2.3.3.2 Peripherer Eintritt

Rabiesvirus (RV, Tollwut), Poliovirus (PV) und Adenoviren (AdV) infizieren periphere Nerven an neuromuskulären Übergängen, um Zugang zum ZNS zu erhalten und lösen eine letale Enzephalitis (Tollwut), paralytische Erkrankungen (Poliomyelitis) bzw. Meningoenzephalitis aus. Im Gegensatz zu Rabiesvirus sind PV- und AdV-induzierte ZNS-Erkrankungen jedoch relativ selten, von denen im Fall von PV nur 1–2 % der infizierten Personen betroffen sind.

Das Rabiesvirus (RV), ein Mitglied der Familie der *Rhabdoviridae*, wird nach einem Biss eines infizierten Tieres durch den Speichel übertragen. RV repliziert im Muskelgewebe, bevor es zu neuromuskulären Übergängen wandert und nicht-myelinisierte Axonterminals von Motoneuronen über nikotinische Acetylcholinrezeptoren oder Neurales Zelladhäsionsmolekül (NCAM) infiziert. Die transneurale Migration von RV ist streng retrograd und wird sowohl vom viralen Matrixprotein (M) als auch vom Glykoprotein (G) koordiniert. Ähnlich wie bei RV wird das Masernvirus, das in seltenen Fällen von MV-induzierter Enzephalitis auf Neuronen abzielt, retrograd transportiert. Während RV nach transsynaptischer Freisetzung benachbarte Neuronen infiziert, erfolgt die transneurale Ausbreitung des Masernvirus nach Mikrofusion synaptisch verbundener Neuronen.

Das Poliovirus (PV), ein Mitglied der Familie der *Picornaviridae*, wird aufgenommen und repliziert sich zunächst in der oropharyngealen Schleimhaut und der Darmschleimhaut. PV kann dann periphere Motoneuronen infizieren, indem es den Zelloberflächenrezeptor CD155 bindet. Adenoviren (AdV) induzieren normalerweise nur eine leichte Atemwegsinfektion, Konjunktivitis oder Gasteroenteritis, können aber auch Neuronen durch Bindung an das Coxsackie-Virus und den Adenovirusrezeptor (CAR) infizieren. Sowohl PV als auch AdV werden nach Bindung ihrer verwandten Rezeptoren endozytiert, was zur Rekrutierung von Motorproteinen und zum Transport des virushaltigen Endosoms führt. PV wird retrograd transportiert, während AdV sowohl das anterograde als auch das retrograde Transportsystem verwenden kann. Interessanterweise haben AdV-Endosomen einen neutralen pH-Wert, was wahrscheinlich die Virusstruktur über die langen Strecken stabilisiert, die während des axonalen Transports zurückgelegt werden. Es wurde vorgeschlagen, dass RV tatsächlich transneural innerhalb von Endosomen mit neutralem pH-Wert wandert. Für die Virusfusion ist ein pH-Wert von weniger als 6,4 erforderlich.

Herpes-simplex-Virus-Typ 1 (HSV-1) kann auch die Haut- und Schleimhautoberflächen infizieren, bevor es auf periphere sensorische Neuronen zugreift, um in das ZNS einzudringen. Die Primärinfektion durch HSV-1 ist oft asymptomatisch und tritt meist während der Adoleszenz über den oropharyngealen Weg oder durch abgetragene Haut auf, beispielsweise durch eine Wunde an der Lippe. HSV-1-Übergänge von Epithelien erfolgen zu den zugrunde liegenden sensorischen Nerven durch Bindung von Herpesvirus-Eintrittsmediator (HVEM) Nectin-1 und Nectin-2, die auf Neuronen exprimiert werden, in einem durch HSV-1-Glykoprotein E vermittelten Prozess. Beim Eintritt in Neuronen wird angenommen, dass HSV-1-Kapsidproteine und Proteine des inneren Teguments die retrograde Migration des Virus zum neuronalen Soma des Ganglions der Trigeminus- oder Rückenwurzel vermitteln, wo die Latenz festgestellt wird.

Im Erwachsenenalter sind 90 % der Bevölkerung seropositiv für HSV-1, ohne Symptome, abgesehen von einer gelegentlichen Reaktivierung des Trigeminusnervs, die sich in Blasen am Mund oder an den Lippen (Herpes labialis) manifestiert. Ein kleiner Prozentsatz der Menschen kann jedoch aufgrund einer HSV-1-Infektion eine Enzephalitis (HSVE) entwickeln, die durch intensive Neuropathologie und eine extrem hohe Sterblichkeitsrate (70 %) gekennzeichnet ist, wenn sie nicht behandelt wird. Immunhistochemische (IHC) Analysen von Hirngewebe von HSVE-Patienten ergaben, dass das Virus an mehreren Stellen im Gehirn lokalisiert ist, einschließlich des Riechtrakts und des Kortex sowie des Temporallappens und des Gewebes des limbischen Systems, wie Amygdala und Hippocampus. Die Quelle des Virus, das die Krankheit verursacht, ist jedoch umstritten. Über zwei Drittel aller HSVE-Fälle treten bei Erwachsenen zu einem Zeitpunkt auf, an dem die meisten bereits mit HSV-1 infiziert sind. Daher wird HSVE höchstwahrscheinlich nicht durch die primäre Begegnung mit dem HSV-1 verursacht, und da das Trigeminusganglion die primäre Stelle des latenten Virus ist, wurde lange Zeit angenommen, dass es die Virusquelle für HSVE ist. Andere Studien, einschließlich immunhistochemischer Daten von HSVE-Patienten, legen jedoch einen olfaktorischen Infektionsweg für HSV-1 nahe. Nur 10 % der HSVE-Patienten haben eine Vorgeschichte von rezidivierendem Herpes labialis, der aus Trigeminusganglien reaktivierte Viren verursacht wird. Es gibt keinen Zusammenhang zwischen rekurrentem Herpes labialis und dem Auftreten einer HSVE.

Darüber hinaus gibt es Hinweise auf eine HSV-1-Latenz sowohl im Riechkolben als auch im Gehirnparenchym.

Riechgewebe bieten einen klaren Weg von den äußeren Schleimhautoberflächen zum ZNS, da die Dendriten der Riechnervenzellen (ONC) die apikalen Oberflächen der Epithelzellen in der hinteren Nasenschleimhaut berühren und direkt der äußeren Umgebung ausgesetzt sind. ONCs sind bipolare Zellen mit Axonen, die sich durch die kribriforme Platte erstrecken und an den Dendriten spezialisierter Neuronen im Riechkolben enden, die als Mitralzellen bezeichnet werden. Die Hauptfunktion von ONCs besteht darin, sensorische Informationen, die auf der Erkennung externer chemischer Reize beruhen, über den Riechkolben an das olfaktorische und limbische System des Gehirns weiterzuleiten. Viren, die ONCs infizieren, wandern mithilfe des anterograden Transports zu den Mitralzellen des Riechkolbens. Von dort aus verwenden Viren entweder den anterograden oder den retrograden Transport, um auf das limbische System und andere Regionen des Gehirns zuzugreifen. Aufgrund der linearen Struktur dieser neuronalen Verbindungen können Viren, die die ONCs infizieren, direkt auf tiefere Gewebe des Gehirns zugreifen. Dies wurde experimentell mit HSV-1 und anderen Atemwegsviren nachgewiesen. Mit HSV-1 intranasal infizierte Lewis-Ratten entwickeln eine akute Enzephalitis, die mit einer Virusinfektion des Riechkolbens, der Amygdala und des Hippocampus verbunden ist. Das gleiche Muster infizierter

Gewebe wird bei Mäusen nach einer asymptomatischen intranasalen HSV-1-Infektion beobachtet. Da der N. trigeminus in der vorderen und mittleren Schädelgrube benachbart zu HSVE-Prädilektionsstellen verläuft, ist es möglich, dass HSV-1 sowohl vom Riech- als auch vom Trigeminusnerv auf das ZNS zugreifen kann. Unter Verwendung des Rinderherpesvirus 5, das auch Riechkolben und limbische Gewebe infiziert, wurde gezeigt, dass das Us9-Protein den Eintritt von viralen Glykoproteinen in Axone erleichtert und für den Transport des Virus zum Riechkolben entscheidend ist. Mausstudien haben jedoch gezeigt, dass Us9 nicht für den anterograden Transport des Virus erforderlich ist, sondern dass die HSV-1-Glykoproteine E und I ein essenzielles Protein für die Virusbewegung sind. Darüber hinaus ist Glykoprotein E auch für eine effiziente Virusausbreitung vom Riechgewebe zum Gehirnparenchym erforderlich.

Das Influenzavirus kann auch eine Kombination von olfaktorischen und peripheren Neuronen verwenden, um in das ZNS einzudringen. Die intranasale Inokulation von Frettchen mit einem hoch pathogenen H5N1-Influenzastamm ist durch eine frühe Infektion von ONCs gekennzeichnet, gefolgt von einer transneuronalen Passage des Virus zum Riechkolben und in das Gehirnparenchym. Neben ONCs sind auch Trigeminus-Nervenenden entlang der Mund- und Nasenschleimhautoberflächen verteilt und haben sofortigen Zugang zu virusinfizierten Zellen.

Hendra- und Nioah-Viren zwei Mitglieder der Henipavirus-Gattung der Paramyxoviridae-Familie, die schwere Atemwegserkrankungen sowie Enzephalitis auslösen und bei infizierten Personen mit extrem hohen Sterblichkeitsraten verbunden sind. Eine Studie zeigte, dass kurz nach der intranasalen Infektion von Hamstern mit dem Nipah-Virus virales Antigen innerhalb von ONCs nachgewiesen werden und über die gesamte Länge der ONC-Axone verfolgt werden konnte, wenn sich das Virus anterograd durch die kribriforme Platte bewegte und auf den Mitralzellen des Riechkolben gelangte, die ebenfalls stark infiziert waren. Von dort aus verbreitete sich das Nipah-Virus in der gesamten Hirnrinde.

Das Masernvirus, ein weiteres Mitglied der *Paramyxoviridae*-Familie, zielt auch auf Neuronen in Fällen von virusinduzierter Enzephalitis beim Menschen ab. Obwohl die Art des Eintritts in das ZNS unbekannt ist, wurde angenommen, dass das Masernvirus über den olfaktorischen Weg in das ZNS gelangt.

Das Borna-Virus (BDV) ist ein RNA-Virus, das eine tödliche Enzephalitis auslöst. In der Veterinärmedizin lange bekannt als Auslöser von Verhaltensänderungen bei Schafen und Pferden in freier Wildbahn. Interessanterweise wurden sowohl BDV-Virusantigen als auch virale RNA in Hippocampusschnitten nachgewiesen, die von Patienten mit verschiedenen psychiatrischen Störungen erhalten wurden. Obwohl der natürliche Infektionsweg noch unbekannt ist, deutet eine Entzündung des Riechkolbens bei Pferden, die von Natur aus mit BDV infiziert sind, auf einen olfaktorischen Übertragungsweg hin. Experimente mit intranasal BDV infizierten Ratten unterstützen diesen Übertragungsweg, da das Virus anterograd transneuronal von ONCs zum Riechkolben und Kortex wanderte. Darüber hinaus führt die intravenöse Inokulation von Ratten mit BDV nicht zu einer ZNS-Infektion, was darauf hinweist, dass sich das Virus nicht auf hämatogenem Weg auf das Gehirn ausbreitet. Die Fußpolsterinjektion von Ratten mit BDV führt jedoch zu einer neuronabhängigen Ausbreitung in das ZNS. Nach der Inokulation mit dem Fußballen wandert BDV retrograd innerhalb des Ischiasnervs zum Ganglion der Rückenwurzel und dann über das Rückenmark in die Medulla oblongata und das Gehirnparenchym. Das Durchtrennen des

Ischiasnervs einen Tag nach der Infektion verhindert die Ausbreitung und Krankheit von Viren und unterstützt ferner eine Rolle für die periphere Nervenübertragung von BDV in das ZNS.

Das West-Nil-Virus (WNV) verwendet verschiedene periphere Nervenbahnen, um die BHS zu umgehen und das ZNS zu infizieren. Eine natürliche Infektion tritt auf, wenn das Virus nach einem Stich durch eine infizierte Mücke auf das Hautepithel übertragen wird. Residente Langerhans-Zellen infizieren sich und wandern dann zu den entwässernden Lymphknoten, was zur Infektion anderer Leukozyten und zur systemischen Virusausbreitung führt. Da die Dermis stark innerviert ist, wird auch angenommen, dass WNV das ZNS über sensorische Neuronen erreicht. Hinweise auf eine transneurale Passage von WNV ergeben sich aus der Tatsache, dass bis zu 50 % der mit neuroinvasivem WNV infizierten Personen anfällig für eine akute schlaffe Lähmung (AFP) sind, die durch Schwäche der Gliedmaßen, gefolgt von Areflexie oder Hyporeflexie, Parästhesie und Taubheit der betroffenen Gliedmaßen gekennzeichnet ist.

2.3.3.3 Hämatogener Eintritt: Infektion von Endothelzellen

- **Besonderheiten bei viralen Enzephalitiden**

Durch die produktive Infektion von Endothelzellen von ZNS-Blutgefäßen können sich Viren über die BHS bewegen. Eine In-vitro-Studie konnte belegen, dass viele Viren einschließlich CMV, HIV HTLV-1, WNV, Adenovirus 1, EBV, JC-Virus, Masernvirus und Poliovirus mikrovaskuläre Endothelzellen infizieren. Des Weiteren gibt es Beispiele für Viren, die Endothelzellen in vivo infizieren können, bspw. wurden Influenzavirusinfektionen mit neurologischen Erkrankungen wie dem Reye-Syndrom, Enzephalitis und Enzephalopathie und Myelitis in Verbindung gebracht. Interessanterweise wurde bei Hühnern, die mit dem hoch pathogenen aviären Influenzavirus H7N1 infiziert waren, ein virales Antigen in Kapillarendothelzellen des Gehirns und im umgebenden Parenchymgewebe nachgewiesen, was auf einen ZNS-Eintritt über einen hämatogenen Weg hindeutet. Dies wurde weiter durch Daten gestützt, die zeigen, dass ZNS-Endothelzellen Sialinsäure-α2,3-Galactose-verknüpfte und Sialinsäure-α2,6-Galactose-verknüpfte Rezeptoren exprimieren, was den Eintritt von Influenzaviren in diese Zellen erleichtern würde.

Das Japanische-Enzephalitis-Virus (JEV) und das West-Nil-Virus (WNV) sind Arboviren der *Flaviviridae*-Familie, die bei einer Infektion eine Meningoenzephalitis auslösen können. WNV lokalisiert sich im Gefäßendothel des Gehirns sowohl von Menschen als auch von Vögeln, die auf natürliche Weise in freier Wildbahn infiziert sind. In ähnlicher Weise wird JEV im Gefäßendothel des Gehirns von Menschen und experimentell infizierten Mäusen gefunden. Im Gegensatz zu Neuronen, die die bevorzugte Replikationsstelle für Flaviviren sind, ist die WNV-Replikation in Endothelzellen relativ kurzlebig und stört die BHS-Integrität nicht direkt. Die direkte Infektion von Hirnendothelzellen scheint eine Strategie darzustellen, die sowohl von JEV als auch von WNV verwendet wird, um in das ZNS einzutreten.

- **Hämatogen: Bei inflammationsinduziertem BHS-Abbau**

Eine Virusinfektion des ZNS und eine nachfolgende Erkrankung sind häufig mit einer Störung der Tight-Junction-Proteine verbunden, aus denen die BHS besteht. HSV-1-, HIV-1- und WNV-induzierte Enzephalitis sind alle durch BHS-Abbau und schwere Infiltrate von Immunzellen gekennzeichnet. Die immunhistochemische Analyse von Hirngewebe von HIV-1-Enzephalitis ergab eine verringerte Expression von Occludin und ZO-1, die normalerweise in endothelialen engen ZNS-Verbindungen exprimiert werden. Im Allgemeinen treten Veränderungen in der Expression von endothelialen Tight-Junction-Proteinen häufig nach einer ZNS-Virusinfektion auf, und diese Veränderungen können durch eine direkte Infektion des Gefäßendothels und/oder die Rekrutierung von Entzündungszellen erklärt werden.

Die Erkennung von Viren durch Wirtszellen durch Mustererkennungsrezeptoren induziert die Freisetzung von antiviralen Faktoren wie Typ I-Interferonen (IFN-I) und TNF-α, die zur Verlangsamung der Virusausbreitung dienen. Leider wurde auch gezeigt, dass antivirale Zytokine wie TNF-α die BHS stören und die parazelluläre Passage von zellfreiem HIV-1 verbessern, was darauf hinweist, dass selbst eine gut gemeinte Wirtsantwort manchmal den Eintritt von Viren in das ZNS fördern kann. Dieses Phänomen lässt sich am besten an mit WNV-infizierten Mäusen mit Toll-like-Rezeptor-3-Mangel (TLR-3) veranschaulichen. Mäuse mit TLR-3-Mangel sind tatsächlich resistenter gegen tödliche WNV-Infektionen als Wildtyp-Mäuse, was darauf hindeutet, dass ein entzündungsbedingter BHS-Abbau den WNV-Eintritt in das ZNS erleichtert. Zur Unterstützung dieser Annahme war ein erhöhtes Überleben bei WNV-infizierten Mäusen mit TLR-3-Mangel mit einem verringerten BHS-Abbau, einer geringeren Viruslast im ZNS und einer Abnahme der systemischen entzündlichen Zytokine wie IFN-I, IL-6, TNF-α und IL-12 verbunden. Es ist jedoch wichtig anzumerken, dass das vollständige Fehlen von IFN-I oder TNF-α mit einer erhöhten Mortalität nach einer WNV-Infektion verbunden ist. Daher sind diese Zytokine trotz ihrer Fähigkeit, die BHS-Störung zu fördern, für den Schutz des Wirts erforderlich. Es gibt oft eine feine Linie zwischen schützenden und pathogenen antiviralen Reaktionen. Chemoattraktoren können auch die Expression von Hirnendothel-Tight-Junction-Proteinen modulieren. Beispielsweise verändert die Expression von CCL2 (auch als Monozyten-Chemoattraktionsprotein-1, MCP-1 bezeichnet) das Aktin-Zytoskelett und die Lokalisierung von Proteinen mit engen Verbindungen in Hirnendothelzellen, was die Integrität der BHS stören kann.

2.3.3.4 Hämatogener Eintritt: „Trojanisches Pferd"

Viele Viren können die BHS umgehen, indem sie Leukozyten infizieren, die das Virus nach der Extravasation aus dem Blut in das ZNS befördern. Diese Art des Eindringens wird üblicherweise als „Trojanisches Pferd" bezeichnet. Die Leukozytenextravasation hängt von der vaskulären Expression mehrerer Zelladhäsionsmoleküle (CAMs) ab, einschließlich Selectinen, die das Rollen von Leukozyten entlang von Gefäßen erleichtern, sowie des interzellulären Adhäsionsmoleküls 1 (ICAM-1) und des vaskulären Zelladhäsionsmoleküls 1 (VCAM-1), die fest vermitteln Adhäsion an das Endothel. Ruhende Hirnendothelzellen exprimieren normalerweise keine CAMs; proinflammatorische Zytokine, die während einer Virusinfektion produziert werden, induzieren jedoch die CAM-Expression. EBV-infizierte Endothelzellen regulieren auch ICAM-1 sowie das proinflammatorische Chemokin CCL5 hoch, und eine Masernvirusinfektion von Hirnendothelzellen erhöhte die Adhäsion von ektopisch zugesetzten naiven Splenocytes in vitro. Alle infizierten Leukozyten sowie Hirnendothelzellen, die Erstinfektion von Endothelzellen und die anschließende CAM-Induktion könnten den Weg für einen weiteren viralen Eintritt in das ZNS über den Mechanismus „Trojanisches Pferd" ebnen. Virale Proteine wie auch entzündliche Zytokine haben die Fähigkeit, die CAM-Expression auf Endothelzellen des Gehirns zu beeinflussen und folglich die Migration infizierter Zellen in das ZNS zu fördern. Sobald die BHS aufgrund einer Primärinfektion aktiviert ist, können andere Viren die Strategie „Trojanisches Pferd" nutzen, um in das ZNS einzudringen.

In Abb. 2.1 ist das trojanische Pferd am Beispiel von einigen Flaviviren, dem West-Nil-Virus, dem St.-Louis-Enzephalitis-Virus, dem Dengue-Virus, dem Japanische-Enzephalitis-B-Virus, Hepatitis C Virus (HCV) und Murray Valley Enzephalitis-Virus (MVE) dargestellt.

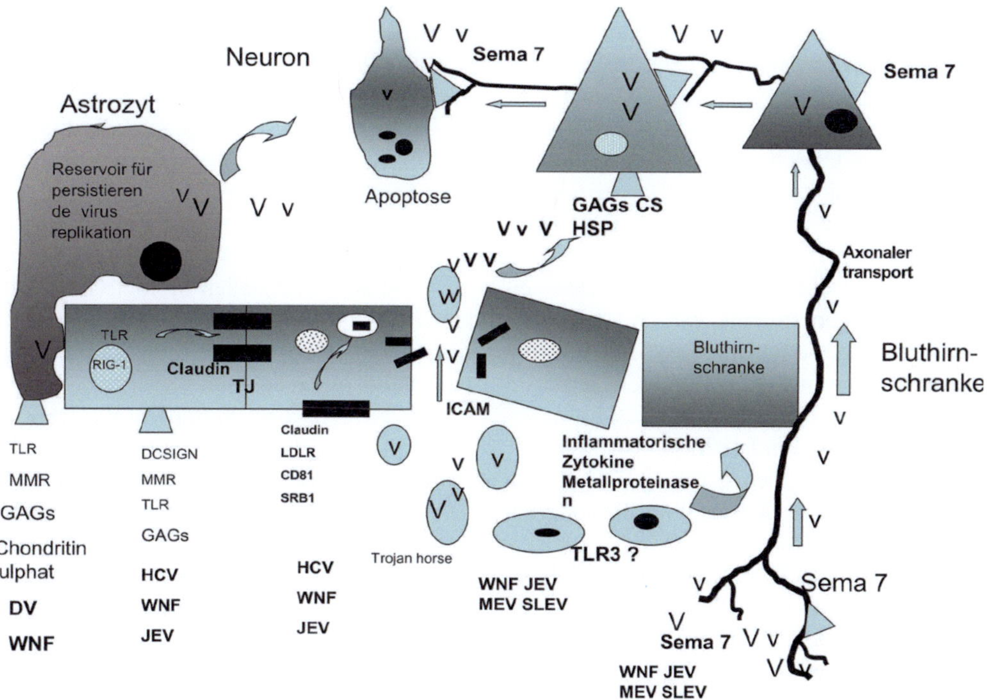

Abb. 2.1 Schematische Darstellung der möglichen Wege, die dem Flavivirus zur Verfügung stehen, um die Blut-Hirn-Schranke, das Plexus-choroideus-Epithel (CPLX) und die Glia (Astrozyten und Mikroglia) zu überqueren. Legende: Der retrograde axonale Transport des Virus von der Haut nach einem Flavivirus-infizierten Mückenstich zum ZNS bietet einen weiteren neuroinvasiven Weg für das Passieren des ZNS, wobei Sema 7 ein potenzieller Rezeptor für den Eintritt von Axon/neuronalen Viren ist. Zwischen den einzelnen Endothelzellen befinden sich Tight Junctions (TJ), die aus Claudinen und anderen Strukturproteinen bestehen. Flaviviren können über die Viruseintrittsrezeptoren DC-Sign, MMR oder Claudine mit den Low-Density-Lipoproteinrezeptoren (LDLR), Scavenger B1- (SR-B1) und CD81-Zellen als Co-Eintrittsfaktoren Zugang erhalten. Dies fördert die Endozytose und den Mikrotubus-Transport von Claudinen zu Lysosomenabbau, Unterbrechung der TJ und ermöglicht infektiösen systemischen Zellen (Lymphozyten und Neutrophile) in das ZNS (Trojanisches Pferd) zu gelangen. Systemische entzündliche Zytokine und Metalloproteinasen (MMP, die Teil der systemischen antiviralen Reaktion sind), zerstören ebenfalls die TJ, indem sie die Adhäsionsmoleküle ICAM hochregulieren. Eine Flavivirus-Infektion von Glia einschließlich Mikroglia und Astrozyten (strategisch an der BHS positioniert) kann ein Reservoir für eine anhaltende Infektion benachbarter Neuronen darstellen. Das Flaviviurs kann möglicherweise am Neuromuskulären Junctions (NMJ), einer Stelle von Viruseintrittsrezeptoren, einschließlich Hitzeschockproteine (HSP), Chondritinsulfat (CS) und Glycosaminoglycanen (GAG), auf das Axon zugreifen. Sema 7a (ein Membran-GPI) der von Neuronen und Axonen exprimiert wird, den WNF-Eintritt in Neuronen und möglicherweise in das NMJ erleichtert. Im Axon bietet der retrograde axonale Transport für das Neuron die Möglichkeit einer weiteren transsynaptischen Ausbreitung von Neuron zu Neuron, was zu funktionell verbundenen Populationen von Zellen führt, die zu Apoptose und Neurodegeneration führen.

2.4 Bioterrorismus

Eva Maria Craemer und Uta Meyding-Lamadé

Infektionskrankheiten begleiten den Menschen schon seit Anbeginn der Menschheitsgeschichte, Beispiele der frühen Menschheitsgeschichte sind die Pocken und Pest (▶ Kap. 1).

Wenige Jahrzehnte nach der Entdeckung eines Erregers wurde das militärische Potenzial erkannt, schon nach dem ersten Weltkrieg begannen einige europäische Länder, die USA und Japan verschiedene Erreger und deren Toxine systematisch auf ihren militärischen Nutzen hin zu untersuchen.

Beispielsweise haben Angehörige einer japanischen Einheit während des zweiten Weltkrieges unter anderem die Wirkung von Pest-, Typhus, Rotz- und Choleraerregern an Menschen in der Mandschurei getestet. Des Weiteren haben sie mit Pest infizierte Flöhe über den Luftweg über China ausgebracht, um die Zivilbevölkerung zu infizieren.

Während des Kalten Krieges sind weitere geheime B-Waffenexperimente in einigen Staaten durchgeführt worden. Hierbei wurden unterschiedliche biologische Kampfstoffe entwickelt, produziert und anschließend als biologische Waffen aufmunitioniert.

◘ Tab. 2.1 listet eine Auswahl möglicher biologischer Waffen (biologischer Kampfstoffe) anhand der Klassifizierung und internationaler Bedrohungsanalysen des Centers for Disease Controle and Prevention, Atlanta, GA,USA auf.

1970 wurde von einem Expertenkomitee der WHO ein mathematisches Model über die möglichen Folgen eines großflächigen Aerosol-Luftangriffs mit 50 kg Milzbrand auf ein Ballungszentrum erstellt. Demzufolge wären in einer Großstadt mit 500.000 Einwohnern bis zu 125.000 erkrankt und 95.000 der Infizierten verstorben. In Anbetracht dieses Szenarios werden biologische Waffen als Massenvernichtungswaffen angesehen und deklariert. Am 26. März 1975 ist ein Übereinkommen über das Verbot der Entwicklung, Herstellung und Lagerung biologischer und Toxinwaffen sowie das Verbot über die Vernichtung zwischen den USA und der damaligen UdSSR in Kraft getreten. Die Weiterentwicklung und Produktion konnte dennoch nicht verhindert werden, wie die offengelegten Waffenprogramme der ehemaligen UdSSR zu Beginn der 1990er-Jahre zeigten.

Seit jeher wächst die Sorge, dass staatlich gestützte unabhängig agierende Gruppen oder Terrormilizen, Gruppen der organisierten Kriminalität, Sekten und Einzelkämpfer an biologische Kampfstoffe gelangen.

Viele der potenziellen biologischen Waffen kommen weltweit natürlich vor oder sind in Forschungslaboren und in bestimmten Pharmaunternehmen verfügbar.

Als biologischer Waffeneinsatz der jüngeren Vergangenheit anzusehen sind die Anthrax-Anschläge (Anthrax attacks) in den USA 2001, eine Woche nach den Terroranschlägen des 11. September. Hier wurden im Verlauf mehrerer Wochen Briefe mit Milzbrandsporen an mehrere Nachrichtensender und Senatoren verschickt, 22 Menschen erkrankten, von denen fünf starben. Dies bewirkte in Verbindung mit den Anschlägen des 11. September, dass auch in Deutschland die biologische Bedrohung stärker wahrgenommen wurde. Nach Aufforderung der WHO und der Europäischen Kommission wurde der Schutz der Bevölkerung vor biologischen Gefahren verstärkt, woraufhin unter anderem das Zentrum für biologische Sicherheit am RKI und verschiedene regionale Kompetenzzentren eingerichtet wurden sowie ein Bund-Länder-Rahmenkonzept zur Seuchenbekämpfung nach bioterroristischen Anschlägen erarbeitet wurde.

Die biologische Bedrohung wird seither vereinfacht als Produkt aus dem Risiko und der Absicht eines Angreifers, biologische

Tab. 2.1 Als Biokampfstoffe definierte Agenzien, mod. nach Darai

B-Agens	Krankheitsbild	Mensch-Mensch-Übertragbarkeit
Bacillus anthracis (Sporen)	Anthrax[a]	wenig wahrscheinlich
Yersinia pestis	Pest[a]	Lungenpest: hoch
Francisella tularensis ssp. tularensis	Tularämie[b]	Nein
Francisella tularensis ssp. holarctica	Tularämie[b]	Nein
Brucella-Spezies (*B. melitensis, B. suis, B. abortus*)	Brucellosen[b]	Nein
Burkholderia mallei	Rotz[a]	Gering
Burkholderia pseudomallei	Melioidose[a]	Wenig wahrscheinlich
Coxiella burnetii	Q-Fieber[b]	Wenig wahrscheinlich
Chlamydia psittaci	Ornithose[b]	Wenig wahrscheinlich
Rickettsia prowazekii	epidemisches Fleckfieber[a]	Nein
Rickettsia rickettsii	Felsengebirgsfieber[b]	Nein
Rickettsia typhi	Murines Fleckfieber[b]	Nein
Orientia tsutsugamushi	Tsutsugamushi-Fieber[b]	Nein
Salmonella spp., Shigella spp., Escherichia coli O157	Salmonellosen[b], Typhus abdominalis[b], Paratyphus[b], Shigellosen[b], Gastroenteritis[b]	Mäßig
Vibrio cholerae Vibrio El Tor	Cholera[b]	Mäßig
Legionella spp.	Legionellosen[b]	Nein
Variola major Virus	Pocken[a]	Hoch
Filoviren Ebola- und Marburg-Virus	Hämorrhagisches Fieber[a]	Mäßig
Arenaviren Lassa-, Machupo-, Junin- u. Sabia- Virus	Hämorrhagisches Fieber[a]	Mäßig
Alphaviren: Venezuelan (VEE), Western (WEE) and Eastern (EEE) Equine Encepha- lomyelitis Virus	Venezolanische, Westliche, und Östliche equine Enzephalitis[b]	Nein
Bunyaviren: Hantaviren, Krim-Kongo Hämorrha- gisches Fieber-, Rifttal-Fieber-Virus	Hämorrhagisches Fieber[a], epidemische Nephropathie[b], Hantavirus-Pulmonalsyndrom[a]	Hämorrhagisches Fieber: gering
Flaviviren: Zeckenenzephalitis-Viren, Gelbfieber, Dengue-, Japanische Enzephalitis, Omsker-Hämorrhagisches-Fieber-, West-Nil-Virus, Kyasanur-Wald- Krankheit	Gelbfieber[a], Denguefieber[b], Japanische Enzephalitis[a], hämorrhagisches Fieber[a]	Wenig wahrscheinlich
Nipah-Virus, Hendra-Virus	Enzephalomyelitis[a]	Hoch

(Fortsetzung)

2

Tab. 2.1 (Fortsetzung)

B-Agens	Krankheitsbild	Mensch-Mensch-Übertragbarkeit
SARS-Coronavirus	Severe Acute Respiratory Syndrome (SARS)[a]	Hoch
Influenza-A-Viren	Influenza A[b] u. a. aviäre Influenza[a]	Nein
Clostridium botulinum Clostridium-botulinum-Neurotoxine	Botulismus[a]	Nein
Coccidioides immitis	Coccidioidomykose[b]	Nein
Blastomyces dermatitidis	Blastomykose[a]	Nein
Histoplasma capsulatum	Histoplasmose[a]	Nein

[a]hohe Letalität, wenn zu späte oder keine Behandlung; [b]geringe bis mittlere Letalität

Waffen oder Kampfstoffe einzusetzen, definiert. Das Risiko leitet sich aus der Wahrscheinlichkeit und dem Ausmaß des Effektes eines Angriffs ab.

Bioterrorismus bezeichnet gewöhnlich eine Drohung mit oder der Einsatz von biologischen Waffen, Kampfstoffen und vergleichbaren Agenzien durch Staaten, Gruppen oder Einzelpersonen aus politischen, militärischen, religiösen, ökonomischen oder anderen Beweggründen.

Als nicht zu friedlichen Zwecken produzierte, vermehrungsfähige Organismen und daraus gewonnene aktive Stoffe, die Tod oder Krankheit verursachen können, sind biologische Kampfstoffe definiert. Das CDC hat über 30 Arten und Typen von Erregern und Toxinen identifiziert. Diese Bakterien, Pflanzen und Viren sind besonders wirksame mikrobielle, pflanzliche, tierische Toxine und hochvirulente human- und tierpathogene natürlich vorkommende Stämme, meist handelt es sich um Zoonoseerreger. Tab. 2.2 zeigt die klinischen Syndrome und Erkrankungen potenzieller biologischer Kampfstoffe.

Merke

Die Diagnostik kann nur in wenigen Hochsicherheitslaboren mit entsprechender Expertise der biologischen Sicherheitsstufe 3 oder 4 (BLS 3, BSL 4) geleistet werden.

2.5 Übertragung Zoonosen

Einführende Anmerkung: An dieser Stelle wird die Übertragung von Viren über Fledermäuse auf den Menschen ausführlich erläutert.

Als Zoonosen bezeichnet man Infektionskrankheiten die von Tieren auf Menschen (Zooanthroponose) und von Menschen auf Tiere (Anthropozoonose) übertragen werden können. Die Zoonose-Erreger können Arthropoden, Bakterien, Helminthen, Pilze, Prionen, Protozoen und Viren sein, man geht derzeit von 200 human- und tierpathogenen Erregern aus. Die Einteilung der Zoonosen kann nach der Infektionsrichtung oder nach dem Lebenszyklus erfolgen. In Tab. 2.3 sind die unterschiedlichen Einteilungen aufgelistet. Tab. 2.4 zeigt eine Auswahl an Arthropoden, Bakterien, Helminthen, Pilze, Prionen, Protozoen und Viren.

In den letzten Jahren haben Fledermäuse viel Aufmerksamkeit für ihre Rolle als Reservoir-Wirte für neu auftretende virale Zoonosen erhalten, darunter Tollwut und verwandte Lyssaviren, Hendra- und Nipah-Henipaviren, Ebola- und Marburger Filoviren sowie SARS-Coronaviren. Bei den meisten Nicht-Chiroptera-Säugetie-

Tab. 2.2 Klinische Präsentation und mögliches biologisches Agenz

Syndrom	Krankheit
Meningitis, Meningoenzephalitis, Enzephalitis, Myelitis, Enzephalopathie	Anthrax, Brucellose, Dengue- Fieber, Japanische Enzephalitis, Pocken, Pest, Q-Fieber, Rickettsiosen, u. a. epidemisches und murines Fleckfieber, Felsengebirgsfieber, Tularämie, Venezolanische, Virale hämorrhagische Fieber, West-Nil Fieber, Westliche und Östliche equine Enzephalitis, Zeckenenzephalitis
Fieber und Blutungen mit/ohne Nephropathie	Anthrax, Pest, Rizin-Intoxikation, virale hämorrhagische Fieber
Fieber und Exantheme	Coccidioido- und Blastomykose, Brucellose, Pest, Pocken, Paratyphus A und B, Q-Fieber, Rickettsionsen, Tularämie, Typhus abdominalis, virale hämorrhagische Fieber
Fieber und Lymphadenopathie/Splenomegalie	Anthrax, Melioidose, Ornithose, Rest, Rickettsien, Rotz, Tularämie, virale hämorrhagische Fieber
Fieber, Pharyngitis	Anthrax, Influenza, Pest, Pocken, Rotz, Tularämie, virale hämorrhagische Fieber
Fieberhaftes gastrointestinales Syndrom	Anthrax, Cholera, Japanische Enzephalitis, Paratyphus A und B, Rizin-Intoxikation, Staphylokokken-Enterotoxin- B-, Shigellosen, Typhus abdominalis, Tularämie, West-Nil- Fieber, Venezolanische equine Enzephalitis, virale hämorrhagische Fieber
Influenza ähnliche Erkrankungen	Initial bei fast allen möglichen Biowaffen bspw. Coronaviren, außer Cholera und Botlismus
Pneumonie, ARDS	Antrhax, Coccidioido- und Blastomykose, Hantavirus-Pulmonal-Syndrom, Histoplasmose, Influenza, Legionellose, Melioidose, Ornithose, Pest, Q-Fieber, Rotz, Tularämie
Septikämie, Sepsis, infektiös-toxisches Schocksyndrom	Anthrax, Brucellose, Pest, Rotz, Meliodose, Rickettsiosen, Rizin-Intoxikation, Tularämie

ren (nicht fliegende Säugetiere) induzieren Henipaviren, Filoviren und Coronaviren eine erhebliche Morbidität und Mortalität, weisen eine kurze Infektionsdauer auf und lösen bei Wirten, die eine Infektion überleben, eine robuste Langzeitimmunität aus. Im Gegensatz dazu zeigen Fledermäuse bei einer Infektion mit Krankheitserregern, die bei nichtflüchtigen Säugetieren hochvirulent sind, keine offensichtlichen Krankheitssymptome, können jedoch Viren als langfristige persistierende Infektionen und nicht als vorübergehende unterstützen.

Forschungsfortschritte der letzten 4–5 Jahre geben Aufschluss über die molekularen Mechanismen, mit denen Fledermäuse die Pathologie dieser ansonsten virulenten Krankheitserreger vermeiden. Fledermäuse nutzen eine Reihe speziesspezifischer Mechanismen, um die Virus-

2

Tab. 2.3 Zoonosen: Unterteilung nach Lebenszyklus und Infektionsrichtung

Infektionsrichtung		Lebenszyklus Erreger			
Amphixenosen	Übertragung in beide Richtungen möglich (bspw. Taenia saginata)	Direkte (ortho) Zoonose	Übertragung über direktem Kontakt zwischen Vektor und Wirt	Saprozoonose	Reservoir (bspw. Pflanzen, Erde,Wasser) außerhalb Tierreich um dann über bspw. Nahrung des Tieres aufgenommen werden (Bsp. Toxocara canis)
Anthropozoonose	Beinahe ausschließliche Übertragung von Menschen auf Tiere (bspw. Entamoeba histolytica)	Latente Zoonose	Übertragung durch bspw. Fleisch, Tier häufig Zwischenwirt ohne Symptome	Zyklozoonose	Wechsel zwischen Wirten, vorkommen nur bei parasitären Erregern
Zooanthroponose	Ausschließliche Übertragung von Tier auf den Mensch (bspw. Toxocara canis)	Metazoonose	Erreger wechselt zwischen verschiedenen Wirten		

last zu begrenzen, darunter Inkompatibilitäten der Wirtsrezeptorsequenz für einige Fledermaus-Virus-Kombinationen und die konstitutive Expression des antiviralen Zytokins IFN-a für andere. Typischerweise induziert das Vorhandensein von viraler RNA oder DNA im Zytoplasma von Säugetierzellen die Sekretion von Typ-I-Interferonproteinen (INF-α und INF-β), die die Expression und Translation von Interferon-stimulierten Genen (ISGs) in benachbarten Zellen fördern und sie effektiv antiviral machen. In einigen Fledermauszellen werden die transkriptomischen Blaupausen für diese IFN-Antwort konstitutiv exprimiert, selbst wenn keine Stimulation durch virale RNA oder DNA erfolgt. Bei nicht fliegenden Säugetieren würde eine konstitutive IFN-Expression wahrscheinlich eine weit verbreitete Entzündung und eine damit einhergehende Immunopathologie bei einer Virusinfektion hervorrufen, aber Fledermäuse unterstützen einzigartige Anpassungen zur Bekämpfung von Entzündungen, die sich möglicherweise entwickelt haben, um während des Fluges verursachte Stoffwechselschäden zu mildern. Inwieweit eine konstitutive INF-α-Expression eine konstitutive antivirale Abwehr in Form eines funktionellen INF-α-Protein bedeutet, ist bislang nicht bekannt.

Fledermäuse sind Reservoire für mehrere wichtige neu auftretende Zoonosen, scheinen jedoch keine Krankheit durch ansonsten virulente virale Pathogene zu erleiden. Vermutlich haben sich die Viren in Fledermausreservoirs mit verbesserten IFN-Fähigkeiten entwickelt, um somit schnellere Übertragungsraten innerhalb des Wirts erreichen zu können. Solche sich schnell reproduzierenden Viren würden wahrscheinlich eine extreme Virulenz beim Überlaufen auf Wirte erzeugen, denen ähnliche Immunkapazitäten wie Fledermäuse fehlen.

Tab. 2.4 Auswahl Zoonose-Erreger

Viren	Bakterien	Einzeller	Würmer	Arthropoden
Affenpocken	Campylobacter-Enteritis	Babesiose	Ancylostomiasis	Milben
California-Encephalitis-Virus	Bartonellosen	Chagas-Krankheit	Bethriozephalose	
Chikungunyafieber	Borreliose	Kryptosporidiose	Echinokokkose	
Colorado-Zeckenfieber	Brucellose	Encephalitozoonose	Schistosomiasis	
Östliche Pferdeenzephalomyelitis	Leptospirose	Giardiasis	Taeniasis	
Ebolafieber	Listeriose	Leishmaniose	Toxocariasis	
Encephalomyocarditis-Virus	Milzbrand	Malaria	Trichinellose	
Gelbfiebervirus	Ornithose	Sarcocystiose	Zystizerkose	
Hanta-Virose	Pest	Toxoplasmose		
Herpes B	Salmonellose			
Hendravirus	Tuberkulose			
Hepatitis-E-Virus	Tularämie			
Humane Rotaviren	Q-Fieber (Balkan-Grippe)			
Japanische-Encephalitis-Virus				
Krim-Kongo-Hämorrhagisches-Fieber-Virus				
Kyasanur-Forest-Virus				
La-Crosse-Virus				
Lassa-Virus				
Louping-Ill-Virus				
Lymphozytäre Choriomeningitis				
Marburgvirus				
Murray-Valley-Encephalitis				
Rifttalfieber-Virus				
Ross-River-Virus				
SARS-CoV-1				
SARS-CoV-2 (COVID-19)				
Schweinegrippe				
Sindbisvirus				
St.-Louis-Enzephalitis-Virus				
Tick-borne encephalitis-Virus				
Tollwut				
Venezuelan-Equine-Encephalitis-Virus				
Vogelgrippe				
West-Nil-Virus				
Western-Equine-Encephalomyelitis-Virus				

2

2.6 Zusammenfassung

Eine Vielzahl von humanpathogenen Erregern können in das zentrale und periphere Nervensystem eindringen. Viele Krankheitserreger haben ausgefeilte Mechanismen entwickelt, um die privilegierte Immunstellung des Nervensystems auszuhebeln.

Wichtig ist, dass die meisten erfolgreichen neurotropen Viren nicht unbedingt auf ein ZNS-Eintrittsportal beschränkt sind. Zur Verhinderung, Eindämmung oder Prävention von ZNS-Infektionen ist die Kenntnis dieser biologischen Strategien von entscheidender Bedeutung.

Literatur

Dando SJ et al (2014) Pathogens penetrating the central nervous system: infetion pathways and the cellular and molecular mechanisms of invasion. Clin Microbio Rev 27(4):691–726

Darai G et al (Hrsg) (2012) Lexikon der Infektionskrankheiten des Menschen. Springer, Berlin. DOI ▶ https://doi.org/10.1007/978-3-642-17158-1_1

Neal JW (2014) Flaviviruses are eurotropic, but how do they invade the CNS? J Infect 69:203–215

Taxonomie

Paul Schnitzler und Joerg R. Weber

Inhaltsverzeichnis

U. Meyding-Lamadé et al. (Hrsg.), *Neuroinfektiologie*,
https://doi.org/10.1007/978-3-662-61669-7_3

Es ist schwieriger, eine vorgefasste Meinung zu zertrümmern als ein Atom.

Albert Einstein (1879–1955)

3.1 Einleitung

Als Teilgebiet der Biologie umfasst die Taxonomie die Systematik von Lebewesen und Viren mit hierarchischer Rangordnung innerhalb der Systematik. Jede taxonomische Ordnung weist eine monohierarchische Struktur auf, jede Klasse hat nur eine übergeordnete Klasse. Beschrieben werden die verschiedenen Spezies, genetische Vielfalt sowie die phylogenetische Verwandtschaft zueinander. Die Gliederung erfolgt nach internationalen Nomenklaturen. Die binäre Nomenklatur geht auf Carl von Linné (1707–1778) zurück, dessen „Systema Naturae" 1735 erschien. In diesem Werk klassifizierte er erstmals die „Naturreiche" der Tiere, Pflanzen und Mineralien durch fünf aufbauende Rangstufen (Klasse, Ordnung, Gattung, Art und Varietät).

Mikroorganismen werden in 4 verschiedene Gruppen unterteilt:

- Bakterien
- Pilze
- Parasiten
- Viren

Im Folgenden werden die wichtigsten Infektionserreger, die das ZNS infizieren und eine kausale Rolle bei neurologischen Erkrankungen spielen, den genannten Gruppen zugeordnet und aufgelistet.

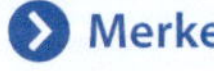

Merke

Mikroorganismen werden in Bakterien, Parasiten, Pilze und Viren unterteilt.

3.2 Bakterien

Bakterien umfassen eine Vielzahl von einzelligen, prokaryonten Mikroorganismen, die aufgrund ihrer unterschiedlichen Morphologie und dem Verhalten in der Gramfärbung wiederum in verschiedene Untergruppen eingeteilt werden. Morphologisch unterscheidet man Kokken, Stäbchen und Spirochäten, die je nach Gramfärbung als grampositiv oder gramnegativ bezeichnet werden.

Merke

Aufgrund unterschiedlicher Morphologie und dem Färbeverhalten in der Gramfärbung werden Bakterien in verschiedene Untergruppen eingeteilt.

1. Grampositive Kokken
   - Staphhylokokken: Staphylococcus aureus
   - Streptokokken: Streptococcus agalactiae
   - Pneumokokken: Streptococcus pneumoniae
2. Grampositive Stäbchen
   - Listerien: Listeria monocytogenes
   - Aktinomyzeten: Tropheryma whipplei
   - Mykobakterien: Mycobacterium sp.
3. Gramnegative Kokken
   - Meningokokken: Neisseria meningitidis
4. Gramnegative Stäbchen
   - Enterobakterien: Escherichia coli
   - Brucellen: Brucella melitensis
   - Pasteurellen: Haemophilus influenzae
5. Zellwandlose Bakterien
   - Mycoplasmen: Mycoplasma pneumoniae

6. Spirochäten
   - Treponemen: Treponema pallidum
   - Borrelien: Borrelia sp.
   - Leptospiren: Leptospira icterohaemorrhagica

3.3 Pilze

Pilze sind eukaryontische Mikroorganismen, d. h. sie besitzen im Gegensatz zu Bakterien eine Zellkernmembran, alle Pilze besitzen eine Zellwand. In der Medizin werden Pilze in Dermatophyten, Hefepilze, Schimmelpilze, Mucorpilze und dimorphe Pilze eingeteilt. Dermatophyten spielen im Bereich der Neuroinfektiologie keine Rolle.

Merke

Pilze besitzen keine Zellkernmembran, aber eine Zellwand.

1. Hefepilze
   - Candida sp., Cryptococcus neoformans
2. Schimmelpilze
   - Aspergillus fumigatus
3. Mucorpilze
   - Mucor circinelloides
4. Dimorphe Pilze
   - Histoplasma capsulatum, Coccidoides immitis

3.4 Parasiten

Parasiten sind eukaryontische Mikro- und Makroorganismen, die für ihren Entwicklungszyklus temporär oder dauerhaft einen Wirtsorganismus benötigen. Die beiden Hauptgruppen sind Protozoen (einzellige Parasiten) und Helminthen (Würmer), die in weitere Untergruppen unterteilt werden.

Merke

Parasiten benötigen einen Wirtsorganismus für ihren Entwicklungszyklus.

1. Protozoen
   - Sporozoen: Plasmodium falciparum, Toxoplasma gondii
   - Rhizopoden: Acanthamoeba sp., Naegleria fowleri
   - Flagellaten: Trypanosoma sp.
2. Helminthen
   - Nematoden (Fadenwürmer): ***Toxocara canis***
   - Cestoden (Bandwürmer): ***Taenia solium***

3.5 Viren

Viren bestehen aus Proteinen, Nukleinsäuren, z. T. auch aus Lipiden. Diese infektiösen Partikel sind in der Lage, in eine Wirtszelle einzudringen und unter Schädigung dieser Zelle die Produktion von Nachkommen auszulösen. Die Einteilung der Viren erfolgt in erster Linie nach der Art ihrer Nukleinsäure, also RNA-Viren und DNA-Viren. Darüber hinaus spielen auch morphologische Aspekte eine Rolle, z. B. die Form des Kapsids oder das Vorhandensein einer Hülle.

Merke

Die taxonomische Ordnung von Viren erfolgt nach der Art ihrer Nukleinsäure.

1. RNA-Viren
   - Picornaviren: Enterovirus
   - Coronaviren: Coronavirus
   - Togaviren: Rötelnvirus, Alphavirus, Chikungunya Virus
   - Flaviviren: Frühsommer-Meningoezephalitis-Virus (FSME Virus), Dengue Fieber Virus,

Japanisches Encephalitis Virus, West Nil Virus, Zika Virus, St. Louis Encephalitis Virus
- Retroviren: Humanes Immundefizienz Virus (HIV)
- Paramyxoviren: Masernvirus, Mumpsvirus
- Rhabdoviren: Tollwutvirus
- Orthomyxoviren: Influenza Virus
- Arenaviren: Lassavirus
- Bornaviren: Bornavirus

2. DNA-Viren
   - Herpesviren: Herpes simplex Virus (HSV), Cytomegalie Virus (CMV), Varizella zoster Virus (VZV)
   - Polyomaviren: JC Virus (JCV)

Diagnostische Methoden

Eva Maria Craemer, Christian Jacobi, Klaus-Peter Hunfeld, Martin Stangel, Thomas Skripuletz, Mike Wattjes und Burc Bassa

Inhaltsverzeichnis

U. Meyding-Lamadé et al. (Hrsg.), *Neuroinfektiologie*,
https://doi.org/10.1007/978-3-662-61669-7_4

{…} es gilt auch hier, dass es nichts Praktischeres gebe, als eine gute Theorie.
Rudolf Virchow (1821–1902)

4.1 Labordiagnostik

Eva Maria Craemer , Christian Jacobi und Klaus-Peter Hunfeld

Einführende Anmerkung: In diesem Kapitel werden schwerpunktmäßig diagnostische Verfahren genannt, die für die Neuroinfektiologie von Bedeutung sind.

4.1.1 Einleitung

Infektionen des zentralen Nervensystems sind häufig lebensbedrohliche Erkrankungen und die Labordiagnostik kann die klinische Verdachtsdiagnose sichern oder stützen.

Für ein sicheres und effizientes Management von Infektionserkrankungen ist ein fundiertes Wissen über neue (bspw. Zika-Virus, Variegated Squirrel Bornavirus 1 [VSBV-1]) sowie zunehmend in Vergessenheit geratene (bspw. Masern) Erreger, Risikofaktoren für Infektionen, Entwicklung von Antibiotikaresistenzen und veränderte Epidemiologien von Mikroorganismen (bspw. M. tuberculosis) erforderlich, insbesondere aber auch ein gutes Wissen über labordiagnostische Methoden. Durch die Weiterentwicklung labordiagnostischer Methoden ist es häufig möglich, eine spezifischere und schnellere Diagnostik zu gewährleisten, dennoch erfordern einige Untersuchungstechniken selbst bei optimaler Durchführung weiterhin einigen Zeitaufwand, der sich z. T. über mehrere Tage, manchmal sogar Wochen (bspw. die Isolation des Zytomegalie-Virus oder die Anzucht von Mykobakterien) erstrecken kann.

Zunächst einmal können Entzündungswerte, wie das C-reaktive Protein (CRP), das Procalzitonin bei bakteriellen, fungalen und parasitären (bspw. Malaria) Infektionen oder das Vorliegen einer Leukozytose, Aufschluss über einen entzündlichen Prozess im Körper geben.

Der Erregernachweis kann dann indirekt oder direkt gelingen. Der indirekte Erregernachweis erfolgt mit dem Nachweis erregerspezifischer Antikörper im Serum oder zellulärer Empfindlichkeitsreaktionen (Stimulationsassays).

Folgende Möglichkeiten stehen für einen direkten Erregernachweis zur Verfügung:

- Mikroskopischer Nachweis
- Nachweis erregerspezifischer Antigene
- Nachweis erregerspezifischer Toxine oder Enzyme
- Nachweis charakteristischer Genabschnitte
- Isolierung des Erregers mittels Anzucht (Goldstandard!)

Tab. 4.1 fasst die unterschiedlichen Methoden, das jeweilige Prinzip und den typischen Einsatz zusammen.

4.1.2 Allgemeine Methoden

Eine wesentliche Auswahl von Methoden zum Nachweis von Infektionserregern sollen im Folgenden dargestellt werden.

4.1.2.1 Blutbild (Hämogramm)

Als kleines Blutbild wird die Bestimmung von Hämoglobin (Hb), Erythrozytenzahl, Leukozytenzahl, Hämatokrit (Hkt) und Erythrozytenindizes bezeichnet, für ein großes Blutbild kommen eine zusätzliche Differenzierung der Leukozyten und Bestimmung der Thrombozyten hinzu. Die Indikation für ein großes Blutbild sind Leukozytose, Leukopenie, Infektionen, Intoxikation, Tumor- und Systemerkrankungen sowie Störungen der Hämostase.

Die Normwerte für einen Erwachsenen sind in Tab. 4.2 dargestellt.

Tab. 4.1 Unterschiedliche Methoden, das jeweilige Prinzip und der typischen Einsatz

Methode	Prinzip	Normaler Einsatzbereich
Klinisch-chemische Methoden		
Extinktionsphotometrie – Direkte Photometrie – Substratmessung nach chem. Reaktion – Enzymkatalysierte Reaktionen	Messung der Lichtschwächung (Extinktion) im Testansatz nach Indikator-Farbreaktion	Substrat- und Enzymmessungen, ELISA
Ionenselektive Elektroden (ISE)	Messung eines elektrischen Potenzials, das an der elektrochemisch aktiven Grenzschicht einer ionenselektiven Membran entsteht	Elektrolytmessungen
Elektrophorese – Celluloseacetat- Elektrophorese – Gel-Elektrophorese – SDS-Polyacrylamid-Gel- Elektrophorese (SDS-PAGE) – Isoelektrische Fokussierung – Immunfixations-elektrophorese – Isotachophorese – Kapillar-Elektrophorese	Auftrennung geladener Makromoleküle im elektrischen Feld auf unterschiedlichem Trägermaterial	Proteine, Lipoproteine, Hämoglobinvarianten
Chromatografie (GC) – Säulenchromatografie – Hochdruck-Flüssigkeits- Chromatografie (HPLC) – Ausschlusschromatografie – Adsorptionschromatografie – Affinitätschromatografie – Ionenaustauschchromatografie – Verteilungschromatografie – Dünnschichtchromatografie – Gaschromatografie	Trennung von Molekülen in Flüssig-/Festphasen oder Gas-/Festphasen aufgrund ihrer Größe, ihrer chem. Eigenschaften oder elektrischen Ladungen	

Tab. 4.1 (Fortsetzung)

Methode	Prinzip	Normaler Einsatzbereich
Massenspektrometrie (MS)	Messung und Identifizierung komplexer, oft unbekannter Stoffe aufgrund des typischen Musters der Bruchstücke nach Desintegration durch Ionisation	Referenzmethode, Identifizierung unbekannter Stoffe, z. B. Intoxikationen, Umweltanalytik
Immunologische Methoden		
Direkter Antigen- und Antikörpernachweis – Agglutination – Immunpräzipitation (Immundiffusion, Immunelektrophorese und Immunfixation, Immun- turbidimetrie, Immun- nephelometrie)	Nachweis der AG-AK-Bindung durch Bildung sichtbarer Agglutinine oder großer Immunkomplexe, die im Gel als Präzipitate zu sehen sind oder in Flüssigkeiten, die Lichtabsorption bzw. die Lichtstreuung ändern	Blutgruppenserologie, Infektionsserologie, Nachweis monoklonaler Gammopathien, quantitative Bestimmung von Serum- und Urin-proteinen, Gerinnungsfaktoren, Apolipoproteinen und Medikamenten
Indirekter Antigen- und Antikörpernachweis – Fixierung eines Reaktions- partners an Trägerpartikel Latexagglutination und indirekte Hämagglutination Komplementbindugsreaktion (KBR) Direkte Hämagglutination (HAHT) – Antigen- und Antikörpernachweise mittels Markierung – Immunfluoreszenz (direkt, indirekt) Liganden-Immunoassays (RIA, ELISA, FIA,LIA, Immunoblot)	**Fixierung** eines Reaktionspartners an Trägerpartikel (Erythrozyten, Latexpartikel) → visuell sichtbare AG-AK-Reaktion; **Markierung** von AG oder AK mit Fluorophoren, Isotopen, Enzymen oder Luminogenen; nach der AG-AK-Bindung sind sie im Fluoreszenzmikroskop, durch Messung der Radioaktivität, der Enzymaktivität oder der Fluoreszenzaktivität nachweisbar	Infektionsserologie, Autoantikörperdiagnostik, quantitative Bestimmung von Serumproteinen, Hormonen und Pharmaka **Achtung:** Mögliche Störung von Immunoassays durch die Einnahme von Biotin als Nahrungsergänzungs- mittel (falsch hohe oder falsch positive Werte bei kompetitiven Immunoassays, falsch niedrige oder falsch negative Werte bei Sandwich-Immunoas- says
Molekulargenetische Methoden		
Gensonden und Nukleinsäure Hybridisierung – Dot Blot – Southern Blot – Northern Blot – In-situ-Hybridisierung	Ein markiertes DNA- oder RNA-Fragment wird als Sonde eingesetzt, um nach seinen komplementären DNA- oder RNA-Sequenzen im Untersuchungsmaterial zu suchen	Diagnostik von schwer fassbaren Infektionen durch nicht anzüchtbaren Erreger

Tab. 4.1 (Fortsetzung)

Methode	Prinzip	Normaler Einsatzbereich
Nukleinsäure-Amplifikationstechniken – Polymerase-Kettenreaktion (PCR; Realtime-, RT-, Nested-PCR) – Nukleinsäuresequenzbasierte Amplifikation (NASBA) – Ligase-Kettenreaktion (LCR)	Enzymabhängige Amplifikation definierter Gensequenzen einer DNA-Kette. Die beiden DNA-Stränge werden durch Hitzedenaturierung getrennt; danach erfolgt die Bindung von komplementären Startermolekülen (Primer), und unter dem Einfluss einer DNA-Polymerase und Verwendung zugegebener Nukleosid-Triphosphatmoleküle werden komplementäre DNA-Stränge synthetisiert; dieser Vorgang wird wiederholt, um eine ausreichende Amplifikation der Ausgangs-DNA-Sequenz zu erreichen; sie kann mithilfe von Gelelektrophorese, Southern Blot, enzymatischen Farbänderungen in Mikrotiterplatten bzw. Chemilumineszenz oder direkter DNA-Sequenzierung des Amplifikationsprodukts identifiziert werden	Diagnostik von schwer fassbaren Infektionen durch nicht anzüchtbaren Erreger; Molekularbiologische Genotypisierung zum Nachweis von krankheitsrelevanten Mutationen
Mikrobiologische Arbeitstechniken		
Direktpräparate – Nativpräparate – Gefärbte Präparate	Direkte Darstellung des Erregers durch Untersuchung von Patientenmaterial auf einem Objektträger	Domäne in der Mykologie und Parasitologie; in der Bakteriologie bei Gonorrhö, Tbc, Gasbrand
Kultur – Angereicherte Nährmedien – Indikator- und Differenzierungsmedien – Selektivmedien – Spezialnährmedien – Blutnährböden u. a.	Kultivierung von Bakterien auf Nährmedien mit organischen Nährstoffen als Energiequelle; Nährmedien können flüssig (Bouillon) oder fest (Agar) sein; Zusatz von Farbstoffen (Indikatornährböden) oder Wachstumsinhibitoren (Selektivnährböden) erlaubt eine erste, orientierende Einordnung der Isolate	Nachweis und Identifizierung von Bakterien durch Beurteilung von Wuchs und Aussehen der Kultur und Vermehrung des Keimmaterials zur weiteren Differenzierung
Biochemische Differenzierung – Katalase – Oxidase – Bunte Reihe - u. a.	Anhand ihrer Stoffwechselaktivität bzw. durch ihr Muster an Stoffwechselprodukten können viele Bakterien gut identifiziert werden; Überprüfung dieses Musters mit verschiedenen Indikatormedien wird als „Bunte Reihe“ bezeichnet; einzelne biochemische Leistungen können entweder mit Spezialnährböden oder einfachen Tests geprüft werden	Differenzierung von Bakterien

Tab. 4.1 (Fortsetzung)

Methode	Prinzip	Normaler Einsatzbereich
Matrixunterstützte Laserdesorptions-/Ionisations-Flugzeit-Massenspektrometrie (MALDI-TOF)	Das zu untersuchende Agens und die Matrix (meist ein Benzoesäurederivat wie 2,5-Dihydroxybenzoesäure) werden auf einem metallischen Träger co-kristallisiert. Durch Laserbeschuss verdampft die Matrix explosionsartig in einem Hochvakuum, und die zu untersuchenden Bakterienmoleküle werden ionisiert, mitgerissen und in einem elektrischen Feld beschleunigt; so kann die Flugzeit exakt ermittelt werden; ein Ionendetektor wandelt die ankommenden Ionen in ein elektrisches Signal um;	Differenzierung von Bakterien und humanpathogenen Pilzen
Antibiogramm – Agardiffusionstest – Reihenverdünnungstest – E-Test – Agardilutionstest	Eine definierte Antibiotikumkonzentration wirkt auf eine definierte Keimmenge ein; für die Auswertung der Antibiogramme stehen Tabellen mit Normalwerten zur Verfügung, die sich an den zu erzielenden Blutspiegelwerten des Antibiotikums bei normaler Dosierung und an den durchschnittlichen MHK-Werten für die gegebene Keimart orientieren	Nachweis der individuellen Antibiotikaempfindlichkeit eines Bakteriums
16S-rRNA-GenSequenzierung	Das Gen für die 16S-rRNA von Bakterien enthält sowohl hoch konservierte als auch variable Regionen, d. h. Nukleotidsequenzen, die bei allen Bakterien mit gleicher Sequenz vorkommen (konserviert), und Sequenzen, die typisch für die einzelnen Spezies (variabel) sind; dieser Genbereich eignet sich daher hervorragend sowohl zum Nachweis als auch zur Typisierung von schwer oder nicht anzüchtbaren Bakterien mittels Amplifikation und anschließender Sequenzierung Bei Viren ist diese Sequenzierungsart auch möglich	Nachweis und Typisierung schwer oder nicht anzüchtbarer Erreger

Tab. 4.1 (Fortsetzung)

Methode	Prinzip	Normaler Einsatzbereich
Virusanzucht **Zellkulturen**	Virushaltiges Material wird zu einer Zellkultur zugegeben; enthält das Material infektiöse Viren, kommt es zur Zellinfektion und später zur Zelldegeneration (zytopathischer Effekt, CPE); die Zellen verändern ihre Form, zeigen stärkere Lichtbrechung und verlieren die Haftfähigkeit am Kulturgefäßboden oder bilden Synzytien; diese Veränderungen sind bei schwachen Vergrößerungen im Auflicht-Lichtmikroskop erkennbar; anschließend erfolgt die Virustypisierung durch direkte Immunfluoreszenz oder Neutralisationstest	Nachweis von Virusinfektionen, bei denen die Serologie versagt oder nicht aussagekräftig ist (immunsupprimierte Pat., Infektionen durch Herpes- oder Adenoviren, seltener auch durch Picorna-, Toga-, Influenza- oder Parainfluenzaviren); Beurteilung einer epidemiologischen Situation (z. B. Influenza)
Parasitologische Diagnostik – Direktpräparat (nativ oder nach Anreicherung) – Gefärbtes Präparat – Kulturverfahren -molekulare Nachweisverfahren	Intestinale und Blutparasiten werden durch morphologischen Nachweis von Eiern, von bestimmten Entwicklungsstadien und ggf. Gewebeparasiten i. d. R. durch immunologische Testverfahren nachgewiesen	Nachweis von intestinalen, urogenitalen und biliären Parasiten, Blut- und Gewebeparasiten

Tab. 4.2 Normwerte Blutbild

Erythrozyten	Frauen: $3{,}5–5 \times 10^{12}$; Männer: $4{,}3–5{,}9 \times 10^{12}$
Hämatokrit	Frauen: 33–43 %; Männer: 39–49 %
Hämoglobin	Frauen: 12–15 g/dL; Männer: 13,6–17,2 g/dL
MCV (mean cell volume)	81–100 fl
MCH (mean corpuscular haemoglobin)	27–34 pg
MCHC (mean corpuscular haemoglobin concentration)	32–36 g/dL
Leukozyten	$4–10 \times 10^{9}$/L
Thrombozyten	$150–400 \times 10^{9}$/L

Leukozytose

Eine Leukozytenzahl ab 10.000 Zellen/μL bezeichnet eine Leukozytose (Cave: Richtwerte können von Labor zu Labor und methodisch variieren!), häufige Ursachen können eine bakterielle Infektion, mit Ausnahme der Tuberkulose, Pilzinfektionen und Parasitosen, chronische Entzündungen, Rheumatische Erkrankung, Coma diabeticum, uraemicum, hepaticum, myeloproliferative Erkrankungen, Malignome, Metastasen, Glukokortikoidtherapie, Hyperthyreose, Überwindungsphase einer Agranulozytose, Stress, Traum, Verbrennung, Schock, Infarkte, akute Blutungen, Hämolyse, CO-Intoxikation, Gicht oder Rauchen sein.

Eine isolierte Eosiniohile findet sich bei fast allen allergischen Erkrankungen, Wurminfektionen, Kollagenosen und Ovarialtumoren. Eine Monozytose bei EBV-Infektionen, Syphilis, Brucellosen, Listeriose, Trypanosomen-Infektionen, Endokarditis und Tuberkulose.

Pleozytose

Eine erhöhte Zellzahl in einem Medium, z. B. Liquor, bezeichnet eine Pleozytose, meist ist die Liquorpleozytose gemeint. Die Einteilung erfolgt nach dem Zelltyp: mononukleäre, lymphozytäre, granulozytäre oder auch gemischte Pleozytose.

Ab einer Zellzahl von >4 Zellen/μL Liquor oder 12/3 Zellen/μL Liquor spricht man von einer Pleozytose.

Anmerkung

Je nach Labor werden die Zellen in Absolut oder Drittelzellen angegeben. Die Drittelzellen geht auf die verwendet Zählkammer (Fuchs-Rosenthal-Kammer) zurück(der Umrechnungsfaktor auf Zellen/μL beträgt x3).

4.1.2.2 Serologische Untersuchungen

Für die Serologie reichen meist 2–5 ml venöses Blut aus denen nach ausreichender Durchgerinnung bei Raumtemperatur (20–30 min) und Zentrifugation der Probe ca. 1–3 ml Serum gewonnen werden können.

Direkt nach einer Infektion oder Inflammation (Akute-Phase-Reaktion) ändert sich die Zusammensetzung der Serumproteine. Bei einigen Proteinen (Akute-Phase-Proteine), wie bspw. dem C-reaktiven Protein (CRP) steigt der Gehalt rasch und sehr stark an, andere wiederum, wie bspw. der Komplementfaktor C3 sind nur gering erhöht. Abb. 4.1 zeigt die Serumproteine während der Akutphase einer Infektion.

Einige Erreger können indirekt, anhand erregerspezifischer Antikörper, nachgewiesen werden. Die meisten Infektionen können eine lang anhaltende Immunantwort

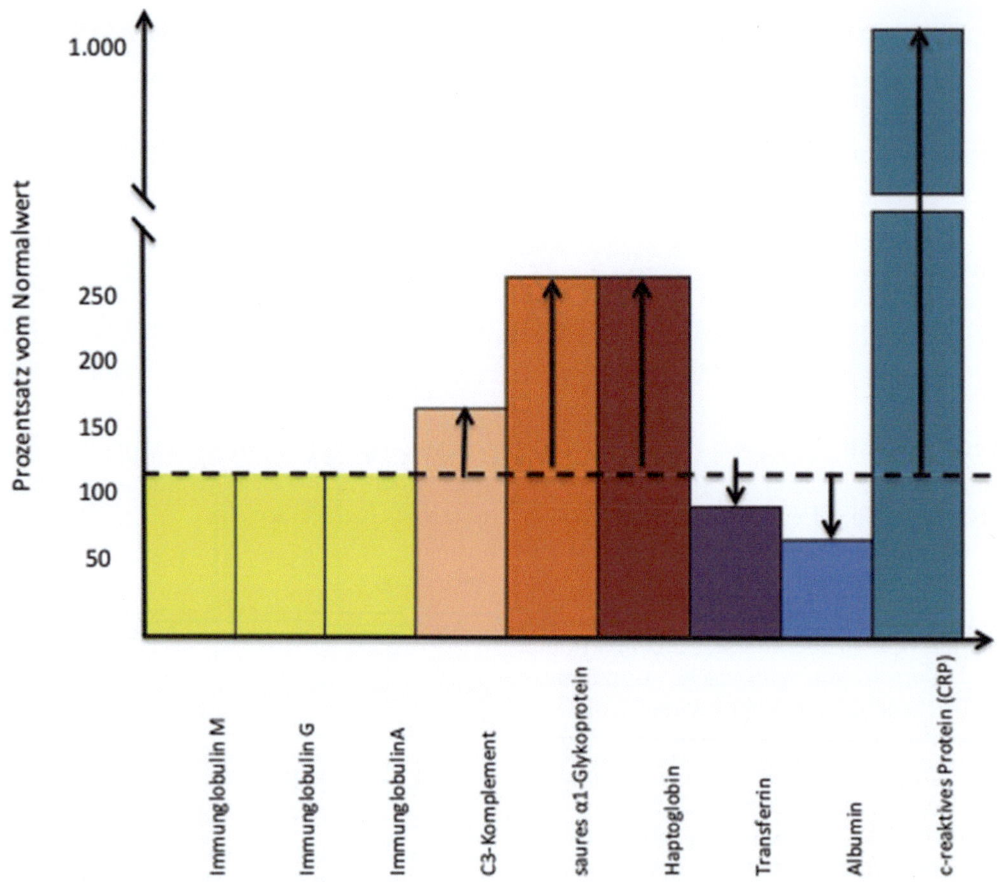

Abb. 4.1 Serumproteine während der Akutphase. (Mod. nach Hof, Duale Reihe Medizinische Mikrobiologie)

(IgG-Antikörper) hervorrufen. Daher ist es u. U. wichtig eine akute von einer bereits abgelaufenen Infektion zu unterscheiden. Dies ist durch einen signifikanten Titeranstieg (4-fach) von Antikörpern in parallel untersuchten Folgeproben, dem Nachweis von Immunglobulin M (IgM), insbesondere bei viralen Infektionen, und durch die Bestimmung von neutralisierenden Antikörpern (z. B. bei FSME oder Toxoplasmose) oder eine Bestimmung der Bindungsaffinität (Avidität) der Antikörper möglich, wobei die letztgenannten Methoden in der Routinediagnostik wenig gebräuchlich sind.

4.1.2.3 Mikroskopie

Beim Nachweis von Bakterien, Parasiten und Pilzen spielt die Mikroskopie bei der Sofortdiagnostik immer noch eine sehr große Rolle. Falls das Ergebnis aus klinischen Gründen nicht abgewartet werden kann, ist eine Eingrenzung des Erregerspektrums mittels Mikroskopie in begrenztem Maße möglich. Die Ergebnisse können innerhalb kürzester Zeit (20 min) vorliegen, was u. U. bereits eine gezieltere Therapie ermöglichen kann. So kann oftmals bereits 1 h nach Probenentnahme das potenzielle Vorliegen einer lebensbedrohlichen Infektion (bspw. Abszess) bestätigt werden.

Typische weitere Beispiele sind hier der Verdacht auf eine bakterielle Meningitis oder auf eine Malaria. Dennoch ist die Sensitivität der Mikroskopie relativ begrenzt. So beträgt die Nachweisgrenze für Bakterien zumeist nur ca. 10^4 Keime/mL.

Für einen schnellen direkten Nachweis insbesondere von unbekannten Viren aus Untersuchungsmaterial finden elektronenmikroskopische Verfahren (EM) Anwendung, die allerdings aufgrund der für den Nachweis erforderlichen hohen Viruslast als nur bedingt oder müssig zuverlässig gilt. In der klinischen Routine hat die EM daher eine relativ untergeordnete Bedeutung.

Merke

Der Virusnachweis mittels EM funktioniert nur, wenn die Viren in hoher Konzentration (>10^6 Partikel/ml Probensuspension) vorliegen.

Merke

Sensitivität der Mikroskopie ist begrenzt, auf Sie alleine kann keine Diagnose gestützt werden, sie muss ggf. wiederholt durchgeführt werden (bspw. Suche nach säurefesten Stäbchen) oder durch eine sensitiveres Verfahren ergänzt werden (Anlegen einer Bakterienkultur, molekularbiologischer Erregernachweis).

Merke

Viren entziehen sich der Lichtmikroskopie mit einziger Ausnahme der Poxviridae.

Merke

zur generellen Kontrastverbesserung können verschiedene Färbemethoden eingesetzt werden.

Für die Erstbeurteilung von Bakterien ist die Hellfeld-Mikroskopie üblich, die Wellenlänge des sichtbaren Lichts ist begrenzt ($\lambda = 380$ nm....780 nm {von violett nach rot}), auch das Auflösungsvermögen ist auf 0,2 µm beschränkt, aber prinzipiell sind Bakterien z. B. in zytologischen Präparaten auch ohne spezifische Färbungen erkennbar.

Bei der Hellfeld-Mikroskopie wird das Objekt senkrecht durchleuchtet.

Bei Bakterien deren Auflösung <0,2 µm ist, steht u. a. die Dunkelfeld-Mikroskopie zur Verfügung, hier wird das einfallende Licht über einen Kondensor nahezu waagrecht auf das Objekt gerichtet.

Bei der Phasenkontrast-Mikroskopie wird die durch die relative Verzögerung des Lichts, als aus den dichteren Teilen des Objekts resultierende Interferenz durch Phasenverschiebung der elektromagnetischen Wellen zur Darstellung genutzt. Sie eignet sich z. B. für Objekte mit großen Dichteunterschieden (bakterielle Sporen oder Parasiten).

Bei der direkten Fluoreszenz-Mikroskopie emittiert das einstrahlende Licht nach Kontakt mit dem Objekt (Antigen, diagnostischer Antikörper) Licht einer spezifischen bestimmten anderen Wellenlänge um das zu fluoreszierende Untersuchungsmaterial sichtbar zu machen. Beim indirekten Fluoreszenztest für den Antikörpernachweis wird das klassenspezifische anti-Humanglobulin mit einem entsprechend fluoreszierenden Farbstoff gekoppelt.

Ein nicht in der klinischen Routine genutztes mikroskopisches Verfahren, beruht auf der explizit fokussierten Laserstrahlung auf ein Objekt, der Laser „tastet" die Oberfläche ab, die daraus resultierenden Daten werden nach computergestützter Auswertung dreidimensional dargestellt (konfokale Laser-Scanning-Mikroskopie).

Für subzelluläre Strukturen, wie auch Viren nutzt man die Transmissionselektronenmikroskopie, anstelle von Licht wird ein Elektronenstrahl verwendet, dieser wird mithilfe von Elektromagneten als Elektronenlinse gebündelt.

4.1.2.4 Präparate-Färbungen

Viele Erreger sind aufgrund ihrer geringen Kontrastierung nativ nicht erkennbar, daher sind Färbungen der Präparate erforderlich. Der Färbung geht immer die Fixierung (thermisch, chemisch oder einfache Lufttrocknung) an den Objektträger voraus.

Die Gram-Färbung ist die Routinefärbung in der Mikrobiologie, sie geht zurück auf Ihren Namensgeber Hans Christian Gram (1853–1938, dänischer Internist und Pathologe).

4

Für die Gram-Färbung sind vier Schritte notwendig, zuerst die Färbung mit Kristallviolett, gefolgt von der Beizung mit Lugolscher Lösung und Entfärbung mit 96 %-Ethanol (bis keine Farbwolken mehr abgehen) und der anschließenden Gegenfärbung mit Safranin. Gram-negative Erreger erscheinen rot, Gram-positive blau. Die Beschaffenheit der Zellwand führt zu dem Farbunterschied, Gram-positive Bakterien besitzen eine mehrschichtige Mureinschicht. Das[d] blau-violette Kristallviolett lässt sich trotz der Entfärbung nicht wieder aus dieser lösen. Gram-negative Bakterien besitzen nur eine dünne Mureinschicht. Ein weiterer Aspekt zur Erregeridentifizierung ist die Beurteilung der äußeren Form (bspw. Stäbchen zu Kokken), der Lagerung der Bakterien zueinander (Haufenkokken) bzw. zu möglichen Wirtszellen (extra- oder intrazellulär). Die Färbung bedarf einiger Erfahrung, da sie ansonsten durchaus störanfällig ist!

▣ Tab. 4.3 zeigt eine Auswahl an Gram-positiven und Gram-negativen Bakterien.

Für Mykobakterien eignet sich die Ziehl-Neelsen-Färbung. Auch diese differenzierende Anfärbung ist auf die spezielle Beschaffenheit der Zellwand dieser Erreger zurückzuführen, die einen hohen Anteil an Wachsen enthält und sich daher einer Anfärbung mit üblichen wasserlöslichen Farbstoffen weitgehend entzieht.

▣ **Tab. 4.3** Tabelle 1: Ausgewählte Gram-positive und -negative Erreger

Gram-positiv	Gram-negativ
Staphylococcus spp.	Meningokokken – *Neisseria meningitides*
Streptococcus spp.	*Pseudomonas aeruginosa*
Pneumococcus spp.	*Campylobacter jejuni*
Enterococcus spp.	Hämophilus influenzae
Listeria monocytogenes	*Bacteroides fragilis*
Clostridium botulinum	
Gemella spp.	
Leuconostoc spp.	

Für viele parasitologische Fragestellungen steht die Färbung nach Giemsa zum Nachweis von Protozoen zur Verfügung. Hier färbt sich das Chromatin der Erreger rot-violett, das Zellplasma wird blau, Erythrozyten rötlich grau.

Für eine schnelle orientierende Beurteilung eignet sich die technisch einfache Methylenblau-Färbung. Sie erlaubt die schnelle Beurteilung von Form und Lagerung der Bakterien zueinander bzw. intrazellulär in Körperzellen.

Für Pilze wird die Calcofluor-Färbung verwendet. Der im imitierten Licht fluoreszierende Farbstoff Calcofluor bindet an die chitinhaltigen Strukturen und die fungalen Strukturen erscheinen bei der Betrachtung der direkten (!) Fluoreszenz unter einem Fluoreszenzmikroskop weiß leuchtend.

4.1.2.5 Kulturverfahren

Die kulturelle Anzucht von Bakterien gilt nach wie vor als Goldstandard der mikrobiologischen Diagnostik, wenngleich sie bei schwer anzüchtbaren Mikroorganismen u. U. auch einen hohen methodischen und zeitlichen Aufwand erfordern kann.

Einerseits ist sie die verlässliche Sicherung der Verdachtsdiagnose, andererseits ist die Anzucht die Voraussetzung für die Empfindlichkeitsprüfung und für eine verlässliche Erregerstatistik.

Für die Anzucht stehen eine Vielzahl von Nährböden mit unterschiedlichen Inhaltsstoffen, unterschiedlicher Konsistenz und Verwendungszwecken bzw. Indikationsbereichen zur Verfügung. Man unterscheidet Universal- und Optimalmedien, Selektivmedien und Differenzial- oder Indikatormedien.

Unterschieden werden feste, halbfeste und flüssige Kulturen, sie bestehen meist aus Wasser und Agar-Agar, Nährstoffen und Energiequellen, selektiven Substanzen (wie bspw. Salze oder Säuren), Puffersubstanzen wie Citraten oder Phosphaten (PH-Wert-Verschiebungen während der Vermehrung, aufgrund dessen wird Puffer zugegeben, um das Säure-Basen-Gleichgewicht zu halten) und in vielen Fällen ergänzt um spezifische Indikatoren.

Die Bebrütung erfolgt i. d. R. für 48 h, Blutkulturen werden über 5 Tage inkubiert.

Anschließend erfolgt die morphologische Begutachtung nach Größe, Form, Farbe, Oberfläche, Hämolyseverhalten der Bakterienkolonie oder, im Falle einer positiven Blutkultur, ergänzt um eine Gram-Färbung.

4.1.2.6 Zellkultur

Zur Replikation benötigen Viren lebende Zellen, hierfür verwendet man adhärente Zelllinien (Zellkulturflaschen oder Schalen mit als „Rasen" wachsende Zelllinien tierischen und menschlichen Ursprungs).

Der zytopathische Effekt (CPE; lytischer Effekt) besteht in degenerativen Veränderungen der Zellmorphologie, die durch Virusreplikationen in den Zellen verursacht worden sind und lichtmikroskopisch sichtbar werden. Grundsätzlich gibt es drei unterschiedliche für Viren typische Formen des CPE:

1. Abkugelung und Ablösung der Zellen aus dem Zellrasen, gefolgt von Lyse
2. Bildung mehrerer Synzytien (Riesenzellen) durch Verschmelzung
3. Ausbildung lichtdichter Einschlusskörper im Zellkern oder Zytoplasma

Anhand der verwendeten Zelllinie, der Form des CPE sowie des Zeitintervalls bis zum Auftreten des CPE lässt sich auf die Art des Virus schließen, dennoch sollten derartige Isolate anhand weiterer Verfahren, bspw. mittels Immunofluoreszenz-Tests, Hämadsorption, Hämagglutination oder Virusneutralisation bestätigt werden.

4.1.2.7 Immunassays

Prinzipiell beruhen Immunassays auf der Antigen-Antikörperreaktion. In wässriger Lösung gehen Antigen (AG) und Antikörper (AK) eine spezifische Assoziationsreaktion zum Immunkomplex (Antigen-Antikörper-Komplex) unter Beibehaltung Ihrer Struktur ein.

- **Immunofluoreszenz-Tests – direkter Erregernachweis**

Durch verschiedene Methoden können Antigenestrukturen auf der Oberfläche visualisiert werden. Die verwendeten Antikörper binden einerseits an das zu detektierende Antigen und andererseits besitzen sie einen Fluoreszenzmarker und können so mittels direkter Fluoreszenz im Untersuchungsmaterial nachgewiesen werden.

- **Enzymgekoppelter Immunosorbent-Assay (ELISA)**

Das Prinzip beruht auf der Möglichkeit, AK gegen ein gesuchtes Protein oder AG auf einer Festphase zu verankern. Die zu untersuchende Probe wird auf die mit AK beschichtete Oberfläche aufgetragen, der immobilisierte AK kann nun an das AG binden und es ebenfalls immobilisieren (capture ELISA). Der entstandene AK-AG-Komplex wird mit einem weiteren antigenspezifischen AK inkubiert. Dieser AK ist mit einem Enzym kovalent gekoppelt, dessen Aktivität leicht nachweisbar ist. Das Enzym ist nun als AK-AG-AK-Komplex fixiert und setzt ein hinzu gegebenes Substrat in ein farbiges Produkt um. Um Rückschlüsse auf die Menge an Antigen zu schließen, wird das Produkt im Photometer mittels Extinktionsmessung im Vergleich zu einem definierten Standard quantifiziert.

Merke
Der ELISA kann zumAntikörper-oder Antigen -Nachweis (direktes Nachweisverfahren) durchgeführt werden.

Agglutinationstest

Durch makroskopische Agglutination (Vernetzung) können Oberflächenantigene in Lösung charakterisiert sichtbar gemacht werden (bspw. WIDAL-Reaktion).

Latexagglutinationstest

Hier werden an Latexpartikel gebundene AK der Probe zugegeben, bei Vorhandensein des passenden Antigens kommt es zur Vernetzung und Bildung sichtbarer Verklumpungen.

Immunoblot (auch als Western Blot bezeichnet)

Blotting-Techniken dienen zur proteinchemischen Zerlegung und Auftrennung immunogener Antigene eines Mikroorganismus. Mittels Immunoblot kann enzymimmunologisch eine antigen- und antikörperklassenspezifische Analyse der körpereigenen Immunantwort vorgenommen werden. Der Nachweis spezifischer Antikörper erfolgt üblicherweise aus Serum und/oder Liquor.

Das Prinzip beruht auf drei Reaktionsschritten:

1. Elektrophorese (Aufsplittung eines Proteingemischs in seine Einzelproteine)
2. Transfer aufgetrennter Proteine auf eine Trägermembran
3. Visualisierung der Proteinfraktion analog einem Enzymimmunoassay

Polymerase-Kettenreaktion (Polymerase-Chain-Reaction, PCR)

Die PCR ist eine Technik zur In-vitro-Amplifikation eines definierten DNA-Fragmentes (Targets).

Mit dieser biochemischen Methode ist es möglich, schon geringe Mengen heterogener DNA bzw. mRNA (nach reverser Transkription) molekularbiologisch innerhalb von Stunden millionenfach zu vervielfältigen und anzureichern.

Zur Durchführung benötigt man üblicherweise ein DNA-Fragment (5– max. 40 kb), zwei zu den beiden 3’Enden der Ziel-DNA komplementäre Oligonukleotide (Länge ca. 15–25 Nukleotide) als Primer, DNA-Polymerase bzw. Reverse (RT)-Transkriptase, Magnesiumionen (Mg^{2+}) und Nukleotide (Desoxyribonucleosidtriphosphate).

Wichtig ist, dass die Zielsequenz der DNA bekannt ist, diese wird dann nicht mittels zellulärer Enzyme sondern im Reagenzglas durch eine gereinigte thermostabile bakterielle DNA-Polymerase, z. B. aus *Thermophilus aquaticus* (Taq) synthetisiert, einem Bakterium, welches in heißen Quellen lebt und bei bis zu 70–75 °C überleben kann.

Die PCR besteht aus drei sich ca. 25 bis 30-mal wiederholenden Zyklen Target-spezifischer DNA-Synthese

- Denaturierung der DNA-Fragmente (ca. 93 °C–95 °C)
- Target-spezifische Anheftung der Primer (50 °C–60 °C)
- Taq-Polymerase-gesteuerte DNA-Synthese der Zielregion (70 °C–75 °C)

Merke
Die hohe Sensitivität der PCR kann manchmal zu falsch-positiven Ergebnissen führen. Je nach Verfahren sind aber auch falsch negative Ergebnisse bei paucimikrobiellen Infektionen (bspw. Neurotuberkulose) möglich.

■ Reverse Transkriptions-PCR (RT-PCR)

Die RT-PCR dient zum Nachweis und zur Quantifizierung von mRNA, meist zum Nachweis von RNA-Viren oder zur Quantifizierung der Genexpression. Man macht sich hier gentechnisch hergestellte virale Enzyme mit reverser Transkriptase-Funktion zunutze, um zunächst RNA in cDNA umzuschreiben, die dann über eine klassische Polymerasefunktion vervielfältigt wird. Herkömmliche Polymerasen per se können hingegen keine RNA-Fragmente amplifizieren.

■ Realtime-PCR (rtPCR) oder quantitative PCR (qPCR)

Die Realtime-PCR ist eine sogenannte Nukleinsäure-Amplifikationstechnik (NAT), hier kann die Vervielfältigung der DNA-Sequenz in Echtzeit beobachtet werden. Mithilfe von Fluoreszenz-Messungen wird prozessparallel eine Quantifizierung der Farbstoff-markierten Reaktionsprodukte durchgeführt. Die Fluoreszenz nimmt dabei proportional zur Menge der PCR-Produkte zu. CAVE: RT-PCR reverse Transkriptase bei RNA Viren.

Die Nutzung von DNA-Farbstoffen (SYBR Green oder Ethidiumbromid) ist eine einfache, aber relativ unspezifische Möglichkeit zur DNA-Quantifizierung. Die Farbstoffe interskalieren dabei mit der DNA, wobei durch Anregung der Farbstoffe in steigendem Maße Fluoreszenz emittiert wird.

Eine weitere, spezifischere Methode verwendet Gensonden, kurze DNA-Abschnitte, die komplementär zur gesuchten Sequenz sind und mit einem Fluoreszenzfarbstoff (Reporter) und einem Fluoreszenzlöscher (Quencher) markiert wurden. Beim sog. fluorescence resonance energy transfer (FRET) kommt es zunächst zu einer Wechselwirkung zwischen Reporter und Quencher, welcher die Fluoreszenz unterdrückt. Im Verlauf der weiteren Reaktion lagert sich die Gensonde bei der PCR downstream des jeweiligen Primers an ein komplementäres DNA-Stück an und wird durch Nuklease-Aktivität der Taq-Polymerase abgebaut. Hierdurch wird der Fluoreszenzfarbstoff aktiviert und emittiert durch Anregung mit Licht einer geeigneten Wellenlänge Fluoreszenz proportional zum entstehenden Zielprodukt, die dann mittels geeigneter Photozellen in Echtzeit gemessen werden kann.

■ Fluoreszenz-in-situ-Hybridisierung (FISH)

Die FISH ist eine molekularzytogenetische Analyse mit der definierte Bereiche des Genoms dargestellt werden können. Mit Fluorochrom markierte DNA-Sonden zeigen bestimmte genomische Regionen, indem sie homolog mit chromosomalen Sequenzen hybridisieren.

Es werden, je nach Fragestellung, unterschiedliche DNA-Sonden eingesetzt. Primär können chromosomenspezifische Zentromer-DNA-Sonden, lokusspezifische DNA-Sonden oder chromosomenspezifische DNA-Library-Sonden zur vergleichenden Genomanalyse zum Einsatz kommen.

Die FISH kann als direkter oder indirekter Nachweis erfolgen, bei dem direkten Nachweis wird ein Fluoreszenzfarbstoff direkt an die DNA-Sonde gebunden, direkt nach der Hybridisierung kann der mikroskopische Nachweise der so markierten DNA erfolgen. Bei der indirekten Methode ist der Farbstoff nicht direkt an die DNA-Sonde gebunden, die DNA-Sonde ist mit Biotin oder Digoxigenin markiert, erst nach der Hybridisierung mit der Ziel-DNA wird die Bindung durch enzym- oder fluoreszenzmarkierte Reaktionspartner sichtbar gemacht. Der indirekte Nachweise ist dabei aufwendiger, aber sensitiver.

■ Pulsfeld-Gelelektrophorese (PFGE)

Bei dieser Methode wird die genetische Verwandtschaft der Proben mit der gleichen Spezies verglichen; die PFGE kommt bei der Analyse von Infektionsketten zum Einsatz. Nach einem Restriktionsverdau des gesamten Genoms werden die DNA-Fragmente als Restriktionsprofil entsprechend ihrem Molekulargewicht aufgetrennt. Da hochmolekulare DNA-Moleküle >20 kb durch konventionelle Elektrophorese nicht mehr aufgetrennt werden können, wird bei der PFGE anstatt eines konstanten elektrischen Feldes ein pulsierendes Feld angelegt (ständiger Richtungswechsel pulsiert). Durch das Pulsieren ändern die Moleküle ihre Orientierung, die Helixstruktur wird zuerst gestreckt, bei Änderungen des Feldes gestaucht, sodass sie wurmartig entsprechend ihrer Größe durch das Gel wandern. Nach der Färbung mit Ethidiumbromid werden, charakteristisch für jeden Stamm, spezifische Bandenmuster erkennbar.

■ **Massenspektrometrie (MS)**

MS ist ein Verfahren zur Messung des Verhältnisses Masse/Ladung (m/q), hier können kleinste Substanzgruppen nachgewiesen werden.

Die Matrix-assisted laser desorption time-of-flight-Massenspektrometrie (MALDI-TOF) wird zur Identifizierung von Bakterien verwendet.

Für die MALDI-TOF müssen die Bakterien in Reinkultur vorliegen, schon eine Stecknadelkopfgroße Menge ist ausreichend. Die Bakterienkultur wird in einer bestimmten Matrix (HCCA, Derivat der Zimtsäure) gelöst auf einen Träger aufgebracht, mit Ameisensäure behandelt und im Massenspektrometer durch Laserbeschuss ionisiert. Die dabei entstehenden spezifischen Bruchstücke sind für jedes Bakterium charakteristisch und werden im Anschluss mittels Time-of-flight-Analyse aufgetrennt. So entsteht molekulargewichtsabhängig ein erregerspezifischer Fingerabdruck der Proteine des Erregers, der computergestützt grafisch umgerechnet und in Form eines Spektrums zur spezifischen Erregeridentifikation genutzt werden kann.

Mit dieser Methode ermittelt man sozusagen einen proteinchemischen „Fingerabdruck“ des Bakteriums. Anschließend erfolgt der Vergleich der erhaltenen Spektren zum Abgleich in großen Datenbanken mit bekannter Erregern, um so auf das gezüchtete Bakterium schließen zu können.

Nucleic Acid Amplification Technology (NAAT) und New Genome Sequenzing (NGS) werden im Kapitel 6 besprochen.

4.2 Mikrobiologie

Eva Maria Craemer , Christian Jacobi und Klaus-Peter Hunfeld

> Alles ist Gift, ausschlaggebend ist nur die Menge.
> Paracelsus (1493–1541)

4.2.1 Einleitung

Infektionen des zentralen Nervensystems können durch eine Vielzahl von Erregern hervorgerufen werden. In ◘ Tab. 4.4 sind die häufigsten Erreger bakterieller und parasitärer Infektionen sowie von Pilzinfektionen zusammengefasst.

In der Bakteriologie stellt die Anzucht den Goldstandard der Labordiagnose dar, je nach Bakterium wird anschließend eine Speziesdifferenzierung (Identifikation) durchgeführt sowie das Antibiogramm zum Nachweis von möglichen Resistenzen.

Der Nachweis kann direkt (Nachweis des Erregers, seiner Antigene bzw. DNA) oder indirekt (Nachweis von spezifischen Antikörpern) erfolgen.

Tab. 4.4 Bakterien, Parasiten und Mykosen

	Bakterien	Parasiten	Mykosen
Meningitis	**akut-eitrig:** *Streptococcus pneumoniae, Neisseria meningitidis, Haemophilus influenzae, Escherichia coli, Streptococcus agalactiae, Staphylococcus aureus, Streptococcus pyogenes*	*Plasmodium spp.* (Malariaerreger), *Toxoplasma gondii* , *Pneumocystis carnii* , *Echinococcus granulosus, Taenia solium* (Zystizerkose), *Naegleira spp.* (Amöben)	*Candida spp., Cryptococcus neoformans (HIV-Patienten!), Aspergillus*
	chronisch Lymphozytär: *Mycobacterium tuberculosis, Listeria monocytogenes*		
	DD: *Leptospira,*		
subdurales Empyem	*Staphylococcus aureus, Streptococcus pneumoniae, Haemophilus influenzae, Bacteriodes spp.*		
Hirnabszess	*Staphylococcus aureus, Enterobacteriaceae, Streptococcus pneumoniae, Haemophilus influenzae,*		zunehmend auch *Candida spp., Cryptococcus neoformans* (bei immunsupprimierten Patienten), *Mucor spp.*
	DD: *Aspergillus spp., Mucor spp.*		
Konjunktivitis	*Streptococcus pneumoniae, Staphylococcus aureus, Haemophilus influenzae* ; seltener: *Enterobacteriaceae, Neisseria gonorrhoeae*		
Otitis media	*Streptococcus pneumoniae, Haemophilus influenzae, Moraxella catarrhalis, Pseudomonas spp.*		

Phänotypische Identifizierung von Bakterien

- Bedarf an spezifischen Substraten zum Wachstum
- Sauerstofftoleranz
- Wachstum bei verschiedenen Bebrütungstemperaturen
- Morphologie der Kolonie (makroskopisch)
- Fähigkeit zur und Art der Hämolyse
- Morphologie des Erregers (mikroskopisch)
- Lagerung des Erregers (mikroskopisch)
- Färbeverhalten in verschiedenen Färbeverfahren (mikroskopisch)
- Fähigkeit zur Ausbildung von Geißeln (Beweglichkeit)
- Antigene Strukturen der Oberfläche
- Empfindlichkeit gegenüber verschiedenen antimikrobiellen Substanzen

In der Parasitologie gibt es häufig kaum typische klinische Manifestationen und zumeist nur wenig spezifische Laborbefunde. Charakteristisch für eine Infektion mit Helminthen ist z. B. lediglich zum Zeitpunkt der immunologischen Reaktion eine mögliche Eosinophilie. Der Nachweis von intestinalen Parasiten und Blutparasiten gelingt morphologisch durch die verschiedenen Entwicklungsstadien, Gewebeparasiten können im Normalfall durch immunologische und molekularbiologische Tests und feingewebliche Untersuchungen nachgewiesen werden.

4.2.2 Erregerspezifische diagnostische Methoden

4.2.2.1 Bakterien

Bacteriodes fragilis *B. fragilis* sind Gram-negative, obligat anaerobe, nicht sporenbildende Stäbchenbakterien. *Bacteroides spp.* Gehören im Mund-Rachenraum und als Darmkeime zur physiologischen Flora, lassen sich besonders bei Mischinfektionen u. a. bei Sinusitiden und Hirnabszessen finden. Der Nachweis erfolgt mittels kultureller Anzucht und kann die klinische Verdachtsdiagnose bestätigen.

Merke
B.fragilis hat eine begrenzte Sauerstofftoleranz, die Kulturen müssen unmittelbar nach der Probenentnahme angelegt werden. Für die Entnahme stehen besondere Transportmedien zur Verfügung.

Borrelien – Borrelia spp., B.burgdorferi sensu lato Borrelien sind schraubenförmige, bewegliche Bakterien, die in die Ordnung der *Spirochaetales,* Familie *Spirochaetaceae* gehören. Von *B. burgdorferi s.l.* sind mindestens fünf von 21 Genospezies humanpathogen. Bei der Analyse ist das Stufenschema gemäß der Deutschen Gesellschaft für Hygiene und Mikrobiologie (DGHM) zu beachten.

Mit einer Giemsa-Färbung sind Borrelien anfärbbar, ungefärbt sind sie im Dunkelfeldmikroskop darstellbar.

Merke
Die PCR aus Serum hat nur eine geringe Sensitivität (im Liquor ca. 20–30 %). Sie ist der kulturellen Anzucht äquivalent, der Serologie aber unterlegen. Bei akuter Erkrankung Methode der Wahl.

Merke
Für die kulturelle und molekulare Diagnostik von Borrelien müssen die Proben an ein spezielles Labor gesandt werden. Die Kultur von *B.burgdorferi* erfolgt im Allgemeinen nicht im klinikeigenen Labor.

Bei dem indirekten Erregernachweis im Serum finden sich in der Frühphase borreliensspezifische IgM-AK (ab der 2/3.Woche) sowie IgG-AK (ab der 4–6.Woche). Bei Spätmanifestationen finden sich meist hohe IgG-AK-Titer, aber auch IgM-AK können weiter persistieren. Bei vorhandenen IgM-AK kann ein Titerverlauf hilfreich und letztendlich zielführend sein. Isoliert positive IgM-Antikörper sprechen gegen eine Spätmanifestation der Lyme-Borreliose. Von der Verwendung von nicht evaluierten Testverfahren wie z. B. dem Lymphozytentransformationstest ist dringend abzuraten.

Die Serodiagnostik folgt einem zwei-Stufen-Schema:

1. Ein Suchtest mittels ELISA,
2. zur Verifizierung von positiven oder grenzwertigen Ergebnissen, kommt zur spezifischen Bestätigung der Immunoblot zum Einsatz.

Das Gesamtergebnis hat bei Einhaltung der Vorgehensweise und optimaler Testeinstellung einen hohen negativen aber nur einen mäßigen positiven prädiktiven Wert.

Merke
IgM-AK können nach einer durchgemachten und behandelten Erkrankung u. U. Monate oder sogar Jahre persistieren.

Bei Verdacht auf eine Neuroborreliose ist die Liquoranalytik indiziert (siehe ▶ Abschn. 4.4). Dabei ist zu beachten, dass Serum und Liquor parallel zum gleichen Zeitpunkt entnommen werden.

Campylobacter – Campylobacter jejuni *Campylobacter jejuni* ist ein spiralig gewundenes, polar begeiseltes schlankes Stäbchen.

Für die Identifizierung von *C.jejuni* eignet sich üblicherweise eine Stuhlprobe. Die Anzucht bildet den Schwerpunkt für die Diagnostik, *C.jejuni* hat spezifische Nährstoffanforderungen und benötigt eine mikroaerophile Atmosphäre. Für die Kultur mit Resistenztestung wird für 48 h auf Blutagar-Platten unter mikroaerophilen Bedingungen (5 % O_2, 10 % CO_2, 85 % N_2) kultiviert.

Merke
Es bestehen spezielle Laboranforderung, *C.jejuni* kann nur bei gezielter Suche gefunden werden. Für Folgeerkrankungen (z. B. GBS) stehen serologische und immunologische Testverfahren zur Verfügung.

Clostridium botulinum *C. botulinum* sind plumpe, Gram-positive, begeißelte Stäbchen mit Sporen. Im Serum, Mageninhalt oder Erbrochenem kann das Toxin nachgewiesen werden.

Clostridien sind strikte Anaerobier. Bei 37 °C auf Blutagar unter Sauerstoffausschluss sind nach 24–48 h konvex gewölbte glasige Kolonien zu sehen, z. T. mit Schwärmsaum und Hämolyse. Die Differenzierung der Spezies erfolgt morphologisch und biochemisch oder mit der MALDI-TOF. Der Toxin-Nachweis gelingt mit der PCR oder durch Sequenzierung.

Exkurs
Das stärkste bekannte bakterielle Neurotoxin ist das Botulinumtoxin. Schon 50–100 ng peroral sind tödlich. Durch Kochen (15 min. bei 100 °C) wird das Toxin inaktiviert.

Merke
Aerosolbildung – die Diagnostik mit verdächtigen Proben muss unter einer Sicherheitswerkbank erfolgen.

Merke
Es ist kein Routinenachweis im klinischen Zentrallabor möglich, für den Toxin-Nachweis ist u. U. ein Tierversuch erforderlich.

▪ Enterobacteriaceae

▪▪ Escherichia coli (E.coli)

E.coli sind gram-negative Stäbchenbakterien und gehören zur normalen Darmflora. Außerhalb des Darms ist *E.coli* fakultativ pathogen.

Des Weiteren gibt es enterohämorrhagische *Escherichia coli*-Stämme (EHEC) sowie EAHEC 0140:H4 (Shiga-Toxin produzierende Kombination aus dem enterohämorrhagischem *E.coli* Stamm und enteroaggregativen *E.coli* Stamm).

Zur gezielten EHEC-Diagnostik sollte den Empfehlungen der Deutschen Gesellschaft für Hygiene und Mikrobiologie gefolgt werden.

Die diagnostische Probenentnahme für den Erregernachweis kann aus dem Blut und Liquor erfolgen.

Zum Nachweis von EHEC wird entweder die zytotoxische Aktivität der Stx in der Zellkultur oder der immunologische Nachweis mittels ELISA oder Latexagglutinationstest durchgeführt. Als alternative Methode kann der stx- und eae-Gennachweis mittels PCR aus Stuhl erfolgen. Bei einem positiven Befund werden Stuhlproben entnommen, um das Bakterium für weitere serotypische Charakterisierungen und die Resistenztestung zu isolieren.

Haemophilus influenzae Als Untersuchungsmaterial können Blut und Liquor, aber auch Sputum, Sinuspunktat, Eiter oder Konjunktivalabstriche in Betracht gezogen werden.

Die Mikroskopie, die Erregeranzucht und der Antigennachweis bilden den Schwerpunkt der Diagnostik. Die Anzucht gelingt auf Kochblutagar und Inkubation bei 37 °C in 10%-igen CO_2. Zur Serotypisierung, Serotypen A-F, wird der Antikörpernachweis gegen die Kapselsubstanz durchgeführt. Das Kapselantigen lässt sich im Liquor mit dem Agglutinationstest nachweisen, das Prinzip beruht auf dem Einsatz von Latexpartikeln, die mit kapselspezifischen AK beladen sind. Falls Antigen vorhanden ist, vernetzen die Partikel sich, Ergebnis ist die sichtbare Agglutination.

Merke
H.influenzae ist sehr empfindlich gegen äußere Einflüsse, Blut und Liquor sind am besten in vorgewärmte Medien gegeben werden und möglichst schnell ins Labor transportiert werden.

Merke
ca. 10 % der *H.influenzae*-Stämme sind β-Laktamase bildende Stämme und machen den Einsatz ß-Laktamase-stabiler Antibiotika notwendig. Die Differenzierung gelingt biochemisch und mittels MALDI-TOF.

Listerien – Listeria monocytogenes Es handelt sich um Gram-positive, sporenlose Stäbchenbakterien. Bei 20 °C bilden sie Geißeln (beweglich!) und bei 37 °C sind sie unbeweglich (keine Geißelbildung).

Für die Diagnose von *Listeria monocytogenes* eignen sich Blut und Liquor.

In der Laboratoriumsdiagnostik sind Anzucht und Mikroskopie Standardmethoden zum Nachweis von Listerien. Listerien vermehren sich unter aeroben und anaeroben Bedingungen. Die optimale Temperatur für das Wachstum liegt zwischen 30 °C–37 °C und als Kulturmedium eignen sich komplexe Medien wie Blutagar oder Tryptikase-Soja-Bouillon. Die Differenzierung gelingt biochemisch und mittels MALDI-TOF.

Meningokokken – Neisseria meningitidis *N. meningitidis* sind Gram-negative, semmelförmig-paarige Kokken (Diplokokken). In Deutschland werden ca. 70 % der Meningokokkenmeningitiden durch der Serotyp-B und weitere 25 %, durch den Serotyp-A und C verursacht.

Der Schwerpunkt liegt auf der mikroskopischen Sofortdiagnostik, der Anzucht und im Nachweis von Kapselantigen. Zum Nachweis eignet sich die Kultur aus Blut und Liquor. Der schnellste Weg für den Direktnachtweis ist der Antigennachweis im Liquor mittels Latexagglutination. Alternativ kann auch die PCR zur molekularen hochsensitiven bzw. sehr spezifischen Schnelldiagnostik eingesetzt werden.

Die serologische Typenbestimmung erfolgt mit spezifischen Antikörpern gegen die spezifischen Kapselpolysaccharide.

Merke
Die Diagnostik von *Neisseria meningitis* ist eine Notfalldiagnostik.

Mykobakterien – Mycobacterium tuberculosis Mykobakterien sind Gram-positive, säurefeste Stäbchenbakterien, die Gram-Färbung eignet sich aufgrund des hohen Lipidgehalts der Zellwand nicht, die Färbung gelingt mit der Ziehl-Neelsen-Färbung oder durch Auraminfluoreszenz.

Mit der PCR kann der Direktnachweis von *M. tuberculosis* aus verschiedensten Medien (z. B. Sputum, Liquor) erfolgen. Die PCR sollte mindestens zweimal durchgeführt werden und parallel muss immer eine Kultur angelegt werden. Für die Resistenztestung muss ein Isolat vorliegen. Für die Verlaufskontrolle oder zum Nachweis von Rezidiven ist die PCR wegen möglicher Persistenz nicht replikationsfähiger Erreger-DNA nach der Therapie nicht geeignet. Für das Anlegen der Bakterienkultur eignen sich lipidhaltige Nährböden in aerober Atmosphäre.

Merke
Die Generationszeit von *M. tuberculosis* ist mit ca. 15 h extrem lang, frühestens nach zwei bis drei-wöchiger Bebrütung bei 37 °C sind makroskopisch Kolonien sichtbar.

Es stehen mittlerweile automatisierte Kulturverfahren mit Flüssigmedium zur Verfügung, bei denen Mykobakterien bereits nach ein bis zwei Wochen nachweisbar sind. Die moderne Differenzierung von Mykobakterien erfolgt molekularbiologisch (Nachweis von spezifischen DNA-Sequenzen), ein indirekter Nachweis der Exposition gegenüber *M. tuberculosis* kann mit dem T-Zell-SPOT-Test oder dem Quantiferon®-Test durchgeführt werden.

T-Zell-SPOT-Test: die Inkubation von spez. *M. tuberculosis*-Antigenen mit T-Lymphozyten des Patienten führt zur Zellaktivierung die INF-γ bilden, der Nachweis erfolgt mit der spez. ELISPOT-Technik. Die Spezifität liegt bei ca. >98 % und die Sensitivität bei >90 %.

Quantiferon®-Test: Spezielle *M. tuberculosis*–Antigene werden ex vivo stimuliert, zum Nachweis der INF-γ-Bildung von T-Lymphozyten. Das Patientenblut wird direkt in spezielle Probenröhrchen transferiert, die bereits die für die Stimulation notwendigen Antigene enthalten. Nach Bebrütung über Nacht wird mit ELISA im Plasma gebildetes INF-γ gemessen. Die Sensitivität liegt bei 80–84 %, die Spezifität bei 79–99 %. **Der Test sagt jedoch nichts über die mögliche Aktivität einer Tuberkulose aus!**

Merke

Bei schwer immunsupprimierten Patienten kann der Test ein falsch negatives Ergebnis zeigen. Ein positiver Test ist nicht gleichbedeutend mit einer aktiven Tuberkulose-Erkrankung, sondern kann auch nach atypischen Mykobakteriosen oder durchgemachten TBC-Infektionen positiv ausfallen. Der Test sagt jedoch nichts über die mögliche Aktivität einer Tuberkulose aus!

Mykobakterium leprae Die histologische Beurteilung erfolgt mit der Ziehl-Neelsen-Färbung, aber morphologisch sind sie von *M. tuberculosis* nicht zu unterscheiden. Die Differenzierung erfolgt mittels PCR oder Sequenzierung der erregerspezifischen Nukleinsäuren. Die Kultivierung auf Nährböden von *M. leprae* ist nicht möglich, sie gelingt in Pfoten von Mäusen und Gürteltieren, dies kann nur in Speziallaboren durchgeführt werden.

Pseudomonaden – Pseudomonas aeruginosa *P. aeruginosa* ist fakultativ pathogen. Er ist bei besonderen Resistenzen aufzeichnungspflichtig (§ 23 IfSG). Der Nachweis gelingt auf einer Vielzahl von Nährböden, Gram-Färbung (gram-negative Stäbchen), typische Koloniemorphologie, der süßlich-aromatische Geruch sowie über eine positive Oxidase-Reaktion. Die molekularbiologische Diagnostik gelingt mit PCR, FISH. Im Unterschied zu anderen Pseudomonaden wächst *P. aeruginosa* auch bei 42 °C. Als Probenmaterial dienen z. B. Blut, Sputum oder Liquor.

Merke

Pseudomonaden sind häufig hochresistent, das Antibiogramm ist für die Therapie unabdingbar.

Staphylokokken – Staphylococcus aureus Es handelt sich um ein fakultativ anaerobes, Gram-positives, Koagulase-positives Kugelbakterium. Die Anzucht *von S. aureus* bildet den Schwerpunkt der Diagnostik, als Untersuchungsmaterial dienen Blut und Liquor cerebrospinalis. Die Mikroskopie erlaubt häufig schon einen Rückschluss auf *S. aureus*, die Anzucht erfolgt aerob auf Blutagar bei 37 °C für 18–24 h. Die Differenzierung erfolgt über den Nachweis der Koagulase-Bildung. *S.aureus*-Stämme sind häufig Methicillin- bzw. Oxacillin-resistent (MSRA) und somit resistent gegen typische Staphylokokkenpenicilline, Cephalosporine und Imipenem.

Seit 1997 treten sehr selten auch Vancomycin-intermediär-sensible *S. aureus*-Isolate (VISA)auf. In den USA und Japan sind zudem auch vereinzelt Vancomycin-resistente Isolate (VRSA) beobachtet worden.

Streptokokken

Streptokokken sind Gram-positive, fakultativ anaerobe (Ketten) Kokken. Zur Gattung *Streptococcaceae* gehören alle β –hämolytischen Streptokokken, die oral vergrünenden Streptokokken, Pneumokokken und Laktokokken.

Die Anzucht gelingt auf Bluthaltigen Kulturmedien, die Identifizierung erfolgt meist durch den serologischen Nachweis gruppenspezifischer Zellwandantigene mit speziellen Antikörpern. β-hämolytische Streptokokken der Lancefield-Serogruppe

B – *Streptococcus agalctiae:* die Differenzierung gelingt mittels Hämolyseverhalten, Latexagglutation und MALDI-TOF.

Pneumokokken – Streptococcus pneumoniae *S. pneumoniae* sind α – hämolysierende, Gram-positive, lanzettförmige Diplokokken. Aufgrund Ihrer Kälteempfindlichkeit muss das Untersuchungsmaterial am Krankenbett in ein vorgewärmtes Medium gegeben, vor allem aber sofort ins Labor verbracht werden. Pneumokokken sind empfindlich gegen Penicilline und andere β-Laktam-Antibiotika. **Penicillinbindeproteinresistenzen kommen vor!**

4

Tropheryma whipplei Der Erreger des Morbus Whipple wird bei Verdacht auf eine ZNS-Manifestation im Liquor nachgewiesen (▶ Abschn. 7.1.3 Morbus Whipple). Beim Nachweis steht die molekularbiologische Diagnostik im Vordergrund.

Treponemen – Treponema pallidum Taxonomisch wird Treponema pallidum in die Familie der Spirochaetacea eingeordnet, alle Spirochaetenarten haben eine einheitliche und einzigartige Zellmorphologie. Spirochaetenarten sind bewegliche, schraubenförmig, gewundene Bakterien mit schwach Gram-negativem Färbeverhalten. *Treponema spp.* sind strikt anaerobe oder mikroaerophile Organismen, die nicht in vitro kultivierbar sind.

Der direkte Erregernachweis lebender Spirochäten kann bei einem Primärinfekt mit der Dunkelfeld-Mikroskopie versucht werden. Die PCR die sensitivste Methode bei Treponemeninfektionen.

Merke

Für die Diagnose einer Neurosyphilis ist die paralleleserologische Untersuchung von Liquor und Serum, welches am selben Tag entnommen wurde, erforderlich.

Die Syphilisserologie besteht aus dem Treponema-pallidum-Hämagglutinationstest (TPHA-Test) und äquivalent dem Treponema-pallidum-Partikelagglutinationstest (TPPA-Test), dem VDRL- (Venereal Disease Research Laboratory) Test oder der Cardiolipin-KBR für die Lipoidreaktion. Für die Bestimmung Treponenem-spezifischer IgM-Antikörper stehen der 19S-IgM-FTA-ABS (Fluoreszenz-Treponemen-Antikörper-Absorptions-) -Test, IgM- und IgG-ELISA und IgM- und IgG-Immunoblot (Westernblot) zur Verfügung. Die Syphilisdiagnostik erfolgt als Stufendiagnostik entsprechend den Vorgaben der DGHM und weist eine hohe Sensitivität und Spezifität auf.

Die Liquordiagnostik wird an anderer Stelle besprochen, siehe hierzu ▶ Abschn. 4.4 und 7.1.1.

Der spezifische Antikörper-Index ITpA (intrathekal produzierte *Treponema pallidum* Antikörper) wird wie folgt berechnet:

$$\text{ITpA} - \text{Index} = \frac{\text{TPHA} - \text{Titer im Liquor}: \text{IgG im Liquor}}{\text{TPHA} - \text{Titer im Serum}: \text{IgG im Serum}}$$

Oder

$$\text{ITpA} - \text{Index} = \frac{\text{TPPA} - \text{Titer im Liquor}: \text{IgG im Liquor}}{\text{TPPA} - \text{Titer im Serum}: \text{IgG im Serum}}$$

Bei einem ITpA-Index >3 ist die Neurosyphilis mit hoher Wahrscheinlichkeit bewiesen, bei einem ITpA-Index von >2 deutet dies auf eine spezifische Antikörpersynthese im ZNS hin, bei einem Wert von 1 weist der ITpA-Index auf eine fehlende Antikörpersynthese gegen *Treponema pallidum* im ZNS hin.

! Cave: Bei einer Ermittlung des ITpA-Index durch Titerstufenberechnung und nicht durch den ELISA gilt aufgrund der höheren Ungenauigkeiten: Erst ein Wert > 3 gilt als Nachweis einer Neurosyphilis.

Merke

Eine Unterscheidung der vier ***T. palladium***-Spezies bzw. Subspezies ist morphologisch oder serologisch nicht sicher möglich. Auch ***in-vitro*** sind Treponemen nicht oder schlecht anzüchtbar. Die Differenzierung kann nur molekularbiologisch erfolgen.

▶ Abschn. 7.1.1

4.2.2.2 Protozoen

Flagellaten – Trypanosomen *Trypanosoma brucei gambiense* (Vorkommen hauptsächlich in Zentral- und Westafrika) und *Trypanosoma brucei rhodesiense* (vorwiegend in Ostafrika) gehören zu den drei humanpathogenen Trypanosomen. Kultur und Direktnachweis (Direktpräparat) gelingen mit 5 ml EDTA-Blut, 1–2 ml Liquor, LK-Punktat oder KM.

In der Mikroskopie stoßen die beweglichen Trypanosomen Erythrozyten an, die sich dann bewegen. Gleichzeitig zum Frischpräparat wird ein Giemsa-Präparat (Färbung) angefertigt. In der Giemsa-Färbung sind spindelförmige, bläuliche Erreger mit rotem Kern zu sehen, wird bei Infektionen mit *T. brucei rhodesiense* häufiger positiv aufgrund der stärkeren Parasitämie. Bei negativem Befund, aber weiterhin klinischem Verdacht, wird das Blut zentrifugiert, auf Buffy-Coat (Citratblut) mittels Giemsa-Färbung sichtbar gemacht. Der serologische AK-Nachweis erfolgt mittels indirekter IFT oder ELISA bei negativem Erregernachweis, hier besteht allerdings eine hohe Unspezifität.

Für weitere Nachweise wie PCR und Kultur müssen die Proben in ein Referenzlabor gesandt werden.

Merke

Vorsicht vor Stichverletzungen, Trypanosomen sind hochinfektiös!

Sporozoen – Toxoplasma gondii Für die Diagnostik von *T. gondii* stehen IgG, IgA und IgM-ELISA zur Verfügung.

IgM-AK können nach einer Infektion über Monate bzw. Jahre persistieren. Zur Eingrenzung des Infektionszeitpunktes und der Krankheitsaktivität wird die Aviditätsbestimmung durchgeführt. Für spezielle Indikationen, wie die ZNS-Toxoplasmose und eine mögliche intrauterine Infektion, stehen hochsensitive und spezifische PCR-Verfahren aus Liquor und Fruchtwasser, oder Nabelschnurblut zur Verfügung.

Bei einer ZNS-Infektion erfolgt die Liquoranalytik mit PCR.

Plasmodien Zu unterscheiden sind 4 Plasmodienarten und 3 klinischen Formen der Malaria:

Plasmodium vivax (Malaria tertiana), *P. ovale* (Malaria tertiana), *P. malariae* (Malaria quartana), *P. falciparum* (Malaria tropica – gefährlichste Form), *P. knowlesi* (ähnlich Malaria tropica bei Stich durch Anopheles).

Trichinella spiralis Im Nativpräparat können Bluttrichinen sehr selten aus Serum nachweisbar sein. Der serologische AK-Nachweis ist von entscheidender Bedeutung, der Nachweis gelingt mit indirekter IFT, ELISA und Immunoblot (▶ Abschn. 11.5.1).

> **Merke**
> Ein sicherer Nachweis ist erst 3–6 Wochen nach der Infektion möglich. In Speziallaboren kann der Nachweis trichinenspezifischer DNA mittels PCR erfolgen.

4.2.2.3 Mykosen

Hefen (Sprosspilze)

4

Candida Candida sind fakultativ pathogene Erreger und bei ca. 75 % aller gesunden Menschen auf Schleimhäuten von Mund und Rachen, im Genitalbereich sowie im Verdauungstrakt zu finden. Sie sind polymorphe Pilze, die einzelnen Pilzzellen sind rundlich-oval.

Mit einer einfachen Gram-Färbung lässt sich Candida direkt nachweisen, auch die Fluoreszenzfärbung ist hierfür geeignet. Bei V. a. Meningitis eignet sich die Latexagglutination, aber nicht alle Candida-Spezies werden erfasst. Falsch positive Ergebnisse können bspw. bei Niereninsuffizienz auftreten, falsch negative bei maskierenden AK beobachtet werden.

In der Kultur sind opake weiße rundliche Kolonien zu erkennen. Zur Differenzierung der Candida-Spezies werden chromogene Indikatormedien und biochemische Schlüsselreaktionen über eine biochemische Substratprüfung („bunte Reihe") vorgenommen. In speziellen Fällen kommen auch PCR, Sequenzierung sowie MALDI-TOF-MS zur Anwendung. Für den serologischen Nachweis sollten bevorzugt Antigen-Nachweise aus Serum und Liquor verwendet werden. Dem AK-Nachweis kommt nur eine untergeordnete Bedeutung zu.

Cryptococcus neoformans *Cryptococcus neoformans* gehört zu den Hefen und ist ein weltweit verbreiteter Erreger und Auslöser der Cryptococcus-Meningitis/-Meningoenzephalitis.

Für die kulturelle Anzucht eignen sich Liquor, Blut, Trachealsekret und Urin. Gutes Wachstum zeigt sich auf Sabouraud-Glukose-Agar und angereichertem Blutagar, *Cryptococcus-neoformans*-Kolonien färben sich braun.

Für den serologischen Antigen-Nachweis benötigt man 1–2 ml Serum oder besser Liquor.

Der Direktnachweis von *Cryptococcus neoformans* kann mit einer einfachen Gram-Färbung erfolgen. Sprosspilze sind sehr gut anzufärben, nach der Färbung sind dunkelblaue, elliptoide Formen zu erkennen. Sie sind größer als Bakterien und daher leicht von Ihnen zu unterscheiden. In nicht fixierten Feuchtpräparaten kann eine Fluoreszenzfärbung, bspw. mit Calcofluor Weiß zum Nachweis erfolgen.

Zur Darstellung einer erregertypischen dicken Schleimkapsel kann ein Tuschepräparat aus Liquor angelegt werden. Auch die Latexagglutination oder der ELISA zum Antigennachweis eignet sich bei V. a. Meningitis zur schnellen direkten Diagnose, ergänzend zur Kultur. Die speziesspezifische PCR bleibt Speziallaboren vorbehalten.

4.2.2.4 Zestoden

Taenia solium (Schweinebandwurm) *Taenia solium* ist gemeinsam mit *Taenia saginata* (Rinderbandwurm) der häufigste menschliche Bandwurm, beide sind Dünndarmparasiten mit weltweitem Vorkommen. Die Entwicklung der Finnen findet bevorzugt im menschlichen Gehirn statt. Makroskopisch kann eine Stuhlbegutachtung durchgeführt werden (ist dann meistens negativ). CT und Biopsie sind entscheidend. Sowohl der PCR- als auch der AK-Nachweis aus Liquor sind möglich. Der AK-Nachweis wird im ELISA mit Spezifitätskontrolle im Immunoblot durchgeführt.

4.3 Virologie

Eva Marias Craemer , Christian Jacobi und Klaus-Peter Hunfeld

> » Zweierlei gibt es, Wissenschaft und Einbildung, erstere führt zum Wissen, letztere zum Nichtwissen.
> Hippokrates von Kos (460 – 377 v.Chr.)

4.3.1 Einleitung

▣ Tab. 4.5 zeigt eine Übersicht einiger viraler Erreger, die eine Infektion des zentralen Nervensystems verursachen können.

Allgemein ist bei viralen Infektionen, im Gegensatz zur Diagnostik bakterieller Infektionen, die BSG häufig nur gering oder gar nicht beschleunigt, im Blutbild zeigt sich initial eher eine Leukozytopenie mit Lymphozytopenie. Im weiteren Verlauf kommt es dann zu einer Lymphozytose (u. U. mit Monozytose). Das CRP ist nur **gering** erhöht. Entscheidend ist daher vor allem der direkte Erregernachweis mittels molekularbiologischer Verfahren und je nach Virus und Indikation auch der Nachweis virusspezifischer AK mit serologischen Verfahren.

4.3.2 Erregerspezifische Diagnostik

4.3.2.1 Herpesviren

Zu den humanpathogenen Herpesviren gehören unter anderem das Herpes-simplex-Virus 1 (HSV-1) und 2 (HSV-2), Varicella-Zoster-Virus (VZV), Epstein-Barr-Virus (EBV), Zytomegalievirus (CMV) sowie das humane Herpesvirus 6 (HHV-6).

> ❗ CAVE: Herpesviren **können** lebenslang nach einer Primärinfektion im Körper persistieren.

- **Herpes-simplex-Virus 1 (HSV-1) und 2 (HSV-2)**

Aufgrund der hohen Durchseuchung mit HSV und der Kreuzreaktivität der Herpesviren untereinander ist die serologische Diagnostik nur sehr bedingt verwertbar. Hier kommt molekularbiologischen Methoden inzwischen besondere Bedeutung zu. Der Antikörpernachweis spielt hingegen bei der Berechnung antikörperspezifischer Indizes (AI) aus am selben Tage entnommenen Serum- und Liquor-Paaren eine wichtige Rolle, wenngleich der AI per se nichts über die Akuität (frisch, abgelaufen) der Infektion

▣ **Tab. 4.5** Beispiele ursächlicher viraler Erreger bei ZNS-Infektionen

Klinik	Erreger
Meningitis	Entero-, Mumps-, LCM-Viren, HSV
Enzephalitis	HSV, Masern, Mumps-, Toga-, Flavi-, Bunya-, Arena-, Rabies-, Entero-, Adenoviren
Myelitis	Polioviren, Enterovirus 70/71, Coxsackievirus A7
Progressive multifokale Leukenzephalopathie	JCV
Subakut sklerosierende Panenzephalitis	Nach Masern

aussagt. Im Serum sind nur Serokonversionen oder signifikante Ergebnisänderungen in der Paralleluntersuchung von Primär- und Follow-up-Seren hinweisend (4-fache Zu- bzw. Abnahme des Ergebnisses). Als Erreger der Enzephalitis ist das Herpes-simplex-Virus wichtig, auch wegen der Möglichkeit einer gezielten Therapie, in diesem Fall insbesondere das HSV-1. Die Diagnose wird mittels HSV-PCR aus dem Liquor gestellt, ein Ergebnis liegt meist nach 24 h vor. Ein Nachweis einer intrathekalen Herpes-spezifischen Antikörpersynthese (AI) gelingt nach 10–14 Tagen (▶ Abschn. 4.4 und ▶ Abschn. 7.2).

- **Varizella-Zoster-Virus (VZV)**

Nach einer Erstinfektion mit dem VZV (Manifestation als Windpocken) persistieren die Viren lebenslang. Der serologische AK-Nachweis der Primärinfektion erfolgt mit Anti-VZV-IgM und dem Titeranstieg im IgG-ELISA.

Der Direktnachweis erfolgt mittels PCR aus Serum (1–2 ml) oder Liquor als Methode der Wahl, bei Herpes-Zoster wird in einem Teil der Fälle ein Anstieg von spezifischen IgG- und IgA-Antikörpern nachgewiesen, spezifischer IgM ist nur in der Hälfte der Fälle nachweisbar. Die Bestimmung des Immunstatus erfolgt durch IgG-ELISA oder neutralisierende Antikörper in Speziallaboren.

- **Zytomegalievirus (CMV)**

Nach einer CMV-Infektion persistieren die Viren lebenslang, die Durchseuchung beträgt ca. 50 % der Bevölkerung. Unterschieden werden intrauterin erworbene, perinatal erworbene und postnatal erworbene Infektionen.

Der Nachweis einer CMV-Infektion kann mit PCR oder direkter IFT (z. B. pp65-Antigennachweis in peripheren Leukozyten) aus Serum (1–2 ml) erfolgen. Der quantitative CMV-DNA-Nachweis im Blut mittels PCR ist bei Patienten mit Neutropenie zuverlässiger als der pp65-Antigen-Nachweis in Leukozyten. Eine aktive frische oder reaktivierte CMV-Infektion ist bestätigt, wenn der pp65-Antigen-Nachweis oder der DNA-Nachweis (ab ca. 10^5 Kopien/ml Blut) positiv ausfällt. Der kulturelle Nachweis kann als Anzüchtung in humanen Fibroblasten oder MRC-5-Zellen erfolgen. Nach 24–48 h Anzucht wird das *early antigen* durch IFT oder Immunperoxidase-Technik nachgewiesen. Aufgrund der lebenslangen Erregerpersistenz werden ständig spezifische IgG-AK produziert, der serologische Nachweis einer Primärinfektion gelingt mit IgG-Serokonversion in Kombination mit einem IgM-/IgA-Nachweis, dem Nachweis niedrig-avider IgG-AK (zuverlässiger als IgM-AK) oder mit einem rekombinanten Immunoblot.

Zur Diagnostik einer Reaktivierung ist dem quantitativen pp65-Antigennachweis und der quantitativen PCR gegenüber der serologischen Diagnostik der Vorzug zu geben.

- **Epstein-Barr-Virus (EBV)**

Auch EBV persistiert nach einer Erstinfektion lebenslang in B-Lymphozyten. Bei einer Infektion lässt sich im Blutbild eine Lymphozytose nachweisen. Serologisch werden EBV-Antigene bestimmt. Hier stehen der Nachweis des Viruskapsid-AG (VCA), Frühantigen (EA), EBV-spezielles nukleäres AG (EBNA) sowie der Nachweis heterophiler AK (Het-AK) zur Verfügung.

Die EBNA dient der Differenzierung einer frischen, stattgehabten oder reaktivierten Infektion.

In ◘ Tab. 4.6 ist der Nachweis unterschiedlicher Reaktionsmuster einzelner AK-Klassen gegen EBV-Antigene aufgeführt, auf EBV-assoziierte Malignome wird hier kein Bezug genommen. Inzwischen kommt dem molekularen Virusnachweis mittels quantitativer PCR immer größere Bedeutung zu, um EBV-Infektionen und Reaktivierungen gerade bei immunsupprimierten Patienten nachzuweisen oder aus-

Tab. 4.6 Antikörperspektrum von EBV-assoziierten Erkrankungen

Erkrankung	Anti-EBNA	EA-D-IgA	EA-D-IgG	EA-R-IgA	Het-AK	VCA-IgA	VCA-IgG	VCA-IgM
Akute infekt. Mononukleose	–	–	+	–	+	(+)	+	+
Kürzliche infekt. Mononukleose	±	–	+	±	±	–	+	–
Länger durchgemachte infekt. Mononukleose	+	–	–	–	–	–	+	–

zuschließen. Die quantitative PCR erlaubt auch ein gezieltes Monitoring der Infektion, auch unter Therapie. Zum Nachweis der Virus-DNA mit PCR können EDTA-Blut und Liquor verwendet werden. Die Hybridisierung findet nur noch selten Verwendung.

Merke
die Anzucht im lytischen Zellkultursystem ist bei EBV nicht möglich.

CAVE: Bei Immunsupprimierten und Tumorpatienten muss der Direktnachweis mittels quantitativer PCR durchgeführt werden.

- **Humane Herpesviren (HHV-6 und -7, -8, Herpes-B-Virus)**

Bei Kindern und immunsupprimierten Patienten kann infolge einer Komplikation eine Enzephalitis durch HHV-6/HHV-7 auftreten. Das Herpes-simplex-B-Virus der Affen kann durch Bisse, Kratzwunden übertragen werden und zu einer schweren Meningoenzephalomyelitis führen. Es besteht eine AG-Verwandtschaft zu HSV.

Der AK-Nachweis kann mit der indirekten IFT, ELISA (IgG/IgM), Immunoblot, Aviditätsbestimmung erfolgen. HHV-6/-7 ist kreuzreaktiv zu CMV und EBV.

Der Direktnachweis gelingt mittels PCR aus Liquor und/oder Blut.

Merke
Bei Aidspatienten impliziert ein positiver Nachweis von HHV-8 ein hohes Risiko zur Entwicklung eines Kaposi-Sarkoms.

Merke
Für 12 % der EBV-negativen Fälle des heterophilen AK-Nachweises ist HHV-6 verantwortlich.

Die kulturelle Anzucht humaner Herpesviren muss in Speziallaboren durchgeführt werden.

4.3.2.2 Adenoviren

Es gibt sechs humanpathogene Adenoviren der Spezies A-F mit 51 Serotypen, Adenoviren sind DNA-Viren, haben eine hohe Kontagiösität, daher ist besondere Vorsicht im Umgang mit den Untersuchungsmaterial geboten.

Exkurs
Der Direktnachweis von Adenoviren im Konjunktivalabstrich ist meldepflichtig (z. B. Konjunktivitis epidemica).

Für den Nachweis von Adenoviren existiert ein Schnelltest (Lateral Flow-Format), allerdings mit geringer Sensitivität.

Der Direktnachweis kann mittels PCR, ELISA und direktem IFT durchgeführt werden, die Viruslast lässt sich durch quantitative PCR ermitteln.

Der serologische AK-Nachweis hat eine geringe Bedeutung für die Diagnostik, in der Frühphase der Infektion kann der Nachweis spezifischer IgM-/IgA-AK durchgeführt werden.

4.3.2.3 Polyomaviren

- **JC-Virus (JCV)** (▶ Kap. 15)

Das JC-Virus kann unter Immunsuppression eine progressive multifokale Leukenzephalopathie hervorrufen. Ungefähr 60–75 % der Weltbevölkerung sind JCV-seropositiv.

Die serologische Diagnostik ist in erster Linie vor Therapiebeginn einer multiplen Sklerose mit Natalizumab zwecks Risikostratifizierung von Bedeutung. Der Erregernachweis im Falle einer manifesten ZNS-Infektion gelingt zumeist gut mittels PCR aus Liquor oder Gewebe.

4.3.2.4 Reoviren

- ***Orbiviren*** **(Colorado Tick Fever)**

Das Colorado Tick Fever gehört zu den zeckenübertragenen Erkrankungen. Es kommt im Südwesten der USA vor. Bei Komplikationen kann es zu einer Meningoenzephalitis kommen. Der Verdacht, die Erkrankung und der Tod sind namentlich meldepflichtig.

Für die Diagnostik ist die RT-PCR der Goldstandard, die Virus-Isolierung in der Zellkultur muss in einem Speziallabor erfolgen und ist gerade in der Frühphase der Erkrankung geeignet. Serologisch gelingt der AK-Nachweis mittels ELISA, Westernblot und indirekter IFT. Bei Vorhandensein spezifischer IgM ist die akute Infektion bestätigt.

4.3.2.5 Togaviren

- **Rubella Virus**

Eine Enzephalitis kann als seltene Komplikation einer primären Rubella-Infektion auftreten. Bei Verdacht auf eine akute Infektion wird ein Immuno-Essay auf IgM und IgG-AK durchgeführt, die IgM-AK sind ca. ab Tag 2–4 nach Exanthem-Ausbruch für ungefähr 1–6 Monate, selten länger, nachweisbar. Bei Röteln-Meningoenzephalitis werden IgG-AK im Serum und Liquor bestimmt, um eine intrathekale Synthese der rötelnspezifischen AK nachzuweisen, was 10–14 Tage nach Infektionsbeginn möglich ist. Bereits zuvor gelingt der Virusnachweis mit RT-PCR.

- **Alphaviren**
  - Eastern Encephalitis, Western Encephalitis (USA)
  - Venezolanische Encephalitis, Mayaro-Fieber (Südamerika)
  - O'nyong-nyong-Fieber, Chikungunya-Fieber, Semliki-Forest-Fieber (Afrika)
  - Chikungunya-Fieber, Semliki-Forest-Fieber (Südostasien)
  - Ross-River-Fieber, Barmah-Forest-Fieber (Australien)

Für die Diagnostik werden Serum und Liquor benötigt, zum AK-Nachweis wird der ELISA (IgG,IgM) durchgeführt. Der Direktnachweis gelingt mittels RT-PCR oder serologischer AG-Detektion mit der direkten IFT. Kulturell gelingt der Virusnachweis aus Blut, Liquor oder Hirngewebe und Anzucht in Vero- oder Moskitozellen, zur Differenzierung kommt die direkte IFT, HAHT oder ELISA in Betracht.

4.3.2.6 Flaviviren

- Dengue-Fieber
- Gelbfieber
- Frühsommer-Meningoenzephalitis (FSME)
- Zikavirus-Infektion
- Hämorrhagisches Fieber und Enzephalitis
  - West-Nil-Fieber
  - Japanische Enzephalitis
  - St.-Louis-Enzephalitis

- Murray-Valley-Enzephalitis
- Rocio-Enzephalitis
- Omsker hämorrhagisches Fieber
- Kyasanur-Waldkrankheit

Für alle o. g. Flaviviren ist bei V. a. eine ZNS-Beteiligung die Liquordiagnostik unabdingbar, diese wird an anderer Stelle aufgeführt (► Abschn. 4.4).

Der Verdacht, die Erkrankung und der Tod an virusbedingtem hämorrhagischem Fieber sind meldepflichtig, auch der Nachweis des FSME-, Gelbfieber-, Dengue, West-Nil- und Zika-Virus ist meldepflichtig. Spezifischen RT-PCRs stehen in Spezial- und Referenzlaboratorien zur Verfügung.

! CAVE: Flaviviren sind sehr kreuzreaktiv, sie haben einen engen Verwandtschaftsgrad.

▪ FSME

Serologisch werden IgM-AK mittels µ-Capture-ELISA nachgewiesen oder durch einen mindestens 4-fachen Titeranstieg im indirekten IFT bzw. IgG-ELISA.

Nach aktiver Immunisierung persistieren IgM-AK häufig länger. Isoliert persistierende positive IgM-AK ohne konsekutive spezifische IgG-Serokonversion sind dringend verdächtig auf einen falsch reaktiven Befund.

Bei klinischem Verdacht einer FSME können trotz zurückliegender Immunisierung IgM-AK fehlen, daher ist eine Kontrolle nach ca. 10 Tagen empfehlenswert.

In einem uncharakteristischen Prodomalstadium ist eine Virusisolation aus Blut möglich, die Isolation aus Liquor ist in diesem Fall unzuverlässig. Die Anzucht erfolgt in Vero-Zellen, embryonierten Hühnereiern oder Babymäusen, die Typisierung erfolgt mit direkter IFT, NT oder HAHT. Eine RT-PCR zum Virusnachweis aus Liquor oder Serum ist nur zu Beginn der Erkrankung sinnvoll, da die Virämie von kurzer Dauer ist.

▪ Dengue-Fieber

Mit der PCR kann der Nachweis der Virus-RNA erfolgen. Als Frühmarker der akuten Infektion, ab dem ersten Krankheitstag möglich wird das Denguevirus-NS1-Antigen mit ELISA nachgewiesen. Das NS1-AG ist bereits vor Auftreten von IgM und IgG-AK nachweisbar und wird innerhalb von ein bis Wochen wieder negativ, dieser Assay eignet sich zudem auch zur Differenzierung zwischen verschiedenen Flaviviren.

Serologisch wird auch ein ELISA zur Differenzierung spezifischer IgG- und IgM-AK durchgeführt, IgM-AK sind ungefähr 3–5 Tage, IgG-AK ungefähr 8–14 Tage nach beginn der Symptomatik nachweisbar. Bei einer Reinfektion sind häufig keine IgM-AK nachweisbar, aber der Anstieg von IgG-AK. Bei einer Zweitinfektion ist der Westernblot zum Nachweis von AK gegen NS1 durchzuführen.

Merke
IgM-AK können bis zu 3 Monate persistieren.

In der ersten Fieberphase ist die kulturelle Anzucht mit Heparin- oder Vollblut möglich, die Anzucht erfolgt auf Mückenzellen, Vero-Zellen oder $HepG_2$-Zellen, anschließend wird zur Identifizierung eine direkte IFT durchgeführt.

▪ Gelbfieber

Die Methode der Wahl zum Nachweis des Gelbfiebervirus ist die PCR, ggf. kann eine anschließende Sequenzierung der amplifizierten Nukleinsäure durchgeführt werden. Der serologische IgG-/IgM-AK-Nachweis kann per ELISA, indirekter IFT, HAHT oder NT erfolgen, zur Diagnose muss mindestens ein 4-facher Titeranstieg vorliegen.

Nach einer Erkrankung und/oder Impfung persistieren IgM-AK sehr lange. AG können auch per ELISA oder direkter IFT nachgewiesen werden. Eine kulturelle Anzucht kann nur in einem Speziallabor

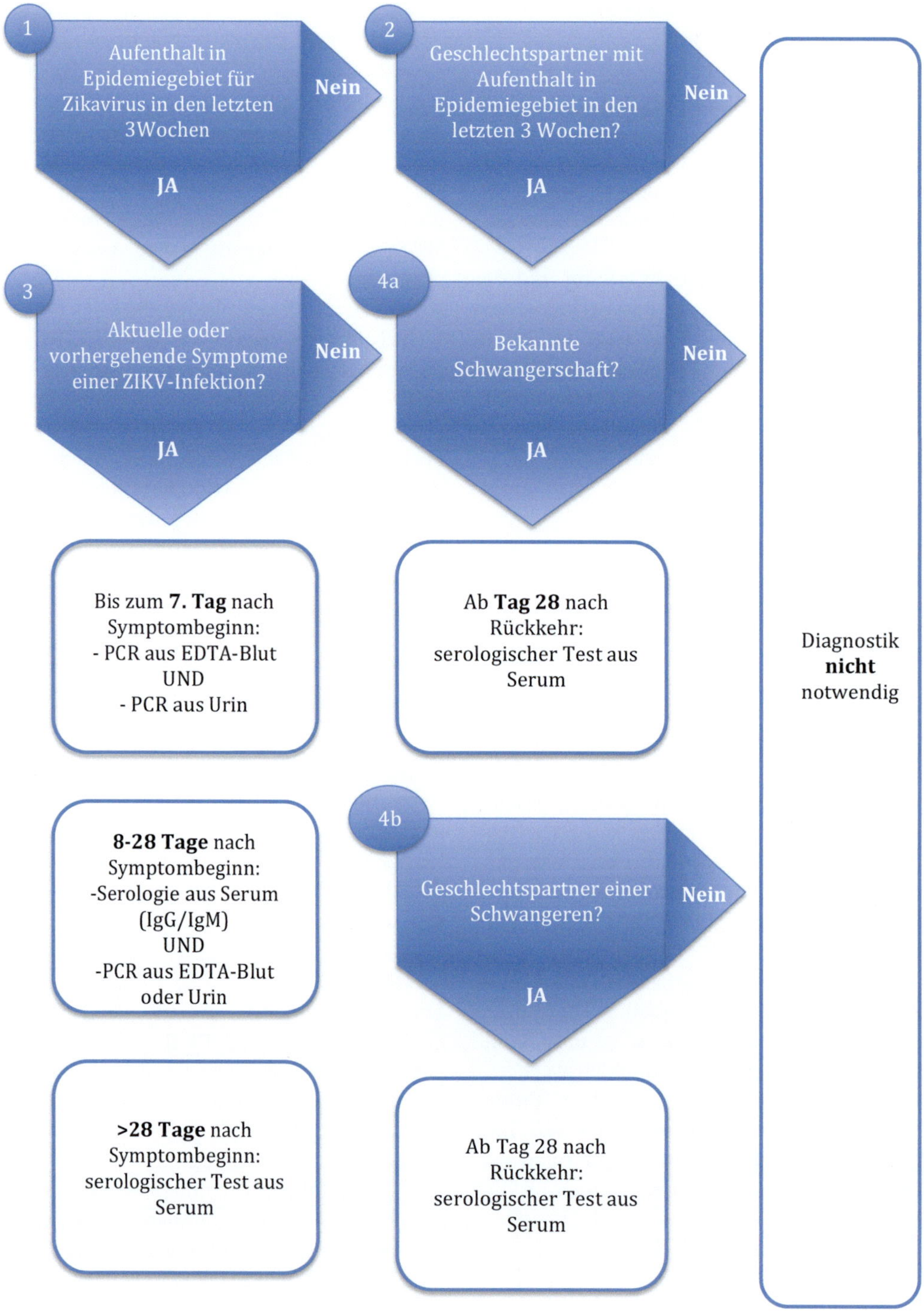

Abb. 4.2 Diagnostischer Algorithmus zum Nachweis einer Zikavirusinfektion.

durchgeführt werden, die Anzucht erfolgt mittels Heparin- oder Vollblut auf Vero- oder Mückenzellkultur, die Identifizierung wird anschließend per direkter IFT oder PCR durchgeführt.

▪ Zikavirus

Zum Nachweis einer Zikavirus-Infektion sollte nach dem in ◻ Abb. 4.2 dargestellten diagnostischen Algorithmus vorgegangen werden. Der Nachweis gelingt mit PCR oder IgG/IgM-Antikörper-Nachweis im ELISA.

❗ CAVE: Die serologischen Nachweis der verschiedenen Flaviviren sind durch eine unterschiedlich stark ausgeprägte Kreuzreaktivität eingeschränkt und bedürfen zur Interpretation der begleitenden Reise- und Impfanamnese.

4.4 Liquor

Martin Stangel und Thomas Skripuletz

4.4.1 Voraussetzung und Durchführung der Lumbalpunktion

Die Untersuchung des Liquor zerebrospinalis ist zentraler Bestandteil in der diagnostischen Abklärung neuroinfektiologischer Erkrankungen.

Die Durchführung selbst erfordert bei einwilligungsfähigen Patienten deren Einverständnis, welches schriftlich dokumentiert werden muss. Hierfür stehen kommerziell erhältliche Aufklärungsbögen zur Verfügung.

Vor der Lumbalpunktion müssen die Kontraindikationen geprüft werden (Tabelle). Eine generelle zerebrale Bildgebung durch CT oder MRT zum Ausschluss eines erhöhten Liquordrucks ist bei fehlendem klinischen Verdacht nicht erforderlich. Die früher durchgeführte Spiegelung des Augenhintergrundes ist nicht zuverlässig zum Ausschluss eines erhöhten intrazerebralen Drucks.

Tabelle: Kontraindikationen (KI) für eine Lumbalpunktion

- Raumfordernde zerebrale Läsion
- Erhöhter intrakranieller Druck
- Arnold-Chiari Malformation (höhergradig)
- Therapeutische Antikoagulation
- Thrombozytopenie (relative KI <50.000, absolute KI <10.000, ggf. Thrombozyten substituieren)
- Spinale Anomalien
- Hautinfektion an der Punktionsstelle

Bei der Auswahl der Punktionsnadel legen die meisten Untersuchungen nahe, dass zur Reduktion von Nebenwirkungen und insbesondere von postpunktionellen Kopfschmerzen eine atraumatische (Sprotte-) Nadel verwendet werden sollte. Wenn dies nicht möglich ist, z. B. bei unruhigem Patienten oder ausgeprägter Skoliose, sollte beim Einsatz einer scharfen (Quincke-) Nadel der Schliff parallel zur Faserrichtung der Dura kraniokaudal ausgerichtet sein.

Die Messung des Eröffnungsdrucks ist nicht immer notwendig, kann aber bei einigen Indikationen wie z. B. der Frage nach Liquorzirkulationsstörungen von Interesse sein.

Schließlich muss bereits bei der Vorbereitung der Lumbalpunktion die weitere Verarbeitung des Liquors geplant werden. Die Probe muss direkt ins Labor transportiert werden. Die Leitlinien der DGN/DGLN empfehlen die Durchführung des

Basisprogramms innerhalb von 2 h. Längere Transportwege können zu eingeschränkter Beurteilung und Sensitivität sowohl bei der Liquorzytologie als auch bei der Erregerdiagnostik führen. Auch müssen Proben für einige Spezialanalysen auf Eis bzw. eingefroren verschickt werden. Bei einer geplanten Erregerdiagnostik muss darauf geachtet werden, dass intrazelluläre Erreger nur in zellhaltigem Liquor detektiert werden können, der Liquor für diese Untersuchungen also vor dem (routinemäßigen) Abzentrifugieren entnommen werden muss. Gemeinsam mit dem Liquor muss zeitnah stets eine Serumprobe entnommen werden. Diese ist nicht nur für die Routinediagnostik sondern auch für z. B. erregerspezifische Antikörperbestimmungen unerlässlich.

4.4.2 Basisdiagnostik

An jedem Liquor sollte die Basisdiagnostik (▫ Tab. 4.7) durchgeführt werden. Dabei sollten Zellzahl, Laktat (ggf. Glukose, dann aber parallele Bestimmung im Serum) und Gesamteiweiß als Notfalldiagnostik jederzeit zur Verfügung stehen. Diese sind zur Beurteilung akuter neuroinfektiologischer Erkrankungen stets erforderlich. Die Zellzahlbestimmung sollte möglichst manuell (Fuchs-Rosenthal Zählkammer) erfolgen, da die automatisierte Zellzählung gerade bei niedriger Zellzahl nicht zuverlässig ist. Die Zelldifferenzierung sollte ebenso erfolgen, da diese weitere Aufschlüsse geben kann. So zeigen bakterielle Erkrankungen in der Regel ein Zellbild, welches durch Granulozyten dominiert wird (▫ Abb. 4.3B). Im Gegensatz dazu haben virale Erkrankungen in der Regel ein lympho-monozytäres Zellbild (Ausnahme in den ersten Tagen der Infektion).

Eine Bestimmung des Liquor-Laktats ist meist ausreichend und es muss nicht immer die Liquor-Glukose zur Bestimmung des Glukose-/Laktat-Quotienten erfolgen, da die Liquor-Glukose stark von der Serum-Glukose abhängig ist und das Laktat daher ein zuverlässigerer Parameter ist. Im Falle einer Bestimmung von Glukose im Liquor, sollte stets eine Analyse im Serum erfolgen, um einen Quotienten berechnen zu können.

Zur Einschätzung einer Blut-Liquor-Schranken-Funktionsstörung sollte der Albuminquotient gebildet werden, da Albumin ausschließlich in der Leber synthetisiert wird. Bei bakteriellen Erkrankungen kann es zu einer schweren Blut-Liquor-Schranken-Funktionsstörung kommen, die bei viralen Erkrankungen selten ist. Die Immunglobulinsynthese gibt Auskunft über eine intrathekale Entzündung und sollte möglichst für die Subklassen IgG, IgA und IgM durchgeführt werden. Die Darstellung sollte grafisch anhand der sog. Reiber Diagramme erfolgen (▫ Abb. 4.3).

▫ Tab. 4.7 Basisdiagnostik und Normalwerte

Parameter	Normalwert
Zellzahl	<5/µl
Differenzialzellbild	Lymphomonozytär
Laktat	0,9–2,7 mmol/l (altersabhängig)
Gesamteiweiß	<500 mg/l
Albumin	Abhängig von Serumalbumin, meist <350 mg/l
Albuminquotient (Liquor/Serum x10^3)	<5–10 (altersabhängig: Alter/15 + 4)
Immunglobulinsynthese (IgG/IgA/IgM) mit Quotienten	Nicht nachweisbar
Oligoklonale Banden	Nicht nachweisbar (Typ 1)

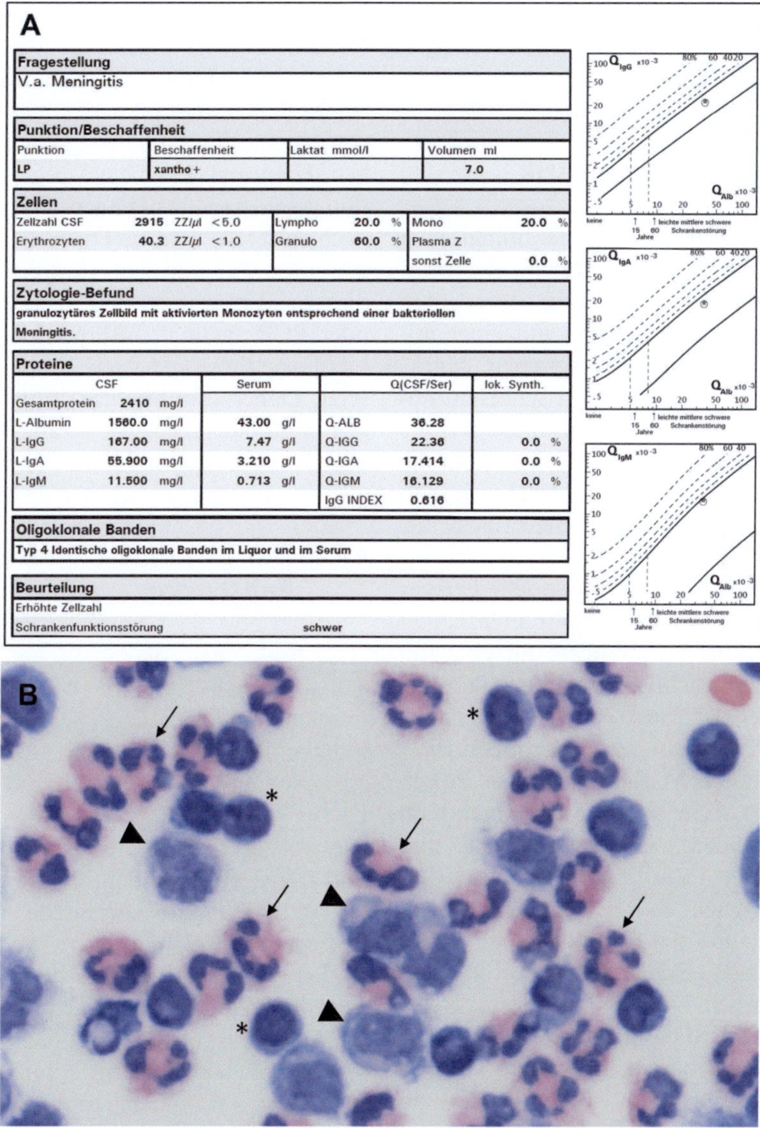

A

Fragestellung

V.a. Meningitis

Punktion/Beschaffenheit

Punktion	Beschaffenheit	Laktat mmol/l	Volumen ml
LP	xantho +		7.0

Zellen

Zellzahl CSF	2915	ZZ/µl	<5.0	Lympho	20.0 %	Mono	20.0	%
Erythrozyten	40.3	ZZ/µl	<1.0	Granulo	60.0 %	Plasma Z		
						sonst Zelle	0.0	%

Zytologie-Befund

granulozytäres Zellbild mit aktivierten Monozyten entsprechend einer bakteriellen Meningitis.

Proteine

CSF			Serum		Q(CSF/Ser)		lok. Synth.	
Gesamtprotein	2410	mg/l						
L-Albumin	1560.0	mg/l	43.00	g/l	Q-ALB	36.28		
L-IgG	167.00	mg/l	7.47	g/l	Q-IGG	22.36	0.0	%
L-IgA	55.900	mg/l	3.210	g/l	Q-IGA	17.414	0.0	%
L-IgM	11.500	mg/l	0.713	g/l	Q-IGM	16.129	0.0	%
					IgG INDEX	0.616		

Oligoklonale Banden

Typ 4 Identische oligoklonale Banden im Liquor und im Serum

Beurteilung

Erhöhte Zellzahl	
Schrankenfunktionsstörung	schwer

Abb. 4.3 A: Beispiel eines Gesamtbefund es bei bakterieller Meningitis mit deutlich erhöhter Zellzahl und schwerer Schrankenstörung. Rechts: Reiber Diagramme für IgG, IgA und IgM. B: Zellbild mit überwiegend Granulozyten (Pfeile), einigen Monozyten (Pfeilköpfe) und Lymphozyten (Sterne)

Ein weiterer Parameter für eine intrathekale Immunglobulinsynthese ist die Bestimmung der oligoklonalen Banden, die sensitiver ist als die Quotientenbestimmung. Bei den oligoklonalen Banden werden insgesamt 5 Muster unterschieden: Typ 1: Keine Banden in Serum und Liquor (Normalbefund); Typ 2: Isolierte Banden im Liquor, nicht im Serum (intrathekale Synthese); Typ 3: Identische Banden in Serum und Liquor sowie zusätzlich isolierte Banden im Liquor (intrathekale Synthese); Typ 4: Identische Banden in Liquor und Serum (keine intrathekale Synthese); Typ 5: monoklonale Banden, identisch in Serum und Liquor (monoklonale Gammopathie, keine intrathekale Synthese).

4.4.3 Spezielle Diagnostik

Insbesondere bei neuroinfektiologischen Fragestellungen ist eine weitere Spezialdiagnostik des Liquors erforderlich. Wesentlich ist hier der Erregernachweis mit einer mikrobiologischen und virologischen Aufarbeitung. Erreger können z. T. schon im Direktpräparat nachgewiesen werden. Weitere Färbungen sind die Gram-Färbung oder die Ziehl-Nelsen Färbung zum Nachweis von Tuberkel-Bakterien sowie die Tuschefärbung zum Nachweis von Pilzen.

Des Weiteren können bakterielle Erreger und Pilze auch aus dem Liquor angezüchtet werden. Dies ist insbesondere für eine Resistenztestung wichtig. Schließlich können Erreger über den Nachweis der erregerspezifischen DNA/RNA mit PCR identifiziert werden. Neuere Methoden können durch Multiplex-PCR in einem Ansatz innerhalb weniger Stunden mehrere bakterielle und virale Erreger identifizieren. Obwohl dies in der Praxis sehr hilfreich für eine schnellere Einordnung des Krankheitsbildes sein kann, ist z. B. eine Resistenztestung dadurch natürlich nicht möglich, sodass die Multiplex-PCR die Anzucht nicht ersetzen kann. Es bleibt abzuwarten, welche weiteren Anwendungsmöglichkeiten die Entwicklung neuer Techniken wie z. B. das Next-Generation-Sequencing künftig in der Liquordiagnostik bieten werden.

Erreger können außerdem auch durch Antigennachweis z. B. mittels ELISA bestimmt werden. Ein indirekter Nachweis wird mit der Bestimmung einer intrathekalen Immunglobulinsynthese gegen den spezifischen Erreger geführt. Dabei wird der antikörperspezifische Index berechnet: (Erregerspez. IgG Liquor: Erregerspez. IgG Serum)/(Gesamt-IgG Liquor: Gesamt-IgG Serum). Beim Nachweis einer intrathekalen IgG-Synthese im Reiber-Diagramm sollte folgende Formel angewandt werden: (Erregerspez. IgG Liquor: Erregerspez. IgG Serum)/Qlim. Ein Antikörperindex (AI) $\geq$1,5 wird als spezifisch und pathologisch angesehen. Hierdurch kann eine spezifische Infektion auch nach Abklingen der Akutphase nachgewiesen werden. Dabei ist zu bedenken, dass während der Akutphase eher ein direkter Erregernachweis (durch Anzucht oder PCR) gelingt, während die Immunglobulinsynthese erst nach 10–14 Tagen einsetzt. Daher sind bei der Wahl der jeweiligen Methode auch der Krankheitsverlauf und das jeweilige Stadium zu bedenken.

4.4.4 Der Gesamtbefund und Fallstricke

Am Ende der diagnostischen Messungen sollten alle zytologischen, protein-chemischen, mikrobiologischen und virologischen Befunde in einem Gesamtbefund zusammengeführt werden (◘ Abb. 4.3). Dieser sollte durch einen in der Liquordiagnostik erfahrenen Befunder interpretiert und freigegeben werden, damit eine zuverlässige und diagnosespezifische Aussage getroffen werden kann.

Jeder Befunder muss den Gesamtbefund auf Plausibilität und mögliche Analytik-Fehler prüfen. Als einfaches Beispiel sei eine mögliche Fehlbestimmung genannt, wenn die IgG- plus Albuminkonzentration höher ist als das Gesamteiweiß. Aber auch die alltägliche Situation einer artifiziellen Blutbeimengung muss bedacht werden. Bereits eine Blutbeimengung mit einer Erythrozytenzahl von 2500/µl führt zu einem falsch erhöhten Gesamteiweiß und Albumin im Liquor. Ebenso wird dadurch die Quotientenbildung beeinflusst.

Das Zellbild muss auch bei normaler Liquorzellzahl beurteilt werden, ebenso wie bei klinischem Verdacht auf eine Meningitis/Enzephalitis gegebenenfalls auch bei normaler Zellzahl die Erregerdiagnostik vorangetrieben werden sollte, da z. B. bei Enterovirusmeningitis oder im Rahmen einer HIV-Erkrankung die Zellzahl im Liquor trotz infektiöser Meningitis normal sein kann. Granulozyten sind in einem normalen Liquor in der Regel nicht zu finden, sodass bei normaler oder niedriger Zellzahl eine Granulozytose entweder durch eine artifizielle Blutbeimengung zu erklären ist oder zu Beginn z. B. einer viralen Meningoenzephalitis auftreten kann.

Bei der Erregerdiagnostik muss bedacht werden, dass in der Verarbeitung des Liquors die Zellen für die weitere Verarbeitung abzentrifugiert werden. In dem zellfreien Liquor können intrazelluläre Erreger dann nicht mehr nachgewiesen werden. Entsprechende Handlungsanweisungen für die Verarbeitung des Liquors müssen daher im Labor bestehen.

4.4.5 Typische Befunde bei viralen und bakteriellen Neuroinfektionen

Als typische Liquorkonstellation für bakterielle Meningitiden/Meningoenzephalitiden gilt eine granulozytäre Pleozytose >1000 Zellen/µl, eine schwere Schrankenfunktionsstörung mit entsprechend erhöhtem Gesamteiweiß >1000 mg/l und ein Laktat >3,5 mmol/l. Diese Konstellation findet sich bei ca. 80 % der Fälle und je nach Erreger können auch atypische Befunde vorliegen. Ein erhöhter Laktatwert kann sensitiver sein als die Zellzahl. Auch ist zu bedenken, dass bei einigen Grunderkrankungen, wie z. B. einer HIV-Infektion, eine zelluläre Antwort im Liquor nicht generiert werden kann.

Bei viralen Meningoenzephalitiden ist die Zellzahl in der Regel nur leicht bis mittelgradig (5–1000 Zellen/µl) erhöht. Es findet sich ein lympho-monozytäres Zellbild und nur in den ersten Tagen nach Erkrankungsbeginn auch einige Granulozyten. Die Blut-Liquor-Schranke ist nur leicht bis mittelgradig gestört und das Liquor-Laktat ist nicht wesentlich erhöht (<3,5 mmol/l).

4.5 Bildgebung

Mike P. Wattjes

4.5.1 Einleitung

Neben der klinischen Präsentation und neurologischen Untersuchung sowie laborchemischen (Blut und Liquor) Untersuchungen kommt der Bildgebung für die Diagnose und Verlaufsbeobachtung neuroinfektiologischer Erkrankungen eine wichtige Rolle zu. Wichtig ist zu betonen, dass die Bildgebung nie ohne Kenntnis relevanter anamnestischer, klinischer und laborchemischer Befunde interpretiert werden sollte. Der Einsatz der Bildgebung hinsichtlich des zu wählenden Untersuchungszeitpunktes, der geeigneten bildgebenden Modalität und der Bildanalyse hängt entscheidend ab von anamnestischen (z. B. Reiseanamnese, Medikation, Komorbiditäten etc.) und klinischen sowie paraklinischen (Liquor- und Blutuntersuchungen) Befunden. Auch die evtl. zu antizipierenden Bildbefunde bzw. die Bildinterpretation werden maßgeblich durch diese wichtigen Informationen beeinflusst. Beispielsweise kann der Immunstatus die Bildbefunde einer Herpes-Enzephalitis substanziell beeinflussen mit unterschiedlichen Befallsmustern bei immunkompetenten Patienten im Vergleich zu immunsupprimierten Patienten. Auch das neuroradiologische Bild von opportunistischen Infektionen hängt entscheidend von der Art der Immunsuppression ab. Eine HIV-AIDS-assoziierte, progressive multifokale Leukoenzephalopathie (PML) zeigt ein gänzlich anderes Befundmuster als eine

PML im Rahmen einer Behandlung mit einem monoklonalen Antikörper (z. B. Natalizumab).

Dieses einleitende Buchkapitel soll einen kurzen Überblick geben, über die Rolle der Bildgebung im Rahmen neuroinfektiöser Erkrankungen mit dem Schwerpunkt auf dem zielführenden und standardisierten Einsatz der richtigen Bildmodalität und Bildanalyse sowie Interpretation.

4.5.2 Bildgebende Modalitäten und Bildakquisition

Für die bildgebende Diagnostik im Rahmen von neuroinfektiologischen Fragestellungen stehen uns im Wesentlichen zwei bildgebende Modalitäten zur Verfügung: die Computertomografie (CT) und die Magnetresonanztomografie. Die Ultraschalluntersuchung kommt bei limitierten Indikationen wie beispielsweise als transkranielle Sonografie im Säuglingsalter zum Einsatz. Das konventionelle Röntgen spielt in der klinischen Praxis für dieses Indikationsspektrum keine Rolle mehr.

4.5.2.1 Computertomografie (CT)

Die CT insbesondere des Neurokraniums kommt sehr häufig als initiale Modalität bei neuroinfektiologischen Fragestellungen im Rahmen von Notfallsituationen zum Einsatz. Die Bildakquisition erfolgt gegenwärtig mit Multidetektor-Spiral-CT-Systemen innerhalb weniger Sekunden und erlaubt die multiplanare Rekonstruktion und Darstellung in alle belieben anatomischen Richtungen. Die Sensitivität der CT hinsichtlich der Detektion inflammatorischer bzw. infektiologischer Prozesse des zentralen Nervensystems ist im Vergleich zur MRT deutlich geringer. Dennoch gibt es durchaus mehrere Indikationen, welche den Einsatz einer CT rechtfertigen. Dies gilt insbesondere bei Verdacht auf eine Beteiligung oder Fortleitung von ossalen Strukturen (z. B. Spondylitis, Spondylodiszitis) oder belüfteter Räume wie beispielsweise die Nasennebenhöhlen und Mastoidzellen im Rahmen einer Sinusitis bzw. Mastoiditis. Die zuverlässige Beurteilung der ossalen Begrenzungen und der Ausschluss bzw. Nachweis eines Durchbruchs der Entzündung nach intrakraniell ist die Domäne der CT (◘ Abb. 4.4).

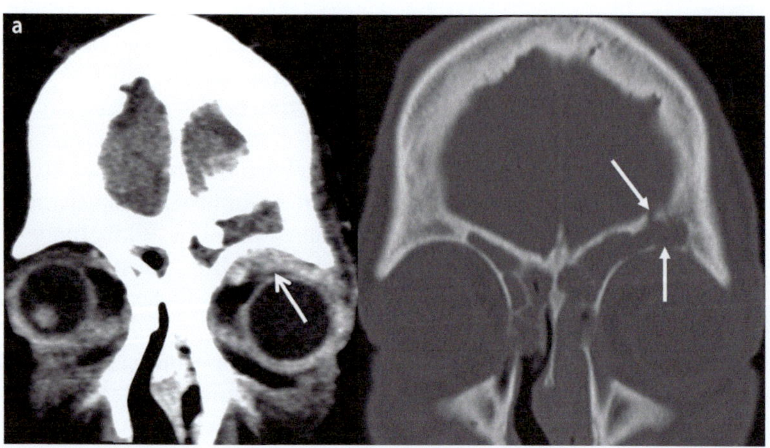

◘ **Abb. 4.4** Spiral CT des Neurokranium mit coronaler Rekonstruktion und Präsentation im Hirnparenchymfenster (*links*) und im Knochenfenster (*rechts*) eines Patienten mit klinischer Sinusitis mit Exophthalmus sowie heftigen Kopfschmerzen und Fieber. Neben dem Weichteilgewebe im Sinus frontalis im Rahmen der Sinusitis ist zusätzlich Weichteilgewebe in der Orbita zu sehen (offener Pfeil). Das Knochenfenster zeigt deutlich die Unterbrechung der ossalen Begrenzungen zur Orbita und zur vorderen Schädelgrube (geschlossene Pfeile). Die neurochirurgische Exploration ergab ein ausgeprägtes Empyem sowie einen orbitalen Abszess auf Basis einer fortgeleiteten Infektion durch den Sinus frontalis

Grundsätzlich sollte die CT nach i. v. Kontrastmittelgabe erfolgen, um die Sensitivität zu erhöhen. Sollte die Fragestellung eine ausschließliche Beurteilung der ossalen Strukturen beinhalten, kann auf eine Kontrastmittelgabe verzichtet werden. Zum Nachweis von Verkalkungen kann, insbesondere bei unklaren MRT-Befunden, eine CT von Nutzen sein.

4.5.2.2 Magnetresonanztomografie (MRT)

Die MRT des Gehirns und/oder des Rückenmarks ist die Methode der Wahl für die Diagnose und Verlaufsbeobachtung neuroinfektiologischer Erkrankungen, unabhängig vom Erreger. Bei Verdacht auf eine Entzündung bzw. Infektion des zentralen Nervensystems sollte das MRT-Untersuchungsprotokoll umfassend sein. ◘ Tab. 4.8 gibt einen Überblick über sinnvolle Untersuchungssequenzen für das Gehirn und das Rückenmark.

T2-gewichtete Sequenzen, insbesondere die **Fluid Attenuated Inversion Recovery (FLAIR)** Sequenz, sind sehr sensitiv für die Detektion und Ausbreitungsdiagnostik möglicher entzündlicher Veränderungen. Obgleich konventionelle T2-gewichtete Sequenzen der FLAIR im Allgemeinen unterlegen sind, haben diese für die Beurteilung der tiefen grauen Substanz einen wichtigen Stellenwert. Wichtig zu beachten ist, dass die FLAIR-Sequenz ausschließlich für die Hirndiagnostik verwendet werden sollte. Für die Rückenmarksdiagnostik ist die FLAIR-Sequenz aufgrund sehr niedriger Sensitivität nicht geeignet.

Besonderen Stellenwert hat die **Diffusions-gewichtete Bildgebung (DWI).** Abszesse zeigen durch die Eiteransammlung eine deutliche Diffusionseinschränkung und lassen sich damit differenzialdiagnostisch von anderen ähnelnden Entitäten (z. B. zystischem Tumor) einfach differenzieren (◘ Abb. 4.5). Dies gilt auch für andere mit Eiter ausgefüllte Räume wie beispielsweise das Empyem. Einige virale (z. B. Varizellen) und bakterielle (z. B. Tuberkulose) Erreger können zu einer Beteiligung der Gefäße im Sinne einer Vaskulitis führen. Auch für die frühe Diagnostik möglicher konsekutiver Hirninfarkte ist die DWI sehr wichtig. Für die Erstdiagnostik einer Enzephalitis auf Basis neurotroper Viren und Prionen kann die DWI mit dem Nachweis von Arealen mit Diffusionseinschränkung in der kortikalen und/oder tiefen grauen Substanz einen wertvollen Beitrag leisten. Obgleich die DWI prinzipiell auch für die Rückenmarksdiagnostik eingesetzt werden kann, ist die Bildakquisition und auch -Interpretation dort eingeschränkter.

Für die Detektion entzündlicher und insbesondere infektiologischer Prozesse im zentralen Nervensystem sind **kontrast-verstärkte, T1-gewichtete Sequenzen** unverzichtbar (◘ Abb. 4.5 und 4.6). Dies gilt sowohl für eine Entzündung der Lepto- und Pachymeningen, des Ventrikelependyms wie auch für das Hirn- bzw. Rückenmarksparenchym selbst. Dabei kann das Muster der pathologischen Kontrastanreicherung wichtige differenzialdiagnostische Hinweise auf die Erkrankungsentität bzw. auf das Erregerspektrums geben. Blutungen bzw. hämorrhagische Komplikationen im Rahmen einer Neuroinfektion sind relativ selten, sodass der Einsatz sog. **Suszeptibilitäts-gewichteter Sequenzen (SWI)** nicht immer notwendig ist. Auch die Differenzierung von Kalk und Blutprodukten kann im Gegensatz zu herkömmlichen, T2*-gewichteten Sequenzen mit der SWI erfolgen und damit differenzialdiagnostisch durchaus hilfreich sein.

Quantitative MRT-Methoden werden in der klinischen Routine für neuroinfektiologische Fragestellungen nur sehr selten benutzt. **Perfusions-gewichtete Sequenzen** können in der Differenzierung zwischen malignen Veränderungen (Zeichen der Neovaskularisierung) und entzündlichen Veränderungen (fehlende Neovaskularisierung) hilfreich sein. Die **Protonen-Spektroskopie**

Tab. 4.8 Empfohlene MRT-Untersuchungssequenzen für neuroinfektiologische Fragestellungen

Untersuchungssequenzen Gehirn	Fragestellung	Untersuchungssequenzen Rückenmark	Fragestellung
Axiale T2w (T/F) SE	Ausbreitungsdiagnostik Detektion von vasogenem Ödem Beurteilung tiefer graue Substanz	Sagittale T2w (T/F) SE	Ausbreitungsdiagnostik Detektion von vasogenem Ödem
Axiale T2w-FLAIR[a]	Ausbreitungsdiagnostik Detektion von vasogenem Ödem	Sagittale PD STIR	Ausbreitungsdiagnostik Detektion von vasogenem Ödem Ossale Beteiligung (STIR)
Axiale T1w nativ	Anatomische Bildgebung Referenzbild für evtl. Schrankenstörung nach i.v. Kontrast Detektion subakuter Blutprodukte	Sagittale T1w nativ	Anatomische Bildgebung Referenzbild für evtl. Schrankenstörung nach i.v. Kontrast Detektion subakuter Blutprodukte Epidurale Infektionsausbreitung
Axiale T1w-post contrast[a]	Lepto-/pachymeningeale Anreicherung (z. B. Meningitis) Parenchym Schrankenstörung	Sagittale T1w-post contrast	Lepto-/pachymeningeale Anreicherung (z. B. Meningitis) Parenchym Schrankenstörung
DWI	Abszess, Empyem, Zerebritis Diffusionsstörung kortikal, tiefe graue Substanz (z. B. neurotrope Viren, Prionen-Erkrankungen) Infektions-assoziierte Infarkte (z. B. bei Tuberkulose Vasukulitis)	Axiale T2(T/F) SE	Detaillierte Ausbreitungsdiagnostik Detektion von vasogenem Ödem
SWI	Mikro-/Makrohämorrhagien, Blutungsresiduen Kalkdetektion	Axiale T1w-post contrast	Lepto-/pachymeningeale Anreicherung (z. B. Meningitis) Parenchym Schrankenstörung Detaillierte Ausbreitungsdiagnostik

[a]Vorzugsweise in 3-dimensionaler (D) Bildakquisition; **Abkürzungen:** TSE = turbo spin echo, FSE = fast spin echo, FLAIR = fluid attenuated inversion recovery, DWI = diffusion weighted imaging, SWI = susceptibility weighted imaging, PD = proton density, STIR = short tau inversion recovery

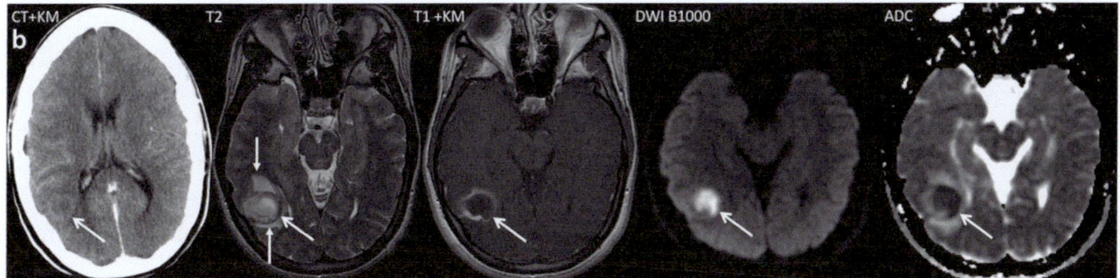

Abb. 4.5 Kontrastverstärkte CT und Multisequenz-MRT des Kopfes in axialer Schichtführung eines Patienten mit einem erstmaligen Krampfanfall ohne einen klinisch eindeutigen Hinweis auf das Vorliegen einer Infektion des zentralen Nervensystems. Das initiale CT zeigte eine fokale Raumforderung mit andeutungsweise randständiger Schrankenstörung rechts temporal (offener Pfeil). Eine genaue artdiagnostische Zuordnung war mit dem CT nicht möglich. Die nachfolgende MRT bestätigte den CT Befund und zeigte eine randständig schrankengestörte und zentral liquifizierten Raumforderung (offener Pfeil) mit perifokalem Ödem (geschlossener Pfeil), wobei sowohl noch stets eine Infektion (Abszess) als auch ein hochgradiger glialer Tumor oder eine Metastase differenzialdiagnostisch in Betracht gezogen werden muss. Durch den Einsatz der Diffusionsbildgebung (hoher Signalintensität auf dem B1000 Bild und niedrigen ADC Werten) konnte mit sehr großer diagnostischer Sicherheit die Diagnose eine Hirnabszesses gestellt werden (offene Pfeile). CT = Computertomografie, KM = Kontrastmittel, DWI = Diffusion weighted imaging,

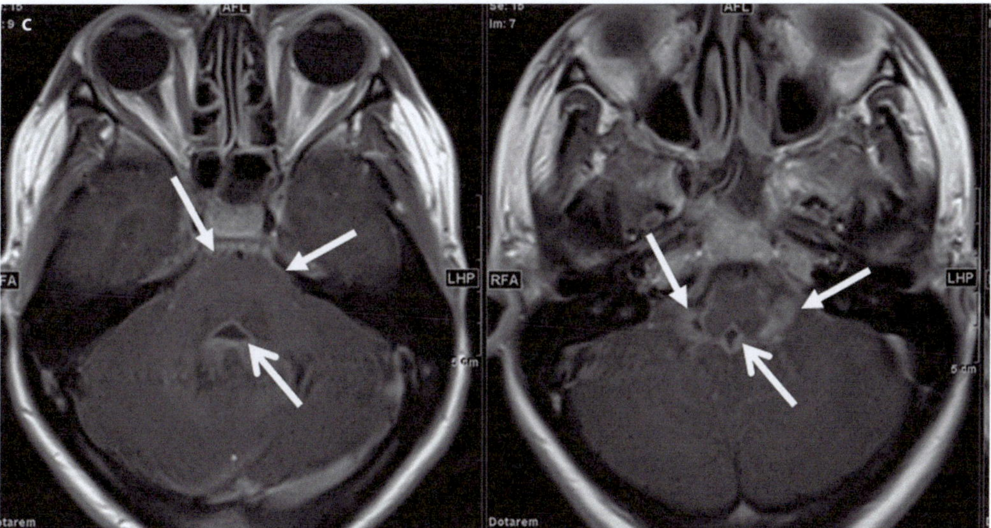

Abb. 4.6 Axiale kontrastverstärkte T1-gewichtete Aufnahmen eines Patienten mit einer Neurotuberkulose in Form einer Leptomeningitis und Ventrikulitis. Die ausgeprägte leptomeningeale Kontrastanreicherung und Verdickung im Bereich der basalen Zisternen präpontin und perimedullär (geschlossenen Pfeile) sowie die ependymale Verdickung und Kontrastanreicherung im vierten Ventrikel und im Aquädukt (offene Pfeile), welche sich bis in die Foramen von Luschkae ausbreiten (linkes Bild, geschlossene Pfeile). Bildmaterial freundlicherweise zur Verfügung gestellt von Dr. Friedrich Götz, Institut für Neuroradiologie, Medizinische Hochschule Hannover)

(^{1}H-MRS) kann in sehr seltenen Fällen von Nutzen sein, jedoch ist eine zuverlässige Quantifizierung der Metaboliten in vielen Praxen und kleineren Zentren nicht standardisiert. In Abszessen können erhöhte Konzentrationen von Laktat, Succinat und Aminosäuren nachgewiesen werden. Bei tuberkulösen Abszessen können zusätzlich noch erhöhte Lipid-Konzentrationen nachgewiesen werden.

Die Notwendigkeit einer ausführlichen MRT-Bildgebung einschließlich kontrastverstärkten T1-gewichteten Aufnahmen ist bei begründetem klinischen Verdacht auf Infektion des zentralen Nervensystems gegeben. Es gibt jedoch Indikationen für eine MRT-Bildgebung in der Neuroinfektiologie, bei denen man auf ein verkürztes MRT-Protokoll ohne kontrastverstärkte T1-gewichtete Aufnahmen zurückgreifen kann. Dies betrifft v. a. den Einsatz der Hirn-MRT als Screening-Methode zur frühen Detektion opportunistischer Infektionen bei Hochrisikopatienten. Beispielsweise erfolgt dies gegenwärtig standardisiert für Patienten, welche bestimmte immunsuppressive Therapien mit einem monoklonalen Antikörper (Natalizumab) erhalten und ein erhöhtes Risiko für die Entwicklung einer PML haben.

4.5.3 Bildanalyse und Interpretation

Das Spektrum von Erregern und neuroradiologischen Befunden bzw. Befundmustern ist sehr groß, heterogen und zum Teil überlappend, sodass die Bildgebung lediglich eine klinische und laborchemisch gestützte Verdachtsdiagnose unterstützen oder relativ entkräften kann. Eine Diagnose ausschließlich auf Basis des neuroradiologischen Befundes ist unmöglich und wäre grob fahrlässig. Daher ist für wohl kein anderes Entitätsspektrum die enge und professionelle interdisziplinäre Zusammenarbeit von Neurologen und Neuroradiologen so wichtig wie für den Bereich Neuroinfektion.

Für viele infektiöse Erkrankungen sind bestimmte neuroradiologische Befundmuster insbesondere in der MRT-Bildgebung des Gehirns beschrieben („Pattern Recognition"). Beispielsweise betreffen neuotrope virale Erreger oder Prionen sehr häufig die kortikale und tiefe graue Substanz (◘ Abb. 4.7 und 4.8) während bakterielle Erreger häufig sich häufig in den Leptomeningen und der weißen Substanz manifestieren (◘ Abb. 4.5 und 4.6). Beispielsweise kann die Lokalisation einer Leptomeningitis Hinweise auf den Erreger geben. Leptomeningitiden in den basalen Regionen sind ein typisches Merkmal der Neurotuberkulose (◘ Abb. 4.6).

Neben der Differenzierung zwischen grauer versus weißer Substanzbeteiligung und dem Muster der Schrankenstörung kommt der Lokalisation der erhobenen bildgebenden Befunde für die „Pattern Recognition" eine entscheidende Bedeutung zu. Die bevorzugte Beteiligung des medialen Temporallappens ist ein typisches neuroradiologisches Muster suggestiv für das Vorliegen einer Herpes-Simplex-Infektion (◘ Abb. 4.7). Dennoch sind diese Muster nicht spezifisch für eine Entität oder einen Erreger. Diese Überlappungen in den Befundmustern erschweren die differenzialdiagnostische Einordnung und Abwägung. Daher ist es wichtig zu realisieren, dass nicht nur die Auswahl des Untersuchungsprotokolls, sondern insbesondere der Algorithmus der Bildanalyse und letztendlich auch der Bildinterpretation maßgeblich von den klinischen und paraklinischen Befunden beeinflusst wird. So kommt beim Befund einer bevorzugten Beteiligung des medialen Temporallappen zusätzlich zur Herpes-Enzephalitis ein breites Spektrum anderer Erreger und sogar auto-immune Enzephalitiden differenzialdiagnostisch infrage.

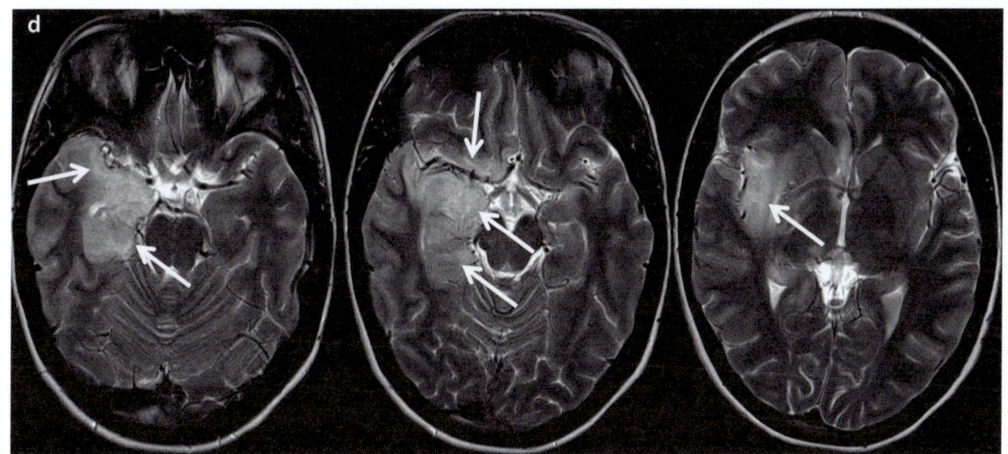

Abb. 4.7 Axiale, T2-gewichtete Aufnahmen eines Patienten mit einer Herpes-simplex-Enzephalitis mit typischem Verteilungsmuster der entzündlichen Veränderungen im medialen Temporallappen sowie im basalen Frontallappen und der Insula. In frühen Krankheitsstadien werden fast ausschließlich MR-tomografische Veränderungen in der grauen Substanz detektiert, welche sich im weiteren Krankheitsverlauf in die angrenzende weiße Substanz weiter ausbreiten (Pfeile)

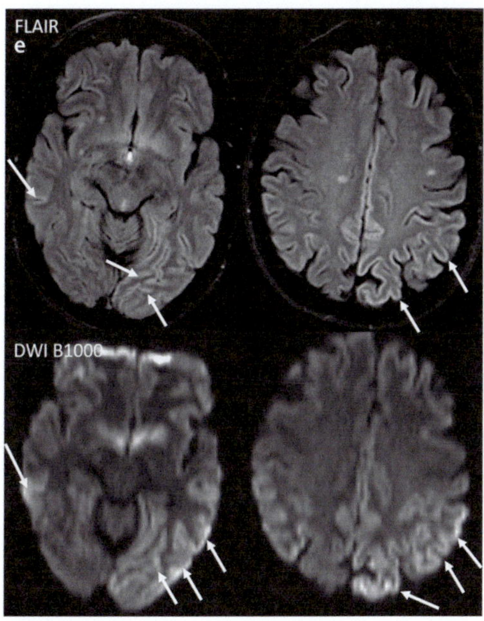

Abb. 4.8 Axiale FLAIR- (obere Reihe) und DWI B1000- (untere Reihe) Aufnahmen eines Patienten mit einer Prionen-Erkrankung (Creutzfeldt-Jakob-Krankheit). Ausgeprägte Signalsteigerungen in der kortikalen grauen Substanz auf den FLAIR-Bildern sowie in noch sensitiverem Maße auf den DWI- Bildern ohne sichtbare Beteiligung der angrenzenden weißen Substanz (Pfeile). FLAIR = Fluid attenuated inversion recovery, DWI = Diffusion weighted imaging

Sehr wichtig für die neuroradiologische Interpretation ist die Information über den Immunstatus des Patienten. Opportunistische Infektionen an sich stellen für den Neuroradiologen ein sehr breites und differenzialdiagnostisch anspruchsvolles Spektrum dar. Gezielte Informationen zur Art der Immunsuppression (z. B. HIV, Knochenmarkstransplantation, medikamentöse Immunsuppression) können wichtige Hinweise zur Interpretation der Bildbefunde geben. Bestimmte immunsuppressive Konditionen sind epidemiologisch an gewisse Spektren von opportunistischen Infektionen relatiert.

Ferner können unterschiedliche Arten der Immunsuppression das radiologische Erscheinungsbild der opportunistischen Infektion beeinflussen. Eine HIV-assoziierte PML in der Ära vor der hochaktiven anti-retroviralen Kombinationstherapie zeigt beispielsweise ein vollständig anderes Bildmuster (große, multifokale demyelinisierende Läsionen ohne Schrankstörung) als eine ein PML im Rahmen einer monoklonalen Antikörpertherapie (kleine Läsionen, kortikale Graue-Substanz-Beteiligung, multifokale Schrankstörung z. T.

über die PML-Läsion hinaus). Daher können die in den Lehrbüchern dargestellten und auf bestimmten Bildbefunden (Ring-like Schrankstörung, diffuse versus multifokale Weiße-Substanz-Beteiligung) basierenden Bildinterpretationsalgorithmen lediglich als Orientierungshilfe dienen und keine Garantie für die richtige Diagnosestellung darstellen.

4.5.4 Zusammenfassung

Obgleich die Bildgebung einen wichtigen Baustein in der Diagnose und Verlaufsbeobachtung neuroinfektioneller Erkrankungen darstellt, ist sie in einem hohen Maß abhängig von einer guten interdisziplinären Interaktion sowie einer systematischen Standardisierung der Bildakquisition, -analyse und -interpretation. Die MRT stellt die Methode der Wahl dar und die in der Literatur beschriebenen Befallsmuster einiger infektiologischer Entitäten auf dem MRT können in der differenzialdiagnostischen Abwägung hilfreich sein. Dennoch bleibt zu berücksichtigen, dass diese Muster nicht entitätsspezifisch sind und die neuroradiologische Präsentation wesentlich von einigen wichtigen klinischen und laborchemischen Faktoren beeinflusst wird.

4.6 Neurophysiologische Untersuchungen bei Infektionen des zentralen Nervensystems (ZNS)

Burç Bassa

4.6.1 Einleitung

Obwohl die neurophysiologischen Untersuchungen bei erregerbedingten Erkrankungen des Nervensystems im Vergleich zu der Liquoranalyse und bildgebenden Untersuchungen eine eher untergeordnete Rolle spielen, haben sie einen hohen Stellenwert in der zeitnahen Erfassung von Komplikationen, der differenzialdiagnostischen Einordnung und in der Abschätzung der längerfristigen Prognose. Die wichtigsten Untersuchungsmethoden sowie ihr klinischer Nutzen bei Infektionen des Nervensystems werden in diesem Kapitel zusammengefasst.

4.6.2 Neurophysiologische Untersuchungsmethoden

4.6.2.1 Elektroenzephalografie (EEG)

Bei der Diagnose von Enzephalopathien sowie von konvulsiven und nicht-konvulsiven Anfällen hat das EEG einen sehr hohen Stellenwert. Insbesondere Patienten mit Parenchymaffektionen, wie im Rahmen von Abszessen oder Enzephalitiden, neigen zu epileptischen Anfällen. So erleiden etwa die Hälfte aller Patienten mit einer Herpes-Enzephalitis in der Akutphase oder im Verlauf epileptische Anfälle, welche mit einer schlechteren Prognose einhergehen. Eine zeitnahe Diagnose und Behandlung können zu einer Verbesserung der Prognose führen.

Patienten, die aufgrund einer Enzephalitis oder eines Hirnabszesses intensivmedizinisch behandelt werden müssen, stellen eine Risikogruppe für konvulsive und nicht-konvulsive Anfälle dar. So kann nur durch ein EEG ein nicht-konvulsiver Status epilepticus von einem Verwirrtheitszustand oder einer Enzephalopathie unterschieden werden. Daher sollte bei Patienten mit Bewusstseinsminderungen unklarer Genese immer ein zeitnahes EEG erfolgen.

Weiterhin können die Schwere und der Verlauf von Enzephalopathien gut durch das EEG beurteilt werden. Enzephalopathien zeigen sich im EEG als Verlangsamungen im Grundrhythmus und dem Auftreten periodischer Muster. Entgegen früheren Annahmen jedoch sind periodische

Muster oder triphasische Wellen unspezifisch und erlauben keinen Rückschluss auf die Ursache einer Enzephalopathie.

Die zugrunde liegende Technik der EEG-Aufzeichnung hat sich über die letzten Jahre beträchtlich verändert. Durch die digitale EEG-Verarbeitung und Optimierungssoftware kann eine Reformierung der Signale zur optimalen Darstellung erfolgen. Ebenfalls öffnet die Digitalisierung der EEG-Aufzeichnung ein Fenster zur telemedizinischen Einholung von Expertise. Bei Unklarheiten können Untersuchungen zur Einholung einer Zweitmeinung problemlos an spezialisierte Zentren übertragen werden. Ebenfalls werden Studien zur automatisierten Anfallserkennung bei kontinuierlichem EEG-Monitoring durchgeführt.

Merke

Entgegen früheren Annahmen sind periodische Muster oder triphasische Wellen unspezifisch und erlauben keinen Rückschluss auf die Ursache einer Enzephalopathie.

4.6.2.2 Neurografien und evozierte Potenziale (EP)

Motorische und sensible Neurografien spielen eine wichtige Rolle bei der Lokalisation (z. B. Plexopathie, Radikulopathie, Polyneuropathie, Mononeuropathie), pathophysiologischen Einordnung (axonal, demyelinisierend oder gemischt) und Schweregradbestimmung von Neuropathien. Obwohl weiterhin die Neurografien bei der Diagnose und Verlaufsuntersuchung von Polyneuropathien (PNP) eine wichtige Rolle spielen, zeichnet sich immer weiter ab, dass viele Patienten mit Polyneuropathien normale Leitgeschwindigkeiten und Amplituden haben, sodass eine unauffällige Neurografie eine Polyneuropathie keinesfalls ausschließt.

Bei entzündlich bedingten Neuropathien hingegen finden sich häufig Auffälligkeiten in der Nervenleitgeschwindigkeit oder der Latenz und Persistenz von Spätantworten.

Elektrophysiologische Untersuchungen stellen nicht nur für die Diagnose dieser Erkrankungen eine wichtige Untersuchungsmethode dar, sondern können auch hilfreich in der Subklassifikation und prognostischen Einordnung sein. So ist zum Beispiel beim Guillain-Barré-Syndrom die elektrophysiologische Konstellation mit Leitungsblock, temporaler Dispersion und Zunahme der F-Wellen-Latenz eher hinweisend auf eine demyelinisierende Form, während eine Amplitudenminderung der motorischen und sensiblen Nervenaktionspotenziale eher für eine axonale Form spricht, welche häufig mit einer schlechteren Prognose einhergeht.

Erregerbedingte Polyneuropathien treten bei einem Teil der Infektionen des zentralen oder peripheren Nervensystems ebenfalls auf. Krankheitsbilder, bei denen erregerbedingte Neuropathien auftreten können, umfassen u. a. die Neuroborreliose (Bannwarth-Syndrom), HIV- und CMV-Infektionen, Diphtherie, Tetanus, Botulismus, Lepra sowie die paralytische Form der Tollwut-Infektion. Die Neurografie kann hier einen Nutzen in der differenzialdiagnostischen Einordnung bringen, insbesondere in Zusammenschau mit dem klinischen Untersuchungsbefund.

Evozierte Potenziale haben ihre Wertigkeit vor allem in der Untersuchung der Funktion zentraler Leitungsbahnen sowie peripherer Nerven. Eine Objektivierung von Symptomen, die Lokalisation von Läsionen sowie der Nachweis klinisch stummer Läsionen können mittels evozierter Potenziale (EP) erfolgen. So zeigt sich elektrophysiologisch eine akute Querschnittsmyelitis, die entweder durch parainfektiöse Mechanismen oder durch einen direkten Rückenmarksbefall (z. B. Herpes-Zoster-Myelitis) entstehen kann, durch eine Latenzverzögerung oder vollständige Abwesenheit der somatosensorisch evozierten Potenziale

(SSEP). Falls es sich nicht um einen rein sensiblen Querschnitt handelt, können magnetisch evozierte Potenziale (MEPs) zur Objektivierung und Verlaufsbeurteilung eine Rolle spielen. Visuell evozierte Potenziale (VEPs) sind hingegen hilfreich bei der Therapie und Verlaufsbeurteilung chronisch entzündlicher ZNS-Erkrankungen.

Literatur

Darai G et al (Hrsg) (2012) Lexikon der Infektionskrankheiten des Menschen. ▶ https://doi.org/10.1007/978-3-642-17158-1_1. Springer-Verlag, Berlin

Hof. Duale Reihe Medizinische Mikrobiologie (ISBN 978-3-13-241038-1), © 2017 Georg Thieme Verlag KG

Thomas L (2007) Labor und Diagnose: Indikation und Bewertung von Laborbefunden für die medizinische Diagnostik, Th Books, 7 Aufl. ISBN-10:3980521567

Weiterführende Literatur

Leitlinie Liquor DGN/AWMF (www)

Deisenhammer et al (2006) Guidelines on routine cerebrospinal fluid analysis. Report from an EFNS task force. Eur J Neurol 13:913–922

Uhr et al (2016) Strategien der Liquorbefundung – integrierter Befundbericht. Nervenarzt 87:1271–1275

Süssmuth et al (2013) Aktuelle Diagnostik bei erregerbedingten Krankheiten. Nervenarzt 84:229–244

Wick et al (2016) Liquorzytologie: standards, Stellenwert und moderne Methoden. Nervenarzt 87:1276–1281

Wright et al (2012) Cerebrospinal fluid and lumbar puncture: a practical review. J Neurol 259:1530–1545

Rechtliche Fragen (Eilbetreuung, Isolation, Meldepflicht, Umgebungsprophylaxe)

Annegret Lamadé, Eva Maria Craemer und Uta Meyding-Lamadé

Inhaltsverzeichnis

U. Meyding-Lamadé et al. (Hrsg.), *Neuroinfektiologie*,
https://doi.org/10.1007/978-3-662-61669-7_5

Den Menschen macht sein Wille groß und klein
Friedrich Schiller (1759–1805)
Bedenke, was du bist: Vor allem ein Mensch, das bedeutet ein Wesen, das keine wesentlichere Aufgabe hat als seinen freien Willen
Epiktet (50–138n. Chr.)

Einleitende Anmerkung: Das Kapitel „Rechtliche Fragen" bezieht sich ausschließlich auf die Deutsche Gesetzgebung.

5.1 Maßnahmen nach dem Gesetz zur Verhütung und Bekämpfung von Infektionskrankheiten beim Menschen – Infektionsschutzgesetz (IfSG)

- **Meldepflichten**

Zur effektiveren Bekämpfung von übertragbaren Krankheiten in Deutschland, trat am 1. Januar 2001 das Gesetz zur Bekämpfung von Infektionskrankheiten beim Menschen (IfSG) in Kraft, welches durch umfassende und bundesweite Meldepflichten ein Informationssystem schaffen sollte, das der Prävention der Ausbreitung von Krankheiten in Deutschland dient.

In den §§ 6,7 IfSG findet sich eine enumerative Auflistung der meldepflichtigen Krankheiten und Erregernachweise. Die Auswahl der dort aufgelisteten Krankheiten berücksichtigt sowohl die Gefahr der Krankheit, gemessen an Schwere des Verlaufs, Letalität und Ausbreitungsgefahr in der Bevölkerung. Die Auflistung ist indes nicht abschließend. Zur Anpassung des Infektionsschutzgesetzes an die epidemische Lage wurde vielmehr durch § 15 IfSG eine Ermächtigungsgrundlage geschaffen, welche das Bundesministerium für Gesundheit zur Erweiterung der meldepflichtigen Krankheiten und Krankheitserreger durch Rechtsverordnung ermächtigt.

Von dieser Kompetenz machte das Bundesministerium für Gesundheit am 1. Februar 2020 gebrauch, als durch eine Rechtsverordnung die Meldepflicht aus § 6 Abs. 1 Satz 1 Nr. 1, § 7 Abs.1 Satz 1 IfSG auf Infektionen des in der Volksrepublik China erstmals aufgetretenen SARS-CoV-2 erweitert wurde.

Ferner normiert § 6 IfSG eine Meldepflicht für unerwünschte Arneimittelreaktionen (UAW) in Folge von Impfungen wenn der Verdacht besteht, dass die Reaktionen auf den Impfstoff über das übliche Maß der Impfreaktion hinausgehen.

Die Meldungen mit Ausnahme von nosokomialen Infektionen haben gemäß § 9 Abs.1 IfSG „namentlich", d. h. unter der Angabe des vollständigen Namens, des Geschlechts, des Geburtsdatums, der Anschrift der Hauptwohnung und weiteren Kontaktdaten, die der Identifizierung der Person dienen, erfolgen.

Allerdings bezieht sich die Meldepflicht ausschließlich auf in Deutschland diagnostizierte Erkankungen.

Wichtig zu betonen ist, dass nach § 9 Abs. 3 IfSG die Übermittlung dieser personenbezogenen Daten innerhalb von 24 h nachdem der Meldende Kenntnis erlangt hat erfolgen muss. Insbesondere darf eine Meldung nicht wegen fehlender personenbezogener Daten zeitlich verzögert werden. In diesem Fall hat eine Nachmeldung unverzüglich nach Erhalt der fehlenden Daten an das Gesundheitsamt zu erfolgen.

Zusätzlich zum IfSG gibt es noch Bundesland-spezifische Meldepflichten für Bayern, Berlin, Brandenburg, Mecklenburg-Vorpommern, Rheinland-Pfalz, Saarland, Sachsen und Thüringen.

Meldeformulare sind online über das RKI (▶ https://www.rki.de/DE/Content/Infekt/IfSG/Meldeboegen/Meldungen_node.html) oder über die Ministerien für Gesundheit der jeweiligen Bundesländer zu beziehen.

Bei Meldungen des Verdachts einer über das übliche Maß hinausgehender Unerwünschte Arzneimittelwirkungen (UAW) sind zusätzlich zu den zuständigen Landesbehörden noch das Paul-Ehrlich-Institut (PEI) als Bundesbehörde miteinbezogen, die Meldeformulare können direkt über das PEI (▶ https://www.pei.de/DE/arzneimittelsicherheit/pharmakovigilanz/meldeformulare-online-meldung/meldeformulare-online-meldung-node.html) bezogen werden.

5.1.1 § 6 IfSG Meldepflichtige Krankheiten

Bei Verdacht, Erkrankung sowie Todesfolge sind verschiedene Erreger (Bakterien, Viren, Parasiten) namentlich von folgenden Personen, nämlich

- Ärzte/innen,
- Leiter/innen von Einrichtungen der pathologisch-anatomischen Diagnostik,
- Angehörige anderer Heil- oder Pflegeberufe,
- Tierärzte/innen,
- Leiter/innen von Gemeinschaftseinrichtungen, Pflegeeinrichtungen, Justizvollzugsanstalten, Heimen, Lagern,
- Heilpraktiker/innen,

verpflichtend zu melden.

5.1.2 § 7 IfSG Meldepflichtige Nachweise von Krankheitserregern

Der Erregernachweis ist von folgenden Personen

- Leiter/innen von Laboratorien oder sonstigen Untersuchungsstellen
- Leiter/innen von Einrichtungen der pathologisch-anatomischen Diagnostik
- Tierärzte/innen (insbesondere das Rabiesvirus)
- Niedergelassen Ärzte/innen mit eigenem Labor in dem der Erregernachweis erfolgt ist

verpflichtend zu melden.

In der Übersicht (◘ Tab. 5.1) sind die meldepflichtigen Erkrankungen zusammengefasst, in ◘ Tab. 5.2 die Erregernachweise.

▪ Quarantäne und Ausgangssperre

Die Fortbewegungsfreiheit ist eines der zentralen Schutzgüter des Grundgesetzes, verankert in dem Grundgesetz der Freiheit der Person aus Art. 2 Abs.1 GG. Um dieses Grundrecht einzuschränken, bedarf es daher nach Art. 2 Abs. 2 S. 3, Art. 104 Abs.1 GG eines Gesetzes, das durch das Parlament in einem Gesetzgebungsverfahren verabschiedet wurde (sog. formelles Gesetz). Das Infektionsschutzgesetz ist ein solches formelles Gesetz und enthält zahlreiche Schutzmaßnahmen die zu einer Einschränkung der körperliche Bewegungsfreiheit führen.

§ 30 IfSG regelt Maßnahmen zur vorübergehenden Isolierung von Personen, die entweder an einer übertragbaren Krankheit erkrankt oder dessen verdächtig sind. Von einer solchen Quarantänemaßnahme sind

Tab. 5.1 Meldepflichtige Krankheiten nach § 6IfSG

	Melde- und Erfassungsplficht nach IfSG		
			Laboratorien
Behandelnde Ärzte	Hygienezuständige	Erregermeldung (direkter oder indirekter Nachweis)	
Diagnosemeldung(alle Neurolog. Fettgedruckt)	Spez. Resistenzen	Namentlich	nicht namentlich
bei Verdacht, Erkrankung, Tod	**1. Meldung**	*Acinetobacter spp.,* Carbapenemresistent - Infektion und Kolonisation	Treponema palladium
akute Virushepatitis	Häufung bei anzunehmenden epidemischen Zusammenhag	Adenoviren (nur direkter Nachweis)	HIV
Botulismus	**2.Erfassung in fortlaufender Liste (zuständiges GA erhält nur Einsicht)**	**Arboviren**	Echinococcus spp.
Cholera	Postoperative Wundinfektionen	*Bacillus athracis*	Toxoplasma gondii (nur bei konnatler Inf.)
Clostridium-difficile-Infektion mit klinisch schwerem Verlauf	Katheterassoziierte Septikämien	*Bordetella pertussis* / *Bordetella parapertussis*	
HSE (humane spingoforme Enzephalopahtie)	Beatmungsassozierte Pneumonien	*Borrelia recurrentis*	
HUS (enteropathisches hämolytisches Fieber)	Katheterassoziierte Harnwegsinfektionen	*Brucella spp*	
Influenza, zoonotisch	C.difficile-Diarrhöen	*Campylobacter spp.,* darmpathogen	
hämorrhagisches Fieber, virusbedingt	Patientenbezogenes Auftreten folgender Erreger mit den zugehörigen Resistenzen (Leitresistenz Fettgedruckt)	Chikungunya-Virus	
Masern	*S.aureus*	*Chlamydia psittaci*	
Meningokokken- Meningitis/-Sepsis	Vancomycin, **Oxacillin**, Linzoid, Daptomycin, Tigecyclin, Teicoplanin	*Clostridium botulinum* oder Toxinnachweis	
Mumps	*S. pneumoniae*	*Corynebacterium diphteriae*, toxinbildende	
Poliomyelitis (Verdacht: jede nicht traumat. Schöaffe Lähmung)	Vancomycin, **Penicillin**, Oxacillin 1µg, Cefotaxim, Linezoid, Levofloxazin, Daptomycin, Moxifloxacin	Coxiella burnetii	

(Fortsetzung)

5

Tab. 5.1 (Fortsetzung)

	Melde- und Erfassungsplficht nach IfSG		
			Laboratorien
Pest	E. faecalis, *E.faecium* Ampicillin (nur *E. faeçalis*), Vancomycin, Teicoplanin, Linezolid, Tygecyclin	Humanpathogene *Cryptosporidium spp.*	
Röteln, Rötelnembryopathie	E.coli, Klebsiella spp., Proteus Ertapenem/Imipenem/Meropenem, Cefotaxim, Ceftazidim, Mehrfachresistenz, 3 MRGM,4MRGM	Dengue-Virus	
Tollwut, auch bei Tierkörperkontakt mit Tollwutverdacht)		Ebolavirus	
Tuberkulose (behandlungsbedingt Tbc., unabhängug vom bakt. Nachweis; zusätzl. sind Therapieabbruch oder Verweigerung meldepflichtig)		E.coli: nur EHEC oder sonst. Darmpathogene Stämme	
Typhus/ Paratyphus	*Enterobacter cloacae Citrobacter spp., Serratia marcescens, Klebsiella spp., Morganella spp.,* Imipenem/Meropenem, Mehrfachresistenz 3 MRGM,4MRGM	*Enterobacteriaceae,* Carbapenemresistent	
Varizellen	*Ps. Aeruginosa, A.baumanii* Imipenem/Meropenem, Mehrfachresistenz, 3 MRGM, 4MRGM	*Francisella tularensis*	
bei Verdacht/ Erkrankung	S.maltophilia Cotrimoxazol	FSME-Virus	
Gastroenteritis oder Lebensmittelintoxikation, akut infektiös/mikrobiell bedingt bei Beschäftigten im Lebensmittelverkehr bzw. Küchen für Gemeinschaftseinrichtungen oder wenn ≥ 2 Erkrankungen mit anzunehmenden epidemischem Zusammenhang	*Canida spp.* (nur in hämatologisch-onkologischer Abteilung) Fluconazol	Gelbfiebervirus	
		Giardia lamblia	
		Haemophilus influenzae (nur direkter Nachweis aus Blut oder Liquor)	
		Hantavirus	
		Hepatitis A/B/D/E-Virus	
		Hepatitis-C-Virus (alle Nachweise, sofern nicht bekannt chron. Infektion)	
bei Verdacht auf		Influenzavirus (nur direkter Nachweis)	

(Fortsetzung)

Tab. 5.1 (Fortsetzung)

	Melde- und Erfassungsplficht nach IfSG		
			Laboratorien
außergewöhnliche Impfreaktion		Lassavirus	
bei Gefahr für die Allgemeinheit		Legionella spp.	
≥ 2 Erkrankungen mit anzunehmenden epidemischem Zusammenhang, wenn nicht vom Labor zu melden		Humanpathogene *Leptospira spp.*	
		Listeria monocytogenes (nur direkter Nachweis aus Blut oder Liquor bzw. sonst. Sterilen Bereichen oder von Neugeborenen)	
		Marburgvirus	
		Masernvirus	
		Mumpsvirus	
		Mycobacterium leprae	
		Mykobakterien (Vorab: Nachweis säurefester Stäbchen im Sputum; Direkter Nachweis von *M. tuberculosis/africanum/bovis;* Nachfolgend Resistenzbestimmung)	
		MRSA-Nachweis aus Blut und Liquor	
		Neisseria meningitides (nur dir. Nachweis aus Blut od. Liquor od. hämorrhag. Hautinfektion/sonst. Sterile Bereich)	
		Norwalk-like-Virus (nur dir. Nachweis aus Stuhl)	
		Poliovirus	
		Rabiesvirus	
		Rickettsia prowazeckii	
		Rotavirus	
		Rubellavirus	
		Salmonella typhi / paratyphi (jeder dir. Nachweis)	
		Salmonella	
		Shigella spp.	
		Trichinella spiralis	

(Fortsetzung)

Tab. 5.1 (Fortsetzung)

	Melde- und Erfassungsplficht nach IfSG		
			Laboratorien
		Varicella-Zoster-Virus	
		Vibrio cholerae O1 und O139	
		West-Nile-Virus	
		Yersinia enterocolitica, darmpathogen	
		Yersinia pestis	
		Zika Virus	
		Andere Erreger hämorrh. Fiebers	

Ausgangsbeschränkungen, welche unabhängig von einem Krankheitsverdacht einheitlich für bestimmte Orte gelten, zu differenzieren.

Auf Grundlage des § 28 IfSG können die Behörden Personen verpflichten, den Ort, an dem sie sich befinden nicht oder nur unter bestimmten Bedingungen zu verlassen oder öffentliche Orte nicht oder nur unter bestimmten Bedingungen aufzusuchen.

Anlässlich der COVID-19-Pandemie wurden solche vorläufigen Ausgangsbeschränkungen in einigen Bundesländern erlassen.

Insgesamt muss jeder Grundrechtseingriff ferner auch verhältnismäßig sein, d. h. der Eingriff muss einen legitimen Zweck verfolgen, geeignet sein, das mildeste unter gleich geeigneten Mitteln darstellen und angemessen sein. Um diesem Grundsatz gerecht zu werden ist gerade aufgrund des tief greifenden Grundrechtseingriffs insbesondere eine zeitliche Befristung der Ausgangssperre von erheblicher Bedeutung.

Tab. 5.2 Meldepflichtige Erregernachweise nach § 7 IfSG

Meldpflichtige Erregernachweise nach § 7 IfSG	
Namentlich	**Nicht namentlich**
Acinetobacter spp., Carbapenemresistent - Infektion und Kolonisation	**Treponema palladium**
Adenoviren (nur direkter Nachweis)	**HIV**
Arboviren	Echinococcus spp.
Bacillus athracis	Toxoplasma gondii (nur bei konnatler Inf.)
Bordetella pertussis/Bordetella parapertussis	
Borrelia recurrentis	
Brucella spp	
Campylobacter spp., darmpathogen	
Chikungunya-Virus	
Chlamydia psittaci	
Clostridium botulinum oder Toxinnachweis	
Corynebacterium diphteriae, toxinbildende	
Coxiella burnetii	
Humanpathogene *Cryptosporidium spp.*	
Dengue-Virus	
Ebolavirus	
E.coli: nur EHEC oder sonst. Darmpathogene Stämme	
***Enterobacteriaceae*, Carbapenemresistent**	
Francisella tularensis	
FSME-Virus	
Gelbfiebervirus	
Giardia lamblia	
Haemophilus influenzae (nur direkter Nachweis aus Blut oder Liquor)	
Hantavirus	
Hepatitis A/B/D/E-Virus	
Hepatitis-C-Virus (alle Nachweise, sofern nicht bekannt chron. Infektion)	
Influenzavirus (nur direkter Nachweis)	
Lassavirus	
Legionella spp.	
Humanpathogene *Leptospira spp.*	
Listeria monocytogenes (nur direkter Nachweis aus Blut oder Liquor bzw. sonst. Sterilen Bereichen oder von Neugeborenen)	

(Fortsetzung)

5

Tab. 5.2 (Fortsetzung)

Meldpflichtige Erregernachweise nach § 7 IfSG	
Namentlich	**Nicht namentlich**
Marburgvirus	
Masernvirus	
Mumpsvirus	
Mycobacterium leprae	
Mykobakterien (Vorab: Nachweis säurefester Stäbchen im Sputum; Direkter Nachweis von ***M. tuberculosis****/africanum/ bovis;*Nachfolgend Resistenzbestimmung)	
MRSA-Nachweis aus Blut und Liquor	
Neisseria meningitides (nur dir. Nachweis aus Blut od. Liquor od. hämorrhag. Hautinfektion/sonst. Sterile Bereich)	
Norwalk-like-Virus (nur dir. Nachweis aus Stuhl)	
Poliovirus	
Rabiesvirus	
Rickettsia prowazeckii	
Rotavirus	
Rubellavirus	
Salmonella typhi/paratyphi (jeder dir. Nachweis)	
Salmonella	
Shigella spp.	
Trichinella spiralis	
Varicella-Zoster-Virus	
Vibrio cholerae O1 und O139	
West-Nile-Virus	
Yersinia enterocolitica, darmpathogen	
Yersinia pestis	
Zika Virus	
Andere Erreger hämorrh. Fiebers	

5.2 Patientenaufklärung – Einwilligung

Die rechtliche Zulässigkeit jedes ärztlichen Heileingriffs hängt maßgeblich davon ab, dass ein über die **wesentlichen Umstände** („informed consent") informierter Patient in den Eingriff gemäß § 630 d BGB eingewilligt hat. Entscheidend ist dabei, dass durch die Aufklärung dem Patienten die Bedeutung, Tragweite und das Wesen der Behandlung dergestalt nahegelegt werden, dass ihm eine Abwägung des Für und Wider der Behandlung möglich ist.

Die individuelle Aufklärung vor invasiven diagnostischen, insbesondere operativen Eingriffen stellt eine ärztliche Aufgabe dar. Auch im Hinblick auf Therapieentscheidungen und die damit einhergehende Compliance nimmt die ärztliche Aufklärung einen zentralen Bestandteil des ärztlichen Alltags ein.

5

Ein Urteil des Oberlandesgerichts (OLG) Köln (Az. 5 U 29/17 vom 16. Januar 2019) zeigt, dass der zeitlichen Komponente im Rahmen einer Aufklärung und der darauffolgenden Einwilligung eine entscheidende Bedeutung beigemessen wird. Für den Alltag bedeutet dies, dass zwischen dem Aufklärungsgespräch und der Patienteneinwilligung ein angemessenes Zeitfenster bestehen muss.

Das Urteil des OLG zeigt einmal mehr die vielen Fehlerquellen bei der Aufklärung.

Häufig wird in der Praxis die Stufenaufklärung angewandt, dies bedeutet, dass in einem ersten Gespräch dem Patienten die entsprechenden Informationen und Aufklärungsbögen ausgehändigt werden. Daraufhin kann sich dieser in Ruhe über den Eingriff Gedanken machen, das Für und Wider abwägen sowie sich eventuell aufkommende Fragen notieren. In einem zweiten Gespräch werden dann Details und konkrete Risiken besprochen und die individuellen Patientenfragen geklärt. Hiermit ist gewährleistet, dass die Einwilligung selbstbestimmt und mit genügend Bedenkzeit erfolgt ist.

> Merke: Bei elektiven Eingriffen sollte für die rechtliche Wirksamkeit der Einwilligung eine angemessene Bedenkzeit eingeräumt werden. Bei zeitkritischen, eiligen Eingriffen kann ein Zeitraum der Bedenkzeit von <24 h ausreichend sein.

> Merke: Dem Patienten muss zwischen der Aufklärung und der Einwilligung genug Zeit für die Abwägung des Für und Wider eingeräumt werden.

Praxistipp: Die Stufenaufklärung ist bei elektiven Eingriffen bzw. bei Therapieentscheidungen zu empfehlen.

§ 630d BGB

Einwilligung

(1) *Vor Durchführung einer medizinischen Maßnahme, insbesondere eines Eingriffs in den Körper oder die Gesundheit, ist der Behandelnde verpflichtet, die Einwilligung des Patienten einzuholen. Ist der Patient einwilligungsunfähig, ist die Einwilligung eines hierzu Berechtigten einzuholen, soweit nicht eine Patientenverfügung nach § 1901a Absatz 1 Satz 1 die Maßnahme gestattet oder untersagt. Weitergehende Anforderungen an die Einwilligung aus anderen Vorschriften bleiben unberührt.*
Kann eine Einwilligung für eine unaufschiebbare Maßnahme nicht rechtzeitig eingeholt werden, darf sie ohne Einwilligung durchgeführt werden, wenn sie dem mutmaßlichen Willen des Patienten entspricht.

(2) *Die Wirksamkeit der Einwilligung setzt voraus, dass der Patient oder im Fall des Absatzes 1 Satz 2 der zur Einwilligung Berechtigte vor der Einwilligung nach Maßgabe von § 630e Absatz 1 bis 4 aufgeklärt worden ist.*

(3) *Die Einwilligung kann jederzeit und ohne Angabe von Gründen formlos widerrufen werden.*

5.3 Eilbetreuung

Ärztliche Eingriffe sind davon abhängig, dass der Patient nach inhaltlich und zeitlich ordnungsgemäßer Aufklärung dem Eingriff zustimmt.

Ist der Patient selbst nicht in der Lage, einem Aufklärungsgespräch zu folgen oder die Bedeutung und Tragweite zu sehen, kann eine Eilbetreuung bei dem zuständigen Gericht beantragt werden. Die Eilbetreuung regelt alle ärztlichen Maßnahmen, die nicht unter eine Notfallindikation fallen, dennoch aber in einem bestimmten Zeitraum durchgeführt werden müssen.

Bei Eingriffen, die mit einem erhöhtem Risiko von bleibender Behinderung oder gar Todesfolge einhergehen, ist die Einwilligung in die Behandlung des Betreuers oder des Bevollmächtigten nicht ausreichend, in diesen Fällen muss die Entscheidung stets durch das Gericht genehmigt werden.

> Merke: Die alleinige Einwilligung des Betreuers ist bei risikoreichen Heileingriffen nicht ausreichend und bedarf der Genehmigung durch das zuständige Betreuungsgericht.

Nach höchstrichterlicher Rechtsprechung gilt der ärztliche Heileingriff als tatbestandliche Körperverletzung, deren Rechtfertigung neben der Indikation und sachgerechten Durchführung von der informierten Einwilligung des Patienten abhängt. Auch die häufig unverzichtbare Lumbalpunktion wird in der deutschen Rechtsprechung als gefährlicher Eingriff eingestuft.

> Merke: Die Lumbalpunktion gilt nach deutschem Recht als gefährlicher Eingriff.

Patienten mit Bewusstseinsstörungen sind nicht in der Lage, ihren eigenen Willen zu erklären. Während bei vielen Eingriffen Dritte den Willen des Patienten vertreten und artikulieren können, reicht in dringlichen Fällen selten die Zeit zur Willenserkundung.

Insbesondere können beispielsweise Erkrankungen des zentralen Nervensystems, wie bspw. intrakranielle Drucksteigerung, Sprachverlust durch Schädigung der sprachdominanten Hemisphäre, dann die Willensbekundung einschränken.

In der Akutversorgung leitet zunächst der mutmaßliche Wille die diagnostischen und therapeutischen Entscheidungen. Hier ist stets zu entscheiden, ob bezüglich der vorgesehen Prozedur eine Dringlichkeit besteht oder der Zustand des Patienten es erlaubt, abzuwarten bis dieser wieder selbst seinen Willen bekunden kann oder konkrete Anhaltspunkte bestehen, dass der Wille des Patienten gegen das geplante Behandlungsverfahren spricht.

Bei Vorliegen einer Patientenverfügung muss die Übertragbarkeit der ausdrücklichen Willenserklärung auf die konkrete Behandlungssituation geprüft werden.

Im Fall akut lebensbedrohlicher Situationen, die direkten Handlungsbedarf erfordern und in denen eine Einwilligung des Patienten nicht rechtzeitig eingeholt werden kann, dürfen nach § 630d BGB alle erforderlichen medizinischen Maßnahmen durchgeführt werden.

> Merke: In jedem Fall ist sorgfältig zu dokumentieren, warum akuter Handlungsbedarf zur Abwendung von bspw. Lebensgefahr bestand.

Rechtliche Grundlage: Auszug Bürgerlichen Gesetzbuch (BGB)

Im Bürgerlichen Gesetzbuch (BGB) ist das Betreuungsrecht in den §§ 1896 ff. verankert. § 1904 BGB bezieht sich auf die Genehmigung des Betreuungsgerichts bei ärztlichen Handlungen. Dies ist dann der Fall, wenn die begründete Gefahr besteht, dass der Patient aufgrund der Maßnahme stirbt oder einen schweren und länger andauernden gesundheitlichen Schaden erleidet.

§ 1896 BGB

Voraussetzungen

(1) *Kann ein Volljähriger aufgrund einer psychischen Krankheit oder einer körperlichen, geistigen oder seelischen Behinderung seine Angelegenheiten ganz oder teilweise nicht besorgen, so bestellt das Betreuungsgericht auf seinen Antrag oder von Amts wegen für ihn einen Betreuer. Den Antrag kann auch ein Geschäftsunfähiger stellen. Soweit der Volljährige aufgrund einer körperlichen Behinderung seine Angelegenheiten nicht besorgen kann, darf der Betreuer nur auf Antrag des Volljährigen bestellt werden, es sei denn, dass dieser seinen Willen nicht kundtun kann.*

(1a) *Gegen den freien Willen des Volljährigen darf ein Betreuer nicht bestellt werden.*

(2) *Ein Betreuer darf nur für Aufgabenkreise bestellt werden, in denen die Betreuung erforderlich ist. Die Betreuung ist nicht erforderlich, soweit die Angelegenheiten des Volljährigen durch einen Bevollmächtigten, der nicht zu den in § 1897 Absatz 3 bezeichneten Personen gehört, oder durch andere Hilfen, bei denen kein gesetzlicher Vertreter bestellt wird, ebenso gut wie durch einen Betreuer besorgt werden können.*

(3) *Als Aufgabenkreis kann auch die Geltendmachung von Rechten des Betreuten gegenüber seinem Bevollmächtigten bestimmt werden.*

§ 1904 BGB

Genehmigung des Betreuungsgerichts bei ärztlichen Maßnahmen

(1) *Die Einwilligung des Betreuers in eine Untersuchung des Gesundheitszustands, eine Heilbehandlung oder einen ärztlichen Eingriff bedarf der Genehmigung des Betreuungsgerichts, wenn die begründete Gefahr besteht, dass der Betreute auf Grund der Maßnahme stirbt oder einen schweren und länger dauernden gesundheitlichen Schaden erleidet. Ohne die Genehmigung darf die Maßnahme nur durchgeführt werden, wenn mit dem Aufschub Gefahr verbunden ist.*

(2) *Die Nichteinwilligung oder der Widerruf der Einwilligung des Betreuers in eine Untersuchung des Gesundheitszustands, eine Heilbehandlung oder einen ärztlichen Eingriff bedarf der Genehmigung des Betreuungsgerichts, wenn die Maßnahme medizinisch angezeigt ist und die begründete Gefahr besteht, dass der Betreute auf Grund des Unterbleibens oder des Abbruchs der Maßnahme stirbt oder einen schweren und länger dauernden gesundheitlichen Schaden erleidet.*

(3) *Die Genehmigung nach den Absätzen 1 und 2 ist zu erteilen, wenn die Einwilligung, die Nichteinwilligung oder der Widerruf der Einwilligung dem Willen des Betreuten entspricht.*

(4) *Eine Genehmigung nach den Absätzen 1 und 2 ist nicht erforderlich, wenn zwischen Betreuer und behandelndem Arzt Einvernehmen darüber besteht, dass die Erteilung, die Nichterteilung oder der Widerruf der Einwilligung dem nach § 1901a festgestellten Willen des Betreuten entspricht.*

(5) *Die Absätze 1 bis 4 gelten auch für einen Bevollmächtigten. Er kann in eine der in Absatz 1 Satz 1 oder Absatz 2 genannten Maßnahmen nur einwilligen, nicht einwilligen oder die Einwilligung widerrufen, wenn die Vollmacht diese Maßnahmen ausdrücklich umfasst und schriftlich erteilt ist.*

5.4 Isolation

Jährlich werden ungefähr 18 Mio. Patienten in deutschen Krankenhäusern stationär behandelt. Bei der Hauptdiagnose handelt es sich dabei in ca. 4,5 % der Fälle um eine infektiöse Genese. In Deutschland sind die häufigsten erregerbedingten Erkrankungen Pneumonien, Darminfektionen, Sepsis, Erysipel, Varizellen und Herpes Zoster, Influenza, infektiöse Mononukleose, Tuberkulose, Virushepatitis und Keuchhusten, aber auch reiseassoziierte Infektionskrankheiten werden zunehmend verzeichnet.

Weitergehende Informationen und Empfehlungen sind über die Kommission für Krankenhaushygiene und Infektionsprävention (KRINKO) beim RKI zu erhalten.

▪ Enterovirus

Poliomyelitis Bei Einschleppung: Die mit Polio infizierte Person muss isoliert werden. Kontaktpersonen ohne gültigen Impfschutz sollten eine postexpositionelle Schutzimpfung mit IPV erhalten.

Influenza Die Patienten sollten einzel-isoliert werden, alternativ kann eine Kohortenisolierung in Rücksprache mit dem Hygienebeauftragten des Krankenhauses vorgenommen werden.

▪ Masern

Die Patienten sollten in einem speziellen, raumlufttechnischen Anforderungen entsprechenden, Zimmer einzel-isoliert werden, alternativ kann eine Kohortenisolierung in Rücksprache mit dem Hygienebeauftragten des Krankenhauses vorgenommen werden.

▪ Meningokokken

Die Patienten sollten einzel-isoliert werden, alternativ kann eine Kohortenisolierung in Rücksprache mit dem Hygienebeauftragten des Krankenhauses vorgenommen werden.

▪ Methicillin-resistente Staphylococcus aureus (MRSA)

Bei MRSA sollten die Patienten einzel-isoliert werden, alternativ kann eine Kohortenisolierung in Rücksprache mit dem Hygienebeauftragten des Krankenhauses vorgenommen werden.

▪ Varizellen

Die Patienten sollten in einem speziellen, raumlufttechnischen Anforderungen entsprechenden, Zimmer einzel-isoliert werden, alternativ kann eine Kohortenisolierung in Rücksprache mit dem Hygienebeauftragten des Krankenhauses vorgenommen werden.

▪ Ebola-Fieber

Bereits bei dem Verdacht sind Sofortmaßnahmen gemeinsam mit den Gesundheitsbehörden und dem regionalen Kompetenzzentrum für hochkontagiöse Erreger zu ergreifen, strenge Isolierung in einer Spezialeinheit sowie krankenhaushygienisches Regime nach den Regeln für hochinfektiöse Erreger. Das Umfeld muss aktiv nach weiteren Fällen abgesucht werden sowie die Isolierung und klinische Überwachung der Kontaktpersonen gewährleistet werden.

▪ Krim-Kongo-Fieber

Strike Isolierung in einer Spezialeinheit, bereits bei Verdacht, sowie krankenhaushygienisches Regime nach den Regeln für hochinfektiöse Erreger.

5.5 Umgebungsprophylaxe

Bei Meningokokken-Infektionen haben Kontaktpersonen ein erhöhtes Risiko, auch an einer invasiven Meningokokken-Infektion zu erkranken, daher sollten diese über die Frühsymptome unterrichtet werden und eine Chemoprophylaxe erhalten.

Die Ständige Impfkommission STIKO definiert alle Haushaltsmitglieder, Personen, bei denen der begründete Verdacht besteht, dass sie mit Sekreten des Patienten in Berührung gekommen sind, Kontaktpersonen in Kindereinrichtungen (Kinder <6 Jahren), Personen mit engen Kontakten in sonstigen Gemeinschaftseinrichtungen als enge Kontaktpersonen.

5

5.7 Fahreignung

Bei der Fahreignung handelt es sich um einen unbestimmten Rechtsbegriff (§ 2 Straßenverkehrsgesetz), die Ausführungsbestimmungen sind in der Fahrerlaubnis-Verordnung (FeV) zu finden.

Nach FeV ist jeder verpflichtet eigenverantwortlich zu prüfen, ob er oder sie im Anschluss an eine Erkrankung in der Lage ist, ein Kfz zu führen, des Weiteren wird darauf hingewiesen, dass man sich gegebenenfalls ärztlich beraten lassen soll. Bei Unterlassen droht die Gefahr, die Fahrerlaubnis und den Versicherungsschutz zu verlieren, was unter Umständen strafrechtliche Konsequenzen nach sich ziehen kann.

Nach der Berufsordnung und dem Patientenrechtegesetz ist die ärztliche Aufklärung eine verankerte Pflicht, die bei Unterlassen zu einer Regressforderung im Schadensfall führen kann (BGB § 630c, f). Eine Meldepflicht an die Behörden besteht nicht, die ärztliche Schweigepflicht stellt das höhere Rechtsgut dar. Dies kann nur bei bspw. erheblicher Gefahr bei einer erfolglosen Aufklärung und höherem Rechtsgut gebrochen werden.

Die verkehrsmedizinische Fahreignungsprüfung ist eine medizinisch-psychologie Untersuchung, die durchgeführt wird, wenn Bedenken bzgl. des Führens eines Kfz begründet sind.

Straßenverkehrsgesetz (StVG) § 2
Fahrerlaubnis und Führerschein

(1) *Wer auf öffentlichen Straßen ein Kraftfahrzeug führt, bedarf der Erlaubnis (Fahrerlaubnis) der zuständigen Behörde (Fahrerlaubnisbehörde).* [2]*Die Fahrerlaubnis wird in bestimmten Klassen erteilt.* [3]*Sie ist durch eine amtliche Bescheinigung (Führerschein) nachzuweisen.* [4]*Nach näherer Bestimmung durch Rechtsverordnung auf Grund des § 6 Absatz 1 Nummer 1 Buchstabe b und x kann die Gültigkeitsdauer der Führerscheine festgelegt werden.*
[…].

(4) *Geeignet zum Führen von Kraftfahrzeugen ist, wer die notwendigen körperlichen und geistigen Anforderungen erfüllt und nicht erheblich oder nicht wiederholt gegen verkehrsrechtliche Vorschriften oder gegen Strafgesetze verstoßen hat. Ist der Bewerber auf Grund körperlicher oder geistiger Mängel nur bedingt zum Führen von Kraftfahrzeugen geeignet, so erteilt die Fahrerlaubnisbehörde die Fahrerlaubnis mit Beschränkungen oder unter Auflagen, wenn dadurch das sichere Führen von Kraftfahrzeugen gewährleistet ist.*

(5) *Befähigt zum Führen von Kraftfahrzeugen ist, wer*
   (1) ausreichende Kenntnisse der für das Führen von Kraftfahrzeugen maßgebenden gesetzlichen Vorschriften hat,

(2) mit den Gefahren des Straßenverkehrs und den zu ihrer Abwehr erforderlichen Verhaltensweisen vertraut ist,
(3) die zum sicheren Führen eines Kraftfahrzeugs, gegebenenfalls mit Anhänger, erforderlichen technischen Kenntnisse besitzt und zu ihrer praktischen Anwendung in der Lage ist und
(4) *über ausreichende Kenntnisse einer umweltbewussten und energiesparenden Fahrweise verfügt und zu ihrer praktischen Anwendung in der Lage ist.*

Verordnung über die Zulassung von Personen zum Straßenverkehr
(Fahrerlaubnis-Verordnung – FeV)

§ 1 Grundregel der Zulassung

Zum Verkehr auf öffentlichen Straßen ist jeder zugelassen, soweit nicht für die Zulassung zu einzelnen Verkehrsarten eine Erlaubnis vorgeschrieben ist.

§ 14 Klärung von Eignungszweifeln im Hinblick auf Betäubungsmittel und Arzneimittel

(1) *Zur Vorbereitung von Entscheidungen über die Erteilung oder die Verlängerung der Fahrerlaubnis oder über die Anordnung von Beschränkungen oder Auflagen ordnet die Fahrerlaubnisbehörde an, dass ein ärztliches Gutachten (§ 11 Absatz 2 Satz 3) beizubringen ist, wenn Tatsachen die Annahme begründen, dass*
   (1) *Abhängigkeit von Betäubungsmitteln im Sinne des Betäubungsmittelgesetzes in der Fassung der Bekanntmachung vom 1. März 1994 (BGBl. I S. 358), das zuletzt durch Artikel 1 der Verordnung vom 11. Mai 2011 (BGBl. I S. 821) geändert worden ist, in der jeweils geltenden Fassung oder von anderen psychoaktiv wirkenden Stoffen,*
   (2) Einnahme von Betäubungsmitteln im Sinne des Betäubungsmittelgesetzes oder
   (3) *missbräuchliche Einnahme von psychoaktiv wirkenden Arzneimitteln oder anderen psychoaktiv wirkenden Stoffen vorliegt. Die Beibringung eines ärztlichen Gutachtens kann angeordnet werden, wenn der Betroffene Betäubungsmittel im Sinne des Betäubungsmittelgesetzes widerrechtlich besitzt oder besessen hat. Die Beibringung eines medizinisch-psychologischen Gutachtens kann angeordnet werden, wenn gelegentliche Einnahme von Cannabis vorliegt und weitere Tatsachen Zweifel an der Eignung begründen.*

(2) *Die Beibringung eines medizinisch-psychologischen Gutachtens ist für die Zwecke nach Absatz 1 anzuordnen, wenn*
   (1) die Fahrerlaubnis aus einem der in Absatz 1 genannten Gründe durch die Fahrerlaubnisbehörde oder ein Gericht entzogen war,
   (2) zu klären ist, ob der Betroffene noch abhängig ist oder – ohne abhängig zu sein – weiterhin die in Absatz 1 genannten Mittel oder Stoffe einnimmt, oder
   (3) wiederholt Zuwiderhandlungen im Straßenverkehr nach § 24a des Straßenverkehrsgesetzes begangen wurden. § 13 Nummer 2 Buchstabe b bleibt unberührt

Literatur

Verordnung über die Ausdehnung der Meldepflicht nach § 6 Absatz 1 Satz 1 Nummer 1 und § 7 Absatz 1 Satz 1 des Infektionsschutzgesetzes auf Infektionen mit dem erstmals im Dezember 2019 in Wuhan/Volksrepublik China aufgetretenen neuartigen Coronavirus („2019-nCoV"). ▶ https://www.bundesgesundheitsministerium.de/fileadmin/Dateien/3_Downloads/Gesetze_und_Verordnungen/GuV/C/Eilverordnung_Meldepflicht_Coronavirus.pdf

Bundestags Drucksache 18/10938, S 1

Verordnung zur Meldepflicht des Coronavirus. ▶ https://www.bundesgesundheitsministerium.de/fileadmin/Dateien/3_Downloads/Gesetze_und_Verord-

nungen/GuV/C/Eilverordnung_Meldepflicht_Coronavirus.pdf
Allgemeinverfügung Bayern. ▶ https://www.stmgp.bayern.de/wp-content/uploads/2020/03/20200320_av_stmgp_ausgangsbeschraenkung.pdf
Allgemeinverfügung Freiburg. ▶ https://www.freiburg.de/pb/,Lde/1532091.html
Lang, Beck'sches Online Kommentar zum Grundgesetz, Art. 2 GG, Rn. 88.
Patienteneinwilligung: BGHZ 29, 176, 180; BGH 90, 103, 105
Wagner, Münchner Kommentar zum BGB, 8. Auflage 2020, § 630e, Rn.4.
Sparing R, Mokrusch T (2020) Fahreignung. DGNeurologie 3:129–134. ▶ https://doi.org/10.1007/s42451-019-00117-0
Bundesjustizministerium, Gesetze im Internet

5

Klinische Krankheitsbilder

Inhaltsverzeichnis

Meningitis

Jörg R. Weber, Uta Meyding-Lamadé und Eva Maria Craemer

Inhaltsverzeichnis

U. Meyding-Lamadé et al. (Hrsg.), *Neuroinfektiologie*,
https://doi.org/10.1007/978-3-662-61669-7_6

Der ist ein Arzt, der das Unsichtbare weiß, das keinen Namen hat, keine Materie und doch seine Wirkung.
Philippus Theophrastus Paracelsus (1493–1541)

6.1 Akute bakterielle Meningitis

Jörg R. Weber

6

6.1.1 Einleitung

Die bakterielle Meningitis ist eine Entzündung der weichen Hirnhäute, die durch die Ausbreitung der Erreger im Liquor, in den Ventrikeln und im Spinalkanal charakterisiert ist. Häufig ist das Hirnparenchym mitbetroffen, dann spricht man von einer Meningoenzephalitis. Mehr als 80 % der Erkrankungen im Erwachsenenalter werden durch zwei Erreger, *Streptococcus pneumoniae* und *Neisseria meningitidis* hervorgerufen. Gegen diese Erreger stehen Impfungen zur Verfügung, die seit einigen Jahren erfolgreich angewendet werden. *Listeria monozytogens, Escherichia coli* oder *Staphylococcus aureus* sind häufig durch prädisponierende Faktoren wie Alter, Immunsuppression, Alkoholkrankheit oder Endokarditis begünstigt. Grundsätzlich können nahezu alle bakteriellen Erreger eine Meningoenzephalitis verursachen.

> Merke: Die akute bakterielle Meningitis ist ein absoluter neuroinfektiologischer Notfall und muss in kürzester Zeit diagnostisch geklärt und entsprechend behandelt werden.

6.1.2 Ätiologie und Pathogenese

Man geht heute von der Vorstellung aus, dass eine Bakterieämie die Voraussetzung für die Invasion virulenter Bakterien über die Blut-Hirn-Schranke ist. Auch lokales Eindringen etwa aus einem nahen Entzündungsherd wie einer Mastoiditis ist möglich. Der raschen bakteriellen Vermehrung im Liquor folgt ein massiver Einstrom von Leukozyten in den Subarachnoidalraum. Eine frühzeitige, möglichst gezielte Antibiose ist daher für die Prognose von großer Bedeutung. Klinisch hat sich folgende anamnestisch fassbare Einteilung bewährt:

- ambulant erworbene Meningitis (community acquired),
- im Krankenhaus erworbene Meningitis (nosokomial), z. B. bei liegendem Shunt, nach Schädelhirntrauma, nach neurochirurgischen Eingriffen etc.,
- Meningitis bei immunsupprimierten Patienten.

Als disponierende Faktoren sind Infekte im Hals-, Nasen-, Ohrenbereich wie eine Sinusitis oder Mastoiditis sowie der Zustand nach Splenektomie, Alkoholkrankheit, Diabetes mellitus oder Immunsuppression zu nennen. Ein Großteil der Meningitiden tritt allerdings ohne zusätzliche Erkrankungen aus völliger Gesundheit auf.

6.1.3 Klinik, Symptomatik

Die Patienten innerhalb von Stunden bis wenigen Tagen ein meningeales Syndrom das charakterisiert durch

- Kopfschmerzen 83 %,
- hohes Fieber 74 %,
- Nackensteifigkeit (Meningismus) 74 %,
- qualitative und/oder quantitative Bewusstseinsstörung (GCS <14) 71 %.

Die typische Trias bestehend aus Fieber, Nackensteifigkeit und Bewusstseinsstörung tritt nur bei etwa 40 % der Betroffenen auf, Einzelsymptome jedoch deutlich häufiger (siehe oben).

Der Meningismus (Dehnungsschmerz im Nacken bei Beugung des Kopfes nach vorne) bzw. andere Dehnungszeichen der Hirnhäute wie Kernig, Brudzinski und Lasegue, können in bis zu 30 % der Fälle fehlen, insbesondere bei sehr kleinen Kindern, alten Menschen und immunsupprimierten Patienten. Lichtscheu und Erbrechen sind unspezifische Zeichen einer meningealen Reizung. Epileptische Anfälle und andere fokalneurologische Symptome kommen bei ca. 20–30 % vor und können klinische Hinweise auf frühzeitige Komplikationen sein.

Qualitative Bewusstseinsstörungen (ca. 50 %) in Form von Verwirrtheit, Desorientiertheit und Agitiertheit oder die zunehmende Vigilanzminderung bis zum Koma (ca. 20 %) werden anfänglich oft fehlgedeutet.

Ausfälle von Hirnstammfunktionen weisen auf eine Listerien-Meningoenzephalitis hin. Die Beteiligung basaler Hirnnerven ist ein klinischer Hinweis auf eine basale möglicherweise tuberkulöse Meningitis. Etwa 60 % der Patienten mit Meningokokken-Meningitiden haben petechiale Blutungen (bakterielle Mikroembolien) als Zeichen der fulminanten Sepsis, die auch selten bei Infektionen mit Pneumokokken und Staphylokokken zu sehen sind.

6.1.4 Epidemiologie

Weltweit gesehen ist die bakterielle Meningitis eine schwere und unverändert wichtige Erkrankung. Von 1990 bis 2016 hat sich die Zahl der Toten durch bakterielle Meningitis um 21 % reduziert. 2016 verstarben dennoch 300.000 Menschen an dieser behandelbaren Infektionserkrankung. Im gleichen Zeitraum hat sich die Anzahl der Fälle von 2,5 auf 2,8 Mio. Menschen 2016 erhöht. Sowohl die Inzidenz als auch Mortalität der Erkrankung stehen in einer direkten Beziehung zur demografischen und ökonomischen Entwicklung von Gesellschaften.

In den westlichen Ländern (gute Daten gibt es dazu aus Finnland, den Niederlanden, Dänemark und den Vereinigten Staaten) nahmen die bakteriellen Meningitiden in den letzten 20 Jahren um 3 % pro Jahr ab. Die Inzidenz liegt heute bei 0,7 bis 0,9 % pro 100.000 Einwohner und Jahr und ist damit eine seltene Erkrankung geworden. Beginnend mit der erfolgreichen Einführung der Haemophilus-influenzae-Typ-B-Impfung im Kindesalter hat sich eine Veränderung der Epidemiologie ergeben, so dass heute die wichtigsten Erreger im Kindes- und Erwachsenenalter Pneumokokken und Meningokokken sind. Bei Neugeborenen sind es Gruppe-B-Streptokokken und Kolibakterien. Beim älteren Menschen kann *Haemophilus influenzae* allerdings wieder auftreten. Die Einführung der Meningokokken-Impfung hat zu einer deutlichen Abnahme der Serotypen A und C geführt. Bei den Pneumokokken ist noch kein relevanter Rückgang zu sehen, da vermutet wird, dass andere, durch die Pneumokokken-Konjugat-Impfung nicht präventable, Serotypen Platz greifen. Im klinischen Alltag sind Pneumokokken, Meningokokken und Listerien die häufigsten Erreger.

6.1.4.1 Typische Erreger

Streptococcus pneumoniae Pneumokokken sind unverändert die häufigste Form der bakteriellen Meningitis in entwickelten Ländern und so auch in Deutschland. Aktuelle Daten zu Pneumokokken Erkrankungen liegen aus Deutschland nicht vor, da diese nach dem Infektionsschutzgesetz nicht meldepflichtig sind. Die Mortalität der Erkrankung hat sich zumindest in besser entwickelten Ländern von vormals 30 % deutlich reduziert.

Die Pneumokokkenmeningitis mit systemischer Beteiligung ist doppelt so häufig wie die isolierte Meningitis. Die Inzidenz ist 1,2/100.000 Einwohner pro Jahr. In Europa treten kaum Resistenzen gegen Cefotaxim oder Ceftriaxon (MHK >2 mg/l, EUCAST-Kriterien) auf. Regionale Unterschiede sind jedoch zu beachten.

Neisseria meningitidis Insgesamt setzt sich der Rückgang von Meningokokkenerkrankungen fort und die Inzidenz liegt in Deutschland bei 0,4/100.000 Einwohnern. Die Inzidenz dieser Erkrankung ist regional deutlich unterschiedlich und beispielsweise in der Subsaharazone in Afrika deutlich höher. Etwas mehr als die Hälfte der Meningitiskranken entwickeln ein septisches Krankheitsbild. Die Letalität der Serogruppe C ist mit 12 % am höchsten. Resistenzentwicklungen gegen Cefotaxim oder Ceftriaxon sind minimal. Die klinische Bedeutung der intermediären Penicillinresistenzen, regional bis zu 30 %, ist unklar.

Listeria monocytogenes Listerien sind der dritthäufigste Krankheitserreger bakterieller Meningitiden und werden zumeist über Nahrungsmittel, z. B. Käse und Rohmilchprodukten übertragen. Die Erkrankung kann isoliert und akut als Meningitis oder meist subakut als Meningoenzephalitis verlaufen.

Der Nachweis erfolgt über die Liquorkultur. Die Gram-Färbung zeigt Gram-positive Stäbchen, die sowohl intra- als auch extrazellulär vorkommen, wobei die Liquorpleozytose meist gemischt ist.

Histopathologisch sind die Meningen, Meningealarterien sowie die Ventrikel gelegentlich mit einer hämorrhagischen Komponente entzündlich verändert und Mikrothrombosen in den Arterien das vorherrschende Bild.

Die höchsten Inzidenzen wurden bei Neugeborenen bzw. bei älteren Patienten mit etwa 0,5/100.000 Einwohnern berichtet. Die Mortalität der Neurolisteriose ist mit 30 % und, wenn zusätzlich zur Meningitis eine Bakteriämie vorliegt, mit 46 % hoch. Weibliches Geschlecht und höheres Alter, eine aktive Tumorerkrankung sowie ein Gewichtsverlust von >5 %, Multiorganversagen und andere Komorbiditäten sind prognostisch ungünstige Faktoren. Die Erkrankung manifestiert sich als akute bis subakute, über Tage verlaufende Meningoenzephalitis, meist als Rhombenzephalitis mit Beteiligung des VII (57,7 %), des V (44,7 %) und des IX (40,7 %) Hirnnerven und entsprechenden MRI-Befunden.

Streptococcus agalactiae Gruppe B-Streptokokken sind sehr seltene Erreger für bakterielle Meningitiden im Erwachsenenalter mit entsprechend niederer jährlicher Inzidenz von 0,16/100.000 Einwohnern. Etwa ein Drittel der Patienten ist immunsupprimiert. Weitere Komorbiditäten wie Alkoholkrankheit, Diabetes mellitus und Endokarditis sind zu beachten. Die Mortalität liegt bei ca. 18 %.

6.1.4.2 Seltenere Erreger

Escherichia coli ist ein seltener Meningitiserreger mit bisher wenigen Daten. Mehr als die Hälfte der Patienten hatten eine systemische Infektion, wobei Harnwegsinfekte am häufigsten vorliegen. Die Mortalität ist mit über 30 % sehr hoch. Der wesentliche Teil dieser Patienten erleidet systemische Komplikationen. Obwohl die *E. coli* Meningitis selten ist bedarf sie insbesondere bei älteren und immunsupprimierten Patienten besonderer klinischer Aufmerksamkeit.

Enterohämorrhagische Escherichia coli (EHEC) sind Gram-negative Stäbchen Bakterien, die Shigatoxine, potente Zytotoxine produzieren und eine schwere hämorrhagische Kolitis mit Nierenversagen (hämolytisch-urämisches Syndrom, HUS), Thombozytopenie sowie hämolytische Anämie bei ca. 10 % der infizierten Patienten verursachen. Typischerweise sind Kinder und nur selten Erwachsene betroffen. Der Erreger kann bei ca. 50 % nachgewiesen werden.

Neurologische Symptome wie die Bewusstseinsstörung, epileptische Anfälle, extrapyramidale Symptome und unterschiedliche fokale neurologische Ausfälle wurden berichtet.

Pathophysiologisch vermutet man eine Toxin-vermittelte Schädigung des Endothels der Gefäße mit einer vaskulitisch und folglich ischämischen Schädigung des Hirnparenchyms. Die neurologische Manifestation ist nicht die Folge einer Meningitis, da weder der Erreger ins ZNS aktiv eindringt noch der Einstrom von Leukozyten in den Liquor erfolgt. Wie bei der septischen Enzephalopathie ist eine mittelgradige Schrankenstörung und vereinzelt eine geringgradige Zellzahlerhöhung der typische Liquor-Befund. Insbesondere bei diesem Krankheitsbild ist die Kontraindikation für die Liquorpunktion von unter 50.000 Thrombozyten/µl wegen des erhöhten Blutungsrisikos zu beachten.

Therapeutisch wird die Plasmapherese sowie Eculizumab unter Vorstellung, die Komplementbindung zu inhibieren und damit die Immunantwort zu beeinflussen, verwendet. Beide Therapieformen sind kasuistisch beschrieben, jedoch nicht systematisch geprüft.

Zoonotische und von anderen Vektoren übertragene Erreger Typischerweise werden Erreger der bakteriellen Meningitis von Mensch zu Mensch übertragen. Außerhalb von Europa sind Meningitiden, die durch Kontakt mit Tieren bzw. durch den Konsum tierischer Produkte, kontaminierten Wassers und andere Vektoren übertragen werden, von größerer Bedeutung. Grundsätzlich kommt eine Reihe von Erregern infrage. Abhängig vom Erreger kommen unterschiedliche Übertragungswege zustande. Klinische Manifestationen, Therapiestrategien und die Prognose sind sehr unterschiedlich.

Streptococcus suis z. B. ist ein Haupterreger in Ländern mit hohem Schweinefleischkonsum, wie z. B. in Südostasien, wird aber auch regelmäßig in Europa kasuistisch berichtetet (siehe ◘ Tab. 6.1). Die typische Manifestation ist Fieber mit 97 %, Kopfschmerzen mit 95 % und Nackensteifigkeit mit 93 %. Ein Fünftel der der Patienten hat eine Hautverletzung. Die Mortalität liegt bei 2,9 % und Hörverlust ist mit 53 % die häufigste Behinderung. Die Dexamethason-Gabe führt zu einer Reduktion der Hörstörung.

6.1.5 Diagnostische Abklärung und Differenzialdiagnose

Die akute Meningitis ist ein medizinischer Notfall und bedarf einer schnellstmöglichen diagnostischen Zuordnung und Therapie. Der Schlüssel zur Diagnose ist der Liquor. Bei bereits bestehender Sepsis, insbesondere bei Vorliegen petechialer Blutungen, muss sofort antibiotisch behandelt werden. Die Liquorpunktion und eine vorherige cCT dürfen die Therapie nicht verzögern und es sollte innerhalb einer Stunde mit der Antibiose begonnen werden (siehe ◘ Abb. 6.1).

Pragmatisch ist die Durchführung einer Computertomografie vor der Lumbalpunktion bei Patienten mit epileptischen Anfällen, bei fokalen neurologischen Defiziten, bei Immunsuppression und bei einer milden bis schweren Beeinträchtigung der Bewusstseinslage zu empfehlen. Durch eine Computertomografie kann allerdings eine Herniation nach der Lumbalpunktion nicht ausgeschlossen werden.

Liquorbefunde Die Zellzahl ist nahezu immer deutlich erhöht (>350/µl), allerdings weisen ca. 10 % der Patienten eine Zellzahl <100/µl auf. Dies ist vor allem bei antibiotisch anbehandelten oder immungeschwächten Patienten der Fall oder in einer sehr frühen Phase der Erkrankung. Der Anteil neutrophiler Granulozyten liegt normalerweise >90 %; Ausnahmen bilden wiederum anbehandelte Patienten sowie Meningitiden, hervorgerufen durch Listerien und anderer Erreger, die zu einer weniger fulminant verlaufenden Meningitis führen. Der Eiweißgehalt ist erhöht, bei über

Tab. 6.1 Seltene in Europa vorkommende bakterielle Meningoenzephalitiden die von Tieren, Tierprodukten bzw. Vektoren übertragen werden

Erreger	Reservoir oder Überträger	Charakteristika	Therapie
Bacillus anthracis	Rinder	Nekrotische Hautpustel, hämorraghische Meningoenzephalitis	Ciprofloxacin + Penicillin/Meropenem/Rifampicin/Vancomycin
Brucella	Rinder, Schafe, Ziegen, Schweine, Hunde	Hirnnervenbeteiligung Myelitis, Arteriitis, Lymphknoten, Milzschwellung	Doxycyclin + Rifampicin/Streptomycin/Gentamycin
Campylobacter fetus	Rinder, Schafe, Ziegen	Immunsuppression	Meropenem
Capnocytophaga canimorsus	Katzen, Hunde	Immunsuppression, HIV	Ceftriaxon/Ciprofloxacin/Doxycyclin
Chlamydia psittaci, -pneumoniae	Papageien	Atypische Pneumonie mit Reizhusten, oft Hepatosplenomegalie	Doxycyclin/Clarithromycin/Levofloxacin
Ehrlichia chaffennsis, equii, phagocytophila	Hunde, Zecken	Myalgien, Arthralgien, abdominelle Beschwerden	Doxycyclin, Rifampicin
Francisella tularensis	Nagetiere	Abdominelle oder pulmonale Symptome	Ciprofloxacin + Rifampicin/Gentamycin/Doxycyclin
Leptospira interrogans (Morbus Weil)	Rinder, Pferde, Hunde, Nager, Wild, meist über kontaminiertes Wasser	Biphasischer Verlauf, Bindehautentzündung, Endothelschaden, Leber und Nieren-beteiligung	Ceftriaxon/Penicillin/Doxycyclin
Mycobacterium avium (Geflügel- tuberkulose)	Katzen, Hunde, Pferde, Schweine, Wild, Vögel, über kontaminiertes Wasser	Immunsuppression, HIV	Rifampicin + Isoniazid + Ethambutol + Azithromycin/Clarithromycin
Mycobacterium bovis (Rinder- tuberculosis)	Rinder, Ziegen (nicht pasteurisierte Milch)	Immunsuppression	Rifampicin + Isoniazid + Ethambutol
Rickettsia conorii, prowazeki, mooseri, typhi	Nagetiere/Zecken, Läuse, Milben	Exanthem, Hepatosplenomegalie	Doxycyclin, Ciprofloxacin, Gentamycin, Chloramphenicol
Pasteurella multocida	Katzen, Hunde, Schweine		Ceftriaxon, Penicillin, Meropenem
Streptococcus equi	Pferde	Immunsuppression Sepsis, Edokarditis	Ceftriaxon, Penicillin
Streptococcus suis	Schweine	Früher Hörverlust	Ceftriaxon, Penicillin

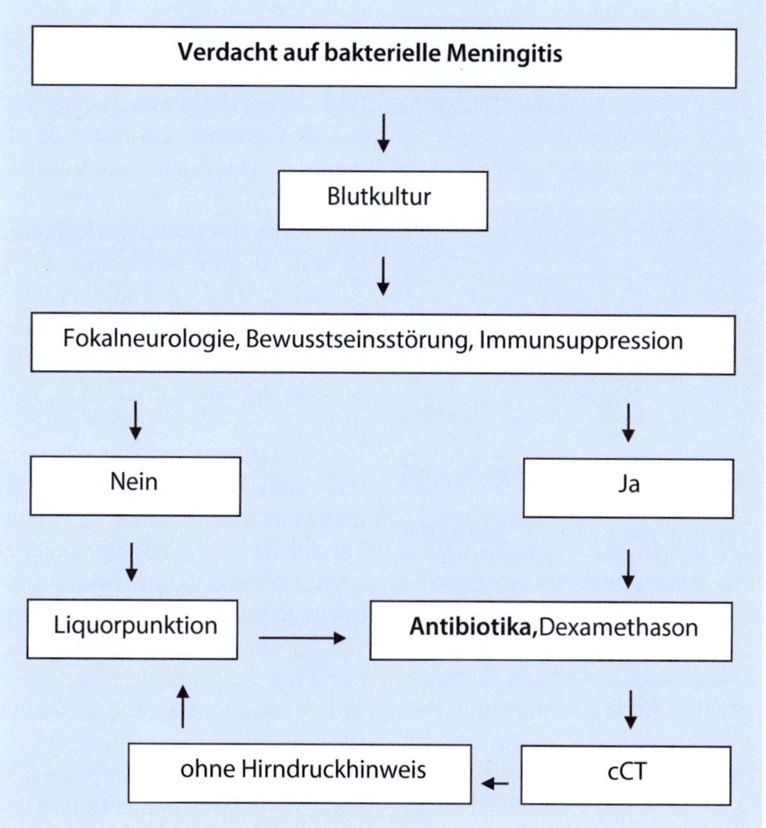

Abb. 6.1 Vorgehen bei Verdacht auf bakterielle Meningitis

50 % der Patienten ist er >2000 mg/l. In der Hälfte der Fälle findet man eine deutlich erniedrigte Glukosekonzentration (Liquor-Serum-Ratio <0,5). Ein Liquorlactat >3,5 mmol/l hat bei der bakteriellen Meningitis eine Sensitivität von 96 % und eine Spezifität von 85 %, wobei eine antibiotische Vorbehandlung keinen wesentlichen Einfluss hat.

In Fällen mit einer gemischten Pleozytose < 350/µl müssen differenzialdiagnostisch tuberkulöse, mykotische oder virale Meningoenzephalitiden, eine Neuroborreliose oder Neurosyphilis sowie eine Meningeosis carcinomatosa etc. berücksichtigt werden.

Sonstige Laborbefunde Eine Leukozytose und eine Erhöhung des C-reaktiven Proteins sind bei immunkompetenten Patienten immer nachweisbar. Procalcitonin ist hochsensitiv bis 99 % und auch spezifisch, ist in der Frühphase der Meningitis zur Erfassung der bakteriellen Sepsis sehr gut geeignet.

Erregernachweis Bei nicht anbehandelten Patienten ist ein Gram-Präparat des Liquors in ca. 60 bis 80 % positiv; der Erregernachweis aus der Liquorkultur gelingt zu ca. 80 % (Abb. 6.2). Blutkulturen sind hilfreich und bis 70 % positiv.

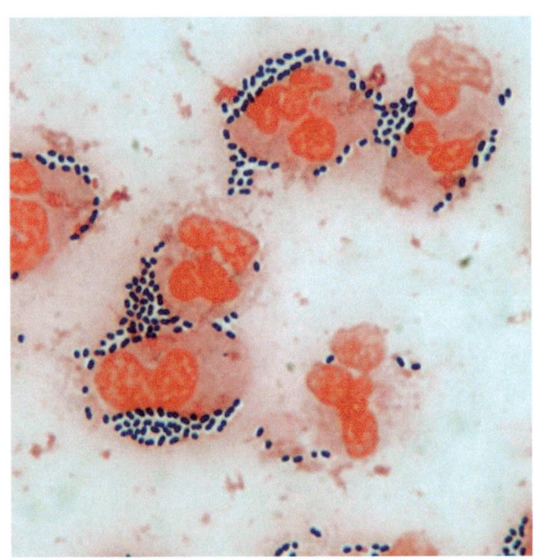

Abb. 6.2 Gram-Färbung des Liquors bei Pneumokokkenmeningitis. Segmentkernige Granulozyten werden von Gram-positiven extrazelluläre Diplokokken umringt

Nucleic Acid Amplification Technology (NAAT) Ein Meningitis/Enzephalitis-Panel mit dem die wichtigsten Erreger der ZNS-Infektionen erfasst werden, etabliert sich zunehmend als diagnostische Methode. Ein Vorteil ist die rasche Durchführung innerhalb von 2 h sowie der potenzielle Nachweis sowohl relevanter bakterieller als auch viraler Erreger. Die Methode ist eine qualitative PCR, die entweder positiv oder negativ ist.

Insgesamt gewinnen auch Multiplex-PCR-Methoden in der Diagnose der erregerbedingten Meningoenzephalitis an Bedeutung. Es besteht eine sehr gute Übereinstimmung zwischen kulturellem Nachweis und Multiplex-PCR (99 %). RT-PCR haben bei antibiotisch anbehandelten Patienten einen Stellenwert.

Dennoch sind weder die Multiplex-PCR noch das Meningitis/Enzephalitis-Panel zum jetzigen Zeitpunkt eine etablierte Standarddiagnostik der akuten ZNS-Infektion. Beide Methoden haben zudem den Nachteil, dass keine Resistenzbestimmungen gemacht werden. Auch bei einem Erregernachweis mit einer dieser beiden Methoden müssen grundsätzlich eine Liquorkultur und, wenn möglich, eine Resistenzbestimmung durchgeführt werden.

Next Generation Sequencing (NGS) Insbesondere seltene Erreger von Entzündungen des zentralen Nervensystems entziehen sich oft dem diagnostischen Nachweis. Durch die rasche Entwicklung der Molekularbiologie sind Methoden wie NGS heute bereits verfügbar und werden möglicherweise die Erregersuche verändern. Im Unterschied zur Hypothesen-getriebenen und gezielt eingesetzten RT-PCR wird die komplette DNA oder cDNA in der jeweiligen Probe sequenziert. Danach wird zwischen pro- und eukaryontem DNA-Material differenziert und in einem computergestützten Vergleichsansatz die sequenzierten Teile mit einer Datenbasis mit bekannten Erregersequenzen verglichen (Metagenomics-Ansatz) Grundsätzlich funktioniert die Methode mit Gewebe- und Liquorproben. In einer prospektiven Pilotstudie wurde die Methode entsprechend validiert.

In verschiedenen Fallserien wurden seltene bakterielle, parasitäre, virale und Pilzerkrankungen des zentralen Nervensystems identifiziert aber die Ausbeute bei der Erregersuche insgesamt nur um etwa 10 % verbessert.

Differntialdiagnosen (Formatierung wie Absatz vorher) Das Krankheitsbild einer akuten bakteriellen Meningitis ist eindrücklich und durch Kopfschmerzen, Fieber, Nackensteifigkeit sowie eine Bewusstseinsstörung gekennzeichnet. Diese typischen Symptome liegen aber nicht zu 100 % vor und sind durch zusätzliche Faktoren wie das Alter, das Vorliegen einer Immunsuppression oder andere zugrunde liegende Erkrankungen erheblich beeinflusst.

Wichtige Differenzialdiagnosen beinhalten andere nichtbakterielle intrakranielle Infektionen, wie die Virus-Meningoenzephalitis, die Pilzmeningitis, Rickettsiosen und intrakranielle sowie spinale Abszesse. Beim Vorliegen einer Fokalneurologie ist die Endokarditis mit meningitischer Manifestation zu bedenken. Klinisch relevant ist die Differenzialdiagnose zur Herpes-simplex-Infektion. Die bakterielle Meningitis verläuft zwar im Regelfall extrem fulminant, kann aber, insbesondere wenn eine antibiotische auch kurze Vortherapie vorliegt, mit dem klinischen Bild einer viralen Meningitis verwechselt werden.

Auch bei Patienten mit bakteriellen Infekten in anderen Organsystemen können, insbesondere bei systemischer Mitbeteiligung, neurologische Symptome auftreten, z. B. bei einer Urosepsis als Ausdruck der septischen Enzephalopathie. Auch beim SOFA-Score (Sepsis-related organ failure assessment score) ist die mit GCS erfasste quantitative Bewusstseinsstörung ein wesentlicher und sensitiver Untersuchungspunkt. Bei Fieber und jeglicher neurologischer Symptomatik ist die akute ZNS-Infektion eine wichtige Differenzialdiagnose.

6.1.6 Bildgebung

Craniales Computertomogramm (cCT) Das cCT ist meist unauffällig. In 10–15 % der Fälle zeigen sich bereits intrakranielle Komplikationen (Hydrocephalus, Hirnödem, seltener hypodense Läsionen als Ausdruck einer Arteriitis oder einer Hirnvenenthrombose, seltener Abszesse oder Empyeme, subdurale Effusion vor allem bei Kindern), die unter Umständen eine Kontraindikation für die sofortige Liquorentnahme darstellen. Nach Kontrastmittelgabe (bei unauffälligem Nativ-Befund nicht erforderlich) findet sich gelegentlich ein vermehrtes gyrales Enhancement.

Wichtig ist der Nachweis einer Sinusitis, Mastoiditis und knöcherner Defekte als Eintrittspforte im Knochenfenster. Der Nachweis von Luft deutet auf einen Duradefekt hin.

Kernspintomografie des Schädels (cMRT) Ihr kommt zur Diagnose von Komplikationen im Verlauf der Erkrankung eine besondere Bedeutung zu. Hinweise auf ein Hirnödem, eine eitrige Ventrikulitis, Signalanhebungen im Bereich der Sulci und im Cortex zeigen sich bei mehr als einem Drittel der Patienten und bei 27 % wurden Veränderungen der weißen Substanz festgestellt.

Patienten mit einer nachgewiesenen Pneumokokken-Erkrankung zeigten deutlich häufiger eine Diffusionsrestriktion und veränderte Flair Sequenzen als Meningitiden anderer Ursache. DWI und FLAIR Sequenzen sind daher von besonderer Bedeutung.

In Zusammenschau ist die Computertomografie aufgrund der raschen Verfügbarkeit zur Identifizierung der Eintrittspforte sehr gut geeignet. Der cMRT-Untersuchung kommt aufgrund der Möglichkeit, intrakranielle Komplikationen der schweren bakteriellen Meningitis zu erfassen, neuerdings eine besondere Bedeutung zu.

6.1.7 Therapie

Die Antibiotika-Therapie muss möglichst rasch beginnen, wobei initial meist empirisch behandelt wird. Gegebenenfalls muss nach Erregeranzucht und nach vorliegendem Antibiogramm die Therapie modifiziert werden (siehe ◘ Tab. 6.2). Infektiöse Herde wie z. B. eine Mastoiditis müssen rasch chirurgisch behandelt werden.

Bei Zweifel am unmittelbaren Behandlungserfolg, sollte innerhalb von 24–48 h der Liquor neuerlich untersucht werden. Bei persistierendem Keimnachweis muss in Abhängigkeit vom Antibiogramm ein Wechsel der Antibiotika erwogen werden. Bei unkompliziertem Behandlungsverlauf ist eine Therapiedauer von 10–14 Tagen ausreichend; bei Infektionen mit Listerien, Staphylokokken

Tab. 6.2 Kalkulierte Antibiotika-Therapie bei bakterieller Meningitis

Prädisposition	Wahrscheinlichste Erreger	Empfohlene Antibiotika
Neugeborenes <1 Monat	Gram-negative Stäbchen Streptokokken der Gruppe B	Cephalosporin der Gruppe 3a + Ampicillin
Ambulant erworben 1 Monat–6 Jahre	Meningokokken, Pneumokokken, (Haemophilus influenzae)	Cephalosporin der Gruppe 3a
Ambulant erworben >6 Jahre	Pneumokokken, Meningokokken, Listerien, aerobe Streptokokken, (Haemophilus influenzae)	Cephalosporin der Gruppe 3a + Ampicillin
Ambulant erworben mit Immundefizienz, -suppression, Diabetes, Alkoholkrankheit, Tumor	Listerien, Gram-negative Enterobakterien, Pneumokokken, E. coli	Cephalosporin der Gruppe 3a + Ampicillin
Nosokomiale Infektionen, Shunt, EVD, Trauma	Staphylokokken, Gram-negative Enterobakterien, Pseudomonas	Vancomycin + Meropenem/Ceftazidim

oder Gram-negativen Enterobakterien sollte allerdings 3–4 Wochen behandelt werden. Eine geringfügige Erhöhung der Zellzahl und des Gesamteiweißes kann nach erfolgreicher Therapie noch für einige Wochen nachweisbar sein. Bei klinischer Besserung des Patienten ist daher auch eine Liquoruntersuchung im späteren Verlauf nicht sinnvoll.

6.1.8 Adjuvante Therapien

Dexamethason reduziert die Mortalität und die Morbidität bei bakterieller Meningitis signifikant (4 × 10 mg für die ersten 4 Erkrankungstage). Anzustreben ist die Verabreichung von Dexamethason vor oder zeitgleich mit der antibiotischen Therapie, um die Entzündungsantwort zu modulieren. Der Kortisoneffekt ist besonders deutlich bei der Pneumokokken-Erkrankung. Bei nachgewiesener Meningokokken- und Listerien-Meningitis ist die Beendigung einer begonnenen Dexamethason-Therapie zu erwägen.

In Entwicklungsländern mit diagnostischen Problemen, hoher HIV-Durchseuchung, Mangelernährung oder in Gebieten mit hoher Antibiotikaresistenz ist der Effekt von Dexamethason nicht gesichert. Bei der Haemophilus-influenzae-Meningitis im Kindesalter führt die Gabe von Dexamethason (0,15 mg/kg KG über 4 Tage) zu einer Reduktion von Folgeschäden, insbesondere bleibenden Hörminderungen.

Analgosedierung Aufgrund der heftigen Kopfschmerzen ist eine suffiziente Analgesie mit Opioiden empfehlenswert, ehe man die Patienten mit Benzodiazepinen sediert (Neuroleptika sind wegen der potenziellen Senkung der Krampfschwelle weniger geeignet).

Antikonvulsiva Bei epileptischen Anfällen sollte eine entsprechende Behandlung erfolgen, eine prophylaktische antikonvulsive Therapie ist jedoch nicht indiziert.

6.1.9 Komplikationen

Neben den bei jedem septischen Krankheitsbild zu überwachenden Parametern ist eine engmaschige Kontrolle von beginnenden Hirndruckzeichen (Vigilanz, Pupillenweite und -reagibilität anfangs ein- bis zweistündlich überprüfen) sowie die Suche nach neu auftretender Herdsymptome (tägliche Erhebung eines neurologischen Status) zwingend erforderlich; Im Zweifel und bei geändertem klinischen Befund ist eine MRT Untersuchung sinnvoll. Häufige

Tab. 6.3 Akute Komplikationen bei bakterieller Meningitis

Sepsis	~50 %
Hirnödem	10–15 %
Hydrozephalus	~10 %
Ischämische Infarkte	15–20 %
Sinusvenenthrombose	~5 %
Abszess, Empyem, Zerebritis	5–10 %

Komplikationen der bakteriellen Meningitis sind in Tab. 6.3 dargestellt. Bezüglich der Therapie des Hirndrucks siehe (Hoefner Weber, 14.2)

Finden sich in der transkraniellen Dopplersonografie Hinweise auf eine Steigerung der Flussgeschwindigkeit und bestehen klinisch oder in der Bildgebung Hinweise auf fokale Störungen, ist an eine zerebrale Arteriitis zu denken oder eine Sinus-Venen-Thrombose als Ursache zu suchen. Bei nachgewiesener Sinus-Venen-Thrombose empfiehlt sich eine PTT-wirksame Antikoagulation mit Heparin und folgende Antikoagulation für 3 Monate (in Analogie zur Therapie einer Sinus-Venen-Thrombose).

6.1.10 Expositionsprophylaxe

Das Erkrankungsrisiko für enge Kontaktpersonen (Haushaltsmitglieder, Personen, die mit oropharyngealen Sekreten in Kontakt kamen, Kontaktpersonen in Kindereinrichtungen, Internaten, Kasernen) etc. muss durch eine antibiotische Prophylaxe reduziert werden (siehe Tab. 6.4).

6.1.11 Nosokomiale Meningitis und Ventrikulitis

Eine Reihe von neurologischen und neurochirurgischen Erkrankungen bedarf einer extraventrikulären Drainage. Typischerweise sind solche Drainagen, oder seltener diverse Sonden, eine Quelle für nosokomiale Infektionen, die mit etwa 10 % häufige Komplikationen sind. Die nosokomiale bakterielle Meningitis und/oder Ventrikulitis kann auch Folge einer offenen Hirnverletzung sein. Ursache sind meist nosokomiale Problemkeime.

Klinik und Diagnostik

Die klinische Symptomatik kann derjenigen einer klassischen Meningitis entsprechen, aber auch nur einzelne Symptome davon aufweisen. Neu aufgetretene Kopfschmerzen, Erbrechen, qualitative und quantitative Bewusstseinsstörung und Fieber, aber auch eine lokale Schwellung und oder Rötung im Bereich der Shunt-Anlage sind die klinischen Befunde. Die klinische Einschätzung wird oft erschwert, da es sich meist um schwer kranke, teils auch beatmete Patienten handelt.

Man unterscheidet zwischen Kontamination, Kolonisation und tatsächlicher Infektion eines Katheters, wobei die letztgenannte als Alleinstellungsmerkmal die Liquorpleozytose bzw. deren Zunahme in Kombination mit einer meist unspezifischen Klinik aufweist (siehe Tab. 6.5).

Von den Laborparametern korreliert ein Glukose-Koeffizient von unter 0,5 statistisch mit dem Auftreten einer Ventrikulitis, ist aber alleine nur mäßig sensitiv und unspezifisch. Gleiches gilt für den Zellindex, gebildet aus Leukozyten im Liquor/Blut sowie Erythrozyten im Liquor/Blut als Indikator für das Vorliegen einer Ventrikelinfektion (Cut Off 2,8).

Andere Biomarker wie z. B. Preseptin etc., ein Marker für Makrophagen-Aktivität, ist zwar sehr sensitiv aber nur mäßig spezifisch und noch unzureichend untersucht. Liquorlactat und Liquoreiweiß sind ergänzende wichtige Parameter.

Aktuelle Arbeiten zeigen, dass eine formalisierte Infektionskontrolle einen erheblichen Einfluss auf die Häufigkeit von Vent-

Tab. 6.4 Antibiotikaprophylaxe nach Meningitisexposition

Chemoprophylaxe bei *N. meningitidis*	– Rifampicin 2 × 10 mg/kg KG/d maximal 2 × 600 mg (Neugeborene: 2 × 5 mg/kg/d) oral über zwei Tage oder – Ciprofloxacin 500 mg oral als Einmalgabe bei Schwangerschaft: – Ceftriaxon 250 mg i. v. als Einmalgabe
Chemoprophylaxe bei *H. influenzae*	– Rifampicin 2 × 10 mg/kg KG/d maximal 2 × 600 mg (ungeimpfte Kinder <5 Jahre, immunsupprimierte Erwachsene) oral über zwei Tage bei Schwangerschaft: – Ceftriaxon 250 mg i. v. als Einmalgabe

Tab. 6.5 Begriffsdefinitionen bei Ventrikulitis

Kontamination	Einmaliger Erregernachweis in der Kultur oder in der Gram-Färbung, normaler Liquor, keine klinischen Symptome
Kolonialisation	Mehrfacher Erregernachweis in der Kultur oder in der Gram-Färbung, normaler Liquor, keine klinischen Symptome
Infektion	Einmaliger oder mehrfacher Erregernachweis in der Kultur oder in der Gram-Färbung, Liquorpleozytose oder zunehmende Zellzahl und/oder erniedrigte Glukose, klinische und bildgebende Hinweise auf eine Meningoventrikulitis

rikulitiden hat. Wesentliche, aber im Prinzip sehr einfache Maßnahmen, wie definierte Standards für die chirurgische Anlage sowie die tägliche Liquoranalyse reduzieren die Ventrikulitisraten bis auf 1 % und beschleunigt die Diagnose.

Seit längerer Zeit wird über verschiedene Katheter-Beschichtungen, z. B. Silber, diskutiert. Mehrere Arbeiten kommen allerdings zu unterschiedlichen Ergebnissen. Damit bleibt der Wert solcher Beschichtungen auch zukünftig kontrovers (42).

Ein Therapievorschlag findet sich in Tab. 6.2, wobei bei unbekanntem Erreger das lokale Keim- und Resistenzspektrum des jeweiligen Krankenhauses zu beachten sind, sowie vorliegende Keimnachweise aus Voruntersuchungen. Bei unzureichendem Therapieansprechen kann eine intraventrikuläre Antibiotikagabe als individueller Heilversuch erwogen werden.

Die Wirksamkeit intraventrikulärer Antibiotika wird kontrovers beurteilt, da keine kontrollierten Studien vorliegen. Vancomycin, Gentamicin und Colistin sind die am häufigsten verwendeten Antibiotika (siehe Übersicht).

Intraventrikuläre Antibiotika

- Vancomycin 5–20 mg/d ggf. Anpassung an Ventrikelweite, auch in Kombination mit Gentamycin
- Gentamycin 1–8 mg/d, Tobramycin 5–20 mg/d, Amikacin 30 mg/d
- Daptomycin 5–10 mg/d 1 mg/ml
- Linezolid 10 mg/d 2 mg/ml
- Polymyxin B 5 mg, Colistin 10 mg

Die Drainage sollte nach Verabreichung des Antibiotikums für 15 bis 60 min. abgeklemmt werden, soweit es der Hirndruck erlaubt. Die Frage des EVD-Tausches wird unterschiedlich gehandhabt und ist von der Anlagedauer, der lokalen Beziehung zur Ventrikulitis etc. abhängig. Eine unzureichende Drainageleistung ist ein Grund für eine Neuanlage.

6.2 Virale Meningitis

Uta Meyding-Lamadé und Eva Maria Craemer

Die virale Meningitis ist die häufigste Entzündung des zentralen Nervensystems. Im Rahmen einer systemischen Infektion stellt sie einen Reizzustand der Meningen dar, falls das angrenzende Hirngewebe betroffen ist, handelt es sich um eine Meningoenzephalitis.

Eine virale Meningitis kann durch eine Vielzahl von Viren verursacht sein, die in Europa wichtigsten Viren sind in der Übersicht unten aufgelistet. In ◘ Tab. 6.6 sind für Deutschland wichtige Erreger einer Meningitis, Meningoenzephalitis aufgeführt. Charakteristisch sind Kopfschmerzen, Fieber, Nackenschmerzen, Meningismus, Abgeschlagenheit, Myalgien, Licht- und Lärmscheu. In unterschiedlichen Ausprägungen können Übelkeit und Erbrechen auftreten. Die meisten viralen Meningitiden klingen auch ohne Therapie nach wenigen Tagen bis Wochen wieder ab, in ca. 90 % der Fälle nach 10–14 Tagen. Bei Abwehrgeschwächten, bei sehr Alten und Säuglingen, Kleinkindern können typische Meningismuszeichen fehlen oder nur schwach ausgeprägt sein.

Häufige virale Erreger/wichtige mögliche virale Erreger einer Meningitis, hier siehe auch ► Kap. 7, ► Kap. 9, ► Kap. 22

- Coxsackie-Virus
- Echovirus
- Adenovirus
- Herpes-simplex-Virus Typ 2
- Varizella-Zoster-Virus
- Phlebovirus (Toskana-Fieber)
- Poliovirus
- Masernvirus
- Frühsommer-Meningoenzephalitis-Virus
- Mumpsvirus
- Ebstein-Barr-Virus
- Enterovirus 71
- HIV
- Parvovirus
- Humanes Herpesvirus 6
- Dengue-Virus

Die Meningoenzephalitis ist gekennzeichnet durch Kopfschmerzen, Fieber, Nackenschmerzen, Meningismus, Abgeschlagenheit, Myalgien, Licht- und Lärmscheu, Vigilanzstörungen, delirante Syndrome, epileptische Anfälle, Aphasie, Apraxie, Hemiparesen und kognitive Störungen.

Merke: Leitsymptome einer viralen Meningitis sind Kopfschmerzen, Fieber, Meningismuszeichen.

Cave: Bei Säuglingen, sehr alten Menschen und Immunsupprimierten kann die Nackensteifigkeit fehlen.

Die Diagnostik stützt sich auf klinische, laborchemische Untersuchungen und bildgebende Verfahren. Im Liquor findet sich meist eine lymphozytäre Pleozytose (<1000 Zellen/µl), in den ersten 4–48 h kann eine Mischpleozytose (25–1000 Zellen/µl) mit Lympho-, Mono- und Granulozyten vorliegen. Liquorlaktat und Liquorprotein sind in der Regel normal oder steigen nur leicht an (siehe ► Abschn. 4.4).

Eine Virus-PCR aus Liquor kann innerhalb von 24 h Ergebnisse liefern. Sie liefert meist schon bei der ersten Lumbalpunktion positive Ergebnisse, kann auch nach antiviraler Therapie positiv bleiben. Bei einigen viralen Enzephalitiden, wie bspw. der Herpes-simplex-Virus-Enzephalitis (siehe ► Abschn. 7.2), ist die PCR zum diagnostischen Goldstandard geworden.

Der oft erst im Verlauf der ersten Wochen der Erkrankung positive spezifische Antikörperindex kann eine erregerspezifische Genese der viralen Meningitis belegen.

Tab. 6.6 Häufige virale Erreger einer Meningitis, Meningoenzephalitis

Viren	Neurologische Manifestation	Klinische Besonderheiten	Diagnostik (1. und 2. Wahl)	Verlauf
Adenoviren	M, ME	Fieber, akute Pharyngitis, Konjunktivitis, epidemische Keratokonjunktivitis, atypische Pneumonie	1. Serologie	Gelegentlich schwerer Verlauf bei Kleinkindern und Immunsupprimierten
			2. Erregerisolation	
Frühsommer-Meningoenzephalitis-Virus	M (25 %)	Neurologische Besonderheiten bei 10 % der Infizierten, biphasischer Verlauf	1. AI	Letalität 0,8–2 %, gelegentlich schwerer, polioähnlicher Verlauf
	ME (75 %) nach		2. RNA-PCR	
	Zeckenbiss		2. Serologie	
Herpes-simplex-Virus Typ 1	M, ME	Typische fokale Enzephalitis mit Befall des Temporallappens	1. PCR	Letalität 80 %, seit Möglichkeit der antiviralen Behandlung <20 %, jedoch häufig Residualschäden
			2. AI	
Varizella-Zoster-Virus (VZV)	ME	Meist 1–2 Wochen nach Windpockeninfektion, Zoster opthalmicus	1. PCR	Letalität 5–10 %, Residualschäden in 20 % der Fälle
	Zerebellitis		2. AI	
	Vaskulitis			
	Zosterganglionitis	Herpes-Zoster-Exanthem		Postherpetische Neuralgie in 10 %, häufig bei Älteren
	Zosterradikulitis			
	Selten Zostermyelitis			
Epstein-Barr-Virus (EBV)	M, ME	Mononucleosis infectiosa	1. PCR	Meist gutartig, Letalität 2–5 %
	(Hirnstamm-enzephalitis, Zerebellitis, Polyneuritis)	(Pfeiffer-Drüsenfieber)	2. Serologie	
Zytomegalievirus (CMV)	ME, Myelitis	50–60 % der Bevölkerung seropositiv, manchmal mit Hepatitis, Myokarditis, Pneumonie	1. PCR	Schwere Verläufe bei Immunsupprimierten, Auftreten mit (CMV-Pneumonie, -Kolitis, -Retinitis) oder ohne systemischen Befall
	(oft Reaktivierung nach Immunsuppression oder Knochenmarktransplantation, Polyneuritis)		2. AI und Antigennachweis im Blut	

Tab. 6.6 (Fortsetzung)

Viren	Neurologische Manifestation	Klinische Besonderheiten	Diagnostik (1. und 2. Wahl)	Verlauf
Coxsackie-A-Virus	M, selten ME	Herpangina, Sommergrippe	1. PCR, Serologie	?
			2. Erregerisolation	
Echo-Viren	M, ME	Gastroenteritis, Konjunktivitis, Exanthem, gelegentlich Leberbeteiligung	1. PCR	Vorwiegend gutartige Verläufe
			2. Serologie	
	Lyssa-Enzephalitis		2. Abklatschpräparat der Kornea	
Mumpsvirus	M, ME	Gelegentlich Meningitis; Parotitis, Orchitis, Pankreatitis, Oophoritis, selten Enzephalitis	1. PCR	ME: sehr selten
			2. AI	M: nach 2–4 Wochen typ. Auftreten von Parotitis
			2. AI	

M Meningitis, *ME* Meningoenzephalitis, *AI* Antikörper Index

> Merke: Eine lymphozytäre Pleozytose ist ein typischer Liquorbefund der viralen Meningitis.

Die Serologie ist meist unspezifisch. Serologisch weist eine relative Lymphozytose bei normaler Blutsenkungsgeschwindigkeit und geringe CRP-Erhöhung (>50 mg/l) auf eine virale Genese hin. Im Gegensatz zur bakteriellen Meningitis, bei der das Prokalzitonin erhöht ist, ist das Prokalzitonin bei der viralen Meningitis normwertig (<0,5 ng/ml).

6

Neuroradiologisch werden die kraniale CT und das kraniale MRT eingesetzt. Beim Verdacht auf erhöhten Hirndruck muss eine kraniale Bildgebung vor der Lumbalpunktion durchgeführt werden.

> Merke: An Umgebungsfälle, Insektenstiche und Auslandsaufenthalte ist bei der Anamnese zu denken.

Die Behandlung einer blanden Meningitis sollte symptomatisch antipyretisch und analgetisch erfolgen. Trotz zunehmender Anzahl antiviraler Substanzen sind spezielle antivirale Therapeutika nur für eine geringe Anzahl von Viren verfügbar, jedoch stehen für einige Erreger Vakzine zur Verfügung.

6.2.1 Spezielle Erreger

6.2.1.1 Coxsackie-Virus A-Typen und Coxsackie-Virus B-Typen

Coxsackie-Viren (CV) gehören in den Genus Enterovirus in der Familie der Picornaviridae. Sie sind kleine, sphärische und unbehüllte RNA-Viren. CV verursachen überwiegend asymptomatische Infektionen.

Ihr Pathogenitätsmechanismus ist, ähnlich den Polioviren und anderen Enteroviren, vor allem durch ihren Zelltropismus über die Interaktion mit spezifischen Rezeptoren auf empfänglichen Zellen bedingt. Die Inkubationszeit liegt meist zwischen 7–14 Tagen.

Neugeborene sind besonders gefährdet, schwere Morbidität und Mortalität nach einer Infektion mit Coxsackie-Viren und Echoviren der Gruppe B zu entwickeln. In einem pathologischen Bericht eines Kindes, das dem Coxsackie-Virus B5 erlag, wurde eine starke Entzündung im Bereich des Plexus choroideus sowie des lateralen und vierten Ventrikels festgestellt. Dies steht im Einklang mit experimentellen Daten, die zeigen, dass der Plexus choroideus in mit Coxsackie-Virus B3 (CVB3) infizierten neugeborenen Mäusen stark mit virusinfizierten myeloiden Zellen besiedelt ist, die sich einer Apoptose unterziehen.

6.2.1.2 Lymphozytäres Choriomeningitis-Virus (LCMV)

▪ Erreger und Epidemiologie

Das LCMV gehört in die Familie der Arenaviren, sie gehören zu den Negativstrang-Viren (Einzelstrang RNA Virus). Das LCMV ist seit 1934 bekannt.

Nach intrazerebraler Injektion zielt das LCMV auf die Zellen des Plexus choroideus und des Ependyms sowie auf stromale und angeborene Immunzellen in Mäusen ab. LCMV wird wahrscheinlich von Nagetieren auf Menschen übertragen, wenn sie mit Urin oder Stuhl kontaminierte Nahrung zu sich nehmen oder wenn sie durch eine offene Wunde exponiert werden.

▪ Klinik

Nach einer Inkubationszeit von 3–10 Tagen manifestieren sich hohes Fieber, Muskelschmerzen und Abgeschlagenheit. Eine Lungen- oder Leberbeteiligung kann vorkommen. In der zweiten Krankheitswoche stellen sich neurologische Symptome ein, der Virusnachweis im Liquor ist dann positiv. Die Leitsymptome sind Fieber, Kopfschmerzen, Pneumonie und aseptische Choriomeningitis, eine Virusenzephalitis ohne Beteiligung des Nervengewebes.

Die meisten Infektionen führen zu leichten oder gar keinen Symptomen, und in seltenen Fällen schwerer Erkrankungen erholen sich immunkompetente Personen in der Regel. Eine LCMV-Infektion kann jedoch bei immungeschwächten Personen, wie Empfängern von Organtransplantaten, tödlich sein.

- **Diagnose**

Die Diagnostik einer LCMV kann nur mit einer breit gefächerten PCR-Diagnostik aus Liquor, Blut oder Serum erfolgen. Virus-spezifische IgG- und IgM-Antikörper lassen sich frühestens eine Wochen nach Symptombeginn nachweisen.

- **Therapie**

Eine spezifische Therapie ist nicht vorhanden.

6.2.1.3 Mollaret-Meningitis

Die 1944 erstmals von Pierre Mollaret beschriebene Sonderform einer benignen chronisch rezidivierenden Meningitis stellt eine Sonderform der Meningitis dar, Herpes-Simplex-Virus Typ 2 kann Auslöser der Erkrankung sein, deren Ätiologie letztlich oft unbekannt ist. Man vermutet eine Immunreaktion von Infektionen mit Varizella-Zoster-Virus, Herpes-simplex-Virus Typ 2 (selten Typ 1) oder Zytomegalie-Virus. Auch ein Zusammenhang von rheumatischen Erkrankungen wird vermutet, wie beispielsweise dem systemischen Lupus erythematosus.

- **Klinik**

Die Episoden aus sich selbst limitierenden Attacken mit Fieber, Kopfschmerzen, Meningismus und häufig auch Rücken- und Muskelschmerzen dauern typischerweise zwei bis fünf Tage an, treten in Intervallen von Wochen bis Jahren auf und remittieren spontan ohne Residuen.

- **Diagnose**

In der Liquordiagnostik sind typischerweise eine Pleozytose mit großen endothelialen Zellen (sogenannten Mollaret-Zellen), die nicht pathognomisch sind, zu finden. Eine Schrankenstörung sowie teilweise eine Erniedrigung des Glukosegehaltes sind erkennbar. Die HSV-Typ-2-PCR gelingt in manchen Fällen.

Diagnostische Kriterien der Mollaret-Meningitis sind rezidivierende Fieberattacken mit meningealer Reizung, Kopfschmerzen, Übelkeit und Meningismus, mehrtätige Attacken mit generalisierten Schmerzen und symptomfreien Intervallen über Wochen oder Monate, eine Liquorpleozytose mit einem evtl. Nachweis von nicht pathognomischen Endothelzellen. Diese Attacken heilen meist ohne bleibende Schäden aus.

- **Differenzialdiagnose**

An die medikamenteninduzierte aseptische Meningitis (DIAM) ist differenzialdiagnostisch zu denken, sie weist eine identische Symptomatik auf und entwickelt sich nach Gabe vor allem von NSAR (z. B. Ibuprofen), verschiedener Antibiotika, auch Lamotrigin.

- **Therapie**

Es existiert keine spezifische Therapie.

- **Prognose**

Die Prognose ist gut, die Symptome können innerhalb von 3–5 Jahre rezidivieren.

Literatur

Bari ME, Haider G, Malik K, Waqas M, Mahmood SF, Siddiqui M (2017) Outcomes of post-neurosurgical ventriculostomy-associated infections. Surg Neurol Int 8:124

Bijlsma MW, Brouwer MC, Kasanmoentalib ES, Kloek AT, Lucas MJ, Tanck MW, van der Ende A et al (2016) Community-acquired bacterial meningitis in adults in the Netherlands, 2006–2014:

a prospective cohort study. Lancet Infect Dis 16:339–347

Bodilsen J, Brouwer MC, Kjaergaard N, Sirks MJ, van der Ende A, Nielsen H, van de Beek D et al (2018) Community-acquired meningitis in adults caused by Escherichia coli in Denmark and The Netherlands. J Infect 77:25–29

Brouwer MC, van de Beek D (2017) Management of bacterial central nervous system infections. Handb Clin Neurol 140:349–364

Brouwer MC, van de Beek D (2018) Epidemiology of community-acquired bacterial meningitis. Curr Opin Infect Dis 31:78–84

Champey J, Mourey C, Francony G, Pavese P, Gay E, Gergele L, Manet R et al (2019) Strategies to reduce external ventricular drain-related infections: a multicenter retrospective study. J Neurosurg 130:2034–2039

Charlier C, Perrodeau É, Leclercq A, Cazenave B, Pilmis B, Henry B, Lopes A et al (2017) Clinical features and prognostic factors of listeriosis: the MONALISA national prospective cohort study. Lancet Infect Dis 17:510–519

Charlier C, Poiree S, Delavaud C, Khoury G, Richaud C, Leclercq A, Helenon O et al (2018) Imaging of human neurolisteriosis: a prospective study of 71 cases. Clin Infect Dis 67:1419–1426

Costerus JM, Brouwer MC, Bijlsma MW, Tanck MW, van der Ende A, van de Beek D (2016) Impact of an evidence-based guideline on the management of community-acquired bacterial meningitis: a prospective cohort study. Clin Microbiol Infect 22:928–933

Darai G et al (Hrsg) (2012) Lexikon der Infektionskrankheiten des Menschen. Springer, Berlin. ► https://doi.org/10.1007/978-3-642-17158-1_1

de Gans J, van de Beek D, European Dexamethasone in Adulthood Bacterial Meningitis Study I (2002) Dexamethasone in adults with bacterial meningitis. N Engl J Med 347:1549–1556

Engelen-Lee JY, Koopmans MM, Brouwer MC, Aronica E, van de Beek D (2018) Histopathology of Listeria meningitis. J Neuropathol Exp Neurol 77:950–957

Figueiredo AHA, Brouwer MC, van de Beek D (2018) Acute community-acquired bacterial meningitis. Neurol Clin 36:809–820

Fotakopoulos G, Makris D, Chatzi M, Tsimitrea E, Zakynthinos E, Fountas K (2016) Outcomes in meningitis/ventriculitis treated with intravenous or intraventricular plus intravenous colistin. Acta Neurochir (Wien) 158:603–610 (discussion 610)

Khatib U, van de Beek D, Lees JA, Brouwer MC (2017) Adults with suspected central nervous system infection: a prospective study of diagnostic accuracy. J Infect 74:1–9

Lummel N, Koch M, Klein M, Pfister HW, Bruckmann H, Linn J (2016) Spectrum and prevalence of pathological intracranial magnetic resonance imaging findings in acute bacterial meningitis. Clin Neuroradiol 26:159–167

Meyding-Lamadé U, Craemer E (2019) Meningitis/Meningoenzephalitis – ein Chamäleon in der Medizin. Notfallmedizin 14(1): 91–104. ► https://doi.org/10.1055/a-0646-9853

Meyding-Lamadé U, Craemer E, Jacobi C, Krone B, Pflausler B, Prange H, Schuchardt V (2018) Virale Meningoenzephalitis, S1-Leitlinie. In: Deutsche Gesellschaft für Neurologie (Hrsg) Leitlinien für Diagnostik und Therapie in der Neurologie

Mourvillier B, Tubach F, van de Beek D, Garot D, Pichon N, Georges H, Lefevre LM et al (2013) Induced hypothermia in severe bacterial meningitis: a randomized clinical trial. JAMA 310:2174–2183

Nasir A, Patel N, Prabakaran S, Sagheer SH, Troy SP, Baldinger E, Frontera A (2019) Hemolytic uremic syndrome with severe neurologic complications in an adult. Fed Pract 36:S36–S41

Prange H (1995) Infektionskrankheiten des ZNS. Chapman & Hall, London. ISBN 3-8261-0066-2

Srihawan C, Habib O, Salazar L, Hasbun R (2017) Healthcare-associated meningitis or ventriculitis in older adults. J Am Geriatr Soc 65:2646–2650

Tunkel AR, Hasbun R, Bhimraj A, Byers K, Kaplan SL, Michael Scheld W, van de Beek D et al (2017) 2017 infectious diseases society of America's clinical practice guidelines for healthcare-associated ventriculitis and meningitis. Clin Infect Dis 64:e34–e65

van de Beek D, Cabellos C, Dzupova O, Esposito S, Klein M, Kloek AT, Leib SL et al (2016) ESCMID guideline: diagnosis and treatment of acute bacterial meningitis. Clin Microbiol Infect 22(Suppl 3):S37-62

van de Beek D, Schmand B, de Gans J, Weisfelt M, Vaessen H, Dankert J, Vermeulen M (2002) Cognitive impairment in adults with good recovery after bacterial meningitis. J Infect Dis 186:1047–1052

van Samkar A, Brouwer MC, van der Ende A, van de Beek D (2016a) Streptococcus equi meningitis. Clin Microbiol Infect 22:e3–e4

van Samkar A, Brouwer MC, van der Ende A, van de Beek D (2016b) Zoonotic bacterial meningitis in human adults. Neurology 87:1171–1179

van Veen KEB, Brouwer MC, van der Ende A, van de Beek D (2017) Bacterial meningitis in patients using immunosuppressive medication: a population-based prospective nationwide study. J Neuroimmune Pharmacol 12:213–218

Enzephalitis

Uta Meyding-Lamadé, Eva Maria Craemer, Martin Stangel, Thorsten Lenhard, Burc Bassa, Christian Jacobi, Thomas Weber, Gabriele Arendt, Philipp Schwenkenbecher, Thomas Skripuletz, Inga Zerr und Stefan Schmiedel

Inhaltsverzeichnis

U. Meyding-Lamadé et al. (Hrsg.), *Neuroinfektiologie*,
https://doi.org/10.1007/978-3-662-61669-7_7

Eine schwere Krankheit lässt sich anfangs leicht heilen, aber schwer erkennen. Wenn sie sich jedoch verstärkt, kann man sie leicht erkennen, aber nur schwer heilen.
(Nicolo Machiavelli, 1449–1527)

7.1 Bakterielle Enzephalitis

Uta Meyding-Lamadé , Eva Maria Craemer und Martin Stangel

Zusammenfassung

Eine bakteriell verursachte Enzephalitis ist selten, zu den Erregern zählen unter anderem *Mycobacterium tuberculosis,* Treponema pallidum und Tropheryma whipplei. Die ZNS-Tuberkulose wird durch das Bakterium *Mycobacterium tuberculosis* verursacht. In Zusammenschau des klinischen Befundes, der Liquordiagnostik und der zerebralen Bildgebung wird die Diagnose der ZNS-Tuberkulose gestellt. Die rasche Diagnosestellung, die Einleitung der konsequenten Therapie mit Antituberkulostatika sowie das klinische Stadium sind prognostisch wichtige Faktoren für einen langfristigen Heilungserfolg. Die Behandlung kann aber durch Resistenzentwicklung des Erregers erschwert werden. Andererseits bedeutet nicht jede Verschlechterung unter gerade begonnener Antibiotikatherapie eine Resistenz. Die Neurolues ist eine durch Treponema pallidum verursachte Infektionskrankheit, unbehandelt oder bei nicht ausgeheilter Syphilis kann diese mit einer Latenzzeit von Jahren bis Jahrzehnten auftreten. Aus der Anamnese, Anhaltspunkten auf eine vergangene Geschlechtserkrankung der positiven Treponemenserologie und bestehenden neurologischen und/oder psychiatrischen Symptomen ergibt sich der Verdacht auf eine Neurosyphilis/Neurolues. Die Neurosyphilis kann sich als syphilitische Meningitis, meningovaskuläre Neurosyphilis (Syphilis cerebrospinalis), Tabes dorsalis (Tabische Neurosyphilis) und progressive Paralyse manifestieren. Auf klinischen Befunden, der Liquoranalyse und serologischen Testergebnissen basiert die Diagnose der Neurosyphilis.

7.1.1 Neurolues – Neurosyphilis

Uta Meyding-Lamadé und Eva Maria Craemer

▪ Erreger und Epidemiologie

Erreger der Neurolues oder Neurosyphilis ist *Treponema pallidum*, aus der Familie der *Spirochaetaceae*. Spirochaeten besitzen eine einheitliche und einzigartige Zellmorphologie, es sind sehr bewegliche, schraubenförmig gewundene Bakterien mit schwach Gram-negativem Färbeverhalten. Treponemen sind strikt anaerobe oder mikroaerophile Organismen, d. h. sie sind in vitro nicht kultivierbar. Treponema pallidum ist für den Menschen obligat pathogen, der Mensch ist einziges Reservoir von Treponema pallidum. Weitere humanpathogene Treponema, die außerhalb Europas vorkommen, sind *Treponema pallidum ssp. endemicum* (verursacht die endemische Syphilis oder Bejel in Nordafrika und im Mittleren Osten), Treponema pallidum ssp. pertenue (verursacht die Frambösie in Afrika, Lateinamerika, Asien) und *Treponema carateum* (verursacht die Pinta in Zentral- und Südamerika). In der ◘ Tab. 7.1 sind humanpathogene Treponema außerhalb Europas zusammengefasst.

Die Übertragung von *Treponema pallidum* erfolgt am häufigsten durch sexuelle Kontakte und verläuft über Jahre und Jahrzehnte in vier typischen Stadien. *Treponema pallidum* dringt durch Mikroläsionen der Schleimhaut oder Haut in den Organismus ein. Übertragungen über kontaminierte Nadeln sind selten. Seit der systematischen Testung von Blutspenden sind Übertragungen durch Bluttransfusionen in

Tab. 7.1 Humanpathogene Treponema außerhalb Europas

Erreger	Erkrankung	Vorkommen	Leitsymptome
Treponema carateum	Pinta	Semiaride Klimazonen Zentral- und Südamerikas	Papulöses Exanthem, Hyperpigmentatierung, Hypopigmentatierung
Treponema pallidum spp. pertenue	Frambösie	Tropische Länder Afrikas und Südamerikas, Karibik, Indonesien	Papulöse Hautläsionen, Osteitis, Periostitis, Gummen
Treponema pallidum spp. endemicum	Endemische Syphilis (Bejel)	Aride Klimazonen im mittleren Osten und Afrika	Papulöses Exanthem, Gummatöse Hautläsionen, Destruktive Knochenläsionen

Deutschland extrem selten. In 30 % führt der Geschlechtsverkehr mit einem infizierten Partner zu einer Infektion.

In Westeuropa kommen Lueserkrankungen immer noch regelhaft vor. In Deutschland waren die Fälle seit Ende der 1970er-Jahre mit der Einführung von Penicillin als kausale Therapie rückläufig. Die an das RKI gemeldeten Fallzahlen stiegen seit 2010 jedoch kontinuierlich, Männer sind in >90 % der Fälle betroffen, ca. 4 von 5 männlichen Syphilispatienten stecken sich durch sexuelle Kontakte mit Männern an. Männer erkranken doppelt so häufig wie Frauen.

Die Infektion ist häufiger bei homosexuellen als bei heterosexuellen Männern zu beobachten. 2018 wurden in Deutschland 7332 Fälle gemeldet, die Inzidenz betrug 8,8 Fälle/100.000 Einwohner. Hier gibt es große regionale Unterschiede, Berlin (32,5) und Hamburg (24,1) hatten 2018 die höchsten Werte, dagegen war die Inzidenz in Mecklenburg Vorpommern nur 5,2/100.000 Einwohner.

Historischer Exkurs

1493 wurde die Syphilis von den Conquistadores von aus Amerika nach Spanien verbreitet. Innerhalb weniger Jahre verbreitete sie sich zunächst in Europa dann in der ganzen Welt.

Johannes Widmann (1440–1524) erkannte 1447, dass die Übertragung durch den Geschlechtsverkehr erfolgt. Paracelsus (1493–1541) führte in die Therapie Quecksilber in Kombination mit Schwitzkuren ein. 1905 entdeckte Richard Schaudinn (1871–1906) den Erreger der Syphilis und nannte ihn Spirochaeta pallida. Zur Behandlung entwickelte Paul Ehrlich (1854–1915) Arsenpräparation Salvarsan. Die Monotherapie mit Penicillin wurde in den 1940er-Jahren eingeführt.

Klinik

Die Hälfte aller Infektionen mit Treponema pallidum führen zu einem symptomatischen Verlauf. Eine akute Infektion kann in einen chronischen Verlauf übergehen, und in mehreren Stadien die verschiedensten Organsysteme betreffen. In ca. 30 % der unbehandelten Fälle tritt im Laufe der Jahre eine Spontanheilung auf. Die klinische Einteilung erfolgt in die Früh- und Spätsyphilis. Das Stadium der Frühsyphilis kann bis zu einem Jahr nach der Infektion auftreten und umfasst die primäre Syphilis (Lues I) und die sekundäre Syphilis (Lues II). Beim Lues I ist die Krankheitsmanifestation an den Ort des Eindringens lokalisiert, beim Lues II kommt es zu generalisierten Krankheitszeichen. Zur Spätsyphilis zählen die tertiäre Syphilis (Lues III) sowie die Neurosyphilis (Neurolues), die auch als quartäre Syphilis bezeichnet wird. Ein ZNS-Befall ist dennoch in allen Stadien der Syphilis möglich.

Die Neurosyphilis kann sich als syphilitische Meningitis, meningovaskuläre Neurosyphilis (Syphilis cerebrospinalis), Tabes dorsalis (Tabische Neurosyphilis) und progressive Paralyse manifestieren. Eine frühsyphilitische ZNS-Erkrankung manifestiert sich meist als blande Meningitis, in Hirnnervenausfällen oder als ein vaskuläres Hirnstammsyndrom. Eine syphilitische Polyradikulitis tritt selten auf, wenn, dann ausschließlich im Sekundärstadium. Die Tabes dorsale, progressive Paralyse, meningovaskuläre Neurosyphilis und unklassifizierbare, asymptomatische Formen werden dem Tertiärstadium zugeordnet. In der Regel treten syphilitische Amyotrophie, Spinalparalyse und Pachymeningitis cervicalis hyperplastica aus der Spätlatenz hervor.

Merke
Durch Kopfschmerzen, Meningismus und Hirnnervenläsionen ist die syphilitische Meningitis gekennzeichnet.

Die durchschnittliche Inkubationszeit beträgt 14–24 Tage, selten kann sie auch zwischen 10 und 90 Tagen liegen.

Das **Primärstadium** (lokale Infektion) der Syphilis ist gekennzeichnet durch die Bildung eines schmerzlosen Schleimhautgeschwürs, das auch ohne Behandlung spontan abheilt. Die spezifischen serologischen Luesreaktionen werden meist sechs Wochen nach der Infektion im Blut positiv. Im frühen Latenzstadium kommt es zu asymptomatischen Phasen, die bis zu einem Jahr nach der Primärinfektion andauern können.

Das **Sekundärstadium** (disseminierte Infektion) tritt frühestens nach drei Wochen auf, hier kommt es zu einer generalisierten Ausbreitung, klinisch zeigt sich ein spezifisches Exanthem am gesamten Integument. In diesem Stadium kann es zu einer asymptomatischen oder symptomatischen ZNS-Beteiligung kommen. Während dieses Stadiums sind die Patienten hochinfektiös, diese klingt aber langsam wieder ab und es kommt zur Spätlatenz, in der die Patienten den Erreger nicht mehr übertragen können.

Ungefähr ein Drittel aller Patienten im Sekundärstadium weist Liquorveränderungen auf, auch wenn mehrheitlich keine ZNS-Symptomatik besteht oder nur leichter Kopfschmerz vorhanden ist. Die Pleozytose ist in der sogenannten Meningealkatarrh, die einer leichten Meningitis entspricht, nicht sonderlich hoch. Hirnnervenausfälle, vor allem der Nervi III, VII und VIII, treten gelegentlich auf. Vaskuläre Hirnstammsyndrome und die syphilisassoziierte Polyradikulitis mit Beteiligung der Hinterwurzeln sind seltene Manifestationen im Sekundärstadium.

Das **Stadium der späten Latenz** ist auch durch einen asymptomatischen Krankheitsverlauf gekennzeichnet. Bei ca. einem Drittel der Infizierten kommt es nach 12 Monaten bis zu 10 Jahren nach der Infektion zum Spätstadium (chronisches Stadium, persistierende Infektion) mit disseminierten Effloreszenzen, kardiovaskulärer Beteiligung (z. B. einem Aortenaneurysma) und Gummen, monozytäre Infiltrate, die jedes Organ befallen können, sowie zur Neurosyphilis.

Während des Tertiärstadiums können asymptomatische und unklassifizierbare ZNS-Beteiligungen auftreten. Die asymptomatische Neurosyphilis bezeichnet Fälle, die typische Liquorveränderungen wie eine Pleozytose oder lokale IgG-Produktion aufweisen, ohne zusätzliche klinische Symptomatik. Mit einem wenig ausgeprägten Krankheitsbild geht die unklassifizierbare Neurosyphilis einher. Es können Kopfschmerzen, Schwindel, reduzierte Leistungsfähigkeit, Reflexabweichungen, Sensibilitätsstörungen, seltener Gang- und Standataxien, Anisokorie und abnorme Pupillenreaktionen auftreten.

7.1.1.1 Meningovaskuläre Neurosyphilis (Syphilis cerebrospinalis)

Bei der meningitischen Variante kommt es zu Kopfschmerzen, Hirnnervenläsionen, Optikusschädigung, selten zum Hydrocephalus. Sie ist fast immer mit einer chronischen Begleitvaskulitis kombiniert. Vor allem im Bereich der basalen Meningen ist der Entzündungsprozess lokalisiert.

Frühsymptome wie Sehstörungen. Schwindel, Kopfschmerzen, aber auch schlaganfallähnliche Erscheinungsbilder manifestieren sich bei der meningovaskulären Syphilis. Später kommt es zu Hemisyndromen, Hirnnerven- und Hirnstammläsionen, Syndrome des kochleären und vestibulären Systems, chronische meningitische Krankheitsbilder, spinale Syndrome, chronische hirnorganische Psychosyndrome und Anfallsleiden. In 10 % der Fälle kommt es zu rein vaskulitischen Krankheitsbildern. Bevorzugt sind A.cerebri posterior, media, basilaris und cerebelli interior posterior betroffen, die klinische Symptomatik richtet sich nach den betroffenen Gefäßen. Äußerst selten sind hier intrakranielle Blutungen sowie die Pachymeningitis haemorrhagica, eine chronische subdurale Blutung. In bis zu 25 % lässt sich keine intrathekale IgG-Produktion nachweisen.

7

Merke

Ein ischämischer Schlaganfall kann „Folge" einer Neurolues sein – die richtige Diagnose, „Dran-Denken" kann lebensrettend sein.

7.1.1.2 Tabes dorsalis (Tabische Neurosyphilis)

An eine tabische Neurosyphilis sollte beim gemeinsamen Auftreten von Gangunsicherheiten, lanzierenden Schmerzen, Überstreckbarkeit der Knie- und Hüftgelenke sowie Pupillenstörungen gedacht werden.

Sie entwickelt sich ungefähr 10–20 Jahre nach der Primärinfektion mit entzündlich-degenerativen Läsionen an den hinteren Wurzeln der Pia und den Hintersträngen des Rückenmarks sowie Entzündungen der Sehnerven. Aufgrund der tabischen Optikusatrophie kommt es zu einem Visusverfall und Gesichtsfeldeinschränkungen. Aufgrund der Schädigung der Hinterwurzeln kommt es zu sensiblen Reiz- und Ausfallerscheinungen wie bspw. Parästhesien, Kältehyperpathie und lanzinierenden Schmerzen. Später kommen Ataxie, Störung der Schmerzempfindung, Impotenz und Inkontinenz hinzu.

Bei der progressiven Paralyse, ca. 10–20 Jahre nach der Primärinfektion, kann sich langsam ein progredientes demenzielles Syndrom (Dementia paralytica) ausbilden. Änderungen von Antrieb, Affektivität, Konzentrations- und Gedächtnisleistungen können auftreten. Im Einzelfall kann sich neben der Demenz-Symptomatik einer akuten Psychose entwickeln. Die charakteristischen Pupillenstörungen sind bei ungefähr 30 % der Patienten im dritten Stadium und bei > 60 % im vierten Stadium mit engen, unruden und lichtstarren Pupillen bei erhaltender Konvergenzreaktion zu beobachten.

Syphilitische Gummen (syphilitische Hirngumma) sind selten, können sich aber, von den Meningen ausgehend, an der Hirnkonvexität entwickeln.

Merke

Argyll-Robertson-Pupille: benannt nach Augenarzt A. Robertson (1837–1909), sogenannte reflektorische Pupillenstarre: Reaktion auf Licht beidseits erloschen, erhaltene Konvergenzreaktion, Miosis der Pupillen.

Gummen sind klinisch stumm oder verursachen eine Herdsymptomatik, je nach Lokalisation. Bevorzugte Lokalisationen sind Kleinhirnbrückenwinkel, Hypophyse, perisellära Zisternen, Spinalkanal (einschließlich Cauda equina) und periphere Nerven (N. ischiadicus).Diese können zu einer Liquorzirkulationsstörung mit konsekutivem Hydrozephalus sowie zu und einer gummösen Meningealfibrose, das heißt Verklebung der Meningen führen.

Die syphilitische Amyotrophie ist eine äußerst seltene Manifestationsform der Neurosyphilis und entwickelt sich als Folge isolierter Neuronenuntergänge im Vorderhornbereich. Das klinische Bild gleicht der amyotrophen Lateralsklerose, oft mit Progredienz.

Die syphilitische spastische Spinalparese und die Pachymeningitis cervicalis hyperplastica zählen auch zu den seltenen Manifestationsformen der Neurosyphilis. Die syphilitische spastische Spinalparese unterscheidet sich kaum von der degenerativ bedingten spastischen Spinalparese.

Diagnose

Auf klinischen Befunden, der Liquoranalyse und serologischen Testergebnissen basiert die Diagnose der Neurosyphilis. In der Regel erfolgt der Nachweis mittels Liquor. Eine Neurosyphilis liegt vor, wenn in der Liquordiagnostik ein reaktiver Liquor-VDRL(Veneral Disease Research Laboratories)-Test zusammen mit einer erhöhten Liquorleukozytenzahl (>5 Zellen/µl) sowie ein erhöhtes Liquorprotein (>40 mg/dl) vorliegen. Der Liquor-VDRL-Test weist, je nach Verlaufsform eine Sensitivität von 30–78 % auf.

Die diagnostische Vorgehensweise besteht aus Anamnese und klinischem Neurostatus, Syphilisserologie (TPHA- oder TPPA-Test), Lipoidreaktion (VDLR-Test oder Cardiolipin-KBR), der Suche nach treponemenspezifischen IgM-Antikörpern im Serum (19 S-IgM-FTA-Abs-Test, Treponemen- ELISA, IgM-Western Blot) und der Liquordiagnostik Zellzahl, Gesamtprotein, Laktat, Albumin-, IgG- und IgM-Quotient, spezifischer Antikörperindex (ITpA-(intrathekal produzierte Preponema pallidum Antikörper) Index oder TPHA-AI). Der Liquor/Serum- Quotient (ITpA-Index) wird wie folgt berechnet:

ITpA-Index = TPHA-Titer (Liquor)/ Gesamt IgG (Liquor) × Gesamt IgG (Serum)/TPHA-Tier (Serum)

Ein ITpA-Index >3 beweist die Neurosyphilis mit hoher Wahrscheinlichkeit (Sensitivität 84 %, Spezifität 100 %), ein ITpA-Index von 1 weist auf eine fehlende Antikörperproduktion gegen Treponema pallidum im ZNS hin, ein Wert >2 deutet auf eine spezifische Antikörpersynthese im ZNS. Bei Ermittlung des ITpA nicht durch den ELISA, sondern durch Titerstufenberechnung, gilt, aufgrund der höheren Ungenauigkeiten, erst ein Wert > 4 als Nachweis. Der ITpA-Index und TPHA-AI sind nicht als Aktivitätsparameter geeignet, da sie sich nach der Therapie erst im Verlauf von Jahren bis Jahrzehnten normalisieren.

Merke

Im Sekundärstadium und der vaskulitischen Neurosyphilis können falsch-negative Ergebnisse vorkommen.

In der Bildgebung können Gummen, vaskulitische Manifestationen wie auch Atrophie des Gehirns bei progressiver Paralyse zu sehen sein.

Die klinische Diagnose ist zu stellen, wenn mindestens 2 der Kriterien 1.–3. gegeben sind und 4 immer gegeben ist:

1. chronisch-progredienter Verlauf einer neurologisch-psychiatrischen Symptomatik, kann von Teilremission oder akuter Verlaufsverschlechterung unterbrochen sein,
2. pathologischer Liquorbefund aus gemischt-zellulärer oder mononukleärer Pleozytose, erhöhtes Gesamtprotein (Blut-Liquor-Schrankenstörung) und/ oder humorale Immunantwort,
3. positiver Ausfall des TTPA- (TPHA-) Test sowie des FTA-Abs-Test im Serum,
4. Krankheitsverlauf wird günstig durch die Antibiose beeinflusst.

Therapie

Die Gabe von Penicillin G ist immer noch die Therapie der ersten Wahl, eine Resistenz von Treponema pallidum gegen Penicillin ist bisher nicht bekannt. Penicillin G wird in kristalloider Lösung intravenös über 10–14 Tage gegeben, die Dosierung beträgt 18–24 Mio. IE/Tag, 3–4 Mio. IE alle 4 h, bei Unverträglichkeiten kann Procain-Penicillin mit Probenecid gegeben werden.

In Tab. 7.2 sind die Therapieempfehlung sowie alternative Therapien zusammengefasst.

Es kann am ersten Tage der Behandlung zur Freisetzung von Endotoxinen (Jarisch-Herxheimer-Reaktion) durch den initialen Zerfall einer großen Treponemenzahl kommen. Diese geht mit Fieber und Schüttelfrost einher und darf nicht mit einer Penicillinallergie verwechselt werden. Hier ist die Gabe von Prednison (40–60 mg i. v.) sinnvoll, auch bei einer oft fulminant verlaufenden Vaskulitis sollte diese diskutiert werden, allerdings fehlen hier verlässliche Daten.

Nach dem Behandlungszyklus über 14–21 Tage je nach klinischem Verlauf sollte der Patient erneut lumbalpunktiert werden und serologische Titerbestimmungen z. B. im TPHA/TPPA-Test, VDRL-Test, Cardiolipin-KBR, IgM-EIA als Kontrollwerte nach Therapie um im Verlauf nach 3, 6, 9, 12 Monaten und danach alle 6 Monate bestimmt werden.

Bei bekannter Penicillinallergie kommen Doxycyclin (2-mal 0,1 g/Tag i. v. für 4 Wochen), Erythromycin (4-mal 500 mg/Tag p. o. für 4 Wochen) oder Ceftriaxon (2 g/Tag i. v. für 2–3 Wochen) infrage.

Wichtig sind die Therapiekontrollen mittels Titerbestimmungen durch TPHA- oder TPPA-Tests. Auch weitere Liquorkontrollen sowie weitere Penicillinzyklen können bei zweifelhaftem klinischen Verlauf oder nicht erreichter Liquorsanierung sinnvoll sein.

Prognose

Mit einer Besserung der klinischen Symptomatik ist unter erfolgreicher Penicillinbehandlung zu rechnen, bis zu fünf Jahre nach der Erstbehandlung sind Rezidive möglich. Eine erneute Infektion mit Treponema pallidum ist grundsätzlich wieder möglich.

7.1.2 Tuberkulose – Tuberkulöse Meningitis, Synonym: Schwindsucht, Morbus Koch

Uta Meyding-Lamadé und Eva Maria Craemer

7.1.2.1 Erreger und Epidemiologie

Tuberkulose (Tbc) wird durch *Mycobacterium tuberculosis* ausgelöst. *Mycobacterium tuberculosis* kommt ausschließlich beim Menschen vor. In die Spezies der Tuberkulosebakterien gehören noch Mycobacterium africanum, Mycobacterium canettii, Mycobacterium microti, Mycobacterium pinnipedii und *Mycobacterium bovis.* Taxonomisch werden sie in die Familie der Mycobacteriaceae, Gattung Mycobacterium eingeordnet.

Mykobakterien sind säurefeste, obligat aerobe Stäbchenbakterien mit einer Generationszeit von 16–20 h. Sie können alle Organsysteme befallen, 4 % aller Infektionen betreffen das ZNS. Im Normalfall gelangen sie mit der Atemluft in die Lunge, wo sie von Alveolarmakrophagen aufgenommen werden, in Phagolysosomen des Mak-

Tab. 7.2 Therapieempfehlungen. (Mod. nach Leitlinien der Deutschen Gesellschaft für Neurologie)

	Antibiose	Dosierung	Therapiedauer	Bemerkung
Therapie 1. Wahl	Wässriges Penicillin G	3–4 Mio. IE i. v., alle 4 h	10–14 Tage	Dosierung: Penicillinkonzentration im Liquor sollte 0,018 µg/mL sein
Alternative Therapie	Ceftriaxon	2 g/tgl.	10–14 Tage	Treponemozide Liquorkonzentration sollte 0,018 µg/mL sein
Alternative Therapie	Doxycyclin	2 × 200 mg	28 Tage	Bei Schwangeren und Kindern bis zu 8 Jahren kontraindiziert

rophagen abgebaut werden oder persistieren indem sie die Fusion von Phago- und Lysosom verhindern. Erst wenn das *Mycobacterium tuberculosis* sich über die Blutbahn systemisch ausgebreitet hat, kommt es zu einer Besiedelung des ZNS. Seltener kann die Besiedelung sekundär per continuitatem über eine primäre Besiedelung des Mastoids oder der knöchernen Wirbelsäule erfolgen.

Zur Entwicklung einer ZNS-Tuberkulose reicht die Bildung eines einzigen meningealen oder parameningealen Granuloms, Rich Fokus, benannt nach dem amerikanischen Pathologen Arnold Rice Rich. Zur Destabilisierung des Tuberkuloms mit konsekutiver Ruptur kommt es in ungefähr 10 % der Fälle. Mykobakterien können so in den Subarachnoidal- und Liquorraum gelangen mit anschließender symptomatischer Entzündung der Hirnhäute.

Tuberkulose-disponierende Erkrankungen sind Immunsuppression, Malignome, Leberzirrhose und Alkoholkrankheit.

Auch heutzutage ist die Tuberkulose eine bedrohliche Infektionskrankheit weltweit. Nach Schätzungen der WHO sind 1,8 Mrd. Menschen, ca. ein Viertel der Weltbevölkerung, mit *Mycobacterium tuberculosis* infiziert. ◘ Abb. 7.1 zeigt die 30 Endemiegebiete mit den höchsten Tuberkuloseinfektionen in 2018. Die Tuberkulose ist somit nach Malaria und HIV eine der häufigsten Infektionskrankheiten weltweit. Der Großteil der infizierten Personen sind asymptomatische, latente Träger und nur ca. 5–10 % entwickeln im Laufe ihres Lebens eine symptomatische Infektion, die hauptsächlich von der Immunkompetenz abhängt. Etwa 400.000 Menschen erkranken jährlich an einer tuberkulösen Meningitis oder Meningoenzephalitis (ZNS-Tuberkulose). 1,6 Mio. Todesfälle sind jährlich weltweit zu verzeichnen, somit zählt die Tuberkulose-Infektion zu den Infektionskrankheiten mit den meisten Todesopfern. Jeder Fünfte hiervon ist mit HIV koinfiziert, eine HIV-Koinfektionen gehören zu den wichtigsten Risikofaktoren sowohl für eine symptomatische tuberkulöse Meningitis als auch für Tod.

In Deutschland lag die Inzidenz 2016 bei 7,3/100.000 Einwohner, 2018 hingegen bei 6,5/100.000 Einwohner. Betrachtet man die Fallzahlen die nach § 6 IfSG an das RKI übermittelt werden, sind diese in den letzten Jahren rückläufig. 2017 waren es 5507 Fälle, 2018 5496 Fälle, 2019 4818 Fälle und 2020 wurden bisher 3835 Fälle an das RKI gemeldet (Stand 09.12.2020).

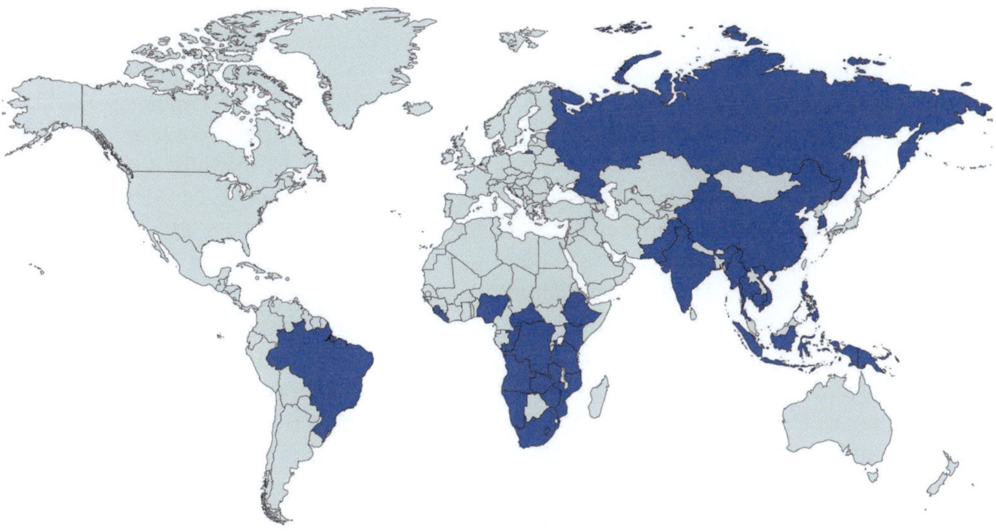

◘ **Abb. 7.1** Tuberkulose Endemiegebiete nach Angaben der WHO

Historischer Exkurs

Die Tuberkulose ist fast so alt wie die Menschheitsgeschichte; bereits 460 v. Chr. beschrieb Hippokrates die Phthisi (griech. = Schwund) als eine weitverbreitete, fast immer tödlich verlaufende Krankheit. Auch an ägyptischen Mumien wurde Tuberkulose-DNA nachgewiesen. Volkstümlich wurde die Tuberkulose anfangs als Schwindsucht bezeichnet, 1837 wurde der Terminus Tuberkulose von Schönlein eingeführt, aufgrund histologischer Veränderungen der Tuberkel. Robert Koch entdeckte 1882 den Tuberkelbazillus, erst 1896 wurde der Name *Mycobacterium tuberculosis* durch Lehmann und Neumann eingeführt.

1970 wurde für die Rindertuberkulose der Name *Mycobacterium bovis* durch Karlson und Lessel eingeführt. Der 1908 von Calmette und Guérin passagierte Stamm von *Mycobacterium bovis* wurde weltweit als Impfstamm eingesetzt. Zu Ehren von Calmette und Guérin wird die Impfung als Calmette-Guerin (BCG)-Impfung bezeichnet.

7

7.1.2.2 Klinik

▪ Pulmonale Tuberkulose

Die Inkubationszeit der Tuberkulose beträgt Wochen bis Jahre, die Wahrscheinlichkeit, klinisch eine Tuberkulose zu entwickeln, ist innerhalb der ersten zwei Jahre nach der Infektion gegeben. Zwischen der Erstinfektion und einer positiven Tuberkulinreaktion liegen im allgemeinen 4–12 Wochen, man kann hier aber nicht zwischen einer latenten (inaktiven) und aktiven Tuberkulose unterscheiden, die Reaktivierungszeit kann mehrere Jahre andauern.

Die Leitsymptome der Tuberkulose sind uncharakteristisch, Gewichtsabnahme, Inappetenz, Nachtschweiß, subfebrile Temperaturen, allgemeine Abgeschlagenheit und Konzentrationsschwäche können auftreten. Respiratorische Symptome sind andauernder Husten, Auswurf, selten Hämoptysis, Thoraxschmerzen oder Atemnot. Symptome der Primärtuberkulose der Lunge sind persistierende Respirationstrakterkrankungen wie Husten, Inappetenz, Gewichtsverlust, Nachtschweiß, subfebrile Temperaturen, allgemeine Abgeschlagenheit. Die sekundäre Tuberkulose (postprimäre Tuberkulose) folgt unmittelbar oder auch gelegentlich Jahre später, nach Wiederaufleben alter Herde wegen einer Abwehrschwäche, bspw. aufgrund hohen Alters, Kortisontherapie, Diabetes mellitus, Alkoholkrankheit, AIDS oder Malignomen. Anfangs verläuft die postprimäre Tuberkulose häufig auch symptomarm mit Leistungsabfall, Gewichtsverlust, subfebrilen Temperaturen, Nachtschweiß und chronischem Husten mit zunehmendem Auswurf. Miliartuberkulose und tuberkulöse Meningitis sind hier die häufigsten Komplikationen. Bei der extrapulmonalen Organtuberkulose zeigen sich organbezogene Symptome. Die Miliartuberkulose manifestiert sich mit Fieber, Inappetenz, Gewichtsverlust, Husten und schweren Beeinträchtigungen des Allgemeinzustandes.

▪ ZNS-Tuberkulose (Neurotuberkulose)

Die ZNS-Tuberkulose hat einen langsam fortschreitenden subakuten Krankheitsverlauf, Mykobakterien können nicht vollständig beseitigt werden, persistieren und das Immunsystem ist kontinuierlich aktiv. Diese unterschwellige, chronische Entzündung führt zu irreparablen neuronalen Schäden. Das Voranschreiten des Prozesses hängt von wirts- und erregerspezifischen Faktoren ab. Die wichtigsten Risikofaktoren für eine disseminierte, extrapulmonale Tuberkulose mit anschließender, symptomatischer ZNS-Tuberkulose sind Komorbiditäten, die die Immunkompetenz beeinträchtigen. Hierunter fallen vor allem HIV-Koinfektionen, ein Alter >45 Jahren, Diabetes mellitus, Malignome, Immunsuppression und Alkoholabusus. Im Frühstadium sind die Beschwerden eher unspezifisch, das Fortbestehen der Symptomatik >5 Tage kann ein klinischer Indikator für eine Unterscheidung zu anderen Infektionen sein. Richtungsweisend kann die Anamnese sein, ungewollter Gewichtsverlust, Kontakt zu Personen mit bekannter Tuberkulose oder Reisen/Herkunft aus einem Endemiegebiet.

Die Entwicklung einer Neurotuberkulose ist zweistufig, zuerst bilden sich während der hämatogenen Aussaat kleine meningeale und oder intrazerebrale tuberkulöse Läsionen.

Sie sind in der subpialen oder subependymalen Oberfläche des Zerebrums oder des Myelons gelegen und werden Rich Foci genannt. Diese Foci können später in den Subarachnoidalraum oder das Ventrikelsystem rupturieren und eine tuberkulöse Leptomeningitis hervorrufen. Im Hirn- oder Myelonparenchym gelegene Tuberkel können zu Tuberkulomen oder tuberkulösen Abszessen heranwachsen. Zerebrale Miliartuberkulose, tuberkulöse Enzephalopathie und tuberkulöse Vaskulitis sind begleitende Manifestationen.

Typische Manifestationsformen einer ZNS-Tuberkulose sind die tuberkulöse, oft basale Meningitis, intrakranielle Tuberkulome und selten tuberkulöse Hirnabszesse, aber auch Vaskulitiden.

Die klinische Präsentation ist sehr variabel, der Verlauf meist subakut oder chronisch über Monate. Im Wesentlichen spiegelt das klinische Bild die pathologischen Veränderungen wider, welche durch Mykobakterien und das reagierende, aktivierte Immunsystem bedingt sind.

▪ Tuberkulöse Meningitis

Die tuberkulöse Meningitis manifestiert sich in Normalfall mit einem subakuten bis chronischen Verlauf, selten akut. Über Wochen bis hin zu mehreren Monaten kommt es zu unspezifischen Prodromalsymptomen. Allgemeine Krankheitsgefühle sind Appetitlosigkeit und Abgeschlagenheit, Übelkeit, Kopfschmerzen, Myalgien sowie febrile Temperaturen. Ein massiv ausgeprägter Meningismus ist selten vorhanden. Die Mehrzahl der Patienten klagt über Kopfschmerzen; bei einem Drittel der Patienten treten Stauungspapillen auf, die möglicherweise auf die Eiweißerhöhung im Liquor zurückzuführen sind.

Photophobie, Fieber, Kopfschmerzen, Nausea und Vomitus sowie Nackensteifigkeit kennzeichnen das meningistische Stadium. Bei etwa 80 % der Patienten sind in diesem Stadium kontinuierlich subfebrile Temperaturen zu messen. Bei bis zu 38 % der Patienten tritt eine Hirnnervenbeteiligung auf, kombinierte Hirnnervenparesen sind häufig, vor allem der III. und VI. Hirnnerv sind betroffen. Am häufigsten ist der N. abducens betroffen, womöglich aufgrund des langen intraduralen Verlaufs, gefolgt von N. facialis und N. oculomotorius. Der N. trochlearis ist zwar der längste Hirnnerv mit intrakraniellem Verlauf; er ist dennoch nicht so häufig betroffen, vermutlich liegt dies daran, dass die an der Hirnbasis liegende intradurale Pathologie mit fibrinozellulärem Exsudat als Hauptursache der Hirnnervenparesen bedingt ist und der N. trochlearis oberhalb der Hirnbasis verläuft. Bei Fortschreiten der Erkrankung kann es bei Beteiligung des Hirnstamms, einschließlich Liquorzirkulationsstörung, zu Vigilanzminderung mit Hirnnervenparesen, Hemiparese oder Paraparese kommen. Patienten werden bei einer Hydrozephalusentwicklung mit spezialisierter neurologischer Intensivmedizin behandelt.

Wird die spezielle antimikrobielle Therapie nicht unverzüglich eingeleitet, kann es zum dritten Stadium der Erkrankung mit Bewusstseinsstörung, fortschreitender Lähmung, Hirnnervenläsionen bis hin zum Tod kommen.

Tuberkulöse Vaskulitiden mit beispielsweise Hirnstamminfarkten sind gefürchtete und gelegentlich fulminant verlaufende Manifestationen, die sich primär als Schlaganfall präsentieren können. Die häufigste Ursache der Erblindung von Patienten mit Tuberkulose ist die optochiasmatische Arachnoiditis, wobei hier jeder Abschnitt der Sehbahn betroffen sein kann. Das SIADH (Syndrom der inadäquaten ADH-Sekretion) aber auch spinale Beteiligungen (Radikulomyelopathie, Arachnoiditis, Vaskulitis, spinale Tuberkulome, Syringomyelie) können Manifestationen der Neurotuberkulose sein und erfordern oft eine spezielle neurologische Intensivmedizin (siehe ◘ Abb. 7.2).

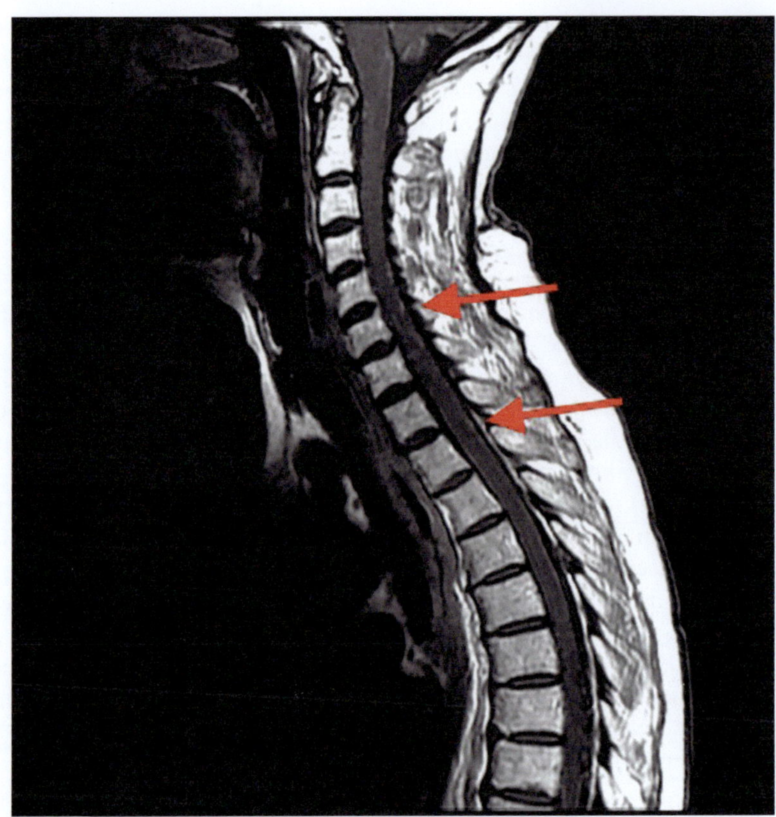

Abb. 7.2 Typisches spinales Bild einer Arachnoiditis bei Tuberkulose

Merke

Lumbalpunktion und spezifische Erregerdiagnostik können lebensrettend beim Schlaganfall sein.

Merke

Patienten mit einer basalen Meningitis zeigen oft eine Trias aus Hirnnervenausfall, Hydrozephalus und Ariitis der großen basalen Hirngefäße. Infolge einer vorwiegend basalen Meningitis sind ischämische Hirninfarkte relevante Komplikationen der tuberkulösen Meningitis.

Die Einteilung der Patienten nach klinischem Schweregrade nach dem Glasgow Coma Scale (GCS) kann bei der Entscheidung zu weiterführender Diagnostik und zur Einschätzung der adäquaten Therapie und Prognose hilfreich sein.

Tuberkulöse Enzephalitis

Vorrangige Symptome einer tuberkulösen Enzephalitis sind unterschiedliche Grade neuropsychologischer und neurologischer Ausfälle. Oft imponieren Bewusstseinsstörungen und neurologische Reiz- oder Ausfallerscheinungen. Gelegentlich manifestiert sich die Tuberkulose auch mit psychiatrischen Symptomen wie Depression oder Psychosen.

Tuberkulöse Vaskulitis

Durch das gelatinöse Exsudat im Bereich der Hirnbasis kann sich in benachbarten kleinen und mittelgroßen Arterien eine Vaskulitis im Rahmen einer Inflammation hirnversorgender Gefäße entwickeln. Fokal neurologische Symptome sind klinische Anzeichen einer zerebralen Ischämie bei der

Vaskulitis, die sich als ischämischer Schlaganfall aber auch als Hirnblutung manifestieren kann (▶ Abschn. 14.1).

▪ Tuberkulöse Enzephalopathie

Die tuberkulöse Enzephalopathie kommt meist nur bei Kindern vor, teilweise sogar ohne Meningitis. Man geht von einer pathologischen Immunreaktion aus, welche durch ein diffuses Ödem der weißen Substanz charakterisiert ist. Die Patienten zeigen typischerweise einen akuten Beginn mit Krampfanfällen, Bewusstseinsstörungen und es besteht Einklemmungsgefahr durch erhöhten Hirndruck.

▪ Intrakranielle Tuberkulome

In allen Regionen des Gehirns können einzelne oder multiple Tuberkulome mit oder ohne Begleitmeningitis vorkommen. Die meisten Patienten zeigen typische Zeichen einer Raumforderung wie Krampfanfälle, Hemiparesen oder andere fokale Defizite. Zeichen von raumfordernden Tuberkulomen in der hinteren Schädelgrube sind zerebelläre Symptome, Hirnstammsymptome und/oder obstruktiver Hydrocephalus.

Tuberkulome sind konfluierende avaskuläre, kugelförmige granulomatöse Ansammlungen von kleinen Tuberkeln.

▪ Tuberkulöser Hirnabszess

Als Komplikation einer ZNS-Tuberkulose kann sich ein tuberkulöser Hirnabszess entwickeln. Klinisch zeigen sich ein erhöhter Hirndruck, fokale Defizite sowie epileptische Anfälle. Somit ist der tuberkulöse Hirnabszess differenzialdiagnostisch von bakteriellen Abszessen anderer Ätiologie schwer zu trennen. Histologisch finden sich keine granulomatösen Veränderungen in der Abszesswand. Oft kommen tuberkulöse Hirnabszesse bei immunsupprimierten Patienten vor.

▪ Hydrocephalus

Im Rahmen von „Verklebungen" durch das eiweißreiche tuberkulöse Exsudat kann es zu Liquorzirkulationsstörungen kommen. Durch die Obstruktion der basalen Zisternen, einen gestörten Abfluss aus dem vierten Ventrikel oder eine Okklusion des Aquäduktes entwickelt sich ein Hydrocephalus internus.

▪ Hyponatriämie

Mehr als 50 % der Patienten betreffen metabolische Komplikationen wie Hyponatriämie (<135 mmol/l) oder ein hyponatriämisches Syndrom. Diskutiert werden ein zerebrales Salzverlustsyndrom (CSW) und ein Syndrom der inadäquaten ADH-Sekretion (SIADH, Schwartz-Bartter-Syndrom) als wahrscheinlichste Ursachen. Die Hyponatriämie kann unabhängig von ihrer Ursache zu einer Zunahme einer bereits vorhandenen Hirnschwellung mit Einklemmungsgefahr führen. Klinisch können sich Kopfschmerzen, Krampfanfälle bis hin zu Bewusstseinsstörungen manifestieren. Wichtig für die Therapie ist die Unterscheidung zwischen CSW und SIADH.

▪▪ Zerebrales Salzverlustsyndrom (CSW)

Nach einer zerebralen Schädigung, bspw. der Tuberkulose, einer Subarachnoidalblutung oder einem Schlaganfall, kann es zu einem zerebralen Salzverlustsyndrom infolge einer Elektrolytstörung kommen. Man vermutet, dass die Ursache des CSW eine Störung der Hypophysen-Hypothalamus-Achse ist. Beim CSW kommt es zum renalen hohen Natriumchlorid (NaCl) -Verlust und in der Folge zu einer hypovolämischen Hyponatriämie. Beim CSW ist die Hyponatriämie die Folge einer erhöhten renalen Natriumausscheidung, hieraus resultiert eine negative Flüssigkeitsbilanz.

▪▪ Schwartz-Bartter-Syndrom

Das Schwartz-Bartter-Syndrom oder Syndrom der inadäquaten ADH-Sekretion (SIADH) ist eine Störung der Osmoregulation. Es kommt zu einer vermehrten Ausschüttung von Antidiuretischem Hormon

(ADH) was zu einer Flüssigkeitsretention über die Nieren mit Entstehung eines stark konzentrierten Urins gefunden. Der Name Schwartz-Bartter-Syndrom geht zurück auf die beiden amerikanischen Internisten William Benjamin Schwartz (1922–2009) und Frederic Crosby Bartter (1914–1983).

Die Hyponatriämie ist beim SIADH die Folge einer erhöhten renalen Wasserretention mit positiver Flüssigkeitsbilanz.

▪ Spinale Manifestation

Bei ZNS-Tuberkulose wird bei ungefähr 10 % der Patienten eine Beteiligung spinaler Strukturen beobachtet. Klinisch präsentieren sich spinale Tuberkulome als Querschnittssyndrome. Spinale Beteiligungen der tuberkulösen Meningitis können sich auch in Form einer Radikulomyelitis (Arachnitis) mit subakuter Paraparese, radikulärem Schmerzsyndrom und Blasenstörung manifestieren.

Pott's disease (vertebrale Tuberkulose) macht ungefähr ein Viertel der Fälle spinaler Beteiligungen aus und ist verbunden mit einer spezifischen Spondylitis mit paravertebralen Abszessen oder einem Gibbus.

▶ Kap. 9 Myelitis setzen.

▪ Koinfektion mit HIV

Bei HIV-positiven findet sich eine zerebrale Tuberkulose 5-mal häufiger als bei HIV-negativen Personen. Der Verlauf ist bei HIV-Patienten meist rascher progredient, das klinische Bild unterscheidet sich kaum zu HIV-negativen Patienten.

Ungünstig verläuft die ZNS-Tuberkulose bei AIDS-Patienten mit < 22 CD4-Zellen/mm^3.

7.1.2.3 Diagnostik

▪ Pulmonale Tuberkulose

Für die Diagnostik entscheidend ist die Unterscheidung zwischen einer latenten Tuberkulose (LTBI) und einer klinisch manifesten Tuberkulose. Für die LTBI sind indirekte Verfahren wie INF-γ-release-assays Standard, sie detektieren die Ausschüttung von INF-γ durch T-Lymphozyten, die mit Tuberkulose-spezifischen Antigenen stimuliert wurden. Eine vorherige Impfung führt normalerweise nicht zu falsch positiven Ergebnissen.

Für die klinisch manifeste Tuberkulose stehen direkte Erregernachweise (Mikroskopie, Kultur und Nukleinsäureamplifikationstest) im Vordergrund. Als Ausschlusskriterium einer offenen Lungentuberkulose gilt weiterhin der fehlende mikroskopische Nachweis von *Mycobacterium tuberculosis* aus Sputumproben, die an drei unterschiedlichen Tagen gewonnen wurden.

Thoraxröntgen in zwei Ebenen sollten immer durchgeführt werden, wie auch je nach interdisziplinärer Mitbeurteilung eine Thorax-CT.

▪ ZNS-Tuberkulose

Anhand der initial unspezifischen klinischen Präsentation der Patienten mit einer ZNS-Tuberkulose umfasst die Differenzialdiagnose eine ganze Reihe unterschiedlicher, zum Teil auch sehr seltener Erkrankungen. Anhand des klinischen Bildes kann eine Neurotuberkulose weder mit Sicherheit erkannt noch ausgeschlossen werden. Die Diagnosestellung beruht auf einer Zusammenschau von Klinik, Liquordiagnostik, Mikrobiologie, molekularer Diagnostik sowie der zerebralen Bildgebung. Entscheidend für das klinische Outcome ist eine rasche Diagnosestellung. Dennoch gestaltet sich der Nachweis einer ZNS-Tuberkulose auch mit unterschiedlichen Methoden als schwierig. Nur durch die Liquordiagnostik und den Nachweis von *Mycobacterium tuberculosis* kann die definitive Diagnose einer Neurotuberkulose gestellt werden.

In der ◘ Tab. 7.3 sind die Kriterien zur Diagnose einer tuberkulösen Meningitis aufgeführt.

Tab. 7.3 Diagnosekriterien für tuberkulöse Meningitis

Definitive tuberkulöse Meningitis	Wahrscheinliche tuberkulöse Meningitis	Mögliche tuberkulöse Meningitis
Meningitisches Syndrom und – positive Mikrobiologie und/oder – positive Tbc-Kultur (Liquor)	Meningitisches Syndrom und ≥1 – Hinweis auf eine pulmonale Tbc – Hinweis auf eine extrapulmonale Tbc – Zeichen einer Tbc in der CT und/oder MRT – Nachweis säurefester Stäbchen im Sputum und/oder gastrischem Sekret	Meningitisches Syndrom und ≥2 – bekannte Tbc – Persistenz der Beschwerden (>5Tage) – Vigilanzminderung (GCS <15) – Neue oder neuartige Fokalneurologie und ≥2 – Xanthochromer Liquor – Lymphozytäre Pleozytose – Glukose Serum/Liquor-Quotient <0,5

Unverzichtbar zur Diagnosesicherung ist die Untersuchung des Liquors. Bei erhöhtem Hirndruck und Gefahr der Einklemmung ist die Lumbalpunktion kontraindiziert. Der Liquor kann farblos sein, bei deutlich erhöhtem Eiweißgehalt auch xanthochrom (gelblich). Oft findet sich eine gemischtzellige lymphozytäre Pleozytose, beim akuten Verlauf kann eine granulozytäre Pleozytose vorherrschen. Das Liquoreiweiß ist erhöht. Die Liquorglukose ist bei langsamen Verläufen weitestgehend normal, bei subakuten (akuten) Verläufen gering bis mäßig erniedrigt, das Laktat ist deutlich erhöht. Des Weiteren findet man oft IgA-, IgG- und IgM- Erhöhungen. Die typischen Liquorbefunde sind in der folgenden Übersicht zusammengefasst.

Typische Liquorbefunde bei tuberkulöser Meningitis

- Leichte bis mäßige Liquorpleozytose 10–1000 Zellen/µl, zytologisch Zellbild je nach Erkrankungsstadium variabel, überwiegend Nachweis einer „bunten" Mischpleozytose aus Granulozyten, Monozyten und Lymphozyten
- Sehr hohe Gesamteiweißwerte von 2000–10.000 mg/l („Spinngewebsgerinnsel")
- Sehr schwere Schrankenfunktionsstörung mit einem Albumin-Liquor/Serum-Quotient (QAlb) $>25 \times 10^3$
- Regelhaft erhöhter Laktatwert im Liquor oder reduzierte Glucosewerte (<2,2 mmol/L)
- Typischerweise Nachweis der Dominanz der intrathekalen IgA-Synthese anhand der Quotientendiagramme (IgA häufiger als IgG und IgM)

Makroskopisch finden sich in den basalen Zisternen gallertartige Exsudate; hirsekorngroße, gelbbraune Knötchen (miliare Tuberkel) zeigen sich im Bereich der Leptomeningen.

Mittels Färbung (Goldstandard: Ziehl–Neelsen-Färbung) gelingt der Nachweis von *Mycobacterium tuberculosis.* Die Ziehl–Neelsen-Färbung ist eine Differenzialfärbung mikroskopischer Präparate für säurefeste Bakterien. Das Prinzip der Färbung funktioniert wie folgt: Der Farbstoff (Karbolfuchsin [Phenolfuchsin]) dringt in die lipidhaltigen Zellwände ein. Die Färbung erfolgt unter Hitzeeinwirkung bis kurz vor den Siedepunkt, anschließend wird mit EtOH + HCl entfärbt. Abschließend wird eine Gegenfärbung mit Methylenblau für einen besseren Kontrast der Umgebung durchgeführt. Die Bakterien färben sich rot, die Umgebung blau. Die Liquorkultur ist bei 30–50 % der Patienten sowie bei 10–25 % der Patienten mit chronisch tuberkulöser Meningitis positiv.

Der Nachweis der mykobakteriellen DNA mittels PCR ist nicht sensitiver als die Liquorkultur, aber aufgrund der schnellen Ergebnisse (nach 24 h) indiziert. Der Nachweis einer Immunantwort ermöglicht nicht die Diagnose einer Tuberkulose, kann aber die Diagnostik ergänzen. In Deutschland spielt der intrakutane Tuberkulintest keine große Rolle mehr, hingegen wird zur Diagnostik der Immunantwort bspw. auch in der Arbeitsmedizin der Interferon-γ release assay (IGRA) verwendet. Ein negativer IGRA hat einen hohen prädiktiven Wert, allerdings ist er bei der Neurotuberkulose gelegentlich falsch-negativ. Bei Störanfälligkeit durch andere Mykobakterien, insbesondere bei in Indien lebenden Menschen, gibt es falsch positive Werte.

Der intrakutane Tuberkulintest zeigt eine durchgemachte Erstinfektion oder Impfung an. Hierbei wird Tuberkulin in die Haut injiziert und nach 72 h die Reaktion des Immunsystems gemessen (Bildung einer Schwellung).

Zur immunologischen Labordiagnostik wird der Interferon-γ-Freisetzungstest (γ-Interferon-Test, Quantiferon®, Tuberkulose-Elispot-Assay) eingesetzt; er zeigt eine durchgemachte Erstinfektion oder Impfung an. Durch den Kontakt mit *Mycobacterium spp.* setzen die T-Lymphozyten Interferon-γ frei, wenn extrahierte *Mycobacterium tuberculosis* hinzugegeben werden. Der γ-Interferon-Test ist dem intrakutanen Tuberkulintest bezüglich Sensitivität und Spezifität überlegen. Der Nachweis säurefester Stäbchen gelingt aus Magensaft, Sputum, Trachealsekret und Urin.

Mit der kraniellen CT (cCT) und MRT (cMRT) lassen sich charakteristische morphologische Veränderung nachweisen. Die Bildgebung muss vor Therapiebeginn erfolgen. Die MRT ist aufgrund der besseren Darstellung parenchymatöser und infratentorieller Veränderungen der CT vorzuziehen. In der Frühphase der Erkrankung kann es zu falsch negativen Befunden kommen (CT: 30 %; MRT: 15 %). Zur Erkennung von Frühinfarkten und der tuberkulösen Enzephalitis trägt die MRT mit diffusionsgewichteten Sequenzen bei. Die Visualisierung von leptomeningealen Tuberkeln wird durch die Gabe von Gadolinium erleichtert. In der CT finden sich basale Arachnoiditis, Tuberkulome, Hydrozephalus und Infarkte bei tuberkulöser Vaskulitis; die MRT zeigt verdickte, Kontrastmittel anreichernde Meningen. In 50 % der Fälle ist das Thoraxröntgen unauffällig.

Merke

In Hinblick auf vaskulitisbedingte Ischämien, auf das Vorhandensein basaler granulomatöser Meningitis und einen Hydrozephalus muss bei Patienten mit Bewusstseinsstörungen und/oder Herdsymptomatik vor der Lumbalpunktion eine Bildgebung erfolgen.

Die Diagnose der zerebralen Tuberkulose gestaltet sich immer wieder schwierig; dann muss eine Hirnbiopsie erwogen werden. Bei klinisch begründetem Verdacht sollte behandelt werden.

Merke

Bei der Neurotuberkulose können sowohl falsch-negative als auch falsch-positive Laborwerte die Diagnosestellung erschweren. Bei einer isolierten tuberkulösen Meningitis können der intrakutane Tuberkulintest sowie der γ-Interferon-Test negativ sein.

7.1.2.4 Diagnosekriterien

Die Diagnose einer ZNS-Tuberkulose ist bei positivem Erregernachweis im Liquor, Darstellung von Tuberkulomen im CT und MRT gesichert.

Bei begründetem Verdacht auf eine ZNS-Tuberkulose ist die antituberkulöse Therapie rasch einzuleiten.

7.1.2.5 Therapie

Der folgende Therapieabschnitt basiert unter anderem auf der S2k-Leitlinie: Tuberkulose im Erwachsenenalter, die Aspekte der Neurotuberkulose sind mitberücksichtigt, sowie aktuelle Literatur. Prinzipiell leiten sich die Empfehlungen zur Therapie aus den Leitlinien zur Therapie der pulmonalen Tuberkulose ab. Die Therapieanpassung ergibt sich aus der unterschiedlichen Penetration der Medikamente durch die Blut-Hirn-Schranke in Abhängigkeit vom Grad der Entzündung.

Isoniazid (INH) und Pyrazinamid (PZA) zeigen immer eine ausreichende Penetration, Rifampicin (RMP) hingegen zeigt eine weniger gute Penetration. Ethambutol (EMB) durchdringt die Blut-Hirn-Schranke auch bei entzündlichen Veränderungen nur im geringem Ausmaß. Nach den Therapieempfehlungen der WHO für die ZNS-Tuberkulose ist EMB durch Streptomycin (SM) zu ersetzen. Als Standardtherapie ist die Gabe von INH, RMP, PZA und SM über zwei Monate indiziert, gefolgt von einer 10-monatigen Gabe von INH und RMP. ◘ Tab. 7.4 fasst die Therapieempfehlungen der Leitlinien zusammen.

- **Tuberkulöse Meningitis**

Als Standardtherapie ist die Gabe von Isoniazid (INH; 5 mg/kg KG (4–6 mg/kh KG, Maximaldosis 300 mg), Rifampicin (RMP; 10 mg/kg KG/24h), Pyrazinamid (PZA; 25 mg/kg KG) und Streptomycin (SM; 15 mg/kg KG; cave: Maximaldosis 1 × 1000 mg) über zwei Monate, gefolgt von 10 Monaten INH und RMP indiziert. In Einzelfällen (z. B. bei intrazerebralen Abszessen) kann eine Verlängerung der Therapiedauer vonnöten sein. Falls SM nicht verfügbar sein sollte, können andere, gut liquorgängige Substanzen, bevorzugt Moxifloxacin, verwendet werden. Begleitend sollte zur antituberkulösen Chemotherapie zusätzlich Dexamethason oder Prednisolon verabreicht werden. In der Initialphase wird häufig eine Vierfachkombination empfohlen; nach zwei Monaten kann mit einer Zweifachkombination weiterbehandelt werden. Immer wieder kommt es bei der tuberkulösen Meningitis zu Rezidiven; dann sind Behandlungszeiträume von 12 Monaten, in Einzelfällen sogar über Jahre hinweg notwendig.

EMB wird zur medikamentösen Therapie nicht empfohlen, da EMB die Blut-Hirn-Schranke nur in mäßigem Ausmaß durchdringt.

Eine neurochirurgische Therapie sollte bei Vorliegen eines Hydrocephalus occlusus oder malresorptivus oder bei therapierefraktären, raumfordernden Läsionen erwogen werden.

Potenzielle Medikamentenwechselwirkungen sollten bei der antiepileptischen Therapie einer vorbestehenden oder symptomatischen Epilepsie berücksichtigt werden. Je nach Verlauf und Klinik sind cMRT-Kontrollen und Liquordiagnostik bis kurz vor Therapieende indiziert.

Unter antituberkulöser Mehrfachtherapie kann zunächst sowohl klinisch wie auch bildgebend eine weitere Verschlechterung eintreten, diese bedeutet nicht automatisch ein Nicht-Ansprechen der Therapie.

> **Merke**
> Der Therapiebeginn sollte bei hochgradigem V. a. Tuberkulose nicht verzögert werden.

> **Merke**
> Eine Dreifachtherapie in der Initialphase wird nicht mehr empfohlen. Aufgrund zunehmender INH-Resistenzen besteht große Gefahr, falls man initial nur dreifach therapiert hat, weshalb grundsätzlich eine Vierfachtherapie durchgeführt wird.

Tab. 7.4 Therapieempfehlungen. (Mod. nach S2k-Leitlinie)

Lokalisation	Initialphase	Dauer Initialphase in Monaten	Kontinuitätsphase	Dauer Kontinuitätsphase in Monaten	Gesamtdauer Therapie	Adjuvante Kortikosteroide
ZNS	INH, RMP, PZA, SM oder Fluorchi nolon	2	INH, RMP	10	12	40 mg Prednisolon/Tag; nach 2–3 Wochen Reduktion um jeweils 10 mg/Woche
Knochen, Gelenke	INH, RMP, PZA, EMB	2	INH, RMP	7	9	Keine allgemeingültige Empfehlung, wahrscheinlich aber vorteilhaft; Prednisolon 60 mg/Tag (bei RMH, ansonsten Dosisreduktion um 50 %); Reduktion 10 mg/Woche
Miliare Ausbreitung	INH, RMP, PZA, EMB (SM oder Fluorchi-no-lon statt EMB bei ZNS-Befall)	2	INH, RMP	4 bei ZNS-Befall: 10	6 bei ZNS-Befall: 12	Uneinheitliche Empfehlungen; von Vorteil bei ZNS-Befall oder respiratorischer Insuffizienz; bspw. Prednisolon Tag 1–5:2 × 40 mg; Tag 6–10:1 × 40 mg; Tag 11–21:1 × 20 mg, danach langsam reduzieren und absetzen
Perikard	INH, RMP, PZA,SM oder Fluorchino-lon	2	INH, RMP	10	12	Prednisolon 40 mg/Tag; nach 2–3 Wochen Reduktion um jeweils 10 mg/Woche (bei RMH, ansonsten Dosisreduktion um 50 %)

7.1.2.6 Verlaufskontrolle

Eine Verlaufskontrolle solle je nach klinischem Befund zwei und vier Wochen nach Behandlungsbeginn sowie bei unauffälligen Befunden anschließend vierwöchentlich überprüft werden. Blutbild, Leberfunktion und Nierenfunktionswerten werden als Routinelaborkontrollen empfohlen. Eine wöchentliche Gewichtskontrolle sollte zur Dosierungsplanung der Medikamente durchgeführt werden. ◘ Abb. 7.3 zeigt die empfohlenen Kontrolluntersuchungen während der Therapie.

7.1.2.7 Arzneimittelnebenwirkungen

In der Regel sind die Arzneimittel der Standardtherapie gut verträglich. Für das ausführliche Nebenwirkungsprofil sei immer auf die Fachinformation der Hersteller verwiesen.

Die additive Hepatotoxizität von INH,RMP und PZA ist klinisch die bedeutendste Nebenwirkung, vor allem bei Patienten mit hepatischen Vorerkrankungen.

Unter Therapie können myelosuppressive unerwünschte Nebenwirkungen, kutane Nebenwirkungen und renale Unverträglichkeitsreaktionen auftreten.

EMB kann eine retrobulbäre Neuritis auslösen, aufgrund dessen sollte zu Beginn der Therapie das Farbsehvermögen für jedes Auge getrennt geprüft werden, eine Durchführung von visuell evozierten Potenzialen zur frühzeitigen Erfassung subklinischer Affektionen des N. opticus kann in Erwägung gezogen werden. Durch eine Vielzahl der Antituberkulotika allein oder in Kombinationstherapie können Polyneuropathien, insbesondere der unteren Extremitäten ausgelöst werden. Insbesondere unter der Gabe von INH können sich Polyneuropathien entwickeln oder vorbestehende Neuropathien verschlechtern. Zur Vorbeugung bei Vorerkrankungen und Schwangerschaft kann gleichzeitig Vitamin B6 (50 mg/Tag) verabreicht werden. Epileptische Anfälle können auftreten, INH kann die zerebrale Anfallsschwelle senken und RMP kann die Serumspiegel von Antikonvulsiva senken. Auch psychiatrische Nebenwirkungen, Arthralgien unter PZA, Hyperurikämie unter PZA sowie Übelkeit können unter Tuberkulostatika auftreten.

7.1.2.8 Empfindlichkeitstestung

Vor Einleiten der Therapie sollte eine Empfindlichkeitstestung der Medikamente der Standardtherapie durchgeführt werden. Falls nach acht Wochen immer noch *Mycobacterium tuberculosis* kulturell nachgewiesen werden kann, sollte der Test mit einem neuen Isolat durchgeführt werden.

Merke

Vom dem ersten Isolat jedes Tuberkulosepatienten soll möglichst eine Empfindlichkeitstestung gegen INH, RMH und PZA durchgeführt werden.

7.1.2.9 Resistenzen

Resistenzen von *Mycobacterium tuberculosis* gegen Antituberkulotika spielen eine wichtige Rolle in der Behandlung, es bestehen Resistenzen gegenüber den INH und RMP, die sogenannte multiresistente Tuberkulose (MDR-TB). Die in Deutschland beobachteten Resistenzraten sind mit leichten Schwankungen stabil und auf einem niedrigen Niveau (0,6 %). Die extensiv resistente Tuberkulose (XDR-TB) ist schwer behandelbar, hier liegen Resistenzen gegenüber Fluorochinolonen sowie mindestens gegenüber einem injizierbaren Antituberkulotikum vor. Die phänotypische Resistenzprüfung sollte zur Empfindlichkeit der Antibiotika durchgeführt werden. Wenn ein multiresistenter Stamm vorliegt, wird nach Austestung aller zur Verfügung stehenden Antituberkulotika und Berücksichtigung des Resistenzmusters therapiert.

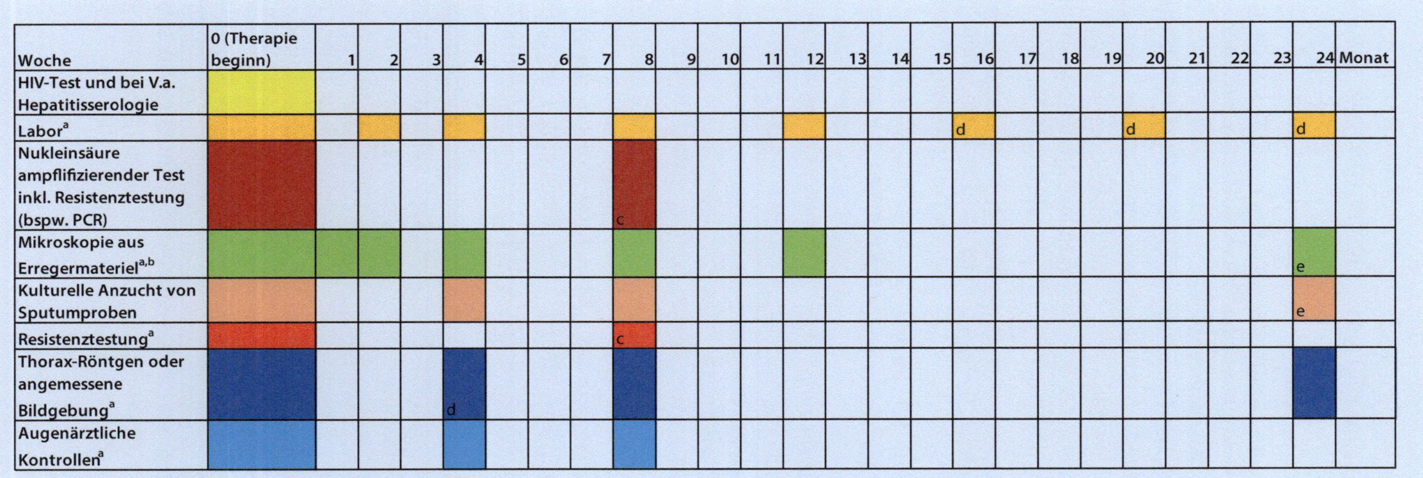

Abb. 7.3 Kontrolluntersuchungen. **a** zusätzliche Untersuchung abhängig vom Verlauf; **b** zusätzliche Sputumuntersuchungen vor Entisolierung (3 negative mikroskopische Sputumproben gefordert); **c** zusätzliche Resistenztestung nach 2–3 Monaten Therapie bei zu diesem Zeitpunkt noch positiver Sputumkultur; **d** bei unkompliziertem Verlauf kann auf diese Diagnostik verzichtet werden; **e** beim überwiegenden Anteil der Patienten aufgrund fehlender Sputumproduktion nicht möglich

Phäntotypische Resistenztestung

Die phänotypische Resistenztestung zählt zur Standardmethode zur Testung der Antibiotika- Empfindlichkeit. Im Gegensatz zu anderen Bakterien wird hier keine Bestimmung der minimalen Hemmkonzentration durchgeführt. Die Empfindlichkeit wird nur bei bestimmten Konzentrationen getestet. Die WHO gibt Testkonzentrationen für die Standardtherapie an.

Merke

Entscheidend ist die Festlegung der Testkonzentration.

Genotypische Resistenztestung

Bei Verdacht auf einen resistenten Stamm sollte bei einer positiven Kultur eine genotypische Testung von INH und RMP durchgeführt werden, falls noch keine Ergebnisse zur Resistenzlage vorliegen. Nahezu alle Mutationen der in der Therapie verwendeten Antibiotika sind mittlerweile bekannt, aufgrund dessen kann durch Gesamtgenomanalysen ein umfassendes Bild zu möglichen Resistenzen gewonnen werden.

Cave

die Kosten für diese Testverfahren sind noch sehr hoch, die Infrastrukturen nicht ausreichend, dennoch könnte im Einzelfall eine solche Testung hilfreich sein.

7.1.2.10 Chemoprophylaxe

Bei einer latenten Infektion mit *Mycobacterium tuberculosis* sollte eine Chemoprophylaxe zur Vermeidung einer Reaktivierung des Erregers durchgeführt werden. Der Unterschied zwischen der latenten Infektion und der behandlungsbedürftigen Infektion ist, dass bei der latenten Infektion die Keimpopulation wahrscheinlich äußerst gering ist, die genaue bakterielle Belastung jedoch ist unklar ist. Vor einer präventiven Chemotherapie muß eine behandlungsbedürftige Tuberkulose, die eine Kombinationstherapie erfordert, ausgeschlossen werden.

Zur präventiven Chemotherapie stehen vier unterschiedliche Schemata zur Verfügung, die in Tab. 7.5 dargestellt sind. Rifapentin ist für Deutschland bisher nicht in dieser Indikation zugelassen, die Angaben beziehen sich auf Studiendaten.

Merke

Vor Einleiten der Chemoprophylaxe ist eine Tuberkulose mit einer Therapie aus mehreren antimykobakteriellen Substanzen auszuschließen.

Die Einteilung der Personengruppen für eine Risikoexposition sind den Empfehlungen des Deutschen Zentralkomitees zur Bekämpfung der Tuberkulose (DKZ) zu entnehmen.

Tab. 7.5 Darstellung Chemoprophylaxe. (Mod. nach Leitlinien der Deutschen Gesellschaft für Pneumologie)

Wirkstoff	Dosierung	Therapiedauer
INH-Mono	5 mg/kg KG, max. 300 mg tgl.	12 Monate
RMP-Mono	600 mg tgl.	4 Monate
INH und RMP	Analog der Monotherapie	3–4 Monate
INH und Rifapentin	INH: 900 mg Rifapentin: 900 mg einmal pro Woche	12 Wochen

Chemoprävention Eine generelle Empfehlung für eine Chemoprävention nach Kontakt zu Patienten wird für Deutschland nicht empfohlen (siehe hier auch Leitlinien der Deutschen Gesellschaft für Pneumologie). Falls eine Chemoprävention erwogen wird, sollte die Auswahl der präventiven Therapie nur durch erfahrene Behandler, gestützt durch die Resistenzergebnisse erfolgen. Die modifizierte Chemoprävention sollte bei immunkompetenten über sechs Monate und bei immunsupprimierten Personen über 12 Monate erfolgen. Die Chemoprävention bei Hochrisikogruppen, beispielsweise Kinder <5 Jahren und immungeschwächten Personen, sollte aus einem Fluorchinolon und einem weiteren vermutlich wirksamen Antibiotikum bestehen.

7.1.2.11 Prognose

Bei HIV-negativen verläuft die tuberkulöse Meningitis in etwa 25 % letal, bei einer HIV-Koinfektion in 67 %. Die Mortalität der tuberkulösen Meningitis ist sehr hoch, wenn ein Patient HIV-koinfiziert oder mit einem multiresistenten *Mycobacterium tuberculosis* Stamm infiziert ist. Insgesamt wird die Mortalität mit 20–30 % angegeben, abhängig vom Behandlungsbeginn.

In etwa 30 % der Fälle leiden die Patienten nach durchgemachter Tuberkulose an Residualbeschwerden.

7.1.3 Zerebraler Morbus Whipple

Martin Stangel

7.1.3.1 Ätiologie und Pathogenese

Der M. Whipple ist eine seltene Multisystemerkrankung, die durch das Bakterium *Tropheryma whipplei* hervorgerufen wird. Betroffen sind überwiegend Männer mittleren Alters und die Inzidenz liegt bei ca. 1:1.000.000.

Tropheryma whipplei ist Gram-positiv und Perjodsäure-Schiff (PAS)-positiv, gehört zu den Aktinomyzeten und ist eines der am langsamsten wachsenden humanpathogenen Bakterien, mit einer Populationszeit von 18 Tagen.

Die genaue Pathogenese ist nicht bekannt. Es wird angenommen, dass die Infektion durch orale Aufnahme erfolgt. Wie es bei Beteiligung des zentralen Nervensystems (ZNS) die Blut-Hirn-Schranke überwindet, ist nicht klar. Die Prädilektionsstellen im ZNS sind die periaquäduktale graue Substanz, der Hypothalamus, der Hippocampus, die Basalganglien und das Kleinhirn. Eine Beteiligung des ZNS wird je nach Studie mit 10–43 % angegeben. Eine primäre ZNS-Beteiligung ist mit 4–8 % sehr selten.

7.1.3.2 Klinische Symptomatik

Typische Symptome eines M. Whipple sind Diarrhö, Malabsorption und Gewichtsverlust. Weiterhin können Arthralgien und Serositiden auftreten. Wenn das ZNS beteiligt ist, kommen häufig kognitive Störungen vor. Meist treten diese aber in Kombination mit weiteren Symptomen auf. Eine vertikale supranukleäre Okulomotorikstörung ist bei der Hälfte der Fälle zu beobachten. Diese beginnt zunächst mit verlangsamten Aufwärtssakkaden und dann Progression bis zur kompletten vertikalen Blicklähmung. Als pathognomonisch wird bei 20 % der Fälle eine okulomastikatorische Myorhythmie angesehen. Dabei handelt es sich um einen langsamen (1 Hz) pendelnden Konvergenz-Divergenz-Nystagmus im Rhythmus mit unwillkürlichen Bewegungen der Kaumuskulatur oder seltener anderer Muskeln. Diese okulomastikatorische Myorhythmie tritt kontinuierlich auch im Schlaf auf. Eine hypothalamische Beteiligung tritt bei ca. einem Drittel der Fälle mit Polydipsie, Polyphagie, Hypothermie und Libidoverlust auf. Weitere Symptome (siehe ◘ Tab. 7.6) können Myoklonien, andere Bewegungsstörungen, epileptische Anfälle, Ataxie und auch psychiatrische Störungen wie Depression, Paranoia und Persönlichkeitsveränderungen sein. Sehr selten kann es auch zu einer Myelitis kommen.

Tab. 7.6 Klinische Symptome bei zerebralem M. Whipple. (Nach Fenollar et al. 2007)

Kognitive Störungen	71 %
Supranukleäre Ophthalmoplegie	51 %
Vigilanzstörung	50 %
Psychiatrische Symptome (Depression, Hypomanie, Angststörung, Psychose, Persönlichkeitsstörung)	44 %
Zentrale Parese	37 %
Hypothalamische Manifestation (Polydipsie, Polyphagie, Amenorrhoe, herabgesetzte Libido, Schlaf-Störungen)	31 %
Hirnnervenbeteiligung	25 %
Myoklonus	25 %
Epileptische Anfälle	23 %
Okulomastikatorische Myorhythmie	20 %
Ataxie	20 %
Sensibilitätsstörungen	12 %

Da in einer Serie von 10 M. Whipple Patienten ohne neurologische Symptome bei 7 die Liquor-PCR (s. u.) positiv war, ist davon auszugehen, dass eine ZNS-Beteiligung auch ohne klinische Symptome auftreten kann.

Merke

Die okulomastikatorische Myorhythmie gilt als pathognomonisch bei zerebralem M. Whipple und ist bei 20% der Patienten zu beobachten.

7.1.3.3 Diagnostik

Durch die geringe Spezifität der klinisch-neurologischen Symptome ist eine der wichtigsten diagnostischen Überlegungen, an den zentralen M. Whipple zu denken.

Merke

An einen zerebralen M. Whipple sollte insbesondere bei jüngeren Patienten mit rasch fortschreitender Demenz, psychiatrischen Symptomen oder Bewegungsstörungen gedacht werden. Die komplette klassische Trias mit Demenz, supranukleärer Ophthalmoplegie und Myoklonie ist selten.

Da viele Patienten über gastrointestinale Symptome klagen, wird die Diagnose oft über die Gastroskopie mit tiefer Dünndarmbiopsie gestellt. Die Liquor-PCR ist spezifisch und auch sensitiv und kann eine zerebrale Beteiligung nachweisen. In seltenen Fällen ist eine Hirnbiopsie erforderlich.

Liquor

Die Zellzahl im Liquor ist normal oder unspezifisch leicht erhöht. Es können in einigen Fällen Histiozyten mit PAS-positiven Granula nachgewiesen werden. Das Liquoreiweiß kann ebenso leicht unspezifisch erhöht sein. Insgesamt sind die in der Routine erhobenen Liquorbefunde bei ungefähr der Hälfte der Fälle normal. Dies schließt einen zerebralen M. Whipple also nicht aus. Die PCR für die ribosomale 16S RNA ist hoch sensitiv und spezifisch und damit das Mittel der Wahl für den Nachweis einer zerebralen Beteiligung bei M. Whipple.

Bildgebung

Die MRT ist das Mittel der Wahl für die Diagnosestellung und das Therapiemonitoring. Die Läsionen sind in der T2-Wichtung hyperintens und in der T1-Wichtung hypointens. Eine Kontrastmittelaufnahme kann auftreten, ist aber nicht die Regel. Die Läsionen können als einzelne, raumfordernde Läsion auftreten oder auch multilokulär. Am häufigsten sind Auffälligkeiten im Temporallappen, Mittelhirn, Hypothalamus und periventrikulär zu sehen. Es wurden aber auch Fälle beschrieben, bei denen keine MRT-Auffälligkeit zu sehen war.

▪ **Biopsie**

In der tiefen Dünndarmbiopsie zeigen sich verbreiterte Villi, okkludierte Lymphgefäße und eine verbreiterte Lamina propria mit Lipid-Ablagerungen und einem Schaumzellinfiltrat mit PAS-positivem Material.

In der Hirnbiopsie finden sich bis zu 2 mm große Granulome, die PAS-positive Organismen in Schaumzellen enthalten, umgeben von großen, reaktiven Astrozyten.

7.1.3.4 Therapie

Kontrollierte Therapiestudien liegen nicht vor. Es wird eine Initialtherapie mit einem Cephalosporin der 3. Generation (z. B. Ceftriaxon 2 g/Tag i. v.) für 2 Wochen empfohlen. Anschließend erfolgt eine Therapie mit Trimethoprin/Sulfamethaxol (160/800 mg 2 × täglich p. o.) für mindestens ein Jahr oder bis die Liquor-PCR negativ ist. Alternativ für die Erhaltungstherapie können Doxycyclin (200 mg/Tag p. o.) oder Cefixim (400 mg/Tag p. o.) eingesetzt werden.

7.1.3.5 Verlauf und Prognose

Unbehandelt führt der zerebrale M. Whipple meist innerhalb von Wochen bis wenigen Monaten zum Tod. Auch unter Behandlung wird die Mortalitätsrate mit bis zu 27 % angegeben. Die kognitiven und psychiatrischen Symptome persistieren oft auch bei erfolgreicher Primärtherapie.

7.2 Virale Enzephalitis

Uta Meyding-Lamadé, Eva Maria Craemer, Thorsten Lenhard, Burc Bassa, Christian Jacobi, Thomas Weber und Gabriele Arendt

Zusammenfassung

Virale Infektionen sind ein neurologischer Notfall und differenzialdiagnostisch anspruchsvoll. Die Erkrankung beginnt akut, die Symptome schreiten rasch voran, häufig sind intensivmedizinische Maßnahmen zu initiieren. Die rasche Diagnose und anschließende Therapie sind entscheidend für die Prognose des Patienten, zuvor gesunde Menschen können womöglich dauerhafte schwere Behinderungen erleiden. Die Vielfalt an infektiösen und nichtinfektiösen Ursachen kann die Diagnose und Therapie häufig erschweren bzw. verzögern, die Identifizierung des viralen Erregers gelingt, trotz ausführlicher Diagnostik, nur in den seltensten Fällen. Je nach Literatur schwanken die Zahlen zwischen 40–70 %. Auch bei positiver Erregeridentifizierung, ist eine antivirale Therapie oft nicht verfügbar. Die Mortalitätsrate beträgt, je nach Studie zwischen 3–30 %. Bei 20–40 % der Patienten bleiben neurologische und motorische Defizite zurück. Aufgrund ihrer potenziellen Schwere, der diagnostischen Herausforderung, des intensiven klinischen Managements sowie einer hohen Behinderungsrate hat die Enzephalitis eine beträchtliche sozioökonomische Bedeutung. Ätiopathologisch bleiben viele Enzephalitiden unklar, bis dato könnten auch noch nicht identifizierte Viren für einen Großteil der Enzephalitiden unklarer Genese verantwortlich sein. Ein weiterer nicht zu vernachlässigender Aspekt sind sogenannte Kontaminationen oder auch Koinfektionen, bei denen durch Mehrfachinfektionen verschiedener Erreger der Krankheitsverlauf verschlechtert wird.

7.2.1 Einleitung

Uta Meyding-Lamadé und Eva Maria Craemer

Virale Infektionen sind ein neurologischer Notfall und differenzialdiagnostisch anspruchsvoll. Die Erkrankung beginnt akut, die Symptome schreiten rasch voran, häufig sind intensivmedizinische Maßnahmen zu initiieren. Die rasche Diagnose und anschließende Therapie sind entscheidend für die Prognose des Patienten, zuvor gesunde Menschen können womöglich dauerhafte schwere Behinderungen erleiden.

Die Vielfalt an infektiösen und nichtinfektiösen Ursachen kann die Diagnose und Therapie häufig erschweren bzw. verzögern, die Identifizierung des viralen Erregers gelingt, trotz ausführlicher Diagnostik, nur in den seltensten Fällen. Je nach Literatur schwanken die Zahlen zwischen 40–70 %.

Auch bei positiver Erregeridentifizierung, ist eine antivirale Therapie oft nicht verfügbar. Die Mortalitätsrate beträgt, je nach Studie zwischen 3–30 %. Bei 20–40 % der Patienten bleiben neurologische und motorische Defizite zurück. Aufgrund ihrer potenziellen Schwere, der diagnostischen Herausforderung, des intensiven klinischen Managements sowie einer hohen Behinderungsrate hat die Enzephalitis eine beträchtliche sozioökonomische Bedeutung.

Merke

Leitsymptome einer Enzephalitis sind Fieber, Kopfschmerzen und qualitative oder quantitative Bewusstseinsstörungen. Meningismuszeichen sind möglich, fakultativ können auch fokalneurologische Zeichen auftreten.

Die Sonderform Rhombenzephalitis wird definiert als eine Enzephalitis verschiedener Ursachen, den Hirnstamm, fakultativ das Kleinhirn betreffend. Häufigste Ursachen sind Listerien, Enterovirus 71, Herpes-simplex-Virus-Typ 1 und Typ 2 aber auch zahlreiche autoimmune Ätiologien wie beispielsweise Morbus Behçet.

Die Inzidenz viraler Enzephalitiden in gemäßigten klimatischen Regionen liegt vermutlich zwischen 1,5–7 Fälle/100.000, weltweit wird die Inzidenz auf 3,5–7,5 Fälle/100.000 Einwohner geschätzt, Entzündungen des Gehirns sind die vierthäufigste Ursache von DALYs (Summe der verlorenen Lebensjahre) und YLDs (Jahre mit Behinderung), nach dem Schlaganfall, Demenz und Migräne. Das Erregerspektrum und die Inzidenz variieren regional, je nach der untersuchten Bevölkerungsgruppe bzw. dem Studiendesign.

Trotz aktiver Immunisierung ist das Frühsommer-Meningoenzephalitis-Virus in vielen Teilen Mitteleuropas das wichtigste vektorübertragene Virus. In Südost-Asien spielen das Dengue-Virus und das Japanische-Enzephalitis-Virus als Auslöser viraler Enzephalitiden eine große Rolle. Im August 2019 wurde auf den Philippinen der Dengue-Notstand ausgerufen, nachdem mehr als 600 Todesfälle verzeichnet wurden.

Auch in Deutschland rücken zunehmend tropische Erreger in den Vordergrund, dies ist auf klimatischen Veränderungen, Reiseverhalten (▶ Kap. 16), Warenimport zurückzuführen. In Deutschland wurden 2019 vermehrt Krankheitsfälle von West-Nil-Virus-Erkrankungen verzeichnet. Das West-Nil-Virus gehört zu den am weitesten verbreiteten Flaviviren und ist in einigen Regionen der Welt endemisch (Afrika, Israel, Westtürkei, mittlerer Osten, USA, Indien, Teile Südostasien, Teile in Nord- und Mitteleuropa).

Das Rabiesvirus ist immer noch eine der häufigsten Ursachen tödlich verlaufender viraler Enzephalitiden, weltweit werden jährlich ca. 55.000 Todesfälle gemeldet, wobei die Dunkelziffer in Afrika, Asien deutlich höher vermutet wird.

Ätiopathologisch bleiben viele Enzephalitiden unklar, bis dato könnten auch noch nicht identifizierte Viren für einen Großteil der Enzephalitiden unklarer Genese verantwortlich sein. Ein weiterer nicht zu vernachlässigender Aspekt sind Kontaminationen oder auch Koinfektionen.

7.2.2 Spezielle Erreger

7.2.2.1 Herpes-simplex-Virus-Enzephalitis

Uta Meyding-Lamadé und Eva Maria Craemer

▪ Einleitung

Es existieren acht humane Herpesviren, hierunter fallen: das Typ 1 (HSV-1), Herpes-Simplex-Virus Typ 2 (HSV-2), das Zytomegalievirus (CMV), das Varizella-Zoster-Virus (VZV), das Epstein-Barr-Virus (EBV), das humane Herpesvirus 6 und 7. Bis auf das humane Herpesvirus 7 können alle Herpesviren Erkrankungen des zentralen Nervensystems (ZNS) auslösen. Das humane Herpesvirus Typ 8 ist mit dem Kaposi-Sarkom und malignen Lymphomen assoziiert.

7

Merke

Die Herpes-simplex-Virus-Enzephalitis ist weltweit die häufigste sporadische Enzephalitis.

Die Verdachtsdiagnose stützt sich auf Anamnese, Fremdanamnese, klinisch-neurologische Untersuchung und die Liquordiagnostik. Bei Verdacht auf eine HSVE muss unmittelbar, ohne zeitliche Verzögerung die Therapie mit Aciclovir eingeleitet werden. Als individueller Heilversuch wird in vielen Zentren die adjunvante Gabe von Dexamethason eingesetzt.

Merke

Schon bei Verdacht auf eine HSVE muss die Therapie mit Aciclovir unverzüglich eingeleitet werden.

Historischer Exkurs

Aufgrund der Bedeutung „kriechen, krabbeln, schleichen“ wurde der Begriff „Herpes“ von Hippokrates für bestimmte Hautkrankheiten verwendet. 1694 gibt Morton eine genaue Beschreibung des Krankheitsbildes „Herpes febrilis“, erst gegen Ende des 19. Jahrhunderts wird die Terminologie Herpesvirus hominis (simplex) eingeführt.

In den 1920er-Jahren berichtete die Mathewson Commission von den ersten humanen HSV-Fällen. Der erste pädiatrische Fall von HSVE wurde 1941 veröffentlicht, der erste adulte HSVE-Fall, ein 25-jähriger Mann, der sich mit Kopfschmerzen, Fieber, Aphasie und Pupillenerweiterung links präsentierte, wurde 1944 berichtet.

▪ Taxonomie, Morphologie, Genom

Die Familie der Herpesviridae zählt zu den größten und komplexesten Viren. Die Herpesviridae umfassen drei Unterfamilien, Alphaherpesvirinae, Betaherpesvirinae, Gammaherpesvirinae. Alle Herpesviren sind behüllte Viren mit einer linearen, doppelsträngigen DNA, die Länge variiert zwischen 124–295 Kilobasenpaaren (Kbp). Die Virionen bestehen aus einem ikosaedrischen Kapsid von 125 nm Durchmesser mit 162 Kapsomeren, wovon 150 in hexagonaler Symmetrie (Hexone) und 12 in pentagonaler Symmetrie (Pentone) angeordnet sind. HSV-1 und HSV-2 gehören in die Unterfamilie der Alphaherpesvirinae und sind die häufigsten Auslöser einer Herpes-simplex-Virus-Enzephalitis. Das Genom des HSV-1 enthält 152 Kbp, das HSVE-Typ-2 enthält 154 Kbp. Zwischen HSV-1 und HSV-2 beträgt die DNA-Sequenzhomologie etwa 85 %, in den meisten Genregionen sogar mehr als 99 %, die Unterschiede betreffen überwiegen die Gene, die in die virale Genexpression eingebunden sind. Typspezifische Epitope finden sich auf den Oberflächenproteinen gG bei HSV-1und HSV-2 und gC bei HSV-Typ-1.

Charakteristisch für alle Herpesviridae ist der kurze Reproduktionszyklus, eine rasche Zerstörung der Wirtszelle sowie die Fähigkeit zur Bildung eines Latenzstadiums: Herpesviren können nach der Erstinfektion lebenslang im Wirt persistieren in einem anscheinend inaktiven, latenten Zustand. Während dieses Zustandes kommt es dennoch zur Expression von latenz-assoziierten Genen. Bei der HSVE werden verschiedene Infektionswege beim Menschen beschrieben. HSV-1 und HSV-2 infizieren und vermehren sich in den Zellen der Eintrittspforte der Infektion, danach werden sie transaxonal ins Gehirn transportiert. In sensorischen Ganglien aber auch in den Langerhans-Zellen persistieren die Viren im latenten Zustand lebenslang. Aus trigeminalen, sakralen und vaginalen Ganglien konnten beim Menschen latente HSV isoliert werden. Baringer et al. führten eine Autopsiestudie an Patienten durch, die keine neurologischen Erkrankungen hatten. Bei 65 % der Patienten konnte man HSV-DNA im Trigeminusganglion nachweisen, bei HSV-Seropositivität sogar in 77 %. Überraschenderweise gelang es aber auch, in Autopsiematerial der Medulla, des Bulbus olfactorius, der Brücke, im Gyrus rectus und im Hippocampus HSV-DNA nachzuweisen.

Bei der Hälfte der latent mit HSV-1 und HSV-2 infizierten Menschen können Reaktivierungen stattfinden, oft getriggert durch hormonellen oder psychischen Stress, extreme körperliche Belastung, Fieber oder UV-Licht. Hier kann es zu rezidivierenden Herpes-labialis-Erkrankungen kommen. Unter Neurovirulenz versteht man die Fähigkeit von Herpesviren sich peripher zu vermehren, das Nervensystem zu invadieren und sich zu replizieren im zentralen Nervensystem. Während der Vermehrung werden unterschiedliche Gene exprimiert, unmittelbar frühe Gene wie die Thymidinkinase sind besonders wichtig für die Replikation sowie die antivirale Therapie.

▪ Epidemiologie

Die HSVE ist weltweit die häufigste sporadische Enzephalitis, die zu jeder Zeit, unabhängig von Jahreszeiten auftreten kann. Die Serokonversion und Infektion oft ohne klinische Symptome beginnt im frühen Kindesalter bei der HSV-Typ-1, hingegen sind die Serokonversionen bei HSV-2 später. Für HSV-2 löst meist einen Herpes genitalis aus, ist häufiger bei sexuell aktiven jüngeren Personen. Selten können die Patienten eine Meningo- oder Enzephalitis entwickeln. In entwickelten Industrieländern beträgt die HSV-Typ-1-Seroprävalenz zwischen 75–95 % bei Erwachsenen, etwa 15–20 % besitzen Antikörper gegen HSV-2. Ein Drittel der Patienten sind jünger als 20 Jahre und die Hälfte sind älter als 50 Jahre.

Die jährliche Inzidenz der HSVE wird weltweit auf 1/250.000–500.000 geschätzt, in Deutschland liegt diese bei zirka 0,2–0,4/100.000. Weltweit zählt die HSVE zu den häufigsten sporadischen Enzephalitiden. Möglicherweise ist diese Inzidenz überschätzt. Da HSV-Infektionen nicht der Meldepflicht unterliegen, fehlen hier verlässliche Daten (siehe ◘ Abb. 7.4).

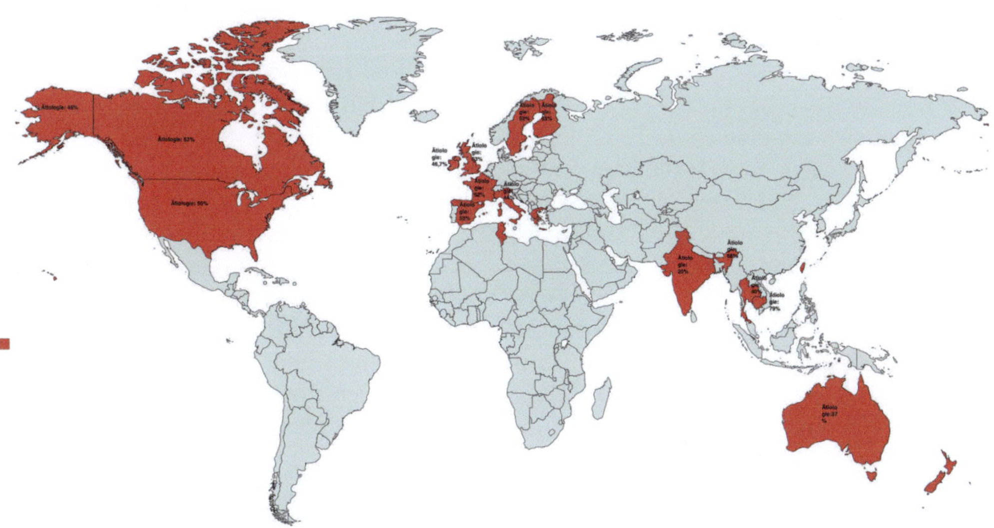

◘ **Abb. 7.4** Karte epidemiologischer Studien mit HSVE-Ätiologie >40 % der sporadischen Enzephalitiden

▪ Ätiologie und Pathogenese

Bei immunkompetenten Erwachsenen findet man in 90 % der Fälle das Herpes-simplex-Virus Typ 1, das eine fokale Enzephalitis auslöst, den Schläfen- und Frontallappen befällt. Bei etwa zwei Dritteln der Fälle ist die HSV-1-Enzephalitis die Folge einer Reaktivierung der Virusinfektion, eine Primärinfektion stellt ein Drittel der Fälle dar.

Das Herpes-Simplex-Virus Typ 2 findet sich in 10 % der Fälle, der ZNS-Befall findet hier meist im Rahmen einer Primärinfektion statt. Die HSV-2-Enzephalitis verursacht meist eine leichte Meningoenzephalitis. Immunkomprimierte Patienten und Säuglinge sind häufiger vom Herpes-simplex-Virus Typ 2 betroffen. Neben dem transaxonalen Weg über den N. olfactorius wird auch der trigeminale Ausbreitungsweg in das Gehirn diskutiert.

Der wahrscheinlichste Weg einer Infektion des ZNS findet auf transaxonalem Weg über den ersten Hirnnerv statt. Orbitofrontale und temporale Hirnstrukturen erreicht das Virus über den Bulbus und Tractus olfactorius, bevorzugt werden Neurone befallen. Das HSV breitet sich nach Replikation in rhinenzephalen Strukturen per continuitatem zur Insula aber auch transaxonal zu anderen Strukturen des limbischen Systems, zu Gyrus cinguli, Stammganglien, Thalamus und Corpora mamillaria weiter aus.

▪ Pathologie

Es handelt sich um eine akute Enzephalitis mit Hämorrhagien und bilateralen, meist asymmetrischen Nekrosen, die vor allem den Temporallappen und die Frontobasis, das limbische System, insbesondere der Gyrus cinguli häufig betreffen. Histopathologisch finden sich Entzündungen, Blutungen und Nekrosen. Es kann zu einer raumfordernden Wirkung kommen mit der Gefahr der Einklemmung.

▪ Klinische Symptomatik

Charakteristischerweise geht der HSVE ein mehrtägiges unspezifisches grippales Prodromalstadium mit Fieber und Kopfschmerzen voraus, was sich zunächst häufig bessert. Dann beginnt das Stadium der Enzephalitis, die charakterisiert ist durch Kopfschmerzen, Fieber und qualitative oder quantitative Bewusstseinsstörungen.

Häufigster Grund für die Krankenhauseinweisung sind Krampfanfälle (32 %), psychopathologische Auffälligkeiten (23 %), Bewusstseinsverlust (13 %) und Desorientiertheit (13 %).

Fakultativ kann es zu fokal neurologischen Ausfällen, wie Hemi- oder Tetraparesen, Hirnstamm- oder Hirnnervenstörungen, Bewegungsstörungen, Anfällen und neuropsychologischen Ausfällen kommen. Es kann zu klinischen Symptomen der intrakraniellen Drucksteigerung bis hin zur Gefahr der Einklemmung kommen, diese können sich innerhalb von Stunden bis Tagen entwickeln. In ◘ Tab. 7.7 sind der klinische Verlauf sowie die diagnostischen Ergebnisse zusammengefasst.

Merke

Leitsymptome einer HSVE sind Fieber, Kopfschmerzen und qualitative und/oder quantitative Bewusstseinsstörungen.

▪ Differenzialdiagnose

Generell gilt beim klinischen Verdacht auf ein enzephalitisches Syndrom, dass hier eine breite Differenzialdiagnose an möglichen Erregern und Ursachen besteht.

Die Reiseanamnese, die Einnahme von möglichen immunmodulierenden Medikamenten, Vorerkrankungen, eine mögliche Exposition von Moskitos und Zecken, Gewichtsverlust und infektiöse Symptome, einschließlich Fieber und Ausschlägen müssen erfragt werden.

Tab. 7.7 Klinischer Verlauf

		Tag −3–0	Tag 0–4	Tag 5–9	Tag 10–13
Klinik		Prodromalstadium, grippeähnliche Erkrankung	Kopfschmerzen, Fieber, Bewusstseinsstörungen Fakultativ: fokal neurologische Zeichen, fokal neuropsychologische Symptome	Fakultativ: schwere Bewusstseinsstör ung	fakultativ: erhöhter intrakranieller Druck, Hirnstammzeichen aufgrund Mittelhirnkompression
EEG			Abnormal, epileptische Aktivität, Allgemeinveränderunge n	Abnormal, epileptische Aktivität, Temporallappen	Beispielsweise periodische Komplexe, fokal multifokal generalisiert
Kraniales CT			Kann normal sein uni- oder bilaterale Hypodensitäten	Oft bitemporale Läsionen	Zeichen einer Nekrose, Zeichen erhöhten Hirndrucks beispielsweise ipsilateral kruralen Zisterne vergrößert
Kraniales MRT			Früh im kranialen MRT Auffälligkeiten	Bevorzugt im limbisches System betroffen, Einblutungen möglich	Zeichen der Nekrose, Zeichen erhöhten Hirndrucks
Liquor	HSVE-AK-Index (AI)		Im Frühstadium negativ	In ca. 23 % der Fälle innerhalb der 1. Woche positiv	In 85 % der Fälle positiv
	HSV-DNA		PCR: positiv im Frühstadium	Positiv	Wird im Verlauf wieder negativ

1989 untersuchten Whitley et al. 432 Fälle von Enzephalitiden. An den mutmaßlichen HSVE- Patienten wurde eine Temporallappenbiopsie durchgeführt. 45 % der Patienten hatten eine bestätigte HSVE, 22 % hatten andere identifizierbare Ursachen (andere virale Erkrankungen, Bakterien, Mykobakterien und Pilzinfektionen), 33 % blieben trotz Biopsie äthiologisch unklar.

Das „California Encephalitis Project“ untersuchte die klinischen und bildgebenden Merkmale von 251 Fällen von Enzephalitis. 43 % der Patienten hatten eine infektiöse Ursache, von diesen war die HSVE am häufigsten, gefolgt von Tuberkulose und VZV. Von den 16 % der nichtinfektiösen Enzephalitis waren mehr als die Hälfte auf immunvermittelte Ursachen zurückzuführen.

7

Die Differenzierung einer HSVE von ihren Mimikry kann bei Älteren und Immunogeschwächten eine besondere Herausforderung darstellen. Fokussierte Labortests und die zeitnahe neuroradiologische Diagnostik unterstützen die Diagnosestellung hier erheblich.

Merke
Beim klinischen Verdacht auf eine HSVE muss unverzüglich mit Aciclovir behandelt werden.

Diagnostik

Entscheidend ist, dass man beim klinischen V. a. eine HSVE wie auch eine andersartige z. B. bakterielle Meningoenzephalitis antiviral und antibakteriell behandelt, da sich der Patient initial mit Symptomen und Befunden präsentiert, die nicht immer sofort die Differenzierung erlauben.

Die HSV-PCR kann in der frühen Phase negativ sein.

Blutuntersuchung

Initial bei Virusinfektionen kann eine Lymphopenie auftreten. Serologisch sollten ein großes Blutbild, Nieren- und Leberfunktion durchgeführt werden sowie Blutkulturen abgenommen werden.

Lumbalpunktion

Merke
Falls die erste Lumbalpunktion den klinischen Verdacht nicht sichert, muss kontrollpunktiert werden.

Im Liquor findet sich typischerweise eine lymphozytäre Pleozytose von 5–1000 Zellen/µl, im Einzelfall können >1000 Zellen/µl gefunden werden, das Gesamtprotein liegt deutlich unter 1000 mg/l. In der Frühphase einer HSVE kann im Liquor eine granulozytäre Pleozytose vorliegen. Häufig finden sich an Tag 3–6 in der Liquorzytologie Plasmazellen und eine mononukleäre Pleozytose, selten auch eine hämorrhagische Komponente mit Erythrozyten, Xantochromie oder Siderophagen. In einigen Fällen, kann der Liquor in der Frühphase ein normozelluläres Bild aufweisen.

Die HSV-PCR muss immer durchgeführt werden, sie hat eine hohe Sensitivität von >95 % und eine Spezifität von 100 % und kann somit frühzeitig die Diagnose sichern. Jedoch kann die PCR im ganz frühen Stadium der Erkrankung negativ sein und erst im Verlauf positiv werden.

Durch Berechnung des Antikörperindex (AI) kann eine intrathekale Antikörperproduktion festgestellt werden. Hierbei wird der erregerspezifische Antikörperquotient mit dem jeweiligen Gesamtimmunglobulinquotienten in Beziehung gesetzt.

Der Antikörper-spezifische Index (AI) ist anfangs meist negativ und steigt in der zweiten oder dritten Woche der Erkrankung an. In der dritten und vierten Woche nach Krankheitsbeginn ist der AI bei fast allen Patienten positiv. Die Sensitivität liegt bei 97 %, die Spezifität zwischen 73–100 %, je nach Vergleichswert. Ein AI >1,5 zeigt eine intrathekale Antikörpersynthese an. Die intrathekale AK-Synthese entwickelt sich meist gegen Ende der 1. Erkrankungswoche. Da aber auch in der Spätphase neuroviraler Erkrankungen intrathekale AK gebildet werden können („Liquornarbe“), ist allein aufgrund des AI keine eindeutige Aussage zu Akuität und Floridität der Infektion zu machen (siehe Abb. 7.5).

Achtung

In manchen Fällen kann die HSVE ein normozelluläres Zellbild in der Liquorpunktion ergeben. Die HSV-PCR kann in der frühen Phase der Erkrankung negativ sein, beim klinischen Verdacht muss immer die Therapie mit Aciclovir eingeleitet werden. Eine erneute Kontrollpunktion ist dann zur Diagnosesicherung notwendig.

Bildgebende Verfahren

Die kraniale Computertomografie (CT) kann initial während der ersten 4 Krankheitstage normal sein. Danach sind Hypodensität oder hämorrhagische Läsionen temporal oder frontoorbital sichtbar. In einer Fallstudie war die CT Untersuchung bei etwa der Hälfte aller Fälle normal, während das MRT bei fast allen Patienten mit HSVE Auffälligkeiten zeigt. Die kraniale Magnetresonanztomografie (MRT) ist die empfindlichere und spezifischere bildgebende Methode. Dennoch kann das kraniale MRT am Anfang der Erkrankung noch normal sein. Nach durchschnittlich 4 Tagen ist das MRT in 95 % der Fälle auffällig, charakteristischerweise zeigen sich Veränderungen temporal oder im limbischen System, oft unilateral, aber auch asymmetrisch bihemisphärisch. Der mesiale Temporallappen, Amygdala, Hippocampus, der Gyrus cinguli, Gyrus frontalis inferior, aber auch die Inselrinde sind häufig betroffene Strukturen. Dies kann mit einer erheblichen Raumforderung einhergehen, die im Einzelfall eine Hemikraniektomie notwendig macht.

Der Temporallappen ist bei fast 90 % der Patienten betroffen, was mit einer erheblichen Raumforderung einhergehen kann.

Diffusionsgewichtete MR-Untersuchungen und Flair-Sequenz sind sensitiv im frühen Stadium der HSVE, sie sind meist sensitiver als T1- und T2-gewichtete Sequenzen (siehe Abb. 7.6).

Diffuse, das Gehirn nicht fokal betreffende MR-Veränderungen gibt es häufig bei immunsupprimierten Patienten mit HSV-2-Enzephalitis, auch bei Neugeborenen.

Merke

Ein normales CT, wie auch ein normales MRT schließen eine HSVE nicht aus.

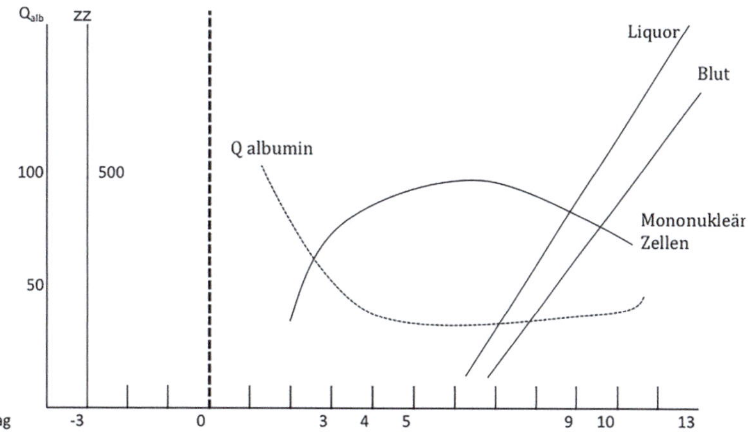

Abb. 7.5 Verlauf der Diagnostik; ZZ = Zellzahl; QAlb = Albuminquotient

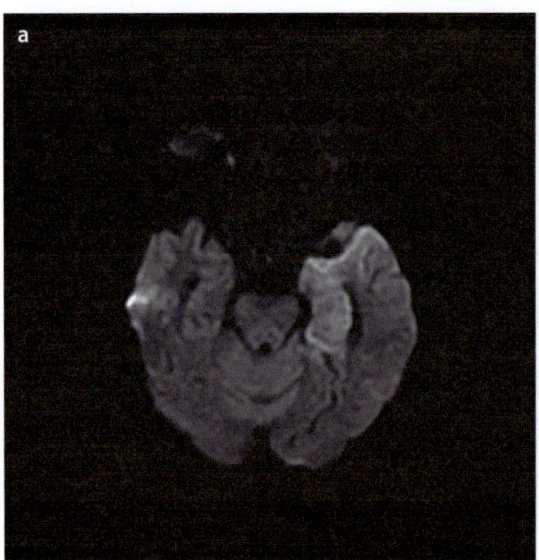

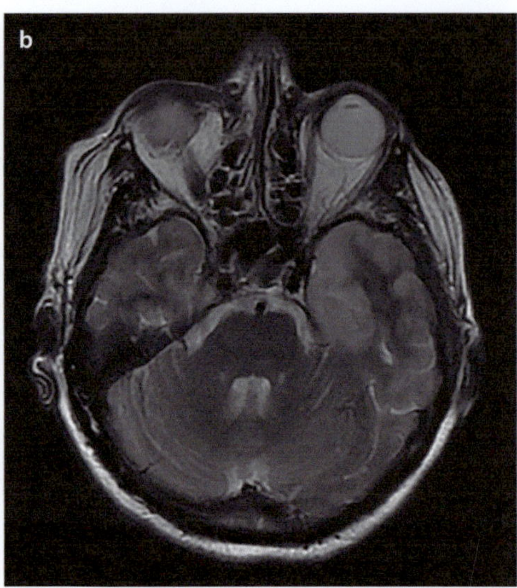

7

Abb. 7.6 a, b Axiale diffusionsgewichtete (a) und T2 gewichtete Aufnahme bei Herpes simplex Enzephalitis. Die linksseitige Signalsteigerung in beiden Sequenzen zeigt die Entzündung im medialen Temporallappen, dem Hippocampus und Teilen des limbischen Systems an

Elektroenzephalografie (EEG)

Die Sensitivität des EEG liegt bei >80 %, die Spezifität ist jedoch gering. Charakteristisch sind periodische Sharp-Slow-Waves-Komplexe frontotemporal, wie auch regionale Funktionsstörungen, z. B. Periodic Lateralized Epileptiform Discharges (PLED). Unabhängige Schrittmacherregionen im EEG zeigen eine schlechte Prognose an.

Sonstige Diagnostik

Heutzutage ist eine Hirnbiopsie meist nicht erforderlich, bei unklaren Befunden sollte diese jedoch erwogen werden.

Therapie

Merke
Aciclovir ist das Mittel der ersten Wahl.

Merke
Der Liquor kann initial normozellulär sein und die PCR noch negativ. Beim klinischen V.a. HSVE sollte Aciclovir weitergegeben werden und dann eine erneute Kontrollpunktion, zur Diagnosesicherung durchgeführt werden.

Eine Behandlung der Patienten mit HSVE sollte anfangs auf einer neurologischen Intensivstation erfolgen, manche Patienten verschlechtern sich gerade in den ersten Tagen sehr rasch. Im Einzelfall kann eine Hemikraniektomie lebensrettend sein, wenn es zu massivem Hirndruck kommt. Bei Anfällen sollte antikonvulsiv behandelt werden, eine generelle prophylaktische Anfallsmedikation ist nicht indiziert.

Die virustatische Therapie mit Aciclovir muss bereits bei Verdacht auf HSVE so früh wie möglich eingeleitet werden. Rascher Therapiebeginn mit Aciclovir verbessert die Prognose.

Die Dosierung beträgt 10 mg/kg KG über 1 h, alle 8 h über 14 bis 21 Tage. Die Einzeldosis wird über einen peripheren oder zentralen Zugang als Infusion mit 100 ml physiologischer NaCl-Lösung verabreicht. Aufgrund des Nebenwirkungsprofils muss zum Schutz der Nierenfunktion auf eine ausreichende Flüssigkeitszufuhr geachtet werden. Bei Niereninsuffizienz muss die Dosis angepasst werden, hier gilt das Prinzip SLOW (strenge Indikation, langsame i.v. Applikation, ordentliche Flüssigkeitszufuhr, wiederholte Kreatinin-Kontrollen).

Aciclovir gehört in die Wirkstoffgruppe der Nukleosid-Analoga und leitet sich von Guanosin ab, es ist ein Prodrug, das in infizierten Zellen von der viralen Thymidinkinase und anschließend von zellulären Kinasen zum aktiven Wirkstoff Aciclovirtriphosphat phosphoriliert. Aciclovirtriphosphat wird von der viralen Polymerase als falsches Substrat bei der DNA-Synthese verwendet, hierdurch kommt es zu einem Kettenabbruch bei der Nukleinsäurebildung und zu einer Hemmung der Virusreplikation (siehe ◘ Abb. 7.7).

An eine alternative antivirale Therapie sollte bei persistierend positiver Liquor-PCR gedacht werden, wenn Patienten sich klinisch nicht bessern.

Bei Aciclovir-Resistenz des HSV-Stammes wird über 14–21 Tage mit Foscarnet (60 mg/kg KG i. v.) alle acht Stunden behandelt. Foscarnet wirkt direkt ohne Phosphorylierung. Foscarnet besetzt die Pyrosphat-Bindungsstelle viraler DNA-Polymerasen, die orale Bioverfügbarkeit liegt bei 0 % (nur i. v. Gaben), die Plasma-Halbwertszeit bei 6 h, triphasische Elimination wegen Ablagerung in der Knochenmatrix (siehe auch ◘ Tab. 7.8).

Die adjuvante Gabe von Dexamethason zeigte sich tierexperimentell als günstig, eine klinische Studie wurde initiiert, jedoch aufgrund geringer Rekrutierungszahlen vorzeitig beendet (GACHE- German Trial of Aciclovir and Corticosteroids in Herpes-Simplex-Enzephalitis). Patienten zwischen 18–85 Jahren mit positiver HSV-PCR erhielten zusätzlich zur Standard-Aciclovir-Therapie über 4 Tage 40 mg i. v. Dexamethason alle 24 h. Trotz vorzeitigem Studienabbruch zeigt sich in der GACHE- Studie, dass die zusätzliche Gabe von Dexamethason kein besseres, aber auch kein verschlechtertes Outcome für die Patienten darstellt. Derzeit läuft eine weitere Studie zur Gabe von Dexamethason bei Erwachsenen mit HSVE (▶ https://www.dexenceph.org.uk).

Eine Studie zur oralen Langzeitgabe von Valaciclovir zeigte, dass die Valaciclovirgabe nach der i.v. Gabe von Aciclovir kein besseres Outcome aufweist.

Verlauf und Prognose

Merke

Ein frühzeitiger Therapiebeginn ist entscheidend für die Prognose. Die Letalität kann auf 20 % gesenkt werden.

Eine unbehandelte HSVE kann innerhalb von Stunden bis hin zu wenigen Tagen zu einem raschen Anstieg der Symptome führen und bei ungefähr 80 % der Patienten zum Tod führen.

Prognostisch entscheidend ist ein früher Therapiebeginn, Alter sowie die Bewusstseinslage bei Beginn der Erkrankung.

Mit der raschen Einleitung der spezifischen Therapie kann die Letalität auf 20 % gesenkt werden, dennoch bleiben in 90 % der behandelten Fälle leichte bis schwere kognitive Defizite zurück.

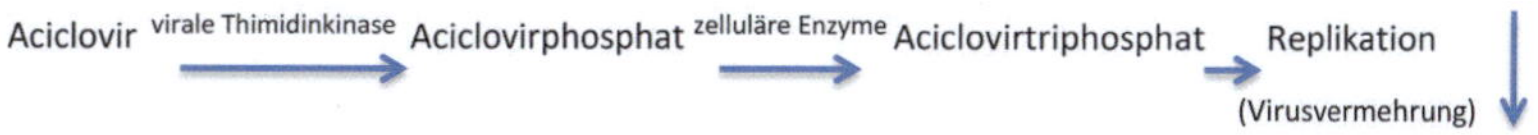

◘ **Abb. 7.7** Wirkmechanismus von Aciclovir

Tab. 7.8 Spezielle Therapie der HSVE

Medikation	Dosierung	Wirkung	Nebenwirkungen	Vorkehrungen/ Schutzmaßnahmen	Pharmakologische Eigenschaften
Aciclovir	10 mg/kg KG i. v in 3 Einzeldosen über 14 Tage Bei Kreatinin-clearance: 50−25 ml/min: alle 12 h; 25−50 ml/min: alle 24 h; <10 ml/min: alle 24 h in 1/2 Dosis	Hemmung der viralen Replikation gesicherte Wirksamkeit bei HSV und VZV	Allgemein gute Verträglichkeit; NW betreffen meist den Gastrointestinaltrakt (Übelkeit, Erbrechen, Durchfall) und die Niere (auf ausreichende Hydrierung achten), Schwindel, Verwirrtheit, Schläfrigkeit, Psychosen, epileptische Anfälle, Kopfschmerzen, Niereninsuffizienz	Reduzierte Kreatinin-Clearance, teratogen bei Schwangeren	Orale Bioverfügbarkeit: Aciclovir: 10–20 %; Plasma-Halbwertszeit 2–6 h; Intrazelluläre Halbwertszeit: 1–2 h
Foscarnet	60 mg/kg KG i. v. alle 8 h über 3 Wochen	Besetzt die Pyrosphat-Bindungsstelle viraler DNA-Polymerasen	Nephrototxizität, Infusion von 0,9 %NaCl Schützt; Nierenfunktion und Serumelektrolyte engmaschig kontrollieren; Verschiebung von K, P, Ca Kopfschmerzen, Tremor, epileptische Anfälle, Bewusstseinsstörungen	Infusion von 0,9 % NaCl Schützt; Nierenfunktion und Serumelektrolyte engmaschig kontrollieren	Orale Bioverfügbarkeit:0 % (nur i. v. zu applizieren), Plasma-HWZ: 6 h, triphasische Elimination wegen Ablagerung in der Knochenmatrix

7.2.2.5 Autoimmunenzephalitis nach Herpes-Simplex-Virus-Enzephalitis

Während der letzten zehn Jahre haben autoimmunvermittelte Enzephalitiden immer mehr an Bedeutung gewonnen. Es sind zahlreiche autoimmunvermittelte Erkrankungen charakterisiert. Die Unterteilung erfolgt in Antikörper gegen neuronale intrazelluläre Antigene, Antikörper gegen neuronale Oberflächenantigene und Antikörper gegen gliale Antigene. Antikörper gegen neuronale intrazelluläre Antigene können eine limbische Enzephalitis auslösen, zu diesen gehören Hu, CV2/CRMP5 (collapsin-response-mediator-protein 5), Amphiphysin, Ma2, GAD65 (Glutamatdecarboxylase 65kD; kann auch eine Temporallappenepilepsie auslösen).

Antikörper gegen neuronale Oberflächenantigene können unter anderem eine limbische Enzephalitis auslösen wie LGI1(leucine rich glioma inactivated protein 1), CASPR2 (Contactin-assoziiertes Protein 2; ist auch mit Morvan Syndrom, neuropathische Schmerzsyndrome assoziiert), GABA (B1)-Rezeptor(-Aminobuttersäure-Rezeptor B), AMPA-Rezeptor (GluR1/2) {alpha-amino-3-Hydroxy-5-Methyl-4-Isoxazolepropionsäure-Rezeptor}, mGluR5, GABA(A)-Rezeptor (1/3, kann auch einen Status epilepticus auslösen) {-Aminobuttersäure-Rezeptor A}, DPPX (dipeptidyl-peptidase like protein 6; auch mit Diarrhö, Hyperekplexie und Stiff-Person-Spektrum assoziiert), Glyzin-Rezeptor (GlyR; ist auch mit Stiff-Person-Spektrum, progressiver Enzephalomyelitis mit Rigidität und Myoklonien assoziiert). NMDA-Rezeptor (GluN1; N-Methyl-D-Aspartat-Rezeptor) verursacht eine Anti-NMDA-Rezeptor-Enzephalitis, Neurexin-3 kann limbische Enzephalitiden auslösen ähnlich der Anti-NMDA-Rezeptor-Enzephalitis, IgLON5 kann limbische Enzephalitiden mit Schlaf-Störungen, Stridor und chronische Verläufe verursachen.

MOG (Myelin-Oligodendrozyten-Glykoprotein) gehört zu den Antikörper gegen gliale Antigene und ist mit ADEM, Enzephalopathien, fokalen Ausfällen und Neuromyelitis-optica-Spektrums-Erkrankungen assoziiert.

Noch vor einigen Jahren galt die Anti-NMDA-R-Enzephalitis als eine seltene Erkrankung nach einer HSVE-Infektion, derzeit geht man davon aus, dass ungefähr 20 % der Patienten im Anschluss an eine HSVE Antikörper gegen neuronale Zelloberflächenproteine entwickeln, am häufigsten Anti-NMDA-R. Überwiegend betrifft die Anti-NMDA-R-Enzephalitis Mädchen oder junge Frauen, bis zu 60 % der Patientinnen haben ein ovarielles Teratom, Kinder, Männer und ältere Patienten haben selten Tumore. Weitestgehend unklar sind die genauen Zusammenhänge zwischen der Anti-N-Methyl-D-Aspartat-R-Enzephalitis (NMDA-R) und der HSVE. Hypothetisch nimmt man derzeit an, dass ein Mechanismus die molekulare Mimikry sein könnte, aber auch eine Kreuzreaktion mit dem Herpes-Virus erscheint möglich. Die HSVE betrifft häufig das limbische System, welches eine hohe Affinität zur Expression des NMDA-Rezeptors hat. Hier könnte es möglich sein, dass die Inflammation sowie die Schädigung verschiedener immungetriggerter NMDA-Rezeptoren und weiterer neuronaler Antigene ein breites Spektrum an Autoimmunantworten hervorrufen. Selten gibt es die Anti-NMDA-R-Enzephalitis als paraneoplastisches Syndrom.

▪ Klinik

Man geht davon aus, dass die Patienten mit einem schlechteren Verlauf der HSVE eher dazu neigen, eine NMDARE zu entwickeln, meist kommt es 4–6 Wochen nach der HSVE zu einer erneuten neurologischen Symptomatik. Eine rasche Liquor-Analyse auf NMDAR-Antikörper sollte bei Patienten mit Rückfällen der neurologischen Symptomatik durchgeführt werden.

Merke
Eine Anti-NMDA-R-Enzephalitis darf nicht mit einem Rezidiv einer Herpes-simplex-Virus-Enzephalitis verwechselt werden – die Behandlung ist unterschiedlich.

Diagnose
Die Diagnose einer Anti-NMDA-R-Enzephalitis stützt sich auf die klinische Präsentation und auf den Nachweis von Anti-NMDA-R-Antikörper im Liquor.

Für die Diagnose der Anti-NMDA-R-Enzephalitis muss nach den diagnostischen Kriterien einer antikörper-vermittelten Enzephalitis mindestens eines der folgenden Hauptsymptome mit (sub)akutem Auftreten vorliegen:

- Verhaltensauffälligkeiten oder kognitive Dysfunktion,
- Sprechdysfunktion,
- epileptische Anfälle,
- Bewegungsstörungen (Dyskinesien/Rigidität),
- Bewusstseinsstörungen,
- autonome Dysfunktion oder zentrale Hypoventilation
- und IgG-AK gegen die NR1-Untereinheit des NMDAR müssen ausgeschlossen sein.
- andere Differenzialdiagnosen

Eine wahrscheinliche Anti-NMDA-R-Enzephalitis liegt nach Graus et al. vor wenn mindestens 4 der 6 Hauptsymptome und mindestens eines der folgenden Untersuchungsergebnisse zu sehen ist:

- abnormes EEG (fokale oder diffuse langsame oder desorganisierte Aktivität, epileptische Aktivität oder extreme Delta-Brush),
- Liquor mit Pleozytose oder oligoklonalen Banden sowie der Ausschluss wichtiger Differenzialdiagnosen.

Differenzialdiagnose
Für die Differenzialdiagnose sollten im Verlauf eine Lumbalpunktion und ein MRT durchgeführt werden. Wenn klinisch alle Zeichen auf eine Autoimmunenzephalitis hinweisen, diese aber laborchemisch nicht bestätigt wurde, sollte eine erneute Antikörperdiagnostik sowie Tumorsuche durchgeführt werden. Je nach neuradiologischem Befund kann die Differenzialdiagnose sehr breit sein und eine Hirnbiopsie sollte in Erwägung gezogen werden.

Therapie
Prinzipiell beruht die Behandlung auf der Entfernung des krankheitsverursachenden Autoantikörpers sowie der Unterbindung weiterer Autoantikörpersynthesen. Schon vor Vorliegen der Laborbefunde sollte bei ausreichendem klinischen Verdacht auf eine Autoimmunenzephalitis eine Immuntherapie begonnen werden.

Die first-line-Therapie ist die Behandlung mit einer Kortisonpulstherapie. Auch i. v. IG oder eine Immunadsorption bzw. Plasmapharese können bei schweren, sehr akut sich verschlechternden Verläufen eingesetzt worden. Als second-line ist eine Behandlung mit Rituximab oder Cyclophosphamid möglich.

Prognose und Prävention
Es existieren derzeit keinerlei Präventionen gegen eine NMDARE. Bei oft monatelangen Intensivaufenthalten können sich Patienten in 75 % der Fälle weitestgehend oder vollständig erholen. Innerhalb der ersten 2 Jahre beläuft sich das Rückfallrisiko auf 12 %. Die Sterblichkeit liegt bei 4 %.

7.2.2.6 Varizella-Zoster-Virus (VZV, Humanes Herpesvirus 3 HHV-3)

Uta Meyding-Lamadé und Eva Maria Craemer

Erreger und Epidemiologie
Das VZV gehört in den Genus Varicellovirus, Subfamile Alphaherpesvirinae, mit einer doppelsträngigen DNA. In Industrie-

staaten ist das VZV der zweithäufigste Auslöser infektiöser Enzephalitiden, bei 55 % der Fälle kommt es zu Komplikationen. Varizellen kommen weltweit vor.

Die Primärinfektion löst das Krankheitsbild der Varizellen aus, die Inzidenz im Kindesalter ist am höchsten, danach bleibt das VZV latent in den dorsalen, kranialen und autonomen Nervenganglien. Die Übertragung erfolgt direkt oder über Aerosole. Eine Reaktivierung manifestiert sich meist als Herpes-Zoster. Primärinfektion und Reaktivierung können mit schwerwiegenden neurologischen Komplikationen einhergehen, bei ungefähr 0,1 % der Erkrankungen kommt es zu ZNS-Manifestationen. Herpes Zoster kann sich als Enzephalitis, Meningitis, Myelitis, Ramsey-Hunt-Syndrom oder Schlaganfall manifestieren.

Historischer Exkurs

Der Herpes zoster ist als eigenes Krankheitsbild bereits sehr früh beschrieben worden, jedoch sind die Windpocken erst im späten 18. Jahrhundert von den Pocken abgegrenzt worden. 1888 sind erstmalig ätiologische Zusammenhänge zwischen Windpocken und Herpes zoster postuliert worden.

▪ Klinik

VZV-Enzephalitis: 4–8 Tage nach dem herpetiformen Erythem manifestiert sich die Varizellenenzephalitis. In den meisten Fällen, bei ca. 50 %, geht sie mit zerebellärer Symptomatik einher. Die Enzephalitis kann auch ohne Hautmanifestationen auftreten. Das klinische Bild zeigt häufig eine Vaskultis der großen Gefäße (granulomatös) bzw. der kleinen Gefäße (Small-Vessel-Vasculitis), oft eine hemisphärale und Hirnstammenzephalitis, eine Zerebellitis.

Zu den häufigsten Symptomen zählen fokalneurologische Ausfälle, kognitive Verlangsamung und Allgemeinsymptome wie Kopfschmerzen, Fieber, Appetitlosigkeit und Lethargie.

Bei der **VZV-Radikulitis** geht die typische Manifestation mit segmentalen und radikulären Schmerzen und Sensibilitätsstörungen einher. Später manifestieren sich Bläschen in einem oder mehreren Dermatomen am Rumpf, selten kommen motorische Ausfälle hinzu, gelegentlich zeigt sich Fieber.

Bei der **VZV-Myelitis** zeigen sich radikuläre Schmerzen, aufsteigende Sensibilitätsstörungen und Paresen, eine Blasenstörung, in manchen Fällen kommt es zu Fieber, dermatologische Effloreszenzen sind selten (► Kap. 9).

▪ Diagnostik

Goldstandard ist auch hier die rtPCR aus dem Liquor. Typischerweise zeigt sich eine lymphozytäre Pleozytose (5–200 Zellen/μl), fakultativ auch eine intrathekale IgG-Synthese. In der Serologie wird die VZV-spezifische intrathekale Antikörpersynthese nachgewiesen.

▪ Therapie

Die Therapie mit Aciclovir (10 mg/kg KG) ist zu empfehlen, trotz fehlender größeren randomisierten Studien zur Gabe von Aciclovir bei VZV. Die Gabe von Aciclovir sollte unverzüglich eingeleitet werden, bei Patienten mit Vaskulitiden und/oder Paresen ist eine zusätzliche Therapie mit Kortikosteroiden indiziert. Alternativ kann Brivudin (15 mg/kgKG/Tag) eingesetzt werden. CAVE: Kontraindiziert ist die gleichzeitige Gabe von Fluorouracil oder verwandten Substanzen. Anhand aktuelle Sicherheitsdaten (Vgl. Rote Hand Brief Brivudin 05/2020) haben Flourouracil (bspw. Fluorouracil (5-FU), Capecitabin, Tegafur und Flucystin)bei der Anwendung kurz vor, gleichzeitig oder innerhalb von vier Wochen nach Ende der Behandlung mit Brivudin eine potentiell tödliche Toxizität.

▪ Merke

Fluorouracil bzw. verwandte Substanzen sind kontraindiziert.

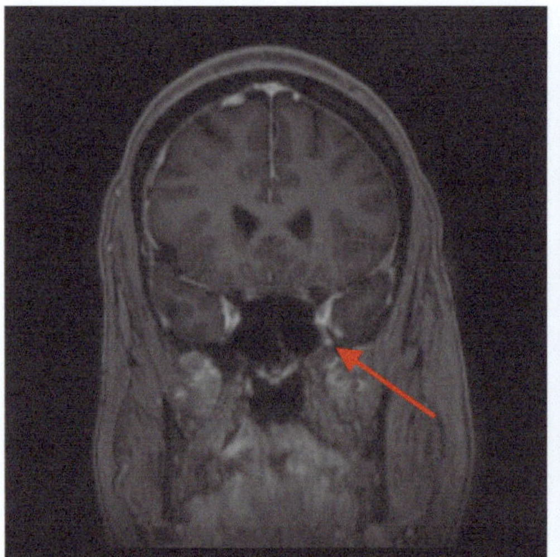

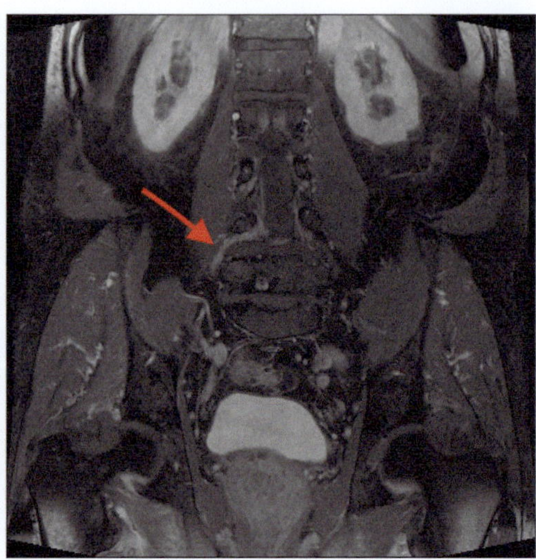

Abb. 7.8 a Koronare Darstellung der Lendenwirbelsäule T1 vibe Sequenz nach Kontrastmittelgabe: hier zeigt sich die Verdickung der rechten L5 Wurzel mit deutlich vermehrter Kontrastmittelaufnahme; **b** koronare Darstellung des Gehirns T1 gewichtete Sequenz nach Kontrastmittelgabe: der Patient klagt über Schmerzen im Versorgungsgebiet des 2. Astes des N. trigeminus; korrespondierend dazu ist eine Kontrastmittelaufnahme im N. maxillaris links zu sehen

Prävention

Eine Varizellen-Schutzimpfung ist vorhanden und ist von der Ständigen Impfkommission (STIKO) des Robert Koch-Instituts (RKI) empfohlen.

Seit 2018 wird für Personen ab 60 Jahren die Impfung mit dem adjuvanten Herpes-zoster-subunit-Totimfpstoff als Standardimpfung zum Schutz vor Herpes Zoster, zur Vermeidung von Komplikationen und Spätfolgen empfohlen. Für Patienten unter Immunsuppression wird die Impfung seitens der STIKO auch empfohlen.

> **Merke**
> Bei einigen krankheitsmodifizierenden Therapien (Disease modifying treatment; DMT) bei multipler Sklerose sollte die VZV-Impfung bei seronegativen Patienten vor Einleiten der Therapie mit DMT durchgeführt werden.

Nach § 6 IfSG ist der Krankheitsverdacht, die Erkrankung sowie der Tod an Windpocken und nach § 7 der direkte oder indirekte Nachweis von VZV namentlich meldepflichtig. Für einige Bundesländer (Brandenburg, Sachsen-Anhalt, Sachsen, Thüringen) bestehen ergänzende Verordnungen zur Mitteilungspflicht (Abb. 7.8).

7.2.2.7 Sonderformen des Zoster

Zoster oticus

Einleitung und Epidemiologie

Der Zoster oticus ist eine Zweitmanifestation einer VZV-Infektion im Ohrbereich, er ist eine Variante des Herpes zoster.

Klinik

Leitsymptome der Zoster oticus bestehen aus peripherer Fazialisparese, Schmerz und Bläschenexanthemen im äußeren Gehörgang und inneren Ohrmuschel, fakultativ können Geschmacksstörungen und eine Minderung der Tränensekretion auftreten.

Selten wird eine Neuritis des Nervus trigeminus mit Trigeminusneuralgie beobachtet.

Diagnose

Eine Schallempfindlichkeitserhöhung kann im Audiogramm zu sehen sein.

Im Liquor ist eine lymphozytäre Pleozytose und Proteinerhöhung nachweisbar, belegbar ist sie durch den spezifischen Antikörperindex und PCR.

Therapie

Die Behandlung erfolgt mit Aciclovir und Schmerzmedikation.

▪ Zoster ophthalmicus

Hier kommt es zum Befall des Versorgungsgebietes des ersten Trigeminusastes mit Zoster- Effloreszenzen, als Komplikationen können eine Keratitis, Iritis, Neuritis nervi optici, granulomatöse Angiitis des ZNS auftreten.

▪ Zoster sine herpete

Beim Zoster sine herpete manifestieren sich segmentale Schmerzen und Hirnnervenausfälle, beispielsweise eine Fazialisparese, ohne Effloreszenzen.

▪ Ramsay-Hunt-Syndrom

Das Ramsay-Hunt-Syndrom ist benannt nach einem amerikanischen Neurologen (1874–1937) und ist die Kombination aus einem Zoster oticus mit neuralgischem Schmerzsyndrom und Fazialisparese.
(▶ Kap. 10)

7.2.3 Epstein-Barr-Virus (EBV, HHV-4)

Uta Meyding-Lamadé und Eva Maria Craemer

7.2.3.1 Erreger und Epidemiologie

Das EBV gehört in die Familie der Herpesviridae, Gammaherpesvirinae, Humanes Herpesvirus 4, es ist ein linear doppelsträngiges DNA-Virus. Epstein-Barr-Viren sind weltweit verbreitet, die Übertragung erfolgt durch Tröpfcheninfektion setzt aber einen engen Kontakt voraus (bspw. Küssen), es kann auch durch Bluttransfusion übertragen werden. EBV-Enzephalitiden kommen vor allem bei Kindern vor, immunsupprimierten Patienten und Organempfängern vor. Selten sind EBV-Enzephalitiden auch bei immunkompetenten beschrieben.

> **Merke**
> Als Differenzialdiagnose ist ein Ramsay-Hunt-Syndrom möglich.

7.2.3.2 Klinik

Nach einer ungefähren Inkubationszeit von 5–15 Tagen können EBV-Infektionen sehr unterschiedliche Krankheitsbilder hervorrufen, die meisten verlaufen inapparent.

Die Infektion geht mit Fieber, Verwirrtheit, auch Übelkeit, Erbrechen und Bewusstseinstrübung einher. Herdsymptome und ein Meningismus sind möglich.

Auch HSVE-ähnliche Verläufe sind möglich.

7.2.3.3 Diagnose und Differenzialdiagnose

CMV und andere Infektionen, Hepatitis, Toxoplasmose, Streptokokken, aber auch Mumps und Röteln sind abzugrenzen.

Die Liquordiagnostik ist entscheidend, der Nachweis erfolgt über die EBV-DNA-PCR und den spezifischen Antikörperindex.

7.2.3.4 Therapie

Eine kausale Therapie ist nicht vorhanden, Therapieversuche mit Aciclovir, Valaciclovir oder Valganciclovir in Kombination mit einer hochdosierten Kortikoidgabe wurden beschrieben.

7.2.4 Zytomegalievirus (CMV, HHV-5)

Uta Meyding-Lamadé und Eva Maria Craemer

7.2.4.1 Erreger und Epidemiologie

Das CMV gehört in die Familie der Herpesviridae und ist der Subfamilie der Betaviren zugeordnet. Das CMV-Virion weist die typischen Strukturen der Herpesviridae auf, das Genom ist ein lineares, doppelsträngiges DNA-Molekül. Die Infektion mit CMV weist einen breiten Zelltropismus auf, Epithel- und Endothelzellen, glatte Muskelzellen, Fibroblasten und myeolmonozytäre Zellen können infiziert werden.

7

Das CMV ist ein weltweit vorkommendendes Virus mit einer Durchseuchungsrate von >80 %.

Historischer Exkurs

1956 gelang es erstmals, das Cytomegalievirus (griech. kytos = Zelle und megas = groß) zu isolieren. Zu Anfang des 20. Jahrhunderts sind bereits typische Eulenaugenzellen mit ihren charakteristischen Einschlusskörperchen charakterisiert worden und in fetalem Gewebe beschrieben worden. Irrtümlich sind sie aber zu dieser Zeit den Protozoen zugeordnet worden.

7.2.4.2 Klinik

Bei einer Infektion mit CMV kann es zu Erkrankungen wie der CMV-Mononukleose, der CMV-Retinitis, der CMV-Pneumonie, CMV-Colitis und CMV-Ösophagitis sowie zu einem kongenitalen CMV-Syndrom kommen.

Prä- und perinatal kommt es zu schwer verlaufenden Enzephalitiden mit möglichen Defektsyndromen. Unter Immunsuppression oder auch nach Stammzelltherapie können auch langsamer verlaufende chronische Enzephalitiden auftreten. HIV-Patienten entwickeln kognitive und amnestische Störungen und gelegentlich eine Radikulits bei einer CMV-Infektion.

7.2.4.3 Differenzialdiagnose

Herpes-simplex-Virus-Infektionen, VZV und infektiöse Mononukleose durch EBV sind abzugrenzen.

7.2.4.4 Diagnose

Die Diagnose leitet sich aus der klinischen Präsentation und dem Erregernachweis ab. Im Liquor findet sich häufig eine granulozytäre Pleozytose. Die Liquor-PCR ist der Goldstandard in der Diagnose.

Für die Erreger-Identifizierung sind die Methoden der Wahl die Liquor-PCR sowie der spezifische Antikörperindex.

7.2.4.5 Therapie

Für eine CMV-Infektion können Nukleosidanaloga eingesetzt werden, sie wirken über die kompetitive Hemmung der viralen DNA-Polymerase und den daraus resultierenden Abbruch der DNA-Kettensynthese. CMV zeigt nur eine geringe Empfindlichkeit gegenüber Aciclovir, aufgrund dessen sind Ganciclovir und Foscarnet die Mittel der Wahl. Bei Infektionen zeigt Ganciclovir bei immunkompetenten wie auch immunsupprimierten Patienten (auch AIDS-Patienten) eine Effektivität gegen CMV. Häufigste Nebenwirkungen sind die Knochenmarkdepression mit Neutropenie und Thrombozytopenie.

Die antivirale Therapie besteht aus der Gabe von Ganciclovir (5 mg/kg KG alle 12 h i. v.), die Effektivität bei einer Enzephalitis ist nicht sehr hoch, aufgrund dessen wird zusätzlich in der initialen Phase eine Kombination mit Foscarnet (3x60 mg oder 2x90 mg/die i. v.) ber 14–21 Tage empfohlen. Anschließend wird eine Erhaltungstherapie mit Ganciclovir (1 × täglich 5 mg/kg KG i. v .), bei immunkompetenten Patienten über 21 Tage, bei immunkompromittierten Patienten über 6 Wochen durchgeführt. Falls die orale Einnahme nicht möglich sein sollte, kann Valganciclovir (2-mal 900 mg/Tag) gegeben werden. Als Mittel der zweiten Wahl steht Cidofovir (5 mg/kg KG i. v. 1-mal wöchentlich) zur Verfügung.

7.2.5 Humanes Herpesvirus 6 (HHV-6 A und HHV-6B)

Uta Meyding-Lamadé und Eva Maria Craemer

7.2.5.1 Erreger und Epidemiologie

Das HHV-6 gehört zu den Herpesviridae in die Unterfamilie Betaherpersviridae, es werden zwei Varianten (A und B) unterschieden, die sich genetisch zu 90 % gleichen, klinisch gehören die meisten Isolate zum HHV-6 Typ B. Seit März 2019 hat das International Committee on Taxonomy of Viruses die früheren Virusspezies aufgeteilt und die beiden Subtypen in den Rang von Spezies erhoben, HHV-6 A und HHV-6B. Bisher konnte mit HHV-6 A keine Erkrankung assoziiert werden.

Das HHV-6 ist ein linear doppelsträngiges DNA-Virus, Isoformen wie bei HSV gibt es nicht. Das HHV-6 persistiert nach einer Primärinfektion wahrscheinlich lebenslang, wie alle Herpesviridae. Man vermutet, dass Speicheldrüsen, zirkulierende T-Lymphozyten, Monozyten/Makrophagen und dendritische Zellen als Persistenzort vorkommen. HHV-6 ist hoch kontagiös und besitzt einen zytopathischen Effekt auf Lymphozyten in Zellkultur. HHV-6 A/B sind ubiquitär verbreitet, im Erwachsenenalter sind ca. 80 % seropositiv. HHV-6 A/B infiziert sowohl T-Lymphozyten wie auch Astrozyten und dendritische Zellen. Kleinkinder sind gegen HHV-6 durch mütterliche Antikörper geschützt.

Die Übertragung erfolgt wahrscheinlich über die oropharyngeale Route, hierfür spricht der hohe Virustiter im Speichel. Beschrieben wurden außerdem noch kongenitale und sexuelle Übertragungswege, auch über Bluttransfusion und Organtransplantation scheint eine Übertragung möglich zu sein.

Historischer Exkurs

Erstmals wurde das HHV-6 1986 von Salahuddin et al. unter anderem bei Patienten mit AIDS isoliert und als humanes B-lymphotropes Virus (HBLV) bezeichnet. Anhand der Morphologie sowie eindeutigen Abgrenzung zu bekannten Herpesviren erfolgte die Einteilung als HHV-6.

7.2.5.2 Klinik

Die Primärinfektion findet meist im Säuglings- oder frühen Kindesalter als Drei-Tage-Fieber (Exanthema subitum) statt, i. d. R. ist es selbstlimitierend.

Bei einer Reaktivierung des HHV-6B kann es zu Fieber, Exanthemen, Krampfanfällen, Pneumonien, Enzephalitis und Myokarditis kommen.

Merke

Nach einer Knochenmarkstransplantation können HHV-6-Infektionen letal enden.

7.2.5.3 Differenzialdiagnose

Insbesondere CMV- und EBV-Infektionen, aber auch Masern, Röteln und Erythema infectiosum müssen in Betracht gezogen werden.

7.2.5.4 Diagnostik

Der direkte Virusnachweis aus Liquor und Blut erfolgt mit der PCR. Die Isolierung peripherer mononukleärer Zellen nach Sedimentation und Dichtegradientenzentrifugation mit anschließender Langzeitkultur kann nur von Speziallaboren durchgeführt werden, nach 4–5 Tagen tritt der zytopathische Effekt auf. IgM- und IgG-AK werden mittels ELISA bestimmt, anschließend sollte eine Kreuzreaktivität auf CMV und EBV durchgeführt werden.

Im Blutbild bestehen unspezifische Zeichen, meist eine leichte Leukopenie mit Monozytose.

Tab. 7.9 Humanes Herpesvirus 7 – HHV-7, humanes Herpesvirus 8 – HHV-8

Humane Herpesviren	Erreger und Epidemiologie	Klinik	Diagnose	Therapie
Humanes Herpesvirus 7	Unterfamilie Betaherpesviridae; genetische Homologie HHV-6 und HHV-7 beträgt 50–60 %; weltweites Vorkommen; Durchseuchungsrate Erwachsene beträgt ca. 95 %	Frühe Kindheit: typische Primärinfektion mit HHV-7, meist symptomlos; 10 % entwickeln Exanthema subitum; nach Infektion lebenslange Persistenz; **Merke:** HHV-7 konnte bislang keinem Krankheitsbild eindeutig zugeordnet werden	Virusnachweis aus T-Lymphozyten; Speichel und Speicheldrüsen; Zellkultur: Anzüchtung IL- 2 stimulierter T- Lymphozyten; Serologie: Immunofluoreszenztest, Enzymgekoppelter Immunadsorptionstest, Immunoblot; Kreuzreaktionen mit HHV- 6 möglich	Keine kausale Therapie
Humanes Herpesvirus 8 (Synonym: Kaposi-Sarkom-assoziiertes Herpesvirus)	Unterfamilie Gammaherpesviridae, einziges humanpathogenes Virus weltweit verbreitet; Seroprävalenz regional unterschiedlich	Lymphadenopathie, Diarrhoe, Fatigue, lokaler Ausschlag können auftreten; Beteiligung von HHV-8 bei Karposi-Sarkom, bestimmte Formen der multizentrischen Castleman-Erkrankung (CD) und dem Primary Effusion-Lymphom (PEL) gelten als gesichert	Nested PCR, In-situ-Hybridisierung; Serologie: HHV-8-spezifische Antikörper	Chemotherapie, Bestrahlung, chirurgische Extension, HAART-Therapie

Merke
in ca. 12 % der EBV-negativen Fälle von heterophilen AK-Nachweisen sind HHV-6-Infektionen verantwortlich.

7.2.5.5 Therapie

Die antivirale Therapie sollte umgehend eingeleitet werden, auch bei noch nicht laborchemisch bestätigtem Ergebnis. HHV-6 ist gegen Cidofovir, Foscarnet und Ganciclovir sensibel, aber relativ resistent gegenüber Aciclovir.

7.2.6 Weitere humane Herpesviren (humanes Herpesvirus 7, HHV-7; humanes Herpesvirus 8, HHV-8)

Uta Meyding-Lamadé und Eva Maria Craemer

Weitere humane Herpesviren sind Tab. 7.9 zu entnehmen.

7.2.7 Frühsommer-Meningoenzephalitis (FSME)

Uta Meyding-Lamadé , Eva Maria Craemer und Thorsten Lenhard

7.2.7.1 Epidemiologie und Erreger

Das Frühsommer-Meningoenzephalitis-Virus (FSME-Virus; engl. Tick-borne encephalitis virus, TBEV) gehört zum Genus der Flaviviren innerhalb der Familie der Flaviviridae, und wird hier serologisch zum Tick-borne encephalitis complex gerechnet. Andere Mitglieder des Genus sind beispielsweise das Gelbfiebervirus, das Denguevirus, das Japanische-Enzephalitis-Virus oder das West-Nil-Virus. Taxonomisch nicht korrekt, infektionsätiologisch aber durchaus sinnvoll, wird das FSME-Virus auch der Gruppe der Arboviren („arthropod-borne“) zugerechnet. Das FSME-Virus wird in 5 Subtypen unterteilt, den europäischen, den sibirischen und den fernöstlichen Subtyp, zwei weitere Subtypen wurden erst kürzlich im Himalaya und einer Region um den Baikalsee identifiziert.

Das FSME-Virus besteht aus einer einzelsträngigen, postitiv orientierten 11-kb RNA. Zur Replikation benötigt es drei codierende Strukturproteine (Capsid C, Membran M, Envelope E) und sieben weitere codierende „Nichtstruktur-Proteine“ (NS1, NS2A, NS2B, NS3, NS4A, NS4B, NS5). Morphologisch gleicht das FSME-Virus dem Gelbfiebervirus, die Übertragung erfolgt durch Arthropoden aus der Ordnung der Zecken (Ixodida). Ixodida ist eine Ordnung der Unterklasse der Acari (Milben). Innerhalb der Ordnung werden drei Familien subsumiert, Ixodidae (Schildzecken), Argasidae (Lederzecken) und Nuttalliellidae. Alle Zeckenarten sind blutsaugende Ektoparasiten. Bei der Nahrungsaufnahme (Blutmahlzeit) der Zecke werden die in den Speicheldrüsenepithelien der Zecken replizierenden FSME-Viren mit dem Speichel auf den Wirt übertragen. Die Zecke kann auch als Wirt fungieren, indem sie bei der Blutmahlzeit Krankheitserreger des Vektors aufnimmt. Hier spielt sie als Vektor für den natürlichen Infektionszyklus eine wichtige Rolle. Der Mensch ist für das FSME-Virus ein „Dead-end host“.

Die Vermehrung des inokulierten Virus findet nach einem Zeckenstich zunächst lokal in Endothelzellen, Makrophagen, Langerhans-Zellen und Granulozyten statt. Als erste Virämie bezeichnet man die Ausbreitung des Erregers über das lymphatische System ins Blut. Die weitere Vermehrung im retikulo-endothelialen System bezeichnet die zweite Virämie, von hier aus kann das FSME-Virus über das Gefäßendothel oder durch Infektion von freien, mobilen Zellen (bspw. Makrophagen, dendritischen Zellen) in das ZNS gelangen.

Der häufigste Vektor (Überträger) des FSME-Virus in Westeuropa ist die Schildzecke Ixodes ricinus (gemeiner Holzbock), in den baltischen Staaten und Finnland zusätzlich Ixodes persulcatus. Ixodes spp. sind bis zu einer Temperatur von 6–8 °C aktiv.

Seit 2017 wird eine weitere Schildzecke, Dermacentor reticulatus (Auwaldzecke) als weiterer Überträger des FMSE-V in Deutschland vermutet, seine Rolle bei der Übertragung auf den Menschen ist noch nicht vollständig geklärt. Jedoch konnte mittlerweile gezeigt werden, dass Dermacentor reticulatus an der Aufrechterhaltung des natürlichen Infektionszyklus zwischen Vektoren und Reservoirtieren (Kleinnager wie bspw. die Rötel- oder Gelbhalsmaus, aber auch Huftiere und Füchse) beteiligt ist. Dermacentor reticulatus ist bei einer Temperatur von >0 °C aktiv.

Die FSME ist ursprünglich eine saisonal auftretende Erkrankung von März bis Oktober mit einem Erkrankungsgipfel von April bis Juli. Das saisonale Auftreten würde sich durch Dermacentor reticulatus als potenzieller Vektor verschieben. Mit dem Klimawandel und sich häufenden milden Wintern, solche ohne längere Frosttage, treten immer wieder auch FSME-Infektionen bereits im Januar oder Februar auf.

Der mit Abstand wichtigste Übertragungsmodus des FSME-Virus erfolgt durch Zecken. Fallstudien haben jedoch gezeigt, dass eine Übertragung auch durch infizierte Rohmilch (hier besonders von Ziegen) oder Rohmilchkäse erfolgen kann, wobei es dann zu Kohortenausbrüchen kommen kann.

Merke

Trotz saisonalen Auftretens sollte zu jeder Jahreszeit eine FSME bei der Differenzialdiagnose einer Meningoenzephalitis in das klinische Bild mit einbezogen werden.

Die FSME, verursacht durch den europäischen FSME-Virus-Subtyp, kommt bevorzugt entlang der sogenannten 7 °C-Isotherme vor. Risikogebiete finden sich in Zentraleuropa in Ländern östlich des Rheingrabens mit einer Ausdehnung bis an den Ural sowie in Skandinavien, der Schweiz, Norditalien und den Balkanländern. In den letzten Jahren wird auch eine Ausbreitung nach Westen beobachtet mit erstmaligen autochthonen Infektionen in den Niederlanden sowie in Frankreich. In Deutschland werden die Risikogebiete durch das Robert Koch-Institut (RKI) definiert, als Risikogebiet gilt eine Region, wenn die Anzahl der übermittelten Fälle an das RKI höher liegt als die Inzidenz von 1/100.000. In den letzten Jahren sind immer neue Risikogebiete auf Landkreisebene definiert worden, 2019 sind vier, 2020 drei weitere Risikogebiete hinzugekommen. In Deutschland sind Risikogebiete auf Länderebene in Baden- Württemberg, Bayern, Hessen, Niedersachsen, Rheinland-Pfalz, Saarland, Sachsen und Thüringen ausgewiesen. Die genauen Risikogebiete können einer Risikokarte des RKI entnommen werden (▶ www.rki.de). Es ist aufgrund der Dynamik damit zu rechnen, dass weitere, neue Risikogebiete in den nächsten Jahren dazukommen werden. In einigen Risikogebieten Europas ist die FSME die häufigste ZNS-Infektion und kommt mehr als doppelt so häufig vor wie alle anderen (sporadischen) viralen Meningoenzephalitiden.

Historischer Exkurs

1931 wurde die FSME erstmals in Österreich als Krankheitsbild von Hans Schneider beschrieben, 1932 wurde im fernöstlichen Russland ein FSME-Ausbruch registriert. In den darauffolgenden Jahren traten weitere Fälle der FSME auf. 1937 wurde das FSME-Virus erstmals aus Hirngewebe von Lev Alexandrovich Zil'ber isoliert, ein Jahr später konnte auch der Übertragungsweg über Zecken durch Evgeny Pavlovsky beschrieben werden.

Seither hat sich das FMSE-Virus in Europa, Russland und Asien weiter ausgebreitet. Der erste Impfstoff gegen die FSME wurde 1976 unter führender Mitwirkung von Christian Kunz entwickelt. Mit der flächendeckenden Einführung der Vaccine in Österreich konnten die Infektionszahlen auf ein Zwanzigstel gesenkt werden.

7.2.7.2 Klinik

Die Erkrankung beginnt in ca. 70 % der Fälle nach einer durchschnittlichen Inkubationszeit von 10 Tagen (5–28 Tage) mit unspezifischen grippalen Symptomen (Sommergrippe) wie Fieber, Kopfschmerzen, katarrhalische und gastrointestinale Beschwerden; häufig ist die Serologie und der Liquor zu diesem Zeitpunkt noch unauffällig. Nach kurzzeitiger Besserung der Beschwerden kommt es zu einem erneuten Fieberanstieg, welcher sich in 50 % der Fälle als Meningitis, in ungefähr 40 % als Meningoenzephalitis und in ca. 10 % als Meningoenzephalomyeloradikulitis (MER) manifestiert. Der hier beschriebene biphasische Verlauf tritt aber nur in etwa 50–60 % der Fälle auf. In den anderen Fällen besteht ein monophasischer Verlauf, wobei grippale Symptome im weiteren Verlauf in Symptome der ZNS-Infektion übergehen.

Die reine Meningitis unterschiedet sich klinisch nicht wesentlich von anderen viralen Meningitiden; häufig ist das Allgemeinbefinden stärker beeinträchtigt, die Kopfschmerzen sehr intensiv sowie das Fieber ausgeprägter.

Das klinische Bild der Meningoenzephalitis ist variabel. Das Spektrum reicht von fokalneurologischen Symptomen, wie eine zerebelläre Ataxie, Lähmungen von Extremitäten und Hirnnerven, über eine Bewusstseinsstörung bis hin zu einem Delir sowie Mischbilder daraus. Symptomatische epileptische Anfälle können gehäuft auftreten. Eine (reine) Meningoenzephalitis zeigt häufiger zerebelläre oder zentrale okuläre Symptome (Ataxie, Augenmuskelparesen, Nystagmen). Die MER manifestiert sich primär im Bereich der Vorderhörner kann aber auch eine periphere Beteiligung motorischer Nerven zeigen und geht mit schlaffen Lähmungen einher. Häufig geht die MER mit einer Hirnstammenzephalitis einher, daher finden sich meist auch Schluck- und Sprechstörungen, Lähmungen der Gesichts- und Halsmuskulatur sowie Atemlähmungen.

Reine Meningitiden verlaufen gutartig, die Meningoenzephalitis kann mit schweren Akutverläufen einhergehen, welche eine intensivmedizinische Behandlung, ggf. mit Beatmung, erfordern. In der Regel heilen sie verzögert, jedoch meist mit insgesamt guter Prognose aus.

Mit zunehmendem Alter verläuft die FSME schwerer und es bleiben vermehrt Defizite zurück. Von einer Epilepsia partialis continua nach einer Infektion mit dem europäischen Subtyp wurde erstmalig 2018 berichtet. Risikofaktoren bzw. Prädiktoren für behindernde schwere Verläufe sind neben dem Alter das männliche Geschlecht sowie Diabetes mellitus. Die Letalität der FSME liegt je nach untersuchter Kohorte innerhalb Europas bei 1,5–3,6 %.

Grippeähnliche Symptome mit Fieber, Kopfschmerzen und Erbrechen treten in 10–30 % bei Kindern auf, bei 6–10 % kommt es nach einem symptomfreien Intervall zu zentralnervösen Zeichen mit Apathie, Koma oder Krampfanfällen. Der Verlauf einer Meningitis ist bei Kindern oft unkompliziert.

Selten gibt es Doppelinfektionen mit FSME-Viren und Borrelia burgdorferi sensu lato; eine Doppelinfektion verlief meist schwerwiegend.

Typische Symptome einer FSME sind erhebliche Beeinträchtigung des Allgemeinbefindens, hohes Fieber, Kopfschmerzen, Gleichgewichtsstörungen, qualitative und quantitative Bewusstseinsstörungen, Lähmungen von Hirnnerven, Lähmungen von Armen und Beinen, häufig mit Muskelatrophien und Zittern der Gesichtsmuskeln und der Extremitäten.

Merke

Bei Kindern bleibt die FSME oft unerkannt.

7.2.7.3 Diagnose

Die Verdachtsdiagnose basiert auf der Anamnese mit potenzieller Exposition, respektive Aufenthalt im Freien in einem Risikogebiet, einen möglichen zeitnahen (<4 Wochen) erinnerlichen Zeckenstich und einer Prodromalphase mit grippalen Symptomen sowie einer typischen neurologischen Symptomatik mit Kopfschmerzen und Fieber. Die Leitlinie der Deutschen Gesellschaft für Neurologie fordert zur Diagnosesicherung neben einem verdächtigen klinischen Krankheitsbild (Meningitis, Menigoenzephalitis, MER) und einem entzündlichen Liquorbefund (lymphomonozytäre Pleozytose) den Nachweis von FSME-IgM und -IgG mittels ELISA im Blut. Im Blut finden sich oft eine Leukozytose von mehr als 10.000 (3000–4000) Zellen/µl, eine Beschleunigung der Blutkörperchensenkungsgeschwindigkeit (Spanne: 12–120 mm in der ersten Stunde) und/oder erhöhtes CRP (Spanne: 1–60 mg/dl).

Serologisch kann ein indirekter Kontakt mit dem Virus durch IgG- und IgM-Antikörper nachgewiesen werden. Ungefähr 2–4 Wochen nach einem Zeckenstich finden sich serologisch zunächst FSME-spezifische IgM-Antikörper, 1–2 Wochen später finden sich auch spezifische IgG-Antikörper.

Eine akute Infektion kann nur durch den gleichzeitigen Nachweis von IgG- und IgM-Antikörpern gegen FSME-Viren im Blut bei entsprechender klinischer Symptomatik und nicht erfolgter Impfung bewiesen werden. Kreuzreaktionen sind hier aufgrund der hohen Verwandtschaft zu anderen Flaviviren zu beachten, isolierte oder nur leicht erhöhte IgM- Antikörper können hier zu finden sein. Eine signifikante Erhöhung der FSME spezifischen IgM-Antikörper während der akuten Erkrankungsphase kann ein diagnostisch wertvoller Hinweis sein, aber gilt nicht als Beweis einer Infektion. Eine erneute Bestimmung der IgG-Antikörper nach ein bis vier Wochen sollte in diesen Fällen erfolgen.

IgM-Antikörper lassen sich bei Immundefekten/-suppression nicht nachweisen, in diesem Fall können der signifikante Konzentrationsanstieg von IgG-Antikörper nach mehr als zwei Wochen, die Bestimmung der intrathekalen Synthese FSME-spezifischer IgG-Antikörper im Liquor, der RNA Nachweis im Liquor mittels PCR oder die Bestimmung der Avidität von IgG-Antikörpern herangezogen werden.

Der Nachweis der FSME-RNA im Liquor mit der PCR ist meist nur in der Frühphase der Erkrankung von Nutzen, falls noch keine Antikörper nachweisbar sind sowie keine Pleozytose im Liquor vorhanden ist. Die FSME wird gesichert durch die Liquoruntersuchung mit dem sogenannten AI,d.h. dem spezifischen Nachweis von intrathekaler Antikörperbikdung gegen FSME-Viren.

Vorherige Impfungen gegen FSME, Dengue, Gelbfieber oder Japanische Enzephalitis oder auch nach einer Infektion mit diesen Viren und weiteren Flaviviren erschweren die Interpretation der im Blut nachweisbaren IgM-/IgG-Antikörper gegen FSME-Viren. Hier können der Nachweis des Anstieges von intrathekal gebildeten IgG-Antikörpern (AI) im Liquor im Verlauf oder der positive Nachweis von Antikörpern gegen das „nichtstrukturelle" NS1-Antigen im Serum hilfreich sein. Antikörper gegen NS1 können nach Impfungen nicht nachgewiesen werden, da ihre Bildung eine aktive Replikation von FSME-Viren mit Expression der „nichtstrukturellen" Gene voraussetzt.

Merke
Im Allgemeinen wird die FSME über den Antikörperindex im Liquor nachgewiesen.

7.2.7.4 Therapie

Für die FMSE existiert keine kausale Therapie, die grippeartigen Symptome werden symptomatisch behandelt. Obligat ist bei einem schweren Verlauf die neurologisch intensivmedizinische Behandlung.

7.2.7.5 Prognose

Die Prognose der FSME ist abhängig vom Alter, Geschlecht und Vorerkrankungen. Kinder haben eine deutlich günstigere Prognose mit milderen Verläufen als Erwachsene, mit zunehmendem Alter verschlechtert sich die Prognose. Schwere Verläufe bei Kindern kann es dennoch in Einzelfällen geben. Eine Metaanalyse hat gezeigt, dass das Risiko für permanente neurologische Behinderung bei bis zu 10 % der Kinder liegen kann. Genauere Analysen in Bezug auf psychomotorische und kognitive Leistungen zeigen aber, dass hier Beeinträchtigungen (wie Aufmerksamkeit, Konzentration, Gedächtnis) und konsekutive psychosoziale Konsequenzen bei 25 – 60 % der Kinder wesentlich häufiger nachgewiesen werden können. Auch bei Kindern ist die Inzidenz der Infektion bei Jungen (männliches Geschlecht) höher.

Erwachsene Patienten, die eine Meningoenzephaloradikulitis MER entwickeln, sind deutlich schwerer betroffen als Patienten mit einer isolierten Meningitis, aber auch im Mittel als solche mit einer Meningoenzephalitis. Die MER bedarf signifikant häufiger einer intensivmedizinischen Behandlung mit maschineller Beatmung. Ein Diabetes mellitus gilt als Risikofaktor, eine MER zu entwickeln. Patienten nach durchgemachter MER haben ein deutlich erhöhtes Risiko, unter Langzeitschäden und anhaltender Behinderung bis hin zur Pflegebedürftigkeit zu leiden. Die Mehrzahl der letalen Verläufe geht auf eine MER zurück.

Reine Meningitiden des Erwachsenen verlaufen meist gutartig. Genauere Analysen einer Kohorte mit reiner Meningitis geben allerdings Hinweise darauf, dass auch bei Patienten nach durchgemachter reiner Meningitis anhaltende Beschwerden im leichteren Ausmaß zurückbleiben, hier unspezifische Symptome wie leichtere Erschöpfbarkeit, Kopfschmerzen oder Schlafstörungen. Immerhin gaben 34 % aller Meningitispatienten an, unter anhaltenden Beschwerden nach der Erkrankung zu leiden. Davon gab etwa die Hälfte der Patienten weiter an, durch diese Beschwerden im Alltag in irgendeiner Weise beeinträchtigt zu sein. Frauen scheinen hier stärker betroffen zu sein.

Bei der Meningoenzephalitis kann es auch zu schweren Akutverläufen kommen, welche eine intensivmedizinische Behandlung – gegebenenfalls mit maschineller Beatmung erfordern. In der Regel heilt auch eine schwere Menigoenzephalitis meist gut aus. Die Verläufe zeichnen sich aber durch die lange Rekonvaleszenz mit oft langen Rehabilitationsaufenthalten und konsekutiv langen Ausfällen im Beruf oder der Ausbildung aus.

Patienten mit einer Meningoenzephalitis sowie besonders solche mit einer MER zeigen signifikant häufiger pathologische Veränderungen in der Magnetresonanztomografie (MRT) des Kopfes und/oder des Myelons als Ausdruck einer Hirnschädigung, im Gegensatz zu Patienten mit einer reinen Meningitis.

Die Letalität einer FMSE liegt über alle Altersgruppen des Erwachsenen betrachtet bei <3,6 %, in der Gruppe der >50 Jährigen bei 30 % bei einer meningoenzephalomyeloradikulitischen Manifestation.

90 % der Erkrankungsfälle werden in der Freizeit erworben, gerade die „golden Agers", die häufig Ihre Freizeit draußen verbringen, sind stark gefährdet.

Die FSME gehört nach §7 IfSG zu den meldepflichtigen Erkrankungen, jeder direkte oder indirekte serologische Nachweis von FSME-Viren durch das Labor muss namentlich gemeldet werden.

7.2.7.6 Impfempfehlung

Die FSME ist eine vermeidbare Erkrankung. Sie kann durch Impfungen verhindert werden. In Deutschland stehen zwei Impfstoffe zur Verfügung, trotz aktiver Immunisierung werden jährlich hunderte von Fällen an das RKI gemeldet, z. B. 583 Fälle 2018 und 445 Fälle 2019.

Gemäß der ständigen Impfkommission (STIKO) am RKI ist die FSME-Impfung eine Indikationsimpfung und wird für Menschen, die ein potenzielles Expositionsrisiko in FSME Risikogebieten haben oder solche bereisen (beruflich, touristisch) sowie für besondere Risikoberufsgruppen (Berufsindikation für Förster, Waldarbeiter, Laborpersonal) empfohlen.

Ferner ist eine Reiseindikation für Menschen außerhalb von Risikogebieten zu beachten, die in anderen europäischen Risikogebieten wie in Schweden oder Kroatien reisen wollen. Welche Länder in Europa Risikogebiete sind, kann der RKI-Webseite entnommen werden (▶ www.rki.de) oder der Seite der Europäischen Infektionsschutzbehörde (ECDC). Für die aktive Immunisierung werden drei Booster-Impfungen im Abstand von 1–3 Monaten, nach 9–12 Monaten mit einem inaktivierten Virusstamm durchgeführt, in 98–99 % der Impfungen führen sie zu einer Serokonversion.

Neben der dreimaligen Booster-Impfung gibt es ein Schnellimmunisierungsschema. Jede Impfung zählt.

Der Impfstatus hält bei immunkompetenten Personen mindestens fünf Jahre, bei älteren, immunsupprimierten Personen sollte alle drei Jahre eine Auffrischung erfolgen.

Detaillierte Informationen zu den in Deutschland verfügbaren Impfstoffen sind auf der Webseite des Paul Ehrlich Institut (PEI) einzusehen ▶ www.pei.de.

Merke
Jede Impfung zählt.

7.2.8 Enterovirus

Uta Meyding-Lamadé und Eva Maria Craemer

7.2.8.1 Erreger und Epidemiologie

Enteroviren sind kleine, sphärische unbehüllte RNA-Viren. Zu den Enteroviren gehören das Poliovirus Typ 1–3, Coxsackievirus A und B, ECHO-Virus und nummerierte Enteroviren, neurologisch von Bedeutung sind das Enterovirus 68,70 und 71. Enteroviren kommen weltweit vor, mit regional unterschiedlichem Auftreten, gehäuft treten Infektionen im Spätsommer und Herbst auf. Die Übertragung ist fäkal-oral.

7.2.8.2 Klinik

Nach einer Inkubationszeit von 3–5 Tagen, manchmal 2–14 Tagen, treten uncharakteristische grippale Symptome auf. Das klinische Bild einer Enterovirusenzephalitis ist sehr variabel und entspricht dem anderer Virusenzephalitiden. Häufig können aber auch Poliomyelitis-ähnliche Verläufe auftreten und akute, schlaffe, aufsteigende Paresen entstehen (Acute Flaccid Paralysis, AFP). Je nach Erreger kann sich eine Enzephalitis, Meningitis, Myelitis/Radikulitis, Zerebellitis manifestieren.

7.2.8.3 Diagnose

Entzündliche Liquorveränderungen und der Erregernachweis bilden den Schwerpunkt der Diagnose, die PCR aus Liquor sollte mit der PCR aus Stuhl kombiniert werden, die Liquor-PCR geht zum Teil mit einer schlechten Sensitivität einher.

Für den Routinenachweis werden ein Rachenabstrich und Stuhl verwendet; der Virusnachweis geschieht mittels rtPCR. Die Enterovirus-Surveillance-Projekte des RKI dienen auch der Wachsamkeit gegenüber der Poliomyelitis. Der letzte durch den Wildtyp erworbene Fall in Deutschland wurde im Jahr 1990 erfasst.

7.2.8.4 Therapie

Eine spezifische Therapie ist nicht vorhanden (sowohl die Enteroviren als auch die Poliomyelitis werden in ▶ Abschn. 9.5 ausführlich besprochen).

7.2.9 Borna-Virus-Erkrankung

Uta Meyding-Lamadé und Eva Maria Craemer

7.2.9.1 Einleitung und Epidemiologie

Das Borna-Virus (BDV; BoDV-1, VSBV-1-Variegated Squirrel Bornavirus 1; BoDV-2 – ist bisher nicht humanpathogen) gehört in die Familie Bornaviridae aus der Ordnung der Mononegavirales mit einer einzelsträngigen, nichtsegmentierten negativen RNA, es war das erstbeschriebene Virus in der Familie Bornaviridae Anfang des 20. Jahrhunderts. Neben dem klassischen BoDV-1, sind noch 15 weitere Spezies bekannt, unter anderem das variegated squirrel 1 bornavirus (VSBV-1).

▪ Bornadisease Virus 1 (BoDV-1)

Für das BoDV-1 bildet die zweifarbige Spitzmaus (Crocidura leucodon) das natürliche Reservoir des Virus. Ein breites Spektrum von Säugetieren ist anfällig für BoDV-1-Infektionen, die zu neurologischen Erkrankungen führen. Risikofaktoren und die Übertragungswege von Spitzmäusen zum Menschen sind unbekannt. Eine Hypothese ist, dass Heimtiere oder Nutztiere als Zwischenwirte fungieren könnten, die gelegentlich Menschen mit dem Virus in Kontakt bringen können. Während die berufliche Exposition von Landwirten und Pferdebesitzern in der Nähe eines gekeulten Tieres trotz jahrzehntelanger Vertrautheit mit der Borna Krankheit (Borna disease virus, BD) in endemischen Gebieten beim Menschen nicht erkannt wurde, ist eine Exposition gegenüber dem Virus durch sporadisch infizierte Haustiere wahrscheinlich schwerer zu erkennen.

Das BoDV-1 ist weltweit verbreitet, in vielen Ländern Europas und Asiens ist die equine Virusinfektion endemisch, die Prävalenz liegt bei < 1 %. Die für die Borna-Krankheit (BD) endemischen Regionen in Überlaufwirten, hauptsächlich Pferde und Schafe, erstrecken sich in Deutschland vom Norden der Bundesländer Sachsen-Anhalt bis nach Bayern und in die angrenzenden Bezirke Baden-Württembergs. Bayern ist besonders von der geografischen Ausdehnung und Inzidenz von BD bei Tieren betroffen. Angrenzende Teile der Schweiz, Liechtensteins und Österreichs sind ebenfalls endemisch für BD.

Der wahrscheinlichste Eintrittsweg erfolgt über Nervenenden in der Nase- und Rachenschleimhaut. Die Dosis für eine Infektion sowie die Übertragung von infizierten Tieren auf Menschen ist nicht bestätigt. Die vertikale Übertragung ist für Tiere sowie Menschen beschrieben.

2018 gab es 4 nachgewiesene Fälle von BoDV-1 nach Organtransplantation, zwei mit tödlichem Ausgang. Das Virus war für zwei letale Enzephalitisfälle und eine schwere, aber nicht tödliche Enzephalitis/Enzephalopathie bei drei Empfängern von Organtransplantationen desselben Spenders verantwortlich. In Bayern wurden, auch 2018, drei weitere Patienten mit tödlicher BoDV-1-Enzephalitis – epidemiologisch nicht miteinander und mit dem Organtransplantationscluster verwandt – nachgewiesen.

Eine humane BoDV-1-Infektion ist wahrscheinlich auf Gebiete zurückzuführen, in denen klinische BD bei Nutztieren auf das Vorhandensein infizierter Reservoirtiere hinweist. Infizierte zweifarbige Spitzmäuse zeigen keine Anzeichen einer Krankheit, sondern scheiden das Virus in Urin, Speichel und anderen Ausscheidungen sowie durch Hautschuppen aus. Während angenommen wird, dass Weidetiere das Virus über Schleimhäute in das darunterliegende Nervengewebe aufnehmen, sind die Wege menschlicher Infektionen unklar.

Historischer Exkurs

In Europa um 1700 wurde das BDV erstmals in der Veterinärmedizin entdeckt, zu dieser Zeit wurde das BDV bei Pferden in der Landwirtschaft als hitzige Kopfkrankheit oder seuchenhafte Gehirn-Rückenmarksentzündung beschrieben. Der Name Borna-Virus-Erkrankung geht zurück auf den ersten großen Ausbruch zwischen 1894–1896 nahe der Stadt Borna in Sachsen.

▪ Variegated squirrel 1 bornavirus (VSBV-1)

In der Veterinärmedizin ist BDV seit Langem bekannt, seit Kurzem ist es auch in der Humanmedizin als Erreger von letal verlaufenden Enzephalitiden identifiziert. Zwischen 2011 und 2013 erkrankten drei

Bunthörnchenzüchter an einer Enzephalitis mit ähnlicher Symptomatik, alle verliefen 2–4 Monate nach Symptombeginn tödlich. Phylogenetische Analysen ergaben, dass das Virus eine neue Variante zu dem bisher bekannten BDV bildet, daher die vorläufige Namensgebung als variegated squirrel 1 bornavirus (VSBV-1).

7.2.9.2 Klinik

Eine genaue Inkubationszeit für eine BDV-Infektion ist derzeit nicht bekannt, Tierstudien haben gezeigt, dass die Symptome zwischen 2–3 Wochen nach der Infektion einsetzen. Borna-Virus-Erkrankungen werden diskutiert bei psychiatrischen Erkrankungen.

Neurologische Symptome können sehr komplex und variabel sein, daher können sich verschiedene klinische Bilder manifestieren.

Erkrankte Patienten mit einer Bornavirusenzephalitis entwickeln Fieber, Kopfschmerzen und qualitative oder quantitative Bewusstseinsstörungen; Ataxien, Myoklonien und Hirnnervenparesen können auftreten. Es kann zu einer Hirnstammbeteiligung kommen.

7.2.9.3 Differenzialdiagnose

Erkrankungen des peripheren und zentralen Nervensystems, aber auch Enzephalitiden viraler Genese, wie die FSME, Tollwut und Botulismus müssen in Betracht gezogen werden.

7.2.9.4 Diagnose

Die Liquordiagnostik ist entscheidend. Eine Liquorpleozytose und der spezifische Antikörperindex bestätigen die Verdachtsdiagnose.

Erhöhte Leukozyten, erhöhtes Protein und Laktat im Liquor können wegweisend für die weitere Diagnostik sein. Im Serum und Liquor von Patienten konnten mit indirekter Immunfluoreszenz-Assay (IFA) Bornavirus IgG-Antikörper nachgewiesen werden. Darüber hinaus wurde ein Bornavirus-IgG-Immunoblot durchgeführt. IFA gilt als die zuverlässigste Methode mit hoher Sensitivität und Spezifität. Im EEG sind diffuse Verlangsamungen zu erkennen. In der Bildgebung sind im Frühstadium meist keine Läsionen erkennbar, im Verlauf sind Beteiligungen im Frontallappen und Temporallappen, peri-insular Cortex, Basalganglien und im Hirnstamm zu erkennen. Die meisten der bisher diagnostizierten Fälle wurden post mortem erkannt auch der Nachweis Virus-RNA im Hirngewebe.

7.2.9.5 Therapie

Eine kausale Therapie existiert nicht, eine neurologisch-intensivmedizinische Behandlung ist erforderlich. Die Mehrzahl der Patienten sterben innerhalb von 16–57 Tagen.

7.2.9.6 Prognose

Ein Impfstoff für die Veterinärmedizin hat sich nicht bewährt, derzeit gibt es auch keine humane Vakzination. Die Erkrankung hat eine hohe Sterblichkeit.

Merke

Seit 1. März 2020 ist die Erkrankung meldepflichtig.

7.2.10 Lyssaviren und Rabiesvirus

Burc Bassa

7.2.10.1 Einleitung

Der klinisch wichtigste Vertreter der Lyssaviren ist das Rabiesvirus (Rabere = aus dem Lat. toben, rasen), welches für die Tollwut verantwortlich ist. Die Tollwut ist eine Zoonose, die das periphere und zentrale Nervensystem betrifft und nach Ausbruch der Erkrankung fast unweigerlich fatal verläuft. Die Erkrankung ist der Menschheit seit Jahrhunderten bekannt und obwohl es große Fortschritte bei der Diagnose und Prophylaxe der Erkrankung gibt, sind Fortschritte in der effektiven Behandlung nach Ausbruch der Enzephalitis kaum vorhanden.

Historischer Exkurs

Es handelt sich um eine seit Jahrtausenden bekannte Erkrankung. Die erste schriftliche Beschreibung der Tollwut erfolgte im Codex Esnunna, einer altbabylonischen Sammlung von Rechtssprüchen aus dem 23. Jahrhundert v.Chr. Bereits in diesen Schriften wurden Halter tollwütiger Hunde zu schweren Strafen verurteilt, wenn deren Hunde andere Menschen gebissen hatten. Dies ist ein Hinweis darauf, dass der unweigerlich fatale Erkrankungsausgang sowie der Übertragungsweg bereits zu diesem Zeitpunkt bekannt waren. Im Jahr 100 nach Chr. beschrieb Celsus erstmalig die für die Erkrankung sehr spezifische Hydrophobie und die Übertragung durch Speichel. Die erste Tollwutimpfung erfolgte 1885 durch Louis Pasteur und Émile Roux. Diese immunisierten den 9-jährigen Joseph Meister, nachdem er von einem tollwütigen Hund gebissen und schwer verletzt wurde. Hierzu inokulierten sie das Kind mit Rückenmarksgewebe tollwütiger Hasen. Zur Virus-Attenuation wurde das Gewebe vor Inokulation etwa 15 Tage ausgetrocknet. Joseph Meister entwickelte nie eine Tollwut, woraufhin die ersten Impfungen in Paris und Umgebung begonnen wurden.

7.2.10.2 Taxonomie und Morphologie

Lyssaviren sind nicht segmentierte, einzelsträngige RNA-Viren, sie gehören zu der Familie der Rhabdoviridae und werden in 7 Genotypen aufgeteilt:

- Genotyp 1: Rabiesvirus, Auslöser der klassischen Tollwut
- Genotyp 2: Lagos-Fledermausvirus
- Genotyp 3: Mokola-Virus
- Genotyp 4: Duvenhage-Virus
- Genotyp 5: Europäisches Fledermaus-Lyssavirus 1
- Genotyp 6: Europäisches Fledermaus-Lyssavirus 2
- Genotyp 7: Australisches Fledermaus-Lyssavirus

Außer dem Rabiesvirus verursachen die restlichen Lyssaviren nur selten Erkrankungen bei Menschen. Im Falle einer Erkrankung ähnelt die Symptomatik jedoch der klassischen Tollwut und ist klinisch nicht zu unterscheiden.

Das Rabiesvirus besteht aus 11.932 Nukleotiden, welche 5 virale Proteine kodieren: Das Nucleocapsid Protein (N), Matrix Protein (M), Phosphoprotein (P), Glykoprotein (G) sowie das große Polymerase Protein (L).

7.2.10.3 Reservoir, Übertragung und Inkubationszeit

Nur Säugetiere stellen ein Reservoir für das Tollwutvirus dar. Die meisten menschlichen Todesfälle (etwa 99 %) sind Folge von Bissen tollwutinfizierter Hunde. Auch andere Säugetiere wie Füchse, Dachse, Marder, Waschbär, Schakal, Hyäne oder Katzen können das Virus übertragen.

In Europa sind Füchse und Fledermäuse die wichtigsten Reservoirs für Lyssaviren.

Durch systemische Bekämpfungsmaßnahmen, vor allem durch eine orale Immunisierung der Füchse mit Impfködern, die lebend attenuierten Impfvirus enthalten, ist Deutschland seit April 2008 frei von terrestrischer Tollwut. Die Fledermaus-Tollwut kommt in Deutschland jedoch weiterhin vor, so dass jährlich etwa 20 Fälle gemeldet werden.

Obwohl der Speichel das Wichtigste Übertragungsmedium darstellt, enthalten auch Tränen, Nasensekret, Bronchialsekret und Erbrochenes eines infizierten Tieres Tollwutviren.

Ein sehr kleiner Anteil der Infektionen kann im Rahmen von Organtransplantationen entstehen, so dass im Jahr 2005 3 Menschen in Deutschland durch eine Tollwuterkrankung nach solider Organtransplantation eines infizierten Spenders starben.

Die Inkubationszeit beträgt in der Regel 20–90 Tage, kann aber auch zwischen wenigen Tagen bis zu sechs Jahren variieren. Die Inkubationszeit ist besonders kurz, wenn die Eintrittspforte stark innerviert ist (z. B. Biss im Gesicht oder Halsregion).

> **Merke**
> Nur Säugetiere sind ein Reservoir für das Tollwutvirus.

7.2.10.4 Pathogenese

Die häufigste Übertragung erfolgt beim Menschen durch den Biss tollwütiger Tiere, insbesondere Hunde. Nach der Infizierung erfolgt zunächst eine lokale Replikation der Viren, häufig in den Muskelzellen an der Inokulationsstelle. Lyssaviren haben eine Prädilektion für Nervengewebe, so dass eine retrograde Migration der Viren durch die peripheren Nerven in das Spinalganglion erfolgt. Diese Ausbreitung erfolgt mit einer Geschwindigkeit von 50–100 mm täglich bis das Spinalganglion erreicht ist, wonach eine weitere Disseminierung in Hirnstamm, Diencephalon und Hippocampus erfolgt. Im weiteren Krankheitsverlauf entsteht dann eine zentrifugale Ausbreitung der Viren über sensorische und autonome Nerven in verschiedene Organe, inklusive Speicheldrüsen, Herz, Nebennieren und die Haut, wo eine lokale Replikation der Viren stattfindet.

> **Merke**
> Die häufigste Übertragung erfolgt beim Menschen durch den Biss tollwütiger Tiere, insbesondere Hunde.

7.2.10.5 Epidemiologie

Obwohl nach Schätzungen der Weltgesundheitsorganisation jährlich etwa 59.000 Menschen an Tollwut sterben, entstehen 95 % dieser Todesfälle in Afrika und Asien. Indien hat mit 35 % aller Todesfälle die weltweit höchste Anzahl aller Tollwuttoten. Da in Ländern dieser Regionen viele Tollwut-Fälle nicht gemeldet werden, ist von einer deutlich höheren Dunkelziffer auszugehen.

Nach Europa werden jährlich 5–10 Fälle importiert. In Deutschland sind seit dem Jahr 2001 insgesamt 6 Tollwuterkrankungen an das Robert Koch-Institut gemeldet worden. Zuletzt verstarb im Jahr 2007 ein Mann an der Erkrankung, der jedoch zuvor in Marokko von einem streuenden Hund gebissen worden war.

7.2.10.6 Krankheitsbild

Die Symptomatik einer akuten Infektion lässt sich beim Menschen in 2 Phasen aufteilen:

- **Prodromalstadium:** Die Symptomatik in der Prodromalphase ist eher unspezifisch. Häufig klagen die Patienten über Fieber, Kopfschmerzen sowie über eine allgemeine Abgeschlagenheit. Brennen oder Jucken im Bereich der Bisswunde kann ebenfalls vorkommen. Diese Symptome können bis zu 10 Tage bestehen bevor es zu einem Auftreten der neurologischen Symptome kommt.
- **Akute neurologische Phase:** Neurologische Symptome beginnen häufig zunächst in Form von radikulären Schmerzen, Parästhesien, Kribbeln oder Jucken im ursprünglichen Bissbereich. Da diese Symptome selbst nach vollständiger Heilung der Bisswunde auftreten können, wird eine lokale entzündliche Reaktion an den sensiblen Spinalganglien vermutet. Bei Menschen kann die neurologische Phase in zwei verschiedene Formen unterteilt werden.
  - **Enzephalitische Form** (80 %): Bei dieser Form stehen vor allem enzephalitische Symptome im Vordergrund, die Patienten sind häufig agitiert und aggressiv. Klassische Symptome sind Fieber, eine Hydrophobie, Schlundkrämpfe sowie eine Agitiertheit die progressiv in Apathie, Paralyse und Koma übergeht. Im Anschluss an diese Phase versterben die Patienten innerhalb kürzester Zeit.
  - **Paralytische Form** (20 %): Da bei dieser Form vor allem das Rückenmark sowie die Spinalwurzeln betroffen sind, kann sie als Polyradikulitis im Rahmen eines Guillain-Barré-Syndroms fehlinterpretiert werden. Nach der Prodromalsymptomatik entwickeln die Betroffenen schlaffe Pare-

7

sen, die an der gebissenen Extremität am ausgeprägtesten sind. Die Paresen sind im Verlauf aufsteigend, so dass auch die Atemmuskulatur betroffen ist. Eine Hydrophobie hingegen ist für diese Form unüblich.

Merke
Die Symptomatik einer akuten Infektion lässt sich in Phasen aufteilen, Prodromalstadium und akute neurologische Phase.

7.2.10.7 Diagnose und Differenzialdiagnosen

Eine detaillierte Anamnese und klinische Untersuchung sind bei jedem Verdachtsfall unverzichtbar. Bei jeder Form einer Enzephalitis unklarer Ursache sollte die Tollwut differenzialdiagnostisch in Erwägung gezogen werden, auch falls anamnestisch kein Biss durch ein Tier zu eruieren ist. Bei getöteten oder verendeten Tieren ist der Nachweis von Negri-Körperchen im Hirngewebe pathognomonisch, allerdings liegt die diagnostische Sensitivität der meisten Untersuchungsmethoden bei etwa 75 %, so dass eine negatives Ergebnis die Diagnose keinesfalls ausschließt. Falls eine Bisswunde vorhanden ist, sollten Parästhesien oder Dysästhesien an oder in der Nähe der Bisswunde unbedingt den Verdacht auf eine Erkrankung wecken. Symptome einer Hydrophobie oder Aerophobie sind sehr typisch für die Erkrankung, deuten allerdings auf ein bereits fortgeschrittenes Stadium hin.

Laborchemisch kann die Diagnose durch den Nachweis von Tollwut-Antikörpern im Serum oder Liquor, den Tollwutvirus-RNA-Nachweis in Speichel, Liquor oder Nackenhautbiopsien durch RT-PCR Untersuchungen erfolgen. Obwohl die Sensitivität jeder einzelnen Untersuchung nicht sehr hoch ist, kann durch eine Kombination der Untersuchungen eine sehr hohe Sensitivität erreicht werden. In einer Längsschnittstudie, bei der 51 Patienten in der enzephalitischen Phase und post mortem untersucht wurden, zeigte sich die höchste Sensitivität bei PCR-Untersuchungen von Hautbiopsien (Sensitivität 98 % und Spezifizität 98,3 %), gefolgt von Sputum PCR-Untersuchungen (Sensitivität 63,2 % und Spezifizität 70,2 %). Die Sensitivität von Sputum Untersuchungen konnte auf fast 100 % gesteigert werden, wenn mindestens 3 Sputumproben entnommen wurden.

Der Nachweis von Rabiesantikörpern sichert die Diagnose bei nicht immunisierten Menschen, allerdings kann die Antikörperbildung erst bereits bei fortgeschrittener Erkrankung erfolgen. Bei Patienten, die aktiv oder passiv immunisiert worden sind, ist ein Anstieg des Titers hinweisend auf eine aktive Infektion.

Die Liquoruntersuchung zeigt in der Regel entzündliche Veränderungen, die jedoch nicht spezifisch sind.

Post mortem kann die Diagnose bei unklaren Fällen durch eine Immunfluoreszenztestung von Gewebe aus dem Ammonshorn oder dem Hirnstamm bestätigt werden.

Differenzialdiagnostisch sollten infektiöse und nicht-infektiöse Ursachen einer Enzephalitis (Herpes-simplex-Enzephalitis, Bickerstaff-Enzephalitis) in Erwägung gezogen werden. Besonders die seltene paralytische Form der Tollwut kann klinisch mit dem deutlich häufigeren Guillain-Barré Syndrom oder mit der Poliomyelitis verwechselt werden.

Merke
Der Nachweis von Rabiesantikörpern sichert die Diagnose bei nicht immunisierten Menschen, allerdings kann die Antikörperbildung erst bereits bei fortgeschrittener Erkrankung erfolgen. Bei Patienten, die aktiv oder passiv immunisiert worden sind, ist ein Anstieg des Titers hinweisend auf eine aktive Infektion.

7.2.10.8 Prävention und Therapie

Obwohl die Erkrankung seit mehreren Jahrhunderten bekannt ist, gibt es weiterhin keine effektive Therapie nach Ausbruch der Erkrankung, so dass diese fast unweigerlich fatal verläuft. Lediglich falls vor dem Ausbruch der klinischen Erkrankung eine Prophylaxe durchgeführt wird, kann ein Ausbruch erfolgreich verhindert werden. Hier unterscheidet sich die präexpositionelle Prophylaxe, die bei Risikogruppen vor dem Kontakt mit dem Erreger durchgeführt wird, von der Postexpositionsprophylaxe (PEP), die nach einem bestätigen oder vermuteten Kontakt durchgeführt wird.

Die vorbeugende (präexpositionelle) Impfung wird bei speziellen Risikogruppen durchgeführt, die eine hohe Kontaktwahrscheinlichkeit mit dem Rabiesvirus haben. Das RKI empfiehlt in Deutschland zurzeit nur die präexpositionelle Impfung bei Personen mit beruflichem oder sonstigem engen Kontakt zu Fledermäusen und für Personen, die in Laboratorien mit Tollwutviren arbeiten. Eine Impfung von Tierärzten oder Forstpersonal ist in Deutschland hingegen nicht indiziert und sollte nur im Falle eines erneuten Auftretens von Wildtiertollwut in Deutschland erfolgen.

Weiterhin wird eine Immunisierung bei Menschen empfohlen, die sich lange Zeit in Endemiegebieten aufhalten werden, insbesondere falls die zeitnahe Gabe einer Postexpositionsprophylaxe nicht sicher zu gewährleisten ist. Bei der Impfung handelt es sich um inaktivierte Viren, die in einer Zellkultur vermehrt wurden. In Deutschland werden hochgereinigte, auf Zellkulturen gezüchtete Impfstoffe (Purified Chick Embryo Cell) oder auf humanen Zellen gezüchtete Impfstoffe (Human Diploid Cells sog. HDC) verwendet, die sich beide durch eine gute Verträglichkeit auszeichnen. Zugelassene Impfstoffe in Deutschland sind Rabipur und Tollwutimpfstoff (HDC) inaktiviert (Sanofi). Obwohl die Immunisierung bisher an den Tagen 0, 7, 21 oder 28 erfolgte, empfiehlt die WHO seit einem Positionspapier aus dem Jahr 2018 lediglich die Impfung an den Tagen 0 und 7. Der Impfstoff sollte immer in den Musculus deltoideus verabreicht werden und nie in die Glutealmuskulatur, da es sonst zu unzureichender Antikörperbildung kommen kann. Die Indikation für eine Auffrischimpfung sollte halbjährlich überprüft und durchgeführt werden, falls der Spiegel neutralisierender Antikörper <0,5 IE/ml liegt.

Die Postexpositionsprophylaxe (PEP) hingegen wird nach einem bestätigten oder vermuteten Kontakt mit einem tollwütigen Tier durchgeführt. Sie kann neben einer aktiven Immunisierung auch die Gabe von Rabies-Immunglobulinen erhalten und ist abhängig vom Ausmaß der Exposition (s. ◘ Tab. 7.10).

Merke

Es existiert keine effektive Therapie nach Ausbruch der Erkrankung, so dass diese fast unweigerlich fatal verläuft.

◘ **Tab. 7.10** Exposition und Immunisierung

Exposition	Immunisierung
Grad I Berühren/Füttern von Tieren, Belecken der intakten Haut	Keine Immunisierung
Grad II Nicht blutende, oberflächliche Kratzer oder Hautabschürfungen, Lecken oder Knabbern an der nicht intakten Haut	Vollständige aktive Grundimmunisierung
Grad III Bissverletzungen oder Kratzwunden, Kontakt von Schleimhäuten oder Wunden mit Speichel (z. B. durch Lecken), Verdacht auf Biss oder Kratzer durch eine Fledermaus oder Kontakt der Schleimhäute mit einer Fledermaus	Verabreichung von Tollwut-Immunglobulin (20 IE/kg Körpergewicht), simultan dazu aktive Immunisierung (vollständige Tollwut-Impfserie)

7.2.10.9 Wundversorgung

Nach einem Biss sollte die kontaminierte Wunde sofort ausgiebig mit Wasser und einer Seifenlösung gereinigt werden. Falls vorhanden, sollte zeitnah eine Spülung mit einem viruziden Desinfektionsmittel oder Povidon-Jod-Salbe erfolgen. Tierstudien konnten zeigen, dass durch eine gut durchgeführte Wundreinigung die Infektionsgefahr um 90 % reduziert werden konnte.

▪ Postexpositionelle Immunprophylaxe (PEP)

Falls es nachweislich zu einem Kontakt (Grad II oder III Exposition) gekommen ist, oder aber der Verdacht auf eine Exposition gegenüber dem Tollwutvirus nicht entkräftet werden kann, ist die Postexpositionsprophylaxe durchzuführen. Diese kann mittels Tollwutimpfstoff (aktive Immunisierung) mit oder ohne Tollwut Immunoglobulinen (passive Immunisierung) erfolgen. Die Schutzwirkung einer unverzüglich nach Exposition und lege artis durchgeführten PEP liegt bei Immungesunden bei nahezu 100 %. Jedoch sollte eine PEP immer unverzüglich nach der Exposition erfolgen, da sie unwirksam ist, nachdem das Virus das ZNS erreicht hat und die Patienten bereits klinische Manifestationen aufweisen. Nach einer Tollwutimpfung entwickeln sich protektive neutralisierende Antikörper nach etwa 7–10 Tagen. Die Empfehlungen für eine postexpositionelle Immunprophylaxe (PEP) sind in ◘ Tab. 7.11 wiedergegeben. Auch hier wurde die vorherige Empfehlung von 5 Dosen auf 4 Dosen reduziert. Die Empfehlungen für bereits geimpfte Personen oder bei Personen mit Immundefizienz weichen leichtgradig hiervon ab.

Tollwutimmunglobuline sind schützende Antikörper, die vor allem bis zur Bildung körpereigener neutralisierender Antikörper, Viren eliminieren sollen. Diese sollten – falls indiziert – mit der ersten aktiven Immunisierung gegeben werden, können aber bis spätestens 7 Tage nach der aktiven Impfung nachgeholt werden. Die Halbwertszeit von Tollwut-Immunglobulinen liegt bei etwa 3 Wochen. Von der Gesamtmenge sollte so viel wie möglich in und um die Wunde instilliert werden, die verbleibende Menge sollte dann in einen Muskel möglichst weit vom Injektionsort des Impfstoffs entfernt appliziert werden.

Nach Ausbruch der Erkrankung verläuft diese hingegen fast immer tödlich. Bisher sind in der Literatur etwa 25 Fälle beschrieben, bei denen Patienten eine Tollwutinfektion mit unterschiedlich ausgeprägten neurologischen Defiziten überlebt haben. Nach Ausbruch der Erkrankung gibt es

◘ **Tab. 7.11** Empfehlungen für eine postexpositionelle Immunprophylaxe (PEP)

Protokoll und Dauer	Grad II Exposition	Grad III Exposition
Essener Schema, Dauer: 14–28 Tage	Eine i. m. Injektion[a] an den Tagen 0, 3, 7 sowie zwischen den Tagen 14–28 oder	Eine i. m. Injektion an den Tagen 0, 3, 7 sowie zwischen den Tagen 14–28 oder
Zagreb Schema, Dauer: 21 Tage	Zwei i.m.Injektionen am Tag 0 (in zwei unterschiedliche Muskeln) und eine i. m. Injektion an den Tagen 7 und 21	Zwei i.m.Injektionen am Tag 0 (in zwei unterschiedliche Muskeln) und eine i. m. Injektion an den Tagen 7 und 21
Tollwut-Immunglobuline	Nein	Ja, maximal 20 IE/Kg Körpergewicht

[a]Die empfohlene Injektionsstelle ist der Musculus deltoideus für Erwachsene und Kinder ≥2 Jahren. Bei Kinder unter 2 Jahren sollte der anterolaterale Oberschenkel zur Injektion verwendet werden

zwei Behandlungskonzepte: Bei älteren Patienten mit multiplen Komorbiditäten oder bei Patienten, bei denen ein Überleben mit schweren neurologischen Defiziten nicht dem vermeintlichen Wunsch des Betroffenen entspricht, wird ein palliatives Therapiekonzept empfohlen. Hier erfolgt die Gabe von ausreichender Schmerzmedikation (häufig Opioide) in der Regel in Kombination mit Benzodiazepinen. Ausgeprägte orale Sektretionen können mit Scopolamine oder Glycopyrrolat behandelt werden.

In seltenen Fällen haben Betroffene unter einer Kombination aus intensivmedizinischen Maßnahmen und Off-label-Therapien eine Infektion mit neurologischen Defiziten verschiedenster Ausprägung überlebt. Besonders aufsehenerregend war der Fall eines 15-jährigen Mädchens aus Wisconsin/USA, das eine ausgebrochene Infektion überlebte, obwohl es keine Immunisierung erhalten hatte. Etwa einen Monat nach einem Fledermausbiss am Finger entwickelte sie die typischen Symptome einer Enzephalitis. Nach der Diagnosestellung erfolgte die Behandlung auf einer Intensivstation mittels einer Kombination von verschiedenen Therapien, welche später als Milwaukee-Protokoll bezeichnet wurden. Neben einer antiviralen Therapie mit Amantadin wurde die Patientin mit dem NMDA-Antagonisten Ketamin in ein künstliches Koma versetzt. Obwohl die Therapie zunächst großes Aufsehen erregte, da das Mädchen die Enzephalitis ohne größere neurologische Defizite überlebte, konnten die Behandlungserfolge nicht reproduziert werden. Der vermeintlich neuroprotektive Effekt von Ketamin konnte bei Mausmodellen und in In-vitro-Studien nicht bestätigt werden, so dass eine Analgosedierung mittels Ketamin nicht mehr empfohlen werden kann.

Die Immuntherapie mittels Tollwut-Immunglobulinen oder einer Tollwutimpfung nach Ausbruch der Erkrankung wird weiterhin kontrovers diskutiert. Insbesondere eine Therapie mit Tollwutimmunglobulinen nach Beginn der Enzephalitis sollte als obsolet angesehen werden, da diese Antikörper die Bluthirnschranke nicht überwinden können. Aufgrund der fast immer unweigerlich infausten Prognose nach Ausbruch der Erkrankung werden häufig bei diesen Patienten Therapieversuche mit verschiedenen antiviralen Medikamenten (inbes. Interferon-alfa, Ribavirin und Amantadin) durchgeführt, ohne dass es belastbare Evidenz für den Einsatz dieser Medikamente gibt.

Merke
Die einzige Möglichkeit eine Tollwutinfektion zu verhindern, ist die Immunisierung.

7.2.11 Mumpsvirus

Christian Jacobi

7.2.11.1 Epidemiologie

Vor Einführung der Mumpsimpfung betrug die Inzidenz der Erkrankung in unterschiedlichen Ländern 40–726 Fälle/100.000 Personen/Jahr. Es gab immer wiederkehrende Ausbrüche v. a. in Gemeinschaftseinrichtungen. Nach Einführung der Vakzinierung ist die Inzidenz deutlich gefallen und variiert, je nach Häufigkeit der Impfung. Sie wird jetzt in einer Größenordnung von <0,1 (USA 1995 und Finnland 1994) bis 60 Fälle/100.000 Personen/Jahr (Australien 2008) angegeben.

7.2.11.2 Pathogenese

Das Mumpsvirus gehört zu den Paramyxoviren. Es wird durch eine Tröpfcheninfektion und Kontakt mit kontaminierten Gegenständen (z. B. über Speichel) übertragen. Nach Eintritt in den Mund- oder Nasen-Rachen-Raum und dortiger Replikation gelangt es über die Lymphknoten in das Blut und anschließend hämatogen in die sekretorischen Drüsen. Zu diesen zählen v. a. die Glandula parotis, Pankreas, Schilddrüse und Mammae. Aber auch eine Ausbreitung in die Hoden, Ovarien, Nieren und das zentrale Nervensystem (ZNS) sind möglich. Im ZNS verursacht es eine Meningitis

(Häufigkeit 10–30 %) und Enzephalitis (ca. 0,1 %). Auch eine immunvermittelte ADEM kann in Folge der Erkrankung auftreten.

7.2.11.3 Erkrankungsverlauf

Nach einer Inkubationszeit von durchschnittlich 14 Tagen (12–25 Tage) kommt es zu einer Prodromalphase mit Fieber, allgemeiner Abgeschlagenheit, Unwohlsein, Appetitlosigkeit sowie Kopfschmerzen. Anschließend tritt eine meist zunächst einseitige, schmerzhafte Parotitis auf. Bei den meisten Personen kommt nach 2–3 Tagen auch die andere Glandula parotis hinzu. Fälle, in denen andere Drüsen (z. B. Pankreas) ohne Beteiligung der Glandula parotis betroffen sind, und die isolierte ZNS-Manifestation ohne glanduläre Beteiligung sind beschrieben. Eine befürchtete Komplikation ist die Orchitis, die vor allem postpubertär auftritt (15–30 %) und selten zu einer Sterilität führen kann.

- **Mumpsmeningitis und -enzephalitis**

Eine Mumpsmeningitis kann vor und nach der Parotitis oder aber auch isoliert als einzige Erkrankungsmanifestation auftreten. Meistens folgt sie der Parotitis nach einigen Tagen. Sie führt zu den klassischen Symptomen Fieber (88–100 %), Kopfschmerzen (68–84 %) und Meningismus (43–93 %), häufig mit Erbrechen. In den meisten Fällen heilt die Meningitis ohne Spätfolgen aus.

Die klinische Symptomatik bei der seltener auftretenden Enzephalitis durch das Mumpsvirus ist in der Literatur sehr heterogen beschrieben. Hier müssen sicherlich Fälle einer direkten, durch das Mumpsvirus ausgelösten Enzephalitis von immunvermittelten Fällen, im Sinne einer ADEM, unterschieden werden. An klinischer Symptomatik werden unter anderem quantitative Bewusstseinsstörungen, neuropsychologische Symptome, akinetischer Mutismus, pyramidale und extrapyramidale Symptome sowie Myoklonien aufgeführt. Auch die Komplikation eines Hydrocephalus ist beschrieben.

Die Häufigkeit epileptischer Anfälle wird bei ZNS-Beteiligung mit 14–18 % angegeben.

Die Letalität beträgt bei der Enzephalitis 1 bis 2 %. Eine unilaterale persistierende Taubheit kann als Defektzustand vorkommen.

> **Merke**
> Eine Mumpsmenigitis kann vor und nach der Parotitis oder aber auch isoliert als einzige Erkrankungsmanifestation auftreten.

7.2.11.4 Diagnostik

Die Diagnose wird serologisch mittels Antikörperdiagnostik bestätigt (mumpsspezifische IgM und IgG-Antikörper). Ein Nachweis des Antigens ist mittels RT-PCR möglich.

Bei ZNS-Manifestation zeigt sich eine lymphozytäre Pleozytose. Interessanterweise zeigt sich die Pleozytose bei 40–50 % der Erkrankten auch ohne neurologisch- klinische Symptomatik. Weiterhin kann bei Meningitis/Enzephalitis eine geringgradig ausgeprägte Blut-Liquor-Schrankenfunktionsstörung mit Laktatwerten <3,5 mmol/l befundet werden.

> **Merke**
> Der Nachweis des Antigens im Liquor (RT-PCR, Sensitivität 90 %, Spezifität: 100 %) stellt bei neurologischen Manifestationen die diagnostische Methode der Wahl dar.

Zusätzlich kann 10–14 Tage nach Erkrankungsbeginn eine intrathekale Synthese mumpsspezifischer Antikörper nachgewiesen werden.

Im kranialen MRT sind bilaterale Hippocampusläsionen sowie Pathologien im Bereich der Basalganglien, im Mittelhirn und des Hypothalamus sowie des Kortex bei Enzephalitis beschrieben.

7.2.11.5 Prävention und Therapie

Eine kausale Therapie der Mumpserkrankung gibt es nicht. Zur Impfung sei auf ► Abschn. 23.7.2 verwiesen.

7

7.2.12 Masernvirus

Christian Jacobi

7.2.12.1 Epidemiologie

Die Einführung der Masernimpfung führte zu einer deutlichen Abnahme der Masernerkrankung. Die Inzidenz der Masernerkrankungen nahm weltweit von 945 Fällen/1.000.000 im Jahr 1980 auf 28 Fälle/1.000.000 im Jahr 2015 ab. Beispielsweise in den USA sank die Anzahl von 3044 Fällen/1.000.000 Einwohner vor Einführung der Impfung auf 0,2/1.000.000 nach der Impfungseinführung. Auch die Sterblichkeit konnte zwischen 1963 und 1995 deutlich gesenkt werden (um 95 %). Weltweit wurden im Jahr 2010 noch 53.5300 Maserntote berichtet. Durch weltweite Impfprogramme konnte diese Zahl auf 122.000 im Jahr 2012 und 82.100 in 2013 weiter reduziert werden. In den letzten Jahren ist es aufgrund einer Impfmüdigkeit jedoch wiederholt zu Masernausbrüchen in industrialisierten Ländern gekommen (z. B. England, Deutschland). Siehe hierzu auch ▶ Abschn. 24.2 zu Impfungen.

7.2.12.2 Pathogenese

Das Masernvirus gehört zu den Morbilliviren, die wiederum zu den neuraminidasefreien Paramyxoviren zählen. Die hochkontagiöse Erkrankung wird durch Tröpfcheninfektion und direkten Kontakt mit infektiösem Material (z. B. Sekret) übertragen. Es kommt nahezu immer zu einer Erkrankungsmanifestation, soweit die betroffene Person nicht bereits immunisiert ist. Nach der Aufnahme des Virus über die Atmungsorgane breitet sich das Virus über die alveolären dendritischen Zellen in die regionalen Lymphknoten und dann lympho- und hämatogen in Zellen des retikulohistiozytären Systems aus, in denen es sich vorwiegend weiter vermehrt. Das Masernvirus ist ein lymphotropes Virus, das unter anderem durch den Befall der dendritischen Zellen und Makrophagen sowie einer Wirkung von Nukleoprotein und Hämagglutinin zu einer Immunsupression führt. Auch ist es ein neurotropes Virus, das Enzephalitiden verursachen kann.

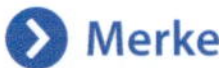

Es kommt nahezu immer zu einer Erkrankungsmanifestation, soweit die infizierte Person nicht bereits immunisiert ist.

7.2.12.3 Erkrankungsverlauf

Die Inkubationszeit beträgt ca. 6–19 Tage und die Erkrankten erleiden zunächst ein katarrhalisches Prodromalstadium mit zunehmendem Fieber, bis über 39 °C. Zusätzlich treten in diesem Stadium Konjunktivitis, Husten, Schnupfen und sogenannte Koplik-Flecken auf. Dabei handelt es sich um weißliche kalkspritzerartige Flecken (ca. 1–2 mm), der Wangenschleimhaut, die in der Frühdiagnostik eine wichtige Rolle spielen. Auch eine Diarrhoe, Übelkeit und Erbrechen können auftreten. Anschließend tritt der maserntypische Ausschlag, ein makulopapulöses Exanthem auf, der hinter den Ohren beginnt und sich innerhalb von Tagen über den ganzen Körper ausbreitet. Zwischen den roten Flecken ist typischerweise normalgefärbte Haut zu erkennen. Ein bis zwei Tage nach dem Beginn des Exanthems bilden sich die oben aufgeführten Symptome zurück. Das Exanthem bleibt für ca. 5–10 Tage bestehen. Erschwerend können bakterielle Infektionen (Otitis media, Bronchopneumonie), Komplikationen im Bereich der Atemwege (Viruspneumonie, Pseudokrupp, Bronchitis) und eine Beteiligung des zentralen Nervensystems auftreten. Wie der Erreger in das ZNS gelangt, ist weiterhin nicht genau geklärt. An neurologischen Komplikationen werden die akute primäre Masernenzephalitis, die akute post-infektiöse Masernenzephalitis/Masern-induzierte akute disseminierende Enzephalomyelitis (ADEM), die subakute Einschlusskörperchen-Enzephalitis und die subakute sklerosierende Panenzephalitis unterschieden.

7.2.12.4 Diagnostik

Das Blutbild der akuten Masernerkrankung zeigt eine Lymphopenie. Die Diagnose wird serologisch mittels Antikörperdiagnostik bestätigt (masernspezifische IgM- und IgG-Antikörper). Ein Nachweis des Antigens, z. B. in Lymphozyten, ist mittels RT-PCR möglich.

Bei ZNS-Manifestation durch das Masernvirus zeigt sich makroskopisch ein klarer Liquor und zytologisch eine lymphozytäre Pleozytose. Des Weiteren findet sich liquoranalytisch eine geringgradige ausgeprägte Blut-Liquor-Schrankenfunktionsstörung mit Laktatwerten <3,5 mmol/l. Auch ein Nachweis des Antigens im Liquor (RT-PCR, Sensitivität und Spezifität wird mit 100 % angegeben) ist möglich und stellt bei neurologischen Manifestationen die diagnostische Methode der Wahl dar. Zusätzlich kann 10–14 Tage nach Erkrankungsbeginn eine, dann lange persistierende, intrathekale Synthese masernspezifischer Antikörper nachgewiesen werden.

Der Liquorbefund der akuten post-infektiösen Masernenzephalitis bzw. Masern-induzierten ADEM zeigt meist eine lymphozytäre Pleozytose, und je nach Erkrankungszeitpunkt eine intrathekale Synthese masernspezifischer Antikörper ohne Antigennachweis. Diese Befundkonstellation nährt die Hypothese einer immunvermittelten bzw. autoimmunologischen Erkrankungsentstehung.

Die wegweisenden technischen Untersuchungen bei den verschiedenen neurologischen Erkrankungsmanifestationen werden in den folgenden speziellen Kapiteln beschrieben.

Merke

Diagnostische Methode der Wahl zum Nachweis einer Neuromanifestation ist der Antigennachweis mittels PCR aus dem Liquor.

▪ Akute primäre Masernenzephalitis

Zu einer Enzephalitis während der akuten Maserinfektion (primäre oder parainfektiöse Masernenzephalitis), meist während des Exanthems, kommt es bei 0,1–0,3 % der Patienten. Ursächlich scheint eine direkte Invasion des Erregers in neuronale Zellen zu sein, die dann wiederum zu einer Entzündungsreaktion im ZNS führt. In einigen Fällen gelang ein direkter Erregernachweis aus neuronalen Zellen. Die Mortalität dieser Komplikation wird mit 10–15 % angegeben. Ein Viertel der Überlebenden hat persistierende neurologische Defekte.

▪ Akute post-infektiöse Masernenzephalitis oder Masern-induzierte ADEM

Die akute post-infektiöse Masernenzephalitis oder auch Masern-induzierte ADEM, beginnt meist 2–30 Tage nach dem Masernexanthem und betrifft 0,1 % der Maserninfizierten. Aufgrund der Überlappung des Erkrankungsbeginns mit der akuten primären Masernenzephalitis kann eine Differenzierung zunächst schwierig sein. Sie tritt auch, aber 1000–10.000-fach seltener, als Komplikation der Masernimpfung auf. Die Erkrankung zeigt meist eine multilokuläre ausgeprägte Entzündungsreaktion und führt zu einer Demyelinisierung. Es wird eine immunvermittelte bzw. autoimmunologische Pathogenese angenommen.

Neben Kopfschmerzen, Fieber, Erbrechen, einer möglichen quantitativen Bewusstseinsstörung und epileptischen Anfällen treten neurologische Symptome auf, abhängig vom Schädigungsort im ZNS. So ist auch eine Myelitis möglich. An technischen Untersuchungen sind Liquoranalytik und Kernspintomografie wegweisend.

Eine Behandlung erfolgt zunächst mit Glukokortikosteroiden intravenös. Bei Therapieversagen ist die Plasmapherese als therapeutische Option zu diskutieren. Die Mortalität wird mit 10–20 % angegeben, wobei sie bei Kindern niedriger als bei Erwachsenen ist. Auch bei dieser Erkrankung kommt es in 20–30 % der Fälle zu residualen Schäden des Nervensystems.

▪ Subakute Einschlusskörperchen-Enzephalitis

Die subakute Einschlusskörperchen-Enzephalitis ist eine seltenere neurologische Komplikation durch das Masernvirus. Sie tritt meist 3 Wochen bis 6 Monate nach der initialen Infektion oder Impfung (mit älteren Impfstoffen) auf und betrifft in der Regel immuninkompetente Kinder. Im ZNS lassen sich Einschlusskörperchen in Neuronen, Astrozyten und Oligodendrozyten nachweisen. Ursächlich scheint zunächst eine direkte Virusinvasion in das ZNS zu sein. Auch mutierte Masernviren konnten im ZNS nachgewiesen werden. Aufgrund der Immuninkompetenz der Patienten scheint das Virus nicht komplett eliminiert zu werden. Die klinische Symptomatik besteht meist in neuropsychologischen Symptomen, epileptischen Anfällen und anderen fokalneurologischen Symptomen. Die Mortalität ist sehr hoch und wird mit 75 % angegeben.

▪ Subakut sklerosierende Panenzephalitis (SSPE)

Die SSPE ist eine Masernfolgeerkrankung, die im Mittel 6–10 Jahre nach der Infektion auftritt, wobei in der Literatur eine große Variationsbreite zwischen einem Monat bis zu 27 Jahren nach der initialen Maserninfektion berichtet wird. Sie wurde bereits 1934 von dem US-amerikanischen Pathologen James R. Dawson erstbeschrieben (Dawson disease, Dawson inclusion body encephalitis). Ein Zusammenhang mit einer Infektion durch Paramyxoviren wurde dann in den späteren 60er-Jahren mit Hilfe der Elektronenmikroskopie erkannt. Die Inzidenz wird zwischen 1/3300 (unter 5-Jährige) und 1,1/100.000 Masernerkrankungen angegeben, wobei im Falle einer Maserninfektion im jungen Alter die Inzidenz höher ist und mit zunehmenden Alter abnimmt. Die genaue Erkrankungsentstehung ist weiterhin nicht abschließend geklärt. Es wird davon ausgegangen, dass das Masernvirus nach der Infektion nicht komplett eliminiert wird und hypermutiert. So können multiple Punktmutationen in dem SSPE-verursachenden Masern-Virus nachgewiesen werden. Auch konnte gezeigt werden, dass es sich um ein mutiertes Wildtyp-Maservirus handelt. Eine durch Masernimpfung hervorgerufene SSPE ist bisher nicht beschrieben.

Bei der SSPE können mehrere Erkrankungsstadien unterschieden werden, die von Erstsymptom bis zum Tod in einem Zeitraum von ca. 3 Jahren aufeinander folgen. Im ersten Stadium treten zunehmende neuropsychologische Symptome mit Persönlichkeitsveränderung auf, im zweiten Stadium neben dem zunehmenden demenziellen Syndrom epileptische Anfälle (1/3 der Patienten), Myoklonien, Dyskinesien oder Dystonien. Im dritten Stadium kommt es durch die zunehmende Degeneration des ZNS zu weiteren Störungen wie einer zunehmenden Beteiligung des extrapyramidal- und pyramidalmotorischen Systems mit Spastik und/oder Rigidität. Während des Krankheitsverlaufs sind auch zerebelläre und visuelle Symptome beschrieben. Das vierte Stadium ist dann durch einen akinetischen Mutismus, ein apallisches Syndrom sowie eine zunehmende quantitative Bewusstseinsstörung bis hin zum Koma geprägt. Die Erkrankung führt immer zum Tod.

Im kranialen MRT zeigt sich ein zunehmender Verlust in der grauen Substanz, v. a. im Bereich des frontotemporalen Kortex, des Gyrus cinguli und der Amygdala. Eine zunehmende Atrophie ist beschrieben, aber auch hyperintense Läsionen in der T2-Wichtung (kortikal, periventrikulär und im Bereich der Basalganglien sowie des Hirnstamms). Die Elektroenzephalografie zeigt bilateral auftretende rhythmische langsame und steile Komplexe, sogenannte Radermercker-Komplexe, benannt nach dem erstbeschreibenden belgischen Neurologen. Im Liquor zeigt sich eine intrathekale Synthese masernspezifischer Antikörper.

7.2.12.5 Prävention und Therapie, Meldepflicht

Eine kausale Therapie der Masernerkrankung gibt es nicht, aber bakterielle Superinfektionen können antibiotisch behandelt werden. Bei der Behandlung der subakuten Einschlusskörperchen-Enzephalitis ist eine Behandlung mit Ribavirin in der Diskussion.

Zur Prävention der Masernerkrankung gibt es eine Impfung. Aufgrund der hohen Kontagiösität sind hohe Impfquoten erforderlich (92–95 % der Bevölkerung), um Maserninfektionen zu verhindern (▶ Abschn. 23.7.1).

Bei Masern handelt es sich nach dem Infektionsschutzgesetz um eine meldepflichtige Erkrankung sowohl bei Verdacht als auch bei Erkrankung oder Tod.

7.2.13 Rubellavirus (Rötelnvirus)

Christian Jacobi

7.2.13.1 Epidemiologie

Vor Einführung der Impfung sind 80–90 % der Infektionen im Kindesalter erfolgt, was zu einer Immunität bei ca. 90 % der Frauen im gebährfähigen Alter führte. Nachdem die Rötelnimpfung eingeführt wurde gibt es in der Bevölkerung weniger als 3 % der Frauen, die im gebährfähigen Alter keinen Immunschutz gegen eine Rötelnerkrankung aufweisen.

7.2.13.2 Pathogenese

Das Rubellavirus gehört zu den Togaviren. Es wird durch eine Tröpfcheninfektion und Kontakt mit kontaminierten Gegenständen (z. B. über nasopharyngeale Sekrete) übertragen. Nach Eintritt in den Mund- oder Nasen-Rachen-Raum gelangt es in die regionalen Lymphknoten und von dort breitet es sich lymphogen und hämatogen weiter aus und gelangt zum Beispiel in die Plazenta im Falle einer Schwangerschaft.

7.2.13.3 Erkrankungsverlauf

Nach einer Inkubationszeit von 14–21 Tagen beginnt die klinische Symptomatik als Prodromalphase mit subfebrilen Temperaturen und Kopfschmerzen. Typischerweise kommt es zu einer Lymphknotenschwellung an Hals und hinter den Ohren. Für einige Tage, manchmal auch nur Stunden, tritt zunächst hinter den Ohren ein sich dann über Gesicht auf Körper, Arme und Beine ausbreitendes feinfleckiges Exanthem auf. Befürchtet ist vor allem die Rötelnembryopathie, die auch das Nervensystem betreffen kann, bei Infektion in der Schwangerschaft. Neurologische Komplikationen, wie die Meningoenzephalitis (0,02 %) oder progrediente Röteln-Panenzephalitis sind selten.

▪ Meningoenzephalitis und progrediente Röteln-Panenzephalitis

Die klinische Symptomatik bei der seltenen Enzephalitis besteht laut Literatur in Beschwerdebildern mit Kopfschmerzen, Schwindel, zerebellären Symptomen und Hemiplegie. Quantitative Bewusstseinstörungen sowie epileptische Anfälle können auftreten, scheinen aber seltener zu sein. Rasch progrediente letale Verläufe sind ebenfalls beschrieben, aber mehr als 80 % der Erkrankten haben einen günstigen Verlauf ohne Residualsymptome.

Die sehr seltene progrediente Röteln-Panenzephalitis basiert wahrscheinlich, ähnlich der subakut sklerosierenden Panenzephalitis nach Maserninfektion, auf einer inkompletten Viruselimination. Sie verursacht zunächst eine progrediente Neurodegeneration mit epileptischen Anfällen, Myoklonien, progredienter zerebellärer Ataxie, progredienter Spastik und führt im weiteren Verlauf meist innerhalb von 1–3 Jahren zum Tod.

7.2.13.4 Diagnostik

Die Diagnose wird serologisch mittels Antikörperdiagnostik bestätigt (rötelnspezifische IgM und IgG-Antikörper). Neben der Antikörperbestimmung mittels ELISA kann im Hämagglutinations-Hemmtest ebenfalls eine Titerbestimmung (IgG und IgM gemeinsam) erfolgen. Ein Nachweis des Antigens ist mittels RT-PCR möglich.

Bei Enzephalitis zeigt sich eine lymphozytäre Pleozytose und eine geringgradig ausgeprägte Blut-Liquor-Schrankenfunktionsstörung mit Laktatwerten <3,5 mmol/l. Der Nachweis des Antigens im Liquor (RT-PCR, Sensitivität 79 %, Spezifität: 100 %) stellt bei neurologischen Manifestationen die diagnostische Methode der Wahl dar. Zusätzlich kann 10–14 Tage nach Erkrankungsbeginn eine intrathekale Synthese rötelnspezifischer Antikörper nachgewiesen werden.

In der zerebralen Bildgebung zeigt sich bei der progredienten Röteln-Panenzephalitis vor allem eine zunehmende Atrophie.

7.2.13.5 Prävention und Therapie

Eine kausale Therapie der Rötelnerkrankung gibt es nicht. Bei der progredienten Röteln-Panenzephalitis erfolgt während des Erkrankungsverlaufs eine symptomatische Therapie. Zur Prävention durch Impfung sei auf ► Abschn. 23.7.3 verwiesen. Die Rötelnerkrankung ist in Deutschland meldepflichtig.

7.2.14 Progressive multifokale Leukoenzephalopathie (PML)

Thomas Weber

Merke

Die progressive multifokale Leukoenzephalopathie (PML) ist eine opportunistische Infektion des menschlichen Gehirns durch das humanpathogene JC Polyomavirus (JCPyV).

Entdeckt wurde das JC Polyomavirus im Gehirn des Patienten John Cunningham, nach dessen Initialen es benannt wurde, 1965 von Zu Rhein und Chou. Sieben Jahre später gelang die Kultivierung des JCPyV und 1984 wurde die erste komplette Nukleotid Sequenz eines als prototypisch angesehenen Stammes (JCV-Mad1) veröffentlicht. Mittlerweile sind 14 humane menschliche Polyomaviren bekannt.

7.2.14.1 Epidemiologie

Vor der AIDS-Pandemie lag die Inzidenz der PML bei etwa 0,15 Fällen pro Million Einwohner. Während der AIDS-Pandemie erreichte die Inzidenz bis zu 0,6 Fälle pro Million Einwohner. Einige Jahre nach der Einführung von Natalizumab, einem monoklonalen Antikörper, der das Einwandern von Lymphozyten („homing") in das Gehirn durch Blockade des α-4-Integrin Rezeptors blockiert, kam es zu einer dramatischen Zunahme von mit PML-Fällen bei damit behandelten MS-Patienten. In einer Arbeit konnten Vukusic und Kollegen/innen eine unkorrigierte Inzidenz von 2,00 (95 % CI, 146–2,69) PML-Fällen auf 1000 Natalizumab behandelte Multiple Sklerose (MS)-Patienten für die Zeit zwischen 2007 und 2016 in Frankreich zeigen. Vor 2013 nahm diese Inzidenz jährlich um 45,3 % (IRR, 1,45; 95 % CI, 1,15–1,83;p = 0,001) zu, zwischen 2013 und 2016 nahm diese Rate jährlich um 23 % (IRR, 0,77;95 % IC, 0,61–0,97; p = 0,03) ab. Als Ursache dieser Veränderung wird die Einführung und Verbreitung Risiko-modifizierender Strategien bei der Behandlung von MS mit Natalizumab angenommen.

Merke

Eine JCyPV Infektion lässt sich durch Antikörper gegen rekombinantes VP1 nachweisen. Die Seroprävalenz von JCPyV ist altersabhängig, steigt mit zunehmendem Lebensalter an und liegt bei etwa 30–70 %. Eine verlässliche Unterscheidung einer PML bei Natalizumab-behandelten MS-Patienten von Natalizumab-behandelten JCPyV +-MS-Patienten ohne PML ist nicht möglich.

Ursächlich dafür ist die im STRATIFY-INDEX liegende geringe Spezifität. In der Risikoberechnung wird ein Index ≥0,9 als

Hinweis auf ein zunehmendes PML-Risiko unter Natalizumab gewertet. Da etwa 40 % aller JCPyV+-MS-Patienten Index-Werte über 0,9 und 30 % einen Index über 1,5 aufweisen, dürften etwa 99 % der Natalizumab-Behandelten keine PML entwickeln. Ein Test, um bei JCPyV+-Patienten die Entstehung einer PML durch den Nachweis eines Biomarkers vorhersagen zu können, ist gegenwärtig nicht verfügbar.

7.2.14.2 Mortalität

Bei Patienten mit malignen Grunderkrankungen hängt die Prognose einer PML vom Verlauf dieser und dem Wirkmechanismus der eingesetzten Therapien ab. Einen sehr guten Beleg für die Wirksamkeit einer kausalen Therapie in der Verbesserung der Überlebensrate, Verlängerung der Überlebenszeit und Reduktion der Sterblichkeit an PML belegt der Erfolg der antiretroviralen Behandlung (cART) von AIDS-Patienten. Die Sterblichkeit ist bereits in den ersten Jahren nach Einführung der cART auf etwa 33 % von fast 100 % gefallen, die mediane Überlebenszeit erreichte 2,2 Jahre. Die Sterblichkeit ist von 5,0/1.000 incidence rate of PML per 1000 person-years of follow (pyfu) in der prä-cART Zeit auf 0,8/1.000 pyfu gefallen.

7.2.14.3 Biologie des Virus

Die JCPyV-Virionen sind nicht-umhüllte Partikel mit einem Durchmesser von etwa 42 nm. Das Viruskapsid besteht aus 360 VP1-Molekülen, die sich spontan zu 72 Pentameren zusammenlagern. Über Bindung an das VP1-Molekül im Kapsid erfolgt die Aufnahme in menschliche Zellen. Innerhalb der VP1-Hülle befinden sich die beiden kleineren Proteine VP2 und VP3 in einem Verhältnis von 1:1:5 VP1-Molekülen. Die virale DNA ist zirkulär, doppelsträngig und umfasst~5100 Basenpaare (bp). Das Genom lässt sich grob unterteilen in eine nicht kodierende Kontrollregion (Non Coding Control Region oder NCCR) von~400 bp, die frühe Virus Gen Region (EVGR) von etwa~2400 bp mit den Genen für das regulatorische kleine Tumor (T) Antigen (sTag), das große T- Antigen (LTag) und deren Abkömmlinge T'135, T'136 und T'165 sowie die späte Virus Gen Region (LVGR) von~2300 bp mit den Genen für VP1, VP2 und VP3 und ein kleines direkt an die NCCR angrenzendes Gen für das Agnoprotein, das nur bei JCPyV vorkommt.

7.2.14.4 Krankheitsbild der PML

Merke

Symptome einer PML entwickeln sich langsamer als die eines MS-Schubes.

MS-Patienten können in der Regel den Beginn eines Schubes auf den Tag genau angeben. Eine PML verursacht hingegen Symptome und Beschwerden, die sich über wenige Wochen bis Monate ausbilden können. Im Vergleich zu MS finden sich epileptische Anfälle häufiger als Symptom einer PML (etwa 20 % gegenüber 0,5–2,5 %) ebenso Sprachstörungen im Sinne einer Aphasie (etwa 30 % vs. 0,8 %). In einer Kohorte von 64 Patienten mit PML traten epileptische Anfälle bei 6 der 16 Patienten als manifestierendes Symptom der Erkrankung auf, während die Häufigkeit epileptischer Anfälle bei MS-Patienten nicht höher als in der Bevölkerung zu sein scheint. Etwa 86 % der epileptischen Anfälle waren fokal, lediglich 14 % generalisiert. Ursache dieser Anfälle sind am häufigsten lokale kortikale Entzündungsherde, die als hyperintense cortical signal (HCS) in der T1- Wichtung in der Kernspintomografie erkannt werden.

7.2.14.5 Diagnose der PML

Bei klinischem Verdacht auf eine PML lässt sich die Diagnose mittels Kernspintomografie erhärten.

Merke

Als charakteristisch für PML gelten Punktförmige Läsionen in der T2-Wichtung, eine Beteiligung der kortikalen grauen Substanz, Befall der juxtakortikalen weißen Substanz, schlecht-abgrenzbare Läsionsgrenzen gegen die graue und weiße Substanz und Läsionen von einer Größe von mehr als 3 cm sowie Kontrastmittelaufnahme Neu aufgetretene fokale Läsionen sowie periventrikulär gelagerte Herde werden als typisch für eine aktive MS angesehen.

Ein vielversprechender serologischer Marker zur Unterscheidung einer aktiven Läsion bei MS von einer durch eine PML verursachte scheint in dem ultrasensitiven Nachweis von Neurofilament Leichtketten (NfL) im Serum mittels Elektrochemilumineszenz oder der single molecule array (Simoa) Technik zu bestehen. Bei einem Grenzwert des NfL-Nachweises von 52,5 pg/ml konnten die Autoren beispielsweise mit einer Sensitivität von 96 % (95 % CI = 79,7–99,9) und einer Spezifität von 94,9 % (95 % CI = 89,7–97,9) zwischen einer Entmarkung durch MS bzw. einer Natalizumab-asoziierten PML unterscheiden. Dieser Biomarker für eine axonale Schädigung ist nicht spezifisch für eine PML, sondern tritt bei einer Vielzahl von Erkrankungen wie HIV-assoziierter Demenz, amyotropher Lateralsklerose, Creutzfeldt-Jakob-Krankheit, MS, Multisystem-Atrophie, kortiko-basale Degeneration, progressive supranukleäre Parese, Schädel-Hirn-Trauma, fronto-temporale Demenz, Normaldruck Hydrocephalus, Alzheimer'sche Krankheit, Parkinson-Demenz-Komplex und Parkinson'scher Krankheit. Im Zusammenhang mit der klinischen Diagnose lässt sich dieser sogenannte state Marker diagnostisch sehr gut verwerten. Im Verlauf einer PML steigen die Medianwerte der Serum-Konzentrationen von NfL signifikant von normalen Werten (um 20 pg/ml) auf 266 pg/ml an und erreichen während eines PML immune reconstitution inflammatory syndromes (PML-IRIS) mediane Werte von 1000 pg/ml, um dann nach Abklingen der IRIS auf mediane Werte von 100 pg/ml abzufallen.

7.2.14.6 Komplikationen

Einige Wochen bis Monate nach Beginn einer ART kann es zu einer dramatischen Zunahme der neurologischen Ausfälle, begleitet von der Entwicklung eines generalisierten Hirnödems und multiplen Kontrast-aufnehmenden Läsionen kommen. Diese Beschwerden treten mit höherer Wahrscheinlichkeit in einem fortgeschrittenen Stadium der HIV-Erkrankung mit niedriger CD4-Zahl und raschem Abfall der HI-Viruslast nach Beginn der cART auf. Dieses Krankheitsbild wird als PML-IRIS bezeichnet.

Merke

Die Behandlung dieser lebensbedrohlichen Situation erfolgt nach individueller Einschätzung an Hand von Hirnödem, Kontrastmittelaufnahme und klinischem Bild. Ähnlich wie bei Schüben einer MS werden an den ersten 3–5 Tagen 1 g Methylprednisolon i. v. gegeben, die anschließend mit 60 mg Methylprednisolon per os über 1–6 Wochen in abfallender Dosierung eingenommen werden.

Eine cART-Behandlung wird während dieser Phase in der Standarddosierung fortgesetzt. Eine Behandlung einer PML unabhängig von ihrer Ursache (Sarkoidose, Tumorleiden, HIV) mit Cytarabin hat sich in einer kontrollierten Studie als unwirksam erwiesen. Gleiches gilt für Cidofovir sowie 5HT2a-Rezeptor blockierende Medikament wie Olanzapin, Ziprasidon, Mirtazapin, Cypohepatdin und Risperidon sowie Topotecan und Mefloquin. Auch die unkontrollierte Anwendung von programmed cell death type 1 (PD-1)-Hemmern wie Nivolumab und Pembrolizumab muss kritisch betrachtet werden.

7.2.15 HIV

Gabriele Arendt

Zusammenfassung

Die HIV-Infektion ist infolge der modernen antiretroviralen Kombinationstherapie (cART) und modifizierter Behandlungsstrategien zu einer chronischen, behandelbaren Erkrankung geworden. Dennoch kommt es weiterhin zu Komplikationen auf neurologischem Fachgebiet. Die HIV-assoziierte Demenz und ihre Vorstufen sind seit Beginn dieses Jahrtausends in Inzidenz und Prävalenz stabil, Erkrankungen des peripheren Nervensystems sind seltener geworden. Letzteres gilt auch für die opportunistischen Infektionen, die heutzutage überwiegend bei Migranten und „late presentern" (unbehandelte HIV-Patienten mit schwerem Immundefekt) auftreten. Eine zunehmende Rolle spielen bei HIV-Patienten mit neurokognitiven Defiziten Kofaktoren (Alter, vaskuläre Risikofaktoren) und Komorbiditäten (psychiatrische Erkrankungen). Alle diese Erkrankungsbilder erfordern erfahrene Spezialisten.

7.2.15.1 Einleitung

Die HIV-Infektion ist seit Einführung der modernen antiretroviralen Kombinationstherapie (cART) eine behandelbare, chronische Erkrankung geworden. Seit der Markteinführung der Integrasehemmer 2007 haben sich die therapeutischen Möglichkeiten gegenüber dem Beginn der hochaktiven antiretroviralen Therapie 1996 noch einmal deutlich verbessert, da diese Medikamentengruppe die HI-Viruslast im Blut nicht nur sehr effektiv, sondern auch sehr schnell senkt. Diese Entwicklung führte zur sogenannten 90-90-90-Regel, die UN-AIDS 2014 als Zielvorgabe festlegte, d. h. 90 % aller HIV-Infektionen sollen diagnostiziert, 90 % behandelt und 90 % auch erfolgreich behandelt sein. In Deutschland ist diese Vorgabe nahezu erreicht (bei 87 % der Betroffenen – in allen 3 Punkten). Ferner wurde 2015 die START-Studie (Strategic Timing of Antiretroviral Therapy) vorzeitig geöffnet; diese Studie unterschied zwischen Patienten mit sehr frühem (>500 CD4+-Zellen/µl) und spätem (<500 CD4+-Zellen/µl) Behandlungsbeginn; es zeigte sich, dass die frühbehandelten Patienten im Verlauf auch bei neuropsychologischen Tests deutlich besser abschnitten; Schlussfolgerung war, dass allen Patienten, die HIV-positiv getestet werden, heutzutage umgehend eine antiretrovirale Therapie angeboten werden sollte (United Nations Programme on HIV/AIDS, UN-AIDS 2014; Inside START study group 2015). Diese Therapiestrategien haben dazu geführt, dass sich die wesentlichen Untergruppen HIV-positiver Patienten heute wie folgt beschreiben lassen:

- Patienten mit frühem oder spätem Behandlungsbeginn nach den Kriterien der START- Studie
- Patienten mit dauerhaft supprimierter Viruslast im Blut (mindestens >6 Monate)
- Patienten mit „Blips" (Viruslast im Blut intermittierend mit bis zu 400 Kopien/ml nachweisbar)
- Patienten mit virologischem Versagen einer antiretroviralen Kombination
- Patienten ohne antiretrovirale Therapie (einschließlich „late presenter")

Die heute zur Verfügung stehenden antiretroviralen Substanzen zeigt ◘ Abb. 7.9.

Merke

Seit Einführung der modernen antiretroviralen Kombinationstherapie (cART) ist HIV eine behandelbare, chronische Erkrankung geworden.

Trotz früher und effizienter Therapien gibt es nach wie vor neurologische Komplikationen, die in ihrer Häufigkeit partiell stabil (die HIV-assoziierte Demenz und ihre Vorstufen), partiell aber auch rückläufig (Polyneuropathien, Myopathien) sind.

Antiretrovirale Kombinationstherapie (cART) 2020

NRTIs (Nukleosid-/Nukleotid-Reverse-Transkriptase-Hemmer	**NNRTIs** (Non-Nukleosid-Reverse-Transkriptase-Hemmer	**Kombinationen**	**PIs** (Proteasehemmer)
• Lamivudin (3TC) • AZT + 3TC • Abacavir (ABC) • 3TC + ABC • Tenofovir (TDF) • Zidovudin (AZT) • Emtricitabin (FTC) • FTC + TDF • Tenofoviralafenamidfumarat = TAF/FTC	• Nevirapin (NVP) • Efavirenz (EFV) • Etravirin (ETR) • Rilpivirin (RPV) • Doravirin (DRV)	• AZT + 3TC + ABC • TDF + FTC + EFV • TDF + FTC + Rilpivirin • TDF + FTC + Elvitegravir + Cobicistat • ABC+3TC+DTG • TAF + FTC +Elvitegravir + Cobicistat • TAF/FTC/RPV • TAF/FTC/DRV/c • TDF/FTC/BCG • Tenofovirdiproxil/Lamivudin/Doravirin • DTG/RPV • Lamivudin/DTG	• Saquinavir (SQV) • Ritonavir(RTV) • Fosamprenavir (FPV) • Lopinavir/Ritonavir • Atazanavir (ATV) • Tipranavir (TPV) • Darunavir (DRV)
Integrasehemmer	**Fusionsinhibitoren**		**CCR5-Antagonists**
• Raltegravir (RAL) • Dolutegravir (DTG) • Elvitegravir (EVG) • Bictegravir (BCG)	• Enfuvirtide T20		Maraviroc (MVC)

Abb. 7.9 Antiretrovirale Kombinationstherapie (cART) 2020

Neurologische Systemmanifestationen, die im Folgenden Erwähnung finden sollen:

1. HIV-assoziierte Demenz und ihre Vorstufen
2. Depressionen
3. Polyneuropathien und Myopathien
4. Opportunistische Erkrankungen
5. Durch Kofaktoren (Alter, vaskuläre Risikofaktoren u. a.) und Komorbiditäten (Hepatitis-Virus-C-Koinfektionen) hervorgerufene Komplikationen

7.2.15.2 HIV-assoziierte Demenz

Das klassische Bild der HIV-assoziierten Demenz war durch motorische Ungeschicklichkeit, kognitive Einbußen, Persönlichkeitsveränderungen und Depressionen geprägt. Traten Hypomimie, Tremor und Gangstörungen hinzu, glichen die Patienten juvenilen Parkinson-Kranken. In der Ära der antiretroviralen Kombinationstherapie sind die motorischen Veränderungen gegenüber kognitiven Defiziten in den Hintergrund getreten, wobei Patienten, die, aus welchen Gründen auch immer, keine antiretrovirale Therapie erhalten haben, weiterhin das klassische Bild zeigen.

Die Erkrankung wird klinisch und neuropsychologisch diagnostiziert. Die diagnostischen Kriterien richten sich nach Antinori (Antinori et al. 2007), d. h. es müssen neuropsychologische Beeinträchtigungen in mindestens 2 von mindestens 5 Tests unterschiedlicher Leistungskategorien vorliegen und außerhalb der zweiten Standardabweichung pathologisch sein. Die kraniale Kernspintomografie ist bildgebende Methode der Wahl. Sie zeigt gliöse Herde in subkortikalen Kernstrukturen bei der klassischen Form, hingegen verteilt über beide Hemisphären bei Patienten mit überwiegend kognitiven Defiziten. Die Liquoranalyse wird in erster Linie aus differenzialdiagnostischen Gründen durchgeführt.

Bei der HIV-assoziierten Demenz sind die Routineparameter unauffällig, in etwa einem Drittel der Fälle sind allerdings im Liquor die oligoklonalen Banden Positiv. Letzteres kann auch bei effektiv behandelten HIV-Patienten, die klinisch und neuropsychologisch unauffällig sind, der Fall sein; unter einer cART hat ein solcher Befund dann keine Bedeutung, insbesondere auch keine prognostische. Unverändert suchen Forscher nach Biomarkern für die HIV-assoziierte Demenz; Substanzen, die diese Bezeichnung verdienen, sind nach wie vor nicht identifiziert. Eine gewisse Bedeutung kommt diesbezüglich in Frühstadien dem Neopterin, in Spätstadien dem löslichen CD163 und den Neurofilamenten zu (Angelovich et al. 2020).

Korrelationen klinischer Schweregrade mit der Viruslast im Liquor ließen sich niemals finden. Eine konsequente antiretrovirale Therapie ist nach wie vor die beste Behandlung einer HIV-assoziierten Demenz. Ob Antidementiva zusätzlich wirksam sind, ist unbewiesen.

Merke
Die kraniale Kernspintomografie ist bildgebende Methode der Wahl.

7.2.15.3 Vorstufen der HIV-assoziierten Demenz

Abb. 7.10 zeigt das unverändert gültige dreistufige Diagnoseschema von 2007.

Man weiß inzwischen, dass es progrediente Verläufe von einer Stufe zur anderen geben kann. Neuere Daten weisen allerdings darauf hin, dass Stufe 1, das asymptomatische, neuropsychologische Defizit mit lediglich testpsychologischen Auffälligkeiten, in Inzidenz und Prävalenz abnimmt. Hat ein Patient allerdings klinisch fassbare kognitive Defizite, lassen sich diese zwar durch die antiretrovirale Therapie aufhalten, letztendlich aber nicht dauerhaft eindämmen.

7.2.15.4 Depressionen

HIV-positive Patienten zeigen eine sehr hohe Lebenszeitprävalenz depressiver Erkrankung (22–45 %). Die Dunkelziffer ist hoch. Es dominieren leichte bis mäßiggradige depressive Episoden ohne wahnhafte Inhalte. Zu schweren Verläufen mit Suizidalität kommt es selten. Sehr häufig treten depressive Erkrankungen zusammen mit Angststörungen auf. Dieser Tatsache ist therapeutisch Rechnung zu tragen, d. h., man darf antriebssteigernde Antidepressiva nur mit großer Zurückhaltung einsetzen. Ursächlich für die depressiven Erkrankungen sind Störungen im

AAN-Definitionen der HIV-assoziierten neurokognitiven Erkrankungen von 2007

	Keine Vorbestehend Ursache	Kein Delir	Erworbenes Defizit in ≥ 2 Kognitiven Domänen	Behinderung im Alltag
Asymptomatisches Neurokognitives Defizit (AND)	☑	☑	☑	**Nein**
Mildes neuro-kognitives Defizit (MND)	☑	☑	☑	**Wenig**
HIV-assoziierte Demenz (HAD)	☑	☑	**Immer**	**Schwer**

Abb. 7.10 AAN-Definitionen der HIV-assoziierten neurokognitiven Erkrankungen (2007)

Serotonin-Stoffwechsel, der durch das HI-Virus zunächst aktiviert wird und sich in der Folge erschöpft, was konsekutiv in Mangelzustände mündet.

Bei der medikamentösen Behandlung depressiver Erkrankungen HIV-positiver Menschen ist auf leider sehr häufige negative Interaktionen mit der antiretroviralen Therapie zu achten. Hier sind einschlägige Datenbanken zu konsultieren (z. B. ▶ https://www.hiv-druginteractions.org/).

7.2.15.5 Polyneuropathien und Myopathien

Folgende Formen der Polyneuropathie bei HIV-Patienten sind relevant:

- Akute inflammatorische, HIV-assoziierte demyelinisierende Polyradikuloneuritis (HIV-GBS)
- Chronisch-entzündliche, demyelinisierende Polyneuropathie (CIDP)
- Polyneuropathie und Mononeuritis vom Multiplextyp
- Distal-symmetrische, HIV-assoziierte Polyneuropathie (HIV-DSP)
- Vaskulitische Polyneuropathie
- Polyradikuloneuritis durch opportunistische Erreger
- Diffus-infiltratives Lymphozytosesyndrom (DILS)

HIV-GBS und CIDP verlaufen klinisch ähnlich wie bei HIV-negativen Patienten, zeigen auch gleiche neurografische Bilder (Verlängerung der distal-motorischen Latenz, Verlangsamung der Nervenleitgeschwindigkeit und sekundär Amplitudenminderungen der Nervenaktionspotenziale). Auch die Therapien (intravenös applizierte Immunglobuline, Plasmapherese und Kortikosteroide) sind sehr ähnlich. Unter den modernen antiretroviralen Kombinationstherapien ist sogar auch die Anwendung von Immunsuppressiva und Immunmodulatoren möglich. HIV-GBS und CIDP sind in Inzidenz und Prävalenz in der cART-Ära unverändert.

Dies gilt nicht für die HIV-DSP, die früher in fortgeschrittenen Infektionsstadien bzw. medikamentenassoziiert auftrat. Patienten mit zu früheren Jahrzehnten vergleichbar schlechtem Immunstatus finden sich heute kaum noch. Die antiretroviral toxischen Substanzen werden nicht mehr angewendet.

Vaskulitische Polyneuropathien und das diffus-infiltrative Lymphozytosesyndrom („Leukämie des peripheren Nerven“) waren und blieben selten und werden entsprechend der zugrunde liegenden Erkrankung behandelt.

Polyradikuloneuritiden durch opportunistische Erreger (hier kommt ursächlich vor allen Dingen das Zytomegalievirus infrage) kommen kaum noch vor.

Polyneuropathische Schmerzen sollten vorzugsweise mit Gabapentin, Pregabalin und Lamotrigin behandelt werden, da diese Substanzen das geringste negative Interaktionspotenzial mit der antiretroviralen Therapie haben.

HIV-assoziierte Muskelerkrankungen (Virus-assoziierte Polymyositis, Muskelentzündungen durch opportunistische Erreger) sind extrem selten. Die antiretrovirale Substanz, die mitochondriale Myopathien provozieren konnte, Zidovudin, wird kaum noch angewendet.

Es gibt Myalgien als isoliertes Symptom. Diesen können dann systemische virale oder bakterielle Infekte, rheumatische Erkrankungen, Hormonstörungen oder Stoffwechselerkrankungen zugrunde liegen.

Asymptomatische Erhöhungen der Kreatin-Phosphokinase (CPK) fanden sich nicht selten unter der Einnahme des Präparats Tenofovir (TDF). Dieses wird heutzutage zumeist in einer modifizierten Galenik (Tenofoviralafenamidfumarat = TAF) angewendet, die diese Nebenwirkungen nicht hat.

Merke

Für HIV-Patienten sind akute inflammatorische, HIV-assoziierte demyelinisierende Polyradikuloneuritis (HIV-GBS), chronisch-entzündliche, demyelinisierende Polyneuropathie (CIDP), Mononeuritis vom Multiplextyp, distal-symmetrische,

HIV-assoziierte Polyneuropathie (HIV-DSP), vaskulitische Polyneuropathie, Polyradikuloneuritis durch opportunistische Erreger, diffus-infiltratives Lymphozytosesyndrom (DILS) als Formen der Polyneuropathie relevant.

7.2.15.6 Opportunistische Infektionen

Opportunistische Infektionen betreffen heutzutage nur einen sehr kleinen Teil von Patienten, meist Migranten und Patienten ohne antiretrovirale Therapie mit fortgeschrittenem Immundefekt (sogenannte Late-Presenter).

Relevante Erreger sind
- Toxoplasma gondii,
- Cryptococcus neoformans,
- JC-Virus und
- Mykobakterien.

Toxoplasma gondii führt zu einer abszedierenden Hirnentzündung. Kernspintomogramme zeigen die häufig multiplen, ringförmig kontrastmittelanreichernden Abszesse. Der Liquor ist nicht wegweisend, PCR-Methoden sind unzuverlässig.

Die Therapie erfolgt für die Dauer von 2–3 Wochen ex juvantibus mit Pyrimethamin und Sulfadiazin bzw. Pyrimethamin und Clindamycin. Versagt diese Behandlung, muss nach wie vor eine stereotaktische Hirnbiopsie die Diagnose klären, wobei dieser Fall extrem selten ist. Kommt es zu einer Ruptur der Abszessmembran und somit zu einer diffusen Meningoenzephalitis, entsteht eine lebensgefährliche Situation, die sich häufig nicht mehr abfangen lässt.

Cryptococcus neoformans ist ein Pilzerreger, der zu einer diffusen Meningoenzephalitis führt. Diagnostisch ist die Liquorpunktion empfohlen, wobei der meist erhöhte Liquoreröffnungsdruck wegweisend ist, die Routineparameter sind gewöhnlich unauffällig. Bei Verdacht auf eine Kryptokokkose muss die Liquorpunktion unter entsprechenden Vorsichtsmaßnahmen erfolgen (bei Stauungspapillen zunächst Senkung des systemischen Drucks durch osmotisch wirksame Substanzen). Die Behandlung sollte auf einer Intensiv- oder mit dem Krankheitsbild erfahrenen Infektionsstation erfolgen und besteht aus antimykotischen Mehrfachkombinationen (z. B. Amphotericin B, Fluocytosin und Flu- bzw. Posaconazol).

Die durch das JC-Virus hervorgerufene progressive multifokale Leukenzephalopathie (PML) ist bei HIV-Patienten im Gegensatz zur cerebralen Toxoplasmose und Kryptokokkose in Inzidenz und Prävalenz unverändert. Das Virus befällt die Oligodendrozyten und führt daher zu einer lytischen Demyelinisierung, die das Gehirn zerstört. Tritt die Erkrankung bei HIV-Positiven unter laufender antiretroviraler Therapie auf, hat sie nach wie vor eine schlechte Prognose, wohingegen die antiretrovirale Kombinationsbehandlung, falls es sich bei der PML um eine Indikativerkrankung handelt, lebensrettend ist. Die kernspintomografischen Bilder zeigen typische Demyelinisierungsherde mit geringer, randständiger Kontrastmittelanreicherung, der Liquor ist bei Nachweis der Virus-DNA diagnosebegründend.

Mykobakterielle Infektionen sind vor allen Dingen in Migrantenkreisen häufig und entsprechen in Diagnostik, Therapie und Verlauf HIV-negativen Personen.

Merke
Heutzutage betreffen opportunistische Infektionen nur einen geringen Anteil von Patienten.

7.2.15.7 Kofaktoren und Komorbiditäten

Da die Patienten unter der antiretroviralen Kombinationstherapie eine nahezu normale Lebenserwartung haben, spielen bei der Entstehung neuro-kognitiver Defizite Faktoren wie Alter und vaskuläre Risikofaktoren eine zunehmende Rolle. Welchen Einfluss diese Entwicklungen haben werden, ist derzeit noch offen (Siangphoe et al. 2020).

Komorbiditäten wie die Hepatitis Virus C-Koinfektion wurden häufig in Zusammenhang mit neuro-kognitiven Defiziten bei HIV-Patienten als Mitverursacher diskutiert; ihre Rolle ist, nachdem das Hepatitis C-Virus eradizierbar ist, nahezu ohne Bedeutung.

Die Rolle der psychiatrischen Komorbiditäten wurde bereits ausgeführt.

Zusammenfassend hat die antiretrovirale Kombinationstherapie die Präsentationsformen und den Verlauf HIV-assoziierter Erkrankungen deutlich verändert. Nach wie vor kommt dem Neurologen aber eine Rolle in der Betreuung dieser Patienten zu, insbesondere, da die Zahl von Patienten in höherem Lebensalter zunimmt und somit Alterserkrankungen auf neurologischem Fachgebiet häufiger werden, deren Therapie dann Kenntnisse der antiretroviralen Therapie, ihrer Wirkung und Nebenwirkungen sowie der pharmakologischen Interaktionen erforderlich macht.

Somit ist es wesentlich, dass es im Umgang mit dem Problem geschulte Spezialisten gibt.

Merke

Bei der Entstehung neuro-kognitiver Defizite spielen Faktoren wie Alter und vaskuläre Risikofaktoren eine zunehmende Rolle aufgrund der nahezu normalen Lebenserwartung unter antiretroviraler Kombinationstherapie.

7.3 Pilzinfektionen

Philipp Schwenkenbecher , Martin Stangel und Thomas Skripuletz

Zusammenfassung

Pilzerkrankungen des zentralen Nervensystems (ZNS-Mykose) treten als opportunistische Infektionen hauptsächlich bei Menschen mit angeborener oder erworbener Immunschwäche auf. In seltenen Fällen können auch scheinbar Immunkompetente betroffen sein. Häufigste Erreger von ZNS-Mykosen sind Cryptococcus, Candida und Aspergillus. Die klinische Manifestation ist häufig vielfältig und uncharakteristisch mit subakuten und chronischen Verläufen und reicht von Kopfschmerzen bis zu Hirnabszessen mit entsprechenden schweren neurologischen Ausfallserscheinungen. Eine frühzeitige Diagnose mit entsprechender antimykotischer Therapie ist daher entscheidend, da der unbehandelte Krankheitsverlauf in der Regel letal ist. Neben bildgebenden Verfahren stellt die Entnahme von Liquor eine der wichtigsten Methode in der Diagnostik von ZNS-Mykosen dar, insbesondere zum kulturellen Nachweis der Erreger und Resistenztestungen. Zusammengefasst sollte bei Menschen mit Immunschwäche und neu aufgetretener neurologischer Symptomatik immer auch an eine ZNS-Mykose gedacht werden. Auch bei einer vermuteten Infektion des ZNS ohne bekannte Vorerkrankung sollten entsprechende mykologische Testungen erwogen werden.

Pilzinfektionen des zentralen Nervensystem (ZNS-Mykosen) finden sich hauptsächlich bei Menschen mit angeborener oder erworbener Immunschwäche (z. B. HIV-Infektion, Diabetes mellitus oder Niereninsuffizienz) oder unter Behandlung mit immunsuppressiven Therapeutika (z. B. Chemotherapie oder nach Organtransplantation). Die Anzahl an ZNS-Mykosen hat, aufgrund zunehmender Behandlung mit immunsuppressiv wirkenden Medikamenten und verbesserter Behandlung von Menschen mit Immunschwäche mit entsprechend längerer Überlebenszeit, zugenommen. Vereinzelt werden auch Pilzinfektionen des ZNS bei scheinbaren immunkompetenten Menschen beschrieben. Von den 30–45 Pilzspezies, die eine Infektion des ZNS verursachen können, sind Hefepilze (Candida, Cryptococcus) und Schimmelpilze (Aspergillus) für die Mehrzahl verantwortlich. In Europa sind Candida und Aspergillus, weltweit Cryptococcus, häufigste Pilzspezies von ZNS-Mykosen. Aufgrund der unterschiedlichen klinischen Manifestationen, die das gesamte Spektrum einer ZNS-Infektion umfassen und von unspezifischen chronischen Kopfschmerzen bis zu foudroyanten Verläufen mit Hirnabszessen und Infarkten reichen, ist die Diagnose einer Pilzinfektion des ZNS oftmals schwierig. Die antimykotische Therapie ist kompliziert und wird zusätzlich dadurch erschwert, dass ein kultureller Nachweis mit Resistenztestung häufig nicht gelingt. In der Folge sind Morbidität und Mortalität von Pilzinfektionen des ZNS entsprechend hoch. Selbst bei unspezifischen Symptomen, die lediglich auf eine ZNS-Infektion hindeuten, sollten bei allen Menschen mit Immunschwäche und unter immunsuppressiver Therapie entsprechende diagnostische Schritte eingeleitet werden und auch bei scheinbar immunkompetenten Menschen diesbezügliche Untersuchungen erwogen werden.

Merke

Die weltweit häufigste Ursache für Pilzinfektionen des ZNS sind Kryptokokken. In Europa sind die häufigsten ZNS-Mykosen durch Aspergillus und Candida verursacht. Betroffene Patienten haben in der Regel eine angeborene oder erworbene Immunschwäche, die klinische Symptomatik ist oft unspezifisch, die Mortalität ist hoch.

Ätiologie und Pathogenese

Pilze sind saprotrophe Organismen, die sich vom Abbau organischer Stoffe ernähren und in Form von Pilzsporen, dem wachstums- und vermehrungsfähigen Teil des Pilzes, über Jahre im Boden oder in Pflanzen überleben können. Die primäre Infektion bei systemischen Mykosen erfolgt zumeist inhalativ über die Besiedlung der Lunge und sekundär-hämatogene Ausbreitung mit Infektion des ZNS. Die Morphologie und Größe der Pilzspezies bestimmen die Lokalisation und Ausdehnung des ZNS-Befalls. Beispielsweise können Candida und Aspergillus durch Bildung von (Pseudo-)Hyphen Blutgefäße verschließen und so intrazerebrale Infarkte und Hämorrhagien verursachen.

Exkurs

Die septische Granulomatose (CGD) ist ein angeborener Immundefekt bei der die NADPH-Oxidase von Granulozyten nicht ausreichend H_2O_2 zur Bildung von Sauerstoffradikalen herstellen kann. Die Sauerstoffradikale sind notwendig für die Abwehr von Pilzen und Bakterien. Die Granulozyten nutzen daher die H_2O_2-Produktion der zu bekämpfenden Pilze und Bakterien. Einige Pilze und Bakterien neutralisieren ihr H_2O_2 jedoch durch eine Katalase. Katalase-positive Pilze und Bakterien bleiben bei der septischen Granulomatose unzerstört in den Granulozyten und breiten sich mit diesen hämatogen aus. Beim Nachweis von opportunistischen Pilzen und Bakterien bei scheinbar immunkompetenten Menschen sollte daher eine Testung auf die septische Granulomatose erfolgen.

7.3.1 Aspergillose

Aspergillus ist ein weltweit vorkommender Schimmelpilz, der in der Regel Mykosen nur beim immungeschwächten Menschen verursacht. Infektionen des ZNS entstehen hauptsächlich durch Aspergillus flavus. Die pulmonale Aspergillose, die durch Inhalation von Konidiosporen entsteht, ist die häufigste Manifestation. Zu einer Infektion des ZNS kommt es bei 10–20 % der invasiven Aspergillosen nach hämatogener Ausbreitung. Ein wichtiger Virulenzfaktor ist die Bildung von Mykotoxin, welches Mikroglia, Astrozyten und Neurone schädigen und zerstören kann. Die klinische Manifestation der ZNS-Aspergillose ist meist unspezifisch und umfasst Kopfschmerzen, Fieber, neurologische Ausfälle, Krampfanfälle und psychopathologische Auffälligkeiten. Die Angioinvasivität des Aspergillus ist verantwortlich für ischämische Hirninfarkte durch septische Embolien, Thrombosen, mykotische Hirnaneurysmen oder invasives Granulomwachstum. Eine spinale Manifestation ist selten, ebenso eine reine Meningitis ohne hirnparenchymatöse Beteiligung.

7.3.1.1 Diagnostik

In der kranialen Computertomografie (CT) oder Magnetresonanztomografie (MRT) können sich solitäre oder multiple Abszesse als ringförmige kontrastmittelaufnehmende Läsionen mit perifokalem Ödem darstellen. Unspezifischer sind zerebrale Infarkte mit oder ohne Hämorrhagie. Der kulturelle Erregernachweis im Liquor ist meist negativ. Der Galaktomannan-Antigentest mittels ELISA und die PCR zum Nachweis von Aspergillen-RNA sind nicht ausreichend validiert. Für die PCR wird eine Sensitivität von 75 % und Spezifität von 98 % angegeben. Eine definitive Diagnose der ZNS-Aspergillose ist letztlich nur durch den histopathologischen Nachweis möglich.

7.3.1.2 Therapie

Die Behandlung der ZNS-Aspergillose besteht aus Voriconazol 6 mg/kg Körpergewicht (KG) intravenös alle 12 h innerhalb der ersten 24 h und 4 mg/kg/KG intravenös alle 12 h nach den ersten 24 h. Die Dauer der Behandlung hängt von der klinischen Entwicklung ab und dauert in der Regel 6–12 Wochen. Als Alternative kann liposomales Amphotericin B 3–5 mg/kg/KG täglich intravenös erwogen werden.

Neben der systemischen Gabe kann bei Abszessen oder Granulomen im ZNS die Instillation von liposomalem Amphotericin B sinnvoll sein. Eine operative Sanierung von Herden sollte immer erwogen werden.

7.3.1.3 Candidiasis

Candida gehört zur physiologischen mikrobiellen Flora der Haut, des Mundes, des Gastrointestinal- und Urogenitaltrakts des Menschen. Systemische Infektionen treten fast ausschließlich bei Menschen mit Immunschwäche und/oder unter immunsuppressiver Therapie auf und werden überwiegend von Candida albicans verursacht. Infektionen mit Candida sind die häufigsten Mykosen bei HIV-Infizierten. Nach neurochirurgischen Eingriffen sind Shuntanlagen und eine antibiotische Therapie aufgrund der Gefahr einer Superinfektion Risikofaktoren für einen Befall mit Candida. Auch bei Frühgeborenen gilt eine antibiotische Therapie als Risikofaktor für eine Candidiasis. Candida albicans induziert bzw. unterstützt andere Mikroben in der Ausbildung eines Biofilms, der eine effektive Immunantwort erschwert. Zu einer Infektion des ZNS mit Candida kommt es normalerweise erst nach hämatogener Ausbreitung mit multiplem Organbefall wie Lunge, Leber und Nieren oder nach neurochirurgischen Eingriffen. Symptome eines ZNS-Befalls sind unspezifisch und meist akute oder chronische Kopfschmerzen und Fieber. Die Meningoenzephalitis ist die häufigste Manifestation gefolgt von multiplen Hirnabszessen bzw. Mikroabszessen im Hirnparenchym, Ventrikulitis, mykotischen Aneurysmen, Vaskulitis mit Hirninfarkten und Myelitiden.

7.3.1.4 Diagnostik

Bildgebend können sich Abszesse oder noduläre Läsionen mit ringförmiger Kontrastmittelaufnahme sowie meningeale

Anreicherungen zeigen. Liquorveränderungen sind selten, es können sich eine milde Pleozytose mit Neutrophilen und Monozyten und eine erniedrigte Glukosekonzentration zeigen. Aufgrund der normalerweise niedrigen Erregerlast im Liquor gelingt selten der kulturelle Nachweis, der insbesondere bei normaler Zellzahl im Liquor an eine Kontamination denken lassen sollte. Der Nachweis von Candida-Antikörpern und -Antigen im Liquor ist nicht ausreichend validiert. Ein neuer Ansatz ist die metabolische Untersuchung auf Arabinitol im Liquor. Der histopathologische Nachweis von Candida ist beweisend.

7.3.1.5 Therapie

Die Therapie einer Candidiasis des ZNS besteht aus liposomalem Amphotericin B 3–5 mg/kgKG täglich intravenös mit oder ohne Flucytosin 25 mg/kg 4-mal täglich für einige Wochen, gefolgt von Fluconazol 6–12 mg/kg (400–800 mg) KG täglich. Als Alternative zu liposomalem Amphotericin B kann Fluconazol 6–12 mg/kg KG (400–800 mg) täglich gegeben werden.

Die Therapie sollte so lange erfolgen bis alle klinischen Auffälligkeiten, Liquorveränderungen und Befunde in der Bildgebung zurückgebildet sind.

7.3.2 Kryptokokkose

Die Kryptokokkose ist weltweit die häufigste Pilzinfektion des ZNS und betrifft fast ausschließlich immungeschwächte Menschen, insbesondere HIV-Infizierte. Taxonomisch unterscheidet man zwischen den beiden für den Menschen virulenten Cryptoccocus neoformans mit den kapsulären Serotypen A, D und AD und Cryptococcus gattii mit den kapsulären Serotypen B und C. Cryptococcus neoformans findet sich weltweit in Böden und Bäumen und verbreitet sich durch Vogelexkremente vor allem Taubenkot. Cryptococcus neoformans var. grubii (Serotyp D) ist weltweit häufigster Erreger einer Kryptokokkose, wohingegen in Europa Cryptococcus neoformans var. neoformans die höchste Prävalenz hat. Cryptoccocus gattii ist in tropischen und subtropischen Gebieten endemisch und verursacht Infektionen, im Gegensatz zu Cryptococcus neoformans, auch bei scheinbar immunkompetenten Menschen. Zu den Virulenzfaktoren des Cryptococcus gehören eine Polysaccharidkapsel und eine Melaninsynthese. Die Primärinfektion erfolgt in der Regel über die Lunge in der der Erreger eine invasive pulmonale Kryptokokkose auslösen kann oder in Lymphknoten inert persistiert. Nach sekundärer hämatogener oder lymphogener Dissemination kann es zum Befall des ZNS kommen. Das ZNS ist wahrscheinlich besonders anfällig für eine Infektion, aufgrund seines hohen Levodopagehaltes, welches Substrat des Cryptococcus zur Melaninsynthese ist. Der Mechanismus der ZNS-Infektion ist noch ungeklärt, aber er erfolgt wahrscheinlich entweder mittels transzellulärer Migration des Cryptococcus durch Endothelzellen oder nach Phagozytose des Cryptococcus durch Makrophagen mit Transport über die Blut-Hirn-Schranke. Die klinische Manifestation einer ZNS-Infektion zeigt sich bei der Kryptokokkenmeningitis in subakuten oder chronischen Kopfschmerzen, Fieber, Meningismus und Hirnnervenausfällen. Bei der Kryptokokkenmeningoenzephalitis finden sich zusätzlich Bewusstseinsstörungen, psychopathologische Veränderungen und selten auch Krampfanfälle. Im fortgeschrittenen Stadium kann es zu erhöhtem Hirndruck mit Schwindel, Übelkeit und Erbrechen kommen. Eine seltene Manifestation sind Kryptokokkome, zelldichte intrakranielle oder auch spinale Granulome.

7.3.2.1 Diagnostik

In der MRT-Bildgebung zeigen sich meningeale Anreicherungen mit oder ohne Zeichen der Liquorzirkulationsstörung und erweiterte perivaskuläre Räume. Im Hirnparenchym, hauptsächlich in den Basalganglien und im Mittelhirn, können sich Granulome (Kryptokokkome) und Pseudozysten finden. Kryptokokkome stellen sich als ovale Läsionen dar, die eine ringförmige Kontrastmittelaufnahme zeigen können. Pseudozysten sind perivaskuläre Läsionen, die entlang der Virchow-Robin-Räume verlaufen und kein Kontrastmittel aufnehmen (◘ Abb. 7.11a).

Im Liquor findet sich eine Pleozytose mit lymphomonozytärem Zellbild. Bei Patienten mit Immunschwäche, insbesondere HIV, oder unter immunsuppressiver Therapie kann sich aufgrund einer unzureichenden Immunantwort auch eine normale Liquorzellzahl finden. Zytomorphologisch kann der Erregernachweis im Direktpräparat oder mithilfe einer Tuschefärbung gelingen (◘ Abb. 7.11b). Der Latexagglutinationstest zum Nachweis von Kryptokokkenantigen im Liquor ist hochsensitiv – und spezifisch (>95 %). Der kulturelle Nachweis auf Spezialmedien (Staib-Agar) ist nützlich zur Resistenztestung. Der Nachweis mittels PCR ist klinisch nicht validiert und dient wissenschaftlichen Untersuchungen zu Subtypisierungen.

7.3.2.2 Therapie

Die Behandlung der ZNS-Kryptokokkose besteht aus Amphotericin B 0,7–1 mg/kg/KG intravenös täglich oder liposomalem Amphotericin B 3–6 mg/kg/KG intravenös täglich zusammen mit Flucytosin 100 mg/kg KG (aufgeteilt in 4 Einzeldosen) intravenös täglich und ggf. zusammen mit Fluconazol 2 × 200–400 mg für 2–6 Wochen intravenös oder oral. Für Patienten mit HIV-Infektion beträgt die Dauer dieser Induktionsphase 2 Wochen, für Patienten nach einer Transplantation mindestens 2 Wochen und für alle anderen Patienten 4–6 Wochen. Die folgende Konsolidierungsphase mit Fluconazol 400 mg täglich dauert 8 Wochen. Bei Patienten mit einer HIV-Infektion kann ab der 4. Woche eine antiretrovirale Therapie begonnen werden. Die Erhaltungsphase mit Fluconazol 200 mg täglich sollte mindestens 12 Monate dauern. Wenn die CD4-Zellzahl > 100 liegt und die antiretrovirale Therapie die HI-Viruslast gesenkt hat, kann bei HIV-Infizierten ein Ende der Erhaltungsphase erwogen werden. Der Nutzen einer adjuvanten Gabe von Dexamethason ist nicht abschließend geklärt.

Das Immunrekonstitutionssyndrom (IRIS) ist eine gefährliche Komplikation bei Patienten mit HIV- Infektion oder unter immunsuppressiver Therapie. Wenn nach Beginn einer antiretroviralen Therapie die HI-Viruslast sinkt oder eine immunsuppresive Therapie unterbrochen wird und als Folge die T-Helferzahl steigt, kann es zu einer überschießenden Immunantwort auf einen zuvor erworbenen opportunistischen Erreger wie Kryptokokkus kommen. Im Rahmen dieser Immunrekonstitution mit inflammatorischer Komponente treten unspezifische Symptome wie Fieber auf, aber auch eine erneute neurologische Verschlechterung. Wenn sich eine subklinische Infektion nach Beginn einer antiretroviralen Therapie bzw. Unterbrechung einer immunsuppressiven Therapie manifestiert, wird von einem demaskierenden IRIS gesprochen. Ein paradoxes IRIS liegt vor, wenn es zu einer erneuten Verschlechterung nach dem Beginn einer antiretroviralen Therapie bzw. Unterbrechung einer immunsuppressiven Therapie bei vorausgegangener erfolgreicher antimykotischer Therapie kommt. Die Therapie eines IRIS besteht in der systemischen Gabe von Kortikosteroiden.

7.3.3 Weitere Pilzinfektionen

7.3.3.1 Zygomykose

Zygomyzeten sind Fadenpilze, die ubiquitär im Boden und in abgestorbenen Pflanzen- oder Tierresten vorkommen. Die Zygomykose findet sich bei Menschen mit einer Im-

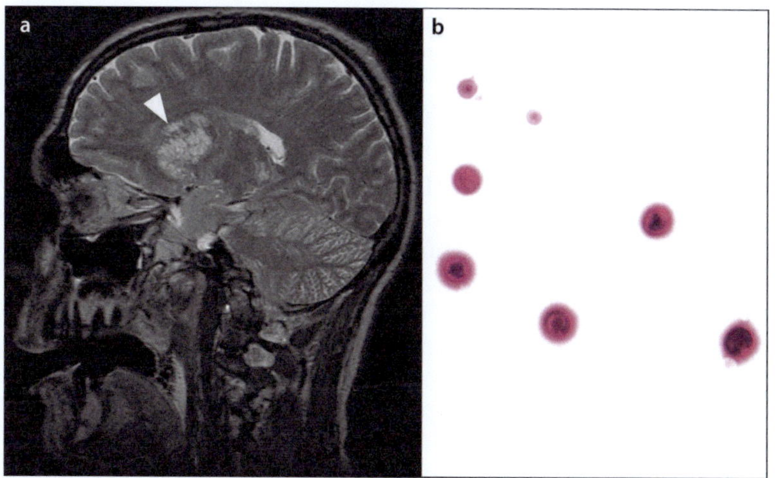

Abb. 7.11 **a** Zerebrale Magnetresonanztomografie (cMRT) einer Kryptokokkenmeningoenzephalitis mit Pseudozysten (Pfeil); **b** Liquorpräparat in Pappenheim-Färbung mit Nachweis von Cryptococcus neoformans

munschwäche, insbesondere eine diabetische Ketoazidose stellt einen Risikofaktor dar. Nach Infektion der Schleimhäute der Nasennebenhöhlen bzw. des Respirationstrakts kann es zum ZNS-Befall kommen. Eine verursachte Sinus-Cavernous-Thrombose fällt klinisch durch Visusverlust und Ophthalmoplegie auf, durch Arteria-carotis-interna-Infiltration entstehen Hirninfarkte. Mittels Bildgebung kann eine geeignete Stelle für eine Biopsie identifiziert werden, in der sich bei 40–70 % ein kultureller Nachweis erbringen lässt. Wichtigste Therapie ist die chirurgische Entfernung von betroffenem Gewebe und eine Antibiose mit liposomalem Amphotericin B 3–10 mg/kg/KG intravenös täglich.

7.3.3.2 Blastomykose

Die Blastomykose entsteht durch den dimorphen Pilz Blastomyces dermatitidis, der in Afrika und in Teilen Nordamerikas endemisch ist. Eine Infektion des ZNS ist eine Seltenheit und findet sich überwiegend bei Menschen mit HIV/AIDS. Die Manifestation besteht aus Hirnabszessen, epiduralen Abszessen und Meningitis. Bei meningealer Beteiligung zeigt sich eine lymphozytäre Pleozytose mit erhöhter Protein- und normaler Glukosekonzentration. Die Therapie besteht aus liposomalem Amphotericin B 5 mg/kg KG intravenös täglich für 4–6 Wochen gefolgt von Fluconazol 800 mg täglich, Itraconazol 3 × 200 mg täglich oder Voriconazol 200–400 mg für 12 Monate. Hirnabszesse und epidurale Abszesse sollten chirurgisch entlastet werden.

7.3.3.3 Kokzidiomykose

Coccidioides immitis ist ein obligat pathogener dimorpher Pilz, der in Nord- und Südamerika vorkommt. Risikofaktoren für eine Infektion sind HIV/AIDS, eine dauerhafte Kortisontherapie und Diabetes mellitus. Eine Beteiligung des ZNS manifestiert sich als basale Meningitis mit entsprechenden Komplikationen wie Hydrozephalus und vaskulärem Infarkt. Bildgebend kann sich eine meningeale Anreicherung zeigen. Bei meningealer Beteiligung zeigt der Liquor eine lymphozytäre Pleozytose mit Neutrophilie in der Frühphase und einer Eosinophilie bei bis zu 70 % der Betroffenen. Der kulturelle Nachweis im Liquor gelingt selten. Die Sensitivität von Antikörpern gegen Coccidioides immitis im Liquor wird mit 95 % angegeben. Die Therapie besteht aus Fluconazol 400 mg täglich oder

Itaconazol 400–600 mg täglich. Bei Ansprechen sollte die Therapie auf unbestimmte Zeit fortgeführt wird.

7.3.3.4 Histoplasmose

Die Histoplasmose ist eine systemische Infektion durch den dimorphen Pilz Histoplasma capsulatum, der in Teilen Nordamerikas und Südamerikas endemisch ist. Zu einer Infektion des ZNS kommt es bei 10–25 % aller systemischen Histoplasmosen. Obwohl die meisten disseminierten Histoplasmosen im Rahmen von HIV/AIDS berichtet werden, können auch scheinbar immunkompetenten Menschen betroffen sein. Eine ZNS-Manifestation kann sich durch zerebrale oder spinale Läsionen zeigen oder in Form einer Meningitis. Der Liquor zeigt bei der Meningitis eine lymphozytäre Pleozytose mit Proteinerhöhung. Der kulturelle Nachweis im Liquor gelingt selten. Der Antikörpertest gegen Histoplasma capsulatum im Liquor ist ungenau und häufig kreuzreaktiv, ein Antigentest im Liquor ist bei weniger als der Hälfte der Betroffenen positiv.

Behandelt wird die Histoplasmose mit liposomalem Amphotericin B 5 mg/kg/KG intravenös täglich für 4–6 Wochen, gefolgt von Itraconazol 2–3 × 200 mg täglich für ein Jahr bzw. bis sich keine Liquorveränderungen mehr zeigen.

7.4 Prionen – die Creutzfeldt-Jakob-Erkrankung

Inga Zerr

Zusammenfassung

Prionerkrankungen kommen beim Menschen als sporadische, erworbene und genetische Formen vor. Allen gemeinsam ist die Übertragbarkeit, lange Inkubationszeit und ein kurzer klinische Verlauf sowie der Nachweis der abnorm gefalteten Form des hirneigenen Prionproteins (PrP). Die Hypothese über die Fehlfaltung des Proteins als alleinige Ursache der Erkrankung revolutionierte die Wissenschaft vor mehr als drei Jahrzehnten. Klinisch kann die Erkrankung inzwischen unter Zuhilfenahme der Bildgebung (MRT), Liquordiagnostik sowie dem Nachweis der fehlgefalteten Form des PrP gut diagnostiziert werden. Die Therapiemöglichkeiten sind leider begrenzt, aufgrund der potenziellen Infektiösität ist sie meldepflichtig.

Als Prionerkrankungen wird eine Gruppe neurodegenerativer Erkrankungen zusammengefasst, die auch als transmissible spongiforme Enzephalopathien (TSE) bezeichnet werden. Gemeinsam sind allen diesen Erkrankungen die Akkumulation der pathologisch veränderten Prionproteine (PrPSc), die spongiforme Degeneration des Zentralen Nervensystems (ZNS) und die potenzielle Infektiösität.

Prionerkrankungen sind bei Menschen, aber auch bei vielen anderen Säugetieren bekannt. Im Tierreich wurden Scrapie/Traberkrankheit bei Schafen und Ziegen, die bovine spongiforme Enzephalopathie (BSE) bei Rindern, Chronic Wasting Disease (CWD) bei Rotwild, feline spongiforme Enzephalopathie bei Katzen, exotische Enzephalopathie bei exotischen Huftieren und die Transmissible Mink Enzephalopathie bei Nerzen beschrieben.

Merke

Humane Prionerkrankungen werden in sporadische, erworbene und genetische Formen unterteilt. Zu den sporadischen zählen die sporadische Creutzfeldt-Jakob-Erkrankung (sCJK) und die sporadische letale Insomnie (sFI). Erworbene Prionerkrankungen sind beim Menschen die iatrogene Creutzfeldt-Jakob-Erkrankung, die variante Creutzfeldt-Jakob-Erkrankung (vCJK) und Kuru. Als genetische Prionerkrankungen sind die Gerstmann-Sträussler-Scheinker-Krankheit (GSS), die letale familiäre Insomnie (fatal familial insomnia, FFI) und die genetische Creutzfeldt-Jakob-Erkrankung (gCJK) bekannt.

Als erste transmissible spongiforme Enzephalopathie wurde die sporadische Creutzfeldt-Jakob-Erkrankung unabhängig voneinander durch die Hirnforscher Hans Gerhard Creutzfeldt 1920 und Alfons Maria Jakob 1921 beschrieben (Creutzfeldt 1920; Jakob 1921). Es handelte sich bei der Erkrankung um einen Symptomkomplex, der zunächst unter dem Namen spastische Pseudosklerose in die Literatur einging. Erst 1965 wurde der Name Creutzfeldt-Jakob-Erkrankung, der schon 1922 von Spielmeyer vorgeschlagen worden war, offiziell anerkannt (Spielmeyer 1922).

7.4.1 Die Pathogenese der Prionerkrankungen

Das auslösende Agens der Prion′ konnte schließlich im Jahr 1982 von Stanley B. Prusiner beschrieben werden. Er nannte es aufgrund seiner großen Ähnlichkeit im biochemischen Verhalten zu Proteinen „proteinaceous infectious particle (PRION)" (Prusiner 1982). Prionen besitzen keine nachweisbaren nukleinsäurehaltigen Strukturen, was sie von anderen Krankheitserregern wie Parasiten, Bakterien, Pilzen und Viren grundlegend unterscheidet. Mit der Entschlüsselung eines ausreichend großen Abschnitts der Aminosäurekette des Prionproteins (PrP) konnte 1984 belegt werden, dass Prionen physiologische Bestandteile eines jeden Säugetierorganismus sind (Prusiner et al. 1984). Während die Tertiärstruktur der physiologischen Form (zelluläres Prionprotein – PrPc) hauptsächlich aus α-Helices besteht, enthält die pathologische Form (Scrapie Prionprotein – PrPsc) einen höheren Anteil β-Faltblatt-Strukturen. Obwohl die genauen Mechanismen, die zur Umwandlung von PrPc in PrPsc führen, wie auch die genaue dreidimensionale Struktur des PrP bisher nicht komplett entschlüsselt sind, gibt es eine Reihe von Hinweisen, die nahelegen, dass es sich um eine sich selbst fortpflanzende Konformationsänderung handelt (Prusiner 1998). Eine Theorie hierzu besagt, nach dem sogenannten Umfaltungsmodell, dass ein pathologisches PrPsc bei direktem Kontakt ein gesundes PrPc anregt, ebenfalls seine Struktur zu ändern. Nach dem Dominoprinzip breitet sich das pathologische Prionprotein so über das ganze Gehirn aus.

Untersuchungen zur Funktion des physiologischen Prionproteins haben gezeigt, dass es sich um ein zellwandständiges Glykoprotein mit vielfachen Aufgaben und Interaktionen im Zellstoffwechsel handelt. Unter anderem Beteiligung am Ionenfluss, an der zellulären Erregbarkeit und synaptischer Übertragung, an der Regulation der zirkadianen Rhythmik, an Kupferbindung und -transport sowie neuroprotektive Eigenschaften werden dem Prionprotein (PrP) zugeschrieben (Brown et al. 1997a, b; Collinge 1994; Khosravani 2008).

Es wird angenommen, dass das pathologische PrPsc diese physiologischen Funktionen nicht mehr erfüllen kann, in den Neuronen akkumuliert und so zum Untergang der Zellen führt.

Im Gegensatz zu PrPc wird PrPsc durch Proteinase K nicht komplett hydrolysiert, sondern lediglich in kleinere, weiterhin infektiöse Fragmente aufgespalten. Es lassen sich im Gehirn Erkrankter zwei unterschiedliche Typen des Prionproteins nachweisen, die sich anhand ihrer Größe nach Proteinase-K-Verdauung im Westernblot unterscheiden lassen. Prionproteintyp I ist mit einem Molekulargewicht von 21 kDa etwas größer, während Prionproteintyp II mit 19 kDa eine etwas geringere Masse aufweist (Parchi 1996) (siehe auch molekulare Charakteristika). Viele gebräuchliche Desinfektionsmaßnahmen wie 100 %iger Alkohol, 10 %ige Formalinlösung oder Erhitzen auf 100 °C können die Infektiosität der Prionproteine nicht aufheben. Zur Desinfektion von Operationsbesteck oder Endoskopen, die bei Patienten mit einer wahrscheinlichen Creutzfeldt-Jakob-Erkrankung eingesetzt wurden, gibt es aus diesem Grund gesonderte Richtlinien und Empfehlungen hinsichtlich der anzuwendenden Desinfektionsverfahren (Bundesgesundheitsblatt 2012, ▶ https://www.rki.de/DE/Content/Infekt/Krankenhaushygiene/Kommission/Downloads/Medprod_Rili_2012.pdf?blob=publicationFile).

7.4.2 Epidemiologie der Creutzfeldt-Jakob-Erkrankung

Prion-erkrankungen sind seltene, weltweit vorkommende Erkrankungen. Den größten Anteil macht mit ca. 85 % die sporadische Creutzfeldt-Jakob-Erkrankung aus. Weitere 10–15 % sind genetische Prion-erkrankungen, während iatrogene Prionerkrankungen und die variante Creutzfeldt-Jakob-Erkrankung mit jeweils ca. 3 % den kleinsten Teil bilden (Kovacs 2005). Der Anteil genetischer und erworbener Prionerkrankungen schwankt zwischen den einzelnen Ländern stark, was seine Ursache einerseits in unterschiedlichen Surveillance-Systemen aber auch im Vorhandensein lokaler Cluster haben kann (Kovacs et al. 2005; Ladogana 2005).

Die Inzidenz der Creutzfeldt-Jakob-Erkrankung bleibt in Deutschland laut der Erfassung des Nationalen Referenzzentrums für Prionerkrankungen seit 2004 stabil zwischen 1,5 und 1,8 auf 1 Mio. Einwohner/Jahr.

Erworbene Prionerkrankungen sind in Deutschland sehr selten. Bisher gibt es keinen bekannten Fall von vCJK in Deutschland und seit 2014 ist auch kein Fall von iatrogener CJK mehr aufgetreten.

Die genetischen Prionerkrankungen GSS, FFI und gCJK machen jährlich in Deutschland einen Anteil von ca. 6 % aus.

Merke
Den größten Anteil hat mit ca. 85 % die sporadische Creutzfeldt-Jakob-Erkrankung.

▪ Die sporadische Creutzfeldt-Jakob-Erkrankung

Bei vielen an Creutzfeldt-Jakob erkrankten Patienten wird im Nachhinein von Angehörigen eine sogenannte Prodromalphase beschrieben, die schon einige Wochen bis Monate vor dem eigentlichen Beginn der Erkrankung auftritt. In dieser Phase leiden die Patienten unter unspezifischen Symptomen wie Schwindel, Kopfschmerzen, Wesensänderung, Schlafstörungen und Abgeschlagenheit (Brown et al. 1986; Krasnianski et al. 2014; 2017).

Neben einer rasch progredienten demenziellen Entwicklung können im Verlauf einer Creutzfeldt-Jakob-Erkrankung verschiedenste neurologische Symptome je nach betroffenen Hirnregionen auftreten. Dazu zählen zerebelläre Symptome wie Ataxie, Störung der Feinmotorik und Dysarthrie, visuelle Symptome im Sinne einer kortikalen Sehstörung, die mit Doppelbildern, Farbsehstörung, Hemianopsie oder dem kompletten Verlust der Sehfähigkeit einhergehen können. Auftreten können außerdem extrapyramidalmotorische Phänomene wie Rigor, Tremor und Dystonien sowie Zeichen der Pyramidenbahnschädigung. Viele Patienten leiden im Krankheitsverlauf an Myoklonien, die sowohl spontan als auch stimulussensitiv als sogenannte Startled responses auf akustische, visuelle oder taktile Reize hin auftreten können. Häufig findet sich auch das Auftreten von psychiatrischen Auffälligkeiten wie Depressionen, Wahnvorstellungen und Halluzinationen (Poser und Zerr 2002). Im späten Krankheitsstadium befinden sich die Patienten meist in einem Zustand, der als akinetischer Mutismus bezeichnet wird. Diese Patienten sind zwar wach, zeigen aber keinerlei Willkürmotorik oder spontane Artikulation (Otto 1998). Seltener können auch Okkulomotorikstörungen, Sensibilitätsstörungen wie Dysästhesien und Parästhesien, fokale und generalisierte epileptische Anfälle und vegetative Dysfunktionen, wie vermehrte Schweißneigung, Herzrasen und Hustenreiz, auftreten.

Die Krankheitsdauer beträgt im Durchschnitt etwa 6 Monate, wobei die Todesursache meist Bronchopneumonien, thrombembolische Ereignisse oder andere Folgen der Bettlägerigkeit sind (Poser und Zerr 2002).

Merke

Im Verlauf einer Creutzfeldt-Jakob-Erkrankung können verschiedenste neurologische Symptome je nach betroffener Hirnregion auftreten. Dazu zählen zerebelläre Symptome wie Ataxie, Störung der Feinmotorik und Dysarthrie sowie visuelle Symptome im Sinne einer kortikalen Sehstörung, die mit Doppelbildern, Farbsehstörung, Hemianopsie oder dem kompletten Verlust der Sehfähigkeit einhergehen können.

7.4.3 Subtypen der Creutzfeldt-Jakob-Erkrankung in Abhängigkeit von der Allelkonstellation am Codon 129 und des Prionproteintyps

Die Krankheitsdauer, der klinische Phänotyp und die neuropathologischen Charakteristika der sporadischen CJK werden durch den Polymorphismus am Codon 129 des Prionproteingens und den Prionproteintyp beeinflusst. Dieser Polymorphismus ist ein Methionin/Valin-Polymorphismus am Codon 129 des Prionproteingens (PRNP), der in der Normalbevölkerung überwiegend in der heterozygoten Form vorliegt (siehe ▣ Tab. 7.12). Von CJK betroffene Patienten weisen häufiger eine Homozygotie für Methionin an Codon 129 auf, was im Umkehrschluss bedeutet, dass der Codon 129 MM die Wahrscheinlichkeit, an einer CJK zu erkranken, erhöht (Palmer 1991).

Unter Berücksichtigung des Prionproteintyps und des Polymorphismus an Codon 129 ergeben sich somit 6 Subtypen der sporadischen Creutzfeldt-Jakob-Erkrankung, die als MM1, MM2, MV1, MV2, VV1 und VV2 bezeichnet werden (siehe ▣ Tab. 7.13) (Parchi 1999).

7.4.4 Genetische Prionerkrankungen

Das Gen, das für das aus 253 Aminosäuren bestehende zelluläre Prionprotein kodiert, (PRNP) konnte beim Menschen auf dem kurzen Arm des Chromosom 20 lokalisiert werden (Oesch 1985; Sparkes 1986). Bis heute sind mehr als 30 Mutationen im Prionproteingen bekannt, die die autosomal dominant vererbten genetischen Prionerkrankungen verursachen können. Diese Mutationen sind entweder Punktmutationen am C-terminalen Ende oder Insertmutationen von bis zu 9 zusätzlichen Octapeptidrepeats am N-terminalen Ende des Prionproteins (Mead 2006). Insgesamt sind genetische Prionerkrankungen sehr heterogen im klinischen Bild und Verlauf und können auch der sporadischen Creutzfeldt-Jakob-Erkrankung ähneln (siehe ▣ Abb. 7.12).

▣ Tab. 7.12 Verteilung des Codon 129 Polymorphismus (Alperovitch 1999)

	MM	MV	VV
sCJK	70 %	13 %	16 %
Normalbevölkerung	39 %	50 %	11 %

Tab. 7.13 Klinische und diagnostische Eigenschaften der Subtypen der sCJK (Krasnianski et al. 2006a, b; Parchi et al. 1999; Zerr 2000b)

	Häufigkeit (%)	Alter (Jahre)	Krankheitsdauer (Monate)	Klinische Symptome	14-3-3 Sensitivität	EEG	MRT	Neuropathologie
MM1/M V1	70	62–66	4–5	„klassische Form" Beginn mit rasch progredienter Demenz, Ataxie im Verlauf, Myoklonien	Hoch	In 80 % PSWCs	Häufig Basalganglienhyperintensitäten und/oder kortikale Hyperintensitäten	Spongiforme Degeneration, Gliose, mäßiger Nervenzellverlust, betont im okzipitalen Kortex, aber auch in Basalganglien, Thalamus und Cerebellum
MM2 kortikal	2	64	16	Hauptsächlich Demenz, visuelle oder zerebelläre Symptome möglich	Hoch	In 33 % PSWCs	Häufig kortikale Hyperintensitäten, selten Basalganglienhyperintensitäten	Spongiforme Degeneration mit großen konfluierenden Vakuolen
MM2 thalamisch	2	52	16	Wie FFI, progrediente Schlafstörungen, nächtliche Agitiertheit, vegetative Symptomatik	Hoch	Gering	Keine typischen Verände- rungen	Atrophie des Thalamus, Nervenzellverlust und Gliose, weniger spongiforme Anteile

(Fortsetzung)

■ Tab. 7.13 (Fortsetzung)

	Häufigkeit (%)	Alter (Jahre)	Krankheitsdauer (Monate)	Klinische Symptome	14-3-3 Sensitivität	EEG	MRT	Neuropathologie
MV2	9	59	17	Demenz und Ataxie zu Beginn, psychiatrische Auffälligkeiten	In 30 % positiv	Selten typisch	Basalganglien und Thalamus Hyperin- tensitäten	Kuru-Plaques im Cerebellum, spongiforme Degeneration in Basalganglien, Thalamus und limbischem Kortex
VV1	1	39	15	Progrediente Demenz und kortikale Symptome, Ataxie erst spät	Hoch	Gering	Häufig kortikale Hyperintensitäten, selten Basalganglien	Generalisierte kortikale Atrophie, spongiforme Degeneration und Gliose von Kortex und Basalganglien
VV2	16	61	6	Ataxie zu Beginn, Demenz erst spät	Hoch	Gering	In ca. 60 % Basalganglien, Thalamus, selten kortikale Hyperitensitäten	Spongiforme Degeneration in tieferen kortikalen Schichten, Beteiligung von Basalganglien, Thalamus und Cerebellum

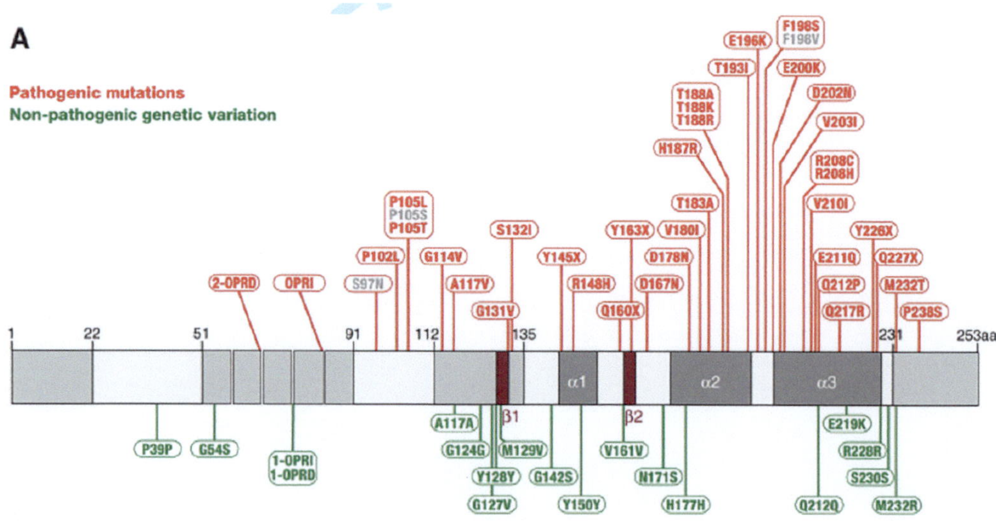

Abb. 7.12 Pathogene und nicht-pathogene Mutationen im Prionproteingen (Beck 2010)

7.4.5 Erworbene Prionerkrankungen

Die Übertragbarkeit von Prionerkrankungen rückte mit der Beschreibung von Kuru in den 1950er-Jahren in das Blickfeld der Forschung (Zigas und Gajdusek 1957), es folgten Berichte über iatrogene Übertragbarkeit und eine Variante der CJK, die mit BSE zusammenhing. Im Folgenden werden nur die iatrogenen Formen beschrieben.

7.4.6 Die iatrogene Creutzfeldt-Jakob-Erkrankung

Die iatrogene Übertragung der Creutzfeldt-Jakob-Erkrankung wurde erstmals 1974 bei einem Patienten vermutet, der 18 Monate nach einer Corneatransplantation Creutzfeldt-Jakob-typische Symptome zeigte (Duffy 1974). Bei dem Spender war eine gesicherte sCJK bekannt. Seither wurden außerdem Fälle iatrogener CJK nach dem Einsatz stereotaktischer EEG-Elektroden, nach neurochirurgischen Eingriffen, Dura-mater-Transplantationen und nach Behandlung mit humanem Wachstumshormon (hGH) registriert (Koch 1985). Alle iatrogenen Fälle resultierten aus einer Übertragung von mit pathologischen Prionproteinen kontaminiertem Material. In Abhängigkeit des Übertragungswegs findet man zwischen dem auslösenden Eingriff und dem Auftreten des ersten Symptoms eine Latenz von 1–30 Jahren, wobei iatrogene CJK-Fälle in der Folge von neurochirurgischen Eingriffen die kürzesten und jene nach Corneatransplantationen die längsten Latenzzeiten aufwiesen. In Deutschland sind bisher 11 Fälle einer iatrogenen Creutzfeldt-Jakob- Erkrankung bekannt (Brown et al. 2012).

Bisher wurden in Großbritannien außerdem 3 Fälle einer wahrscheinlichen Übertragung von vCJK durch Blutkonserven und ein Fall einer Infektion durch Plasmaprodukte berichtet (Peden et al. 2004; Wroe et al. 2006). Die Blutprodukte stammten von Spendern in präklinischem Krankheitsstadium und von Valin-homozygoten Spendern, die trotz ihrer Infektion bisher keine Symptome einer BSE-assoziierten Variante der CJK zeigten. Eine vergleichbare Übertragbarkeit der Erkrankung durch Blutprodukte ist bei der sporadischen Creutzfeldt-Jakob-Erkrankung bisher nicht beobachtet worden. Aufgrund der festgestellten Infektiosität von Blutprodukten und des Nachweises von pathologischen Prionproteinen in verschieden Organen von vCJK-Patienten wurden besondere Hygienerichtlinien zum Umgang mit Endoskopen und Operationsbesteck bei allen Patienten, die an einer Prionerkrankung leiden, etabliert. Durch die üblichen Desinfektions- und Aufbereitungsverfahren können Instrumente nicht vollständig von pathologischen Prionproteinen befreit werden (Bundesgesundheitsblatt 2012).

7.4.6.1 Diagnostik der Creutzfeldt-Jakob-Erkrankung

Neben dem Vorliegen eines typischen Symptomkomplexes sind die wichtigsten Elemente in der Diagnostik der Creutzfeldt-Jakob-Erkrankung das EEG, die Liquordiagnostik und das MRT. Außerdem sollten alle möglichen Differenzialdiagnosen, die teilweise auch behandelbar wären, ausgeschlossen werden. Dazu gehören unter anderem eine paraneoplastische Enzephalopathie, die Alzheimer-Erkrankung, Morbus Pick, Morbus Parkinson, Chorea Huntington, Hashimoto Enzephalopathie sowie metabolische und toxische Enzephalopathien (Zerr und Poser 2002).

▪ Das Elektroenzephalogramm

Für Jahrzehnte galt das EEG als Methode der Wahl in der Diagnostik einer wahrscheinlichen Creutzfeldt-Jakob-Erkrankung (Masters 1979). Ungefähr zwei Drittel der Patienten mit einer sCJK zeigen im EEG periodische sharp wave Komplexe (PSWC) (Levy 1986; Steinhoff et al. 1996, 2004). Häufig treten PSCW bilateral auf, aber auch lateralisiertes oder sogar streng einseitiges Auftreten wurden berichtet (Heye und Cervos-Navarro 1992; Neufeld und Korczyn 1992). Besonders die einseitig vorhandenen PSCW können die bei epileptischen Erkrankungen auftretenden PLEDs (Periodic lateralized epileptiform discharges) imitieren, was die Abgrenzung einer Creutzfeldt-Jakob-Erkrankung von beispielsweise einem Status epilepticus nonconvulsivus in einigen Fällen erschwert. Eine weitere Differenzialdiagnose triphasischer Wellen ist die metabolische Enzephalopathie. Aufgrund dieser möglichen alternativen Ursachen für periodische Sharp wave Komplexe im EEG sollte die Beurteilung immer in Zusammenhang mit der klinischen Symptomatik und weiterer apparativer Diagnostik erfolgen (Steinhoff 1998).

▪ Die Liquoranalyse

Die Untersuchung des Nervenwassers von Patienten mit einer Creutzfeldt-Jakob-Erkrankung dient zum einen der klinischen Diagnosestellung. Zum anderen ist die Liquoranalyse ein sehr wichtiges Mittel um mögliche therapierbare Differenzialdiagnosen wie entzündliche ZNS-Erkrankungen auszuschließen. So sind die Entzündungsparameter Zellzahl und Gesamteiweiß bei einer CJK in der Regel normwertig. Eine Schrankenfunktionsstörung (Q-Albumin > 9) lässt sich bei ca. 25 % der Patienten beobachten, während der Nachweis von oligoklonalen Banden im Liquor sehr selten ist (Green 2007). Ebenfalls im Normbereich liegen bei CJK-Patienten die Demenzmarker Phospho-Tau (pTau) und Betaamyloid (Aß1–42 bzw. Aß1–40).

Als diagnostische Marker für die Creutzfeldt-Jakob-Erkrankung werden derzeit das 14-3-3 Protein, das Tau-Protein und der direkte Nachweis des PrPSc herangezogen (Sanchez-Juan et al. 2006). Bei den ersten beiden handelt es sich um Proteine, die bei Schädigung der Neuronen in den Liquor freigesetzt werden und dort nachgewiesen werden können (Neurodestruktionsmarker) (Zerr et al. 1998, 2000a). Da diese Neurodestruktionsmarker bei jedem Nervenzelluntergang freigesetzt werden, können sie auch bei anderen Erkrankungen, die zum Untergang von Neuronen in größerem Ausmaß führen, wie zum Beispiel Schlaganfällen, Epilepsien oder akuten Enzephalitiden, nachweisbar sein (Hsich 1996; Muayqil et al. 2012; Stoeck 2012).

Seit Kurzem steht mit der neu entwickelten RT-QuiC-Methode (real-time quaking-induced conversion) ein direkter Nachweis der pathologischen Prionproteine (PrPsc) im Liquor zur Verfügung, womit die Diagnosesicherheit der CJK zu Lebzeiten der Patienten deutlich verbessert werden soll (Atarashi 2011; Cramm 2016; McGuire 2016).

▪ Protein 14-3-3

7

Das Protein 14-3-3 ist ein 30 kDa großes intraneuronal gelegenes Protein, das in verschiedenen Isoformen auftritt und seine physiologische Funktion unter anderem in der Signaltransduktion, der Zelldifferenzierung und Proliferation hat.

Das Protein 14-3-3 hat in der Diagnostik einer CJK eine Sensitivität von 94 % bei einer Spezifität von 84 %, wobei die Sensitivität je nach Subtyp, Erkrankungsalter und Verlaufsform schwanken kann (Zerr et al. 2000a). Die höchste Sensitivität konnte für PRNP-Codon-129-homozygote Subtypen mit Expression des Prionproteintyps 1, für Patienten mit einem Erkrankungsalter >60 Jahre und kurzer Krankheitsdauer gezeigt werden (Baldeiras 2009). Der MV2-Subtyp hat mit 30 % die geringste 14-3-3-Sensitivität.

Der positive Nachweis der Proteine 14-3-3 im Liquor führt laut WHO-Diagnose-Kriterien bei entsprechenden klinischen Symptomen zur Diagnose einer wahrscheinlichen Creutzfeldt-Jakob-Erkrankung (WHO 1998).

▪ Das TAU-Protein

Das TAU-Protein ist ein am Aufbau des Zytoskelett, insbesondere in den Mikrotubuli, beteiligtes Protein, das zunächst als diagnostischer Marker der Alzheimer-Erkrankung von Bedeutung war, bis noch erheblich höhere TAU-Werte im Liquor von CJK-Patienten gemessen wurden. Als Cut-off für die Diagnose einer CJK wurde ein Wert von 1300 pg/ml im Liquor etabliert (Sanchez-Juan et al. 2006; Van Everbroeck 2003).

▪ Die Magnetresonanztomografie

Der typische MRT-Befund des Creutzfeldt-Jakob-Patienten zeigt symmetrische Signalanhebungen der Basalganglien und/oder verschiedener Kortexregionen in T2-, FLAIR- und Diffusionswichtungen, wobei die DWI die sensitivste Wichtung darstellt (Kallenberg 2006). Hyperintensitäten in der DWI sind dabei immer mit diffusionsgeminderten Arealen in der ADC (apparent diffusion coefficient map) korreliert (Vitali 2011). Die Signalanhebungen im Striatum zeigen typischerweise einen anterior–posterior Gradienten. Die Sensitivität der MRT-Untersuchung liegt insgesamt bei 98 % bei einer Spezifität von 71 % (Zerr 2009), der Nachweis signalgesteigerter Areale wurde schließlich 2009 in die Diagnosekriterien aufgenommen (▣ Abb. 7.13) (Zerr et al. 2009).

Das Auftreten hyperintenser Basalganglien in den T2-Wichtungen ist in einer Vielzahl der Fälle mit einer rasch progredienten Demenz in frühem Krankheitsstadium und einer kürzeren Krankheitsdauer vergesellschaftet, während das Fehlen von Hyperintensitäten der Basalganglien häufiger mit extrapyramidalmotorischer Symptomatik und einer verlängerten Krankheitsdauer assoziiert ist (Meissner et al. 2004). Etwa ein Drittel der Patienten weist isolierte kortikale Hyperintensitäten auf, was ebenfalls mit einem signifikant längeren Krankheitsverlauf einhergeht (Median: 12 Monate) (Meissner et al. 2008). Insgesamt werden kortikale Hyperintensitäten sogar häufiger beobachtet als die zunächst als typisch identifizierten Basalganglienhyperintensitäten (Young et al. 2005).

MRT-Kriterien:
der Basalganglien (Nucleus caudatus und Putamen)
Hyperintensitäten in FLAIR und/oder DWI Putamen)
und/oder
zwei oder mehr Kortexarealen (temporal, parietal, okzipital, jeweils rechts und links getrennt)

Abb. 7.13 MRT-Kriterien für die sCJK

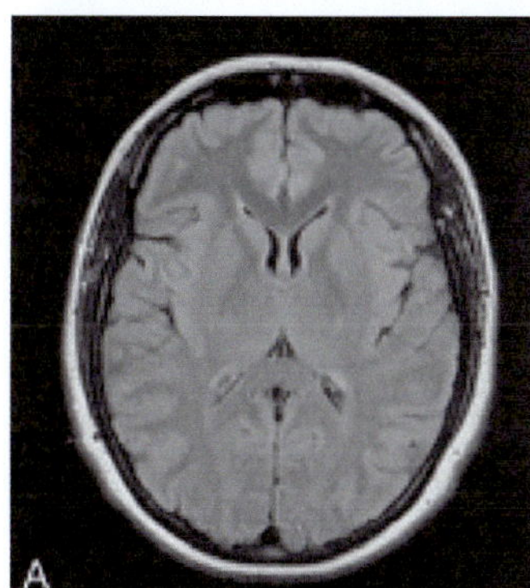

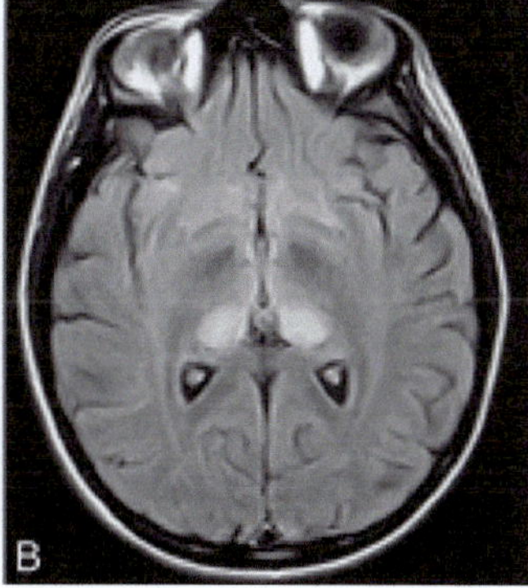

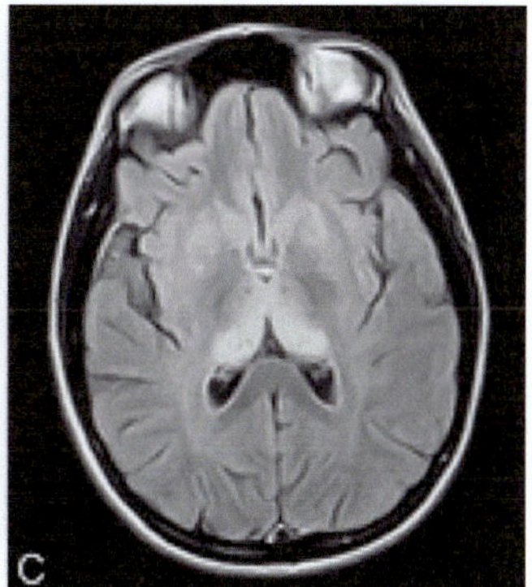

Abb. 7.14 MRT-Auffälligkeiten bei vCJK-Patienten (Collie et al. 2003)

Besonders in der Abgrenzung der sCJK von der vCJK hat sich das MRT als äußerst hilfreich erwiesen. Im Unterschied zur sCJK finden sich bei der varianten Creutzfeldt-Jakob-Erkrankung die Signalanhebungen im MRT hauptsächlich im Thalamus als sogenanntes Pulvinar- oder Hockeysticksign (siehe Abb. 7.14) (Collie et al. 2003; Zeidler et al. 2000).

Nucleus caudatus und Putamen können auch bei der vCJK ein hyperintenses Signal zeigen, welches dann allerdings in der Signalstärke hinter den Thalamuskernen zurücktritt (Tschampa et al. 2007).

Auch für die 6 molekularen Subtypen der sporadischen Creutzfeldt-Jakob-Erkrankung konnten jeweils spezifische Signalveränderungen identifiziert werden (siehe Abb. 7.15). Der häufigste Subtyp MM1 bzw. MV1 ist hauptsächlich durch Hyperintensitäten der Basalganglien charakterisiert, bei ungefähr der Hälfte der Patienten auch in Kombination mit kortikalen Signalanhebungen, während Thalamus und Hippocampus bei diesen Patienten nicht betroffen sind (Meissner et al. 2009).

Der Subtyp MM2-kortikal weist in den meisten Fällen isolierte kortikale Hyperintensitäten auf, aber auch eine Beteiligung der Basalganglien, des Thalamus und der Kleinhirnrinde ist möglich. Im Gegensatz dazu zeigt der Subtyp MM2- thalamisch keine spezifischen MRT-Veränderungen (Hamaguchi et al. 2005).

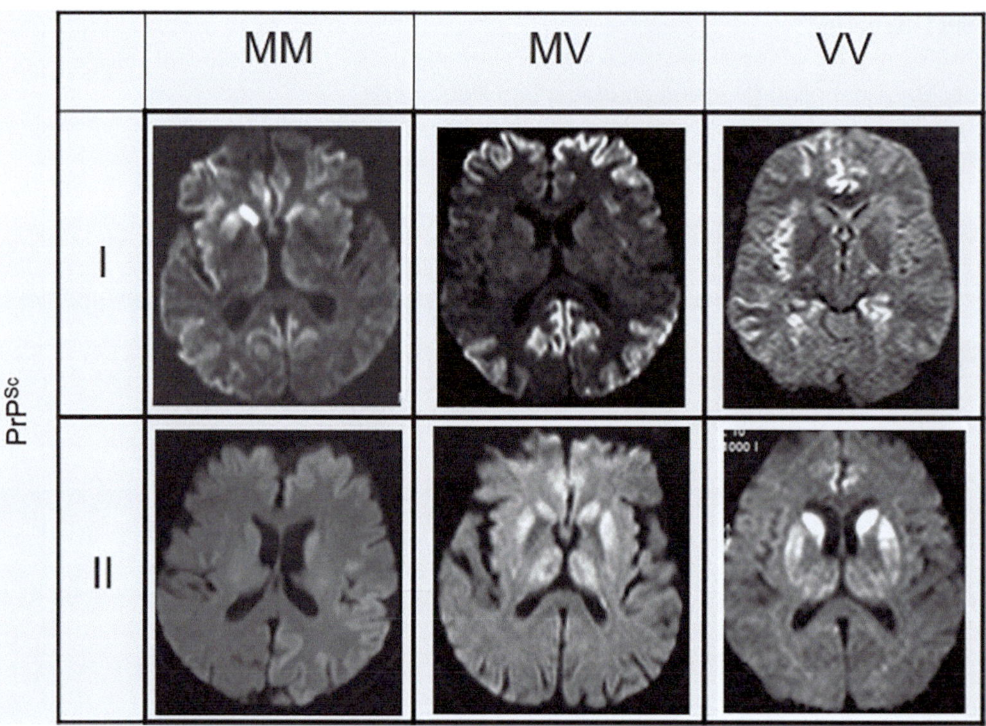

Abb. 7.15 Typische cMRT-Befunde nach CJK-Subtypen geordnet

Bei Patienten mit dem MV2-Subtyp finden sich im MRT neben Basalganglienhyperintensitäten auch deutliche Signalanhebungen des Thalamus, wodurch sie sich gut von MM1/MV1-Patienten unterscheiden lassen. Die Hyperintensitäten des Thalamus sind hierbei allerdings nicht prominenter als die der Basalganglien, was sie von Patienten mit der varianten CJK unterscheidet (Krasnianski et al. 2008).

Auch der VV2-Subtyp zeigt eine Kombination von Hyperintensitäten der Basalganglien und des Thalamus, wobei hier häufig auch einige Kortexregionen mit betroffen sind (Meissner et al. 2009).

Der seltenste Subtyp VV1 ist durch kortikale Hyperintensitäten, gelegentlich auch mit zusätzlichen Hyperintensitäten der Basalganglien, charakterisiert. Am häufigsten sind die temporalen, insulären und hippokampalen Kortexregionen betroffen, gefolgt von frontalem, parietalem und okzipitalem Kortex (Meissner et al. 2005).

Die neuropathologische Diagnostik

Die endgültige Diagnosesicherung von Prionerkrankungen kann bisher nur durch die neuropathologische Untersuchung von Hirngewebe, welches entweder im Rahmen einer Autopsie oder durch eine Hirnbiopsie gewonnen werden kann, erfolgen. Als typische histopathologische Merkmale einer transmissiblen spongiformen Enzephalopathie (TSE) finden sich spongiforme Veränderungen (Vakuolenbildung), Nervenzellverlust, Astro- und Mikrogliaproliferation (Gliose). Nervenzellverlust und Gliose entstehen auch im Rahmen vieler anderer ZNS-Erkrankungen, so dass die spongiforme Veränderung als das spezifischste Merkmal gilt (Bell und Ironside 1993; Budka 1995). Mittels Immunhistochemie kann außerdem die Ablagerung der pathologischen Prionproteine PrPsc nachgewiesen werden, wobei Menge und Verteilung der PrPsc-Ablagerungen nicht immer mit der Schwere der Erkrankung und dem Krankheitsverlauf korrelieren (Bell et al. 1997; Budka 2000). Die Akkumulation der pathologischen Prionproteine folgt unterschiedlichen Mustern, die als perivaskuolär, synaptisch, neuronal und plaqueartig bezeichnet werden.

7.4.6.2 Therapie der Creutzfeldt-Jakob-Erkrankung

Die Literatur zum Thema Therapien bei CJK ist sehr übersichtlich mit nur wenigen kontrollierten Therapiestudien. Pentosanpolysulfat (PPS) oder Quinacrin haben keinen eindeutigen Effekt auf die Überlebenszeit. Eine kontrollierte Doppelblindstudie mit Flupirtin ergab keine Verlängerung der Überlebenszeit, jedoch eine temporäre Verlangsamung des kognitiven Abbaus (Otto et al. 2004). Für Doxycyclin werden widersprüchliche Ergebnisse beschrieben, der Einsatz in frühen Stadien könnte einen positiven Effekt auf die Überlebenszeit haben (Haik et al. 2014; Varges et al. 2017). Die Myoklonien sprechen in der initialen Krankheitsphase gut auf Clonazepam oder Valproat an.

Hygiene

Aktuelle Empfehlungen zu Hygienemaßnahmen können unter: ► https://www.rki.de abgerufen werden „Empfehlungen zur Desinfektion und Sterilisation von chirurgischen Instrumenten bei Verdacht auf Creutzfeldt-Jakob-Erkrankung" (Bundesgesundheitsblatt 8/96, 282–283) und „Krankenversorgung und Instrumentensterilisation bei CJK-Patienten und CJK-Verdachtsfällen" (Bundesgesundheitsblatt 7/98, 279–285).

Meldepflicht

Die Erkrankung ist meldepflichtig (► https://www.rki.de/DE/Content/InfAZ/C/CJK/CJK.html).

7.5 Parasitäre Infektionen des ZNS

Stefan Schmiedel

Zusammenfassung

Parasitäre Infektionserkrankungen des zentralen Nervensystems (ZNS) sind mannigfaltig und sowohl vom Erregerspektrum als auch von den unterschiedlichen Symptomen hochkomplex. In diesem Kapitel wird deswegen nur eine Übersicht über die wichtigsten Erkrankungen gegeben. Parasitäre Erkrankungen können sowohl als Meningitis, als Meningoenzephalitis, als reine Enzephalitis oder als Myelitis auftreten. Als Parasitosen werden hier Infektionen sowohl durch Einzeller (Eukaryonten) als auch durch Mehrzeller (Helminthen) verstanden. Parasitäre Infektionen verursachen eine große Anzahl unterschiedlicher ZNS-Infektionen und sind insbesondere in Asien, Afrika und Lateinamerika endemisch (■ Tab. 7.14), werden aber zunehmend von dort auch in nichtendemische Länder exportiert (Migration, Reisen). Die Epidemiologie parasitärer Infektionen hat durch die Zunahme von Menschen mit krankheitsbedingter oder iatrogener Immunsupression stark zugenommen.

7.5.1 Einleitung

Parasitäre Infektionserkrankungen des zentralen Nervensystems (ZNS) sind mannigfaltig und sowohl vom Erregerspektrum als auch von den unterschiedlichen Symptomen hochkomplex. In diesem Kapitel wird deswegen nur eine Übersicht über die wichtigsten Erkrankungen gegeben. Parasitäre Erkrankungen können sowohl als Meningitis, als Meningoenzephalitis, als reine Enzephalitis oder als Myelitis auftreten.

Merke

Als Parasitosen werden hier sowohl Infektionen durch Einzeller (Eukaryonten) als auch durch Mehrzeller (Helminthen) verstanden.

Parasitäre Infektionen verursachen eine große Anzahl unterschiedlicher ZNS-Infektionen und sind insbesondere in Asien, Afrika und Lateinamerika endemisch (◘ Tab. 7.14), werden aber zunehmend von dort auch in nichtendemische Länder exportiert (Migration, Reisen). Die Epidemiologie parasitärer Infektionen hat durch die Zunahme von Menschen mit krankheitsbedingter oder iatrogener Immunsupression stark zugenommen.

Parasitäre Infektionen des ZNS können dabei sowohl durch hämatogene Übertragung als auch durch direkte Infektion im Sinne einer Durchwanderung von Neuroforamina, Knochen, Weichteilen, Schädelbasis, Nasennebenhöhlen oder dem Ohr erfolgen.

Pathologisch-anatomisch erfolgen eine Infiltration der Leptomeningen, Hirnödem, Hämorrhagie, Thrombosen, Vasculitis, Nekrosen, Kalzifikationen, Abszesse, meningeale und perivaskuläre polymorphkernige und mononukleäre Inflammation, Gliose, Granulombildung und Fibrose, gelegentlich auch Raumforderungen.

Merke

Parasiten können mikroskopisch, zytologisch, histologisch, durch Immunohistochemie, In-situ-Hybridisierung, PCR oder indirekt serologisch nachgewiesen werden. ZNS-Parasitosen verursachen oft unspezifische Symptome wie Fieber, Kopfschmerzen, Bewusstseinsstörungen, Sehstörungen, Krampfanfälle oder fokale Defizite, die nicht auf die Ursache rückschließen lassen.

7.5.2 Parasitäre Infektionen durch einzellige Eukaryonten

7.5.2.1 Amöben Enzephalitis (Naegleria fowleri, Acanthamoeba spp., Balamuthia madrillaris)

Definition

Eine akzidentelle Infektion durch die freischwimmenden Süßwasseramöben der Gattungen Acanthamoeba spp. oder Naegleria fowleri führt zu einer nahezu immer tödlich verlaufenden Meningoenzephalitis. Durch Inhalation beim Schwimmen oder Wassersport kommt es zu einer aszendierenden Infektion des Gehirns entlang der Riechnerven.

Epidemiologie

Betroffen sind fast immer Kinder und Jugendliche, sie haben auch das höchste Expositionsrisiko. Infektionen durch freilebende Amöben sind sehr selten.

Klinik

Es kommt zu einer plötzlich einsetzenden schweren Meningoenzephalitis mit rascher Bewusstseinseintrübung, die sich klinisch nicht von einer Meningoenzephalitis anderer Genese unterscheiden lässt.

Diagnostik

Im Liquor findet sich eine eitrige Meningitis. Diagnostisch ist der direkte mikroskopische Erregernachweis im Liquorpunktat.

Differenzialdiagnostik

Andere akut bis subakut verlaufende, fieberhafte Meningitiden und Meningoenzephalitiden müssen aufgrund der therapeutischen Konsequenz abgegrenzt werden.

Therapie

Der Wert einer antiinfektiven Therapie ist nicht klar etabliert. Therapieversuche mit Amphotericin B, Pentamidin, Azithromycin und Rifampicin, z. T. in Kombination, sind möglich. Daneben sollte der Hirndruck mit z. B. Mannitol oder Dexamethason behandelt werden.

7.5.2.2 Zerebrale Malaria (Plasmodium falciparum, Pl. vivax)

Definition

Bei der zerebralen Malaria handelt es sich um eine Beteiligung des zentralen Nervensystems bei generalisierter Malariaerkrankung. Funktionelles Korrelat der zerebralen Malaria ist die Adhäsion von Parasiten-infizierten Erythrozyten an Kapillarendothelien im ZNS. Dies führt zu einer Verlegung der Gefäße mit Ischämie und zu einer Kapillaritis mit Ödembildung. Nach antiparasitärer Behandlung sind diese Veränderungen i. d. R. reversibel.

Epidemiologie

Eine zerebrale Beteiligung bei einer Malaria kommt meist nur bei der Malaria tropica, selten bei Malaria tertiana, vor und stellt die schwerste Komplikation einer Malaria dar. Eine zerebrale Malaria kommt bei ca. 1–3 % der Patienten mit Malaria tropica vor. Betroffen sind in den Hochendemiegebieten fast ausschließlich Kinder, allerdings können nicht immune Erwachsene, z. B. Reisende, ebenso schwer erkranken. Die zerebrale Malaria ist die Hauptursache für die Sterblichkeit an Malaria tropica.

Klinik

Fieber und klinische Hinweise auf eine Beteiligung des ZNS bei Nachweis von Malariaparasiten im Blut kennzeichnen die Erkrankung. Typisch sind Bewusstseinsstörungen unterschiedlicher Ausprägung, Verwirrtheitszustände bis hin zur Psychose, Krampfanfälle, Koma oder Lähmungen, z. T. mit Halbseitensymptomatik.

Diagnostik

Die Diagnose wird klinisch und durch den Nachweis von Malariaparasiten im Blut gestellt. Bei Fieber und neurologischen Symptomen (s. o.) muss eine Liquorpunktion zum Ausschluss einer sonstigen Meningitis erfolgen. Bei der Malaria findet sich allenfalls eine geringe Pleozytose und Schrankenstörung. Bei Verschlechterung des Bewusstseins oder Auftreten neuer neurologischer Symptome muss ein Computer- oder Kernspintomogramm des Kopfes erfolgen (DD intrazerebrale Blutung oder Hirnödem).

Differenzialdiagnostik

Wichtig ist die Abgrenzung gegenüber anderen akut bis subakut verlaufenden, fieberhaften Meningitiden und Meningoenzephalitiden. Aber auch andere Krankheiten wie die Epilepsien anderer Genese, Hämorrhagien, Vaskulitis und ischämische ZNS- Erkrankungen können sich gleichartig präsentieren.

Therapie

Die antiparasitäre Chemotherapie sollte mit Artesunate 2,4 mg/kg KG als intravenöser Bolus über etwa 5 min jeweils bei Aufnahme und nach 12, 24, 48 und 72 h, wenn nicht verfügbar mit 3× täglich Chinin 10 mg/kg KG iv oder oral über jeweils 8 h (loading dose: 20 mg/kg KG über 4 h) und zusätzlich Doxycyclin 100 mg täglich (3 mg/kg KG) oder mit Clindamycin 3 × 600 mg

(3 × 5 mg/kg KG) erfolgen. Zur Vervollständigung der Malariatherapie sollte nach klinischer Stabilsierung ein Therapiekurs mit einem oralen Antimalariamittel, z. B. Atovaquon/Proguanil erfolgen.

Nebenwirkungen der Chinintherapie sind: hyperinsulinämische Hypoglykämie, Tinnitus, Hör- und Sehstörungen, Übelkeit, Lebertoxizität, Herzrhythmusstörungen (supraventrikuläre und ventrikuläre Extrasystolen, Sinusbradykardie, ventrikuläre Tachykardie), selten Coombstest-positive Hämolyse, Thrombozytopenie, Vaskulitis, granulomatöse Hepatitis, Entwicklung eines Lungenödem.

Zerebrale Krampfanfälle: Benzodiazepin-Derivate (Phenytoin ist unter Chinin kontraindiziert).

Bewusstseinsstörungen: keine spezifische Therapie. Die bei ca. 10 % der erwachsenen Patienten auftretende, zum Teil lebensbedrohliche Hypoglykämie muss ausgeschlossen werden. Bei Verschlechterung des Bewusstseins oder Auftreten neuer neurologischer Symptome muss ein Computer- oder Kernspintomogramm des Kopfes zum Ausschluss einer intrazerebrale Blutung oder eines Hirnödem durchgeführt werden.

Erhöhter Hirndruck: Hinweise können zunehmende Bewusstseinsstörungen oder fokale neurologische Ausfälle sein, ebenso Pupillenstörungen. Ein Papillenödem oder Hypertension und relative Bradykardie treten sehr spät auf. In Rücksprache mit einem neurologischen Intensivmediziner soll geklärt werden, inwieweit spezifische Therapiemaßnahmen (Intubation, milde Hyperventilation, $paCO_2$ 32–35 mmHg, etc.) erforderlich sind. Es sollten weder Kortikosteroide noch Mannitol gegeben werden, da hiermit die Komazeit verlängert und die Prognose verschlechtert wird. Der Nutzen einer intrakraniellen Druckmessung ist nicht belegt.

7.5.2.3 Trypanosomiasis (afrikanische Schlafkrankheit, T. cruzii)

▪ Definition

Bei der afrikanischen Trypanosomiasis handelt es sich um eine Infektionskrankheit, die im subsaharischen Afrika durch von Stechmücken (Tsetsefliegen) übertragene parenterale Protozoen, Trypansoma brucei gambiense (westafrikanische) und Trypanosoma brucei rhodesiense (ostafrikanische Schlafkrankheit), entsteht.

▪ Epidemiologie

In den Endemiegebieten werden alle Altersgruppen betroffen. Durch Insektenbekämpfungs- und Behandlungsprogramme soll die Erkrankung bis 2020 ausgerottet werden. Bei Mitbefall des ZNS (WHO Stadium III) kommt es zu einer (chronischen) Meningoenzephalitis, die unbehandelt zu Koma und Tod führt.

▪ Klinik

Die Erkrankung beginnt zunächst als eine unspezifische Fiebererkrankung, meist besteht eine Hautläsion an der Einstichstelle und eine lokale und zervikale Lymphadenopathie sowie eine Hepatosplenomegalie (Cook et al. 2008). In der neurologischen Phase kommt es zur Verschiebung und Fragmentierung des Schlaf-Wach-Rhythmus, zunehmender Verwirrtheit, Tremor, fokal neurologischen Ausfällen und z. T. Parkinson-ähnlichen Bildern. Im weiteren Verlauf entwickelt sich ein ausgeprägtes apathisches Syndrom bis hin zum Koma.

▪ Diagnostik

Der Nachweis von Trypanosomen Antikörpern erfolgt im Serum, während der mikroskopische Nachweis von Trypanosomen im

Blut, Liquor und lymphatischen Gewebe (Aspiration) gelingen kann. Der Antigentest ist für Liquor und Serum geeignet.

■ Differenzialdiagnostik

Wichtig ist die Abgrenzung gegenüber anderen akut, subakut oder chronisch verlaufenden, (fieberhaften) Meningitiden und Meningoenzephalitiden.

■ Therapie (bei ZNS-Befall/Stadium III)

T.brucei gambiense Melarsoprol 2,2 mg/kg KG iv und Nifurtimox 15 mg/kg KG po für 10 Tage, alternativ Eflornithine 400 mg/kg KG iv plus Nifurtimox 15 mg/kg KG für 10 Tage.

T.brucei rhodesiense Melarsoprol 2,2 – 3,6 mg/kg KG iv; oft ist eine zusätzliche antientzündliche Therapie mit Steroiden erforderlich.

7.5.2.5 Neuweltliche Trypanosomiasis (amerikanische Trypanosomiasis, Chagas-Krankheit – Trypanosoma chagasii)

■ Definition

Bei der amerikanischen Trypanosomiasis oder Chagas-Krankheit handelt es sich um eine Infektionskrankheit, die durch den von Triatoma Raubwanzen übertragenen Parasiten Trypanosoma chagasii ausgelöst wird. 6–7 Mio. Menschen in Lateinamerika sind mit T. chagasii infiziert, durch Migration der Infizierten treten Erkrankungsfälle weltweit auf.

■ Klinik

Die Erkrankung beginnt zunächst als eine unspezifische Fiebererkrankung, oft mit Kopfschmerzen. Eine ZNS-Beteiligung ist selten. In der akuten Krankheitsphase besteht gelegentlich eine Meningoenzephalitis. In der chronischen Krankheitsphase besteht bei 10 % der Betroffenen eine Neuritis mit sensiblen/sensorischen Defiziten, selten kommt es bei ZNS-Beteiligung auch zu Demenz, Konfusion, chronischer Enzephalopathie sowie motorischen Defiziten.

■ Diagnostik

Der Nachweis von Trypanosomen-Antikörpern erfolgt im Serum, während der mikroskopische Nachweis von Trypanosomen im Blut, Liquor und lymphatischen Gewebe (Aspiration) gelingen kann.

■ Therapie

Eine antiparasitäre Behandlung ist in der akuten und frühen chronischen Phase indiziert. Dabei werden Benznidazole und Nifurtimox zur Therapie der Chagas-Krankheit eingesetzt. Die langwierige (Monate) und nebenwirkungsreiche (>40 % Nebenwirkungen) Therapie gehört in die Hand von Experten. Nifurtimox ist bei neurologischer oder psychiatrischer Manifestation kontraindiziert.

7.5.2.6 Zerebrale Toxoplasmose (Toxoplasma gondii)

■ Definition

Meist kommt es zu einer Reaktivierung einer schon latent vorhandenen bisher asymptomatischen Infektion. Neuinfektion mit dem Protozoon Toxoplasma gondi manifestieren sich gelegentlich Mononukleoseartig, z. T. auch mit Kopfschmerzen, und sind ansonsten selten Ursache neurologischer Symptome. Der Weg ins ZNS erfolgt typischerweise hämatogen. Der Erreger findet sich in nicht ausreichend gegartem Fleisch und in den Ausscheidungen vieler Tiere (z. B. Katzen), an denen man sich infizieren kann.

■ Epidemiologie

In Deutschland sind positive Antikörper gegen Toxoplasmose bei ca. einem Drittel der Erwachsenen nachweisbar, wobei es starke regionale Schwankungen gibt. Von Reaktivierungen mit Krankheitswert betroffen sind in der Regel Menschen mit einem schweren zellulären Immundefekt. Bei HIV-Infizierten liegen die T-Helferzellzahlen meist bei <100/μl (Luft und Chua 2000). Selten liegen ein anderer, nicht-HIV bedingter Immundefekt oder eine gegen T-Lymphozyten (Antithymozytenserum) gerichtete Therapie als Ursache vor. Bei einer Infektion während der Schwangerschaft beträgt das Risiko einer konnatalen Infektion 30–50 %, hierbei kommt es häufig zu zerebraler Beteiligung mit z. T. schweren Hirn- und Augenschäden (Hydrozephalus, Mikrozephalie, Verkalkungen, Choroiditis, psychomotorische Defekte).

■ Klinik

Die zerebrale Toxoplasmose verläuft am häufigsten als subakute bis chronische Enzephalitis mit Kopfschmerzen, Vigilanzminderung, psychischen Auffälligkeiten und subfebrile Temperaturen, progredient zunehmend über einen Zeitraum von wenigen Wochen. Häufig sind auch okkuläre Manifestationen, meist eine Choroiditis oder Iridozyklitis. Ebenfalls treten Hirnabszesse auf, die, der Lokalisation entsprechend, epileptische Anfälle oder fokale Ausfälle provozieren können. Seltener ist eine akute Meningoenzephalitis.

■ Diagnostik

Die Diagnose kann sich aus der CT- bzw. MRT-Morphologie mit einzelnen oder multiplen ringförmig kontrastmittelaufnehmenden Läsionen und begleitendem perifokalen Ödem, häufig im Bereich der Mark-Rinden-Grenze oder den Basalganglien (s. ◘ Abb. 7.16), ergeben.

Unterstützt wird die Einschätzung durch eine positive Toxoxplasmose-Serologie, die meist unauffällige Liquorpunktion (ein Liquor-PCR kann, muss aber keinesfalls positiv sein) und das klinische Bild. Häufig bleiben dabei Unsicherheiten, so dass man sich entscheiden muss, ob ein zeitlich begrenzter Therapieversuch, der dann häufig diagnostisch ist, gewagt werden kann oder ob die Diagnose durch eine transkranielle Probebiopsie erzwungen werden muss.

■ Differenzialdiagnostik

Es gilt, andere entzündliche ZNS-Erkrankungen, Tumoren oder Metastasen zu differenzieren.

■ Therapie

Standardtherapie ist Pyrimethamin, 75 mg täglich (Startdosis 200 mg) plus Sulfadiazin 4 × 1 g täglich plus Folinsäure 25–75 mg

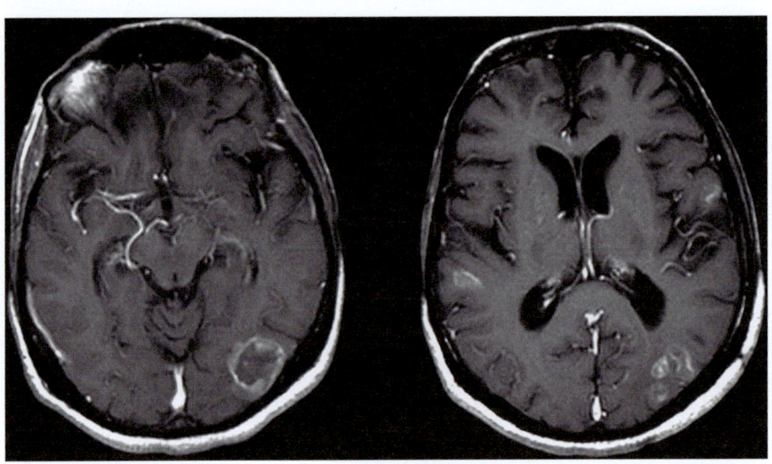

◘ **Abb. 7.16** Ringförmige Kontrastmittelaufnahme bei zerebraler Toxoplasmose

täglich für mindestens 6 Wochen nach Symptomrückbildung. Anschließend sollte eine Supressionstherapie in halber Dosierung bzw. Cotrimoxazol 10/50 mg/kg KG täglich durchgeführt werden. Alternativ kann auch Sulfadiazin durch Clindamycin 3 × 600 mg p. o./i. v. ersetzt werden; in leichteren Fällen ist auch eine Therapie nur mit Cotrimoxazol 10/50 mg/kg KG oder Atovaqoun 2 × 750 mg täglich möglich. Eine Sekundärprophylaxe mit Cotrimoxazol muss bei einem persistierenden Immundefekt durchgeführt werden. Häufig ist wegen der Schwere der entzündlichen Veränderungen eine zusätzliche antientzündliche Therapie mit Steroiden erforderlich.

7.5.3 Parasitäre Infektionen durch Makroparasiten (Helmithosen/ Wurmerkrankungen)

7.5.3.1 Zystizerkose, zystische und alveoläre Echinokokkose

▪ Definition

Die Infektion mit Larven des Schweinebandwurms (Taenia solium), Hundebandwurms (Echinococcus cysticus), Fuchsbandbandwurms (Echinococcus multilocularis) entsteht nach oraler Aufnahme von Bandwurmeiern mit der Nahrung aber auch nach Kontakt mit Bandwurmträgern (z. B. Katze, Hund, Fuchs). Die Larven exzystieren im Magen, durchwandern die Darmwand und gelangen mit dem Pfortaderblut in den Blutkreislauf. Die o. g. Bandwurmlarven, selten auch einmal andere Wurmarten (Gnathostoma, Gurkenkernbandwurm, Rattenbandwurm u. a.), haben einen Neurotropismus und führen zur Ausbildung von mehr oder weniger zystischen Tumoren im ZNS. Selten kommt es auch bei Schistosomeninfektionen im Bauchraum zu einer Embolisation von Wurmeiern in das ZNS. Dadurch kann es zu entzündlichen Veränderungen im perivaskulären Hirngewebe kommen.

▪ Epidemiologie

In Regionen mit schlechten hygienischen Bedingungen und engem Kontakt der Menschen zu Haus- und Wildtieren sind diese Infektionen häufiger. Die Neurozystizerkose ist die häufigste Parasitose des Gehirns. Man geht von wenigstens 50 Mio. Infizierten weltweit aus, von denen ca. 60 % eine ZNS-Beteiligung haben. Im Gegensatz dazu ist der ZNS-Befall in Form von intrazerebraler Zystenbildung mit 5 % der alveolären (E. multilocularis) und 2 % der zystischen (E. granulosus) Echinokokkosen deutlich seltener.

▪ Klinik

Das Beschwerdebild ist durch die raumfordernde Wirkung des Tumors und die Immunreaktion des Wirtes bedingt. Die Initialsymptome einer Neurozystizerkose sind überwiegend fokale epileptische Anfälle, die in den Entwicklungsländern die häufigste Ursache für symptomatische Epilepsien sind. Echinokokkosen können aufgrund ihres invasiven Wachstums z. T. auch bösartigen hirneignen Tumoren ähneln und führen zu fokalen neurologischen Ausfällen, epileptischen Anfällen und Hirndrucksteigerung.

▪ Diagnostik

In der zerebralen Bildgebung finden sich neben den charakteristischen (siehe ◘ Abb. 7.17 und 7.18) teils unspezifische Befunde. Der Nachweis von Serum-Antikörpern gegen die entsprechenden Parasiten hat eine schlechte Sensitivität und Spezifität. Der beste Nachweis gelingt über die Histologie mit typischer Morphologie und Erregernachweis durch Immunhistochemie oder molekularbiologisch. Begleitend können eine Eosinophilie im Blut und die Erhöhung von IgE im Serum vorliegen. Der Liquor ist bis auf seltene Fälle mit einer Eosinophilie meist unauffällig.

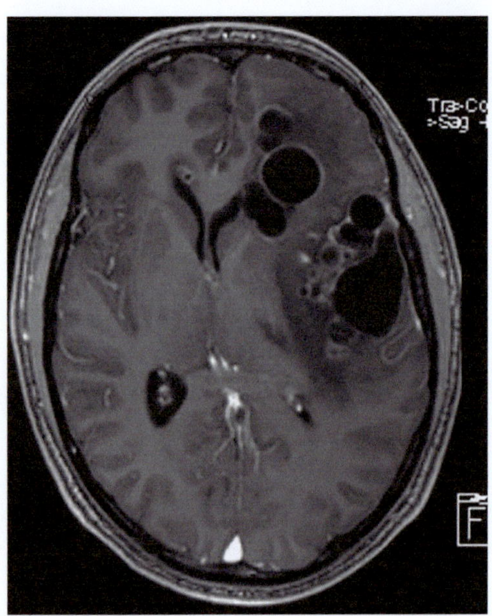

Abb. 7.17 Zystenbildung bei E. multilocularis

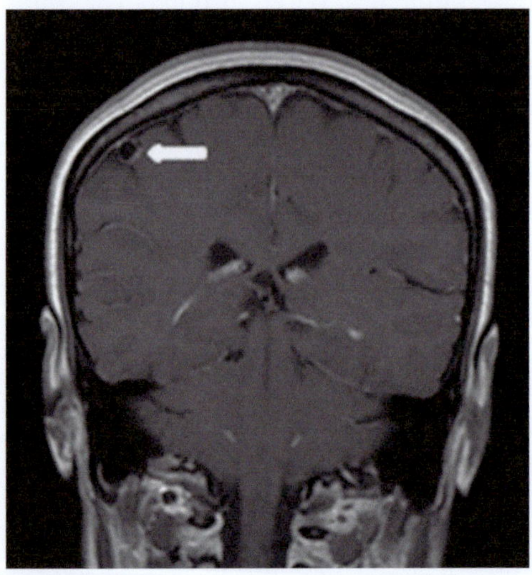

Abb. 7.18 Neurozystizerkose

▪ Differenzialdiagnostik

Insbesondere zerebrale Raumforderungen anderer Ätiologie, wie hirneigene Tumore, Lymphome, Metastasen oder auch eine Toxoplasmose, müssen differenziert werden.

▪ Therapie

Wenn Infektionen symptomatisch sind, sind meist eine antiinflammatorische Therapie mit Steroiden und eine antiepileptische Therapie erforderlich. Ob eine zusätzliche antiparasitäre Therapie mit Praziquantel (Zystizerkose, Schistosomiaisis) oder mit Albendazol (Zystizerkose, Echinokokkose) erforderlich und nützlich ist, muss im Einzelfall entschieden werden. Bei Hydrozephalus kann eine Shuntanlage notwendig werden, sehr selten ist bei einer alveolären Echinokokkose auch eine kurative Operation möglich.

7.5.3.2 Schistosomiasis

▪ Definition

Schistosomiasis ist eine Infektion mit Egeln der Gattung Schistosoma, die transkutan bei Kontakt mit kontaminiertem Süßwasser erworben wird. Die Erreger besiedeln das Gefäßsystem des gastrointestinalen und/oder urogenitalen Systems.

▪ Epidemiologie

Schistosomiasis ist in Afrika weit verbreitet, außerdem im Oman, in Teilen Ost- und Südostasiens sowie in Lateinamerika. Wurmlarven bohren sich im Süßwasser durch intakte Haut. Die sich daraus entwickelnden Adultwürmer leben in Blutgefäßen und legen Eier, die z. T. mit dem Blutstrom in das ZNS embolisieren können.

▪ Klinik

Dem klinischen Bild liegen Gefäßverschlüsse und granulomatöse Entzündungen durch embolisierte Wurmeier zugrunde. Als neurologische Symptome und Befunde treten Myelitis bzw. Paraparese, Radikulopathie, Meningoenzephalitis, Hemiplegie, lokalisierte Raumforderungen im ZNS oder erhöhter Hirndruck auf.

Tab. 7.14 ZNS-Parasitosen

	Erkrankung	Erreger	Besonderheit
Infektionen durch einzellige Eukaryonten	Amöbeninfektionen Malaria[c] Afrikan. Trypanosomiasis Chagas-Krankheit[a] Toxoplasmose Mikrosporidiose[a,b]	Naegleria fowleri Pl. falciparum, Pl. vivax Trypanosoma cruzi Trypanosoma chagasi Toxoplasma gondii Encephalitozoon cuniculi	Meningoenzephalitis, oft letal Kapillaritis, Gefäßverschlüsse Meningoenzephalitis Enzephalitis (bei Immundefekt)
Cestoden-Infektionen (Plattwürmer, Egel)	Zystizerkose Coenuriasis[a,b] Echinokokkose Sparganose[a,b]	Taenia multiceps E. alveolaris E. cysticus Spirometra spp.	
Nematoden-Infektionen (Rundwürmer)	Gnathostomiasis[a] Angiostrongyliasis[a] Toxocariasis[a,b] Strongyloidiasis[a,b] Filariasis[a,b]	Gnathostoma spinigerum Angiostrongylus cantonensis Toxocara canis Strongyloides stercoralis Loa loa	Meningoenzephalitis, Augeninfektionen, Hirnödeme (unter Therapie)
	Baylisascariasis[a,b] Dracunculiasis[a,b] Micronemiasis[a,b]	Baylisascaris procyonis Dracunculus medinensis Micronema deletrix	Granulomatöse ZNS- Infektion durch Pferde-Nematode
	Lagochilascariasis[a,b] Trichinellose[b,c]	Lagochilascaris minor Trichinella spiralis	Meningoenzephalitis, Hauptwirt Hunde, Katzen Enzephalitis, fokale neurologische Symptome durch Larven im ZNS
Trematoden-Infektion (Bandwürmer)	Schistosomiasis (Bilharziose)	S. mansoni/haematobium S. japonicum	Granulomatöse Myelitis und Enzephalitis durch Embolisation von Wurmeiern in das ZNS

[a]Sehr seltene ZNS-Erkrankung, [b]hier nicht dargestellt, [c]an anderen Orten diskutiert

7

▪ **Diagnostik**

Meist lassen sich Antikörper gegen Schistosomen im Serum nachweisen, außerdem ist der Erregernachweis mittels PCR in Speziallaboren möglich. Bei hoher Wurmlast lassen sich Wurmeier in Stuhl und/oder Urin nachweisen. Außerdem können die Eier im histologischen Präparat nachgewiesen werden.

▪ **Therapie**

Bei Schistosomiasis soll in jedem Fall eine antiparasitäre Therapie mit Praziquantel erfolgen. Die neurologischen Beschwerden werden meist wesentlich durch die Inflammation um embolisierte Eier bestimmt, deswegen ist meist auch eine antientzündliche Steroidtherapie erforderlich.

7.5.3.3 Angiostrongylus cantonensis, Gnathostoma spinigerum

▪ **Definition**

Diese seltenen Wurmlarveninfektionen der Meningen sind beispielhaft für eine eosinophile Meningitis.

▪ **Klinik**

Das klinische Bild entspricht demjenigen einer akuten bis subakuten Meningitis (s. o.).

▪ **Diagnostik**

Der Nachweis erfolgt bei einer eosinophilen Pleozytose im Liquor über Angylostrongylus-Antikörper im Serum.

▪ **Differenzialdiagnostik**

Generell kommen als Differenzialdiagnosen andere Formen der Meningitis oder Meningoenzephalitis bzw., bei eosinophiler Pleozytose im Liquor, andere neurotrope Wurmlarven und Würmer, z. T. zoonotische Parasiten mit dem Menschen als Fehlwirt, infrage.

▪ **Therapie**

Die Therapie erfolgt symptomatisch, z. B. bei Hydrozephalus durch Druckentlastung, unterstützt durch antientzündliche Ansätze z. B. mit Steroiden und gegebenenfalls mit Albendazol.

Literatur

Alperovitch A et al (1999) Codon 129 prion protein genotype and sporadic Creutzfeldt-Jakob disease. Lancet 353:1673–1674

Antinori A, Arendt G, Becker JT et al (2007) Updated research nosology for HIV-associated neurocognitive disorders (HAND). Neurology 69(18):1789–1799

Atarashi R et al (2011) Ultrasensitive human prion detection in cerebrospinal fluid by real-time quaking-induced conversion. Nat Med 17:175–178

Baldeiras IE et al (2009) Diagnostic value of CSF protein profile in a Portuguese population of sCJD patients. J Neurol 256:1540–1550

Beck JA et al (2010) PRNP allelic series from 19 years of prion protein gene sequencing at the MRC Prion Unit. Hum Mutat 31:E1551–E1563

Bell JE, Ironside JW (1993) Neuropathology of spongiform encephalopathies in humans. Br Med Bull 49:738–777

Bell JE et al (1997) Prion protein immunocytochemistry–UK five centre consensus report. Neuropathol Appl Neurobiol 23:26–35

Brown P et al (1986) Creutzfeldt-Jakob disease: clinical analysis of a consecutive series of 230 neuropathologically verified cases. Ann Neurol 20:597–602

Brown DR et al (1997a) The cellular prion protein binds copper in vivo. Nature 390:684–687

Brown DR et al (1997b) Prion protein-deficient cells show altered response to oxidative stress due to decreased SOD-1 activity. Exp Neurol 146:104–112

Brown P et al (2012) Iatrogenic Creutzfeldt-Jakob disease, final assessment. Emerg Infect Dis 18:901–907

Budka H (2000) Histopathology and immunohistochemistry of human transmissible spongiform encephalopathies (TSEs). Arch Virol Suppl 16:135–142. ▸ https://doi.org/10.1007/978-3-7091-6308-5_12. PMID: 11214916

Budka H et al (1995) Neuropathological diagnostic criteria for Creutzfeldt-Jakob disease (CJD) and other human spongiform encephalopathies (prion diseases). Brain Pathol 5:459–466

Bundesgesundheitsblatt (2012) Anforderungen an die Hygiene bei der Aufbereitung von Medizinprodukten. Springer, Heidelberg, S 1244–1310

Collie DA et al (2003) Diagnosing variant Creutzfeldt-Jakob disease with the pulvinar sign: MR imaging findings in 86 neuropathologically confirmed cases. AJNR Am J Neuroradiol 24:1560–1569

Collinge J et al (1994) Prion protein is necessary for normal synaptic function. Nature 370:295–297

Cramm M et al (2016) Stability and reproducibility underscore utility of RT-QuIC for diagnosis of Creutzfeldt-Jakob disease. Mol Neurobiol 53:1896–1904

Creutzfeldt HG (1920) Über deine eigenartige herdförmige Erkrankung des Zentralnervensystems. Z Ges Neurol Psychiat 57:1–18

Duffy P et al (1974) Letter: possible person-to-person transmission of Creutzfeldt-Jakob disease. N Engl J Med 290:692–693

Fenollar F, Puéchal X, Raoult D (2007) Whipple's disease. New Engl J Med 356:55–66

Green A et al (2007) CSF analysis in patients with sporadic CJD and other transmissible spongiform encephalopathies. Eur J Neurol 14:121–124

Haik S et al (2014) Doxycycline in Creutzfeldt-Jakob disease: a phase 2, randomised, double-blind, placebo-controlled trial. Lancet Neurol 13:150–158

Hamaguchi T et al (2005) Clinical diagnosis of MM2-type sporadic Creutzfeldt-Jakob disease. Neurology 64:643–648

Heye N, Cervos-Navarro J (1992) Focal involvement and lateralization in Creutzfeldt-Jakob disease: correlation of clinical, electroencephalographic and neuropathological findings. Eur Neurol 32:289–292

Hsich G et al (1996) The 14-3-3 brain protein in cerebrospinal fluid as a marker for transmissible spongiform encephalopathies. N Engl J Med 335:924–930

INSIGHT START Study Group (2015) Initiation of antiretroviral therapy in early asymptomatic HIV infection. N Engl J Med 373(9):795–807

Jakob AM (1921) Über eigenartige Erkrankungen des Zentralnervensystems mit bemerkenswertem anatomischem Befunden (Spastische Pseudosklerose-Encephalomyelopathie mit disseminierten Degenerationsherden). Dtsch Z Nervenheilk 70:132–146

Joint United Nations Programme on HIV/AIDS (2014) 90-90-90: an ambitious treatment target to help end the AIDS epidemic. UNAIDS, Geneva

Kallenberg K et al (2006) Creutzfeldt-Jakob disease: comparative analysis of MR imaging sequences. AJNR Am J Neuroradiol 27:1459–1462

Khosravani H et al (2008) Prion protein attenuates excitotoxicity by inhibiting NMDA receptors. J Cell Biol 181:551–565

Koch TK et al (1985) Creutzfeldt-Jakob disease in a young adult with idiopathic hypopituitarism. Possible relation to the administration of cadaveric human growth hormone. N Engl J Med 313:731–733

Kovacs GG et al (2005) Genetic prion disease: the EUROCJD experience. Hum Genet 118:166–174

Krasnianski A et al (2006a) Clinical features and diagnosis of the MM2 cortical subtype of sporadic Creutzfeldt-Jakob disease. Arch Neurol 63:876–880

Krasnianski A et al (2006b) Clinical findings and diagnostic tests in the MV2 subtype of sporadic CJD. Brain 129:2288–2296

Krasnianski A et al (2008) MRI in the classical MM1 and the atypical MV2 subtypes of sporadic CJD: an inter-observer agreement study. Eur J Neurol 15:762–771

Krasnianski A et al (2014) First symptom and initial diagnosis in sporadic CJD patients in Germany. J Neurol 261:1811–1817

Krasnianski A et al (2017) Neuropsychological symptoms in sporadic Creutzfeldt-Jakob disease patients in Germany. J Alzheimers Dis 59:329–337

Ladogana A et al (2005) High incidence of genetic human transmissible spongiform encephalopathies in Italy. Neurology 64:1592–1597

Levy SR et al (1986) Early evolution and incidence of electroencephalographic abnormalities in Creutzfeldt-Jakob disease. J Clin Neurophysiol 3:1–21

Luft BJ, Chua A (2000) Central nervous system toxoplasmosis in HIV pathogenesis, diagnosis, and therapy. Curr Infect Dis Rep 2:358–362. ► https://doi.org/10.1007/s11908-000-0016-x

Masters CL et al (1979) Creutzfeldt-Jakob disease: patterns of worldwide occurrence and the significance of familial and sporadic clustering. Ann Neurol 5:177–188

McGuire LI et al (2016) Cerebrospinal fluid real-time quaking-induced conversion is a robust and reliable test for sporadic creutzfeldt-jakob disease: an international study. Ann Neurol 80:160–165

Mead S et al (2006) Inherited prion disease with six octapeptide repeat insertional mutation–molecular analysis of phenotypic heterogeneity. Brain 129:2297–2317

Meissner B et al (2004) Sporadic Creutzfeldt-Jakob disease: magnetic resonance imaging and clinical findings. Neurology 63:450–456

Meissner B et al (2005) Sporadic Creutzfeldt-Jakob disease: clinical and diagnostic characteristics of the rare VV1 type. Neurology 65:1544–1550

Meissner B et al (2008) Isolated cortical signal increase on MR imaging as a frequent lesion pattern in sporadic Creutzfeldt-Jakob disease. AJNR Am J Neuroradiol 29:1519–1524

Meissner B et al (2009) MRI lesion profiles in sporadic Creutzfeldt-Jakob disease. Neurology 72:1994–2001

Muayqil T, Gronseth G, Camicioli R (2012) Evidence-based guideline: diagnostic accuracy of CSF 14-3-3 protein in sporadic Creutzfeldt-Jakob disease: report of the guideline development subcommittee of the American Academy of Neurology. Neurology 79:1499–1506

Neufeld MY, Korczyn AD (1992) Topographic distribution of the periodic discharges in Creutzfeldt-Jakob disease (CJD). Brain Topogr 4:201–206

Oesch B et al (1985) A cellular gene encodes scrapie PrP 27–30 protein. Cell 40:735–746

Otto A et al (1998) Akinetic mutism as a classification criterion for the diagnosis of Creutzfeldt-Jakob disease. J Neurol Neurosurg Psychiatry 64:524–528

Otto M et al (2004) Efficacy of flupirtine on cognitive function in patients with CJD: a double-blind study. Neurology 62:714–718

Palmer MS et al (1991) Homozygous prion protein genotype predisposes to sporadic Creutzfeldt-Jakob disease. Nature 352:340–342

Parchi P et al (1996) Molecular basis of phenotypic variability in sporadic Creutzfeldt-Jakob disease. Ann Neurol 39:767–778

Parchi P et al (1999) Molecular and clinicopathologic phenotypic variability in genetic Creutzfeldt-Jakob disease. Neurology 52:A323-324

Peden AH et al (2004) Preclinical vCJD after blood transfusion in a PRNP codon 129 heterozygous patient. Lancet 364:527–529

Poser S, Zerr I (2002) Clinical aspects, diagnosis and therapeutic possibilities of human prion diseases. Internist (Berl) 43:731–737

Prusiner SB (1982) Novel proteinaceous infectious particles cause scrapie. Science 216:136–144

Prusiner SB (1998) Prions. Proc Natl Acad Sci USA 95:13363–13383

Prusiner SB et al (1984) Purification and structural studies of a major scrapie prion protein. Cell 38:127–134

Sanchez-Juan P et al (2006) CSF tests in the differential diagnosis of Creutzfeldt-Jakob disease. Neurology 67:637–643

Sparkes RS et al (1986) Assignment of the human and mouse prion protein genes to homologous chromosomes. Proc Natl Acad Sci USA 83:7358–7362

Spielmeyer W (1922) Die histopathologische Forschung in der Psychiatrie. Klinische Wochenschr 2:175–177

Steinhoff BJ et al (1996) Accuracy and reliability of periodic sharp wave complexes in Creutzfeldt-Jakob disease. Arch Neurol 53:162–166

Steinhoff BJ et al (1998) Elecroencephalographic charactistics of Creutzfeldt-Jakob disease and its differential diagnosis. Fortschr Neurol Psychiatr 66:357–365

Steinhoff BJ et al (2004) Diagnostic value of periodic complexes in Creutzfeldt-Jakob disease. Ann Neurol 56:702–708

Stoeck K et al (2012) Cerebrospinal fluid biomarker supported diagnosis of Creutzfeldt-Jakob disease and rapid dementias: a longitudinal multicentre study over 10 years. Brain 135:3051–3061

Tschampa HJ et al (2007) Pattern of cortical changes in sporadic Creutzfeldt-Jakob disease. AJNR Am J Neuroradiol 28:1114–1118

Van Everbroeck B et al (2003) A prospective study of CSF markers in 250 patients with possible Creutzfeldt-Jakob disease. J Neurol Neurosurg Psychiatry 74:1210–1214

Varges D et al (2017) Doxycycline in early CJD: a double-blinded randomised phase II and observational study. J Neurol Neurosurg Psychiatry 88:119–125

Vitali P et al (2011) Diffusion-weighted MRI hyperintensity patterns differentiate CJD from other rapid dementias. Neurology 76:1711–1719

WHO (1998) Human transmissible spongiform encephalopathies. Wkly Epidemiol Rec 73:361–365

Wroe SJ et al (2006) Clinical presentation and pre-mortem diagnosis of variant Creutzfeldt-Jakob disease associated with blood transfusion: a case report. Lancet 368:2061–2067

Young GS et al (2005) Diffusion-weighted and fluid-attenuated inversion recovery imaging in Creutzfeldt-Jakob disease: high sensitivity and specificity for diagnosis. AJNR Am J Neuroradiol 26:1551–1562

Zeidler M et al (2000) The pulvinar sign on magnetic resonance imaging in variant Creutzfeldt-Jakob disease. Lancet 355:1412–1418

Zerr I, Poser S (2002) Clinical diagnosis and differential diagnosis of CJD and vCJD. With special emphasis on laboratory tests. APMIS 110:88–98

Zerr I et al (1998) Detection of 14-3-3 protein in the cerebrospinal fluid supports the diagnosis of Creutzfeldt-Jakob disease. Ann Neurol 43:32–40

Zerr I et al (2000a) Analysis of EEG and CSF 14-3-3 proteins as aids to the diagnosis of Creutzfeldt-Jakob disease. Neurology 55:811–815

Zerr I et al (2000b) Current clinical diagnosis in Creutzfeldt-Jakob disease: identification of uncommon variants. Ann Neurol 48:323–329

Zerr I et al (2009) Updated clinical diagnostic criteria for sporadic Creutzfeldt-Jakob disease. Brain 132:2659–2668

Zigas V, Gajdusek DC (1957) Kuru: clinical study of a new syndrome resembling paralysis agitans in natives of the Eastern Highlands of Australian New Guinea. Med J Aust 44:745–754

Weiterfuehrende Literatur

Angelovich TA, Churchill MJ, Wright EJ, Brew BJ (2020) New Potential Axes of HIV Neuropathogenesis with Relevance to Biomarkers and Treatment. Curr Top Behav Neurosci. ▶ https://doi.org/10.1007/7854_2019_126. Epub ahead of print. PMID: 32040843

anonymous (2019) Guidelines for the prevention and treatment of opportunistic infections in adults and adolescents with HIV. In: AIDS info. U.S. Department of Health and Human Services

Appolinario CM, Jackson AC (2015) Antiviral therapy for human rabies. Antivir Ther (Lond) 20:1–10

Banyard AC et al (2019) Re-evaluating the effect of Favipiravir treatment on rabies virus infection. Vaccine 37:4686–4693

Brand H-C, Gerloff C, Dietrich M (2017) Therapie und Verlauf neurologischer Erkrankungen, 7., erweiterte und überarbeitet Aufl. W. Kohlhammer. Stuttgart, ISBN-10:9783170316126

Carpio A, Romo ML, Parkhouse RM, Short B, Dua T (2016) Parasitic diseases of the central nervous system: lessons for clinicians and policy makers. Expert Rev Neurother 16(4):401–414. ▶ https://doi.org/10.1586/14737175.2016.1155454

Cieplik N, Stangel M, Bachmann O (2013) Neurologische Komplikationen entzündlicher Darmerkrankungen. Nervenarzt 84:190–196

Cizman M, Jazbec J (1993) Etiology of acute encephalitis in childhood in Slovenia. Pediatr Infect Dis J 12:903–908

Coelho C, Bocca AL, Casadevall A (2014) The intracellular life of Cryptococcus neoformans. Annu Rev Pathol 9:219–238

Compain C, Sacre K, Puéchal X, Klein I, Vital-Durand D, Houeto JL, De Broucker T, Raoult D, Papo T (2013) Central nervous system involvement in Whipple disease: clinical study of 18 patients and long-term follow-up. Medicine 92:324–330

Cook GC, Zumla A (2008) Manson's tropical diseases. Elsevier Health Sci. ISBN 070204332X, 9780702043321

Dacheux L et al (2008) A reliable diagnosis of human rabies based on analysis of skin biopsy specimens. Clin Infect Dis 47:1410–1417

Dalla Costa G, Martinelli V, Moiola L, Sangalli F, Colombo B, Finardi A, Cinque P, Kolb EM, Haghikia A, Gold R, Furlan R, Comi G (2019) Serum neurofilaments increase at progressive multifocal leukoencephalopathy onset in natalizumab-treated multiple sclerosis patients. Ann Neurol 85:606–610

Darai G, Handermann M, Sonntag H-G, Zöller L (2012) Lexikon der Infektionskrankheiten des Menschen: Erreger, Symptome, Diagnose, Therapie und Prophylaxe. Springer, Berlin. ▶ https://doi.org/10.1007/978-3-642-17158-1_1

Deigendesch N, Schluter D, Siebert E et al (2019) Infections of the central nervous system by protozoa, helminths and fungi. Der Nervenarzt 90:623–641

Eggimann P, Garbino J, Pittet D (2003) Management of Candida species infections in critically ill patients. Lancet Infect Dis 3:772–785

El-Abassi R, Soliman MY, Williams F, England JD (2017) Whipple's disease. J Neurol Sci 377:197–206

Fowler Å, Stödberg T, Eriksson M, Wickström R (2008) Childhood encephalitis in Sweden: etiology, clinical presentation and outcome. Eur J Paediatr Neurol 12:484–490

Gaetani L, Blennow K, Calabresi P, Di Filippo M, Parnetti L, Zetterberg H (2019) Neurofilament light chain as a biomarker in neurological disorders. J Neurol Neurosurg Psychiatry 90:870–881

Goralska K, Blaszkowska J, Dzikowiec M (2018) Neuroinfections caused by fungi. Infection 46:443–459

Gottfredsson M, Perfect JR (2000) Fungal meningitis. Semin Neurol 20:307–322

Hirsch HH, Kardas P, Kranz D, Leboeuf C (2013) The human JC polyomavirus (JCPyV): virological background and clinical implications. APMIS 121:685–727

Jacobs CS, Etherton MR, Lyons JL (2014) Fungal infections of the central nervous system. Curr Infect Dis Rep 16:449

Kaiser R et al (2020) Frühsommer-Meningoenzephalitis (FSME), S1-Leitlinie. In: Deutsche Gesellschaft für Neurologie (Hrsg) Leitlinien für Diagnostik und Therapie in der Neurologie

Khetsuriani N, Holman RC, Anderson LJ (2002) Burden of encephalitis-associated hospitalizations in the United States, 1988–1997. Clin Infect Dis 35:175–182

Khoury MN, Alsop DC, Agnihotri SP, Pfannl R, Wuthrich C, Ho ML, Hackney D, Ngo L, Anderson MP, Koralnik IJ (2014) Hyperintense cortical signal on magnetic resonance imaging reflects focal leukocortical encephalitis and seizure risk in progressive multifocal leukoencephalopathy. Ann Neurol 75(5):659–669

Kidd SE, Hagen F, Tscharke RL et al (2004) A rare genotype of Cryptococcus gattii caused the cryptococcosis outbreak on Vancouver Island (British Columbia, Canada). Proc Natl Acad Sci USA 101:17258–17263

Kneen R, Michael BD, Menson E, Mehta B, Easton A, Hemingway C et al (2012) Management of suspected viral encephalitis in children — Association of British Neurologists and British Paediatric Allergy, Immunology and Infection Group National Guidelines. J Infect 64:449e477

Konsiliarlaboratorium für Frühsommer-Meningoenzephalitis (FSME), Robert-Koch-Institut, Nordufer 20, 13.353 Berlin. ▶ www.rki.de

Koralnik IJ (2019) Can immune checkpoint inhibitors keep JC virus in check? N Engl J Med 380:1667–1668

Langenbruch L, Kramer J, Guler S, Moddel G, Gessner S, Melzer N, Elger CE, Wiendl H, Budde T, Meuth SG, Kovac S (2019) Seizures and epilepsy in multiple sclerosis: epidemiology and prognosis in a large tertiary referral center. J Neurol 266:1789–1795

Lenhard T, Ott D, Jakob NJ, Pham M, Bäumer P, Martinez-Torres F et al (2016) Predictors, neuroimaging characteristics and long-term outcome of severe european tick-borne encephalitis: a prospective cohort study. PLoS One 11(4):e0154143. ► https://doi.org/10.1371/journal.pone.0154143survstat@rki.de

Lugassy MM, Louis ED (2006) Neurologic manifestations of Whipple's disease. Curr Infect Dis Rep 8:301–306

Melliez H, Mary-Krause M, Bocket L, Guiguet M, Abgrall S, De Truchis P, Katlama C, Martin-Blondel G, Henn A, Revest M, Robineau O, Khuong-Josses MA, Canestri A, De Castro N, Joly V, Mokhtari S, Risso K, Gasnault J, Costagliola D, French Hospital Database on HIV (2018) Risk of progressive multifocal leukoencephalopathy in the combination antiretroviral therapy era in the French hospital database on human immunodeficiency virus (ANRS-C4). Clin Infect Dis 67:275–282

Meyding-Lamadé U, Craemer E, Jacobi C, Krone B, Pflausler B, Prange H, Schuchardt V (2018) Virale Meningoenzephalitis, S1-Leitlinie. In: Deutsche Gesellschaft für Neurologie (Hrsg) Leitlinien für Diagnostik und Therapie in der Neurologie

Meyding-Lamadé U, Jacobi C, Martinez-Torres F, Lenhard T, Kress B, Kieser M, Klose C, Einhäupl K, Bösel J, Mackert M-B, Homberg V, Koennecke C, Weißheit G, Claus D, Kieseier B, Bardutzky J, Neumann-Haefelin T, Lorenz MW, Steinmetz H, Gerloff C, Schneider D, Grau A, Klein M, Dziewas R, Bogdahn U, Jakob W, Linker R, Fuchs K, Sander A, Luntz S, Hoppe-Tichy T, Hanley DF, von Kummer R, Craemer E (2019) The German trial on Aciclovir and Corticosteroids in Herpes-simplex-virus-Encephalitis (GACHE): a multicenter,randomized, double-blind, placebocontrolled trial. Neurol Res Pract. ► https://doi.org/10.1186/s42466-019-0031-3

Murthy JM, Sundaram C (2014) Fungal infections of the central nervous system. Handb Clin Neurol 121:1383–1401

Nationales Referenzlabor für durch Zecken übertragene Krankheiten (NRL-ZüK), Friedrich-Loeffler-Institut, Bundesforschungsinstitut für Tiergesundheit, Standort Jena, Naumburger Str. 96a, 07.743 Jena. ► www.fli.de

Prado JCM, Monezi TA, Amorim AT, Lino V, Paladino A, Boccardo E (2018) Human polyomaviruses and cancer: an overview. Clinics (Sao Paulo) 73:e558s–e558s

Prange H (1995) Infektionskrankheiten des ZNS. Chapman & Hall, London. ISBN 3-8261-0066-2

Raschilas F, Wolff M, Delatour F, Chaffaut C, De Broucker T, Chevret S et al (2002) Outcome of and prognostic factors for herpes simplex encephalitis in adult patients: results of a multicenter study. Clin Infect Dis 35:254–260

Reiche W, Schuchardt V, Hagen T et al (2010) Differential diagnosis of intracranial ring enhancing cystic mass lesions – role of diffusion-weighted imaging (DWI) and diffusion- tensor imaging (DTI). Clin Neurol Neurosurg 112:218–225

Reuwer AQ, Heron M, van der Dussen D, Schneider-Hohendorf T, Murk JL (2017) The clinical utility of JC virus antibody index measurements in the context of progressive multifocal leukoencephalopathy. Acta Neurol Scand 136(Suppl 201):37–44

RKI – RKI-Ratgeber – Tollwut. ► https://www.rki.de/DE/Content/Infekt/EpidBull/Merkblaetter/Ratgeber_Tollwut.html#doc2392880bodyText15

Robert Koch-Institut Abfrage der Meldedaten nach Infektionsschutzgesetz (IfSG) über das Web

Robert Koch-Institut (2018) Bericht zur Epidemiologie der Tuberkulose in Deutschland

Ross RS et al (2015) Instructive even after a decade: complete results of initial virological diagnostics and re-evaluation of molecular data in the German rabies virus ‚outbreak' caused by transplantations. Int J Med Microbiol 305:636–643

Ruhnke M, Rickerts V, Cornely OA et al (2011) Diagnosis and therapy of Candida infections: joint recommendations of the German Speaking Mycological Society and the Paul-Ehrlich- Society for Chemotherapy. Mycoses 54:279–310

Rupprecht CE, Hanlon CA, Hemachudha T (2002) Rabies re-examined. Lancet Infect Dis 2:327–343

Schaberg T et al (2017) S2k-Leitlinie: Tuberkulose im Erwachsenenalter. Pneumologie 71:325–397. ► https://doi.org/10.1055/s-0043-105954 (Georg Thieme Verlag KG, Stuttgart. ISSN 0934-8387)

Schmutzhard E, Pfausler B (2018) Tollwut und Borna-virus-Enzephalitis: Fatale „emerging" virale Enzephalitis – ein potenzielles Problem bei Organempfängern. Der Nervenarzt 89:1332–1337

Schwartz S, Kontoyiannis DP, Harrison T et al (2018) Advances in the diagnosis and treatment of fungal infections of the CNS. Lancet Neurol 17:362–372

Siangphoe U et al (2020) Associations of antiretroviral therapy and comorbidities with neurocognitive outcomes in HIV-1 infected patients. AIDS. ▶ https://doi.org/10.1097/QAD.0000000000002491 [Epub ahead of print]

Skripuletz T, Schwenkenbecher P, Pars K et al (2014) Importance of follow-up cerebrospinal fluid analysis in cryptococcal meningoencephalitis. Dis Markers 2014:162576

Snydman DR, Walker M, Zunt JR (2005) Parasitic central nervous system infections in immunocompromised hosts. Clin Infect Dis 40(7):1005–1015

Solomon T, Michael BD, Smith PE, Sanderson F, Davies NWS, Hart IJ et al (2012) Management of suspected viral encephalitis in adults – Association of British Neurologists and British Infection Association National Guidelines. J Infect 64:347–373

Sonneville R, Magalhaes E, Meyfroidt G (2017) Central nervous system infections in immunocompromised patients. Curr Opin Crit Care 23:128–133

Thakur KT, Motta M, Asemota AO, Kirsch HL, Benavides DR, Schneider EB et al (2013) Predictors of outcome in acute encephalitis. Neurology 81:793–800

Tintelnot K, De Hoog GS, Haase G (2013) Fungal infections of the central nervous system in the immunocompetent host. Der Pathologe 34:534–539

Tropeninstitut – Impfung – Tollwutimpfung. ▶ https://tropeninstitut.de/impfungen-a-z/alle-impfungen/tollwut?banner_unsubribe=true

Vukusic S, Rollot F, Casey R, et al (2020) Progressive Multifocal Leukoencephalopathy Incidence and Risk Stratification Among Natalizumab Users in France. JAMA Neurol 77(1):94–102. ▶ https://doi.org/10.1001/jamaneurol.2019.2670

Warrell MJ, Warrell DA (2004) Rabies and other lyssavirus diseases. Lancet 363:959–969

Weber J et al Neurosyphilis, S1-Leitlinie. In: Deutsche Gesellschaft für Neurologie (Hrsg) Leitlinien für Diagnostik und Therapie in der Neurologie

Weber T (2008) Progressive multifocal leukoencephalopathy. Neurol Clin 26:833–854

Weber T, Trebst C, Frye S, Cinque P, Vago L, Sindic CJ, Schulz Schaeffer WJ, Kretzschmar HA, Enzensberger W, Hunsmann G, Luke W (1997) Analysis of the systemic and intrathecal humoral immune response in progressive multifocal leukoencephalopathy. J-Infect-Dis 176:250–254

WHO|Epidemiology and burden of disease. WHO. ▶ https://www.who.int/rabies/epidemiology/en/

WHO|Rabies vaccines: WHO position paper – April 2018. WHO. ▶ https://www.who.int/rabies/resources/who_wer9316/en/

WHO annual rabies cases – Google-Suche. ▶ https://www.google.com/search?client=safari&rls=en&q=WHO+annual+rabies+cases&ie=UTF-8&oe=UTF-8

Wijburg MT, Witte BI, Vennegoor A, Roosendaal SD, Sanchez E, Liu Y, Martins Jarnalo CO, Uitdehaag BM, Barkhof F, Killestein J, Wattjes MP (2016) MRI criteria differentiating asymptomatic PML from new MS lesions during natalizumab pharmacovigilance. J Neurol Neurosurg Psychiatry 87(10):1138–45. ▶ https://doi.org/10.1136/jnnp-2016-313772. Epub 2016 Aug 16. PMID: 27530808

Williamson PR, Jarvis JN, Panackal AA et al (2017) Cryptococcal meningitis: epidemiology, immunology, diagnosis and therapy. Nat Rev Neurol 13:13–24

Zu Rhein GMu, Chou SM (1965) Particles resembling papovavirions in human cerebral demyelinating disease. Science 148:1477–1479

Hirnabszesse

Jörg R. Weber

Inhaltsverzeichnis

U. Meyding-Lamadé et al. (Hrsg.), *Neuroinfektiologie,*
https://doi.org/10.1007/978-3-662-61669-7_8

8.1 Hirnabszess

8.1.1 Einleitung

Hirnabszesse sind fokale eitrige Infektionen im Hirnparenchym, die solitär (ca. 70 %) oder multipel (ca. 30 %) auftreten und meist bakterieller Genese sind. Grundsätzlich können Hirnabszesse außer von Bakterien von einer Vielzahl von Erregern wie Pilzen, Parasiten und Protozoen hervorgerufen werden. Entsprechend mannigfaltig können damit sowohl die Lokalisationen, die Morphologie als auch die klinische Manifestation sein. Staphylokokken und Streptokokken sind die häufigsten Erreger.

8.1.2 Ätiologie und Pathogenese

Bakterielle Hirnabszesse entstehen durch verschiedene Mechanismen und werden durch eine Abwehrschwäche begünstigt.

Am häufigsten ist die lokale Fortleitung eitriger Infektionen des Mittelohrs, des Mastoids (ca. 30–50 %, temporale, zerebelläre Abszesse) und der Nasennebenhöhlen (ca. 10–15 %, frontale Abszesse) sowie von Krankheitserregern bei offenen, penetrierenden Hirnverletzungen und neurochirurgischen Eingriffen (ca. 10–20 %, Abszesslokalisation meist im Eintrittsbereich).

Etwa ein Viertel aller Hirnabszesse ist Folge einer hämatogenen Streuung von dentalen (frontale Abszessbildung bei lokaler Fortleitung aus dem Oberkiefer möglich) und pulmonalen Eiterherden, Osteomyelitiden, Divertikulitiden, eitrigen Hautinfektionen oder Endokarditiden sowie angeborenen Herzerkrankungen. In diesen Fällen findet man häufig multiple Abszesse, bevorzugt im subkortikalen Marklager.

In bis zu 20 % aller Fälle lässt sich kein Fokus feststellen. Bei immunsupprimierten Patienten treten häufiger Hirnabszesse auf, wobei hier auch andere Erreger von besonderer Bedeutung sind.

Die häufigsten Erreger sind aerobe Streptokokken (ca. 40–60 %), anaerobe Bakterien (ca. 30–60 %), Gram-negative Enterobakterien (ca. 20–30 %) und Staphylokokken (ca. 10–20 %). Mischinfektionen sind mit bis zu 60 % ausgesprochen häufig.

In der Frühphase der Abszessbildung, im Stadium der Zerebritis, findet man eine noch nicht scharf begrenzte Besiedelung des Hirnparenchyms mit Bakterien und neutrophilen Granulozyten. Es entwickelt sich dann eine zentrale Nekrose mit ausgeprägtem umgebendem Ödem. Innerhalb von ca. 14 Tagen entsteht, nach Infiltration von Makrophagen und Fibroblasten, eine feste fibröse Kapsel, die eine weitere Ausbreitung der Infektion verhindert.

8.1.3 Klinik, Symptomatik

Der Krankheitsverlauf kann sehr unterschiedlich sein, ist aber meist subakut und entwickelt sich in Tagen bis wenigen Wochen. Etwa zwei Drittel der Patienten leiden unter Kopfschmerzen, fokalneurologischen Ausfällen und sind in Abhängigkeit von Größe und Lokalisation bewusstseinsgestört oder persönlichkeitsverändert. Ca. 50 % der Patient haben Fieber. Nur ca. 20 % weisen lokalisationsabhängig meningeale Zeichen auf. Die typische Trias besteht aus

- Kopfschmerzen 69 %,
- Fieber 53 %,
- Fokale neurologische Ausfälle 48 %,

wobei nur 20 % der Patienten alle 3 Symptome gleichzeitig aufweisen.

8.1.4 Epidemiologie

Die Inzidenz liegt zwischen 0,3 und 2,7/100000 Personen, wobei die aktuellen Studien eine Inzidenz von 0,3–0,4/100000 in Europa zeigen. Männer sind etwa doppelt so oft betroffen wie Frauen. Eine Häufung findet sich auch bei Kindern zwischen dem 5. und 10. Lebensjahr. Prädisponierende Faktoren sind kongenitale Herzfehler oder pulmonale arteriovenöse Malformationen mit Rechts-Links-Shunt, Diabetes mellitus, Niereninsuffizienz, chronische Lebererkrankungen und eine reduzierte Abwehrlage.

8.1.5 Diagnostische Abklärung und Differenzialdiagnose

Der Schlüssel zur richtigen Diagnose ist der Nachweis des Abszesses in der Bildgebung und die Differenzierung von anderen Krankheitsprozessen.

Wichtige Differenzialdiagnosen sind
- Glioblastome
- Zerebrale Metastasen
- ZNS-Lymphome
- Toxoplasmose (bei Immunsuppression)

Seltenere Differenzialdiagnosen sind
- Atypische Läsionen bei multipler Sklerose
- ADEM (akute demyelinisierende Enzephalomyelitis)
- Virale Enzephalitiden
- Atypisch konfigurierte zerebrale Infarkte

Toxoplasmose-Herde bei immunsupprimierten Patienten (AIDS, jahrelange Immunsuppression z. B. nach Organtransplantationen, rheumatische Erkrankungen etc.) können das Bild multifokaler Hirnabszesse zeigen. Die Diagnose lässt sich durch Antikörpernachweis im Liquor aber häufig auch durch entsprechendes Ansprechen auf eine Therapie mit Pyrimethamin plus Sulfadiazin stellen. Die Toxoplasmose-PCR im Liquor ist in der Frühphase der Erkrankung sehr sensitiv allerdings nicht im späteren Krankheitsverlauf, der mit der Abszessbildung und dem entsprechenden multifokalen klinischen Bild einhergeht.

Zerebrale Bildgebung: Das kraniale Computertomogramm (cCT) zeigt im Stadium der Zerebritis ein unscharf begrenztes hypodenses Areal mit zunehmender inhomogener Kontrastmittelaufnahme und raumforderndem, perifokalem Ödem. Der reife Abszess ist eine zentral hypodense Läsion mit intensiver ringförmiger Kontrastmittelanreicherung und umgebendem Ödem von meist deutlich raumfordernder Wirkung. Bei diagnostizierten Hirnabszessen hat die cCT Untersuchung in der Verlaufsbeurteilung aufgrund der einfachen Durchführbarkeit unverändert einen Stellenwert.

Das Magnetresonanztomogramm des Schädels (cMRT) ist bei der Suche nach Hirnstammabszessen im Hirnstamm und in der hinteren Schädelgrube dem cCT überlegen. Das cMRT verbessert die Abgrenzung gegenüber Hirntumoren und demyelinisierenden Läsionen deutlich. Diffusionsgewichtetes cMRT (DWI, ADC) sowie Diffusionstensor cMRT haben jeweils eine Sensitivität von 95 % und eine Spezifität von 96 % in der Abgrenzung von Hirnabszessen zu Hirntumoren und Metastasen (▫ Abb. 8.1).

Die MRT-Spektroskopie kann diese Differenzierung noch weiter verbessern und die Unterscheidung von Abszess und Tumor sinnvoll ergänzen. Die 3 Tesla MR Spektroskopie kann zudem zwischen aeroben und anaeroben bakteriellen Erregern differenzieren.

Fokussuche: Bei einem Hirnabszess muss grundsätzlich nach einem Fokus gefahndet werden.

Vordringlich sind eine HNO-ärztliche Untersuchung sowie die Suche nach vereiterten Zähnen, ergänzt durch eine Darstellung der Nasennebenhöhlen, des Mastoids, der Schädelbasis und der Kiefer.

Wichtig ist auch die Fokussuche in anderen Organsystemen insbesondere die radiologische Untersuchung der Lunge (Thoraxröntgen oder CT), die transösophageale echokardiografische Suche nach einer Endokarditis und die zumindest sonografische Untersuchung des Abdomens, sowie eine klinische Inspektion der Haut.

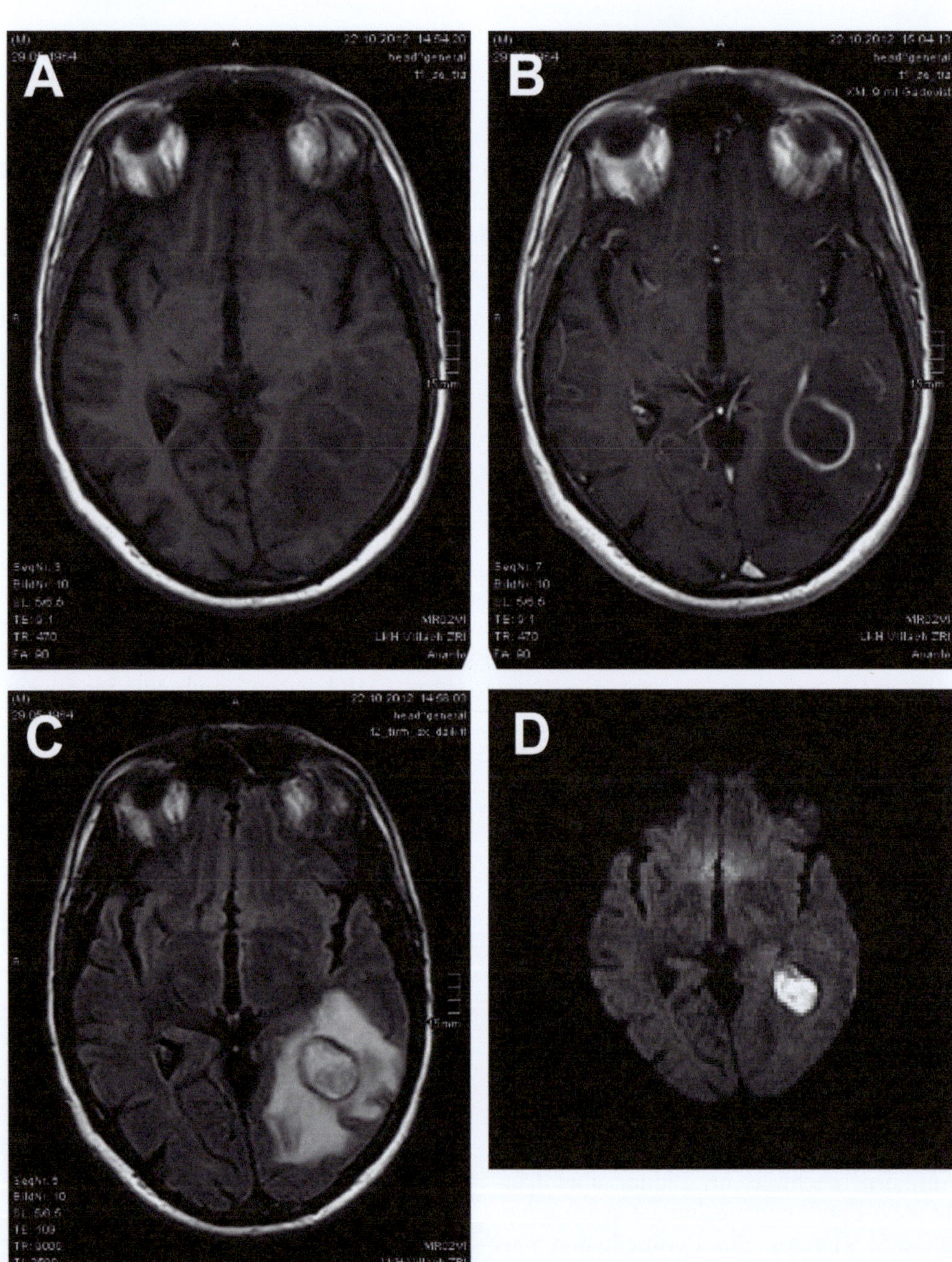

Abb. 8.1 Es zeigt sich ein typischer Hirnabszess im Stadium der Kapselbildung. A und C, T1 Gewichtung mit und ohne Kontrastmittel zeigt eine zentrale Hypointensität mit KM Aufnahme der Kapsel. B, die T2 FLAIR Gewichtung macht die erhebliche Ödembildung deutlich. D zeigt in der Diffusionsgewichtung eine Diffusionsrestriktion

Sonstige Laborbefunde: Das C-reaktive Protein ist bei immunkompetenten Patienten der beste Parameter und ist bei 60–90 % der Patienten erhöht. Höheres CRP scheint auch mit der Abszessgröße und der wiederholten Aspiration zu korrelieren. Procalcitonin ist von untergeordneter Bedeutung beim Hirnabszess, da meist keine relevante systemische Infektion besteht.

Liquor: Die Liquordiagnostik ist von untergeordneter Bedeutung und die Indikation muss sorgfältig abgewogen werden. Der Liquor, der nur entnommen werden darf, wenn keine Herniationsgefahr besteht, weist überwiegend unspezifische entzündliche Veränderungen mit meist nur geringer bis mäßiger Pleozytose (Zellzahl <500/µl) und mäßiger Eiweißerhöhung auf. Auch normale Liquorbefunde sind möglich.

Erregernachweis: Der Erregernachweis aus aspiriertem oder operativ entferntem Abszessmaterial gelingt in bis zu 80 %. Blutkulturen sind nur zu ca. 10 % positiv, Liquorkulturen meist steril. Mitunter lassen sich durch den Keimnachweis aus einem Fokus Rückschlüsse auf den Erreger des zerebralen Abszesses ziehen.

8.1.6 Therapie

Die Zerebritis wird zunächst nur antibiotisch behandelt. Beim reifen Abszess hängt das Vorgehen von Größe, Lokalisation und Anzahl der Läsionen ab.

Bei Abszessen mit einem Durchmesser bis größer 2,5 cm besteht eine Operationsindikation. Größere zuggängige Abszesse werden vorzugsweise durch navigierte Aspiration wenn möglich unter Ultraschallkontrolle relativ komplikationsarm behandelt. Allerdings muss der Eingriff häufig nach einigen Tagen wiederholt werden. Alternativ kann ein Katheter zur externen Drainage und Spülung in die Abszesshöhle gelegt werden.

Eine Kraniotomie und offene Abszessexzision ist bei sehr großen Abszessen mit drohender Herniation, bei Abszessen traumatischer Genese, die Fremdkörper enthalten und bei gekammerten Abszessen indiziert. Bei der Frage der Abszesskapselentfernung sind immer die Sekundärschäden abzuwägen.

Bei multiplen Abszessen, im Hirnstamm oder tief gelegenen Abszessen, und kleinere Abszessen ist eine konservative Behandlung sinnvoll.

Besteht ein Hydrozephalus oder ein Ventrikelempyem, muss eine externe Ventrikeldrainage angelegt werden.

Eitrige Herde im HNO-Bereich sollten möglichst rasch operativ saniert werden. Andere Foci müssen konservativ oder operativ saniert werden.

Antibiotika-Therapie: Die kalkulierte Antibiotika-Therapie ist in ◘ Tab. 8.1 dargestellt. Bei erfolgreichem Erregernachweis ist die Therapie nach Antibiogramm zu modifizieren. Wegen der Häufigkeit von Mischinfektionen sollte auch beim Nachweis eines einzelnen Erregers weiterhin ein breites Keimspektrum abgedeckt werden.

Steroide: Steroide sind nur anzuwenden, wenn aufgrund einer deutlich raumfordernden Wirkung eine rasche Reduktion des Ödems erforderlich ist (Dexamethason Initialdosis 40 mg gefolgt von 3 x 4–8 mg/d).

Hinzuweisen ist auch auf die weitere Reduktion der ohnehin schon schlechten Penetration von Antibiotika in den Abszess durch Steroide. Daher sollte die Anwendung nur kurzzeitig und zurückhaltend sein.

Antikonvulsiva: Der Nutzen einer generellen prophylaktischen antikonvulsiven Therapie bei Hirnabszessen ist durch Studien nicht belegt. Eine antikonvulsive Prophylaxe ist bei Patienten mit Abszessen in supratentoriellen epileptogenen Arealen in Ausnahmefällen zu erwägen. Allerdings sollte die antikonvulsive Therapie nach 3 Wochen unter EEG-Kontrolle wieder beendet werden.

Tab. 8.1 Antibiotika Kombinationen beim Hirnabszess

Patienten Charakteristika	Antibiotikakombinationen
Ambulant erworben	+ Metronidazol (4 x 500 mg) + Flucloxacillin (4 x 3 g)/Rifampicin (1 x 600 mg)/ Fosfomycin (3 x 5 g, bei Knochenbeteiligung)/Linezolid (2 x 600 mg)
Nosokomial/posttraumatisch	Vancomyin (2 x 1 g[a])/Linezolid (2 x 600 mg) + Cefotaxim (4 x 3 g)/Ceftriaxon (2 x 2 g) + Metronidazol (4 x 500 mg) oder Vancomyin (2 x 1 g[a])/Linezolid (2 x 600 mg) + Meropenem (3 x 2 g)
Immunsuppression (Chemotherapie, Organtransplantation, AIDS, Chemotherapie	Vancomyin (2 x 1 g[a])/Linezolid (2 x 600 mg) + Meropenem (3 x 2 g) + ggf. Cotirmoxazol (Norcardien) + ggf. Amphothericin (Kryptokokken) + ggf. Pyrimethamin/Sulfathiazin (Toxoplasmen)

[a]Unter Spiegelkontrolle, / = oder

8

8.1.7 Therapiekontrolle, Behandlungsdauer und Komplikationen

Bei klinischer Besserung, Regredienz des CT bzw. MRT-Befundes und Normalisierung des C-reaktiven Proteins kann bei operativ sanierten Hirnabszessen die Antibiotika-Therapie nach frühestens 4 Wochen beendet werden. Bei konservativ behandelten Hirnabszessen sollten Antibiotika mindestens 6–8 Wochen gegeben werden.

Antibiotika, die oral weitergeführt werden können, ermöglichen eine unkomplizierte Fortführung der Therapie.

Norcardiesabszesse bedürfen einer Behandlung mit Linezolid und Cotrimoxazol bis zu einem Jahr. Listerienabszesse müssen entweder mit Ampicillin oder Meropenem analog der Meningitisbehandlung, allerdings mindesten 4 Wochen behandelt werden.

Insbesondere in der akuten Phase sind die Entwicklung von Hirndruck sowie die folgende Einklemmung oder ein zirkulatorischer Hydrozephalus lebensgefährliche Komplikationen (siehe auch 14.2).

8.1.8 Prognose

Die Letalität des bakteriellen Hirnabszesses liegt bei 5–15 %. Prognostisch ungünstige Faktoren sind das Vorliegen einer deutlichen Bewusstseinsstörung bei Behandlungsbeginn und ein höheres Lebensalter; die Größe des Abszesses hat keinen prädiktiven Charakter. Von den Überlebenden entwickeln ca. 30 % eine symptomatische Epilepsie, ca. 20–40 % behalten fokalneurologische oder neuropsychologische Residualsymptome unterschiedlicher Schwere. In ca. 5 % aller Fälle ist mit Rezidiven zu rechnen.

8.2 Subdurales und epidurales Empyem

8.2.1 Definition

Subdurale Empyeme sind Eiteransammlungen zwischen der Dura mater und der Arachnoidea, die sich über den ganzen supra- oder infratentoriellen Subduralraum ausdehnen können. Epidurale Empyeme sind Eiteransammlungen zwischen der Dura und dem Knochen

8.2.2 Ätiologie und Pathogenese

Subdurale und epidurale Empyeme entstehen überwiegend per continuitatem, ausgehend von Sinusitiden oder otogenen Infektionen. Gelegentlich entstehen sie als Folge eines Schädel-Hirn-Traumas, sehr selten durch hämatogene Streuung.

Die häufigsten Erreger sind aerobe und anaerobe Streptokokken, Staphylokokken und Gram-negative Stäbchen. Im Unterschied zum Hirnabszess sind Mischinfektionen selten.

8.2.3 Klinik, Symptomatik

Das subdurale und epidurale Empyem ist in der Regel eine fulminant verlaufende Erkrankung, bei der es rasch zu Fieber (ca. 80 %), Kopfschmerzen (ca. 70–80 %), fokalneurologischen Symptomen (ca. 80 %), insbesondere Hemiparesen, Bewusstseinstrübung (ca. 70 %), Meningismus (ca. 60–70 %) und epileptischen Anfällen (ca. 50 %) kommt. Häufig ist bereits eine Sinusitis, Otitis oder Mastoiditis bekannt.

8.2.4 Epidemiologie

Subdurale Empyeme sind ungefähr fünfmal seltener als Hirnabszesse und treten erheblich häufiger bei Männern als bei Frauen auf, mit einem deutlichen Erkrankungsgipfel in der 2. Lebensdekade. Epidurale Empyeme sind sehr selten.

8.2.5 Diagnostische Abklärung

Zerebrale Bildgebung: Im cCT stellen sich subdurale Empyeme als sichelförmige Hypodensität über den Hemisphären oder im Interhemisphärenspalt dar. Im T2-gewichteten cMRT sind diese Veränderungen hyperintens, in der T1-Gewichtung hypo- oder isodens. Meist findet man eine gyrale Kontrastmittelanreicherung (▶ Abschn. 8.1.5).

8.2.6 Therapie

Subdurale und epidurale Empyeme sind Notfälle, bei denen neben einer sofortigen Antibiotika-Therapie (◘ Tab. 8.1) unverzüglich eine neurochirurgische Intervention mit Aspiration und Drainage des Eiters, gelegentlich auch eine Kraniotomie, erfolgen müssen. Daneben ist die rasche operative Sanierung von Herden im Schädelbereich anzustreben.

8.2.7 Prognose

Die Letalität ist mit bis zu 30 % hoch; bei Behandlungsbeginn komatöse Patienten haben eine deutlich schlechtere Prognose. Überlebende Patienten können sich jedoch zum Großteil innerhalb von Monaten erstaunlich gut erholen und eine funktionell befriedigende oder gute Restitution erlangen.

Literatur

Bajpai A, Prasad KN, Mishra P, Gupta RK, Singh AK, Ojha BK (2014) Multimodal approach for diagnosis of bacterial etiology in brain abscess. Magn Reson Imaging 32:491–496

Bodilsen J, Brouwer MC, Nielsen H, Van De Beek D (2018) Anti-infective treatment of brain abscess. Expert Rev Anti Infect Ther 16:565–578

Bodilsen J, Dalager-Pedersen M, van de Beek D, Brouwer MC, Nielsen H (2020) Long-term Mortality and Epilepsy in Patients After Brain Abscess: A Nationwide Population-Based Matched Cohort Study. Clin Infect Dis 71(11):2825–2832. ▶ https://doi.org/10.1093/cid/ciz1153.

Bodilsen J, Dalager-Pedersen M, van de Beek D, Brouwer MC, Nielsen H (2020) Risk factors for brain abscess: a nationwide, population-based, nested case-control study. Clin Infect Dis 71:1040–1046

Brouwer MC, van de Beek D (2017) Epidemiology, diagnosis, and treatment of brain abscesses. Curr Opin Infect Dis 30:129–134

Brouwer MC, Coutinho JM, van de Beek D (2014a) Clinical characteristics and outcome of brain abscess: systematic review and meta-analysis. Neurology 82:806–813

Brouwer MC, Tunkel AR, McKhann GM 2nd, van de Beek D (2014b) Brain abscess. N Engl J Med 371:447–456

Jim KK, Brouwer MC, van der Ende A, van de Beek D (2012) Cerebral abscesses in patients with bacterial meningitis. J Infect 64:236–238

Marra CM (2018) Central nervous system infection with Toxoplasma gondii. Handb Clin Neurol 152:117–122

Myelitis

Martin Stangel, Corinna Trebst, Uta Meyding-Lamadé und Eva Maria Craemer

Inhaltsverzeichnis

U. Meyding-Lamadé et al. (Hrsg.), *Neuroinfektiologie*,
https://doi.org/10.1007/978-3-662-61669-7_9

Man sollte beständig die Wirkung der Zeit und die Wandelbarkeit der Dinge vor Augen haben {…} Arthur Schopenhauer (1788–1860)

9.1 Einleitung

Martin Stangel und Corinna Trebst

Erreger können entweder direkt oder indirekt über das Auslösen einer Autoimmunreaktion das Rückenmark schädigen. Der Begriff Myelopathie beschreibt eine Schädigung des Rückenmarkes, während die Myelitis eine Entzündung des Rückenmarks im engeren Sinn darstellt. Dabei werden unterschiedliche Begriffe entsprechend der Lokalisation der Schädigung im Rückenmark verwendet, die auch mit unterschiedlichen klinischen Präsentationen einhergehen: Eine transverse Myelitis ist in der Regel auf ein oder wenige spinale Segmente beschränkt, während eine longitudinale extensive transverse Myelitis (LETM) sich über drei oder mehr Segmente ausdehnt. Auch spinale Kompressionen können z. B. durch Abszesse auftreten. Der schwerpunktmäßige Befall der Vorderhornzellen wird als akute schlaffe Paralyse (acute flaccid paralysis, AFP) bezeichnet. Sind die spinalen Wurzeln mit betroffen, wird von einer Myeloradikulitis gesprochen.

Eine Vielzahl von Erregern (Viren, Bakterien, Pilze, Parasiten) kann eine Myelitis verursachen (◘ Tab. 9.1). Dabei haben einige Erreger eine typische Prädilektion für bestimmte Strukturen. Genaue Zahlen zur Epidemiologie von infektiösen Myelitiden liegen nicht vor. Sicherlich sind diese aufgrund des unterschiedlichen Vorkommens der jeweiligen Erreger regional verschieden. Das bedeutet auch, dass für die Suche der Erreger die Reiseanamnese in einigen Fällen von ganz entscheidender Bedeutung ist (◘ Tab. 9.2). Selbstverständlich können auch weitere Erreger, die hier nicht aufgelistet oder beschrieben sind, eine Myelitis oder einen spinalen Abszess verursachen. Die Zahl der Fallberichte in der Literatur ist groß und kann hier nicht komplett aufgelistet werden. In diesem Kapitel werden die häufigsten und typischen Erreger einer Myelitis abgehandelt.

9.2 Klinische Symptomatik

Die klassische klinische Symptomatik bei Läsionen im Rückenmark äußert sich als Querschnittssyndrom mit Para- oder Tetraparese. Durch die topische Anordnung der Fasertrakte im Rückenmark können allerdings je nach Befall unterschiedliche Symptome im Vordergrund stehen (◘ Abb. 9.1).

Ist das zentrale Rückenmark betroffen, kommt es zu einer kompletten zentralen Para-/Tetraparese, welche bei akuten Prozessen anfänglich jedoch aufgrund der spinalen Schockphase schlaff imponieren kann. Bei Läsionen im zervikalen Rückenmark tritt eine Tetraparese auf, die, wenn sie oberhalb von C4 lokalisiert ist, auch die Atemmuskulatur betrifft, sodass eine maschinelle Beatmung notwendig ist. Bei Läsionen im oberen thorakalen Rückenmark kommt es zur typischen spastischen Paraparese der Beine mit Blasenstörung. Bei Läsionen im lumbalen Rückenmark und am Konus bzw. Kauda entwickelt sich keine Spastik mehr und es kommt zu einer schlaffen Paraparese. Bei einem kompletten Querschnitt findet sich auch ein sensibler Spiegel mit Ausfall aller sensiblen Qualitäten abwärts der Höhe der Läsion. Bei infektiösen Myelitiden ist das zentrale Rückenmark z. B. bei tuberkulöser Myelitis, der Schistosomiasis oder auch bei einigen Herpesviren betroffen. Nicht immer ist der komplette Querschnitt betroffen, sodass nicht immer alle Symptome auftreten müssen. Da sich bei den meisten infektiösen Myelitiden die Symptomatik akut innerhalb von Stunden bis Tagen entwickelt, wird auch von einer akuten transversen Myelitis gesprochen. Diese ist typischerweise auf

Tab. 9.1 Wichtige Erreger, die eine Myelitis verursachen können. (Nach Montalvo und Cho 2018 und Grill 2018)

Viren	DNA Viren	Herpesviren	– Herpes simplex Virus 1 (HHV1) – Herpes simplex Virus 2 (HHV2) – Varizella Zoster Virus (VZV, HHV3) – Epstein-Barr-Virus (EBV, HHV4) – Zytomegalie-Virus (CMV, HHV5) – Humanes Herpes Virus 6 (HHV6) – Humanes Herpes Virus 7 (HHV7)
	RNA Viren	Flaviviren	– West-Nil-Virus – Frühsommer-Meningoenzephalitis-Virus (FSME) – Dengue-Virus – Japanische-Enzephalitis-Virus – St. Louis-Enzephalitis-Virus – Hepatitis-C-Virus – Zika-Virus
		Alphaviren	– Chicungunya-Virus
		Orthomyxoviren	– Influenza-Virus-A
		Paramyxoviren	– Mumps-Virus – Masern-Virus
		Picornaviren	– Polioviren – Enteroviren (bes. D68, 71) – Coxsackie-Viren (bes. A9, A16, B2, B4) – Echoviren – Hepatitis-A-Virus
		Retroviren	– Humanes-Immundefizienz-Virus (HIV) – Humanes-T-cell-lymphotropes Virus (HTLV-1)
		Rhabdoviren	– Tollwutvirus
Bakterien	Pyogene Bakterien	Gram-positiv	– Staphylokokken – Streptokokken – Propionibacterium acnes
		Gram-negativ	– Proteus species – Salmonellen – Enterobacter – Serratia – Pseudomonas aeruginosa
	Spirochäten	– Treponema pallidum – Borrelia burgdorferi	
	Verschiedene	– Mycobakterien – Mycoplasmen – Brucella Spezies – Bartonella henselae	

(Fortsetzung)

9

Tab. 9.1 (Fortsetzung)

Pilze	– Cryptococcus neoformans – Aspergillus – Coccidioides immitis – Candida Spezies – Blastomyces dermatidis – Histoplasma capsulatum
Parasiten	– Schistosoma mansoni – Schistosoma haematobium – Taenia solium – Toxoplasma gondii – Echinococcus granulosum – Gnathostoma spinigerum – Toxocara canis – Strongyloides stercoralis – Paragonimus – Angiostrongylus cantonesis

Tab. 9.2 Endemische Verbreitung einiger ausgesuchter Erreger, die eine Myelitis verursachen können und nicht weltweit vorkommen

Erreger		**Endemische Region**
Viren	HTLV-1	Japan, Subsahara-Afrika, Mittlerer Osten, Karibische Inseln, Zentral- und Südamerika
	Poliovirus	Subsahara-Afrika, Mittlerer Osten, Indien
	Japanische-Enzephalitis-Virus	China, Süd- und Südostasien
	Dengue-Virus	Zentral- und Südamerika, Subsahara-Afrika, Süd- und Südostasien
	West-Nil-Virus	Nordamerika, Südeuropa, Russland, Subsahara-Afrika, Australien, Neuseeland (erste Fälle in Deutschland beschrieben)
	FSME	Europa, Russland, China
Bakterien	Borrelia burgdorferi	Zentraleuropa, Nordamerika
Pilze	Blastomyces dermatitidis	USA (Süden, mittlerer Westen, Osten)
	Coccidioides immitis	Südliche USA, Mexiko, Zentral- und Südamerika
Parasiten	Gnathostoma spinigerum	Südostasien, Lateinamerika
	Echinokokkus granulosum	Mittlerer Osten, Südamerika, Neuseeland, Mittelmeerküste
	Taenia solium	Zentral- und Südamerika, Subsahara-Afrika, Süd- und Südostasien
	Schistosoma mansoni	Zentral- und Südamerika, Subsahara-Afrika
	Schistosoma haematobium	Subsahara-Afrika

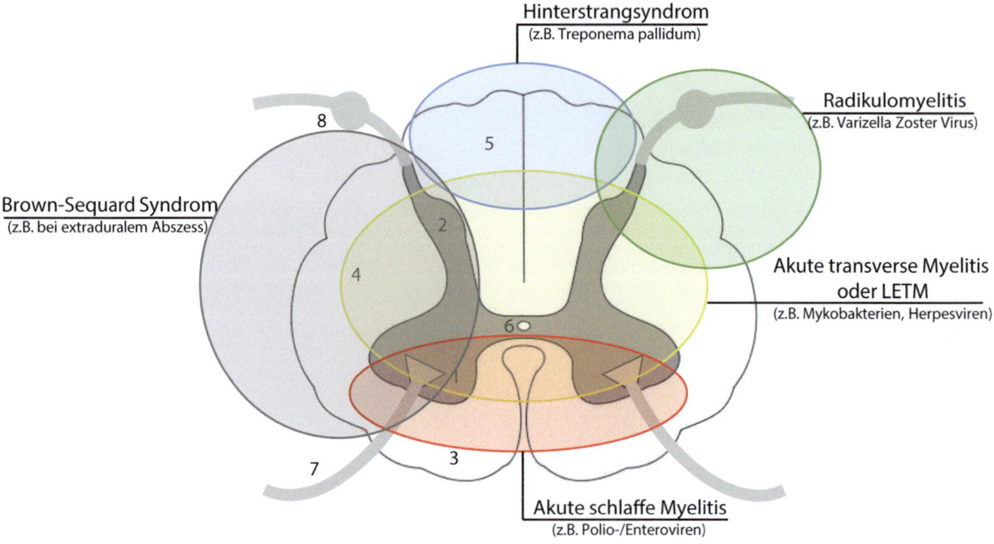

9

Abb. 9.1 Schematische Darstellung des Rückenmarkquerschnitts mit Lokalisation der Schädigung bei verschiedenen klinischen Manifestationen von erregerbedingten Myelitiden

wenige Höhen beschränkt. Sind mehr als 3 Wirbelkörperhöhen betroffen, handelt es sich um eine longitudinale extensive transverse Myelitis (LETM).

Das klassische spinale Halbseitensyndrom ist das Brown-Sequard-Syndrom, welches in klinisch reiner Form nur sehr selten auftritt. Es kommt dabei zu einer schlaffen, atrophen Parese auf der Seite und Höhe der oberen Begrenzung der Läsion und einer spastischen Parese unterhalb der Läsion. Sensibel kommt es zu einer dissoziierten Empfindungsstörung mit Störung der Hinterstränge mit Aufhebung der Vibrationsempfindung, des Lagesinns und der taktilen Diskrimination auf der Läsionsseite, während auf der Gegenseite die Schmerz- und Temperaturempfindung gestört sind.

Sind präferenziell die Vorderhörner betroffen, wie dies z. B. bei Polioviren und anderen Enteroviren der Fall ist, so kommt es zu einem Ausfall der alpha-Motoneurone. Klinisch äußert sich die Symptomatik dann als schlaffe Parese mit Areflexie. Die Symptomatik kann rein motorisch sein. Bei akutem Auftreten wird von einer akuten schlaffen Paralyse gesprochen.

Sind überwiegend die Hinterstränge (Funiculus posterior/Fasciculus cuneatus et gracilis) betroffen, so kommt es zu entsprechenden sensiblen Ausfällen der Propriorezeption (Vibrationssinn, Lagesinn und taktile Diskrimination). Man spricht von einem Hinterstrangsyndrom. Infektiöse Ursachen können hier die Lues oder auch eine HIV-Myelopathie sein.

Beim Elsberg-Syndrom sind der Konus und die Kauda betroffen mit schlaffer Paraparese und Blasenstörung.

Bei einigen Erregern können auch die dorsalen Rückenmarkswurzeln betroffen sein, sodass es dann zu einer Radikulomyelitis kommt. Dies ist typisch z. B. bei einer VZV-Reaktivierung aufgrund der Persistenz des VZV in den Dorsalganglien.

Eine infektiös bedingte Myelitis tritt in aller Regel akut innerhalb von Stunden oder wenigen Tagen auf. Nur selten kommt es zu chronischen Verläufen, die über Monate und Jahre langsam progredient sind und wie eine neurodegenerative Erkrankung imponieren können. Der klassische Vertreter einer solchen chronischen Myelitis ist die durch das humane T-Zell lymphotrophe Virus-1 (HTLV-1) bedingte HTLV-assoziierten Myelopathie/tropische spastische Paraparese (HAM/TSP).

Bei hyperakutem Beginn sollte eine vaskuläre Ursache mit in Betracht gezogen werden. Dies kann auch im Sinn einer Vaskulitis oder Vaskulopathie sekundär bei Neuroinfektionen auftreten, z. B. bei Lues oder nach VZV-Infektionen/Reaktivierungen.

9.3 Diagnostische Abklärung und Differenzialdiagnose

Patienten mit einer akuten spinalen Symptomatik sind immer als Notfall zu betrachten und bedürfen einer unmittelbaren Abklärung. Dabei ist die notfällige Durchführung einer spinalen MRT die erste Maßnahme. Diese soll in erster Linie eine kompressive Ursache, die einer neurochirurgischen Intervention bedarf, nachweisen bzw. ausschließen. Mit der MRT kann aber auch die Myelitis als solche visualisiert werden. Bei der Erstabklärung sollte immer auch eine Untersuchung mit einem Kontrastmittel (Gadolinium) erfolgen. Das Erscheinungsbild einer infektiösen Myelitis im MRT kann sehr variabel sein. Typisch sind kurzstreckige zentrale Läsionen mit und ohne Kontrastmittelaufnahme bei einer akuten transversen Myelitis. Bei einer LETM sind die Läsionen über mehrere Höhen ausgedehnt. Die Kontrastmittelanreicherung kann dabei über mehrere Höhen oder umschrieben auftreten. Bei großen Läsionen kommt es oft zu einem ausgeprägten Ödem mit raumforderndem Charakter. Abszesse sind oft extradural und haben einen komprimierenden Effekt auf das Rückenmark. Bei einigen insbesondere viralen Myelitiden kann das spinale MRT auch normal sein. Das im MRT erkennbare Muster kann für die Einordnung einer Myelitis sehr hilfreich sind, z. B. ob die Myelitis langstreckig ist, segmental, zentral gelegen oder exzentrisch lokalisiert ist (◘ Abb. 9.2).

Ist ein MRT nicht möglich, muss zumindest eine CT über die klinisch betroffenen Höhen durchgeführt werden. Im weiteren Verlauf sollte auch eine MRT des Kopfes durchgeführt werden, da viele Erreger nicht nur das Rückenmark befallen können. Auch für die Differenzialdiagnose ist das MRT des Kopfes wichtig.

Der Nachweis einer entzündlichen Ursache einer Myelonläsion erfolgt durch die Untersuchung des Liquors. Dieser ist zusammen mit Blutuntersuchungen entscheidend für die Diagnosestellung. Eine Liquorzellzahl >50/µl sollte immer an eine infektiöse Ursache denken lassen. Allerdings kann selten, insbesondere bei viralen Myelitiden, die Zellzahl auch normal sein, ebenso wie die weiteren Routineparameter im Liquor. Ganz entscheidend für die korrekte Diagnosestellung sind die weiteren serologischen, virologischen und mikrobiologischen Untersuchungen. Diese sollten recht breit veranlasst werden, da MRT und Routine-Liquor nicht spezifisch sind. Mit entscheidend ist dabei die Anamnese und für einige Erreger auch die Reiseanamnese des Patienten. In der initialen Abklärung einer Myelitis muss insbesondere autoimmunen Ursachen nachgegangen werden, da diese häufiger vorkommen als infektiöse Ursachen (◘ Tab. 9.3).

Der erfolgreiche Nachweis eines infektiösen Agens als ursächlichem Erreger für eine Myelitis gelingt nicht immer. Die Anzucht des Erregers aus dem Liquor gelingt

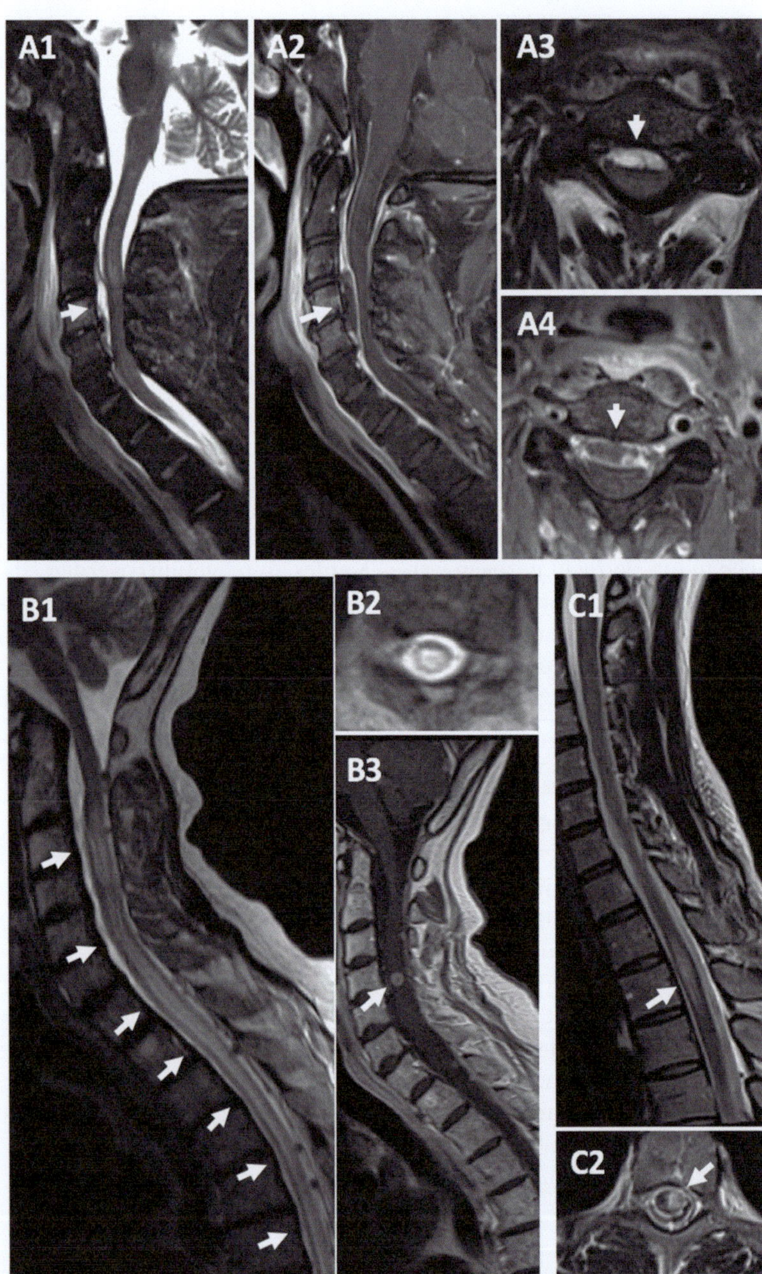

Abb. 9.2 Spinales MRT. **A** Zervikaler Abszess mit Staphylokokkus aureus mit raumforderndem Effekt mit Maximum auf Höhe HWK 4 (*A1* T2-Wichtung, *A2* T1-Wichtung mit Gadolinium, *A3* axial T2, *A4* axial T1 mit Gadolinium); **B** LETM fast das gesamte cervikale und thorakale Myelon betreffend bei tuberkulöser Myelitis (*B1* T-2 Wichtung) mit zentraler Lokalisation, die fast den gesamten Durchmesser betrifft (*B2* axiale T2) und Gadolinium-anreicherndem Granulom (*B3*). **C** Kurzstreckige, exzentrisch gelegene Myelitis

■ Tab. 9.3 Autoimmune (nicht infektiöse) Ursachen einer Myelitis

Erkrankung	Wichtige diagnostische Maßnahmen
Multiple Sklerose (MS)	– Im MRT örtliche und möglicherweise auch zeitliche Dissemination
Neuromyelitis-optica-Spektrum-Erkrankungen (NMOSD)	– Langstreckige extensive transverse Myelitis (LETM) – Antikörper gegen AQP4 oder MOG
Systemischer Lupus Erythematodes (SLE)	– ANA und anti-dsDNA Antikörper
Sjögren-Syndrom	– ANA, ENA (mit anti-SSA (Ro) Antikörpern) – Objektivierbare Xerostomie und Xerophthalmie (Saxon und Schirmer Test) – Ggf. Speicheldrüsen-(Lippen-)biopsie
Neurosarkoidose	– Typischerweise LETM – Thorax-CT – Ggf. FDG-PET – Biopsie
M. Behçet	– Rezidivierende Aphten und Schleimhautulzera, posteriore Uveitis, Erythema nodosum
Mixed connective tissue disease (MCTD)	– Anti-U1-RNP Antikörper
Paraneoplastisch	– Anti-neuronale Antikörper – Tumorsuche, ggf. FDG-PET

nur selten, am häufigsten noch bei bakteriellen Infektionen. Der Nachweis von Erreger-DNA oder -RNA im Liquor wird in der Regel mittels PCR geführt. Erregerantigene können durch ELISA oder auch Blot-Verfahren nachgewiesen werden. Oft sind die Methoden zum direkten Nachweis des Erregers oder von Erregerbestandteilen nicht zuverlässig genug, sodass ein indirekter Nachweis über erregerspezifische Antikörper geführt wird. Insbesondere die intrathekale Antikörperproduktion, die sich durch den antikörperspezifischen Index (AI) berechnen lässt (▶ Abschn. 4.4), ist ein wichtiges Analyseverfahren. Welcher Test eingesetzt wird, hängt vom gesuchten Erreger und auch vom Zeitpunkt im Verlauf der Erkrankung ab. So sind die direkten Erregernachweise oft nur in den ersten Tagen der Erkrankung positiv, während zu späteren Zeitpunkten der AI positiv ist.

Neurophysiologische Untersuchungen sind bei Myelitiden insbesondere dann hilfreich, wenn ein Vorderhornsyndrom vorliegt. Hier zeigt sich bei den Nervenleitgeschwindigkeiten und in der Elektromyografie eine Schädigung der motorischen Nerven und eine Denervierung im Muskel. Auch sensibel und motorisch evozierte Potenziale sind bei Myelitiden oft pathologisch.

Weitere Untersuchungen wie z. B. Thoraxröntgen, Thorax-CT, Abdomen-Sonografie und -CT sind abhängig vom vermuteten Erreger und davon, welche weiteren Symptome dieser durch Befall weiterer Organe verursachen kann. Bei unbekanntem Erreger können solche Zusatzuntersuchungen auch Hinweise auf einen Erreger geben.

9.4 Bakteriell verursachte Myelitiden

9.4.1 Epiduraler bakterieller Abszess

Pyogene Bakterien können den Epiduralraum infiltrieren und spinale epidurale Abszesse verursachen. Ungefähr 30 % entstehen durch eine kontinuierliche Ausbreitung bei z. B. Osteomyelitis eines Wirbelkörpers, Diszitis, Psoasabszess oder auch retropharyngealem Abszess. Auch penetrierende Verletzungen oder iatrogen nach spinalen chirurgischen Eingriffen sind möglich. Die restlichen Fälle sind hämatogen gestreut bei systemischer Infektion.

Die Schädigung des Myelons bei epiduralem Abszess entsteht meist indirekt durch Kompression. Diese kann durch Kompression arterieller Gefäße zu einer spinalen Ischämie führen. Venöse Thrombosen und Thrombophlebitiden mit venösem Stau und medullärem Ödem sind ein weiterer Schädigungsmechanismus. Eine direkte entzündliche Reaktion ist seltener.

9

Staphylococcus aureus ist der häufigste bakterielle Erreger, gefolgt von Streptokokken-Spezies. Koagulase-negative Staphylokokken und Propionibacterium acnes sind mit einer Osteomyelitis nach spinaler Chirurgie assoziiert. E. coli sind die häufigsten Enterobakterien, aber auch Salmonellen, Proteus, Serratia oder Pseudomonas können epidurale Abszesse verursachen.

Neben der neurologischen spinalen Symptomatik können Rückenschmerzen ein Hinweis auf eine vertebrale Osteomyelitis oder Diszitis sein. Fieber kann fehlen, allerdings ist das C-reaktive Protein in aller Regel erhöht. Die spinale Kernspintomografie ist bei klinischem Verdacht als Notfallindikation zu sehen. Eine Lumbalpunktion kann je nach Lage des Abszesses kontraindiziert sein, um eine Verschleppung der Bakterien zu vermeiden. Ein epiduraler Abszess ist ein chirurgischer Notfall zur Dekompression und Drainage. Parallel erfolgt eine parenterale antibiotische Therapie. Eine schnelle Diagnose und Therapie ist für die Prognose entscheidend. Die zu Beginn empirische Antibiose wird analog zum Hirnabszess durchgeführt, bei außerhalb des Krankenhauses erworbenem Abszess mit Cefotaxim (4 × 3 g i. v.) oder Ceftriaxon (2 × 2 g i. v.) plus Metronidazol (3 × 0,5 g i. v.) plus ein Staphylokokken-Antibiotikum (Flucloxacin oder Vancomycin oder Fosfomycin oder Rifampicin). Bei posttraumatisch oder innerhalb des Krankenhauses erworbenem Abszess wird Vancomycin (2 × 1 g i. v.) plus Cefotaxim oder Ceftriaxon plus Metronidazol plus Meropenem (3 × 2 g i. v.) empfohlen. Nach der Isolation des Erregers sollte die Antibiose entsprechend dem Antibiogramm umgestellt werden. Die intravenöse Therapie sollte für mindestens 6–8 Wochen durchgeführt werden, gefolgt von einer oralen antibiotischen Therapie, deren Dauer allerdings nicht sicher bekannt ist und häufig für mehrere Monate erfolgen sollte. Die Schwere der neurologischen Ausfälle scheint ein guter Prädiktor für die Mortalität zu sein, die trotz adäquater Therapie relativ hoch ist.

9.4.2 Intramedullärer bakterieller Abszess

Intramedulläre bakterielle Abszesse sind im Vergleich zu epiduralen Abszessen wesentlich seltener. Sie entstehen durch kontinuierliche Ausbreitung oder hämatogene Streuung. Die häufigsten Erreger sind Staphylokokken und Streptokokken. Im MRT zeigt sich ein intramedulläres Ödem mit Raumforderung sowie Kontrastmittelanreicherung, die zumindest im Verlauf ringförmig ist. Die Behandlung erfordert ähnlich wie beim epiduralen Abszess neben mehrwöchiger/-monatiger antibiotischer Therapie meist auch eine neurochirurgische Intervention.

9.4.3 Tuberkulöse spinale Infektion

Tuberkulose, verursacht durch das Mycobacterium tuberculosis, ist weltweit eine der häufigsten infektiösen Todesursachen. 2016 gab es weltweit 6,3 Mio. Neuinfektionen mit einer Mortalität von 3 %. Bei einer Infektion des Nervensystems kommt es typischerweise zu einer Meningoenzephalitis (▶ Abschn. 7.1.2).

Spinal kann es zu unterschiedlichen Manifestationen einer Tuberkulose kommen: Tuberkulome können intradurale, extramedulläre oder intramedulläre Raumforderungen bilden; es kann zu einer akut entzündlichen Myelitis oder auch einer LETM kommen; durch eine tuberkulöse Arachnoiditis kann es zu einer Radikulomyelitis kommen. Tuberkulöse Abszesse sind sehr selten. Sekundär kann es zu einer Syringomyelie kommen. Bei Befall der Wirbelkörper kann es zu einem Wirbelkörperbruch und dadurch zu einer spinalen Kompression kommen.

Für die Diagnostik ist zunächst die spinale MRT die wichtigste Untersuchung. Die Myelitis präsentiert sich als T2-hyperintenses Ödem, oft mit segmentaler Kontrastmittelanreicherung in der T1-Wichtung. Tuberkulome sind knotige T1-hypointense, T2-hyperintense Läsionen mit meist kräftiger ringförmiger oder flächiger Kontrastmittelanreicherung.

Der Liquor zeigt typischerweise nur eine moderate Zellzahlerhöhung mit einem lymphozytären oder gemischten Zellbild. Typischerweise kommt es zu einer massiven Blut-Liquor-Schranken-Störung mit deutlich erhöhtem QAlb und Gesamteiweiß von mehreren g/dL. Des Weiteren ist das Laktat deutlich erhöht bei niedriger Glukose. Klassisch ist auch eine intrathekale IgA-Synthese. Der Nachweis der Bakterien erfolgt mittels Ziel-Neelsen-Färbung des Liquors, Kultur der Mykobakterien und mit der PCR.

Die Therapie erfolgt entsprechend der tuberkulösen Meningitis zunächst mit einer antibiotischen Vierfachkombination (Isoniazid, Rifampicin, Pyrazinamid, Streptomycin oder Fluorchinolon) für 2 Monate (in Einzelfällen wie bei Abszessen auch bis zu 6 Monate), gefolgt von einer Zweifachkombination (Isoniazid, Rifampicin) für mindestens 10 Monate, in Einzelfällen auch noch länger. Obwohl bei der tuberkulösen Meningitis die adjuvante Gabe von Steroiden (z. B. 40 mg Prednisolon täglich für 2–3 Wochen und dann Reduktion um 10 mg wöchentlich) empfohlen wird, ist dies bei der Myelitis bislang nicht etabliert.

9.4.4 Spirochäten

9.4.4.1 Neurosyphilis des Rückenmarks

Die Syphilis wird durch die Spirochäte Treponema pallidum hervorgerufen. Seit der Einführung von Penicillin in den 1940er-Jahren ist sie deutlich seltener geworden, trat aber durch HIV wieder gehäuft auf und ist weiterhin weltweit von Bedeutung. Die spinale Manifestation tritt in der Regel erst Jahre nach der Erstinfektion auf. Die Treponemen können innerhalb von Tagen nach der Erstinfektion das Nervensystem und die Meningen infiltrieren und für Jahre asymptomatisch bleiben.

Am Rückenmark kann die Syphilis zu unterschiedlichen Schädigungsmechanismen führen. Die meningovaskuläre Syphilis besteht aus einer Endarteriitis, die zu Thrombosen und Infarkten führen kann. Spinal sind meist die kleinen radikulären Gefäße betroffen, es kann auch die A. spinalis anterior einbezogen sein, mit entsprechendem klinischen Spinalis-Anterior-Syndrom. Die weitaus besser bekannte Rückenmarksschädigung bei der Syphilis ist der Tabes dorsales, bei dem es zu einer chronischen Degeneration der dorsalen Wurzeln und der Hinterstränge kommt. Die klassische klinische Symptomatik sind einschießende Schmerzen, ein ataktisches Gangbild, Parästhesien und Blasenstörungen. Bei der Untersuchung sind typische Zeichen die Argyll-Robertson-Pupille, schwache oder fehlende Muskeleigenreflexe sowie eingeschränkte Vibrationsempfindung und Lagesinn. Die Knie- und Hüftgelenke können überstreckbar sein. Weitere spinale Manifestationen können durch eine raumfordernde Wirkung von syphilitischen Gummen oder eine hypertrophe Pachymeningitis entstehen. Selten kommt es zu einer Syringomyelie oder einem Vorderhornsyndrom.

Als erster diagnostischer Test ist der Nachweis der systemischen Infektion mittels Antikörpertest (TPHA [Treponema pallidum Hämagglutinationstest], VDRL Test [Veneral Disease Research Laboratory]) am wichtigsten. Ist er negativ, kann eine Neurosyphilis ausgeschlossen werden. Bei einem positiven Test müssen weitere spezifischere Tests angeschlossen werden (FTA-Abs – Fluoreszenz-Treponemen-Antikörper-Absorptionstest). Der 19S-IgM-FTA-Abs weist spezifische IgM-Antikörper nach. Ein positiver 19S-IgM-FTA-Abs stellt in der Regel die Indikation für eine antibiotische Therapie dar und ist auch bei Therapieversagen positiv. Im Liquor findet sich meist eine milde Entzündungsreaktion mit mäßig erhöhter Zellzahl (lympho-monozytär oder gemischtzellig) und leichte Eiweißerhöhung mit Blut-Liquor-Schrankenstörung. Ein positiver Liquor-VDRL wird als diagnostisch für die Neurosyphilis angesehen, hat aber nur eine Sensitivität von 38–70 %. Besser geeignet ist die Berechnung des spezifischen Antikörperindex (AI). Bei einem positiven TPHA-AI kann von einer gesicherten Neurosyphilis ausgegangen werden.

Eine aktive Syphilis ist in Deutschland nach § 7 Infektionsschutzgesetz durch den Laborleiter namentlich an das Robert Koch-Institut meldepflichtig. Der einsendende Arzt ist verpflichtet, weitere klinische Angaben zu machen.

Die Therapie der spinalen Syphilis erfolgt mit Penicillin (3–4 Mio. IE alle 4 Std., alternativ 3 × 10 Mio. IE täglich für 10–14 Tage i. v.). Bei Penicillin Allergie wird Doxycyclin (2 × 200 mg) für 28 Tage trotz schwacher Evidenz empfohlen.

Bei einer erfolgreichen Behandlung kommt es zu einem Rückgang der Liquorpleozytose innerhalb von Wochen, einer Normalisierung der Blut-Liquor-Schranke innerhalb von Monaten und einer rückläufigen IgM-Antikörperkinetik im Serum über 6–12 Monate mit negativem Befund meist innerhalb von 18 Monaten.

9.4.4.2 Borrelien-assoziierte Myelitis

Der Erreger der Lyme-Borreliose, *Borrelia burgdorferi,* wird durch die Zecken Spezies *Ixodes,* welche in der nördlichen Hemisphäre in Europa, Nordamerika und Asien verbreitet ist, übertragen. In Europa und Deutschland sind häufig *Borrelia garinii* und etwas seltener *Borrelia afzelii* Verursacher der Neuroborreliose. Neurologische Ausfälle zeigen sich meist im Stadium II mehrere Wochen nach der Primärinfektion, welche auch unbemerkt und ohne das typische Erythema chronicum migrans auftreten kann. Die typischen neurologischen Manifestationen sind Hirnnervenlähmungen oder auch eine Polyradikulitis (Bannwarth-Syndrom, ▶ Abschn. 10.2.1). Selten (weniger als 5 % der Neuroborreliose-Fälle) kann auch eine transverse Myelitis auftreten. In Einzelfällen wurde auch eine chronische, progrediente Myelopathie beschrieben.

In der spinalen MRT zeigt sich meist eine (unspezifische) zentromedulläre Läsion. Für die Diagnose ist eine Liquoruntersuchung zwingend erforderlich. Typisch ist eine milde bis moderate lymphozytäre oder gemischtzellige Pleozytose mit einem hohen Anteil an Plasmazellen. Das Liquoreiweiß ist in der Regel erhöht, verbunden mit einer Blut-Liquor-Schrankenstörung. Ebenso findet sich eine intrathekale Immunglobulinsynthese, oft mit einer intrathekalen Synthese von IgG, IgA und IgM (sogenannte Dreiklassenreaktion) und positiven oligoklonalen Banden. Beweisend für die Neuroborreliose ist der Nachweis einer spezifischen intrathekalen Antikörperproduktion (Borrelien-AI >1,5). Diese kann sehr früh im Krankheitsverlauf allerdings noch nicht nachweisbar sein, sodass eine Verlaufsuntersuchung sinnvoll sein kann. In Zweifelsfällen kann ein erhöhtes CXCL13 im Liquor in frühen Krankheitsstadien hilfreich sein. Allerdings ist dies nicht spezifisch für die Neuroborreliose. Falsch positive Ergebnisse für Borrelien-Antikörper können durch eine Kreuzreaktion mit Treponema pallidum auftreten, sodass immer eine Kontrolle für Treponemen (TPHA, VDRL) mitgeführt werden muss. Der Borrelien-AI kann lange nach der akuten Erkrankung positiv bleiben, was bei Verlaufsuntersuchungen bedacht werden sollte. Wenn die Zellzahl nicht erhöht ist, wird dies meist als Zeichen einer abgelaufenen Infektion gewertet.

Die Therapie der Borrelien-bedingten Myelitis erfolgt mit Ceftriaxon (2 g i. v. täglich für 14–21 Tage). Alternativ kann eine orale Therapie mit Doxycyclin (2 × 100 mg tägl.) gegeben werden. Mit adäquater antibiotischer Therapie hat die Neuroborreliose eine sehr gute Prognose mit meist kompletter Remission.

9.4.5 Mykoplasmen

Eine neurologische Beteiligung bei Infektion des Respirationstraktes durch *Mycoplasma pneumoniae* ist selten zu beobachten. Bei hospitalisierten Patienten mit serologisch bestätigter *Mycoplasma-pneumoniae*-Infektion wurde dies in 1–10 % der Fälle beobachtet. Dabei sind auch Myelitiden als Fallberichte beschrieben. Meist handelt es sich um eine akute transverse Myelitis, seltener um eine LETM, die im thorakalen Rückenmark lokalisiert ist. Klinisch und MR-tomografisch unterscheiden sich diese Fälle nicht von anderen Myelitiden. Im Liquor findet sich bei der Hälfte der Fälle eine moderate Pleozytose mit 10–200 Zellen/µl. Bakterielle Kulturen aus dem Liquor waren immer negativ und auch die Mykoplasmen-DNA konnte nur in wenigen Fällen nachgewiesen werden. Man geht daher davon aus, dass es sich bei der Mykoplasmen-assoziierten Myelitis eher um einen parainfektiösen Mechanismus handelt, der sekundär zur Infektion eine Immunreaktion im Myelon auslöst.

Die serologische Testung ist für die Diagnosestellung entscheidend. Therapeutisch ist die Bedeutung einer antibiotischen Therapie vor dem Hintergrund eines parainfektiösen Mechanismus unklar. Wenn tatsächlich Mykobakterien-DNA in der PCR nachgewiesen wird, scheint sie sinnvoll. Das Mittel der ersten Wahl ist Azithromycin, aufgrund der besseren Liquorgängigkeit. Alternativ könnte auch Doxycyclin eingesetzt werden. Da viele der beschriebenen Fälle zunächst als unklare Myelitis eingeschätzt und behandelt wurden, sind Kortikosteroide, intravenöse Immunglobuline und Plasmapherese öfter eingesetzt worden. Auch hier ist die Datenlage nicht eindeutig. Bei der Annahme einer parainfektiösen Immunreaktion können diese in Einzelfallentscheidungen erwogen werden.

9.4.6 Spinale Listeriose

Infektionen des Nervensystems mit *Listeria monocytogenes* können sich nicht nur als Meningitis (▶ Kap. 6) sondern in seltenen Fällen auch spinal manifestieren. Meist ist dies als epiduraler oder spinaler Abszess, sehr selten auch als intramedulläre Myelitis mit und ohne Myeloradikulitis zu beobachten. Diagnose und Behandlung entsprechen denjenigen der Listerien-Meningitis und von spinalen Abszessen.

9.4.7 Spinale Neuro-Brucellose

Die Infektion mit Brucella-Spezies (*Brucella melitensis, Brucella abortus Bang, Brucella suis, Brucella ovis*) ist eine Zoonose, die meist durch den Konsum von nicht pasteurisierten Milchprodukten übertragen wird. Die Hauptausbreitungsgebiete sind der Mittlere Osten, die Mediterranregion, Lateinamerika, aber auch Subsahara-Afrika. Eine Spondylitis tritt bei bis zu 50 % der Fälle mit einer systemischen Infektion auf, am häufigsten lumbal. Granulome oder Abszesse führen durch die raumfordernde Wirkung zu neurologischen Ausfällen. Granulome können sich auch intramedullär entwickeln. Auch eine postinfektiöse Myelitis wurde im Zusammenhang mit Brucella berichtet.

Die Diagnose basiert hauptsächlich auf dem Nachweis von spezifischen Antikörpern im Serum und Liquor. Kulturen haben eine niedrige Sensitivität im Liquor.

Bei Abszessen ist eine chirurgische Intervention erforderlich, begleitet durch eine Antibiose mit einer Kombination aus Ceftriaxon, Rifampicin und Doxycyclin für mindestens 6 Wochen. Bei myelitischer Beteiligung mit einem intramedullären Ödem kann auch eine kurzzeitige hochdosierte Steroid-Therapie erwogen werden.

9

9.5 Viral verursachte Myelitiden

Eine Reihe von Viren können eine Myelitis verursachen (◘ Tab. 9.1). Dabei können klinisch unterschiedliche Verläufe auftreten. Am häufigsten kommt es zu einer akuten transversen Myelitis. Wenn vorwiegend die Vorderhörner und Motoneurone betroffen sind, kommt es zu einer akuten schlaffen Myelitis. Nur selten gibt es chronische Verläufe. Es kann auch zum Elsberg-Syndrom mit Beteiligung des Konus und der Kaudafasern mit schlaffer Paraparese und Blasenstörung kommen.

9.5.1 Akute transverse Myelitis

9.5.1.1 Herpesviridae

Herpes-Viren sind weltweit verbreitete, behüllte DNA-Viren und werden in mehrere Familien eingeteilt: Die Alpha-Herpesviren (Herpes simplex Viren 1 und 2 (HSV1, HSV2); Varizella Zoster Virus (VZV)), die Beta-Herpesviren (Cytomegalievirus (CMV); humanes Herpesvirus 6 und 7 (HHV6, HHV7)) und die Gamma-Herpesviren. Letztere spielen in der Neuroinfektiologie eine untergeordnete Rolle.

Diese Viren teilen die Fähigkeit, im peripheren Nervensystem, in sensiblen Ganglienzellen, in Lymphozyten und Endothelzellen über Jahre latent zu persistieren. Die Myelitis tritt in der Regel nicht bei der Primärinfektion auf, die meist klinisch asymptomatisch ist, sondern es handelt sich um eine Reaktivierung der latenten Virusinfektion.

▪ Herpes simplex Viren (HSV)

Die Erkrankung kann als akute oder subakute Myelitis auftreten. Meist handelt es sich um eine monosegmentale akute transverse Myelitis. Es kann aber auch eine Myeloradikulitis mit aufsteigendem Charakter auftreten. Insbesondere bei immunsupprimierten Patienten kann es auch zu einer nekrotisierenden Myelitis kommen. HSV-2, welches über eine Infektion der genitalen Mukosa übertragen wird, ist häufiger mit einer Myelitis assoziiert als HSV-1, das über die orale Mukosa übertragen wird. Diagnostisch ist die PCR aus dem Liquor der wichtigste Test. Da die PCR nach einigen Tagen negativ sein kann, hat die Bestimmung einer spezifischen intrathekalen Antikörperproduktion (HSV-AI) eine ebenso große Bedeutung. Die Liquorpleozytose ist meist gering bis mild (10–200 Zellen/µl) und die Blut-Liquor-Schranke kann leicht gestört sein. In der spinalen MRT zeigen sich T2 hyperintense Läsionen und Ödeme sowie gelegentlich eine Kontrastmittelanreicherung an den spinalen Wurzeln als Zeichen einer Radikulitis. Die Therapie besteht aus Aciclovir (10 mg/kg KG 3 × täglich intravenös für mindestens 14 Tage). Die gleichzeitige Gabe von hochdosierten Steroiden kann in Erwägung gezogen werden, ist allerdings bislang nicht als Standard etabliert. Man erhofft sich dadurch eine Reduktion des Ödems und der begleitenden Immunreaktion mit geringerer Ausbreitung der Myelitis. Die Prognose reicht von permanenter Behinderung bis zu kompletter Remission.

Varizella Zoster Virus (VZV)

Die klinische Präsentation und der Verlauf der VZV-bedingten Myelitis sind ähnlich der HSV-Myelitis. Oft geht ein typischer dermaler Herpes Zoster der Myelitis Tage bis Wochen voraus. Allerdings kann es auch zu einer Myelitis ohne vorherige dermale Beteiligung kommen (Zoster sine herpete). Immunkompromittierte Patienten sind häufiger betroffen als immunkompetente Menschen. Pathophysiologisch kann es auch zu einer nekrotisierenden Vaskulitis kommen. Im Liquor zeigen sich meist eine lympho-monozytäre Pleozytose und eine leichte Blut-Liquor-Schrankenstörung mit letztlich unspezifischen Befunden in der Routinediagnostik. Entscheidend für die Diagnose ist die VZV-spezifische PCR bzw. die Bestimmung der intrathekalen spezifischen Antikörpersynthese (VZV-AI). Insbesondere im Verlauf ist die Bestimmung der VZV-AI wichtig, da die PCR nur in den ersten Tagen positiv sein kann. Die Therapie erfolgt wie bei der HSV-Myelitis mit Aciclovir (10 mg 3 × täglich i. v. für 14–21 Tage). Auch hier kann die zusätzliche Gabe von Steroiden erwogen werden, wobei die Datenlage nicht eindeutig ist.

Impfung

Gegen VZV sind verschiedene Impfstoffe verfügbar. Für die Grundimmunisierung stehen attenuierte Lebendimpfstoffe zur Verfügung. Die Ständige Impfkommission am Robert Koch-Institut (STIKO) empfiehlt allen Kindern die VZV-Impfung mit 2 Impfstoffdosen vorzugsweise im Alter von 11 bis 14 Monaten (1. Impfung) und 15 bis 23 Monaten (2. Impfung). Die erste Impfung kann entweder simultan mit der ersten Masern-Mumps-Röteln-Impfung (MMR) durchgeführt werden oder frühestens vier Wochen nach dieser erfolgen. Die zweite Impfung kann mit einem Kombinationsimpfstoff gegen Masern, Mumps, Röteln und Varizellen (MMRV) verabreicht werden.

Trotz Grundimmunisierung mit dem attenuierten Virus kann es später zu einer Reaktivierung und zum Ausbruch eines Herpes Zoster kommen.

Seit 2013 ist ein attenuierter Lebendimpfstoff (Zostavax®) und seit 2018 ein adjuvantierter Totimpfstoff (Gykoprotein E Antigen, Shingrix®) in Deutschland zur Prävention einer Zoster-Reaktivierung verfügbar. Seit August 2019 empfiehlt die STIKO nur noch die Impfung mit dem Totimpfstoff, da dieser einen besseren Impfschutz gibt. Die Impfung wird als Standardimpfung für alle ab 60 Jahren empfohlen, bei Risikogruppen (z. B. chronische Erkrankungen, Immuntherapien) als Indikationsimpfung ab 50 Jahren. Es werden zwei Dosen im Abstand von 2–6 Monaten verabreicht. Zurzeit geht man von einem danach vorliegenden Impfschutz von etwa 10 Jahren aus. Eine Immunsuppression ist keine Kontraindikation für die Impfung mit dem Totimpfstoff. Zu beachten ist, dass die Impfung mit Shingrix® allerdings nur wirksam ist, wenn zuvor entweder

Varizellen durchgemacht wurden oder eine Grundimmunisierung mit dem attenuierten Lebendimpfstoff durchgeführt wurde.

▪ Zytomegalievirus (CMV)

Myelitiden durch CMV treten überwiegend bei immunkompromittierten Patienten auf. Die klinische Symptomatik kann mit radikulären Schmerzen beginnen, gefolgt von einer aufsteigenden Schwäche und Blasenstörung. Die MRT-Bildgebung kann in bis zu 50 % der Fälle normal sein. Ansonsten sind typische Merkmale einer transversen Myelitis mit Ödem, peripherer Kontrastmittelanreicherung und gegebenenfalls auch radikulärer Schwellung zu sehen. Im Liquor zeigt sich eine oft prädominant granulozytäre Pleozytose mit leichter Eiweißerhöhung. Die spezifische CMV-PCR ist diagnostisch. Ebenso kann zu späteren Zeitpunkten die spezifische intrathekale Antikörperproduktion (CMV-AI) hilfreich sein. Im Serum kann die CMV Infektion über das pp65-Antigen monitoriert werden. Die Behandlung erfolgt mit Ganciclovir intravenös. In schweren Fällen wird eine Kombination mit Foscarnet empfohlen. Die Prognose ist insgesamt schlecht.

▪ Ebstein-Barr-Virus (EBV)

EBV ist Auslöser der Mononukleose, die oft bei Kindern und Jugendlichen auftritt. Auf die Primärinfektion kann einige Wochen nach der Mononukleose eine Myelitis folgen. Da EBV-Viren nicht direkt neurotropisch sind, wird von einer parainfektiösen Ursache ausgegangen, die durch eine Immunreaktion vermittelt ist. Klinisch zeigt sich zunächst oft eine schlaffe Paraparese. Im Liquor findet sich eine lymphozytäre Pleozytose mit erhöhtem Protein. Eine positive EBV-PCR deutet auf die Ursache hin. Da der Mechanismus jedoch wahrscheinlich nicht durch eine direkte Virusinvasion des Rückenmarks vermittelt wird, sind die liquorspezifischen Antikörper (IgM und IgG) ebenso diagnostisch wichtig. Obwohl in der Regel mit Aciclovir behandelt wird und dieses die Virusreplikation inhibiert, liegen keine klaren positiven Daten zum klinischen Verlauf unter Aciclovir-Therapie vor. Bei einem immunvermittelten Mechanismus scheint die Therapie mit Steroiden wichtig zu sein, auf die viele Patienten gut ansprechen. Die Prognose ist insgesamt gut.

▪ Weitere Herpesviren

Selten können Myelitiden auch durch das humane Herpesvirus 6 (HHV6) und das humane Herpesvirus 7 (HHV7) verursacht sein. Die meisten Berichte zu HHV6 stammen von Patienten mit allogener Stammzelltransplantation und die Therapie mit Mycophenolat Mofetil könnte ein weiterer Risikofaktor sein. Die Behandlung erfolgt in Analogie zur HHV6 Enzephalitis mit Foscarnet oder Ganciclovir.

9.5.1.2 Flaviviren

Flaviviren sind durch Anthropoden übertragene RNA-Viren (Arboviren). Da die meisten Flaviviren im Myelon einen Tropismus für die Vorderhörner und das alpha-Motoneuron haben, verursachen sie oft eine akute schlaffe Parese (▶ Abschn. 9.5.2) und sind dort beschrieben. Einige können aber auch eine akute transverse Myelitis oder eine langstreckige extensive Myelitis hervorrufen.

▪ Dengue-Virus

Das Dengue-Virus gehört zu den Flaviviren und wird über die Aedes-Stechmücken übertragen. Es ist endemisch in Südost- und Süd-Asien, Afrika, Süd- und Mittelamerika, sowie im östlichen Mittelmehr und Nahen Osten. In den letzten Jahrzehnten wurde 3 Serotypen (I–III) isoliert. Neurologische Komplikationen können in bis zu 10 % der Fälle auftreten und sind klinisch sehr heterogen. Eine Enzephalitis ist zwar die häufigste neurologische Komplikation, aber auch das Myelon, die peripheren Nerven mit einer Polyradikulitis und auch eine Myositis wurden beschrieben. Zirka 20 % der neurologischen Fälle manifestieren sich als transverse Myelitis. Da diese sich 1–2 Wochen nach Beginn des Dengue-Fiebers manifestiert, wird auch ein parainfektiöser immunologischer Pathomechanismus diskutiert. Eine longitudinale extensive Ausbreitung kann in einigen Fällen auftreten. Da Dengue-Viren, wie auch andere Flaviviren, eine gewissen Prädilektion für die graue Substanz und die Vorderhörner im Myelon haben, können gelegentlich auch Verläufe auftreten, die einer akuten schlaffen Paralyse oder einem Guillain-Barré-Syndrom ähneln. Sie sind wahrscheinlich durch eine direkte Invasion des Virus bedingt.

Die Diagnose basiert hauptsächlich auf der IgM-Seropositivität bzw. einer intrathekalen IgG-Synthese. Des Weiteren kann die virale RNA mittels PCR aus dem Liquor amplifiziert werden oder virale Proteine (nicht-strukturelles Protein 1, NS1) im Liquor nachgewiesen werden. Da insbesondere die transverse Myelitis möglicherweise parainfektiös vermittelt ist, können jedoch Virus-RNA oder Protein nicht mehr nachgewiesen werden.

Die meisten Fälle mit transverser Myelitis wurden mit Steroiden behandelt, welche als hilfreich gelten. In einigen Fällen wurden zusätzlich auch IVIg eingesetzt. Nur in der Hälfte der Fälle kommt es zu einer kompletten Remission. Die Mortalität nach Dengue-Myelitis ist jedoch niedrig.

▪ Zika-Virus

Das Zika-Virus hat in den letzten Jahren durch seinen Neurotropismus und das Auslösen eines Mikrozephalus bei Kindern von infizierten Schwangeren eine große Medienpräsenz erfahren. Zika-Viren werden durch die Aedes-Stechmücken, insbesondere A. aegypti und A. albopictus übertragen.

Als neurologische Komplikation gut beschrieben ist das Auftreten eines Guillain-Barré-Syndroms nach einer Zika-Infektion (▶ Kap. 4, ▶ Abschn. 10.5.2, ▶ Abschn. 16.4.5). Sehr selten kann es auch zu einer Myelitis kommen. Es sind mehrere Fälle beschrieben mit sowohl einer akuten transversen Myelitis als auch einer longitudinalen extensiven transversen Myelitis.

Die Diagnose wird in der Regel durch einen Nachweis der Virus-RNA oder serologisch gestellt. Anti-Zika-IgM kann ab dem vierten Tag nach dem Krankheitsbeginn gefunden werden. Die PCR kann in den ersten Wochen aus dem Serum, Urin und auch Liquor erfolgen. Das spinale MRT entspricht den Befunden bei einer transversen oder longitudinalen Myelitis. Eine spezifische Therapie gibt es nicht.

9.5.1.3 Chikungunya-Virus

Das Chikungunya-Virus ist ein einzelsträngiges RNA-Alphavirus, das zur Familie der Togaviren gehört. Es sind 4 Genotypen entsprechend geografischen Regionen bekannt. Das Virus stammt wahrscheinlich aus Afrika, mittlerweile sind jedoch Infektionen von allen 5 Kontinenten beschrieben, einschließlich Südeuropa. Es handelt sich um eine Zoonose, die durch Aedes-Stechmücken, insbesondere Ae. Aegypti, Ae. albopticus und Ae. Polynesiensis übertragen wird.

Die akute Erkrankung beginnt meist mit Fieber, Hautausschlag und starken Arthralgien. Verschiedenste neurologische Komplikationen wurden beschrieben. Enzephalitiden sind am häufigsten beschrieben (▶ Abschn. 2.3.3.1, ▶ Abschn. 16.3). Myelitiden treten bei einigen Erkrankten als Teil einer umfassenderen ZNS-Erkrankung zusammen mit der Enzephalitis auf. Es sind aber auch isolierte Fälle einer Myelitis beschrieben. Dies kann unmittelbar mit den ersten Krankheitssymptomen bis zu 3 Wochen danach auftreten. Eine Liquor-Pleozytose ist nicht immer zu finden. Ebenso ist das spinale MRT nicht spezifisch. Während der akuten Erkrankung besteht meist eine ausgeprägte Virämie, sodass der Nachweis des Virus durch PCR in den ersten Tagen nach Erkrankungsbeginn im Serum möglich ist. Spezifische IgM-Antikörper treten Ende der ersten Erkrankungswoche auf und können mehrere Monate, selten sogar ein Jahr persistieren. Der Nachweis der Virus-RNA durch eine PCR im Liquor ist beweisend für die Diagnose, wobei zum Zeitpunkt des Auftretens der Myelitis das Virus bereits nicht mehr nachweisbar sein kann. Die intrathekale IgM/IgG Synthese ist dann diagnostisch.

Die Therapie beschränkt sich auf symptomatische Maßnahmen. Todesfälle sind nach isolierter Myelitis bislang nicht beschrieben, wobei die wenigen follow-up-Daten der veröffentlichten Fälle keine zuverlässige Aussage zur Prognose zulassen.

9.5.1.4 Hepatitis-Viren

▪ Hepatitis-C-Virus (HCV)

Das HCV ist ein RNA Virus, welches zur Gruppe der Flaviviren gehört und im Wesentlichen als Verursacher einer Hepatitis bekannt ist. Extrahepatische Manifestationen können das Nervensystem und auch das Myelon betreffen. Eine Vielzahl von Fallberichten hat eine Assoziation beschrieben, wobei der Verlauf und das klinische Bild der transversen Myelitis nicht einheitlich sind. Auch Fälle mit einer langstreckigen extensiven transversen Myelitis sind beschrieben, zum Teil mit Antikörpern gegen Aquaporin-4, sodass die Ätiologie kontrovers diskutiert wird. In vielen Fällen wird ein indirekter Immunmechanismus postuliert. Die Myelitis kann auch in Abwesenheit einer Transaminasenerhöhung auftreten, sodass eine serologische Testung auch bei normaler Leberfunktion sinnvoll sein kann. In vielen Fällen ist die Myelitis Jahre nach der Erstinfektion aufgetreten. In einigen Fällen wurde HCV aus dem Liquor isoliert, was einen Zusammenhang nahelegt. Allerdings ist zu bedenken, dass wohl bei bis zur Hälfte der Patienten mit Hepatitis C auch bei Abwesenheit einer neurologischen Symptomatik das Virus im Liquor nachzuweisen ist.

Therapeutisch wurden Steroide, z. T. zusammen mit IVIg, eingesetzt und als hilfreich beschrieben. Unter der Annahme, dass es sich eher um einen immunvermittelten Mechanismus und nicht um eine direkte virale Infiltration handelt, ist die antivirale Therapie bei der akuten Myelitis möglicherweise nicht wirksam. Sie kann aber wahrscheinlich das Risiko und die Häufigkeit einer akuten Myelitis verringern.

▪ Weitere Hepatitis Viren

Auch für Hepatitis A (RNA-Virus der Picornaviridiae Familie) und Hepatitis B (DNA-Virus der Hepadnaviridiae Familie) sind Einzelfallberichte veröffentlicht, die einen Zusammenhang mit einer meist akuten Myelitis vermuten lassen. Die Häufigkeit ist nicht bekannt, kann aber insgesamt als sehr selten angenommen werden.

In den letzten Jahren sind auch neurologische Komplikationen bei Hepatitis E (RNA-Virus der Hepeviridiae Familie) beschrieben, bei denen sehr selten auch eine Myelitis aufgetreten ist. Periphere Nervenschäden mit Guillain-Barré-Syndrom und neuralgischer Amyotrophie scheinen allerdings häufiger zu sein. (Abschn. 10.10)

9.5.1.5 Rabies

Die Tollwut wird durch einzelsträngige RNA-Lyssaviren verursacht. Der Genotyp 1 (bei 7 bekannten Genotypen) ist Verursacher der klassischen Tollwut. Einzelfallberichte zu humanen Erkrankungen liegen auch für 5 der anderen Lyssaviren vor (Mokola-Virus, Genotyp 3; Duvenhage-Virus, Genotyp 4; Europäisches Fledermaus Lyssavirus 1 und 2, Genotyp 5 und 6; Australisches Fledermaus Lyssavirus, Genotyp 7).

Die Übertragung erfolgt über Bissverletzungen, meist durch Hunde oder Füchse, seltener durch andere Tiere, z. B. Fledermäuse. Trotz Bemühungen der Eradikation des Tollwutvirus ist es auch noch 2017 zu 59.000 berichteten Fällen weltweit gekommen. Die Mehrzahl trat in Indien, China, Vietnam, weiteren südostasiatischen Ländern, Subsahara-Afrika und Lateinamerika auf. Nach Europa werden ca. 5–10 Fälle jährlich importiert. Die Inkubationszeit beträgt 1–3 Monate nach einem Tierbiss. Das Virus befindet sich im Speichel der Tiere und breitet sich über das periphere Nervensystem und die Hinterwurzeln ins Myelon und den Hirnstamm aus. Im zentralen Nervensystem vermehren sich die Viren und führen zu einer schweren Funktionsstörung. Das klinische Bild äußert sich meist in einer Enzephalitis (▶ Kap. 7, ▶ Abschn. 7.2.10) und seltener (ca. 20 %) als Myelitis (paralytische oder „stumme“ Tollwut). Die paralytische Form ist zu Beginn klinisch schwer von einem Guillain-Barré-Syndrom abzugrenzen. Bei Eindringen der Viren in die Hinterwurzeln kann es zu Beginn zu radikulären Schmerzen mit Ausstrahlung in das Dermatom der Bisswunde kommen, auch wenn diese schon abgeheilt ist. Meist kommt es dann schnell zu den typischen enzephalitischen Symptomen mit Verwirrtheit, Agitation, Halluzinationen, Dysphagie, Schlundkrämpfen und Hydrophobie. Bei der paralytischen Verlaufsform entwickelt sich die Parese oft in der gebissenen Extremität mit Ausbreitung zu einer Tetraparese. Dabei treten die typischen enzephalitischen Syndrome noch nicht auf, auch wenn es im weiteren Verlauf zur Enzephalitis kommt. Die Überlebenszeit ist bei der spinalen Verlaufsform daher meist länger.

Der Liquor zeigt unspezifische Veränderungen mit einer geringen Pleozytose (meist <100 Zellen/μl) und Eiweißerhöhung bei normalem Laktat. Der Virusnachweis erfolgt über Antigennachweis (Immunfluoreszenztest) oder PCR aus Virus-enthaltenden Materialien (Liquor, Speichel, Tränen). Neutralisierende Antikörper in Serum und Liquor werden bei nicht geimpften Patienten gefunden. Das spinale MRT zeigt bei der paralytischen Form vorwiegend Veränderungen in der grauen Substanz, ähnlich wie bei der akuten schlaffen Myelitis.

Eine spezifische Therapie der Tollwut gibt es nicht. Bei Auftreten der neurologischen Symptome ist der Verlauf nicht mehr beeinflussbar und die Enzephalitis tödlich. Das sogenannte Milwaukee-Protokoll (therapeutisches Koma mit Ketamin, Ribavirin und Amantadin) hat sich als nicht wirksam herausgestellt. Bei möglicher Infektion sollte daher frühzeitig eine postexpositionelle Prophylaxe mit dualer Impfung (aktiv und passiv) erfolgen.

Es steht eine Impfung gegen Tollwut zur Verfügung, die in Deutschland als Berufs- bzw. Reiseimpfung empfohlen wird bei Personen, die aus beruflichen Gründen Kontakt zu Tollwutviren haben können (z. B. Laborpersonal, Jäger/Förster in Gebieten mit neu aufgetretener Wildtollwut, enger Kontakt zu Fledermäusen) oder in Gebiete mit hoher Tollwutgefährdung reisen.

9.5.2 Akute schlaffe Myelitis

Durch den bevorzugten Befall der Vorderhörner und der alpha-Motoneurone kommt es bei einigen Viren zu einer akuten schlaffen Paralyse. Der klassische Vertreter dieser Gruppe sind Polioviren. Seit diese zu einem Großteil eradiziert wurden, sind andere Enteroviren, und hier besonders Enterovirus D68, Ursache einer akuten schlaffen Paralyse. Ebenso zeigen die meisten Flaviviren eine Prädilektion für die Vorderhornzellen. Klinisch kommt es daher zu einer schlaffen Parese mit abgeschwächten Muskeleigenreflexen. Auch die neurophysiologischen Untersuchungen (Nervenleitgeschwindigkeiten inklusive F-Wellen und Elektromyografie) können die Beteiligung der Vorderhornzellen aufzeigen. Differenzialdiagnostisch muss daher eine akute Po-

Tab. 9.4 Diagnosekriterien für eine akute schlaffe Myelitis. (Nach Hopkins 2017)

Sichere Diagnose	Akutes Auftreten eine schlaffen Parese der Extremitäten UND MRT mit spinaler Läsion über ein oder mehrere Segmente, die überwiegend auf die graue Substanz beschränkt ist
Wahrscheinliche Diagnose	Akutes Auftreten eine schlaffen Parese der Extremitäten UND Liquor Zellzahl >5 Zellen/µl

lyradikulitis wie das Guillian-Barré-Syndrom oder das Bannwarth-Syndrom in Betracht gezogen werden. Tab. 9.4. zeigt die vorgeschlagenen Diagnosekriterien für eine akute schlaffe Myelitis.

> Merke: Die klassische akute schlaffe Paralyse wird durch Polioviren ausgelöst. Nachdem die Poliomyelitis in vielen Teilen der Welt eradiziert wurde, treten andere Enteroviren in die Lücke. Aber auch einige Flaviviren können eine ähnliche Symptomatik hervorrufen.

9

9.5.2.1 Enteroviren

Enteroviren (EV) sind ubiquitär vorkommende RNA-Viren der Picornaviridiae-Familie. Es werden mehrere Spezies unterschieden mit insgesamt mehr als 100 Viren, von denen viele humanpathogen sind und einige auch neurotrop. Die wichtigsten sind Polioviren, Echoviren und Coxsackie-Viren. Enteroviren können leicht durch direkten Kontakt übertragen werden, da sie sich im oberen Respirationstrakt und im Gastrointestinaltrakt vermehren, wo sie mit Atemwegsbeschwerden und Durchfällen die Mehrzahl der Symptome hervorrufen. Eine Reihe weiterer Systeme kann allerdings betroffen sein und zu Exanthemen, Myokarditiden, Perikarditiden, Pankreatitiden oder einer hämorrhagischen Konjunktivitis führen. Sie sind auch Erreger der Hand-Fuß-Mund-Krankheit. Am Nervensystem sind Meningitiden, Enzephalitiden und Myelitiden beschrieben. Die klinische Präsentation ist z. T. altersabhängig mit einem Gipfel der ZNS-Manifestation bei Kindern zwischen 5 und 15 Jahren. Eine Manifestation am Myelon wird hauptsächlich durch Polioviren, EV-D68 und EV71 hervorgerufen. Sie haben im Myelon eine Tropie für die Vorderhornzellen und verursachen daher in der Regel eine akute schlaffe Myelitis.

- **Polioviren (Poliomyelitis, Kinderlähmung)**

Uta Meyding-Lamadé und Eva Maria Craemer

Polioviren (PV) gehören zum Genus *Enterovirus*, in die Familie der *Picornaviridae*. Sie sind kleine, sphärische, unbehüllte RNA-Viren. Serologisch unterscheidet man 3 Virustypen, Poliovirus Typ 1, Typ 2 und Typ 3. Wie alle Enteroviren sind Polioviren als Voraussetzung für die Magen-Darm-Passage säurestabil und gegen eine Vielzahl proteolytischer Enzyme resistent. Des Weiteren weisen sie Resistenzen gegen lipidlösliche Mittel wie Ether, Chloroform und Detergenzien auf.

Die Übertragung erfolgt fäkal-oral als Schmierinfektion. Es kommt zu einer Virusvermehrung in Epithelien und lymphoiden Organen des Rachens und Darms. Die Viren können nach der Vermehrung in den Rachenepithelien auch aerogen übertragen werden. Nach der Reproduktion im Intestinaltrakt können die Polioviren in den Blutkreislauf gelangen und zu einer zyklischen Infektion mit Virämie führen. Bei einem kleinen Prozentsatz erfolgt hämatogen ein Befall des ZNS mit Bevorzugung der grauen

Substanz des Rückenmarks (griechisch: *polios* = grau; *myelos* = Rückenmark). Insbesondere die Vorderhornzellen im Rückenmark (die alpha–Motoneurone) und Kerne der motorischen Hirnnerven sind betroffen.

Pathologisch-anatomisch zeigen sich Veränderungen in der Umgebung der Vorderhornzellen, eine sekundäre Entzündungsreaktion mit Infiltration polymorphkerniger und mononukleärer Zellen. Kerne der Ganglienzellen zeigen eine Verklumpung des Chromatins, Schrumpfung des Kerns und Bildung von eosinophilen Körperchen. Es kann nach der Zerstörung der Vorderhornzellen zu ödematösen Exsudaten kommen.

Alle 3 Serotypen des PV waren bis zur Einführung der Impfung weltweit verbreitet. Damals war auch in Mitteleuropa die Ausbreitung so ausgeprägt, dass der Erregerkontakt meist schon im Kindesalter erfolgte. Daher resultiert der Begriff „Kinderlähmung". 1988 wurde das weltweite Projekt zur Polioeradikation gestartet: von damals 145 endemischen Ländern, gelten heute noch Afghanistan und Pakistan als endemisch, seit September 2019 gilt auch der letzte afrikanische Staat, Nigeria, als poliofrei. Seit 2015 gilt der Poliowildvirus Typ 2 (WPV 2) als global eradiziert, seit 1999 wurde WPV 2 nicht mehr nachgewiesen. Im Oktober 2019 wurde der Poliowildvirus Typ 3 (WPV 3) als weltweit ausgerottet erklärt, WPV 3 wurde zuletzt 2012 in Nordnigeria nachgewiesen. Seit 3 Jahren wurde in Nigeria auch kein WPV 1 mehr festgellt, so dass es im August 2020 von der Weltgesundheitsorganisation (WHO) als WPV-frei zertifiziert wurde und damit die afrikanische Region frei vom WPV ist. Dennoch besteht weiterhin das Risiko einer internationalen Verbreitung von Polioviren, was eine gesundheitliche Notlage von internationaler Tragweite (Public Health Emergency of International Concern PHEIC) ist. Es besteht ein steigendes Risiko der Verbreitung von WPV1, die Anzahl der Fälle mit WPV 1 ist in Pakistan signifikant und in Afghanistan in geringem Maße gestiegen. Auch besteht ein steigendes Risiko in Bezug auf zirkulierende Impfstoff-Polioviren (cVDPV).

Historischer Exkurs

Das erste Bildnis eines Polioerkrankten stammt aus der 18. Dynastie Ägyptens (1570–1293 vor Christus), im Altertum wurde die Poliomyelitis als Krüppelkrankheit beschrieben. 1840 wurde das klinische Bild der Paralyse erstmals durch den deutschen Orthopäden Jakob von Heine (1800–1879) beschrieben. 1887 erkannte der schwedische Arzt Karl Oskar Medin (1847–1927) den epidemischen Charakter der Poliomyelitis, woraufhin sie als Heine-Medin'sche Krankheit bezeichnet wurde. Karl Landsteiner (1868–1943, österreichisch-amerikanischer Pathologe, Hämatologe und Serologe) und Erwin Popper (1879–1955; österreichischer Arzt) gelten als Entdecker der viralen Erkrankung, ihnen gelang es 1908 durch Injektion eines Rückenmarkextraktes eines verstorbenen Jungens den Erreger auf Affen zu übertragen. Erst mit Einführung der Zellkulturtechnik (1949) war die In-vitro-Propagierung in einer Primaten-Zelllinie möglich.

Die mittlere Inkubationszeit beträgt 1–20 Tage (bis zu einem Monat), etwa 90–95 % der Infektionen verlaufen asymptomatisch unter Ausbildung neutralisierender Antikörper.

Der Verlauf kann als *abortive Poliomyelitis* (Minor Krankheit), *nicht paralytische Poliomyelitis* (aseptische Meningitis) oder *paralytische Poliomyelitis* (Major Krankheit) auftreten. Die *abortive Poliomyelitis* tritt in 4–8 % der Erkrankten auf, die lediglich Fieber, Abgeschlagenheit, Übelkeit, Hals- und Kopfschmerzen aufweist und nicht voranschreitet. Kommt es zu einer *aseptischen Meningitis* (1–2 %) mit Liquorzellzahlerhöhung und Eiweißerhöhung, entwickeln die Patienten hohes Fieber, Nackensteifigkeit, Kopf- und Muskelschmerzen. Bei der *Major Krankheit* kommt es im Anschluss an die aseptische Meningitis häufig zu einem biphasischen Verlauf mit kurzzeitiger Besserung der Beschwerden. Dieser biphasische Verlauf ist bei Kindern häufiger, kommt bei Erwachsenen aber auch vor. Die motorische Schwäche ist charakterisiert durch ein asymmetrisches Muster, am häufigsten ist das Bein betroffen. Oft sind Arm-, Bauch- und Thoraxmuskeln auch betroffen. Darauf folgen schwere Rücken-, Nacken- und Muskelschmerzen sowie eine rasche Entwicklung von schlaffen asymmetrischen Paresen, vor allem in der unteren Extremität, aber auch der Befall von Arm-, Rumpf- und Atemmuskulatur ist möglich. Die paralytische Poliomyelitis (Major Krankheit) entwickelt sich lediglich in 0,1–1 % der Erkrankten. Die bulbäre Form tritt nur selten auf, hier kann es zu schweren Herz-Kreislauf-Regulationsstörungen kommen. Am häufigsten sind der 9. Hirnnerv, gefolgt vom 10., 7. und 12. Hirnnerv betroffen (Nervus glossopharyngeus, Nervus vagus, Nervus facialis, Nervus hypoglossus).

Für die Diagnose eignen sich für den virologischen und molekularen Erregernachweis Stuhlproben am besten, Rachenabstriche und Liquorproben können hinzugezogen werden. Der Nachweis im Stuhl gelingt in den ersten 14 Tagen der Erkrankung in ca. 80 %. Der Erregernachweis kann durch die Anzucht (Zellkultur), Typisierung (Neutralisationstest) und eine Enterovirus-PCR erfolgen. Die PCR aus Liquor hat eine niedrige Sensitivität und sollte daher immer mit der PCR aus dem Stuhl kombiniert werden, welches die Methode der Wahl ist. Der Liquor zeigt eine erhöhte Zellzahl von 100–200 Zellen/µL, im Verlauf entwickelt sich ein lymphozytäres Zellbild. Glukose und Eiweiß sind normwertig, das Protein leicht erhöht.

Infizierte Patienten müssen isoliert werden, Kontaktpersonen müssen in Quarantäne.

Die Poliomyelitis ist nach § 6 Infektionsschutzgesetz meldepflichtig, die Meldepflicht beinhaltet nicht nur die Erkrankung und den Todesfall, sondern bereits jeder Verdacht muss gemeldet werden.

Spezifische Therapien stehen nicht zur Verfügung, die Behandlung erfolgt rein symptomatisch. Bei auftretenden Komplikationen, besonders die Unterstützung der Atmung, sollte eine neurologisch intensivmedizinische Behandlung eingeleitet werden.

Im Anschluss an die Akutbehandlung muss eine längere physiotherapeutische und orthopädische Behandlung erfolgen.

Die Mortalität liegt bei 10 %, bei über 40-Jährigen bei 30 %. Die bulbäre Form der paralytischen Poliomyelitis hat eine schlechte Prognose. Bei der spinalen Form der Erkrankung werden motorische Funktionen teilweise nach mehreren Monaten wiedererlangt. Ungefähr 30 % der Patienten behalten Restparesen.

▪ Historischer Exkurs: Eiserne Lunge

Die Eiserne Lunge (siehe ◘ Abb. 9.3) war das erste klinische Verfahren zur maschinellen Beatmung. Entwickelt wurde sie von dem US-amerikanischen Ingenieur Philip Drinker (1894–1972) an der Bostoner Harvard University, 1929 meldete er das Patent an. Im Oktober 1928 kam sie das erste Mal im Bostoner Childrens Hospital zum Einsatz, der dort tätige Kinderarzt Charles F. McKhann wusste von der Entwicklung und überredete Drinker, das Gerät an seiner achtjährigen an Polioerkrankten Patientin ausprobieren zu dürfen. 1970 wurde die Produktion aufgrund moderner Beatmungstechnik eingestellt, die letzte Patientin, die Australierin June Middleton, die über 60 Jahre in der Eisernen Lunge gelebt hat, verstarb 2009.

▪ Polio Impfungen

Der einzige Schutz vor einer Polio-Infektion ist die Impfung. In Deutschland empfiehlt die STIKO das inaktivierte Polio-Vakzin (IPV) bei Säuglingen ab dem 2. Monat. Für die Grundimmunisierung gegen Poliomyelitis sind drei Impfstoffdosen im Alter von 2, 4 und 11 Monaten empfohlen, am besten mithilfe des 6-fach Kombinationsimpfstoffs (Tetanus-Diphtherie-Pertussis-Poliomyelitis -Haemophilus influenzae B-Hepatitis B). Eine Auffrischung wird zwischen dem 9. und 16. Lebensjahr empfohlen, bevorzugt als vierfach Impfung (Tetanus-Diphtherie-Pertussis-Polio-Kombinationsimpfung). Personen deren Impfung

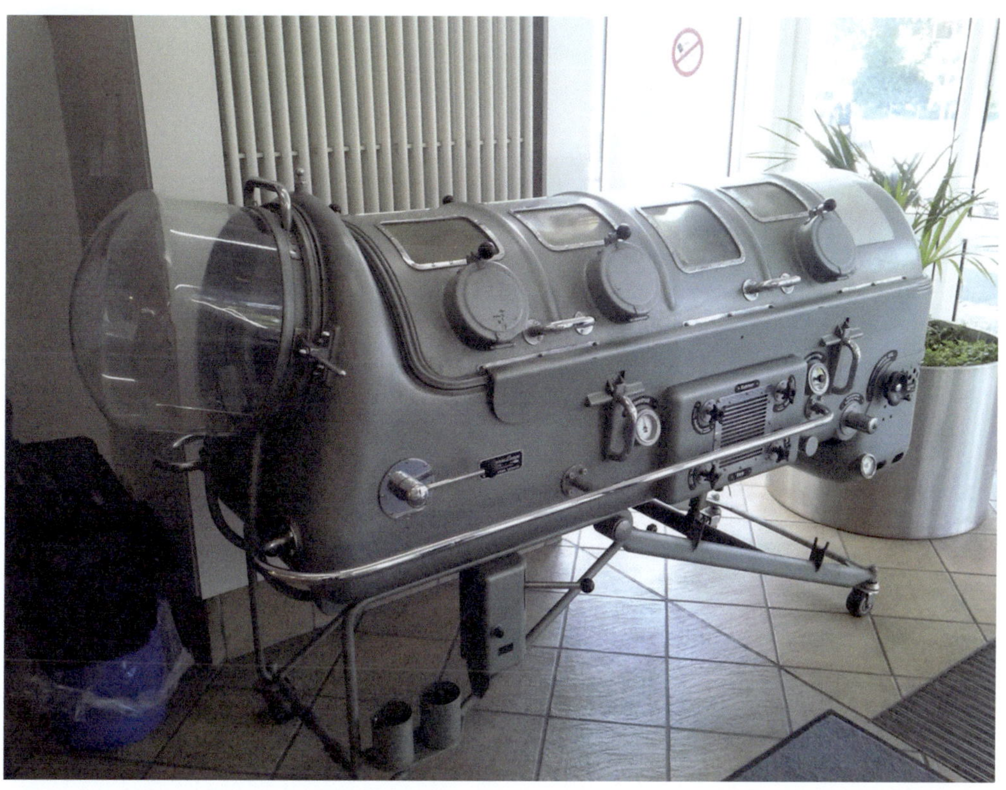

Abb. 9.3 Eiserne Lunge Von Kuebi = Armin Kübelbeck – Eigenes Werk, CC BY 3.0, ▶ https://commons.wikimedia.org/w/index.php?curid=9.28965570

mehr als 10 Jahre zurückliegt, sollten bei Reisen in eine Region mit Infektionsrisiko eine Auffrischungsimpfung erhalten. Die Herdenimmunität eines Landes sollte per Definition der Weltgesundheitsorganisation 95 % betragen.

Der erste Impfstoff wurde von dem US-amerikanischen Arzt und Immunologe Jonas Salk (1914–1995) entwickelt, seit 1955 steht das inaktivierte Polio-Vakzin (IPV) zur Verfügung. Seit 1961 steht das orale Polio-Vakzin (OPV) mit lebend-attenuierten Viren von Albert Sabin (1906–1993) zur Verfügung. Das vom Lebendimpfstoff abgeleitete VDPV kann in der Bevölkerung zirkulieren (cVDPV) und bei nicht ausreichenden Impfquoten Ausbrüche hervorrufen. Die Patienten präsentieren sich durch wiedererlangte Neurovirulenz des zuvor abgeschwächten Virus mit akuten, schlaffen Paresen. Seit 2016 ist ein neues orales Vakzin erhältlich, es besteht nur noch aus 2 abgeschwächten Polioviren (Typ 1 und 3). Seit 2015 gilt der Poliowildvirustyp 2 als weltweit ausgerottet, seit 10/2019 auch das Poliowildvirus Typ 3. Seit der Umstellung von tOPV (trivalentes orales Polio-Vakzin) auf bOPV (bivalentes orales Polio-Vakzin) entfällt im Impfstoff die OPV_2-Komponente, die über 90 % der cVDPV-Fälle verursacht hat. Für Deutschland wird generell nur das formaldehydinaktivierte, intramuskulär applizierbare Polio-Vakzin von der Ständigen Impfkommission (STIKO) am Robert Koch-Institut

Tab. 9.5 Verfügbare Impfstoffe gegen Poliomyelitis

Orales Polio-Vakzin (OPV nach Sabin 1961)		**Inaktiviertes Polio-Vakzin (IPV nach Salk 1955)**
Impfstoff mit abgeschwächten Viren des Typ 1,2 und 3 (bis 2016)	**Impfstoff mit abgeschwächten Viren des Typ 1 und 3 (seit 2016)**	**Impfstoff mit abgetöteten Viren Typ (i. m.)**
Trivalent	Bivalent	Trivalent
Induktion durch subklinische Infektion zusätzlich sekretorisches IgA		Ausbildung humoraler Immunität
Ausbildung von Herdenimmunität durch Virus-Ausscheidung		Keine Impfassoziierten Erkrankungsfälle
Mutation zu VDPV (Vakzine-abgeleitete Polioviren) mit erneuter Virulenz		Infektion und Zirkulation möglich da keine immunologische Schleimhautbarriere
Auftreten/Übertragung von impfassoziierten paralytischen Polioviren		Teurer (ca. 10x), Compliance durch Einsatz von Kombinationsimpfungen verbessert
Dauerausscheider möglich (z. B. bei Immundefizienz)		
Günstig, einfache Handhabung		

empfohlen. Meist wird es als 6-fach Impfstoff (Boostrix) gegen Tetanus, Diphterie, Pertussis, Polio, Haemophilus influenzae B und Hepatitis B appliziert. In Tab. 9.5. sind die verfügbaren Impfungen aufgeführt.

Post-Polio-Syndrom (Myatrophia spinalis postmyelitica (PPS) oder progressive postpoliomyelitische Muskelatrophie (PPMA))

Eine geringe Anzahl der Patienten entwickeln nach der initialen Poliomyelitis ein Post-Polio-Syndrom (PPS) oder eine progressive postpoliomyelitische Muskelatrophie (PPMA). Das PPS zeichnet sich durch eine neue Muskelschwäche und/oder Muskelermüdung aus, die lang, meist zwischen 15–40 Jahre nach der initialen Poliomyelitis auftritt. Man nimmt an, dass sich das PPS aufgrund physiologischer Alterungsprozesse bei paralytischen Patienten, mit hohem neuromuskulären Funktionsverlust, entwickelt. Das Fortschreiten der Muskelschwäche bei PPS ist typischerweise langsam und allmählich. Dennoch gibt es auch Schwankungen, sowohl in der Ausprägung der Schwäche als auch in der funktionellen Prognose.

Schätzungen zufolge entwickelt sich bei 20–50 % der paralytischen Polio-Überlebenden ein PPS, wobei die Variabilität in der Literatur im Wesentlichen von Unterschieden der untersuchten Population, den spezifischen Kriterien für die Diagnose des PPS und den Verfahren der Diagnosestellung abhängt. Epidemiologische Studien berichten über Prävalenzen von 29–31 %, einer italienischen Studie zufolge sogar bei 42 %. Weltweit schätzt man, dass es 15–20 Mio. Polio-Überlebende gibt und ca. 573.000 Polio-Überlebende in den USA, sodass diese Patienten einen erheblichen Anteil der Bevölkerung ausmachen. In Deutschland wird die Zahl der PPS-Erkrankten auf 80.000 geschätzt.

PPS-Patienten präsentieren sich ähnlich wie bei der akuten Poliomyelitis mit akuten oder subakuten neuen Paresen in zuvor betroffenen und/oder nicht betroffenen Muskeln. Fakultativ können eine ausgeprägte Fatigue, Schmerzen in Muskeln und Gelenken sowie eine verminderte Belastbarkeit auftreten.

> Merke: Das Lähmungsmuster beim Post-Polio-Syndrom muss nicht immer der initialen Polioerkrankung entsprechen.

Für die Diagnosestellung muss eine frühere Episode mit paralytischer Polioinfektion durch Anamnese, klinische Untersuchung und typische EMG-Veränderungen gesichert sein.

Im EMG sind Zeichen der Vorderhornschädigung sichtbar, Fibrillationen und sharp waves können fehlen. Es zeigt sich ein erhöhter Einstichwiderstand, was auf eine Fibrose hinweist, sowie pathologische Spontanaktivität.

Kausal gibt es keine wirksame Therapie. Das grundsätzliche Ziel ist die Physiotherapie und allgemeine Maßnahmen wie die Vermeidung von Überbelastung. Kälteexposition sollte vermieden werden. Eine multimodale Schmerztherapie ist indiziert. Einen positiven Effekt, vor allem gegen die Schmerzen, zeigt die Gabe von Immunglobulinen (IVGI), Lamotrigin zeigt einen positiven Effekt bei der Schmerz- und Fatigue-Behandlung. Diese Therapien sind allerdings umstritten.

▪ Enterovirus D68 (EV-D68)

Martin Stangel und Corinna Trebst

Das EV-D68 wurde erstmals 1962 bei Kindern mit einer Pneumonie isoliert. Zunächst war das EV-D68 als sporadische Ursache für meist milde Atemwegsbeschwerden beschrieben. Zwischen 2012 und 2014 kam es in mehreren Ländern zu Ausbrüchen mit schweren Atemwegsbeschwerden und zu einer Zunahme von Fällen mit akuter schlaffer Myelitis in diesen Regionen. Insgesamt ist das Auftreten der neurologischen Symptomatik selten. Insbesondere in den USA (Kalifornien und Colorado) und Japan wurden die klinischen Charakteristika in größeren Serien beschrieben. Einzelfälle sind auch in Europa und Deutschland aufgetreten. Es sind überwiegend Kinder und nur selten Erwachsene betroffen.

Meist treten 2–6 Tage vor der neurologischen Symptomatik unspezifische Prodromi mit Fieber und Kopfschmerzen auf. Die Paresen sind schlaff mit abgeschwächten oder erloschenen Muskeleigenreflexen. Die Verteilung der Paresen ist unterschiedlich mit einer leichten Bevorzugung der oberen Extremitäten. Blasen-Mastdarm-Störungen treten bei ungefähr einem Viertel der Patienten auf. Die Hirnnerven können beteiligt sein. Eine Beatmung ist auch bei ca. einem Viertel erforderlich.

Ein Nachweis von EV gelingt nur bei der Hälfte der Fälle, meist aus dem Nasen-/Rachenabstrich. Ein Nachweis der EV im Liquor gelingt in der Regel nicht. Im spinalen MRT zeigt sich eine oft langstreckige Myelitis der grauen Substanz und speziell der Vorderhörner. Insbesondere bei Beteiligung der Hirnnerven können sich Läsionen im Bereich des dorsalen Pons und der Medulla oblongata finden, teilweise auch im Nucleus dentatus des Kleinhirns. Der Befall der Vorderhörner lässt sich oft auch in der Neurophysiologie mit verminderten Amplituden und fehlenden F-Wellen in der Neurografie und mit Zeichen der Denervierung im EMG nachweisen. Im Liquor findet sich eine mäßige Pleozytose mit bis zu mehreren hundert Lymphozyten. Bei ungefähr der Hälfte der Fälle findet sich auch eine Proteinerhöhung.

Die Prognose ist sehr variabel mit Restitutio ad integrum innerhalb weniger Wochen bis hin zu persistierenden Defiziten. Ein Marker für eine gute Prognose scheinen erhaltene F-Wellen in der Neurophysiologie zu sein.

Eine kausale Therapie gibt es nicht. Hygienische Maßnahmen zur Prävention sind wichtig. In der Literatur sind Therapieversuche mit Steroiden, hochdosierten Immunglobulinen und auch Plasmapherese beschrieben, wobei der Nutzen derzeit nicht klar einzuordnen ist.

▪ Enterovirus 71 (EV-71)

EV-71 ist als Verursacher der Hand-Fuß-Mund-Erkrankung bekannt. Insbesondere in Südostasien treten auch ZNS-Komplikationen auf. Diese werden bei Kindern mit 10–30 % angegeben und manifestieren sich überwiegend als Meningitis und Enzephalitis, welche typischerweise als Rhombenzephalitis auftritt (→ Verweis?). Eine Myelitis ist sehr selten und tritt meist als akute schlaffe Myelitis, nur selten als transverse Myelitis auf. Als diagnostisch beweisend gilt die PCR aus dem Liquor. Alternativ wird der PCR-Nachweis von EV-71 gleichzeitig aus Blut, rektalem Abstrich und Wangenabstrich auch als beweisend angesehen.

▪ Weitere Enteroviren

Führ eine Reihe weiterer Enteroviren sind Fallberichte mit Myelitiden veröffentlicht. Hierzu gehören Echoviren, Coxsackie-Viren und Hepatitis A Virus. Spezifische klinische oder andere Merkmale gibt es nicht. Der Virusnachweis gelingt nicht immer. Oft wird ein Zusammenhang über die Serologie bzw. den Antikörpernachweis im Liquor geführt. In vielen Fällen kann der eindeutige Nachweis wahrscheinlich nicht geführt werden.

9

9.5.2.2 Flaviviren

Flaviviren sind eine Familie von einsträngigen RNA-Viren, die durch Anthropoden (Stechmücken und Zecken) auf den Menschen übertragen werden können, also klassische Zoonosen darstellen. Der Name der Gattung leitet sich vom Gelbfiebervirus (lateinisch flavus = gelb) ab. Die meisten dieser Viren sind für die Verursachung von Enzephalitiden bekannt, viele können gelegentlich auch eine Myelitis hervorrufen.

Da eine spezifische Therapie für keines dieser Viren vorhanden ist, muss sich diese auf die symptomatische Therapie beschränken. Für einige wenige dieser Viren steht eine Impfung als Basis der Prävention zur Verfügung.

> Merke: Infektionen mit Flaviviren sind Zoonosen, die durch Stechmücken und Zecken übertragen werden. Die meisten Flaviviren sind als Erreger für eine Enzephalitis bekannt, können aber auch eine Myelitis hervorrufen. Die haben im Rückenmark oft einen Tropismus für die Vorderhörner sodass sich die Myelitis als schlaffe Parese manifestiert.

▪ Frühsommer-Meningoenzephalitis-Virus (FSME)

FSME ist in Europa und Asien in der nördlichen Hemisphäre endemisch. In Deutschland gelten die südlichen Bundesländer als Endemiegebiete ebenso wie mittlerweile die gesamte Schweiz und auch in ganz Österreich wurden FSME-infizierte Zecken gefunden. Das FSME-Virus ist ein behülltes Einzelstrang-RNA-Virus, von dem 3 Varianten bekannt sind (Western, Siberian, far Eastern subtype). Im deutschsprachigen Raum kommt die Western (oder zentraleuropäische) Variante vor. Die Übertragung erfolgt meist über Zecken und in Zentraleuropa über die häufigste Art, den gemeinen Holzbock (Ixodes ricinus). Selten kann auch eine Übertragung durch den Genuss von Rohmilch eines erkrankten Tieres erfolgen.

Die Erkrankung verläuft in aller Regel zweigipflig mit Fieber und Hautausschlag einige Tage bis 4 Wochen nach der Infektion und, nach einer fieberfreien Zeit von einigen Tagen, dem Auftreten von neurologischen Symptomen. Meist kommt es zu einer Meningitis/Enzephalitis (▶ Abschn. 7.2.7), jedoch kann in 5–15 % auch eine Myelitis mit oder ohne Enzephalitis auftreten. Da das Virus bevorzugt das ventrale Rückenmark mit den Vorderhornzellen betrifft, kommt es klinisch zu einer schlaffen Parese mit abgeschwächten Muskeleigenreflexen. Das spinale MRT zeigt unspezifische Veränderungen und kann unauffällig sein, ebenso wie die Liquorparameter. Diagnostisch wegweisend ist die intrathekale

Antikörperproduktion als AI bzw. auch der Nachweis von IgM im Liquor. Der Verlauf kann fatal sein. Nur ca. 20 % der Patienten mit FSME-bedingter Myelitis haben eine komplette Remission. Eine spezifische Therapie ist nicht verfügbar.

In Europa steht eine Impfung zur Verfügung, die bei exponierten Personen und auch Reisenden in Endemiegebiete empfohlen wird.

▪ West-Nil-Virus (WNV)

Das WNV wurde zuerst in Ostafrika beschrieben und hat sich in den letzten Jahrzehnten in Afrika, Asien, Nordamerika und auch in Süd- und Osteuropa ausgebreitet. Ein erster endemischer Fall in Deutschland wurde 2019 beschrieben. Das Virus wird über verschiedene Stechmücken auf den Menschen übertragen, einschließlich der auch in Deutschland verbreiteten Culex-Mücken.

Ein Großteil der WNV-Infektionen (ca. 80 %) verläuft asymptomatisch. Das Nervensystem ist in ungefähr 1 % der symptomatischen Fälle betroffen, wobei es meist zu einer Meningitis oder Enzephalitis kommt (▶ Abschn. 16.4.4). Nur bei 10 % der neuroinvasiven Fälle entwickelt sich eine Myelitis. Da das WNV die Vorderhörner infiltriert, kommt es zu einer akuten schlaffen asymmetrischen Parese ohne wesentliche sensible Beteiligung, die sich meist akut oder subakut innerhalb von wenigen Tagen manifestiert. Das spinale MRT ist häufig unauffällig, kann aber T2 hyperintense Läsionen in den Vorderhörnern aufzeigen. Entsprechend zeigt sich in den Nervenleitgeschwindigkeiten eine motorische axonale Schädigung ohne wesentliche sensible Beteiligung und im EMG eine akute Denervierung. Im Liquor zeigt sich zunächst eine granulomatöse Pleozytose, die schnell in ein lympho-monozytäres Zellbild umschlägt. Obwohl die WNV PCR sehr spezifisch ist, so hat sie nur eine geringe Sensitivität. Besser geeignet ist der Nachweis spezifischer Antikörper im Liquor (WNV-AI). Das IgM kann Monate und manchmal sogar Jahre persistieren, sodass die AI und der Titerverlauf für die Diagnostik wichtig sind.

Eine spezifische Therapie steht nicht zur Verfügung. Einzelfallberichte haben Ribavirin und Interferon-alpha-2b eingesetzt und auch Berichte über den Einsatz von intravenösen Immunglobulinen (IVIg) liegen vor, da bei Spendern aus endemischen Gebieten auch Antikörper gegen WNV in diesen Präparaten vorhanden sind. Allerdings sind die Daten bislang nicht überzeugend. Auch Steroide wurden eingesetzt.

Die Prognose einer WNV-Myelitis ist mit einer Mortalität von 50 % und einem hohen Anteil von Patienten mit einem persistierenden neurologischen Defizit schlecht.

▪ Dengue-Virus

Obwohl das Dengue-Virus auch eine akute schlaffe Myelitis hervorrufen kann, sind die meisten beschriebenen Fälle als akute transverse Myelitis beschrieben und daher in dem Abschnitt beschrieben (▶ Abschn. 9.5.1.2).

▪ Japanische-Enzephalitis-Virus (JEV)

Das JEV kommt in Ost-, Südost-, und Süd-Asien vor. Es wird über die Anopheles Mücke übertragen. Der Verlauf ist zweigipflig und führt bei ca. 10 % der Fälle zu einer Beteiligung des zentralen Nervensystems. Neben einer Enzephalitis (▶ Abschn. 16.4.3) kann es auch zu einer Myelitis kommen, die hauptsächlich die Vorderhörner betrifft. Bei Kindern scheint eine schlaffe Myelitis häufiger aufzutreten als bei Erwachsenen. Die Diagnose wird hauptsächlich über spezifische Antikörper im Liquor gestellt, da die PCR zum Zeitpunkt der Präsentation schon negativ sein kann. Einzelfälle mit Auftreten einer postinfektiösen akuten transversen Myelitis einige Wochen nach den ursprünglichen Symptomen eine JEV Infektion sind beschrieben. Eine spezifische Therapie gibt es nicht. Steroide sind zumindest in einem Fall eingesetzt worden.

Die Mortalität wurde mit über 30 % beschrieben.

Es steht eine effektive Impfung mit einem Totimpfstoff mit inaktiviertem Virus zur Verfügung, die bei Reisen in Endemiegebiete, insbesondere bei längeren Aufenthalten empfohlen wird. Ansonsten sind Maßnahmen zur Vermeidung von Insektenstichen (Kleidung, Insektenschutzmittel) anzuwenden.

9.5.3 Chronische virale Myelitis

Virale bedingte chronische Myelitiden, die einen langsamen Verlauf über Monate und Jahre haben, werden durch Retroviren hervorgerufen. Charakteristisch für diese Viren ist, dass sie ihre eigene reverse Transkriptase benutzen, um DNA von ihrem RNA-Genom herzustellen. In der Neurologie sind die bedeutsamsten Vertreter das humane T-Zell lymphotrophe Virus 1 (HTLV-1) sowie das humane Immundefizienz Virus (HIV). Topisch sind typischerweise die Hinterstränge und die Seitenhörner betroffen. Die Übertragung erfolgt bei Säuglingen über das Stillen und ansonsten über die sexuelle Transmission, kontaminierte Nadeln, oder Bluttransfusionen. Durch die effizientere Mann-zu-Frau sexuelle Transmission sind Frauen häufiger betroffen.

> Merke: Chronische virale Myelopathien sind mit den Retroviren HTLV-1 und HIV assoziiert. Sie betreffen die Hinter-Seitenstränge mit Schwerpunkt im thorakalen Rückenmark und verursachen eine spastische Paraparese, Propriozeptionsstörungen und Blasenstörungen. Sie treten Monate bis Jahre nach der Infektion auf und schreiten langsam chronisch progredient fort.

9.5.3.1 Humanes T-Zell lymphotrophes Virus 1 (HTLV-1)

Das HTLV-1 gehört zu den Oncoviren und ist mit einer adulten T-Zell Leukämie/Lymphom assoziiert. Es ist aber auch Auslöser der HTLV-assoziierten Myelopathie/tropischen spastischen Paraparese (HAM/TSP). Das Endemiegebiet für HTLV-1 umfasst die Karibik, Mittel- und Südamerika, Subsahara-Afrika, den Nahen Osten und Japan. Die Assoziation einer Myelitis mit dem HTLV-2, welches in Nord- und Südamerika sowie in Teilen Asiens vorkommt, ist nicht eindeutig geklärt.

Die Latenzperiode zwischen Infektion und Auftreten der klinischen Symptomatik kann mehrere Jahre betragen. Daher wird pathophysiologisch eine immunvermittelte Reaktion vermutet. Das Lebenszeitrisiko von Infizierten, eine HAM/TSP zu entwickeln, liegt bei 0,25–4 %. Frau sind ca. 3-mal häufiger betroffen als Männer. Die typische klinische Symptomatik beginnt mit einer langsam progredienten symmetrischen spastischen Paraparese, Sensibilitätsstörungen entsprechend einer Hinterstrangläsion mit Störung von Lagesinn und Vibration (ein sensibler Spiegel ist selten) sowie einer Blasenstörung. Im MRT zeigt sich meist eine spinale Atrophie. Ödeme und longitudinale T2-hyperintense Läsionen sind seltener. Typischerweise ist das thorakale Myelon betroffen. HTLV-1 spezifische Antikörpertiter können in Serum und Liquor nachgewiesen werden. Meist wird ein ELISA verwendet mit Bestätigungsreaktion mittels Western Blot. Ebenso steht eine PCR zum Nachweis des Virus in peripheren mononukleären Zellen zur Verfügung. Die Viruslast scheint mit der Prognose zu korrelieren. Die Liquorzellzahl sowie das Liquoreiweiß können normal sein.

Eine ursächliche (antivirale) Therapie steht nicht zur Verfügung. Die längerfristige Gabe von niedrig dosierten Steroiden kann möglicherweise die Progression etwas aufhalten. Hochdosierte i.v. Steroid-Gaben können ebenso versucht werden. Andere Substanzen, wie z. B. Interferon-alpha, haben keine eindeutige Wirkung gezeigt. Ansonsten steht die symptomatische Therapie der Spastik und der Blasenstörung im Vordergrund.

9.5.3.2 Humanes Immundefizienz Virus (HIV)

Ebenso wie bei der HIV-assoziierten Enzephalopathie (▶ Abschn. 7.2.15) können HI-Viren auch das Rückenmark betreffen und eine lang anhaltende Immunreaktion mit Mikroglia-/Makrophagenaktivierung hervorrufen, die auch nach der Virusreplikation persistiert. Es kommt zu einer vakuolären Myelopathie, die durch vakuolisiertes Myelin und lipidgefüllte Makrophagen in den Seiten-Hintersträngen charakterisiert ist. Klinisch sind ca. 10 % der unbehandelten Patienten mit AIDS betroffen. Post-mortem-Untersuchungen haben eine Prävalenz bei bis zu 50 % der unbehandelten Patienten gefunden. Durch die kombinierte antiretrovirale Therapie (cART) ist die Inzidenz deutlich gesenkt worden und bei behandelten Patienten ist die Myelopathie nur noch selten zu beobachten.

Betroffen sind hauptsächlich die Hinter-Seitenstränge mit Entwicklung einer spastischen Paraparese, gestörter Propriozeption und Blasenstörung. Die Diagnose ist eine Ausschlussdiagnose bei HIV-positiven Patienten. Die Diagnose sollte infrage gestellt werden, wenn die Symptomatik akut aufgetreten ist, ein spinaler Spiegel zu finden ist, oder wenn die Zellzahl im Liquor deutlich erhöht ist (bei HIV-Myelopathie meist <20 Leukozyten/µl). In diesen Fällen muss auch nach anderen Ursachen, z. B. auch opportunistischen Infektionen im Rahmen der HIV-Erkrankung gesucht werden. Die spinale MRT-Bildgebung kann normal sein oder eine Atrophie aufzeigen.

Die cART kann eine etablierte Myelopathie kaum mehr beeinflussen. Therapien mit Steroiden, hochdosierten Immunglobulinen oder Vitamin B12 haben keine eindeutige Besserung gezeigt. Die Therapie ist daher überwiegend symptomatisch.

Seltener ist eine akute transverse Myelitis mit HIV assoziiert. Diese ist wahrscheinlich durch das Virus selbst bedingt und tritt meist früh im Verlauf bei der Serokonversion auf. Sie scheint auf Steroide anzusprechen. Auch hier müssen andere Ursachen aufgrund der Grunderkrankung ausgeschlossen werden.

9.6 Durch Pilze verursachte Myelitiden

Pilze verursachen nur sehr selten eine Myelitis. Oft sind immunkompromittierte Patienten betroffen. Insgesamt sind die Morbidität und Mortalität höher als bei viralen Myelitiden. Die Infektion erfolgt meist über die Inhalation der Pilze oder Pilzsporen in die Lunge oder den paranasalen Sinus. Selten kann es anschließend zu einer hämatogenen Aussaat einschließlich des zentralen Nervensystems und des Myelons kommen. In sehr seltenen Fällen führt eine Durchwanderung aus der Lunge in das thorakale Rückenmark zu einer Myelonaffektion. Auch eine kompressive Myelopathie bei durch Pilze verursachter Osteomyelitis ist möglich. Einige Pilze verursachen raumfordernde spinale Granulome oder epidurale Abszesse, bei meningovaskulärer Infiltration sind spinale Infarkte möglich. Entsprechend können kernspintomografisch unterschiedliche Befunde vorkommen. Im Liquor findet sich bei den meisten Pilzinfektionen eine mäßige lymphozytäre Pleozytose mit deutlich erhöhtem Eiweiß und schwerer Blut-Liquor-Schrankenstörung mit entsprechend erhöhtem Albumin-Quotienten. Durch gelatinöse Exsudate kann der Liquor bei einigen Pilzen sehr zähflüssig sein.

9.6.1 Hefepilze

9.6.1.1 Kryptokokken Spezies

Kryptokokken finden sich weltweit im Boden und die Infektion erfolgt pulmonal. Eine Dissemination mit Beteiligung des ZNS erfolgt meist bei Patienten mit einem Defekt der zellulären Immunität. Selten können auch immunkompetente Menschen erkranken. Dies ist insbesondere für *Cryptococcus gattii* beschrieben. Eine spinale Manifestation ist sehr selten und kann auch als vertebrale Osteomyelitis imponieren. Klinisch manifestiert sich die Infektion am Myelon als subakute transverse Myelitis. Das MRT kann normal sein. Die Bestimmung des Kryptokokken-Antigens in Serum und Liquor ist sensitiv und eine Tuschefärbung des Liquors ist hilfreich. Die Therapie besteht aus liposomalem Amphotericin B in Kombination mit Fucytosin oder Fluconazol für mindestens 4–6 Wochen oder bis der Antigennachweis im Liquor negativ ist.

9.6.1.2 Candida Spezies

Candida ist Teil der normalen menschlichen Flora auf der Haut und im Gastrointestinaltrakt. Systemische Infektionen betreffen daher in der Regel immunkompromittierte Menschen. Die meisten Infektionen des Nervensystems werden durch *Candida albicans* verursacht. Spinale Manifestationen sind beschrieben und können mit einer Osteomyelitis assoziiert sein, aber auch intradurale Manifestationen und Abszesse können vorkommen. Die Therapie besteht aus liposomalem Amphotericin B, ggf. kombiniert mit Flucytosin, gefolgt von Fluconazol oder Verriconazol, bis der Liquorbefund und MRT-Befund normalisiert sind.

9.6.2 Schimmelpilze (Aspergillen)

Aspergillen kommen weltweit vor und verursachen fast ausschließlich bei immungeschwächten Menschen eine opportunistische Infektion. Oft besteht auch eine paranasale chronische Sinusitis. Eine Beteiligung des zentralen Nervensystems tritt bei invasiven Aspergillen bei 10–20 % durch hämatogene Streuung auf. Eine Myelitis ist sehr selten im Sinne einer nekrotisierenden Myelitis. Durch die Angioinvasivität von Aspergillen kann es auch zu spinalen Infarkten kommen. Weiterhin ist eine Myelon-Beteiligung durch Kompression durch ein Granulom oder einen intramedullären Abszess möglich. Liquor-Untersuchungen sind oft nicht diagnostisch, da der Antigennachweis (Galaktomannan) mittels ELISA und der Nachweis von 28S ribosomaler RNA mittels PCR für den Liquor nicht ausreichend validiert sind und eine Sensitivität von höchstens 75 % haben. Daher ist eine pathologisch-histologische (bioptische) Diagnosestellung meist erforderlich. Die Therapie besteht aus einer mehrwöchigen Gabe von Voriconazol, da Amphotericin B oft nicht effektiv ist. Bei Granulomen oder Abszessen ist die chirurgische Sanierung in Erwägung zu ziehen.

9.6.3 Dimorphe Pilze

9.6.3.1 Blastomyces dermatidis

Blastomyces dermatidis ist ein dimorpher Pilz mit Ausbreitung in Europa, Afrika, Asien, Nord- und Südamerika, der sich im (Wald-)Boden findet. Eine kutane Manifestation mit Granulomen findet sich häufiger, ebenso wie selbstlimitierte pulmonale Infektionen. Viele Fälle sind auch asymptomatisch. Häufiger als eine Myelon-Beteiligung sind eine chronische Meningitis oder ein Hirnabszess. Im Rückenmark kann sich im MRT eine isolierte medulläre oder extradurale fokale Läsion zeigen. Die serologische Testung von Blut und Liquor ist diagnostisch hinweisend. Die Therapie besteht aus liposomalem Amphotericin B, gefolgt von einer mindestens einjährigen Therapie mit Voriconazol, welches eine bessere Liquorgängigkeit aufweist als andere Azole. Selten kann auch eine chirurgische Resektion der Läsion erforderlich sein.

9.6.3.2 Coccidioides immitis und posadasii

Infektionen mit Coccidioides immitis und posadasii sind in den südwestlichen USA endemisch. Typischerweise handelt es sich um eine Lungenerkrankung. Nur selten kommt es zu einer Dissemination, bei der dann in einem Drittel der Fälle das zentrale Nervensystem betroffen ist. Meist handelt es sich um eine Meningitis und nur sehr selten um eine Myelitis. Eine spinale ossäre Beteiligung kommt auch vor.

Diagnostisch werden Coccidioides-Antigen und spezifische Antikörper in Serum und Liquor bestimmt. Die Therapie besteht aus Fluconazol oder Voriconazol bzw. Posaconazol. Des Weiteren kann eine intrathekale Gabe von Amphotericin B in Erwägung gezogen werden. Bei ausgeprägtem spinalem Ödem kann auch eine kurzfristige Steroidgabe gegeben werden. Bei assoziierter Osteomyelitis muss auch eine neurochirurgische Intervention überlegt werden, insbesondere bei knöcherner Instabilität bzw. bei zur Ausräumung von therapierefraktärem Debris. Patienten mit einer ZNS-Beteiligung sollten lebenslang antimykotisch behandelt werden.

9.6.3.3 Histoplasma capsulatum

Histoplasma capsulatum findet sich in Zentral- und Südamerika, Asien, Afrika, Australien und in den südöstlichen USA. Es ist assoziiert mit Vögeln und Fledermäusen. Eine extrapulmonale Manifestation ist sehr selten, kann sich dann aber auch als Meningoenzephalitis oder seltener als Myelitis manifestieren. Die Diagnose kann aufgrund der schlechten Sensitivität pathogen-spezifischer Tests schwierig sein. Neben serologischer Testung in Blut und Liquor sollte auch im Urin ein Antigentest durchgeführt werden und eine Liquor-Kultur angelegt werden. Mehrfache Liquorpunktionen können die Sensitivität erhöhen. Analog zur Therapie einer Meningitis wird die Therapie mit liposomalem Amphotericin B, gefolgt von Itraconazol für mindestens ein Jahr und bis zur Normalisierung der Liquorwerte mit negativem Histoplasma Antigen durchgeführt werden. Aufgrund der besseren Liquorgängigkeit ist statt des Itraconazols auch Voriconazol geeignet.

9.7 Durch Parasiten verursachte Myelitiden

9.7.1 Toxoplasmen

Toxoplasma gondii ist ein ubiquitär vorkommender, obligat intrazellulärer protozoonotischer Parasit, dessen Hauptwirt Katzen sind. Eine Infektion erfolgt meist über die Aufnahme von Nahrungsmitteln, die mit den Oozysten im Katzenkot kontaminiert sind. Die meisten Infektionen sind asymptomatisch und der Erreger wird aus den meisten Organen eliminiert. In Neuronen können Toxoplasmen allerdings klinisch asymptomatisch persistieren und eine Reaktivierung von Zysten kann eine Erkrankung bei immungeschwächten Patienten hervorrufen, insbesondere bei Patienten mit HIV. Eine spinale Toxoplasmose kann auch die Erstmanifestation einer HIV-Erkrankung sein. Bei Schwangeren kann es zu einer diaplazentaren Infektion des Fetus kommen. Typisch sind im zentralen Nervensystem multilokuläre intrazerebrale Läsionen. Diese können gelegentlich auch im Rückenmark auftreten, meist bei Patienten, die auch zerebrale Läsionen haben. Klinisch zeigt sich eine akute transverse Myelitis. Zur Diagnosestellung dient eine periphere IgG-Serologie, die sensitiv, allerdings nicht sehr spezifisch ist und eine Reaktivierung nicht anzeigen kann. Die PCR aus dem Liquor ist zwar spezifisch aber leider wenig sensitiv und nur bei ca. 50 % der Fälle positiv. Ein Ansprechen auf die Therapie wird auch als diagnostisches Zeichen gewertet. Toxoplasma gondii ist sehr sensitiv auf eine Kombinationstherapie mit Pyrimethamin (Folsäure Supplementation erforderlich) und Sulfadiazin oder Clindamycin.

9.7.2 Zystizerken

Die Neurozystizerkose wird durch die zystischen Larven des Schweinebandwurms (Taenia solium) verursacht, der in Zentral- und Südamerika, Subsahara-Afrika und Süd- sowie Südostasien verbreitet ist. Die Infektion erfolgt durch den Verzehr von Fleisch, welches mit den Larven befallen ist. Über hämatogene Streuung kann das zentrale Nervensystem betroffen sein. Üblicherweise ist das Hirngewebe betroffen und nur ca. 3 % der Neurozystizerkosen betreffen das Rückenmark. Hauptsächlich ist der Subarachnoidalraum betroffen und nur selten finden sich intramedulläre Zysten. Drei Viertel der Fälle betreffen Patienten, bei denen eine zerebrale Zystizerkose bekannt ist. Die klinische Symptomatik wird oft durch die raumfordernde Wirkung der Zysten hervorgerufen.

Im Liquor zeigt sich typischerweise eine eosinophile Pleozytose sowie ein hohes Eiweiß. Unterstützend ist die Serologie, insbesondere für das cysticercus-cellulosae-Antigen. Im MRT ist der Nachweis einer sog. Skolex, einer punktuellen Struktur innerhalb einer Zyste, sehr suggestiv. Die Therapie erfolgt mit Albendazol und Steroiden. Eine Kombination mit zusätzlich Praziquantel wird z. T. auch empfohlen. Selten ist eine chirurgische Dekompression erforderlich.

9.7.3 Echinokokken

Die Gattung Echinococcus umfasst 9 Arten von Bandwürmern. Die Infektion erfolgt fäkal-oral durch Einnahme von mit Eiern kontaminierten Lebensmitteln. Typischerweise sind Lungen und Leber betroffen. Ist das Nervensystem betroffen, so ist meist die Spezies Echinococcus granulosus (Hundebandwurm) ursächlich, welche im Mittelmeerraum, im mittleren Osten, Neuseeland und Südamerika endemisch ist. Das Rückenmark ist äußerst selten befallen. Im MRT stellen sich die Zysten mit einem dünnen hypointensen Saum sowohl in der T1- als auch in der T2-Wichtung dar. Der Zysteninhalt ist hyperintens. Die serologische Testung ist unterstützend, allerdings wird die definitive Diagnose histologisch gestellt. Zusätzlich zur Gabe von Albendazol ist die chirurgische Entfernung der Zysten empfohlen. Dabei ist auf eine Entnahme in toto zu achten, da eine Ruptur ein sehr hohes Risiko der Verbreitung der Infektion trägt.

9.7.4 Toxocara canis

Toxocara canis, der Hundespulwurm, ist ein Rundwurm, der typischerweise bei Hunden gefunden wird. Die Infektion erfolgt über Lebensmittel, die mit Hundekot kontaminiert sind. Der Befall des zentralen Nervensystems ist sehr selten und kann sich als schubförmige oder chronisch progressive Myelitis manifestieren. Im MRT zeigt sich eine singuläre Läsion mit einer fusiformen Vergrößerung und einer kleineren nodulären Kontrastmittelanreicherung. Eine Eosinophilie findet sich häufiger im Blut als im Liquor. Die Serologie sollte im Blut und im Liquor bestimmt werden. Die Behandlung erfolgt mit Albendazol, mit oder ohne Steroide.

9.7.5 Schistosomen

Schistosomen sind Trematoden (Saugwürmer), deren Klasse mehrere tausend Arten umfasst. Spezies, die typischerweise neurologische Symptome verursachen sind Schistosoma mansoni und Schistosoma haematobium, die in Zentral- und Südamerika (S. mansoni) sowie in Subsahara-Afrika (S. mansoni und S. haematobium) endemisch sind. Frischwasserschnecken dienen als intermediärer Wirt und Larven können während des Schwimmens in Frischwasser über die Haut eindringen. Sie wandern in die portale Zirkulation und in der Leber paaren sich die Schistosomen. Das Weibchen legt hunderte von Eiern in den mesenterischen und vesikulären Gefäßen ab, was zu einer Ausscheidung über den Stuhl (S. mansoni) und den Urin (S. haematobium) führt. Eine retrograde Migration der Eier zum epiduralen Plexus führt zur Ablagerung in der Nähe des zentralen Nervensystems und ruft eine granulomatöse Entzündung hervor.

Die meisten Myelitiden sind durch S. mansoni verursacht. Es sind überwiegend junge Erwachsene betroffen. Oft sind das lumbale Rückenmark und der Conus medullaris involviert. Entsprechend manifestiert sich die klinische Symptomatik akut oder subakut mit radikulären Schmerzen, Paraparese und Blasen-Mastdarm-Störung. Das MRT zeigt intramedulläre T2-hyperintense Läsionen. Im Liquor ist eine eosinophile Pleozytose typisch, aber nicht immer zu finden. Zur Diagnosestellung wird eine serologische Testung in Blut und Liquor durchgeführt. Eine positive Serologie ist zwar bei Reisenden hilfreich, allerdings aufgrund der hohen Durchseuchung bei Patienten aus endemischen Gebieten nicht weiterführend. Der Nachweis von Eiern im Stuhl oder Urin oder in einer Rektum-Biopsie sind supportiv, beweisen die Beteiligung des Nervensystems allerdings nicht. Beweisend ist letztlich eine Biopsie, die jedoch spinal in der Regel nicht durchgeführt wird.

Therapeutisch wird Praziquantel eingesetzt, welches die Eier zwar nicht zerstört, aber deren Produktion unterbindet. Meist werden gleichzeitig Steroide zur Reduktion des Ödems eingesetzt.

9.7.6 Gnathostoma spinigerum

Gnathostoma spinigerum ist ein Helminth mit Ausbreitung in Asien und Lateinamerika. Die Infektion erfolgt durch das Essen von ungekochtem und mit Larven kontaminiertem Fisch, ungekochten, mit Larven kontaminierten Schnecken, Shrimps, Fröschen oder auch Geflügelfleisch. Die sehr mobilen Larven befallen vorwiegend den Gastrointestinaltrakt und die Haut. Wenn es zu einer Invasion des Nervensystems kommt, ist das Myelon am häufigsten betroffen. Gnathostoma spinigerum verursacht hämorrhagische Bahnen von den Nervenwurzeln in das Myelon und auch in den Hirnstamm. Durch die Invasion der spinalen Wurzeln kann es klinisch zu schweren radikulären Schmerzen kommen.

Im spinalen MRT zeigen sich T2-hyperintense Läsionen mit oder ohne Kontrastmittelanreicherung. Ein Fall mit longitudinaler extensiver Myelitis wurde auch beschrieben. Eine Serie hat auch eine häufige Beteiligung des Conus medullaris beschrieben. Im Liquor zeigt sich neben einer Eosinophilie oft eine Xanthochromie. Zur Diagnose werden Antikörper im Serum bestimmt. Therapeutisch wird Albendazol eingesetzt. Die Wirksamkeit einer gleichzeitigen Therapie mit Steroiden ist nicht gut belegt.

9.7.7 Plasmodien

Sehr selten sind Fallberichte beschrieben, bei denen es zu einer Myelitis im Rahmen einer Malaria kommen kann. Dies ist im Vergleich zur zerebralen Malaria (→ Verweis) nur eine Ausnahme. Es handelt sich in der Regel um Infektionen mit Plasmodium falciparum oder Plasmodium vivax. Bei den wenigen beschriebenen Fällen waren die Hinterstränge bevorzugt betroffen. Es wurde vermutet, dass es sich um eine direkte Infektion und nicht um eine immun-vermittelte Pathologie handelt. Die meisten Fälle haben auf eine Malariatherapie in Kombination mit Steroiden gut angesprochen.

9.8 Para-/postinfektiöse Myelitis

Myelitiden können auch mit einem vorangehenden Infekt assoziiert sein. Meist handelt es sich hier um virale, seltener bakterielle Infektionen. Die Patienten berichten dann oft über einen unspezifischen Infekt des oberen Respirationstraktes oder eine febrile Episode in den Wochen vor dem Auftreten der Myelitis. Diese kann sich als akute transverse Myelitis, aber auch als longitudinale extensive Myelitis präsentieren. Sie kann isoliert oder auch im Rahmen einer weitreichenden Enzephalomyelitis im Sinne einer akuten disseminierten Enzephalomyelitis (ADEM) auftreten. Pathophysiologisch werden unterschiedliche Mechanismen diskutiert: einerseits als überschießende Immunreaktion auf einen Erreger, der in das Myelon eingewandert ist, andererseits wird ein molekulares Mimikry zwischen dem Erreger und Bestandteilen des zentralen Nervensystems vermutet. Solch eine para-/postinfektiöse Myelitis wird insbesondere bei Herpes-, Orthomyxo-, Paramyxo- (Influenza, Masern, Mumps) und Rötelnviren diskutiert. Das MRT zeigt, wie bei einer akuten transversen Myelitis, T2-hyperintense Läsionen mit und ohne Kontrastmittelanreicherung. Im Liquor findet sich eine leichte bis mittelgradige Pleozytose, allerdings gelingt kein Erregernachweis. Die oligoklonalen Banden können positiv sein. Manchmal gelingt der Nachweis eines erregerspezifischen Antikörpers mit erhöhtem Antikörperindex als Hinweis auf die zuvor abgelaufene Infektion. Therapeutisch werden wie bei autoimmunen Myelitiden hochdosierte Steroide und ggf. Plasmapherese eingesetzt.

9.8.1 Impfassoziierte Myelitis

Neurologische Impfkomplikationen sind selten. Beschrieben ist neben dem Guillain-Barré-Syndrom und der ADEM auch sehr selten eine Myelitis. In einer Datenbankrecherche für die Zeit von 1970 bis 2009 wurden nur 37 transverse Myelitiden gefunden, die mit einer Impfung im Vorfeld assoziiert waren. Dabei waren ganz unterschiedliche Impfungen beschrieben. Die Myelitis tritt typischerweise 1–4 Wochen nach der Impfung auf. Weitere spezifische klinische oder laborunterstützte Charakteristika fanden sich nicht. Insgesamt ist also der Zusammenhang zwischen Impfungen und einer Myelitis nicht gut belegt.

Literatur

Agmon-Levin N, Kivity S, Szyper-Kravitz M, Shoenfeld Y (2009) Transverse myelitis and vaccines: a multi-analysis. Lupus. 18:1198–1204

Araujo AQC, Silva MTT, Araujo APQC (2016) Zika virus-associated neurological disorders: a review. Brain 139:2122–2130

Badat N, Abdulhussein D, Oligbu P, Ojubolamo O, Oligbu G (2019) Risk of transverse myelitis following Dengue infection: a systematic review of the literature. Pharmacy 7:3

Carod Artal FJ (2012) Cerebral and spinal schistosomiasis. Curr Neurol Neurosci Rep. 12:666–674

Carod-Artal FJ (2018) Neurological complications of Zika Virus infection. Expert Rev Anti Infect Ther 16:399–410

Cho TA, Vaitkevicius H (2012) Infectious myelopathies. Continuum (Minneap Minn) 18:1351–1373

Enose-Akahata Y, Jacobson S (2019) Immunovirological markers in HTLV-1-associated myelopathy/tropical spastic paraparesis (HAM/TSP). Retrovirology. 16:35

Eusebio-Ponce E, Anguita E, Paulino-Ramirez R, Candel FJ (2019) HTLV-1 infection: an emerging risk. Pathogenesis, epidemiology, diagnosis and associated diseases. Rev Esp Quimioter 32:485–496

Fousekis FS, Mitselos IV, Christodoulou DK (2020) Extrahepatic Manifestations of Hepatitis E Virus: an overview. Clin Mol Hepatol 26:16–23

García-García C, Castillo-Álvarez F, Azcona-Gutiérrez JM, Herraiz MJ, Ibarra V, Oteo JA (2015) Spinal cord toxoplasmosis in human immunodeficiency virus infection/acquired immunodeficiency syndrome. Infect Dis 47:277–282

Gilden D (2015) Varicella-Zoster Virus infections. Continuum (Minneap Minn) 21:1692–1703

Greninger AL, Naccache SN, Messacar K, Clayton A, Yu G, Somasekar S, Federman S, Stryke D, Anderson C, Yagi S, Messenger S, Wadford D, Xia D, Watt JP, Van Haren K, Dominguez SR, Glaser C, Aldrovandi G, Chiu CY (2015) A novel outbreak enterovirus D68 strain associated with acute flaccid myelitis cases in the USA (2012–14): a retrospective cohort study. Lancet Infect Dis 15:671–782

Gumbo T, Hakim JG, Mielke J, Siwji S, Just-Nübling G, Ismail A (2001) Cryptococcus myelitis: atypical presentation of a common infection. Clin Infect Dis 32(8):1235–1236

Hopkins SE (2017) Acute flaccid myelitis: etiologic challenges, diagnostic and management considerations. Curr Treat Options Neurol 19:48

Jabbour RA, Kanj SS, Sawaya RA, Awar GN, Hourani MH, Atweh SF (2011) Toxocara canis myelitis: clinical features, magnetic resonance imaging (MRI) findings, and treatment outcome in 17 patients. Medicine 90:337–343

Jackson AC (2016) Human Rabies: a 2016 update. Curr Infect Dis Rep 18:38

Levin SN, Lyons JL (2018) HIV and spinal cord disease. Handb Clin Neurol 152:213–227

Li GH, Ning ZJ, Liu YM, Li XH (2017) Neurological manifestations of Dengue infection. Cell Infect Microbiol 7:449

Mariotto S, Ferrari S, Monaco S (2014) HCV-related central and peripheral nervous system demyelinating disorders. Inflamm Allergy Drug Targets 13:299–304

Mehta R, Gerardin P, de Brito CAA, Soares CN, Ferreira MLB, Solomon T (2018) The neurological complications of chikungunya virus: a systematic review. Rev Med Virol 28:e1978

Möhn N, Skripuletz T, Stangel M (2018) Neurologische Komplikationen bei Infektionen mit (neuen) Enteroviren. Nervenarzt 89:1320–1331

Montalvo M, Cho TA (2018) Infectious Myelopathies. Neurol Clin 36:789–808

Moulick A, Maitra S, Sarkar BS, Jana A, Sarkar S (2013) Vivax malaria presenting with myelitis: a rare complication. J Clin Diagn Res 7:914–916

Pfadenhauer K, Rossmanith T (1995) Spinal manifestation of neurolisteriosis. J Neurol 242:153–156

Reid S, Rimmer K, Thakur K (2018) Zika virus and neurologic disease. Neurol Clin 36:767–787

Ropper AH (2019) Neurosyphilis. N Engl J Med. 381:1358–1363

Schmutzhard E, Pfausler B (2018) Tollwut und Bornavirus-Enzephalitis: fatale „emerging" virale Enzephalitis – ein potenzielles Problem bei Organempfängern. Nervenarzt. 89:1332–1337

Sejvar JJ (2014) Clinical manifestations and outcomes of West Nile Virus infection. Viruses 6:606–623

STIKO: Mitteilung der Ständigen Impfkommission beim Robert Koch-Institut (RKI) (2020) Empfehlungen der Ständigen Impfkommission (STIKO) beim Robert Koch-Institut – 2020/2021; Epidemiolog. Bulletin 34:1–68

Suzuki K, Takao M, Katayama Y, Mihara B (2013) Acute Myelitis Associated With HCV Infection. BMJ Case Rep. ► https://doi.org/10.1136/bcr-2013-008934

Tsiodras S, Kelesidis T, Kelesidis I, Voumbourakis K, Giamarellou H (2006) Mycoplasma pneumoniae-associated myelitis: a comprehensive review. Eur J Neurol 13:112–124

Vairo F, Haider N, Kock R, Ntoumi F, Ippolito G, Zumla A (2019) Chikungunya: epidemiology, pathogenesis, clinical features, management, and prevention. Infect Dis Clin North Am 33:1003–1025

Verma R, Sahu R, Holla V (2014) Neurological manifestations of Dengue infection: a review. J Neurol Sci 346:26–34

Kraniale Neuritiden und Polyneuritiden

Martin Stangel, Helmar C. Lehmann, Kurt-Wolfram Sühs, Annette Spreer und Burc Bassa

Inhaltsverzeichnis

U. Meyding-Lamadé et al. (Hrsg.), *Neuroinfektiologie*,
https://doi.org/10.1007/978-3-662-61669-7_10

Gift in den Händen eines Weisen ist ein Heilmittel. Ein Heilmittel in den Händen des Toren ist Gift.
Giacomo Casanova (1725–1798)

10.1 Einleitung

Martin Stangel, Helmar C. Lehmann und Kurt-Wolfram Sühs

10

Das periphere Nervensystem kann auf ganz unterschiedliche Art und Weise durch Infektionen geschädigt werden. Eine direkte Invasion der peripheren Nerven kann auftreten. Einige Erreger bilden Toxine, die die nervale Funktion und die neuromuskuläre Übertragung blockieren. Hierzu gehört auch Clostridium tetani, welches das Toxin Tetanospasmin bildet. Auch wenn dieses primär zentrale inhibitorische Interneurone beeinträchtigt, und somit eine zentrale klinische Symptomatik hervorruft, wird es in diesem Kapitel abgehandelt, da es zu den Toxin-bildenden Erregern gehört.

Entsprechend bunt kann das klinische Bild sein. Es können einzelne Hirnnerven betroffen sein, wie z. B. eine Fazialisparese durch VZV oder Borrelien verursacht sein kann, aber letztlich können alle Hirnnerven betroffen sein. In anderen Fällen kommt es zu einer Polyneuropathie oder einer Polyneuritis. Ein Beispiel hierfür ist das Bannwarth-Syndrom bei Neuroborreliose. Schließlich können periphere Nerven auch postinfektiös durch eine (auto)immunologische Pathophysiologie geschädigt werden. Ein Beispiel hierfür ist das Guillian-Barré-Syndrom nach einer Campylobacter-jejuni-Infektion. In ◻ Tab. 10.1 sind häufige Erreger dem jeweiligen Hirnnerven bzw. dem klinischen Syndrom zugeordnet.

10.2 Borrelien

Annette Spreer

10.2.1 Einleitung

Die Borreliose ist die häufigste durch Zecken übertragene Infektionserkrankung in Europa und wird von humanpathogenen Spezies von *Borrelia burgdorferi sensu lato (B. burgdorferi s.l.)* hervorgerufen. Die Borreliose betrifft neben den Organsystemen Haut, Gelenke, Herz und Auge regelhaft auch das Nervensystem, dann spricht man von einer Neuroborreliose.

Die häufigste Manifestation einer Borreliose ist das Erythema migrans, welches klinisch diagnostiziert wird. Im Anschluss an diese lokale Infektion kann es zu einer disseminierten Borrelieninfektion kommen, welche bei Vorliegen der hierfür typischen klinischen Symptome durch den Nachweis erregerspezifischer Antikörper im Serum diagnostiziert wird. Die Diagnosestellung einer Neuroborreliose bedarf zudem der Liquordiagnostik mit Nachweis entzündlicher Veränderungen sowie des Nachweises einer intrathekalen Synthese Borrelien-spezifischer Antikörper.

Häufig verläuft eine Borrelieninfektion auch asymptomatisch, daher findet sich in exponierten Bevölkerungsgruppen eine hohe Seroprävalenz von gegen Borrelien gerichteten Antikörpern. Aus diesem Grund soll eine serologische Untersuchung nur dann veranlasst werden, wenn aufgrund der Anamnese oder klinischen Befunde der Verdacht auf eine Borrelieninfektion besteht. Die Beachtung der bestehenden Leitlinien für Diagnostik und Therapie der europäischen Neuroborreliose erlauben in der Regel eine klare Diagnosestellung und eine erfolgreiche Behandlung.

Tab. 10.1 Mit kranialen Neuritiden und Polyneuritiden assoziierte Erreger

Klinisches Syndrom/Neuritis	Assoziierte Erreger
Opticusneuritis	Varizella-Zoster-Virus, Epstein-Barr-Virus, Herpes-Simplex-Virus 1+2, Cytomegalie Virus Humanes Immundefizienz Virus West-Nil-Virus, Chikungunya, Dengue Fieber, Rift-Valley-Fieber Influenza, Mumps, Röteln, Masern Bartonellen, Mykobakterien, Syphilis, Borrelien, Rickettsien, Coxiella burnetii (Q-Fieber), Tropheryma whippleii, Brucellen, Leptospiren, Cryptococcus neoformans
Opsoklonus-Myoklonus	Epstein-Barr-Virus Coxsackie B Enterovirus Influenza Saint-Louis-Enzephalitis-Virus
N. trigeminus	Varizella-Zoster-Virus, Epstein-Barr-Virus, Herpes-Simplex-Virus Borrelia burgdorferi
N. fazialis	Borrelia burgdorferi, Treponema pallidum Varizella-Zoster-Virus, Epstein-Barr-Virus, Herpes-Simplex-Virus, Cytomegalie Virus Masern, Mumps, Röteln Influenza Coxsackie-Virus Humanes Immundefizienz Virus, Humanes T-lymphotropes Virus-1 Cryptococcus neoformans
N. vestibulocochlearis	Herpes-Simplex-Virus 1, Varizella-Zoster-Virus, Epstein-Barr-Virus Pneumokokken Borrelia burgdorferi
Plexusneuritis	Borrelia burgdorferi Hepatitis E Varizella-Zoster-Virus, Cytomegalie Virus Parvovirus B19 Humanes Immundefizienz Virus Influenza Coxsackie-Virus
Guillain-Barré Syndrom	Campylobacter jejuni Mycoplasma pneumonia Epstein-Barr-Virus, Cytomegalie Virus, Varizella-Zoster-Virus Humanes Immundefizienz Virus Hepatitis E Influenza Zika-Virus

Behandelt wird das Erythema migrans bei Erwachsenen meist oral mit Doxycyclin, bei Kindern oral mit Amoxicillin. Standardtherapie der Neuroborreliose ist die intravenöse Gabe von Ceftriaxon oder Cefotaxim oder bei der frühen Neuroborreliose eine orale Doxycyclintherapie. Die adäquate Antibiotikatherapie führt zu einer effektiven Erregerelimination. Das Wiederauftreten von auf eine akute Borrelieninfektion hinweisenden Symptomen nach einer vorangegangenen, adäquat antibiotisch behandelten Episode ist in der Regel durch eine Reinfektion bedingt. Nur ein geringer Anteil antibiotisch behandelter Patienten weist persistierende Residuen auf. Hingegen ist bei den Patienten, die aufgrund unspezifischer Beschwerden befürchten an einer Borreliose erkrankt zu sein, eine ausführliche Differenzialdiagnostik von vorrangiger Bedeutung.

Historischer Exkurs

Allgemein bekannt wurde die Infektionskrankheit Borreliose vor ca. 40 Jahren unter dem Name „Lyme-Disease". Seit Anfang der 1970er-Jahre kam es in einigen östlichen Gegenden des USA-Bundesstaats Connecticut zu einer Häufung von Gelenkerkrankungen bei Jugendlichen mit Assoziation zu vorangehenden Hautveränderungen (Erythema migrans). Nach Meldung dieser Häufung an die Gesundheitsbehörden durch zwei Mütter aus Lyme, wurde die „Lyme-Erkrankung" 1976 als eigenständige Erkrankung beschrieben und eine Übertragung durch Arthropoden vermutet.

In Europa berichtete bereits 1909 der schwedische Arzt Afzelius von einem wahrscheinlich durch einen Zeckenstich hervorgerufenes Erythema migrans bei einer älteren Frau, 1913 beschrieb Lipschütz ein ähnliches Krankheitsbild mit chronischem Wachstum über 7 Monate (Erythema chronicum migrans). 1922 berichteten Garin und Bujadoux über Symptome einer Polyradikulitis bei einem 58-jährigen Mann 3 Wochen nach einem Zeckenstich und vermuteten eine Virusinfektion. Bannwarth beschrieb 1941 die Erkrankung als „chronische lymphocytäre Meningitis, entzündliche Polyneuritis und Rheumatismus".

1981 wurde der bis dahin unbekannte Erreger, eine Spirochäte, durch Burgdorfer während dessen Arbeiten zu Rickettsien zufällig in mikroskopischen Präparaten des Mitteldarms von Zecken entdeckt. Sie wurden 1984 von Johnson als neue Borrelienspezies beschrieben und *Borrelia burgdorferi* genannt.

10.2.2 Erreger und Infektionsweg

Borrelia burgdorferi sensu lato (s.l.) umfasst eng verwandte Arten der Spirochäten-Gattung *Borrelia.* Als Spirochäten handelt es sich um aktiv bewegliche, schraubenförmige, Gram-negative Bakterien mit relativ wenigen Windungen oder Umdrehungen. Sie haben eine Länge von 20 bis 30 µm, einen Durchmesser von 0,2–0,3 µm und bewegen sich dank periplasmatisch lokalisierter Flagellen. Anders als Treponemen sind Borrelien auch auf künstlichen Medien anzüchtbar mit einer Verdopplungszeit von ca. 18–20 h.

Borrelien sind Spirochäten mit einem obligat parasitären Übertragungsweg. Sie werden zwischen Vertebraten als Wirt und Arthropoden als Vektor übertragen. Der wesentliche Überträger der Borrelien in der Natur sind Schildzecken der Gattung Ixodes, in den USA *Ixodes scapularis* und *Ixodes pacificus,* in Asien *Ixodes persulcatus.* In Europa werden die Borrelien übertragen durch *Ixodes ricinus,* den „gemeinen Holzbock". Während ihres Entwicklungszyklus durchlaufen die Schildzecken über 2–3 Jahre die 4 Stadien Ei, Larve, Nymphe und adulte Tiere. Zu einer Infektion dieser sogenannten Drei-Wirt-Zecke mit *B. burgdorferi s.l.* kommt es erst im Rahmen einer Blutmahlzeit der Zecke an Reservoirwirten, eine transovarielle Übertragung erfolgt nicht. In jedem der Stadien Larve, Nymphe und adulte Zecke saugen die Zecken an Vertebraten Blut, im Larven- und Nymphenstadium an kleineren Säugetieren und Vögeln, im adulten Stadium an größeren Säugetieren. Entsprechend unterscheiden sich die Entwicklungsstadien in ihrer Kontagiosität. So fanden sich in Zecken in Bayern Nachweisraten von Borrelien von 1 % bei Larven, 10 % bei Nymphen und 20 % bei adulten Zecken bzw. in Endemiegebieten in der Schweiz Borrelien in 9–40 % der Nymphen und 22–47 % der adulten Zecken.

In der Zecke persistieren die Borrelien im Mitteldarm und passen ihren Stoffwechsel durch Änderungen der Genexpression an das nährstoffarme Umgebungsmilieu an. Nach Beginn des Saugaktes reagieren die Borrelien auf die sich nach ca. 24 h ändernden Substratbedingungen und es kommt zu Änderungen der Genexpression und des Borrelien-Stoffwechsels. Nach Überwindung der Darmwand gelangen die

Borrelien in die Leibeshöhle der Arthropoden und wandern in die Speicheldrüse, von wo aus sie mit dem Zeckenspeichel auf den Gestochenen übertragen werden. Es wird angenommen, dass die Zecke über eine längere Zeit (zumindest mehrere Stunden) gesaugt haben muss, damit Borrelien übertragen werden können. Eine Übertragung durch blutsaugende Insekten wurde bisher nicht sicher dokumentiert.

Von den mehr als 20 bekannten Genospezies des *B. burgdorferi s.l.*-Komplexes sind nach aktuellem Kenntnisstand 6 Spezies für den Menschen pathogen: In den USA ist der vorherrschende Erreger *B. burgdorferi sensu strictu* (*s.s.*), 2016 wurde zudem in wenigen Fällen die Spezies *B. mayonii* als humanpathogen beschrieben. In Europa sind folgende 5 Borrelienspezies von humanpathogener Bedeutung: Neben den länger bekannten Spezies *B. burgdorferi s.s.*, *B. afzelii* und *B. garinii* wurden in den letzten Jahren die humanpathogenen Spezies *B. spielmanii* und *B. bavariensis* neu beschrieben. *B. spielmanii* wurde bisher lediglich in Hautläsionen nachgewiesen. Die anderen 4 Spezies sind auch als Erreger einer Neuroborreliose von Bedeutung und wurden in Europa in Humanisolaten aus Liquor cerebrospinalis nachgewiesen. Die Unterschiede im Erregerspektrum erklären die unterschiedlichen klinischen Präsentationen in Europa und Nordamerika mit bereits historisch beschriebenen dermatologischen und neurologischen Krankheitsbildern in Europa sowie der primär rheumatologischen Präsentation in Nord-Amerika.

10.2.3 Epidemiologie

Die Erreger der Borreliose, *B. burgdorferi s.l.*, sind endemisch in den gemäßigten Klimazonen der Nordhalbkugel. Es handelt sich bei der Borreliose um die häufigste Zecken-übertragene Infektionserkrankung in Europa.

Die Prävalenz der Borreliose in den verschiedenen europäischen Ländern ist nicht genau bekannt. In Deutschland besteht in einigen Bundesländern eine Meldepflicht, diese unterscheidet sich jedoch derzeit hinsichtlich der zu meldenden Befunde. So besteht in Mecklenburg-Vorpommern eine Arzt-Meldepflicht für „Borreliose“ ohne nähere Spezifikation. In Berlin, Brandenburg, Sachsen und Thüringen sind nur Erkrankung und Tod an einer Borreliose zu melden. Nur in Bayern, Rheinland-Pfalz und im Saarland erfolgt eine Meldung bei Vorliegen eines definierten Borreliose-spezifischen Krankheitsbildes (Meldepflicht für Erythema migrans, akute Neuroborreliose oder akute Lyme-Arthritis). Aufgrund der verfügbaren Daten wird die Inzidenz der Borreliose geschätzt auf 26–41/100.000 Einwohner pro Jahr mit höheren Raten in Endemiegebieten (z. B. 111/100.000 Einwohner pro Jahr in Würzburg). Die Inzidenz der Neuroborreliose wird auf 1–2/100.000 Einwohner pro Jahr geschätzt.

In Europa ist zudem von einer hohen Rate asymptomatischer Infektionen auszugehen. Entsprechend dem individuellen Expositionsrisiko für Zeckenstiche variiert die Seroprävelenz in unterschiedlichen Bevölkerungskollektiven zwischen 2,7 % bei Hamburger Blutspendern,16,9 % der Bevölkerung in Endemiegebieten und 26,1 % bei Schweizer Orientierungsläufern. Ein Großteil dieser seropositiven Menschen haben nie klinische Symptome bemerkt. Insgesamt steigt die Seroprävalenz mit dem Alter kontinuierlich an und bis zu 25 % der 80-Jährigen weisen ein positive Borrelienserologie auf. Zudem können bei Patienten nach Ausheilung einer akuten Borreliose noch über mindestens 10–20 Jahre IgG- und auch IgM-Titer gegen *B. burgdorferi s.l.* persistieren, sodass diese Befunde nicht als Beleg einer aktiven Infektion herangezogen werden können.

10.2.4 Infektion und Pathogenese

Eine Infektion mit *B. burgdorferi* erwirbt ein Wirt durch den Stich einer infizierten Zecke. Dabei ist jedoch nur in 0,3–1,4 % der Zeckenstiche mit der Entwicklung einer klinisch manifesten Erkrankung zu rechnen. Bei der Borreliose ist zudem die Übertragungswahrscheinlichkeit, anders als bei der FSME, von der Dauer des Saugvorgangs abhängig. So wird davon ausgegangen, dass die Blutmahlzeit der Zecke mindestens 12–36 h andauern muss, bevor es zu einer Übertragung der im Mitteldarm der Zecken lebenden Borrelien auf den Wirt kommt. Erregerübertragung und lokale Infektion der Haut in der Umgebung der Stichstelle werden begünstigt durch eine Vielzahl bioaktiver Substanzen im Speichel der Zecke. Unter anderem binden Bestandteile des Zeckenspeichels an die Oberfläche der Spirochäten und hemmen die Abtötung der Bakterien und das T-Zell-Priming, andere wirken antiinflammatorisch und blockieren die Neutrophilen-Chemotaxis. Nach einer Latenzzeit von bis zu 2 Tagen beginnen sich die Borrelien vom Ort der Infektion aus in das umgebene Gewebe auszubreiten, penetrieren die Interzellularmatrix, invadieren Kapillaren und disseminieren. Der raschen Elimination durch das Immunsystem des Wirtsorganismus können die Borrelien dabei dank verschiedener molekularer und immunologischer Escape-Mechanismen wie Herabregulierung von Oberflächenproteinen, Bindung an Elemente der extrazellulären Matrix, Neutralisierung von Komplement oder Induktion von Immunkomplexbildung durch sezernierte lösliche Antigene entgehen. In der Phase der Dissemination spielen sowohl angeborene wie auch erworbene Komponenten des Immunsystems bedeutsame Rollen bei der Kontrolle und Überwindung der Infektion, möglicherweise aber auch bei der Entwicklung organbezogener Folgeschäden der Erkrankung. Dennoch führt die induzierte Immunantwort durchaus auch zu einer spontanen Ausheilung. So zeigen Seroprävalenzstudien, dass asymptomatische oder subklinische Verläufe häufig sind und in einer Langzeitstudie mit 72 Patienten mit nicht-antibiotisch behandelter Neuroborreliose wurden die meisten als im Verlauf geheilt beschrieben.

Im ZNS ist die lokale Immunantwort typischerweise geprägt von einer starken humoralen Komponente, ähnlich wie bei der Neurosyphilis. Als ein Faktor von pathophysiologischer und diagnostischer Bedeutung ist das mit hohem chemotaktischen Gradienten zwischen Liquor und Serum im ZNS gebildete, B-Zell-anlockende Chemokin CXCL13 zu erwähnen, das auch bei anderen neuroinflammatorischen Erkrankungen eine wesentliche Determinante der B-Zell-Rekrutierung in das ZNS hinein zu sein scheint. In der Folge der B-Zellantwort kommt es regelhaft zu einer intrathekalen Produktion von gegen Borrelien gerichteten Antikörpern. Der Nachweis dieser intrathekalen Synthese kann einer positiven Serologie im Blut sogar vorausgehen und stellt einen entscheidenden Baustein in der Diagnostik der Neuroborreliose dar.

10.2.5 Klinische Symptomatik

Kommt es zu einer manifesten Infektion, ist eine lokale Infektion der Haut mit Entwicklung eines Erythema migrans in 80–90 % der Fälle die häufigste Manifestation (Stadium 1 der Borreliose). Diese Wanderröte breitet sich über Tage bis Wochen nach dem Zeckenstich (in der historischen Fallbeschreibung von Lipschütz bis zu 7 Monate) um die Einstichstelle aus und erreicht zum Teil ein erhebliches Ausmaß. Die Effloreszenz ist schmerzlos, bleibt teilweise unbemerkt, kann aber auch von Juckreiz begleitet sein und geht in 10–30 % mit unspezifischen Allgemeinsymptomen wie Krankheitsgefühl, subfebrilen Temperaturen, kurz dauernden wandernden Schmerzen oder Müdigkeit einher.

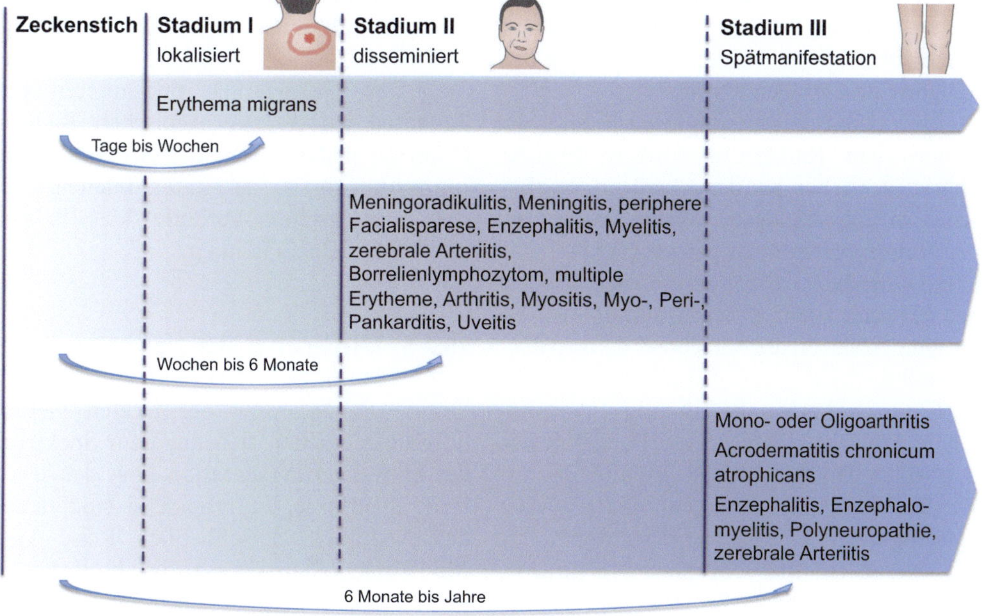

Abb. 10.1 Stadien der Borreliose als entzündliche Multisystemerkrankung. (Modifiziert nach Spreer et al. 2013)

Überwinden die Borrelien nach hämatogener Dissemination die Blut-Hirn-Schranke, kommt es zu den verschiedenen klinischen Bildern einer Neuroborreliose. Die klinischen Manifestationen einer Neuroborreliose werden nach der traditionellen Einteilung den Stadien der frühen disseminierten (Stadium 2) und der späten disseminierten Infektion (Stadium 3) zugeordnet (Abb. 10.1). Bei der zeitlichen Unterteilung in früh bis spät wird im Allgemeinen die Dauer der Symptome von mehr als 6 Monaten herangezogen, der zur Infektion führende Zeckenstich selber wird in bis zu zwei Dritteln der Fälle nicht bemerkt. Der klinische Verlauf ist variabel, die Stadien müssen nicht der Reihe nach durchlaufen werden. Klinische Falldefinitionen wurden in der „European Union Concerted Action on Lyme Borreliosis“ (EUCALB) zusammengefasst. Gute Übersicht geben zudem die Leitlinien der „Deutschen Gesellschaft für Neurologie“ (DGN) und der „European Federation of Neurological Societies“ (EFNS).

Das typische klinisch Bild einer Polyradikulitis nach Zeckenstich wurden bereits 1922 von Garin und Bujadoux beschrieben. Eine solche Radikulitis spinaler Nerven mit lymphomonozytärer Meningitis (Meningoradikulitis Garin-Bujadoux-Bannwarth) stellt bei Erwachsenen die häufigste Manifestation einer frühen Neuroborreliose dar. Das klinische Bild ist geprägt von teils plötzlich beginnenden, über Wochen persistierenden, heftigen, oft nächtlich betonten, radikulär oder segmental betonten Schmerzen. Ohne antibiotische Behandlung kommt es bei drei Vierteln der Patienten nach 1–4 Wochen zu neurologischen Ausfällen, wobei Paresen häufiger als Sensibilitätsstörungen beschrieben werden. In ca. 60 % dieser Fälle kommt es auch zu einer Beteiligung der Hirnnerven, am häufigsten des N. facialis ein- oder beidseitig. Seltener beteiligt sind der N. abducens und sehr selten die anderen Hirnnerven mit Ausnahme des N. olfactorius, für den bisher keine Beteiligung beschrieben wurde.

Eine isolierte Meningitis ohne Symptome einer Radikulitis wird in Europa überwiegend bei Kindern beobachtet. Bei Kindern die häufigste Manifestation einer Neuroborreliose ist jedoch eine isolierte akute periphere Fazialisparese, welche auch bei Erwachsenen differenzialdiagnostisch an eine frühe Neuroborreliose denken lassen soll.

Eine isolierte Beteiligung peripherer Nerven im Sinne einer Polyneuropathie oder Polyneuritis ist in Europa im Wesentlichen in Assoziation mit der dermatologischen Spätmanifestation einer Acrodermatitis chronica atrophicans (ACA) beschrieben. In den USA wurden auch Polyneuropathien/Polyneuritiden ohne ACA als Symptome einer Borreliose berichtet, in einer jüngeren Arbeit zur Ursachenabklärung bislang ungeklärter Polyneuropathien wurde jedoch nur in 1 Fall von 284 eine Borreliose als Ätiologie zugeordnet. Aufgrund der Häufigkeit einer positiven Borrelienserologie in exponierten Bevölkerungsgruppen (s. Epidemiologie) mit bis zu 25 % in der Gruppe der 80-jährigen sollte bei gleichzeitigem Vorliegen einer positiven Borrelienserologie und einer Polyneuropathie nicht ohne Weiteres von einem kausalen Zusammenhang ausgegangen und andere Ursachen der PNP erwogen werden.

Die neurologische Symptomatik einer chronischen Neuroborreliose entwickelt sich schleichend über Monate bis Jahre, insgesamt ist diese Erkrankung sehr selten. Berichtete typische Manifestationen sind eine Enzephalomyelitis mit spastisch-ataktischer Gangstörung und Blasenentleerungsstörung, aber auch seltene Manifestationen wie organische Psychosyndrome, Borrelien-induzierte zerebrale Vaskulitis, isolierte Neuritis oder Myositis.

Ein Großteil der Patienten mit einer Neuroborreliose weist eine typische Manifestation auf und stellt für die behandelnden Ärzte keine besondere Herausforderung dar. Gelegentlich präsentieren sich Patienten jedoch mit atypischen Bildern. Dann ist insbesondere die Bedeutung der Liquordiagnostik zu unterstreichen, um solche atypischen Verläufe identifizieren und behandeln zu können.

10.2.6 Differenzialdiagnosen

Differenzialdiagnosen der akuten Neuroborreliose ergeben sich aus dem Spektrum der klinischen Präsentation bzw. der jeweiligen Syndrome. Entscheidend sind neben der Anamnese einschließlich Reise- und Medikamentenanamnese die liquoranalytische, laborchemische und gegebenenfalls die bildgebende Zusatzdiagnostik. Hier werden wesentliche Differenzialdiagnosen genannt, jedoch ohne Anspruch auf Vollständigkeit. Es sei zudem auf die entsprechenden Kapitel dieses Buches und die jeweiligen Leitlinien der DGN verwiesen.

Ursächlich für die klinische Manifestation einer peripheren Fazialisparese können Erkrankungen infektiöser Genese (Neuroborreliose, VZV-Radikulitis bei Zoster oticus, Beteiligung bei bakterieller Mastoiditis oder Otitis media oder seltene bakterielle Infektionen wie tuberkulöse Meningitis), mechanische Läsionen des N. facialis (traumatisch, postinterventionell), neoplastische Erkrankungen (Kleinhirnbrückenwinkeltumor, Parotistumoren, Meningeosis neoplastica), autoimmune Erkrankungen (z. B. Sarkoidose) oder, bei Erwachsenen am häufigsten, mit ungeklärter Ätiologie die ideopathische Bell´sche Parese sein.

Wesentliche Differenzialdiagnose radikulärer Schmerzen sind ebenfalls entzündliche Mono- oder Polyradikulitiden (neben Borrelien z. B. viraler Genese durch VZV, EBV, HSV, CMV bei Immunsuppression), mechanische Kompressionssyndrome (z. B. Bandscheibenvorfälle), neoplastische Prozesse (z. B. spinale Tumore oder Meningeosis neoplastica) bakteriell-infektiöse Prozesse (wie Spondylodiszitis, oder spinaler/duraler Abszess) oder autoimmune Erkrankungen (wie z. B. ein beginnendes Guillain-Barré-Syndrom).

Das klinische Bild einer subakuten oder chronischen Meningitis (eine akute bakterielle Meningitis stellt klinisch keine wesentliche Differenzialdiagnose einer Neuroborreliose dar) kann hervorgerufen werden durch andere langsam wachsende bakterielle, virale oder parasitäre Erreger (neben Borrelien z. B. *Mycobacterium tuberculosis*, *Treponema pallidum*, Viren der Herpesgruppe wie HSV 1,2, selten VZV oder CMV, Enteroviren, HIV, *Cryptococcus neoformans*, *Candida spp.*, *Toxoplasma gondii*, u. a. m.) oder auch nicht-infektiöser Genese sein, wie bei einer Meningeosis neoplastica, Begleitmenigitiden bei Autoimmunerkrankungen oder auch medikamenteninduzierte Meningitiden.

Insbesondere bei der seltenen ZNS-Beteiligung einer Neuroborreliose (Myelitis, sehr seltenen Enzephalitis oder Vaskulitis) sind differenzialdiagnostisch eine Vielzahl anderer entzündlicher ZNS-Erkrankungen zu erwägen, insbesondere autoimmuner Genese (z. B. multiple Sklerose (v. a. die primär progrediente), NMO-Spektrumerkrankung, Kollagenosen, Sarkoidose, weitere autoimmune oder paraneoplastische Enzephalomyelitiden) oder Infektionen durch andere infektiöse Erreger, welche teilweise schon bei der Meningitis aufgeführt sind (z. B. *Mycobacterium tuberculosis*, *Treponema pallidum*, HSV 1, 2, VZV, Enteroviren u. a. m.).

10.2.7 Diagnostik

Eine mikrobiologische Diagnostik sollte nur bei bestehendem klinischen Verdacht auf eine Borreliose erfolgen. Entsprechend der klinischen Manifestation einer Neuroborreliose und nach den aktuellen DGN-Leitlinien sollten bei entsprechendem Expositionsrisiko (ein Zeckenstich wird nicht regelhaft erinnert) folgende neurologische Symptome Anlass zu einer diagnostischen Abklärung einer Neuroborreliose geben:

- Radikulitis spinaler Nerven
- Radikulitis der Hirnnerven II–XII
- Meningitis
- Neuritis peripherer Nerven (extrem selten)
- Enzephalitis (selten, meist späte Neuroborreliose)
- Myelitis (selten, meist späte Neuroborreliose)
- Borrelien-induzierte zerebrale Vaskulitis (selten)
- Borrelien-induzierte Myositis (extrem selten)

Aufgrund der hohen Seroprävalenz von gegen Borrelien gerichteten Antikörpern in der Bevölkerung ist von einer unkritischen Serodiagnostik abzuraten, da diese bei Koinzidenz unspezifischer Symptome und einer positiven Borrelienserologie zu einer Verunsicherung der Patienten führt. Die Diagnosestellung selber ist unter Beachtung der Leitlinien der DGN und EFNS einfach, es werden klare Kriterien für die Diagnose einer möglichen, wahrscheinlichen oder gesicherten Neuroborreliose vorgegeben:

- **Mögliche Neuroborreliose**
  - Typisches klinisches Bild
  - Borrelienspezifische IgG- und/oder IgM-Antikörper im Serum (kann in sehr frühen Fällen noch negativ sein)
  - Liquorbefund nicht vorliegend/Liquorpunktion nicht durchgeführt
  - Abgrenzung anderer Ursachen

- **Wahrscheinliche Neuroborreliose**
  - Wie „mögliche Neuroborreliose“, jedoch zusätzlich
  - Entzündliches Liquorsyndrom mit lymphozytärer Pleozytose, Blut-Liquor-Schranken-Störung und intrathekaler Immunglobulinsynthese

- **Gesicherte Neuroborreliose**
  - Wie „wahrscheinliche Neuroborreliose", zusätzlich
  - Intrathekale Synthese borrelienspezifischer Antikörper (positiver IgG- und/oder IgM- Antikörper-Index) im Liquor oder
  - Positiver kultureller Nachweis oder Nukleinsäurenachweis (PCR) im Liquor

10.2.7.1 Serologie

Die serologische Diagnostik einer Borrelieninfektion erfolgt zweistufig aus Blut oder Plasma und besteht aus einer Suchreaktion und einem Bestätigungsverfahren. Als Suchtests werden Enzymimmuntests (ELISA) oder vergleichbare Verfahren wie z. B. Chemolumineszenztests eingesetzt. Bei einem positiven oder grenzwertigen Ergebnis muss der Suchtest in einem Bestätigungstest mittels Immunoblot oder Lineblot bestätigt werden. In typischen Fällen einer Borrelieninfektion erfolgt nach 2–3 Wochen eine systemische IgM-Antwort, gefolgt von einer IgG-Antwort. Insgesamt weisen die moderneren Testsysteme durch den Zusatz rekombinanter Antigene wie des *in vivo* exprimierten Proteins VLSE oder dessen konservierter immundominanter C6-Region eine erhöhte Sensitivität gegenüber frühen IgG-Antikörpern auf.

Bei Auftreten eines Erythema migrans kann mit einer messbaren Antikörperantwort nur in 20–50 % der Fälle gerechnet werden, hier ist die Diagnose eine rein klinische. Bei disseminierter Frühmanifestation z. B. einer frühen akuten Neuroborreliose kann man in 70 bis >90 % der Fälle einen positiven Antikörpernachweis erwarten, bei Spätmanifestationen in nahezu 100 % (IgG). Alleine der Nachweis einer positiven Borrelienserologie bei Patienten, deren klinisches Beschwerdebild unspezifisch ist und nicht die Falldefinitionen einer Neuroborreliose erfüllt, ist nicht beweisend für eine aktive Infektion. So kommen zum einen Borrelieninfektionen mit asymptomatischer Serokonversion vor, zum anderen persistieren erhöhte IgG- und IgM-Antikörpertiter (und auch die spezifische intrathekale Antikörperproduktion im Liquor) auch bei ausreichend behandelten Patienten über Jahre. Der Therapieerfolg muss daher in jedem Fall klinisch beurteilt werden. Eine routinediagnostische serologische Verlaufskontrolle zum Zweck der Beurteilung des Therapieerfolges wird nicht empfohlen.

10.2.7.2 Liquordiagnostik

Entscheidend in der Diagnosesicherung der Neuroborreliose ist die Untersuchung des Liquor cerebrospinalis (Liquoranalytik) unter der Frage nach akuten Entzündungsparametern und der Frage nach einer spezifisch gegen Borrelien gerichteten intrathekalen Antikörperproduktion.

Typischerweise finden sich bei der Neuroborreliose eine Pleozytose bis 1000 Zellen/µl mit überwiegend lymphomonozytärem Zellbild und Plasmazellen. Eine in der Regel deutlich gestörte Schrankenfunktion spiegelt sich in erhöhten Werten für Gesamteiweiß im Liquor und erhöhten Albuminquotienten wider. Durch die im Liquorraum angestoßene humorale Immunantwort kommt es zu einer lokalen Immunglobulinproduktion. Hier finden sich positive oligoklonale Banden und eine in den Quotientendiagrammen erkennbare Immunglobulinsynthese vom IgM-Dominanztyp. Die Liquorlaktatwerte hingegen sind meist normal oder nur leicht erhöht. Als beweisend für eine sichere Neuroborreliose wird das Vorliegen einer typischen klinischen Befundkonstellation, ein entzündlicher Liquorbefund und der Nachweis einer intrathekalen Synthese von gegen Borrelien gerichteten Antikörpern angesehen. Zum Nachweis einer lokalen Antikörpersynthese im ZNS wird der Liquor/Serum-Quotient des erregerspezifischen Immunglobulins auf den Liquor/Serum-Quotient des entsprechenden Gesamt-Immunglobulins bezogen. Hierfür sollen Serum und Liquor im sel-

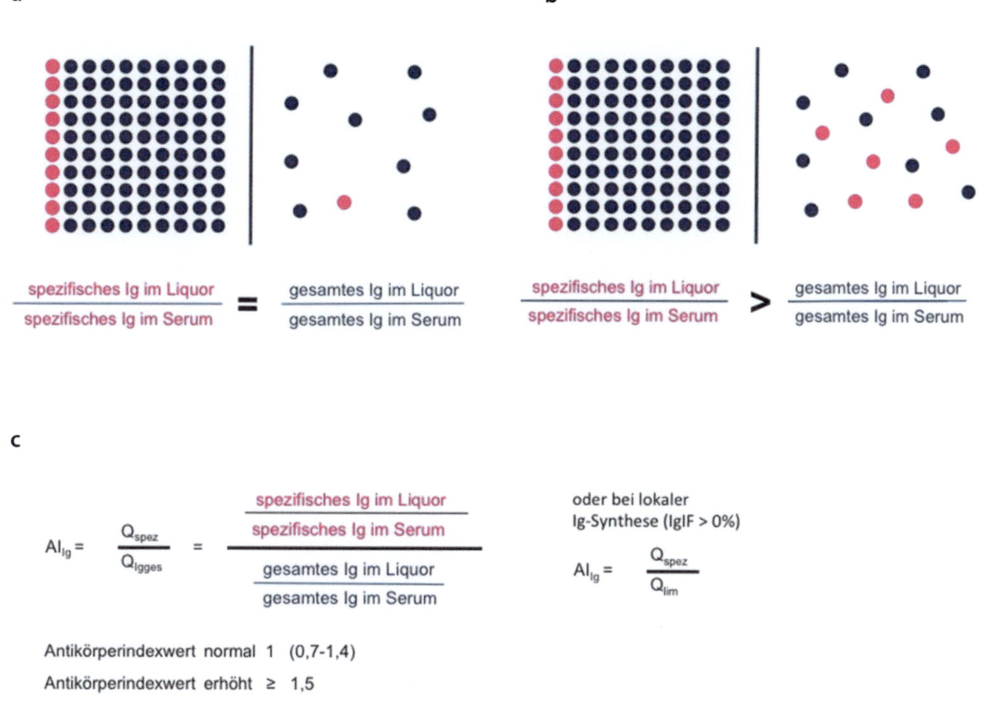

Abb. 10.2 **a–c** Berechnung des spezifischen Antikörper-Indexwertes

ben Assay gemessen und adäquat verdünnt werden. Sind die spezifischen Antikörper gegen Borrelien in gleichem Maße wie das Gesamt-Immunglobulin durch flussabhängige Diffusion in den Liquor gelangt (Abb.10.2a), liegt also keine intrathekalen Synthese vor, sollte das als Antikörper-Index (AI) bezeichnete Verhältnis dieser beiden Quotienten 1 betragen.

Kommt es zu einer intrathekalen Synthese von spezifischen Antikörpern gegen Borrelien (erregerspezifischer Liquor/Serum-Quotient Q_{spez} > Liquor/Serum-Quotient des Gesamt-Immunglobulins $Q_{ges,}$ Abb. 10.2b) ergibt der Quotient dieser beiden Quotienten einen Wert > 1 (Abb. 10.2c). Unter Beachtung methodenabhängig definierter Grenzwerte sprechen erhöhte AI-Werte (in der Regel > 1,5) somit für eine lokale Antikörpersynthese im ZNS. Findet sich in den Quotientendiagrammen eine fassbare lokale Immunglobulinsynthese der jeweiligen Immunglobulinklasse (IgG oder IgM, IgIF > 0 %), wird Q_{spez} bezogen auf den maximal normalen Immunglobulinwert (oberen Limeswert), den Q_{Lim} (Q_{spec}/Q_{Lim}).

Ein solcher Nachweis einer intrathekalen Antikörpersynthese gegen Borrelien mittels Antikörper-Indexwert gelingt je nach Dauer der neurologischen Symptome in 80–90 % (8–41 Tage Krankheitsdauer) bzw. bis 100 % (>6 Wochen) der Fälle. Sehr früh im Krankheitsverlauf kann jedoch die intrathekale Immunantwort noch fehlen. In diesen Sonderfällen kommt dem direkten Borroliennachweis mittels Nukleinsäureamplifikation (PCR) und der Quantifizierung des B-Zell-anlockenden Chemokins CXCL13 eine ergänzende Bedeutung in der Diagnosesicherung zu.

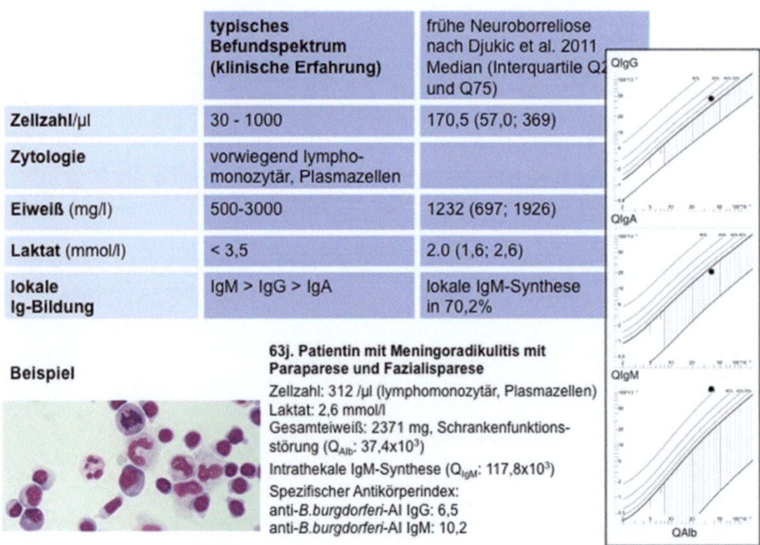

Liquorbefund bei Neuroborreliose

	typisches Befundspektrum (klinische Erfahrung)	frühe Neuroborreliose nach Djukic et al. 2011 Median (Interquartile Q25 und Q75)
Zellzahl/µl	30 - 1000	170,5 (57,0; 369)
Zytologie	vorwiegend lymphomonozytär, Plasmazellen	
Eiweiß (mg/l)	500-3000	1232 (697; 1926)
Laktat (mmol/l)	< 3,5	2.0 (1,6; 2,6)
lokale Ig-Bildung	IgM > IgG > IgA	lokale IgM-Synthese in 70,2%

Abb. 10.3 Typische Liquorbefunde bei Neuroborreliose, Erfahrungswerte, publizierte Werte bei früher Neuroborreliose sowie Fallbeispiel

Die PCR zur Amplifikation von Borrelien-Nukleinsäuren aus dem Liquor ist kein für die Routineanwendung etabliertes Verfahren, die Protokolle variieren nach Methode, Primer und Verfahren zur DNA-Extraktion. Eine Anwendung erscheint bei sehr frühen Krankheitsverläufen möglicherweise hilfreich, da für Neuroborreliosefälle mit einer sehr kurzen Krankheitsdauer von weniger als 2 Wochen eine Sensitivität von 50 % beschrieben wurde. Bereits nach 2 Wochen oder länger lag die Sensitivität der PCR aus Liquor bei nur 13 % und wird im Allgemeinen mit 10–30 % angegeben. In jedem Fall ist das Ergebnis einer PCR nur im positiven Fall verwertbar, sofern eine Kontamination ausgeschlossen werden kann. Der Einsatz der PCR wird nicht empfohlen bei Patienten mit chronischen Symptomen oder zur Verlaufskontrolle nach einer Therapie.

Neben diesen bereits länger evaluierten Methoden scheint in frühen akuten und unbehandelten Neuroborreliose-Fällen die zusätzliche Bestimmung von CXCL13 eine nützliche Ergänzung der bisherigen Diagnostik darzustellen, auch wenn sie bisher nicht allgemein standardisiert ist. Dieses B-Zell-anlockende Chemokin steigt bei Patienten mit akuter Neuroborreliose im Liquor deutlich an, noch bevor eine spezifische Antikörperantwort generiert wird, und fällt rasch nach Beginn der Antibiotikagabe wieder ab. In einer prospektiven Studie an 179 Patienten mit vermuteter Neuroborreliose ergaben sich eine Sensitivität/Spezifität von 100 %/99 % sowie positiv bzw. negativ prädiktive Werte von 88 % und 100 %, sodass der Parameter bei unklaren Fällen einer sehr frühen Neuroborreliose hilfreich sein kann (Abb. 10.3).

10.2.7.3 Nicht empfohlene Diagnostik

Nicht für die Diagnostik einer Borreliose empfohlen werden gemäß den Leitlinien der DGN und EFNS der Antigennachweis aus Körperflüssigkeiten, eine PCR aus Serum oder Urin, Lymphozytentransformationstests, der Enzyme-linked Immunospot Assay (ELISPOT), der sog. Visual Contrast Sensitivity Test, „Xenodiagnostik“ mit Schildzeckenlarven, der Nachweis sogenannter L-Formen oder Sphäroblasten, der Nachweis von Immunkomplexen als Krankheitsaktivitätsmarker, der Nachweis einer erniedrigten CD 57-positiven/CD 3-negativen Lymphozytenpopulation oder kommerziell erhältliche serologische Schnelltests.

10.2.7.4 Weitere Zusatzdiagnostik

Gelegentlich ist in der differenzialdiagnostischen Abklärung weiterführende bildgebenden Diagnostik notwendig, entscheidend ist diese (in der Regel mittels cMRT) in den seltenen Fällen der ZNS-Beteiligung mit Enzephalomyelitis oder Borrelien-induzierter Vaskulitis.

10.2.8 Prophylaxe

Ein Impfstoff gegen die in Europa prävalenten Borrelienspezies steht nicht zur Verfügung. Ein 1998 in den USA zugelassener Impfstoff gegen *B. burgdorferi* s.s. wurde 2002 aus nicht-medizinischen Gründen wieder vom Markt genommen. Dieser Impfstoff bestand aus dem Oberflächenprotein OspA, welches von *B. burgdorferi* s.s. während ihres Wachstums im Zeckendarm exprimiert wird. Antikörper gegen OspA führten zu einer Neutralisation der Erreger bereits im Zeckendarm und verhinderten somit die Übertragung auf den immunisieren Wirt. In Europa wäre dieser Impfstoff aufgrund des Schutzes gegen nur ein begrenztes Erregerspektrum (Schutz nur gegen die Infektion mit *B. burgdorferi* s.s, nicht gegen *B. afzelii* und *B. garinii*) nicht geeignet.

Aktuell sind die Möglichkeiten der Vorbeugung somit begrenzt auf die Aufklärung der Bevölkerung hinsichtlich Expositionsprophylaxe und der Ärzteschaft hinsichtlich rechtszeitiger Erkennung und Behandlung dieser im Regelfall gut zu behandelnden Infektionserkrankung. An allgemeinen präventiven Maßnahmen wird neben dem Tragen von möglichst viel Körperoberfläche bedeckender Kleidung vor allem eine regelmäßige Inspektion der Haut nach einem Aufenthalt in Wald oder Feld empfohlen, um die Zecken noch vor dem Stich absammeln oder möglichst rasch mittels Zange, Pinzette oder Zeckenkarte (nicht mit Öl oder Klebstoff ersticken!) entfernen zu können. Eine Nachbeobachtung der Stichstelle in den folgenden 6 Wochen wird empfohlen. Da erst nach einem 12–36 h dauernden Saug-Akt von einer effektiven Übertragung der Borrelien auszugehen ist, bietet die frühzeitige Entfernung der Zecken einen guten Schutz vor einer Borrelieninfektion. Chemische Repellentien wirken nur in begrenztem Umfang gegen Zecken und lassen in ihrer Wirkung bereits nach etwa zwei Stunden nach.

Als antibiotische Postexpositionsprophylaxe wurde in einer nordamerikanischen Studie die einmalige Einnahme von 200 mg Doxycyclin innerhalb von 72 h nach einem Zeckenstich untersucht. Für diese Therapie wird (bei einer nur einmaligen Nachuntersuchung nach 6 Wochen) eine Wirksamkeit von 87 % beschrieben. Aufgrund des geringen Erkrankungsrisikos nach einem Zeckenstich, den in der Studie aufgetretenen und den zu erwartenden Nebenwirkungen und der berechneten hohen NNT (number needed to treat) von 40–125 Prophylaxen um 1 Erkrankung zu verhindern leitet die S3-Leitlinie der DGN keine Empfehlung zur routinemäßigen prophylaktischen Antibiose nach Zeckenstich ab. Ebenfalls nicht empfohlen werden kann eine lokale Applikation von Azithromycin auf die Stelle des Zeckenstiches, da diese in einer Placebo-kontrollierten Studie keinen prophylaktischen Effekt zeigen konnte.

Tab. 10.2 Antibiotikatherapie von Erythema migrans und Neuroborreliose

	Antibiotikum[a]	Behandlungsdauer	Referenz
Erythema migrans	Doxycyclin 2 × 100 mg p.o.[b] Amoxicillin 3 × 500 mg-1000 p.o. Alternativ: Cefuroximaxetil 2 × 500 mg p.o. Azithromycin 2 × 250 mg	14 Tage 5–10 Tage	Hofmann et al. 2016: S2k-Leitlinie Kutane Lyme Borreliose, AWMF
Frühe Neuroborreliose	Doxycyclin 2–3 × 100 mg/d p.o.[b] Ceftriaxon 1 × 2 g/d i.v. Cefotaxim 3 × 2 g/d i.v. Penicillin G 4 × 5 Mio E/d i.v.	14 Tage	Rauer et al. 2018: S3-Leitlinie Neuroborreliose, DGN, AMWF
Chronische Neuroborreliose	Ceftriaxon 1 × 2 g/d i.v. Cefotaxim 3 × 2 g/d i.v. Penicillin G 4 × 5 Mio E/d i.v. (Doxycyclin 2–3 × 100 mg/d p.o.[2])	14–21 Tage	Rauer et al. 2018: S3-Leitlinie Neuroborreliose, DGN, AMWF

[a]Diese Dosisempfehlungen beziehen sich auf normalgewichtige Erwachsene mit normaler Nieren- und Leberfunktion, es sind stets die Angaben der Hersteller zu beachten!
[b]Optimale Tagesdosis ungeklärt. Nicht einzusetzen in Schwangerschaft, Stillzeit und bei Kindern bis 8 Jahren. Zu beachten sind eine Beeinträchtigung der enteralen Resorption von Doxycyclin durch 2- oder 3-wertige Kationen wie Aluminium, Kalzium, Magnesium, oder Eisenpräparate sowie durch medizinische Aktivkohle und Colestyramin, cave: ausreichender zeitlicher Abstand zu diese Substanzen enthaltenden Arznei- oder Nahrungsmittel

10

10.2.9 Therapie

Patienten, die aufgrund einer Borreliose oder Neuroborreliose leitliniengerecht antibiotisch behandelt wurden, erholen sich in der Regel rasch und vollständig. Zwar kann eine lokalisierte oder früh disseminierte Infektion auch ohne antibiotische Therapie spontan ausheilen, jedoch verkürzt die antibiotische Therapie den klinischen Verlauf und verhindert Komplikationen und die seltenen chronischen Infektionen. Hier sind im Folgenden die aktuellen Therapieempfehlungen der deutschen neurologischen und dermatologischen Fachgesellschaften wiedergegeben. Es sind in der Wahl des Antibiotikums und der Art und Dauer der Applikation das Stadium der Erkrankung die klinische Manifestationsform und das Alter des Patienten zu berücksichtigen (Tab. 10.2).

Im Stadium I, also bei der klinischen Diagnose eines Erythema migrans, wird eine orale antibiotische Behandlung mit Doxycyclin oder Amoxicillin empfohlen. Da Doxycyclin während der Schwangerschaft, Stillzeit und bei Kindern bis 8 Jahren (bis nach Abschluss der Zahnschmelzbildung) kontraindiziert ist, werden Kinder in der Regel mit Amoxicillin behandelt. Als Alternativen werden im Stadium I die orale Gabe von Cefuroximaxetil oder Azithromycin empfohlen.

In disseminierten Krankheitsstadien und insbesondere bei der Neuroborreliose kommen sowohl die langjährig in

Studien evaluierten parenteralen Therapieregime mit Ceftriaxon, Cefotaxim oder Penicillin als auch eine orale Behandlung mit Doxycyclin zum Einsatz. Hier haben in den letzten Jahren eine Reihe von Studien eine Nicht-Unterlegenheit der oralen Doxycyclintherapie auch bei der frühen Neuroborreliose gezeigt, sodass sie entsprechend einer aktuellen Metanalyse und der S3-Leitlinie der DGN ebenfalls empfohlen werden. Hingegen gibt es keine belastbaren Studien, die den Einsatz von Makroliden bei der Neuroborreliose empfehlen.

Für die Behandlung von Patienten mit einer Beteiligung des zentralen Nervensystems mit Myelitis, Enzephalitis oder Vaskulitis im Rahmen der Neuroborreliose oder für die Therapie der späten Neuroborreliose ist die Studienlage begrenzt, so dass hier von vielen Experten weiterhin eine intravenöse Antibiose mit einem Cephalosporin der 3. Generation (Ceftriaxon oder Cefotaxim) bevorzugt wird.

10.2.10 Verlauf und Prognose

Borreliose und Neuroborreliose im Stadium der frühen Dissemination haben eine gute Prognose. Nach leitliniengerechter antibiotischer Behandlung einer liquoranalytisch gesicherten Frühmanifestationen (Bannwarth-Syndrom, Meningitis) ist die Prognose günstig. Aus Langzeitstudien wird abgeleitet, dass sich bei nur ca. 12 % der Patienten mit früher wahrscheinlicher oder gesicherter Neuroborreliose Residualsymptome finden, oft im Sinne sensibler Symptome oder einer residuellen Fazialisparese. Die Genesungszeit kann jedoch einige Wochen bis Monate dauern. Insbesondere in den ersten Wochen beklagen ein Teil der Patienten zudem Symptome mit verminderter Belastbarkeit bis hin zur Arbeitsunfähigkeit, welche Beschwerden ähneln, welche als postinfektiöses Fatigue-Syndrom auch für andere systemische Infektionen beschrieben wurden. Eine Spätmanifestation einer Neuroborreliose mit Symptomen, welche über lange Zeit nicht diagnostiziert und adäquat antibiotisch behandelt werden, ist selten (wahrscheinlich <2 %). In diesen Fällen kann die Rückbildung schwerwiegender neurologischer Symptome langsamer sein und inkomplett bleiben mit der Folge residueller Lähmungen, Hörstörungen, Ataxie, Inkontinenz oder neuropsychologischer Defizite. Auch bei Kindern wurden nach antibiotisch behandelter Neuroborreliose Residuen nach peripherer Fazialisparese in bis zu 13 %, andere motorische oder sensorische Defizite in bis zu 14 % beschrieben, hingegen wurden keine über das Maß der Kontrollgruppe hinausgehenden unspezifischen subjektiven Symptome wie Kopfschmerz, Fatigue, Gedächtnis- oder Konzentrationsstörungen berichtet.

Das Wiederauftreten von auf eine akute Borrelieninfektion hinweisenden Symptomen nach einer vorangegangenen, adäquat antibiotisch behandelten Episode ist in der Regel durch eine Reinfektion bedingt. So konnte in einer Studie anhand von Borrelienisolaten aus 22 gepaarten aufeinander folgenden Episoden von Erythema migrans von 17 Patienten mittels 3 unterschiedlicher molekularer Detektionsverfahren gezeigt werden, dass keine der aufeinander folgenden Episoden von demselben Stamm von *B. burgdorferi* hervorgerufen wurde und somit die Wiederkehr des Erythema migrans durch eine Reinfektion bedingt sein musste. Ein immunologischer Schutz gegen eine Reinfektion wird nicht erworben, über entsprechende prophylaktische Maßnahmen ist der Patient aufzuklären.

Umstritten bleibt die Einordnung von Symptomen, die von Patienten als fortdauernde, wiederkehrende oder anhaltende Beschwerden nach leitliniengerechter antibiotischer Behandlung einer bewiesenen

Borreliose berichtet werden und die durch teils unwissenschaftliche Berichterstattung in verschiedenen Medien die Sorge vor einer chronischen Erkrankung schüren. Entsprechend der in der gültigen S3-Leitlinie dargestellten aktuelle Studienlage ergab sich jedoch keine wissenschaftliche Grundlage für die Annahme einer persistierenden latenten Infektion durch *B. burgdorferi* oder deren morphologische Varianten und es fanden sich auch keine Anhaltspunkte für chronische, durch Zeckenstiche übertragene, Koinfektionen bei Patienten mit unspezifischen Symptomen. Manche der persistierenden subjektiven Symptome werden einem wissenschaftlich nicht allgemeingültig definierten und deshalb nicht einheitlich akzeptierten Syndrom des „Post-Treatment Lyme Disease Syndrome" (PTLDS) zugeordnet, das diagnostisch von gesicherten Spätmanifestationen der Lyme-Borreliose, Beschwerden durch Persistenz vermehrungsfähiger Erreger und von durch Defektheilung bedingten Symptomen abzugrenzen ist. In jedem Fall ist es wichtig zu betonen, dass ein solches Syndrom keine Indikation zu prologierten oder wiederholten antibiotischen Therapien indiziert. Die persistierenden Beschwerden sprachen in randomisierten Studien nicht auf eine erneute und über eine längere Zeit durchgeführte antibiotische Behandlung an, welche jedoch zu Nebenwirkungen in bis zu 25–43 % führten.

In jedem Fall ist in der Betreuung von Patienten, die aufgrund unspezifischer Beschwerden befürchten, an einer Borreliose erkrankt zu sein, eine ausführliche Differenzialdiagnostik von vorrangiger Bedeutung. Denn bei einem nicht unerheblichen Anteil dieser Patienten ergaben sich nach ausführlicher Differenzialdiagnostik andere definierte neurologische Erkrankungen, die einer gerichteten Therapie und eben keiner antibiotischen Behandlung bedurften.

10.3 Kraniale Neuritiden und Polyneuritiden durch Varizella-Zoster-Virus (VZV)

Kurt-Wolfram Sühs und Martin Stangel

10.3.1 Einleitung

Das weltweit verbreitete Varizella-Zoster-Virus (VZV) aus der Gruppe der Herpesviren (Humanes Herpesvirus 3) verursacht bei exogener Primärinfektion die Windpocken (Varizellen) und durch endogene Reaktivierung die Gürtelrose (Herpes Zoster). Vor Einführung der allgemeinen Impfempfehlung 2004 ließen sich bei über 90 % der Erwachsenen Antikörper gegen VZV als Zeichen einer abgelaufenen Primärinfektion nachweisen. Der Herpes Zoster ist eine der häufigsten infektiösen Erkrankungen in der Neurologie. Deutschlandweit wird die Zahl der Erkrankungen auf etwa 400.000 pro Jahr geschätzt. Beim Herpes Zoster kommt es zu einer Reaktivierung von latenten Virusreservoiren in Ganglien nach primärer Windpockeninfektion. Da die Viruskontrolle überwiegend T-Zell-vermittelt ist, tritt eine Reaktivierung vor allem bei älteren und immungeschwächten Patienten auf. Die Inzidenz variiert von 2–4,6 von 1000 pro Jahr und 1 von 100 pro Jahr bei Menschen über 80 Jahren, sodass in Europa und den USA einer von drei Menschen im Laufe seines Lebens eine Zoster-Reaktivierung erleidet. Obwohl es in Deutschland bei Virusmeningitiden oder Enzephalitiden das zweithäufigste gefundene Virus ist, manifestiert sich die Erkrankung überwiegend als segmentaler, thorakolumbaler oder zervikaler Zoster, gefolgt von einer Reaktivierung in den trigeminalen Ganglienzellen. Krankheitsassoziierte Komplikationen sind Vaskulopathien, Uveitiden, die Post-Zoster-Neuralgie und eine erhöhte Inzidenz von Myokardinfarkten und Schlaganfällen.

Das klinische Spektrum reicht daher von der einfachen selbstlimitierenden monosegmentalen Gürtelrose bis zur schweren Enzephalitis mit einer Mortalität von 10–15 %. Diese kann bei immunkompromittierten Patienten, beispielsweise nach allogener Stammzelltransplantation mit VZV-Disseminierung auf bis zu 50 % ansteigen. Da dieses α-Herpesvirus praktisch ausschließlich humanpathogen ist und der Mensch das einzig bekannte Reservoir für VZV darstellt, basiert der Großteil der Erkenntnisse aus dem klinischen Setting. Hier führt in der Regel das typische schmerzhafte fleckförmige Exanthem mit vesikulären Eruptionen zur Diagnose. Fehlt das Exanthem (Zoster sine herpete) wird die Diagnose verzögert oder nicht gestellt, beispielsweise bei Patienten mit Fazialisparese. Zu Fehldiagnosen führt zudem das Auftreten von Schmerzen entlang des Dermatoms wenige Tage vor Erscheinen der Effloreszenzen. Da nur der Bläscheninhalt infektiös ist, besteht beim Herpes zoster im Gegensatz zu den Varizellen eine geringe Kontagiösität. Eine Zoster-Reaktivierung kann, wenn auch deutlich seltener als nach Varizella-Infektion, auch bei Patienten auftreten, die mit einem Lebendimpfstoff immunisiert wurden.

10.3.2 Klinisches Spektrum der Herpes-Zoster-Reaktivierung

Klinisch manifestiert sich der Zoster am häufigsten monosegmental unilateral in den thorakolumbalen Dermatomen (~50 %) durch Reaktivierung in den entsprechenden Spinalganglien. Weniger als 20 % der Patienten mit Effloreszenzen weisen signifikante systemische Symptome wie Fieber oder Kopfschmerzen auf. Mehrsegmentale und sehr selten bilaterale Manifestationen sind möglich. Die Effloreszenzen verkrusten typischerweise an Tag 7–10 und sind dann nicht mehr infektiös. Das Wiederauftreten von Läsionen nach dieser Zeit ist hinweisend für einen zugrunde liegenden Immundefekt.

Am zweithäufigsten finden sich kraniale Neuritiden (~20 %), wobei hier vor allem der N. ophtalmicus als erster Ast des N. trigeminus betroffen ist. Im Rahmen der kutanen Manifestation kann hier das Hutchinson-Zeichen mit herpetiformen Läsionen im Bereich der Nasenspitze beobachtet werden. Bei Befall des N. opthalmicus kommt es bei bis zu 50 % der Fälle zu einer okulären Mitbeteiligung typischerweise im Rahmen einer Keratitis oder Uveitis, die zu einer dauerhaften Sehbeeinträchtigung führen können. Das Auftreten des Hutchinson-Zeichens ist positiv mit einer Augenbeteiligung korreliert. Der Augenbefall ist zunächst einseitig kann aber bei einem Drittel bis zur Hälfte der Betroffenen zu einem Befall des anderen Auges führen. Eine Ptose findet sich selten.

Neben dem Trigeminus ist ein Befall des N. facialis (VII) und/oder des N. vestibulocochlearis (VIII) mit Virusreaktivierung im Ganglion geniculi häufig, welcher als Zoster oticus bezeichnet wird. Die Fazialisparese mit Zostereffloreszenzen in den sensibel innervierten Bereichen des N. facialis des äußeren Gehörganges wird auch als Ramsay-Hunt-Syndrom beschrieben. Neben der motorischen Fazialisparese können sich klinisch Hörstörungen (Hyperakusis), Geschmacksstörungen und Störungen der Tränensekretion finden. Außer dem Befall einzelner oder mehrerer Hirnnerven zeigt sich in selteneren Fällen eine Beteiligung des Zentralnervensystems mit Meningitis, Meningoenzephalitis oder Myelitis. Risikofaktoren für eine Enzephalitis stellen neben einer Immunsuppression, der Befall von zervikalen Dermatomen, Hirnnervenbefall oder disseminierter Herpes Zoster dar. Im Rahmen der Enzephalitis zeigen sich Bewusstseinsstörungen oder eine delirante Symptomatik. Das EEG kann hierbei diagnostisch hilfreich sein, um bei wechselnder Vigilanz oder Verhaltensauffälligkeiten zwischen klinisch nicht immer zu differenzierenden Veränderungen der Bewusstseinslage und komplex-fokalen Anfällen zu unterscheidenden. Im Vergleich zur Herpes-simplex-Enzephalitis sind fokal neurologische Defizite seltener und sind häufig sekundär auf eine begleitende Vaskulopathie mit zerebralen Ischämien zurückzuführen.

In etwa 3 % der VZV-Reaktivierungen kommt es zu einer motorischen Neuropathie mit konsekutiver Muskelatrophie. Die Neuropathie tritt typischerweise zeitgleich mit den Effloreszenzen auf, kann sich aber auch bis 3 Wochen nach der Reaktivierung manifestieren. Elektrophysiologisch lässt sich wie bei anderen Vaskulitiden ein axonales Schädigungsmuster nachweisen, im Verlauf zeigt sich bei 75 % der Patienten eine Remission der Paresen.

10

Die Entwicklung eines Guillain-Barré-Syndroms mit entsprechenden demyelinisierenden Schädigungszeichen ist für die VZV-Reaktivierung beschrieben, stellt jedoch mit <0,1 % eine seltene Komplikation dar.

10.3.3 Diagnostik

Bei typischer Ausprägung hat die klinische Diagnose eine hohe Spezifität, dennoch sollte aufgrund der spezifischen Behandlungsmöglichkeiten eine laborchemische Diagnosebestätigung erfolgen. Laborchemischer Goldstandard ist der PCR-Nachweis. Dieser kann aus Abstrichen von Effloreszenzen oder aus Serum oder Liquor erfolgen. Die PCR verfügt über eine hohe Spezifität (>95 %) und Sensitivität (80–95 %). Die Viruslast im Liquor korreliert hierbei nicht mit der Erkrankungsschwere. Die Serologie mit Nachweis von VZV spezifischem IgG ist in der Akutphase aufgrund der hohen Durchseuchung der Erwachsenen Bevölkerung für die Diagnose nicht hilfreich, kann jedoch Aufschluss geben, ob in der Vergangenheit Kontakt zu Varizellen oder dem Impfvirus stattgefunden hat. Auch kann der IgG-Titer-Anstieg im Verlauf sowie der Nachweis von VZV-spezifischem IgA und IgM eine serologische Diagnose ermöglichen.

Bei kranialen Neuritiden und Meningoenzephalitiden finden sich in der cMRT meist keine pathologischen Befunde. Bei den kranialen Neuritiden kann vereinzelt eine Kontrastmittelaufnahme des bzw. der betroffenen Hirnnerven nachweisbar sein. Ähnlich wie bei der HSV-Enzephalitis können T2-hyperintense Läsionen im Bereich der Temporallappen zur Darstellung kommen, wobei diese im Vergleich zur Herpes-Simplex-Enzephalitis deutlich seltener sind und keine hämorrhagische Transformation zeigen. Eine cMRT-Bildgebung ist bei fokalen Defiziten anzustreben, um sekundäre Ischämien im Rahmen einer Vaskulopathie abzugrenzen (◘ Abb. 10.4). Eine cCT-Bildgebung kann lediglich zur differenzialdiagnostischen Abgrenzung unklarer Fälle im Einzelfall sinnvoll sein.

▪ Liquordiagnostik

Entzündliche Veränderungen im Liquor finden sich in zunehmender Häufigkeit beim Befall von Hirnnerven oder bei ZNS-Beteiligung im Rahmen einer Meningoenzephalitis, können jedoch auch bei anderen klinischen Manifestationen wie einem monosegmentalen Befall auftreten. Hier sind meist weniger als 10 Leukozyten/µl zu finden, wobei sich eine Assoziation von Liquorpleozytose mit Komplikationen der Zoster-Reaktivierung gezeigt hat. Zytologisch findet sich, wie bei anderen viralen ZNS-Infektionen, ein überwiegend lymphozytäres Zellbild mit teils aktivierten Lymphozyten. Bei klinischen Zeichen eines ZNS-Befalls findet sich in der Regel eine positive VZV-PCR im

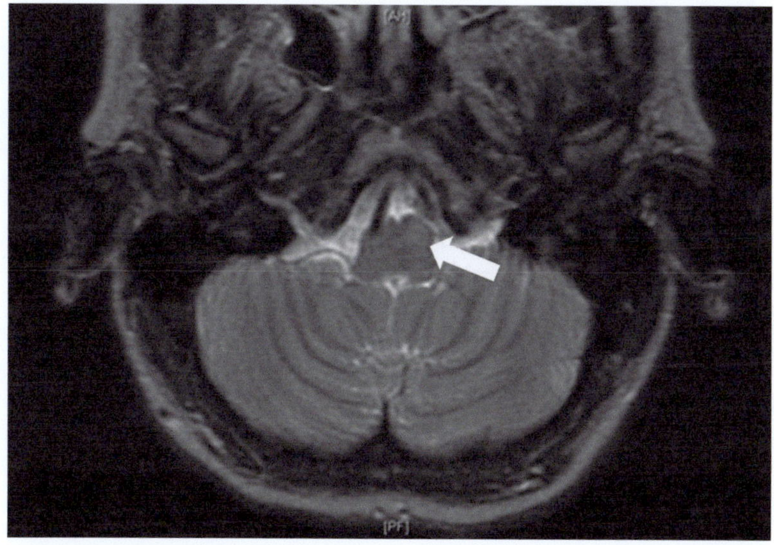

Abb. 10.4 Keilförmige T2-Signalsteigerung in der Olive links, bei Zoster-Meningitis mit Hirnstammaffektion. (Quelle MHH Neuroradiologie)

Liquor. Bei einsetzender VZV-spezifischer Antikörperproduktion (~7 Tage) kann die PCR jedoch negative Ergebnisse liefern und die Diagnose muss über die Erhöhung des VZV-spezifischen Serum/Liquor Antikörperindex (>1,5) (Antikörper im Liquor) × (Serum-IgG)/(Liquor IgG) × (Antikörper im Serum) gestellt werden. Da sich in seltenen Fällen, insbesondere in den ersten Tagen nach einer Infektion auch eine ZNS-Beteiligung ohne Liquorpleozytose finden kann und eine kausale Behandlung zur Verfügung steht, sollte bei entsprechendem klinischen Verdacht auch bei fehlender Pleozytose eine Virusdiagnostik mittels PCR erfolgen.

10.3.4 Komplikationen bei kranialen Neuritiden und Polyneuritiden

Eine der mit 10–20 % häufigsten Komplikationen ist die Post-Zoster-Neuralgie. Hierbei wird eine Schmerzpersistenz länger als 3 Monate definitionsgemäß als Post-Zoster-Neuralgie bezeichnet. Die genaue pathophysiologische Grundlage auf der sich bei bestimmten Personen eine Post-Zoster-Neuralgie entwickelt, ist unklar. Auch sind bislang keine validen prognostischen Biomarker verfügbar. Bekannt ist, dass bestimmte Risikofaktoren wie höheres Alter, weibliches Geschlecht, Diabetes mellitus und Niereninsuffizienz mit einer erhöhten Inzidenz der Post-Zoster-Neuralgie assoziiert sind.

Bei Befall des N. opthalmicus kommt es bei bis zu 50 % der Fälle zu einer okulären Mitbeteiligung im Rahmen einer Keratitis, Konjunktivis oder Uveitis, die zu einer dauerhaften Sehbeeinträchtigung führen können. Neben diesen Komplikationen kann es auch zu Okulo-Motorik-Störungen, Opticusneuritis oder retinalen Nekrosen kommen, wobei sich diese Komplikationen auch bis zu 4 Wochen nach den Hauteffloreszenzen entwickeln können, weswegen nach Zoster opthalmicus eine opthalmologische Nachkontrolle erfolgen sollte. Bei Augenbefall kann der Virusnachweis aus Kammerwasser oder Augenabstrich möglich sein. Nach Befall des N. ophtalmicus ist das Risiko für einen Schlaganfall 4,5-fach erhöht. Pathophysiologisch wird eine intravaskuläre Virusreplikation mit Vaskulopathie vermutet.

Beim Zoster oticus kann es neben der motorischen Fazialislähmung auch zu Störungen der Tränensekretion kommen. Bei Affektion des N. vestibulocochlearis kann neben dem Schwindel eine Schwerhörigkeit als Komplikation auftreten, sodass einen HNO-ärztliche Untersuchung mit weiterführender Diagnostik mittels thermischer Vestibularisprüfung, Tonaudiometrie und akustisch evozierten Potenzialen sinnvoll ist.

Unter Antikoagulation oder Thrombozytenfunktionshemmung kann es insbesondere bei ausgeprägtem multisegmentalem Befall zu hämorrhagischen Läsionen und Nekrosen kommen.

10.3.5 Differenzialdiagnosen

Sofern typische Zoster-Effloreszenzen vorliegen, führt die klinische Untersuchung mit einer hohen Spezifität zur richtigen Diagnose. Fehlen die Effloreszenzen, kann eine klinische Unterscheidung beispielsweise bei der Fazialisparese unmöglich werden. Im Gegensatz zur idiopathischen Fazialisparese findet sich beim Zoster Oticus in mehr als der Hälfte der Fälle eine lymphomonozytäre Liquorpleozytose. Liquorchemisch untypisch ist eine deutliche Protein-, oder Laktaterhöhung, die sich eher bei der Neuroborreliose findet. Neben dem VZV-PCR-Nachweis aus Serum oder Liquor kann bei Zoster oticus ein PCR-Nachweis aus Nasen- oder Rachenschleimhaut erfolgreich sein. Weitere diagnostische Biomarker wie zum Beispiel die Unterscheidung anhand bestimmter Liquormetabolite werden derzeit erforscht.

Bei den Enzephalitiden können sich bildgebend bei der Zosterenzephalitis ähnliche Befunde wie der Herpesenzephalitis (HE) im Anfangsstadium finden. Meist entwickelt sich jedoch bei der HE ein stärkeres und deutlich raumforderndes Ödem der mediobasalen Temporallappen, des basalen Frontallappens und des Gyrus cinguli. Zudem können sich hämorrhagische Veränderungen zeigen.

10.3.6 Therapie

Von der ständigen Impfkommission (STIKO) am Robert Koch-Institut wird seit Dezember 2018 eine Impfung mit einem Herpes-Zoster-Totimpfstoff (Gykoprotein E Antigen, Shingrix®) für alle Personen ab dem 60. Lebensjahr empfohlen. Für immunsupprimierte Personen gilt diese Empfehlung bereits ab dem 50. Lebensjahr. Die Impfung mit dem Zoster Impfstoff stellt keinen Ersatz für die Varizella Grundimmunisierung dar und ist nur bei Patienten mit durchgemachten Varizellen oder mit Grundimmunisierung wirksam. Die Grundimmunisierung wird von der STIKO mit einem attenuierten Lebendimpfstoff (zwei Impfdosen) in den ersten zwei Lebensjahren empfohlen.

Entsprechend der S2k-Leitlinie zur Diagnostik und Therapie des Zoster und der Post-Zoster-Neuralgie sowie den Leitlinien der Deutschen Gesellschaft für Neurologie (▶ www.dgn.org) zur Behandlung von viralen Meningoenzephalitiden, wird eine systemische antivirale Therapie über 7 Tage lokalisationsunabhängig bei Patienten über 50 Jahren empfohlen. Oral stehen Aciclovir (800 mg 5x tgl.), Valaciclovir (1000 mg 3 x tgl.), Famciclovir (250–500 mg 3 x tgl.) oder Brivudin (125 mg 1 x tgl.) zur Verfügung. Letzteres ist kontraindiziert bei immunsupprimierten Patienten oder Patienten unter Behandlung mit Fluorouracil oder verwandten Substanzen in den letzten 4 Wochen. Eine intravenöse Aciclovir-Therapie (10 mg/kg KG 3x tgl.) über 7–10 Tage wird empfohlen bei Zoster mit Befall von

Tab. 10.3 VZV-Behandlung

Patienten über 50 Jahre	Systemische antivirale Therapie über 7 Tage (Aciclovir, Valaciclovir, Famciclovir, Brivudin)
Befall von zervikalen Dermatomen ZNS/Hirnnervenbefall Hämorrhagischen/nekrotischen Läsionen Schleimhautbefall Generalisierter Zoster Immunsupprimierte Patienten	Intravenöse antivirale Therapie über 7–10 Tage (Aciclovir, ggf. Foscarnet)

zervikalen Dermatomen oder Hirnnervenbefall, insbesondere bei älteren Patienten, bei Zoster mit hämorrhagischen/nekrotischen Läsionen, multisegmentalem Befall, Schleimhautbefall oder generalisiertem Zoster, bei immunsupprimierten Patienten sowie ZNS-Beteiligung. Als Reservepräparat steht hier Foscarnet zur Verfügung.

Aufgrund fehlender randomisierter Studien ist der Einsatz von Kortikosteroiden umstritten. Empfohlen werden kann der Einsatz bei der VZV-bedingten Fazialisparese, der akuten retinalen Nekrose sowie bei ZNS-Beteiligung oder nachgewiesener Vaskulopathie, z. B. 1 mg/kg KG pro Tag für 5 Tage, wobei kein einheitliches Therapieschema besteht (Tab. 10.3).

10.4 Kraniale Neuritiden und Polyneuritiden Ebstein-Barr-Virus (EBV)

Kurt-Wolfram Sühs und Martin Stangel

10.4.1 Einleitung

Das weltweit verbreitete Ebstein-Barr-Virus (EBV) ist ein Doppelstrang DNA-Virus aus der Gruppe der Herpesviren (Humanes Herpes Virus 4) und verursacht die infektiöse Mononukleose. Bei Kindern verläuft die Infektion meist asymptomatisch, während bei Primärinfektion im Jugend- oder Erwachsenenalter das Risiko für einen schweren symptomatischen Verlauf ansteigt. Das Virus weist eine hohe Wirtsadaptation auf, führt beispielsweise in epithelialen Zellen zu einer Zelllyse, während es in 1–50 B-Zellen von 1 Mio. zu einer latenten Infektion und Immortalisierung der Zellen führt und so zu einer lebenslangen Latenz. Die Immunreaktion gegen das Virus ist überwiegend T-Zell-getrieben und so kann es bei einer Abnahme der T-Zell-Antwort, beispielsweise bei Immunsuppression, zu einer chronisch aktiven Erkrankung kommen. Die Übertragung erfolgt per Tröpfcheninfektion. Die Durchseuchung im Erwachsenenalter liegt bei über 90 %. Neben der Primärinfektion kann es wie bei anderen Herpesviren zur endogenen asymptomatischen oder symptomatischen Reaktivierung kommen. Eine Assoziation ist mit lympho-proliferativen Erkrankungen, dem Lupus erythematodes, dem Sjögren-Syndrom, der Multiplen Sklerose sowie anderen Autoimmunerkrankungen beschrieben. Aktuell wird geschätzt, dass das Virus für etwa 1,5 % der weltweiten Krebserkrankungen verantwortlich ist.

10.4.2 Klinisches Spektrum der Epstein-Barr-Virus-Infektion

Während die meisten Infektionen im Kindesalter asymptomatisch verlaufen, kommt es bei Jugendlichen und Erwachsenen häufig zur infektiösen Mononukleose. In 90 % der Fälle ist diese auf EBV zurückzuführen, bei den übrigen 10 % findet sich CMV, HHV6, HSV und HIV als Auslöser. Hierbei zeigen mehr als 50 % der betroffenen eine Trias aus Fieber, Lymphadenopathie und Pharyngitis. Bei weniger als 10 % der Betroffenen findet sich eine Spleno- oder Hepatomegalie. Noch seltenerer kommt es zu gravierenderen Komplikationen wie hämolytischen Anämien, Thrombozytopenien, Myokarditis, Hepatitis oder Milzrissen, die meist innerhalb von 3 Wochen nach Beginn der Erkrankung auftreten. Eine chronisch aktive EBV-Infektion mit sehr hohen Antikörpertitern ist sehr selten. Eine Tumorassoziation wurde für EBV für nasopharyngeale Karzinome, das Burkitt-Lymphom und die Hodgkin-Lymphome beschrieben. Bei Patienten mit angeborenen oder erworbenen Immundefekten kann es dazu kommen, dass die Virusproliferation in den EBV-infizierten Zellen nicht mehr kontrolliert werden kann. So finden sich beispielsweise bei HIV-Infizierten 10–20 mal so viele EBV infizierte B-Zellen wie bei Gesunden. Durch die hier anhaltende hohe Virusreplikation kann es zu einer lymphoproliferativen Erkrankung kommen.

Bei der EBV-Enzephalits zeigt sich ein breites klinisches Spektrum mit Hirnstammbeteiligung, Psychose, Opsoklonus-Myoklonus und häufigen fokal-neurologischen Defiziten. In seltenen Fällen sind eine transverse Myelitis, typischerweise mit Liqourpleozytose und zerebelläre Ataxien beschrieben.

Ein pathophysiologisch unklares neurologisches Syndrom, das in Zusammenhang mit der EBV Infektion vor allem bei Kindern beschrieben ist, ist das Alice-im-Wunderland-Syndrom. Hierbei kommt es zu bizarren optischen Fehlwahrnehmungen. Im Rahmen der EBV-Infektion sind die Symptome selbstlimitierend. Das Syndrom ist nicht EBV-spezifisch, sondern kommt auch bei anderen infektiösen und auto-inflammatorischen Erkrankungen wie der ADEM vor.

10.4.3 Diagnostik

Bei einer Infektion lassen sich im Serum zunächst transient IgM-Antikörper gegen das virale Capsid-Antigen (VCA) nachweisen. Anschließend finden sich IgG-Antikörper gegen VCA. Für 3–6 Monate nach der Infektion finden sich in der Regel Antikörper gegen das Early-Antigen (EA) bis sich schließlich die lebenslang persistierenden Antikörper gegen das Epstein-Barr-nuclear-Antigen (EBNA) nachweisen lassen. Neben dem Antikörpernachweis lässt sich die Viruslast mittels PCR in Plasma, Serum oder Vollblut bestimmen. Aufgrund der meist latent vorliegenden Infektion, ist hier vor allem die Veränderung der Viruslast diagnostisch relevant.

Merke

Der Nachweis von Antikörpern gegen das Epstein-Barr nuclear antigen (EBNA) zeigt an, dass keine frische Primärinfektion vorliegt.

Im Rahmen einer Enzephalitis kommen bei ca. 60 % der Patienten MRT-Veränderungen zur Darstellung mit unspezifischen Läsionen, die sich in weißer und grauer Substanz (kortikal, Basalganglien) finden lassen. Eine unauffällige cMRT scheint hierbei mit einer besseren Prognose assoziiert zu sein.

Bei unklaren Fällen insbesondere bei lymphoproliferativen Erkrankungen kann die Diagnose histopathologisch mittels Biopsie gesichert werden.

▪ Liquordiagnostik

Im Rahmen einer EBV-Enzephalitis zeigt sich meist eine milde lymphozytäre Pleozytose. Neben der EBV-PCR kann hier der Nachweis einer intrathekalen spezifischen Antikörpersynthese (ASI) gegen EBV zur Diagnose führen. In der Regel zeigt sich bei den Enzephalitiden eine höhere Viruslast als bei den anderen neurologischen

Komplikationen. In etwa einem Viertel der Fälle lässt sich in der PCR ein weiteres Virus (CMV, VZV, HSV, JCV) nachweisen, welches das klinische Bild bestimmt und so vermuten lässt, dass eine unspezifische EBV-Reaktivierung vorliegt.

10.4.4 Kranialen Neuritiden und Polyneuritiden bei Epstein-Barr-Virus-Infektion

Im Rahmen der infektiösen Mononukleose oder Virusreaktivierungen kann es zu neurologischen Komplikationen wie dem Guillain-Barré-Syndrom, Meningitiden oder Enzephalitiden kommen. Die Inzidenz neurologischer Komplikationen liegt bei etwa 5–8 %. Der häufigste Hirnnervenbefall ist eine Fazialisparese. Andere Hirnnervenbeteiligungen mit Beteiligung des N. trigeminus, N. vestibulocochlearis und N. hypoglossus sind beschrieben. Vereinzelt finden sich Fallberichte bei denen das Virus zu einer Chorioretinitis oder Opticusneuritis geführt hat, wobei diese beidseitig auftreten kann und dem Krankheitsbild der Infektiösen Mononukleose vorausgehen kann. Im Rahmen der EBV-Infektion kann es zu einem schweren Opsoklonus-Myoklonus-Syndrom kommen. Im Gegensatz zur den paraneoplastischen Formen ist die Prognose meist günstig. Obwohl die Assoziation des GBS mit der infektiösen Mononukleose und der Virusreaktivierung gut bekannt ist, findet sie sich selten. Klinisch zeigt sich das typische Bild mit von distal nach proximal aufsteigenden symmetrischen Lähmungen und neurografischen Demyelinisierungszeichen. Als Variante des GBS ist eine Radikulits des Plexus sacralis im Rahmen der Infektion möglich, mit Blasen-, Mastdarmstörung, gestörter Sexualfunktion, sowie Par-, und Dysästhesien in den Versorgungsgebieten der betroffenen Nerven, die auch als Elsberg-Syndrom bezeichnet wird. Typischerweise findet sich hierbei wie beim GBS im Liquor eine zytoalbuminäre Dissoziation. Zudem sind Plexusneuritiden des lumbosakralen Plexus, sowie des zerviko-brachialen Plexus beschrieben, bei denen sich ein überwiegend axonales Schädigungsmuster zeigt.

10.4.5 Therapie

Bei der infektiösen Mononukleose konnte zwar gezeigt werden, dass Aciclovir die EBV-Replikation behindert, mit messbarem Abfall der Viruskonzentration im Oropharynx, es hat jedoch keinen signifikanten Effekt auf die Krankheitssymptome und wird daher nicht empfohlen. Bei immunsupprimierten Patienten kann soweit möglich die immunsuppressive Therapie pausiert oder reduziert werden, um eine T-Zell-gebundene Viruskontrolle zu ermöglichen. Eine Impfung steht bislang nicht zur Verfügung.

10.5 Kraniale Neuritiden und Polyneuritiden durch das Zika-Virus

Martin Stangel und Kurt-Wolfram Sühs

10.5.1 Einleitung

Das Zika-Virus (ZIKV) ist ein Flavivirus, welches in den tropischen und subtropischen Regionen verbreitet ist. Es wird durch die Aedes-Mücken, insbesondere A. aegypti, übertragen. Andere Aedes-Spezies scheinen keine größere Rolle zu spielen. Seltener sind Bluttransfusion oder eine sexuelle Transmission. Virus-RNA kann im Samen von symptomatischen und asymptomatischen Infizierten nachgewiesen werden. Des Weiteren kommt es zu einer maternal-fetalen Transmission.

Das Virus wurde erstmals 1947 aus einem Rhesusaffen in Uganda isoliert, die erste humane Infektion wurde 1952 in Uganda nachgewiesen. Bislang liegt keine Evidenz vor, dass auch ein nicht-Primat als Reservoir existiert. Größere Ausbrüche finden sich unregelmäßig in den betroffenen Regionen. Eine erste Epidemie beim Menschen wurde 2007 auf Yap Island (Malaysia) beschrieben, bei der 73 % der Bevölkerung infiziert waren. Bei 80 % der Betroffenen war die Infektion asymptomatisch und es wurden keine Komplikationen beschrieben. Im Jahr 2013 kam es zu einem Ausbruch in Französisch Polynesien mit ca. 28.000 Infizierten. Hier wurde erstmalig eine neurologische Komplikation im Sinn eines Guillain-Barré-Syndroms beschrieben. Es kam zu einer schnellen Ausbreitung auf die benachbarten Inseln (Cook Islands, Salomonen, Vanuatu). Erste Infektionen in Mittel- und Südamerika mit dem gleichen Virusstamm wie in Französisch Polynesien wurden 2015 entdeckt. Hier zeigte sich dann ein Zusammenhang mit einem Mikrozephalus bei Neugeborenen von infizierten Schwangeren sowie auch eine Zunahme des Guillain-Barré-Syndroms. Seit Ende 2016 ist es zu einem deutlichen Rückgang der Infektionen gekommen und damit auch zu einem Rückgang von ZIKV-assoziiertem Guillain-Barré-Syndrom. Dennoch können jederzeit neue Ausbrüche auftreten, so z. B. auf dem indischen Subkontinent Mitte 2017. Eine autochtone Übertragung ist in über 80 Ländern beschrieben. Vereinzelte ZIKV-Infektionsfälle in Europa wurden 2019 in Südfrankreich beschrieben. In Deutschland ist eine Ansteckung bislang nicht bekannt. Gesicherte Infektionen fanden sich ausschließlich bei Reiserückkehrern. Die Erkrankung ist in Deutschland meldepflichtig.

Merke

Die häufigsten neurologischen Komplikationen von Zika-Virus-Infektionen sind ein Guillain-Barré-Syndrom und eine Mikrozephalie bei Neugeborenen von infizierten Schwangeren. Eine Übertragung in Deutschland ist bislang nicht bekannt. Die Erkrankung ist in Deutschland meldepflichtig.

10.5.2 Klinisches Spektrum der Zika-Virus-Infektion

Die Mehrzahl (bis zu 80 %) der ZIKV-Infektionen verläuft asymptomatisch. Die symptomatischen Infektionen haben eine Inkubationszeit von 4–14 Tagen. Es treten dann bis zu eine Woche andauernde milde Symptome mit niedrigem Fieber, makulopapulärem Hautausschlag, Arthralgien, Myalgien und Konjunktivitis auf. Schwere Komplikationen sind selten. Es konnte ein Neurotropismus des ZIKV *in vivo* und *in vitro* nachgewiesen werden. Die wesentlichen neurologischen Manifestationen sind das ZIKV-assoziierte Guillain-Barré-Syndrom und die kongenitale Mikrozephalie, wobei auch weitere klinische Manifestationen wie Myelitis und Menigoenzephalitis beschrieben wurden.

10.5.2.1 Zika-Virus-assoziiertes Guillain-Barré-Syndrom (GBS)

Die Inzidenz eines ZIKV-assoziierten GBS beträgt 2–3 Fälle pro 10.000 ZIKV Infektionen, ist also ähnlich wie bei GBS nach Campylobacter jejuni. Das Intervall zwischen klinischer ZIKV-Erkrankung und Beginn des GBS beträgt 5–10 Tage. Daher wird auch eine parainfektiöse Pathogenese diskutiert. Klinisch treten verschiedene Varianten auf, wie die klassische demyelinisierende Form (akute inflammatorische demyelinisierende Polyneuropathie, AIDP), die axonale Form (akute motorische axonale Neuropathie, AMAN) und selten das Miller-Fisher-Syndrom (MFS, klinische Trias: Ophthalmoplegie, Ataxie, Areflexie). Die klinischen Daten der verschiedenen Ausbrüche zeigen, dass Männer leicht häufiger betroffen sind als Frauen und der Altersgipfel zwischen 30 und 60 Jahren liegt. Ungefähr die Hälfte der Patienten hat eine Hirnnervenbeteiligung, zwei Drittel haben Parästhesien. Eine zytalbuminäre Dissoziation im Liquor fand sich bei 80 % der Fälle.

Die neurophysiologischen Untersuchungen zeigten Befunde, wie sie auch bei GBS ohne vorangehende ZIKV-Infektion zu finden sind, entsprechend einer AIDP oder einem AMAN. Insgesamt sind die klinische Präsentation, der Verlauf und die Prognose ähnlich wie bei einem GBS, das mit anderen Erregern assoziiert ist oder auch ohne erkennbaren Bezug zu einer Infektion ist.

10.5.2.2 Zika-Virus-assoziierte Mikrozephalie

Neugeborene von Müttern, die während der Schwangerschaft mit ZIKV infiziert wurden, haben ein Risiko von 4–6 % einer ZIKV-assoziierten Mikrozephalie, 5–14 % erleiden ein kongenitales Syndrom. Das größte Risiko besteht bei einer Infektion im ersten Trimenon, aber auch Infektionen im zweiten und dritten Trimenon können zu einem kongenitalen Zika-Syndrom führen. Die schwerste Komplikation ist die Mikrozephalie mit gestörter Hirnentwicklung während der Gestation und Kollaps des fetalen Schädels. Zum kongenitalen Syndrom gehören auch eine kortikale Atrophie, Myelinisierungsstörungen, zerebelläre Hypoplasie und subkortikale Kalzifikationen. Auch kann es zu angeborenen okulären Schädigungen und Kontrakturen mit Arthrogryposis kommen. Bis Januar 2018 wurden über 3700 Fälle einer Mikrozephalie in Amerika gemeldet. Diese war nur mit dem asiatischen Virusstamm assoziiert.

10.5.3 Diagnostik

Die Diagnose einer ZIKV-Infektion beruht auf dem Nachweis der Virus-RNA über PCR oder auf serologischer Testung für spezifische Antikörper mittels ELISA. Die RNA kann in Blut, Serum, Liquor, Urin, Speichel, Samen und Muttermilch nachgewiesen werden. Empfohlen wird die Testung aus Blut oder Serum und Urin. Die RNA-Testung wird in der ersten Woche nach dem Symptombeginn empfohlen. Eine negative PCR schließt eine Infektion jedoch nicht sicher aus. IgM-Antikörper können ab dem 4. Tag nach Krankheitsbeginn nachgewiesen werden. Daher wird die serologische Testung auf IgG und IgM und zusätzlich die PCR aus dem Urin in der Zeit zwischen 1 und 4 Wochen nach dem Symptombeginn empfohlen. Danach wird nur die Serologie empfohlen.

Da ZIKV mit anderen Flaviviren und insbesondere mit Dengue-Viren ähnliche Antigene haben, kann es jedoch zu Kreuzreaktionen kommen. Da diese beiden Viren auch ein ähnliches Ausbreitungsgebiet haben, kann die serologische Diagnostik in Endemiegebieten manchmal schwierig sein. Daher muss die Reiseanamnese, auch von früheren Aufenthalten in Endemiegebieten, gut erhoben werden. Derzeit ist noch unklar, ob eine vorherige DENV-Infektion gegen ZIKV schützt oder die Erkrankung verstärkt. Humane Studien zeigen eher einen protektiven Effekt.

10.5.4 Therapie

Verschiedenste Substanzen haben *in vitro* eine Aktivität gegen ZIKV gezeigt, allerdings steht weiterhin noch keine spezifische antivirale Therapie zur Verfügung. Auch gibt es mehrere Kandidaten für eine Impfung, die in sehr frühen klinischen Studien geprüft werden, allerdings ist davon noch keine zugelassen. Die Therapie der ZIKV Infektion beschränkt sich daher auf supportive und symptomatische Maßnahmen. Wichtige Maßnahmen sind die Vorbeugung von Insektenstichen sowie die Prävention durch sexuelle Übertragung.

Das ZIKV-assoziierte Guillain-Barré-Syndrom wird genauso behandelt wie auch die nicht ZIKV-assoziierten Fälle. IVIg (Gesamtdosis 2 g/kg Körpergewicht) oder Plasmapheresen sind Mittel der Wahl.

10.6 Botulismus

Helmar C. Lehmann

10.6.1 Erreger

Das Krankheitsbild Botulismus wird durch Exposition durch Botulinumtoxin verursacht, das vom Bakterium *Clostridium botulinum* gebildet wird. Andere seltene Botulinumtoxinbildner sind *Clostridium baratii* und *Clostridium butyricum.* Es sind acht verschiedene Toxine (A-H) bekannt, Botulismus wird beim Menschen vor allem durch Toxine A, B und E ausgelöst. *Clostridium botulinum* ist ein anaerobes, Gram-positives sporenbildendes, motiles Bakterium. Sporen von *Clostridium botulinum* bilden sich unter bestimmten Bedingungen (anaerobes Milieu, nicht saurer pH-Wert und geringer Salz- und Zuckergehalt), die

häufig in unzureichend aufbereiteten Lebensmittelkonserven auftreten. Durch hohe Temperaturen werden zwar das Toxin, nicht aber die Sporen inaktiviert.

Botulismus ist in Deutschland sehr selten mit weniger als 15 gemeldeten Fällen pro Jahr in den letzten Jahren (◘ Abb. 10.5). Die meisten Fälle sind sporadisch, Ausbrüche kommen vor und betreffen dann häufig einen kleinen Personenkreis (2–3 Personen). Eine sorgfältige Anamnese hinsichtlich der Exposition von Nahrungsmitteln ist für die Diagnose essenziell. Insbesondere selbstkonservierte Lebensmittel sind eine häufige Quelle einer Intoxikation. Dies können zum Beispiel selbst eingekochte Bohnen oder selbst geräucherter Schinken sein, Fesikh, selbstgemachtes Pesto, Tofu, oder selbst hergestellter Alkohol.

10.6.2 Krankheitsbild

Es werden 5 Krankheitsbilder unterschieden:

1. **Infantiler Botulismus oder Säuglingsbotulismus.** Durch Kolonisation des Darms mit Clostridium botulinum (begünstigt durch neutralem Magen-pH-Wert, unzureichende Gallensäuremengen und geringe Kolonisationsresistenz des kindlichen Darmmikrobioms) und Toxinproduktion.
2. **Nahrungsmittel-Botulismus.** Dies ist die häufigste Form des Botulismus. Botulinumtoxin wird über unsachgemäß zubereitete bzw. gelagerte Lebensmittel aufgenommen. Unter anaeroben Bedingungen vermehren sich die Sporen und

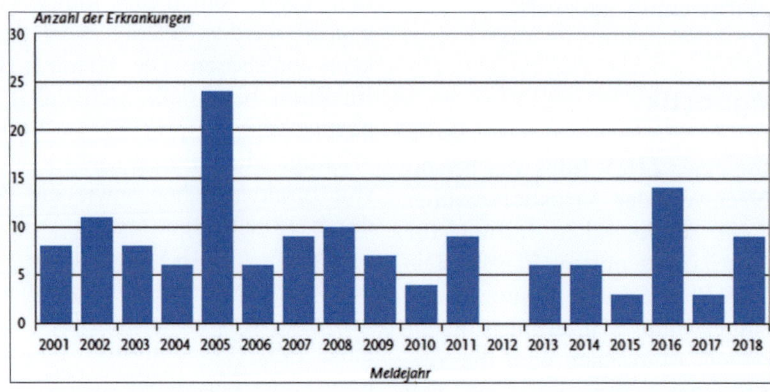

◘ **Abb. 10.5** Anzahl gemeldeter Botulismus-Fälle pro Jahr in Deutschland (Robert Koch-Institut, Infektionsbiologisches Jahrbuch 2019)

bilden Botulinumtoxin. Durch gastroenterale Resorption gelangt Botulinumtoxin dann in den Blutkreislauf.

3. **Wundbotulismus.** Dieser entsteht durch Kolonisation einer Wunde mit *Clostridium botulinum* und nachfolgender Toxinproduktion. Wundbotulismus ist typischerweise bei bestimmten Praktiken des Heroinabusus zu finden. Dabei wird festes Heroin („black tar heroin") als sog. skin popping direkt subkutan gespritzt. Sporen von *Clostridium difficile,* die am Heroin haften, werden durch die Erhitzung des Heroins nicht abgetötet. Im häufig anaeroben Milieu von Spritzenabszessen können sich die Sporen dann weiter vermehren und das Toxin abgeben. Ein größerer Ausbruch von Wundbotulismus wurde 2005 im Köln-Bonner Raum beobachtet und eingehend von Galldiks und Kollegen bzw. Kuhn und Kollegen beschrieben.
4. **Adulter intestinaler Botulismus.** Durch eine Darmkolonisation mit *Clostridium botulinum* und Toxinproduktion. Begünstigt wird diese Form des Botulismus durch schwere gastrointestinale Vorerkrankungen oder durch längere antiinfektive Therapie mit breitem Wirkspektrum.
5. **Iatrogener Botulismus.** Nach Behandlung mit Botulinumtoxin A. Dies ist eine sehr seltene Nebenwirkung, ausgelöst durch lokale Applikation von Botulinumtoxin zu therapeutischen Zwecken aufgrund von Dystonie, Blepharospasmus, oder Hyperhidrosis und nachfolgender Diffusion des Botulinumtoxins in andere Muskelgruppen (z. B. benachbarte Nackenmuskulatur) oder in das Kapillarbett oder wenn das Toxin durch versehentliche Applikation kleinerer Blutgefäße in den Blutkreislauf gelangt.

10.6.3 Pathogenese

Botulinumtoxine sind biochemisch Zink-Endopeptidasen, welche die Freisetzung des Neurotransmitters Acetylcholin an der neuromuskulären Endplatte blockieren. Durch den Blutkreislauf gelangt Botulinumtoxin zu den neuromuskulären Endplatten. Die Hemmung von Acetylcholin wird dabei in 3 Schritten erreicht: Zunächst bindet das Toxin an der präsynaptischen Nervenzellmembran. Anschließend kommt es zur Rezeptor-vermittelten Endozytose. Botulinumtoxine werden dann zunächst von Lysosomen aufgenommen, wobei es bedingt durch das saure Milieu zu einer Freisetzung des eigentlich toxischen Anteils des Proteins kommt. Der Neurotransmitter Acetylcholin wird in Vesikel nahe der präsynaptischen Zelloberfläche gespeichert und bei Bedarf durch Verschmelzung der Vesikelmembran mit dem präsynaptischen Axonlemma ausgeschüttet. Botulinumtoxin inhibiert Proteine (sog. SNARE proteins), die für die Exocytose von Acetylcholin benötigt werden (◘ Abb. 10.6). Das Toxin blockiert auch die Acetylcholin-Freisetzung im autonomen Nervensystem, welche die anticholinergen Symptome Mundtrockenheit und reduziertes Schwitzen erklärt. Botulinumtoxin ist ein sehr potentes Toxin mit letalen Dosen zwischen 0,05–0,1 µg (i.v.).

10.6.4 Inkubationszeit

Erste Symptome treten beim Nahrungsmittelbotulismus in der Regel innerhalb von 2–36 h nach Exposition auf. Beim Wundbotulismus liegt die Inkubationszeit zwischen 4 und 14 Tagen, beim Säuglingsbotulismus und beim iatrogenen Botulismus bei ungefähr 10 Tagen.

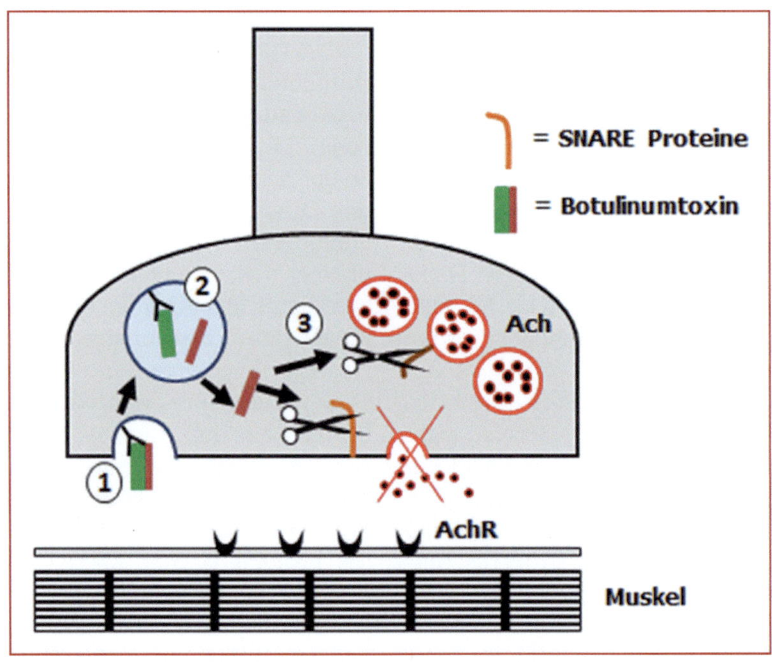

Abb. 10.6 Wirkmechanismus von Botulinumtoxin an der neuromuskulären Endplatte

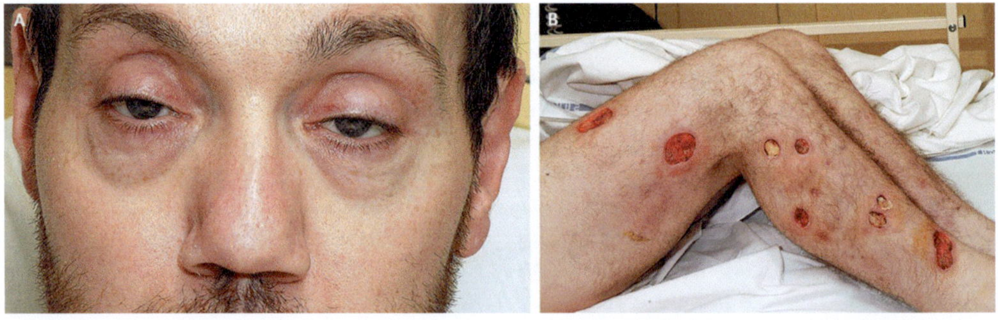

Abb. 10.7 Wundbotulismus mit A) bilateraler Ptose und B) Abszessen (aus Sam und Beynon 2010)

10.6.5 Symptomatik

Die klinische Präsentation von Botulismus ist sehr typisch mit Hirnnervenparesen zu Beginn der Erkrankung, bevor es im weiteren Verlauf es zu absteigenden Lähmungen kommt.

Typische Symptome zu Krankheitsbeginn sind:

- Ptose (häufig sehr ausgeprägt) (Abb. 10.7)
- Doppelbilder (Paresen der Hirnnerven III, IV und VI)
- Akkomodationsstörungen
- Dysphagie
- Dysarthrie

Merke

Das Fehlen von Hirnnervenausfällen schließt Botulismus bereits klinisch aus.

Weiterhin kann es im Verlauf zu einer autonomen Dysfunktion mit starker Mundtrockenheit und posturaler Hypotonie kommen. Beim Nahrungsmittelbotulismus, aber nicht bei anderen Formen, kommt es häufig zudem zu gastrointestinalen Symptomen (Übelkeit und Erbrechen). Im Verlauf entwickeln Patienten schlaffe, absteigende Lähmungen, zunächst der Nacken-und Schultergürtelmuskulatur im weiteren Verlauf dann die Extremitäten. Aufgrund einer Beteiligung der Atemmuskulatur ist häufig eine mechanische Ventilation notwendig.

Merke

Das Auftreten der 5 Ds (**d**iplopia, **d**ysphagia, **d**ysarthria, **d**ysphonia, **d**escending paresis) bei mehreren Personen, die in einem Haushalt zusammenleben, ist hochverdächtig auf Nahrungsmittel-Botulismus.

Das Ausmaß und der Progress der Paresen sind individuell und auch innerhalb der Botulismus-Formen sehr unterschiedlich und können u. U. (z. B. beim Wundbotulismus) ganz fehlen, sodass die Erkrankung auf die Hirnnerven beschränkt bleibt. Cherington berichtet darüber, dass Patienten mit leichten Symptomen eines Botulismus oftmals in der Folge diagnostiziert werden, nachdem sie ihre weitaus kränkeren Familienmitglieder in die Arztpraxis oder Notaufnahme begleitet haben. Sensible Symptome werden in der Regel nicht beobachtet. Muskeleigenreflexe sind initial noch vorhanden und können aber im Verlauf verschwinden. Allerdings haben Kuhn und Kollegen in einer Fallserie mit Wundbotulismus mitgeteilt, dass bei allen dieser Patienten die Muskeleigenreflexe auslösbar waren, in Abgrenzung zu anderen akut auftretenden neuromuskulären Erkrankungen, wie z. B. dem Guillain-Barré-Syndrom.

Differenzialdiagnose: Die wichtigsten Differenzialdiagnosen sind das Guillain-Barré-Syndrom, das Miller-Fisher-Syndrom, die diphterische Polyneuropathie, die myasthene Krise und das Lambert-Eaton-Syndrom (◘ Tab. 10.4).

10.6.6 Diagnostik

Bei Verdacht auf Botulismus soll versucht werden, das Toxin oder den Erreger selbst aus entsprechenden Materialien nachzuweisen. Diese können Serum, Wundabstriche (V. a. bei Wundbotulismus → anaerobe Kultur), Stuhl und Mageninhalt/Erbrochenes (bei Säuglings- und lebensmittelbedingtem Botulismus) sein. Beim Nahrungsmittel-Botulismus verteilt sich das Botulinumtoxin rasch im Körper und ist häufig bereits nach 48 h nicht mehr nachweisbar. Eine Serumasservation und Untersuchung (mindestens 10 ml) sollte daher umgehend erfolgen. Zudem sollten verdächtige Lebensmittel sichergestellt und untersucht werden. Häufig lassen sich dort Erreger durch Toxin nachweisen. Standardmäßig wird zum Toxin-Nachweis ein In-vivo-Ansatz verwendet, bei dem Mäusen Serum injiziert wird und diese dann Botulismus-spezifische Symptome entwickeln. Die entsprechenden Referenzlabore, die diesen Test durchführen sind auf der Homepage des RKI angegeben.

10.6.7 Elektrophysiologie

Die Elektrophysiologie kann bei klinischem Verdacht und noch ausstehender Laborbestätigung hilfreich sein, um die Diagnose Botulismus zu erhärten. Dies gelingt mit dem Nachweis einer **präsynaptischen Transmissionsstörung.** Die wesentliche Befundkonstellation ist ausführlich von Cherington zusammengetragen worden und ist dem eines Lambert-Eaton myasthenen Syndroms (LEMS) ähnlich.

Tab. 10.4 Differenzialdiagnosen bei V. a. Botulismus, * in der Regel. ENG/EMG: Elektroneurographie und Elektromyographie

	Botulismus	**Guillain-Barré-Syndrom (GBS)**	**Miller-Fisher-Syndrom (MFS)**	**Diphtherische Polyneuropathie**	**Krise bei Myasthenia gravis**	**Lambert-Eaton myasthenes Syndrom (LEMS)**
Klinischer Verlauf	Bilaterale Hirnnerven-ausfälle, Dysarthrie, Dysphagie, Diplopie, dann **absteigende** Lähmungen	**Aufsteigende** Lähmungen, bilaterale Hirnnervenausfälle	„Triple A“: Areflexia, Ataxie, Absent eye movements (Ophtalmoplegie)	Schwere Tonsillo-Pharyngitis, dann biphasisch zunächst I. Bulbärsymptome, dann II. nach 6–9 Wochen Tetraparese (langsamer als bei GBS und Botulismus)	Häufig rasch progrediente, teilweise fluktuierende Tetraparese, faziale Schwäche, Schwäche der Nackenmuskulatur, bulbäre Symptome, Doppelbilder, Ptose	Proximale beinbetonte Schwäche
Muskeleigenreflexe	Variabel, häufig noch erhalten	Reduziert oder erloschen	Reduziert oder erloschen	Reduziert oder erloschen	In der Regel erhalten	Reduziert oder erloschen, bei wiederholter Testung stärker erhältlich
Autonome Dysfunktion	Ja	Ja	Ja	Ja	Nein	Ja (z. B. Mundtrockenheit)
Sensibilitätsstörungen	Nein	Häufig	Häufig	Ja	Nein	Nein
ENG/EMG	Motorische axonale Polyneuropathie, dekrement (gelegtl.), inkrement	Demyelinsierende sensomotorische Polyneuropathie*	Normal oder demyelinsierende Polyneuropathie*	Demyelinsierende Polyneuropathie*	Dekrement	Motorische axonale Polyneuropathie, dekrement, inkrement
Liquor	Normal	Häufig zytoalbuminäre Dissoziation	Normal oder zytoalbuminäre Dissoziation	Häufig normal oder zytoalbuminäre Dissoziation	Normal	Normal
„Red flags“	Mehrere Personen im Umfeld betroffen, ausgeprägte Ptose	Vorangegangene gastrointestinale oder respiratorische Infektion	Vorangegangene gastrointestinale oder respiratorische Infektion	Schwere Tonsillo-Pharyngitis, Beläge der Tonsillen	Myasthenie in der Regel bekannt	LEMS häufig vorbekannt, Karzinom in der Vorgeschichte

Elektrophysiologische Veränderungen bei Botulismus

1. Die sensible Neurografie ist unauffällig.
2. Die Muskelsummenaktionspotenziale (MSAP) sind in der Regel nach erster Stimulation pathologisch vermindert und nehmen bei wiederholter Stimulation zu.
3. Gelegentlich findet sich ein Dekrement (Amplitudenreduktion um >8 %) nach langsamer repetitiver Nervenstimulation (2–3 Hz).
4. Es findet sich das Phänomen der posttetanischen Fazilitation, d. h. nach hochfrequenter (50 Hz), supramaximalen Nervenstimulation (oder nach 10 s isometrischer Kontraktion) kommt es zu einem Amplitudenanstieg zwischen 30 % und 100 % (Inkrement).
5. Im EMG findet sich in der betroffenen Muskulatur pathologische Spontanaktivität und eine reduzierte Anzahl Potenziale motorischer Einheiten (PME).

10.6.8 Liquor

Der Liquor ist in der Regel nicht wegweisend und zeigt insbesondere keine zytoalbuminäre Dissoziation (in Abgrenzung zu einem differenzialdiagnostisch infrage kommenden Guillain-Barré-Syndrom bzw. Miller-Fisher-Syndrom).

10.6.9 Therapie

- **Supportive Therapiemaßnahmen**
  - Überwachung und Behandlung auf einer Intensivstation
  - Bei Wundbotulismus chirurgische Versorgung der Wunden sowie antibiotische Therapie mit Penicillin G (3 × 5 bis 3 × 10 Mega I. E., alternativ Metronidazol)
  - Bei Nahrungsmittel-Botulismus unter Umständen Magenspülung, um eventuell noch kontaminierte Nahrungsreste zu entfernen
  - Properistaltische Behandlung bei Darmatonie (z. B. Metoclopramid 30 mg/d oder Domperidon 40 mg/d)
  - Empirisch symptomatische Therapie mit Cholinesterase-Hemmern (z. B. Neostigmin 2–6 mg/24 h i.v.)
  - Rehabilitation

- **Spezifische Therapie**
  - Intravenöse Verabreichung eines Botulinum-Antitoxins (vom Pferd) bis zu 48 h nach Krankheitsbeginn bzw. bei Wundbotulismus; Wirkmechanismus: Neutralisierung von frei zirkulierenden Toxinmolekülen

Aktuell ist in Deutschland nur ein Antitoxin gegen die Serotypen A-G erhältlich. Nach Verabreichung einer Testdosis (zum Ausschluss einer anaphylaktischen Reaktion) in der Verdünnung 1:10 erfolgt eine kontinuierliche intravenöse Verabreichung (Leitlinien der DGN).

10.6.10 Prognose

Häufig ist eine Rehabilitationsbehandlung notwendig, grundsätzlich ist ein langsamer Rückgang der Lähmungen und Hirnnervenausfälle beschrieben. Die Mortalitätsrate wird mit 3–5 % angegeben.

10.6.11 Infektionsschutz- und Hygienemaßnahmen

- Ausreichende Garzeiten beim Kochen (>85°) zur Denaturierung des Toxins beachten
- Bereits der klinische Verdachtsfall ist meldepflichtig an das Gesundheitsamt
- Meldepflicht an Lebensmittelüberwachungsbehörde bei Nahrungsmittelbotulismus.

10.7 Diphtherie

Helmar C. Lehmann

10.7.1 Erreger

Diphtherie wird in der Regel durch das Toxin-bildende Gram-positive Stäbchenbakterium *Corynebacterium (C.) diphtheriae* hervorgerufen. Anderer Erreger sind *C. ulcerans* (für Hautdiphterie, Übertragung von Haustieren wie Hund und Katze auf den Menschen möglich) oder *C. pseudotuberculosis.* Diphterie gehört in Deutschland zu den empfohlen Impfungen im Säuglingsalter als Grundimmunisierung (in der Regel als Kombinationsimpfstoff) sowie im Erwachsenenalter als Auffrischimpfung in 10-jährigen Abständen. Die Impfung richtet sich gegen das Toxin, nicht gegen Diphtherie-Erreger. Laut infektionsepidemiologischem Jahrbuch des Robert Koch-Instituts kam es in den letzten Jahren zu einem leichten Anstieg der gemeldeten Diphterie-Fälle in Deutschland mit zuletzt (2018) 26 gesicherten Fällen. Bei den meisten der Fälle handelte es sich um eine Hautdiphterie (25 Fälle) mit dem Erreger *C. ulcerans.* Insgesamt gesehen ist eine Diphterie in Deutschland sehr selten (◘ Abb. 10.8).

10

10.7.2 Verlauf

Eine Diphterie kann lokal als Mandel-, Rachen oder Kehlkopfdiphtherie auftreten, welche vor allem durch Schluckbeschweren, neben Fieber und Abgeschlagenheit, symptomatisch wird. Die Tonsillen sind geschwollen und mit sog. Pseudomembranen (Zelldebris, Fibrin) weiß-bräunlich belegt, man kann einen süßlichen Foeter ex ore bemerken. Charakteristischerweise kommt es zu einer Gaumensegellähmung. Bei der progredienten Diphterie breiten sich die Pseudomembranen bis in die Bronchen aus, wodurch eine Erstickung droht. Charakteristisch ist bei schweren (malignen) Verlaufsformen eine ausgeprägte Halsschwellung u. a. durch Lymphadenopathie („Cäsarenhals"). Die Hautdiphtherie wird durch Geschwüre mit wulstartiger Randverdickung symptomatisch (◘ Abb. 10.9).

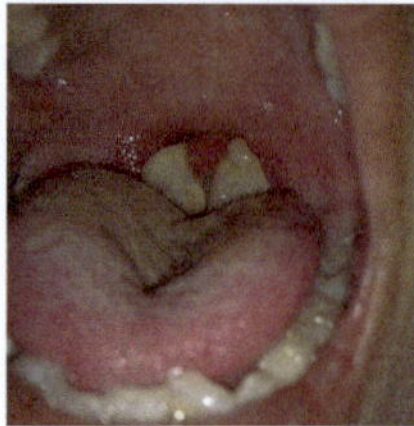

◘ Abb. 10.9 Pseudomembranen bei Diphterie. (Aus Kole et al. 2018)

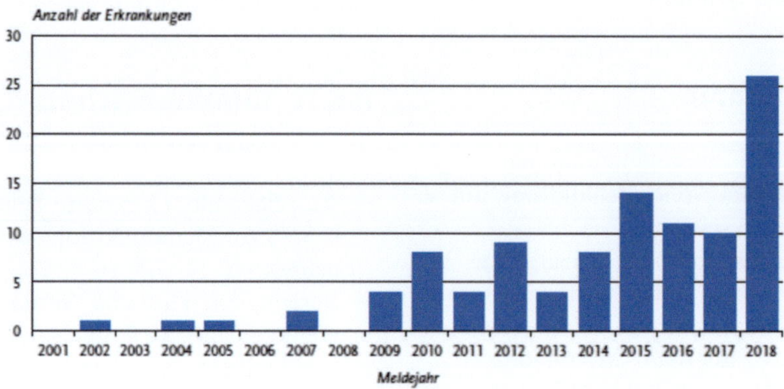

◘ Abb. 10.8 Gemeldete Diphterie-Fälle in Deutschland zwischen 2001 und 2018. (Aus Robert Koch-Institut 2019)

10.7.3 Diphtherische Polyneuropathie

Eine Diphterie kann als neurologische Komplikation eine Polyneuropathie verursachen. Eine größere Anzahl von Fällen dieser diphtherischen Polyneuropathie wurde in der jüngeren Vergangenheit bei Krankheitsausbrüchen bei Kindern in Indien oder auch bei Erwachsenen in Russland und Litauen um die Jahrtausendwende beobachtet.

Das Auftreten einer diphtherischen Polyneuropathie ist assoziiert mit dem Schweregrad der Infektion. Bei leichter Diphterie kommt es seltener zu einer Polyneuropathie, sie tritt aber bei bis zu 75 % der schweren Fälle auf. Eine Hautdiphterie führt in der Regel nicht zu einer Polyneuropathie.

Die diphtherische Polyneuropathie hat einen biphasischen Verlauf und tritt mit einer zeitlichen Latenz von 3–6 Wochen nach der initialen Tonsillo-Pharyngitis auf. Typischerweise kommt es zunächst zu Taubheitsgefühlen im Mundraum und Gesicht, sowie zu einer Dysphonie und Dysphagie. Diese Symptomatik bessert sich, bevor sich dann in einem Zeitraum von 6–9 Wochen eine Tetraparese entwickelt. Das Vollbild ist durch das Vorhandensein von multiplen bilateralen Hirnnervenlähmungen (◘ Tab. 10.5), die sich vor allem durch Doppelbilder, Ptosis, Anisokorie und Dysphagie äußern, sowie Paresen der Extremitätenmuskulatur, Areflexie, sensiblen Defiziten mit strumpf- und handschuhförmigen Verteilungsmuster gekennzeichnet. Auch bei der diphterischen Polyneuropathie kann es wie beim GBS zu einer autonomen Dysfunktion kommen.

◘ **Tab. 10.5** Häufigkeit von Hirnnervenausfällen bei diphtherischer Polyneuropathie. (Nach Piradov et al. 2001)

Betroffene Hirnnerven	Häufigkeit (%)
N. glossopharyngeus/N. vagus	100
N. fazialis	88
N. okulomotorius, N. trochlearis, N. abducens	88
N. accessorius	84
N. hypoglossus	72

10.7.4 Diagnose

Der direkte Erregernachweis mittels Kultur aus Rachenabstrichen (besonders unter den Pseudomembranen) dauert etwa 2–4 Tage. Ein Toxin-Nachweis erfolgt am isolierten Erreger mittels PCR. Eine Antikörpertestung zur Überprüfung des Impfstatus ist keine klinische Routineuntersuchung.

10.7.4.1 Elektrophysiologie

Man findet Hinweise auf Demyelinisierungen mit verlängerten distalen motorischen Latenzen (DMLs) und Reduktion der motorischen und sensiblen Nervenleitgeschwindigkeiten, die unter Umständen über einen längeren Zeitraum trotz klinischer Rekonvaleszenz persistieren können.

10.7.4.2 Liquor

Der Liquor ist normal (in der Mehrzahl der Fälle) oder zeigt eine zytoalbuminäre Dissoziation.

10.7.5 Pathogenese

Die diphtheritische Polyneuropathie wird durch das Toxin des Bakteriums hervorgerufen, welches über sog. Heparin-bindende „Epidermal Growth Factor Receptor" (HB-EGF) vor allem von Schwann-Zellen aufgenommen wird. Die lokale Produktion und später hämatogene Aussaat erklärt das biphasische Erkrankungsmuster. Die wenigen Berichte von Nervenbiopsien beschreiben eine überwiegend demyelinisierende Polyneuropathie ohne Infiltration von Entzündungszellen.

10.7.6 Therapie

Die Einleitung der Therapie muss bereits bei klinischer Verdachtsdiagnose erfolgen:

1. **Antitoxin:** Neutralisiert lediglich freies Toxin, nicht zellulär gebundenes Toxin, es handelt sich um Immunglobulin vom Pferd, daher sind anaphylaktische Reaktionen nicht selten. Antitoxin kann prinzipiell in Deutschland über Notfalldepots der Apothekerkammern der Länder bezogen werden. In der Vergangenheit wurde über einen zeitweiligen Mangel des Antitoxins in Europa berichtet [19]. Es ist in der Regel bei Hautdiphterie nicht notwendig.
2. **Antibiotika:** Zur Eradikation des Erregers werden Antibiotika eingesetzt, dies ersetzt nicht die Antitoxin-Gabe. Penicillin oder Erythromycin werden über insgesamt 14 Tage verabreicht.

10

10.7.7 Prävention

Präventions- und Hygienemaßnahmen (nach Robert Koch Institut)

- Schutzimpfung (siehe oben)
- Isolation bereits bei Verdachtsfällen (Aufhebung erst nach negativen Ergebnis in Kulturen von 2 Abstrichen (Abstand ≥24 h und ≥24 h nach Ende der Antibiotikatherapie)
- Abdeckung von Wunden bei Hautdiphtherie
- Adäquate Desinfektionsmaßnahmen
- Bei engen Kontaktpersonen Abnahme von Nasen- und Rachenabstrichen, antibiotische PEP (z. B. mit 1x Benzyl-Penicillin i.m. oder Erythromycin p.o. 7d), Vervollständigung Impfstatus
- Meldepflicht gemäß IfSG an Gesundheitsamt (innerhalb 24 h) bei Verdacht, Erkrankung, Tod, sowie Nachweis von Toxin-bildenden Corynebacterium spp.

10.7.8 Verlauf

Der Verlauf einer diphtherischen Polyneuropathie ist einem Guillain-Barré-Syndrom (GBS) ähnlich mit einer länger andauernden Erholungsphase nach einem Erkrankungsgipfel. Allerdings ist beim GBS das Plateau schneller erreicht als bei der diphtheritischen Polyneuropathie (10 Tage versus 4 Wochen) und das GBS verläuft in der Regel monophasisch. Die Letalität beträgt zwischen 6–16 %.

10.8 Tetanus (Wundstarrkrampf)

Martin Stangel

10.8.1 Erreger

Tetanus (oder Wundstarrkrampf) wird durch ein Toxin hervorgerufen, welches im meist Gram-positiven Stäbchen *Clostridium tetani* gebildet wird. Fakultativ kann *C. tetani* auch Gram-negativ sein. Zwar wächst *C. tetani* streng anaerob, bildet aber hitzebeständige Sporen, welche auch in aerober Umgebung überleben. Diese Sporen sind weltweit in Böden und staubbesetzten Oberflächen zu finden und können über Bagatellverletzungen die Haut durchdringen. Finden sie anaerobe Bedingungen vor, keimen die Sporen und die Bakterien produzieren 2 Toxine, das Tetanolysin, welches eine Hämolyse bewirken kann und das Tetanospasmin (oder Tetanustoxin), welches für die neurologische Symptomatik verantwortlich ist. Es handelt sich um ein Plasmid-kodiertes 150 kD großes einkettiges Peptid, das in der nativen Form ungefährlich ist. Erst durch die Spaltung mittels einer Protease entstehen eine schwere und eine leichte Kette, die durch eine Disulfidbrücke verbunden sind. Bereits 10^{-7} g dieses Toxins sind letal.

Historischer Exkurs

Der Begriff Tetanus stammt aus dem Altgriechischen und bedeutet „Spannung, Krampf". Schon Hippokrates hat die sogenannte Tetanus-Triade (Wunde, Kieferkrampf und Tod) beschrieben. 1884 haben die beiden Italiener Antonio Carle und Giorgio Luigi Rattone die Übertragbarkeit von Tetanus gezeigt, indem sie Eiter eines Tetanuspatienten auf den Ischiasnerv eines Hasen überimpften und so im Tier die Erkrankung hervorriefen. Im gleichen Jahr veröffentlichte Arthur Nicolaier die Beobachtung, dass durch die Impfung von Gartenerde bei Tieren Tetanus hervorgerufen werden konnte. Zwar konnte er die Erreger nicht kultivieren, hat aber Bazillen mit einem Köpfchen beschrieben, die typische Form von *Clostridium tetani*, die ein Jahr später Friedrich Julius Rosenbach als Stecknadel oder Schlagstock beschrieb. Der bei Robert Koch forschende Japaner Kitasato Shibasaburo konnte schließlich 1889 den Erreger isolieren, und mit Emil Behring zusammen gelang ihm 1890 die Gewinnung eines Antitoxins. Die passive Immunisierung war insbesondere im ersten Weltkrieg verbreitet. Bereits 1897 konnte Behring zeigen, dass das Toxin weitestgehend unschädlich ist, wenn es nach der Seitenkettentheorie von Paul Ehrlich seine haptophore Gruppe verliert und die toxophore Gruppe mit Formaldehyd behandelt wird. Dies war die Grundlage für die Entwicklung einer ersten aktiven Impfung.

10.8.2 Pathogenese

Nach Eindringen der Sporen durch Wunden, bei Operationen oder Injektionen (insbesondere bei Drogenmissbrauch) und auch bei unhygienischen Geburten keimen die Bakterien unter anaeroben Bedingungen und bilden das Tetanustoxin (Tetanospasmin). An peripheren Nervenendigungen gelangt das Toxin in Nervenzellen und wird retrograd axonal zum Zellkörper transportiert. Es gelangt von dort in den Extrazellulärraum und überquert die Synapse, wo das Toxin in präsynaptische Endigungen von inhibitorischen Interneuronen gelangt. Dort spaltet es Synaptobrevin-2, so dass die Fusion der synaptischen Vesikel gestört ist und es zu einer verminderten Ausschüttung von inhibitorischen Transmittern wie Glyzin und GABA kommt. Dadurch kommt es zu einer verminderten zentralen Inhibition. Enthemmte alpha-Motoneurone, Hirnnerven und autonome Nerven führen dann zur klinischen Symptomatik mit im Vordergrund stehenden tonischen Spasmen der quergestreiften Muskulatur.

10.8.3 Epidemiologie

Tetanus ist weltweit verbreitet, jedoch mit sehr großen regionalen Unterschieden. Durch Impfprogramme und Wundhygiene ist Tetanus in entwickelten Ländern selten. In Europa liegt die Inzidenz bei 0,5/100.000. In Deutschland sind es derzeit weniger als 15 Fälle jährlich, während es noch 1970 über 100 Fälle waren. Genaue Zahlen sind nicht verfügbar, da in Deutschland keine Meldepflicht besteht. In Ländern mit schlechter medizinischer Versorgung ist das Auftreten wesentlich höher. Im Jahr 2006 verstarben weltweit ca. 290.000 Menschen an Tetanus, die meisten davon (ca. 250.000) an neonatalem Tetanus, der insbesondere in Entwicklungsländern bei Neugeborenen auftritt. Die Zahl konnte deutlich verringert werden und für 2015 werden knapp 60.000 Todesfälle auf Tetanus zurückgeführt, die meisten davon in Südasien und Subsahara-Afrika.

10.8.4 Klinische Symptomatik und Verlauf

Klinisch werden mehrere Formen des Tetanus unterschieden (◘ Tab. 10.6). Weltweit am häufigsten tritt der **neonatale Tetanus** auf, überwiegend in Ländern mit unzureichender medizinischer Versorgung und schlechten hygienischen Bedingungen bei der Geburt. Der neonatale Tetanus ist auch für die meisten Todesfälle weltweit verantwortlich. Die Erkrankung tritt meist in den ersten zwei Lebenswochen auf mit

Tab. 10.6 Tetanus Formen	
Neonataler Tetanus	Folge einer Nabelschnurinfektion bei ungenügender Hygiene während der Geburt. Tritt nur auf, wenn auch die Mutter keinen Antikörperschutz hat (Antikörper sind plazentagängig)
Maternaler Tetanus	Bis zu 6 Wochen nach Entbindung oder Abort bei der Mutter, wenn diese bei schlechten hygienischen Bedingungen infiziert wird
Generalisierter Tetanus	Befall der Kaumuskulatur (Trismus) mit Ausbreitung auf die gesamte quergestreifte Muskulatur einschließlich der Atemmuskulatur, kann sich auch aus lokalisiertem Tetanus entwickeln
Lokalisierter Tetanus	Nur eine Extremität betroffen in direkter Umgebung des Infektionsherdes, oft bei Teilimmunität, kann in generalisierten Tetanus übergehen
Zephaler Tetanus	Sonderform des lokalisierten Tetanus mit Befall der Gesichtsmuskulatur

generalisierter Rigidität, Trinkschwäche und Krämpfen. Der neonatale Tetanus tritt nur bei Kindern nicht geimpfter Frauen auf, da der Antikörper plazentagängig ist und somit dem Neugeborenen auch einen mehrwöchigen Schutz gibt.

Bei einer Geburt oder auch einem Abort unter unhygienischen Bedingungen kann sich auch die Mutter infizieren. Wenn der Tetanus während der Schwangerschaft oder innerhalb von 6 Wochen nach der Entbindung (oder Abort bzw. Abtreibung) auftritt, spricht man von einem **maternalen Tetanus.**

In Mitteleuropa ist der **generalisierte Tetanus** am häufigsten. Die Inkubationszeit von der Verletzung bis zu den ersten Symptomen beträgt im Mittel 7–10 Tage, wobei die Spanne 2 Tage bis 8 Wochen betragen kann. Die ersten Symptome sind meist Schmerzen und eine Steifigkeit der Nackenmuskulatur gefolgt von tonischen Spasmen. Es kann ein charakteristischer Gesichtsausdruck mit einem fixierten Lächeln, dem sogenannten Risus sardonicus, auftreten. Es kommt dann zur Beteiligung der Kaumuskulatur mit Kieferklemme (Trismus) und bei Einbeziehung der Pharynxmuskulatur zur Dysphagie und Laryngospasmus (Abb. 10.10). Bei von kranial absteigenden Symptomen kommt es dann zur Beteiligung der Rückenmuskulatur und Ausbildung eines Opisthotonus bis hin zu Wirbelkörperfrakturen. Durch Beteiligung der Atemmuskulatur und Laryngospasmus kommt es zur Ateminsuffizienz. Die Zeit vom Auftreten der ersten Symptome bis zur Generalisierung beträgt im Mittel 2–4 Tage mit einer Spanne von 1–11 Tagen. Durch eine Beteiligung des sympathischen Nervensystems kommt es zu Blutdruckschwankungen, Herzrhythmusstörungen und Schweißausbrüchen. Akustische, visuelle und taktile Reize können zu schmerzhaften Spasmen führen. Die Spasmen halten in der Regel für 2 Wochen an. Die Schwere der Erkrankung kann nach Ablett in 4 Schweregrade eingeteilt werden (Tab. 10.7). Der Verlauf ist unbehandelt häufig letal aufgrund der Ateminsuffizienz und kardiovaskulärer Komplikationen. Trotz moderner intensivmedizinischer Maßnahmen liegt die Letalität dennoch bei 10–20 %.

Der **lokale Tetanus** ist eine seltene Verlaufsform mit Befall der Muskeln in unmittelbarer Nähe zur Eintrittspforte und ist somit auf eine Extremität beschränkt. Dieser Verlauf tritt meist bei vorhandener Teilimmunität auf und hat in der Regel eine günstige Prognose. Allerdings kann der lokale Tetanus auch in einen generalisierten Tetanus übergehen.

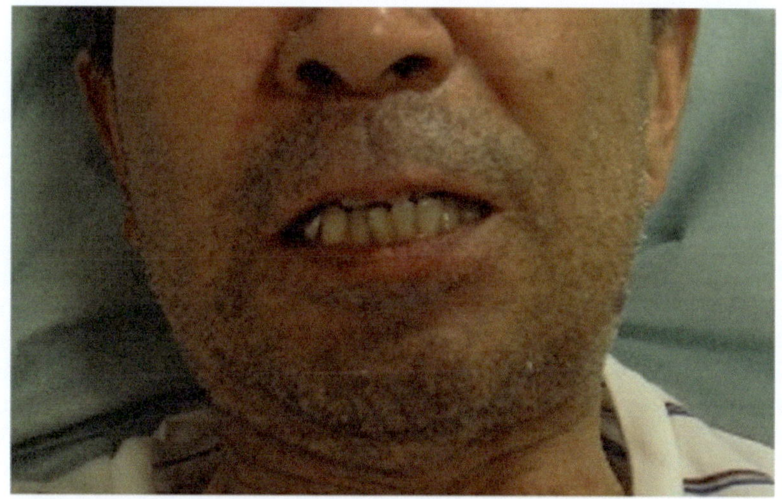

Abb. 10.10 Maximale Mundöffnung bei Trismus. (Aus Hayashida 2012)

Tab. 10.7 Stadieneinteilung des Tetanus. Nach Ablett 1967

Grad 1	– Milder bis moderater Trismus – Keine Spasmen – Keine oder leichte Dysphagie – Keine respiratorische Beeinträchtigung
Grad 2	– Moderater Trismus – Deutliche Rigidität – Milde bis moderate kurz andauernde Spasmen – Leichte Dysphagie – Tachypnoe >30/min
Grad 3	– Schwerer Trismus – Prolongierte (Reflex-)Spasmen – Schwere Dysphagie – Tachypnoe >40/min – Apnoe-Anfälle – Tachykardie (>120/min)
Grad 4	– Grad 3 plus: – Schwere autonome Entgleisung, insbesondere kardiovaskulär – Wechsel von Hypertension und Tachykardie mit Hypotension und Bradykardie

Der **zerebrale Tetanus** ist eine seltene Sonderform des lokalen Tetanus, bei dem nach Verletzung am Kopf die Gesichts- und Nackenmuskulatur betroffen ist. Klinisch können eine Fazialisparese, ein Risus sardonicus oder ein Trismus auftreten.

10.8.5 Diagnose

Die Diagnose wird primär klinisch gestellt und das Einbeziehen von Tetanus in die Differenzialdiagnose ist die wichtigste Maßnahme. Die häufigsten klinischen Zeichen bei Erstpräsentation sind Trismus (>95 %), Muskelsteifigkeit (70–95 %), Spasmen (40–90 % mit Opisthotonus bis zu 50 %) und Dysphagie (25–80 %). Das „Spatelzeichen" soll eine Sensitivität von 94 % und eine Spezifität von 100 % haben. Dabei kommt es bei dem Versuch, den Würgereflex auszulösen, zu einem Spasmus der Massetermuskulatur. Die Muskeleigenreflexe sind trotz Spastik nicht erhöht und das Babinski-Zeichen ist negativ.

10

Der Bakteriennachweis in Wundabstrichen gelingt selten und gilt als weder sensitiv noch spezifisch. Ein erhöhter Titer von Antikörpern spielt auch nur eine untergeordnete Rolle, da der Titer nicht mit der Schwere der Erkrankung korreliert. Mittels Inokulation von Mäusen mit Patientenserum kann das Toxin zwar nachgewiesen werden, ist aber auch nicht ausreichend verlässlich.

Weitere Untersuchungen werden hauptsächlich zur differenzialdiagnostischen Abklärung durchgeführt (◘ Tab. 10.8).

Merke

Die Diagnose wird bei Tetanus klinisch aufgrund der typischen Symptome gestellt. Das Einbeziehen in die Differenzialdiagnose ist die wichtigste Maßnahme.

Elektrophysiologie

Eine Elektromyografie (EMG) ist für die Diagnose nicht zwingend erforderlich, kann aber insbesondere bei lokalem Tetanus hilfreich sein. Als Folge der zentralen Disinhibition zeigen sich kontinuierliche unwillkürliche spontane motorische Entladungen mit normaler Amplitude und Morphologie der motorischen Einheiten. Weiterhin ist eine verlängerte motorische Aktivität nach willkürlicher Kontraktion zu sehen sowie eine vergrößerte Amplitude der F-Wellen (20–75 % des CMAP im Vergleich zum Normwert von 5 %). Des Weiteren fehlt die „silent period" nach peripherer Stimulation.

10.8.6 Therapie

Bei Diagnose eines Tetanus sollte die Aufnahme auf eine Intensivstation mit kontinuierlichem Monitoring und Beatmungsmöglichkeit erfolgen. Nicht selten ist eine schnelle Beatmung und auch Tracheotomie erforderlich. Die Therapie des Tetanus beruht auf mehreren Säulen:
- Neutralisierung des Toxins
- Wundexzision
- Antibiotische Therapie
- Symptomatische/supportive Therapie

Zur Neutralisierung des Toxins wird humanes Tetanus-Immunglobulin (hTIG, z. B. Tetagam®) i.m. als Einmalgabe appliziert. Die Dosis beträgt 500–3.000 IE. Gleichzeitig und zusätzlich wird eine aktive Immunisierung mit Tetanus-Toxoid (TTX-Td, z. B. Tetanol®) empfohlen. Die Gabe sollte nicht in die gleiche Extremität erfolgen wie das hTIG. Da Tetanus keine Immunität hinterlässt, sollte die aktive Immunisierung auch nach überstandenem Tetanus erfolgen. Die Gabe von TTX-Td kann auch während der Schwangerschaft erfolgen.

Tab. 10.8 Differenzialdiagnose des Tetanus

Vergiftung mit Strychnin oder E 605	– Typischerweise Miose
Neuroleptika-induzierte Frühdyskinesien	– Medikamentenanamnese – Spricht auf Biperiden i.v. an.
Malignes neuroleptisches Syndrom	– Medikamentenanamnese – Fieber – Kein Trismus – Keine Verstärkung durch akustische/taktile Reize – Rhabdomyolyse mit CK-Erhöhung (kann aber im Verlauf auch bei Tetanus auftreten)
Zahnärztliche Infektion	– Kein Fortschreiten der Symptome, bleibt auf Trismus beschränkt
Hypokalzämie	– Kann Tetanie auslösen – Meist Parästhesien perioral und an Extremitäten – Positives Chvostek-Zeichen und Trousseau-Zeichen
Stiff-Person-Syndrom	– Anti-GAD Antikörper – Gesichtsmuskulatur selten betroffen – Entwickelt sich meist langsamer – Sistiert im Schlaf
Tonische epileptische Anfälle	– EEG – Keine Bewusstseinstrübung bei Tetanus

Des Weiteren muss die Eintrittspforte wenn möglich identifiziert werden und bei bekannter Wunde diese chirurgisch versorgt und exzidiert werden. Insbesondere abgestorbenes Gewebe muss entfernt werden, damit die anaeroben Bedingungen für die Clostridien beseitigt werden und somit die weitere Produktion des Tetanospasmins beendet wird. Die zusätzliche Injektion von hTIG (250–1000 IE) in die Wundränder wird empfohlen. Das gleiche Ziel, die Abtötung der Quelle des Toxin, hat die antibiotische Therapie. Als Antibiotikum ist Metronidazol (500 mg i.v. alle 6 h für 7–10 Tage) das Mittel der ersten Wahl.

Die Symptomatische und supportive Therapie ist in erster Linie das kardiopulmonale Monitoring und der Erhalt der Vitalfunktionen einschließlich mechanischer Ventilation. Für die Therapie der Spasmen stehen verschiedene Muskelrelaxantien zur Verfügung (Tab. 10.9). Mittel der ersten Wahl ist zunächst Diazepam.

Die vegetativen Symptome müssen entsprechend den intensivmedizinischen Richtlinien behandelt werden. Bei Auftreten von Frakturen aufgrund der massiven Spasmen müssen diese unfallchirurgisch versorgt werden.

10.8.7 Prävention und Impfung

Die wesentliche präventive Maßnahme ist die Impfung. Nach Empfehlung der ständigen Impfkommission (STIKO) am Robert Koch-institut gehört die Tetanus-Impfung zur Grundimmunisierung, die jeder erhalten sollte. Die Grundimmunisierung sollte in 3 Teilimpfungen im Alter von 2, 4 und 11 Monaten erfolgen. Es wird empfohlen, diese Impfung mit einem Kombinationsimpfstoff (z. B. DTaP-IPV-Hib-HepB) durchzuführen, der gleichzeitige neben Tetanus auch gegen Diphtherie, Pertussis, Polio, Haemophilus influenzae b und

Tab. 10.9 Therapie der Spasmen bei Tetanus

Substanz	Dosis
Diazepam (Benzodiazepine)	5–10 mg als Einzeldosis, z. T. sehr hohe Tagesdosen (bis 500 mg) erforderlich Alternativen: Lorazepam (1–2 mg Einzeldosis), Midazolam (kontinuierlich i.v. auch zur Sedierung)
Baclofen	Intrathekal über einen lumbalen Katheter 50–200 µg als Bolus und dann kontinuierlich beginnend mit 20 µg/h Tagesdosis 500–2000 µg (cave: Ateminsuffizienz)
Botulinum-Toxin	Lokal in den M. masseter und die cricopharyngeale Muskulatur
Dantrolen	1,5 mg/kg KG i.v. als loading dose, dann alle 4–6 h 1–2 mg/kg KG
Magnesiumsulfat	Loading dose 75–80 mg/kg KG über 30 min. (alternativ: 4 g als Bolus) anschließend 1–2 g/h und ggf. Steigerung; entsprechend der Behandlung der Eklampsie Serumspiegel von 2–4 mmol/l angestrebt
Nicht depolarisierende Muskelrelaxantien	Wenn eine Beatmung und Sedierung ohnehin erforderlich sind, können z. B. Vecuronium, Pancuronium oder Rocuronium zur Muskelrelaxation eingesetzt werden

Hepatitis B impft. Weitere Auffrischimpfungen werden im Alter von 5–6 Jahren und 9–16 Jahren empfohlen. Alle weiteren Auffrischimpfungen sollen dann in einem Abstand von 10 Jahren erfolgen. Es ist eine Reihe von Impfstoffen in unterschiedlichen Kombinationen mit anderen Impfungen verfügbar. Hierbei sind die z. T. unterschiedlichen Zulassungen je nach Alter zu beachten. Die Tetanustoxoid Vakzine ist zwar auch als monovalenter Impfstoff verfügbar, allerdings wird auch bei den Auffrischimpfungen in der Regel ein Kombinationsimpfstoff eingesetzt werden. So wird z. B. bei der ersten Auffrischimpfung nach 10 Jahren der Tdap-Impfstoff empfohlen, der auch gegen Diphetherie und Keuchhusten impft, bei entsprechender Indikation ggf. auch noch kombiniert mit Poliomyelitis (Tdap-IPV).

Merke

Die Impfung ist die wesentliche Maßnahme zur Prävention des Tetanus. Jeder sollte geimpft werden. Eine einzelne Impfung gibt noch keinen Schutz, weshalb die komplette Grundimmunisierung erfolgen sollte, mit entsprechenden Booster-Impfungen alle 10 Jahre bei Erwachsenen.

Neben dem Achten auf gute hygienische Verhältnisse steht die Wundversorgung im Vordergrund der Prävention. Die Exzision und Gabe von hTIG in die Wundränder wurde schon erwähnt. Je nach Impfstatus und Verunreinigung der Wunde sollte eine Tetanus Immunprophylaxe gegeben werden (Tab. 10.10). Dabei kommen sowohl die aktive Impfung als auch die Gabe von hTIG zum Einsatz.

Tab. 10.10 Tetanus Immunprophylaxe bei Verletzungen (entsprechend der Empfehlung der STIKO)

	Impfstatus	Letzte Impfung vor	TDaP/Tdap	hTIG
Saubere geringfügige Wunde	Nicht geimpft oder unbekannt		x	x
	<3 Impfdosen		x	–
	≥3 Impfdosen	≥10 Jahre	x	
		<10 Jahre	–	–
Verunreinigte oder große Wunde	<3 Impfdosen oder unbekannt		x	x
	≥3 Impfdosen	≥5 Jahre	x	–
		<5 Jahre	–	–

TDaP/Tdap: Kombinationsimpfung Tetanus/Diphtherie/Pertussis
hTIG: humanes Tetanus Immunglobulin

10.9 Mykobakterium leprae

Burç Bassa

10.9.1 Einleitung

Die Lepra ist eine chronisch-granulomatöse Erkrankung, welche durch das Mycobacterium leprae verursacht wird. Sie gehört zu den ältesten Erkrankungen der Menschheit. Bereits in ägyptischen Schriften aus dem Jahr 1550 vor Christus wird die Erkrankung erwähnt. Das Auftreten in Europa wird erstmalig in altgriechischen Aufzeichnungen im Zusammenhang mit dem Indienfeldzug Alexanders des Großen erwähnt, sodass die Erkrankung durch dessen Armee nach Europa gebracht worden sein könnte. Die medizinische Geschichte der Lepra beginnt 1873, als der Norweger Gerhard Armauer Hansen den auslösenden Krankheitserreger Mycobacterium leprae erstmalig entdeckte und beschrieb. Daher wird die Erkrankung weiterhin häufig als Morbus Hansen oder Hansen-Krankheit bezeichnet. Der erste Durchbruch in der Behandlung der Lepra gelang in den 1940er-Jahren mit der Entwicklung von 4,4′-Diaminodiphenylsulfon (Dapson). Bereits 20 Jahre später zeigten sich jedoch die ersten Resistenzen gegen eine Dapson-Monotherapie. Nach der Entdeckung von Clofazimin und Rifampicin wurden diese feste Bestandteile der Therapie. Seit 1981 empfiehlt die WHO eine Kombinationstherapie dieser 3 Antibiotika als Standard. Bis Ende 2020 können Erkrankte weltweit durch die WHO Medikamente zur Kombinationstherapie kostenfrei erhalten.

Historischer Exkurs
In der Geschichte der Menschheit wurde Lepra lange Zeit sehr gefürchtet und als Fluch Gottes verkannt. Aber selbst nach Entdeckung einer biologischen Ursache wurden Erkrankte weiterhin stigmatisiert und aus der Gesellschaft ausgeschlossen. So mussten Erkrankte im Mittelalter eine spezielle Kleidung tragen oder eine Glocke läuten um andere Menschen auf sich aufmerksam zu machen. Trotz effektiver Therapien müssen Erkrankte weltweit immer noch einen Ausschluss aus Gemeinschaft und Familie fürchten, auch wenn die Ansteckungsgefahr in den meisten Fällen als sehr gering einzustufen ist.

10.9.2 Taxonomie, Morphologie, Genom und Vermehrung

M. leprae gehört zum Genus Mycobacterium in der Familie Mycobacteriaceae und der Ordnung Actinomycetales. M. leprae sind obligat intrazelluläre, säurefeste,

Gram-positive Stäbchen. Mykobakterien sind mit der Gram-Färbung schlecht anzufärben, ihr Zellwandaufbau entspricht aber weitestgehend dem von Gram-positiven Bakterien. Das DNA-Genom umfasst 1604 Protein-kodierende Gene. 2008 erfolgte der Nachweis eines mit dem M. leprae verwandten Bakteriums, welches jedoch einen etwa 10 %igen Unterschied der Nukleotidanordnung aufwies und als Mycobacterium lepromatosis bezeichnet wurde. Diese Form scheint hauptsächlich in Mexiko und der Karibik vorzukommen. Klinisch ist eine Unterscheidung beider Erreger nicht möglich, da beide auf dieselbe Therapie ansprechen und eine ähnliche Prognose aufweisen. Beide Erreger zusammen werden nunmehr häufig als M.-leprae-Komplex bezeichnet.

Obwohl die Genome von M. leprae und M. tuberculosis eine große Ähnlichkeit aufweisen, ist die Gen-Anzahl bei M. leprae auf das Nötigste reduziert. Das M.-leprae-Genom hat mit der Evolution eine drastische Genreduktion erfahren, welche vor allem Gene für metabolische Prozesse betraf. Lediglich eine minimale Anzahl von Genen, verantwortlich für die Zellwand-Biosynthese, waren hiervon ausgespart. Die Vermehrung erfolgt obligat intrazellulär bei Temperaturen unter 36 °C. Im menschlichen Körper erfolgt die Vermehrung bei Temperaturen zwischen 25–33 °C, ein Befall bei Temperaturen über 35 °C wurde hingegen nicht beobachtet. Die Generationszeit liegt bei 12–14 Tagen.

10

10.9.3 Reservoir, Inkubationszeit und Übertragung

Obwohl der Mensch weiterhin das wichtigste Erregerreservoir darstellt, konnte die Erkrankung mittlerweile auch bei Gürteltieren (v. a. neunbandige Armadillos) festgestellt werden. Insbesondere der Ausbruch der Erkrankung nach 30 Jahren bei Schimpansen, die für klinische Studien von Afrika nach Japan verbracht wurden, legt den Verdacht nahe, dass viele weitere Tiere ebenfalls als Wirt dienen können. Außerhalb des menschlichen Körpers kann der Erreger 46 Tage in einer feuchten Umgebung und 60 Tage im Wasser überleben, sodass insbesondere Altwasser ein wichtiges Reservoir sein kann.

Die Inkubationszeit ist weiterhin unklar. Eine Dauer zwischen 2–10 Jahren wird vermutet, allerdings sind Inkubationszeiten bis 30 Jahre beschrieben worden.

Die Übertragungswege sind weiterhin nicht vollständig geklärt, jedoch ist für eine Übertragung ein enger und länger andauernder Kontakt mit einem Betroffenen notwendig, sodass eine Tröpfcheninfektion wahrscheinlich ist. Anders als häufig gedacht ist ein kurzfristiger Kontakt hingegen nicht ansteckend. Ebenfalls scheint eine genetische Prädisposition für die Entwicklung der Erkrankung eine Rolle zu spielen, sodass bestimmte HLA-Haplotypen mit spezifischen Formen der Lepra assoziiert sind.

10.9.4 Pathophysiologie und immunologische Reaktionen

Aufgrund der Vermehrungstemperatur unter 36 °C sind vor allem die Haut an Extremitäten und Gesicht sowie das periphere Nervensystem von der Erkrankung betroffen. Bei 95 % der Betroffenen, die mit M. leprae in Kontakt kommen, entwickelt sich keine Erkrankung. Bei einem kleinen, wahrscheinlich auch genetisch suszeptiblen Anteil, lösen die Erreger eine granulomatöse Entzündungsreaktion aus, wobei die Vermehrung vor allem in Makrophagen und Schwann-Zellen stattfindet. Der Zustand des Immunsystems ist dann entscheidend für den weiteren Krankheitsverlauf, mit jedoch noch sehr hohen Raten an Spontanheilungen bei Immunkompetenten.

10.9.5 Epidemiologie

Weltweit wurden im Jahr 2018 mehr als 200.000 neue Infektionen festgestellt. Obwohl dies auf globaler Ebene einem Rückgang von 1,2 % im Vergleich zum Vorjahr entspricht, zeigt sich in bestimmten Regionen wie dem westpazifischen und dem ostmediterranen Raum aber auch in Europa eine Zunahme der diagnostizierten Fälle.

Mehr als 70 % aller globalen Fälle ereignen sich in Südostasien. Betroffen sind derzeit neben Indien (mehr als 120.000 Fälle im Jahr 2018) vor allem Brasilien und Indonesien.

Obwohl es seit Jahrzehnten keine in Deutschland erworbenen Lepraerkrankungen mehr gibt, kommt es zeitweise zu importierten Fällen aus dem Ausland.

10.9.6 Krankheitsbild

Die Lepra ist vor allem eine Erkrankung der Haut und peripheren Nerven. Aufgrund der niedrigen Vermehrungstemperatur sind vor allem die Extremitäten und das Gesicht betroffen. Die Affektion vor allem von oberflächlichen peripheren Nerven der Extremitäten verursachen sensible und motorische Defizite in den entsprechenden Versorgungsgebieten. Isolierte knotige Verdickungen einzelner peripherer Nerven oder eine Druckempfindlichkeit dieser kann vorkommen. Fazialisparesen mit Lagophthalmus oder Ausfälle im Bereich des N. medianus, N. ulnaris, N. peroneus können auftreten. Der Verdacht einer Erkrankung sollte vor allem bei chronischen Hautläsionen in Erwägung gezogen werden, insbesondere, falls zusätzlich ein Sensibilitätsverlust über der Läsion oder der gesamten Extremität vorhanden ist.

Falls die dünnen Typ-C-Fasern ohne Myelinscheide betroffen sind, kann es zu Störungen des Schmerz- und Temperaturempfindens kommen. Hierdurch bedingte unbemerkte Verletzungen können zu chronischen Infektionen führen.

Auch andere Bereiche und Organsysteme können jedoch von der Erkrankung betroffen sein: eine Uveitis und interstitielle Keratitis können bis zur Erblindung führen, Schäden am Nasenskelett und anderen Knochen können Spontanamputationen verursachen.

Die WHO klassifiziert die Erkrankung in Abhängigkeit der Anzahl von Hautläsionen. Diese soll vor allem einer Erkrankungsklassifikation in Ländern und Regionen dienen, in denen komplexe und teilweise teure laborchemische Untersuchungen nicht zur Verfügung stehen.

Die **paucibazilläre Form** ist ein erregerarmes Stadium, bei der weniger als 5 Hautläsionen vorhanden sind. Die **multibazilläre Form** hingegen hat 6 oder mehr Hautläsionen sowie eine hohe Erregerlast in der Dermis.

Bei der Klassifikation nach Ridley-Jopling wird die Erkrankung hingegen nach morphologischen Eigenschaften in 5 Stadien unterteilt, der Übergang zwischen diesen Stadien ist fließend (◘ Tab. 10.11). Das Stadium ist vor allem abhängig von der Immunkompetenz des Betroffenen.

Die **tuberkuloide Lepra** (TT) ist gekennzeichnet durch eine intakte Immunabwehr und starke zellvermittelte Antwort, welche die Hautläsionen in Anzahl und Größe begrenzt. Die Hautläsionen sind häufig hypopigmentiert oder rötlich, mit Parästhesien oder Dysästhesien über dem betroffenen Areal. Seltener kann auch eine vollständige Anästhesie bestehen. Verdickte oder schmerzempfindliche periphere Nerven sind häufig in dieser Form. Die Infiltrate in der Dermis zeigen pathognomonische Langerhans-Riesenzellen. Die Prognose dieser Form ist in der Regel sehr gut mit niedriger Ansteckungsgefahr und spontaner Remission.

Die **lepromatöse Lepra** hingegen manifestiert sich bei gestörter oder geschwächter Immunkompetenz und unkontrollierter

Tab. 10.11 Klinik und Histopathologie der verschiedenen Übergangsformen der Lepra

	Klinik und Histopathologie
Tuberkuloide Lepra (TT)	Wenige, scharf begrenzte, hypopigmentierte oder rötliche Hautläsionen mit Hyp- oder Anästhesie, histopathologisch Infiltration der Dermis mit verkäsenden Granulomen die aus pathognomonischen Langerhans-Riesenzellen und Lymphozyten bestehen
Borderline-tuberculoide Lepra (BT)	Ähnlich wie TT, die Riesenzellen sind undifferenziert und klein. Klinisch gut begrenzte Läsionen mit höherer Anzahl und auf eine Körperhälfte begrenzt, Epiteloid-Zellen weniger differenziert, Riesenzellen sind undifferenziert
Borderline Lepra (BB)	Klinisch Mischbild aus papulös erhabenen Läsionen und rötlichen Maculae mit unscharfer Begrenzung, keine organisierten Granulome mehr nachweisbar, diffuser Befall mit Lymphozyten
Borderline lepromatöse Lepra (BL)	Symmetrische erythematöse Hautläsionen mit unscharfer Begrenzung und normaler Haut zwischen den Läsionen
Lepromatöse Lepra (LL)	Diffuse Hautinfiltration mit Verlust von Haaren und Augenbrauen, Perforation oder Kollaps des Nasenseptums
Indeterminierte Formen	Häufig einzelne kleine hypopigmentierte Macuole, falls keine Spontanheilung auftritt, Differenzierung in tuberculoide oder lepromatöse Form

Bakterienvermehrung. Die makulopapulösen Hautläsionen sind kleiner als bei tuberkuloiden Form, multipel und symmetrisch. Der Läsionsrand ist schwer einzugrenzen. Die Sensibilität über den Läsionen ist in der Regel erhalten, die Sensibilitätsstörungen sind in der Regel symmetrisch, strumpfförmig oder die Fingerspitzen betreffend. Knotige Nervenverdickungen zeigen sich in dieser Form nicht. Zusätzlich zu den makulopapulösen Hautveränderungen zeigen sich knotige Hautinfiltratationen (Leprome), welche vor allem das Gesicht betreffen und ein charakteristisches Aussehen verursachen („Facies leonina"). Haarausfall sowie der Verlust der lateralen Augenbrauen treten ebenfalls in diesem Stadium auf.

Merke

TT und BT werden nach WHO-Klassifikation als paucibazilläre Lepra bezeichnet. Borderline Lepra und die lepromatösen Formen hingegen als multibazilläre Lepra.

Bei 30–50 % der Erkrankten treten vor, während oder selbst Jahre nach der Behandlung systemische Entzündungsreaktionen auf. Typ-1-Reaktionen („Reversal Reaction" oder RR) treten aufgrund einer spontanen Verstärkung der zellvermittelten Immunität und einer verzögerten Hypersensitivität gegen M.-leprae-Antigene auf. Zu der klinischen Symptomatik gehören neben einer erythematösen Schwellung der bestehenden Hautläsionen und einem ausgeprägten Ödem der Hände und Füße, häufig auch ein zunehmender Druckschmerz der peripheren Nerven. Insbesondere in unbehandelten Fällen können Typ-1 Reaktionen mehrere Monate andauern und zu irreversiblen Nervenschädigungen und Deformitäten führen. Obwohl die Diagnose klinisch gestellt wird, ist eine hohe Konzentration des Chemokins CXCL10 im Serum stark assoziiert mit dem Auftreten von Typ-1-Reaktionen. Typ-2-Reaktionen („Erythema nodosum leprosum", ENL) treten vor allem bei der lepromatösen Lepra und bei Borderlineformen auf.

Klinisch sind sie charakterisiert durch das rapide Auftreten von schmerzhaften Hautknoten, die im Verlauf auch ulzerieren können. Ebenfalls kommen häufig Fieber, Kopfschmerzen, Lymphadenopathie und Arthralgien vor. Ohne Behandlung ist die Dauer von Typ-2-Reaktionen 1–2 Wochen, allerdings sind Rezidive häufig. Der genaue Mechanismus dieser Reaktion ist weiterhin unklar, Immunkomplexe scheinen eine Rolle zu spielen.

10.9.7 Diagnose und Differenzialdiagnosen

Für die Diagnosestellung ist es zunächst wichtig, an die Erkrankung zu denken. Hautläsionen mit Hypästhesie an und um die Läsionsstelle sollte unbedingt den Verdacht auf eine Lepraerkrankung wecken, da dies bei keiner anderen Hauterkrankung vorkommt. Anamnestisch ist ein Aufenthalt in Endemiegebieten zu erfragen.

Obwohl die Diagnose zunächst eine klinische ist, muss diese labordiagnostisch gestützt werden. Ein Anzüchten von M. leprae in In-vitro-Kulturen ist nicht möglich. Der direkte mikroskopische Nachweis kann jedoch aus Hautabstrichen oder besser aus Haut- und Nervenbiopsien unter Färbung nach Ziehl-Neelsen erfolgen. Eine 4 mm Stanzbiopsie scheint ideal zu sein. Bei der paucibazillären und tuberculoiden Lepra sind in der Regel keine Erreger nachweisbar.

Molekulardiagnostisch kann mittels PCR versucht werden M.-leprae-DNA im Gewebe nachzuweisen. Obwohl die Spezifizität dieser Methode sehr hoch ist, variiert die Sensitivität von 34 % bei der paucibazillären Form bis über 90 % bei der multibazillären Form. Einschränkend ist ebenfalls zu erwähnen, dass in Ländern, in denen Lepra noch häufig vorkommt, oft die Mittel für PCR-Untersuchungen fehlen.

Serologisch werden IgM-Antikörper gegen Bestandteile der Erregerzellwand (PGL-1, phenolic glycolipid 1) gebildet. Obwohl diese Antikörper keinen schützenden Charakter haben, kann ein erhöhter Titer bei der Diagnose unklarer Fälle, insbesondere wenn eine Histologie nicht möglich ist, hilfreich sein.

Beim Lepromintest wird eine standardisierte Suspension inaktivierter M.-leprae-Bazillen in die Haut injiziert. Diese Untersuchung hat eine niedrige Sensitivität, insbesondere bei lepromatösen Formen mit eingeschränkter zellulärer Immunität.

Differenzialdiagnostisch sollten bei chronischen Hautläsionen andere dermatologische Erkrankungen, Sarkoidose oder Kollagenosen in Erwägung gezogen werden.

10.9.8 Therapie

Insbesondere nach der Erfahrung, dass sich bei der Behandlung von Tuberkulose mittels Monotherapie zunehmende Resistenzen entwickelt haben, empfiehlt die Weltgesundheitsorganisation jegliche Form der Lepra immer in einer Kombinationstherapie zu behandeln. Die WHO sieht daher eine Kombinationstherapie mit Rifampicin, Clofazimin und Dapson vor. Die empfohlene Therapiedauer beträgt 6 Monate bei der paucibazillären und 12 Monate bei der multibazillären Form (▣ Tab. 10.12).

Bei der „Single Skin Leasion“ wird einmalig 600 mg Rifampicin, 400 mg Ofloxacin und 50 mg Minocyclin verabreicht.

Die Empfehlungen der United States National Hansen's Disease Program (NHDP) weichen hiervon leichtgradig ab. Diese machen die Art der Kombinationstherapie von der Unterform der Erkrankung abhängig.

Bei der tuberkuloiden Form wird eine Kombinationstherapie mit Dapson (100 mg täglich) und Rifampicin (600 mg täglich) für

Tab. 10.12 Therapie der Lepra

Multibazilläre Lepra	Rifampicin 600 mg einmal monatlich	12 Monate Therapiedauer
	Dapson 100 mg täglich	
	Clofazimine 300 mg monatlich und 50 mg täglich	
Paucibazilläre Lepra	Rifampicin 600 mg einmal monatlich	6 Monate Therapiedauer
	Dapsone 100 mg täglich	

Tab. 10.13 Therapie der Lepra in Abhängigkeit von der Form

Lepromatöse Form („multibazilläre Form" lepromatöse, borderline lepromatöse und borderline Formen)	Dapson 1 mg/kg täglich (maximal 100 mg täglich)	24 Monate
	Rifampicin 10 bis 20 mg/kg täglich (maximal 600 mg täglich)	
	Clofazimine 1 mg/kg täglich (maximal 50 mg täglich)	
Tuberculoide Form („paucibazilläre Form" tuberculoide und Borderline tuberculoide Formen)	Dapsone 1 mg/kg täglich (maximal 100 mg täglich)	12 Monate
	Rifampicin 10 bis 20 mg/kg täglich (maximal 600 mg täglich)	

12 Monate empfohlen. Bei Patienten mit lepromatösen From hingegen wird einer Dreierkombination bestehend aus Dapson, Rifampicin und Clofazimine (50 mg täglich) für 24 Monate empfohlen (Tab. 10.13).

Lepra-Reaktionen sollten zeitnah mit Kortison behandelt werden, um irreversible Nervenschädigungen zu vermeiden. Die Dosis beträgt 40–60 mg Prednison täglich. Eine prophylaktische Kortisongabe zur Prävention von Typ-1-Reaktionen kann hingegen nicht empfohlen werden. Bei Patienten mit unkontrolliertem Diabetes mellitus oder zur Einsparung von Steroiden kann ebenfalls mit Methotexat oder Ciclosporin behandelt werden.

Thalidomid ist sehr effektiv in der Behandlung von Typ-2-Reaktionen, aufgrund der erhöhten Teratogenität ist eine Anwendung insbesondere bei Schwangeren jedoch kaum möglich. Die Dosis beträgt 300–400 mg täglich, was eine Besserung der Symptome bereits innerhalb von 48 h bewirkt. Eine Dosisreduktion bis zu einer Erhaltungsdosis um 100 mg täglich sollte innerhalb mehrerer Monate erfolgen.

10.10 Hepatitis-E-Virus und neurologische Symptome

Martin Stangel

10.10.1 Einleitung und Erreger

Das Hepatitis-E-Virus (HEV) ist die weltweit häufigste Ursache einer akuten Hepatitis, die in der Regel selbstlimitiert ist und nur bei immunkompromittierten Menschen eine chronische Infektion verursacht. Der erste Fall einer HEV-Assoziation mit einer neurologischen Symptomatik wurde 2000 bei einem immunkompetenten Patienten mit Guillain-Barré-Syndrom (GBS) beschrieben. Erst 2011 wurde der Zusammenhang zwischen neurologischer Symptomatik und HEV durch die Publikationen von Fallserien aus Südengland und Südfrankreich besser bekannt. Neben dem GBS wurde ein Zusammenhang mit der neuralgischen Amyotrophie sowie Myalgien beschrieben. Seltener kommen auch andere neurologische Symptome vor.

Das HEV ist ein kleines (27–34 nm), nicht-behülltes Einzelstrang-RNA-Virus der Familie Hepeviridae. Es gibt 4 Genotypen (HEV1–4). Dabei sind HEV1 und HEV2 obligat humanpathogen und werden fäkal-oral durch kontaminiertes Trinkwasser übertragen. Diese Genotypen kommen hauptsächlich in Asien und Afrika sowie Zentralamerika vor. In Europa, Nordamerika und Teilen Asiens finden sich hauptsächlich HEV3 und HEV4, die überwiegend durch den Verzehr von kontaminiertem Schweinefleisch übertragen werden. Es handelt sich hier also um eine Zoonose. Des Weiteren wurde auch eine Transfusions-assoziierte Übertragung beschrieben. Über 90 % der Infektionen sind asymptomatisch. Bei immunkompromittierten Personen kann jedoch auch eine schnell progressive Leberzirrhose entstehen.

Merke

HEV ist weltweit eine der häufigsten Ursachen für eine akute Hepatitis. Die Genotypen HEV1 und HEV2 kommen überwiegend in Asien und Afrika vor, sind obligat humanpathogen und werden fäkal-oral übertragen. HEV3 und HEV4 sind Zoonosen, die über Schweinefleisch übertragen werden, sie sind in Europa die häufigsten Genotypen.

10.10.2 Pathogenese

Die genaue Pathogenese, wie HEV das Nervensystem schädigt, ist nicht bekannt. Die zeitliche Assoziation der neurologischen Symptomatik mit einer akuten HEV-Infektion, der Nachweis einer Virämie, insbesondere bei Testung zu Symptombeginn, sowie der Nachweis von HEV-RNA im Liquor sind jedoch starke Indikatoren, dass ein Zusammenhang besteht und HEV das verursachende Agens ist. Es wird angenommen, dass es sich am (peripheren) Nervensystem um eine immunvermittelte Schädigung handelt, hervorgerufen z. B. durch ein molekulares Mimikry. Der genaue zeitliche Zusammenhang zwischen der Infektion und der neurologischen Symptomatik ist nicht bekannt, wobei die immunvermittelten neurologischen Symptome wahrscheinlich 2–4 Wochen nach der Infektion auftreten.

Allerdings ist auch eine direkte Schädigung durch HEV möglich, insbesondere bei zentraler Beteiligung und dem Nachweis von HEV im Liquor wird dies vermutet. Prinzipiell ist auch bei peripheren Schädigungen ein möglicher Neurotropismus von HEV oder bestimmten HEV-Stämmen möglich, da bei einigen Patienten HEV-RNA im Liquor nachgewiesen wurde. Bislang ist dies jedoch nicht eindeutig bewiesen. Da überwiegend Männer betroffen sind, spielt hier wahrscheinlich auch noch eine genetische Komponente eine Rolle. Es ist auch durchaus denkbar, dass unterschiedliche Mechanismen bei den verschiedenen klinischen Manifestationen zum Tragen kommen.

10.10.3 Epidemiologie

Weltweit werden ungefähr 20 Mio. HEV-Infektionen jährlich angenommen mit 70.000 Todesfällen, die den Genotypen 1 und 2 zugeordnet werden. Die Inzidenz von HEV-Infektionen in Europa und Nordamerika variiert je nach geografischer Region und wurde mit 0,2 % in Großbritannien, 0,7 % in den USA, 1,1 % in den Niederlanden und 2–3 % in Südfrankreich geschätzt. Die Prävalenz von HEV-RNA bei Blutspendern beträgt je nach Land zwischen 1:600 (Niederlande) und 1:14.520 (Schottland). Die HEV-IgG-Seroprävalenz wird noch deutlich höher mit 5 % (Schottland) bis 50 % (Südfrankreich) angegeben. Verlässliche Daten zu neurologischen Komplikationen liegen nicht vor. Unter den extrahepatischen Manifestationen scheinen neurologische Symptome mit ca. 50 % am häufigsten. In einer kleinen prospektiven Schweizer Studie traten bei 30 % der HEV-Patienten neurologische Komplikationen auf, ca. 10 % neuralgische Amyotrophie und knapp 20 % Myalgien.

10.10.4 Klinische Symptomatik und Verlauf

Die HEV-Infektionen verlaufen asymptomatisch. Bei den Patienten mit neurologischen Komplikationen ist die akute Hepatitis mild bis moderat und remittiert ohne spezifische Therapie, sodass dann die neurologischen Symptome im Vordergrund stehen. Die neurologischen Komplikationen sind bislang nur bei den Genotypen HEV1 (Asien) und HEV3 (Europa) beschrieben. Das mittlere Alter liegt bei 50 Jahren, wobei sie Spanne von 2–92 Jahren reicht, sodass neurologische Symptome bei/nach einer HEV-Infektion in jedem Lebensalter auftreten können. Das männliche Geschlecht überwiegt.

Merke
Neurologische Symptome werden durch die Genotypen HEV1 (Asien) und HEV3 (Europa) hervorgerufen. Die Hepatitis ist dabei meist mild und die Leberwerte können sogar normal sein.

Am häufigsten sind Guillain-Barré-Syndrom und neuralgische Amyotrophie. Seltener sind auch andere periphere Nerven betroffen, z. B. Fazialisparese und Mononeuritis multiplex. Sehr selten ist auch das zentrale Nervensystem betroffen mit Enzephalitis oder Myelitis (Übersicht). Eine Studie an Patienten mit HEV-Infektion hat als häufiges Symptom auch Muskelschmerz bei bis zu 20 % der Patienten mit HEV-Infektion beobachtet. Die Schmerzen traten sowohl mit als auch ohne CK-Erhöhung auf. Der Muskelschmerz war innerhalb von 2–3 Wochen spontan regredient.

Übersicht: Neurologische Manifestationen bei HEV-Infektion*

- **Neuralgische Amyotrophie**
- **Guillain-Barré-Syndrom**
- Mononeuritis multiplex
- Fazialisparese
- Neuronitis vestibularis
- Myositis
- Enzepahlitis
- Myelitis

*Die häufiger beschriebenen Syndrome sind fett hervorgehoben.

10.10.4.1 Guillain-Barré-Syndrom

Das Guillain-Barré-Syndrom (GBS) ist eine autoimmune akute Polyneuropathie, die oft postinfektiös auftritt. Typisch sind die aufsteigenden Paresen. Mittlerweile scheint die Assoziation zu HEV etabliert zu sein. Fallserien aus mehreren Ländern haben eine Häufigkeit von 5–10 % IgM-Seropositivität bei Patienten mit GBS beschrieben, was das 10-Fache von Kontrollgruppen ist. Nur selten konnte HEV-RNA auch im Serum nachgewiesen werden. Die Fälle aus Europa waren alle HEV3 assoziiert, während bei den asiatischen Fällen auch HEV1 zu finden ist. Die hepatischen Symptome sind in der Regel mild bis moderat. Die Altersspanne der publizierten Fälle reicht von 19–73 Jahren, kann also in jedem Lebensalter auftreten. Das männliche Geschlecht überwiegt. Die Mehrzahl der Fälle entsprach einer typischen demyelinisierenden Variante (AIDP, akute inflammatorische demyelinisierende Polyneuropathie), aber auch andere GBS-Varianten (AMAN, akute motorische axonale Neuropathie; MFS, Miller-Fisher-Syndrom) können auftreten. Der klinische Verlauf und die neurophysiologischen und Liquor-Befunde unterscheiden sich nicht von anderen, nicht HEV assoziierten Fällen.

10.10.4.2 Neuralgische Amyotrophie

Die neuralgische Amyotrophie beginnt mit Schmerzen an Schulter und Arm, gefolgt von ungleichmäßig verteilter Schwäche, Atrophie und sensiblen Störungen. In mehreren Kohorten konnte mittlerweile gezeigt werden, dass ungefähr 10 % der Patienten serologische Hinweise (anti-HEV-IgM) für eine kürzliche HEV-Infektion haben. Bei mehr als der Hälfte der Fälle kann sogar eine HEV-Virämie nachgewiesen werden. In Europa handelte es sich immer um HEV3. Im Gegensatz dazu konnte HEV-RNA nur in ganz wenigen Einzelfällen auch im Liquor nachgewiesen werden.

Die Patienten waren überwiegend männlich und hatten meist eine schwere beidseitige Beteiligung mit einem klassischen klinischen Verlauf mit einer langsamen, über Monate andauernden Regeneration und z. T. schweren Residuen. Einige können auch eine Beteiligung des lumbosakralen Plexus und des N. phrenicus haben. Das Outcome nach einem Jahr scheint nicht unterschiedlich zu Patienten ohne HEV-Assoziation zu sein. Die Leberbeteiligung ist mild und die Leberwerte können sogar normal sein. Daher wird mittlerweile bei neuralgischer Amyotrophie generell die Untersuchung auf HEV empfohlen.

10.10.5 Diagnose

Zwar sind für Hepatitis Leberwerterhöhung und Ikterus hinweisend, allerdings sind diese bei neurologischen Symptomen oft nicht oder nur sehr milde ausgeprägt. Ein Ikterus findet sich fast nie und auch die Leberwerte können normal sein. Entscheidend für die Diagnose ist die HEV-Serologie (IgG und IgM) sowie die PCR aus Blut und Liquor. Die Dauer der Virämie kann sehr kurz sein, sodass eine negative PCR die Diagnose nicht ausschließt. Der Nachweis von IgM ist dann hinweisend für die akute oder kürzlich zurückliegende Infektion.

10.10.6 Therapie

Die Behandlung der verschiedenen klinischen Entitäten unterscheidet sich nicht von den jeweiligen Empfehlungen dieser Erkrankungen ohne HEV-Assoziation. So erfolgt die Therapie des Guillain-Barré-Syndroms mit hochdosierten intravenösen Immunglobulinen (IVIG, 2 g/kg KG Gesamtdosis über 5 Tage) oder mit Plasmapherese. Bei der neuralgischen Amyotrophie werden Steroide (z. B. 60 mg Prednisolon täglich für eine Woche, dann Ausschleichen über eine Woche) empfohlen. Einige Patienten erhielten auch IVIG.

Wenn HEV-RNA in Serum oder Liquor nachgewiesen wird, kann auch eine antivirale Therapie mit z. B. Ribavirin erwogen werden. Diese kann die Virämie zwar rasch klären, allerdings liegen derzeit keine Studien vor, die die Wirksamkeit dieser antiviralen Therapie auf die neurologischen Symptome belegt.

10.10.7 Prävention

Die Schaffung möglichst guter hygienischer Bedingungen, und damit die Unterbrechung der fäkal-oralen Infektionskette ist in Asien die Grundlage für die Prävention.

In Europa ist das Kochen von Schweinefleisch für die Prävention wichtig. Bei 71 °C für 20 min. wird das Virus komplett inaktiviert. Dies wird z. B. bei Würstchen wahrscheinlich oft nicht erreicht.

Eine HEV-Impfung ist bislang nur in China verfügbar.

Tab. 10.14 Subtypen eines Guillain-Barré-Syndroms

AIDP	Akute inflammatorische demyelinisierende Polyneuropathie, das „klassische" demyelinisierende GBS, wie es in Deutschland am häufigsten vorkommt
AMAN	Akute axonale motorische Neuropathie, häufig nach einer gastrointestinalen Infektion (vor allem in Asien auftretend)
AMSAN	Akute motorische und sensible axonale Neuropathie, eine besonders schwer verlaufende Subform des GBS
MFS	Miller-Fisher-Syndrom, eine seltene Variante, die durch die klinische Trias Areflexia, Ataxie, und Ophtalmoplegie gekennzeichnet ist

10.11 Postinfektiöses Guillain-Barré-Syndrom

Helmar Lehmann

10.11.1 Einleitung

Das Guillain-Barré-Syndrom (GBS) ist der Protoyp einer postinfektiös hervorgerufenen Neuropathie. Aufgrund des klinischen Verlaufs, der elektrophysiologischen Befunde und der zugrunde liegenden histopathologischen Veränderungen können dabei verschiedene Subtypen unterschieden werden (Tab. 10.14). Sie gilt nach der Eradikation der Polio und der weitgehenden Zurückdrängung der Diphterie als häufigste Ursache für akute schlaffe Lähmungen. Weltweit treten jährlich mehr als 100.000 Erkrankungen auf, die Inzidenz in Deutschland beträgt etwa 1,6 pro 100.000 Einwohner pro Jahr. Es gibt eine Reihe von klinischen und experimentellen Hinweisen, dass zumindest Subtypen des GBS durch den Pathomechanismus des postinfektiösen molekularen Mimikrys entstehen. Das Konzept postuliert, dass Antigene, welche von infektiösen Erregern exprimiert werden, strukturhomolog mit Glykolipiden sind, die an der Gewebsoberfläche peripherer Nerven vorhanden sind, sodass eine Infektion zu einer Immunantwort auf diese vom Organismus getragenen kreuzreaktiven Antigene führt. Die durch die Infektion ausgelöste Immunantwort verursacht dann eine Nervenschädigung.

10.11.2 Krankheitsbild

Das GBS kann anhand der klinischen Symptomatik, der Elektrophysiologie und der Histopathologie in verschiedene Subformen unterteilt werden (Tab. 10.14).

Beim klassischen GBS kommt es typischerweise zu einer relativ akut einsetzenden Muskelschwäche, die an den unteren Extremitäten beginnt und dann rasch (manchmal innerhalb von wenigen Stunden) nach proximal fortschreitet. Häufig kommt es zur Ausbildung einer Tetraparese, die sich perakut (innerhalb von Stunden) oder definitionsgemäß bis zu einem Zeitraum von maximal 4 Wochen ausbilden kann.

Sensible Defizite in Form von Hyp- und Parästhesien werden in etwa 60 % aller Fälle beobachtet. Schmerzen im Bereich des Rückens und des Lumbalbereichs sind ebenfalls frühe Symptome, die in etwa der Hälfte der Fälle auftreten. Bei jedem zweiten Patienten kommt es zu einer Beteiligung der Hirnnerven (in absteigender Häufigkeit), zu einer (häufig beidseitigen) Parese des N. facialis, Affektion der kaudalen Hirnerven und Störungen der Okulomotorik. In der neurologischen Untersuchung findet sich eine Abschwächung bzw. ein vollständiger Verlust der Muskeleigenreflexe.

Eine Störung des autonomen Nervensystems findet sich bei 25–60 % der Patienten, was sich klinisch durch Tachykardien, Tachyarrhythmien, extreme Blutdruckfluktuationen, abnormes Schwitzen und eine Dysfunktion des Magen-Darm-Traktes und der Blase manifestieren kann. Die autonome Dysfunktion ist eine gefürchtete Komplikation des GBS.

In der ganz überwiegenden Mehrzahl der GBS-Patienten entwickelt sich das klinische Vollbild innerhalb von 2 Wochen, wobei etwa die Hälfte aller Patienten zu diesem Zeitpunkt nicht mehr gehen oder aufstehen kann. Ein Drittel der Patienten ist intensivpflichtig und etwa 25 % benötigt zu diesem Zeitpunkt eine mechanische Beatmung aufgrund der Beteiligung der Atemmuskulatur. Ab dann setzt bei der Mehrzahl der Patienten eine Erholungsphase ein (→ Verlauf und Prognose).

10.11.3 Diagnose

Das GBS ist eine klinische Diagnose, die durch typische Befunde in der Elektroneurografie/Elektromyografie (ENG/EMG) und in der Liquoruntersuchung bestätigt wird. In der Vergangenheit wurden Diagnosekriterien etabliert, die anhand der entsprechenden Befunde eine Einteilung hinsichtlich der Sicherheit der Diagnose erlaubt. Diese sind vor allem für Fallstudien relevant.

In der ENG-Untersuchung finden sich häufig Zeichen einer Demyelinisierung in Form einer Reduktion der motorischen Nervenleitgeschwindigkeiten, verlängerten distalen motorischen Latenzen, Leitungsblöcken, verlängerten F-Wellen und A-Wellen (◘ Abb. 10.11). Diese sind häufig asymmetrisch verteilt. Gelegentlich kann ein „sural nerve sparing pattern“ beobachtet werden, bei dem der Nervus suralis im Gegensatz zu vielen anderen Neuropathien normwertig ableitbar ist, während die sensible ENG der Armnerven bereits pathologisch sind.

Bei AMAN und AMSAN sind diese demyelinisierenden Veränderungen weniger ausgeprägt, dafür finden sich hier eher reduzierte Muskelsummenaktionspotenziale, im EMG kann man zudem vermehrt pathologische Spontanaktivität als Hinweise auf eine axonale Schädigung detektieren.

10.11.3.1 Liquor

Als Ausdruck einer Entzündungsreaktion der Nervenwurzeln findet sich im Liquor eine zytalbuminäre Dissoziation („dissociation albumino-cytologique“), d. h. eine normale oder nur leicht erhöhte Zellzahl (<50 µl/dl), aber ein deutlich erhöhtes Liquoreiweiß (häufig zwischen 70–150 mg/dl). Dieser Befund kann in der Frühphase der Erkrankung fehlen.

10.11.3.2 Serologie

Beim GBS können Autoantikörper detektiert werden. Hierbei handelt es sich um Antikörper gegen Ganglioside. Diese finden sich allerdings nur selten beim klassischen demyelinisierenden GBS, aber in bis zu 90 % beim MFS (GQ1b-IgG). Bei AMAN findet man in etwa 50 % der Fälle IgG-Antikörper gegen GM1 und GD1a. Es wird angenommen das anti-Gangliosid-Antikörper aufgrund eines molekularen Mimikrys entstehen und pathogenetische Relevanz haben (→ Pathogenese).

10.11.3.3 Vorausgehende Infektionen

3 von 4 GBS-Patienten berichten über eine Infektion in einem Zeitraum von 4 Wochen vor dem Krankheitsbeginn. Hierbei handelt es sich hauptsächlich um Infektionen der oberen Atemwege und Gastroenteritiden. Serologische Untersuchungen haben gezeigt, dass bestimmte Infektionen besonders häufig einem GBS vorausgehen (◘ Tab. 10.15). Einschränkend muss hinzugefügt werden, dass die meisten dieser Untersuchungen in Patientenkollektiven aus Europa und Nordamerika durchgeführt

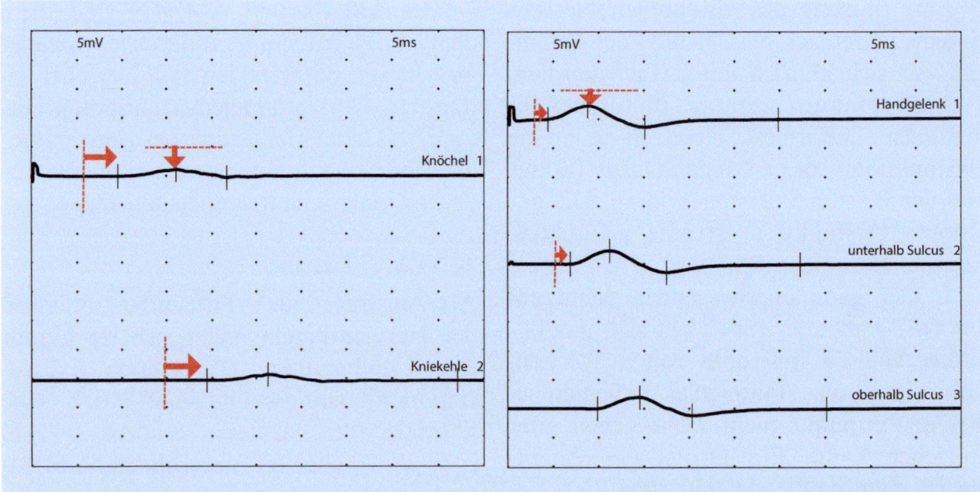

Abb. 10.11 Motorische Neurografie des N. tibialis rechts (**a**) und N. ulnaris rechts (**b**) bei einer Patientin mit GBS. Es findet sich verlängerte DML, reduzierte Amplituden (hier als Ausdruck einer divergierenden Leitungszeit oder Leitungsblöcken) sowie eine reduzierte Nervenleitgeschwindigkeit (Normwerte *rote Linie*)

10

Tab. 10.15 Häufige serologische Erregernachweise bei GBS-Patienten

Erreger	Häufigkeit (%)	Besonderheit
Campylobacter jejuni	23–32	In Bangladesh bis zu 60 %
Zytomegalievirus	3–13	
Epstein-Barr-Virus	2–10	
Influenza A	1–17	
Influenza B	1–16	
Mycoplasma pneumoniae	2–5	
Hepatitis E	5–10	
Hepatitis A	5	
Dengue-Virus	3	Vor allem in Asien
Herpes-simplex-Virus	2	
Varizella-Zoster-Virus	1	
Rubella-Virus	1	
Haemophilus influenzae	1	
Zika-Virus	0–33	2015/2016 endemisch, sonst i. d. R. nicht nachweisbar

wurden und das Erregerspektrum dieser Regionen wiederspiegelt. Zudem können Epidemien dieses Spektrum deutlich verschieben. Diese wurde zuletzt bei der ZIKA-Virus Epidemie 2015/2016 in Süd- und Mittelamerika deutlich, die mit einem gehäuften Auftreten von GBS in dieser Region einherging.

10.11.4 Therapie

Bei der Behandlung eines GBS stehen einerseits supportive Maßnahmen im Vordergrund, darüber hinaus ist es einer kausalen Immuntherapie zugänglich. Zur Vermeidung von Komplikationen wird bei bettlägerigen Patienten eine Thromboseprophylaxe empfohlen, Infektionen werden kalkuliert, bei Erregernachweis gezielt mit Antibiotika behandelt. Wichtig ist ein engmaschiges Monitoring der Herzkreislaufparameter und der Vitalkapazität um a) eine autonome Dysfunktion und b) eine respiratorische Insuffizienz frühzeitig zu bemerken. Eine autonome Dysfunktion sollte symptomorientiert behandelt werden, also beispielsweise mit Antihypertensiva im Falle eines Bluthochdruckes oder frequenzkontrollierenden Substanzen bei Tachykardien. Eine Intubation und mechanische Ventilation ist bei respiratorischer Insuffizienz notwendig. Sie tritt vor allem bei Patienten mit rascher Progredienz der Symptome oder einer bulbären bzw. fazialen Schwäche auf.

Zur Immuntherapie kommen entweder intravenöse Immunglobuline (IVIg, 0,4 g/kg/d Körpergewicht über 5d) oder Plasmaaustausch/Immunadsorption zum Einsatz. IVIg und Plasmaaustausch werden als gleich wirksam angesehen, eine Kombination der beiden Therapien ist nicht wirksamer als die Monotherapie. Die Immunadsorption ist nicht in randomisierten Studien beim GBS getestet worden, wird aber allgemein als gleich wirksam wie die Plasmaaustauschbehandlung angesehen.

10.11.5 Verlauf und Prognose

Das GBS ist in der Regel eine monophasische Erkrankung und postakut durch eine unter Umständen Monate andauernde Erholungsphase gekennzeichnet. Etwa 20 % der Patienten zeigen nach 12 Monaten jedoch immer noch eine signifikante Behinderung. Klinische Prädiktoren für eine langsame und oder unvollständige Erholung sind ein hohes Erkrankungsalter, die Notwendigkeit einer mechanischen Beatmung, und eine vorangegangene Infektion mit Campylobacter jejuni. In Mitteleuropa und Amerika verläuft ein GBS in 3–7 % der Fälle tödlich, in Schwellenländern (z. B. Bangladesh) beträgt die Quote bis zu 14 %. Ursachen hierfür sind plötzlicher Herzstillstand aufgrund autonomer Dysfunktion oder Komplikationen, wie Infektionen oder Lungenembolie. Diese Komplikationen können auch in der Rehabilitationsphase noch auftreten. Residuelle Symptome umfassen zudem Schmerzen und Fatigue. Der höchste Grad an Verbesserung neurologischer Defizite wird in Regel innerhalb eines Jahres erreicht, aber im Einzelfall sind Verbesserungen auch nach drei Jahren und mehr möglich.

Literatur

Ablett JJL (1967) Analysis and main experiences in 82 patients treated in the Leeds Tetanus Unit. In: Ellis M (Hrsg) Symposium on tetanus in Great Britain. National Lending Library, Boston Spa, S 1–10

Hayashida et al (2012) Tetanus following replantation of an amputated finger: a case report. J Med Case Rep 6:343

Hofmann H, Fingerle V, Hunfeld K-P et al (2016) S2k-Leitlinie Kutane Lyme Borreliose. Stand: 31032016, gültig bis 31102020; AWMF Registernummer 013–044

https://www.cdc.gov/shingles/hcp/clinical-overview.html

Kole AKK (2018) Dalia Chanda, *Diphteria*. Infections of the ears, nose, throat, and sinuses. Springer, Heidelberg, S 231–246

Robert-Koch-Institut (2019) Infektionsepidemiologisches Jahrbuch meldepflichtiger Erkrankungen für 2018. Berlin

Spreer A, Djukic M, Nau R et al (2013) Update Neuroborreliose – Neues und Bewährtes. Aktuelle Neurologie 40(01):7–15

Weiterfuehrende Literatur

Aberle SW, Aberle JH, Steininger C, Puchhammer-Stockl E (2005) Quantitative real time PCR detection of Varicella-zoster virus DNA in cerebrospinal fluid in patients with neurological disease. Med Microbiol Immunol 194:7–12

Abul-Kasim K, Palm L, Maly P, Sundgren PC (2009) The neuroanatomic localization of Epstein-Barr virus encephalitis may be a predictive factor for its clinical outcome: a case report and review of 100 cases in 28 reports. J Child Neurol 24(6):720–726. ▶ https://doi.org/10.1177/0883073808327842

Araujo S, Freitas LO, Goulart LR, Goulart IMB (2016) Molecular evidence for the aerial route of infection of mycobacterium leprae and the role of asymptomatic carriers in the persistence of leprosy. Clin Infect Dis 63:1412–1420

AWMF Leitlinen (2019) Diagnostik und Therapie des Zoster und der Postzosterneuralgie. ▶ https://www.awmf.org/leitlinien/detail/ll/013-023.html

Beckham JD, Pastula DM, Massey A, Tyler KL (2016) Zika virus as an emerging global pathogen: neurological complications of Zika Virus. JAMA Neurol 73:875–879

Berkowitz AL (2018) Tetanus, botulism, and diphtheria. Continuum 24:1459–1488

Breuer J, Pacou M, Gauthier A, Brown MM (2014) Herpes zoster as a risk factor for stroke and TIA: a retrospective cohort study in the UK. Neurology 82(3):206–212, 120.

Callaway JE, Arezzo JC, Grethlein AJ (2002) Botulinum toxin type B: an overview of its biochemistry and preclinical pharmacology. Dis Mon 48(5):367–83

Cao-Lormeau VM, Blake A, Mons S, Lastère S, Roche C, Vanhomwegen J, Dub T, Baudouin L, Teissier A, Larre P, Vial AL, Decam C, Choumet V, Halstead SK, Willison HJ, Musset L, Manuguerra JC, Despres P, Fournier E, Mallet HP, Musso D, Fontanet A, Neil J, Ghawché F (2016) Guillain-Barré syndrome outbreak associated with Zika virus infection in French Polynesia: a case-control study. Lancet 387:1531–1539

Cherington M (2004) Botulism: update and review. Semin Neurol 24(2):155–63

Cherington M (1998) Clinical spectrum of botulism. Muscle Nerve 21(6):701–10

Cherington M (1982) Electrophysiologic methods as an aid in diagnosis of botulism: a review. Muscle Nerve 5(9S):S28–9

Christen HJ, Hanefeld F, Eiffert H et al (1993) Epidemiology and clinical manifestations of Lyme borreliosis in childhood. A prospective multicentre study with special regard to neuroborreliosis. Acta Paediatr Suppl 386:1–75

Cohen JI (2000) Epstein-Barr virus infection. N Engl J Med 343(7):481–492. ▶ https://doi.org/10.1056/nejm200008173430707

Dalton HR, Kamar N, van Eijk JJ, Mclean BN, Cintas P, Bendall RP, Jacobs BC (2016) Hepatitis E virus and neurological injury. Nat Rev Neurol 12:77–85

Darai G, Handermann M, Sonntag H-G, Zöller L (2012) Lexikon der Infektionskrankheiten des Menschen: Erreger, Symptome, Diagnose, Therapie und Prophylaxe. Springer, Berlin

Debiasi RL, Tyler KL (2004a) Molecular methods for diagnosis of viral encephalitis. Clin Microbiol Rev 17:903–925

Debiasi RL, Tyler KL (2004b) Molecular methods for diagnosis of viral encephalitis. Clin Microbiol Rev 17:903–925

Demet Akpolat N, Akkus A, Kaynak E (2019) An update on the epidemiology, diagnosis and treatment of leprosy. in hansen's disease – the forgotten and neglected disease (ed. Ribòn, W.) (IntechOpen, 2019). ▶ https://doi.org/10.5772/intechopen.80557

Djukic M, Schmidt-Samoa C, Lange P et al (2011) Cerebrospinal fluid findings in adults with acute Lyme neuroborreliosis. J Neurol 259:630–636

Dworkin RH, Johnson RW et al (2007) Recommendations for the management of herpes zoster. Clin Infect Dis 44(Suppl 1):S1

Fingerle V, Eiffert H, Gessner A et al (2017) Lyme Borreliose. In: Podbielski A, Abele-Horn M, Becker K, Herrmann M, Kniehl E, Mauch H (Hrsg) MiQ – Qualitätsstandards in der mikrobiologisch-infektiologischen Untersuchung. Urban & Fischer, München Jena

Galldiks N et al (2007) Rapid geographical clustering of wound botulism in Germany after subcutaneous and intramuscular injection of heroin. Neurocrit Care 6(1):30–4

Ganapathiraju PV et al (2019) Notes from the field: botulism type E after consumption of salt-cured fish – New Jersey, 2018. MMWR Morb Mortal Wkly Rep 68(44):1008–1009

Gilden D, Cohrs RJ, Mahalingam R, Nagel MA (2009) Varicella zoster virus vasculopathies: diverse clinical manifestations, laboratory features, pathogenesis, and treatment. Lancet Neurol 8(8):731–40

Guru PK et al (2018) Adult intestinal botulism: a rare presentation in an immunocompromised patient with short bowel syndrome. Mayo Clin Proc Innov Qual Outcomes 2:291–296

Hadden RD et al (2001) Preceding infections, immune factors, and outcome in Guillain-Barre syndrome. Neurology 56(6):758–65

Han XY, Aung FM, Choon SE, Werner B (2014) Analysis of the leprosy agents mycobacterium leprae and mycobacterium lepromatosis in four countries. Am J Clin Pathol 142:524–532

Hao Y et al (2019) Antecedent infections in Guillain-Barré syndrome: a single-center, prospective study. Ann Clin Transl Neurol 6(12):2510–2517

Hehir MK, Logigian EL (2014) Peripheral nervous system disorders S. 1274–1292, Vol. 20, No. 5. ▶ https://doi.org/10.1212/01.con.0000455881.83803.a9

Hehir MK, Logigian EL (2014) Peripheral nervous system disorders. S. 1274–1292, Vol. 20, No. 5. ▶ https://doi.org/10.1212/01.con.0000455881.83803.a9

https://www.dgn.org/leitlinien/3702-ll-030-100-virale-meningoenzephalitis-2018

https://www.dgn.org/leitlinien/3702-ll-030-100-virale-meningoenzephalitis-2018

https://www.rki.de/DE/Content/Infekt/EpidBull/Merkblaetter/Ratgeber_Varizellen.html

https://www.rki.de/DE/Content/Infekt/EpidBull/Merkblaetter/Ratgeber_Varizellen.html

Jacobs BC et al (1998) The spectrum of antecedent infections in Guillain-Barre syndrome: a case-control study. Neurology 51(4):1110–5

Joob B, Wiwanitkit V (2019) Diphtheritic polyneuropathy. J Pediatr Neurosci 14(3):177

Kaiser R (2004) Clinical courses of acute and chronic neuroborreliosis following treatment with ceftriaxone. Der Nervenarzt 75:553–557

Kalish RA, McHugh G, Granquist J et al (2001) Persistence of immunoglobulin M or immunoglobulin G antibody responses to Borrelia burgdorferi 10–20 years after active Lyme disease. Clin Infect Dis 33:780–785

Kang JH, Sheu JJ et al (2010) Increased risk of Guillain-Barré syndrome following recent herpes zoster: a population-based study across Taiwan. Clin Infect Dis 51(5):525

Koedel U, Fingerle V, Pfister HW (2015) Lyme neuroborreliosis-epidemiology, diagnosis and management. Nat Rev Neurol 11:446–456

Koppolu V, Shantha Raju T (2018) Zika virus outbreak: a review of neurological complications, diagnosis, and treatment options. J Neurovirol 24:255–272

Krech T (1987) Die Diphterie – eine Bedrohung in Katastrophenfällen. Medecine 4:130–134

Kruger H, Reuss K, Pulz M et al (1989) Meningoradiculitis and encephalomyelitis due to Borrelia burgdorferi: a follow-up study of 72 patients over 27 years. J Neurol 236:322–328

Kuhn M, Sühs KW et al (2018) Mass-spectrometric profiling of cerebrospinal fluid reveals metabolite biomarkers for CNS involvement in varicella zoster virus reactivation. J Neuroinflammation 15(1):20. ▶ https://doi.org/10.1186/s12974-017-1041-0

Kuhn J et al (2006) Wound botulism in heroin addicts in Germany. Dtsch Med Wochenschr 131(18):1023–8

Kuratle M et al (2019) A case of sole supportive care of severe neuroparalytic foodborne botulism due to homemade pesto. Med Klin Intensivmed Notfmed 114(1):59–62

Langan SM, Minassian C, Smeeth L, Thomas SL (2014) Risk of stroke following herpes zoster: a selfcontrolled case-series study. Clin Infect Dis 58(11):1497–503

Lehmann HC, Hartung HP, Kieseier BC, Hughes RA (2010) Guillain-Barré syndrome after exposure to influenza virus. Lancet Infect Dis 10(9):643–51

Lehmann HC, Hughes RA, Kieseier BC, Hartung HP (2012) Recent developments and future directions in Guillain-Barré syndrome. J Peripher Nerv Syst 17(3):57–70

Liu H, Ma Y (2020) Hepatitis E virus-associated Guillain-Barre syndrome: revision of the literature. Brain Behav 10:e01496

Logina I, Donaghy M (1999) Diphtheritic polyneuropathy: a clinical study and comparison with Guillain-Barré syndrome. J Neurol Neurosurg Psychiatry 67(4):433–8

Manikyamba D, Satyavani A, Deepa P (2015) Diphtheritic polyneuropathy in the wake of resurgence of diphtheria. J Pediatr Neurosci 10(4):331–4

Mclean BN, Gulliver J, Dalton HR (2017) Hepatitis E virus and neurological disorders. Pract Neurol 17:282–288

Minassian C, Thomas SL, Smeeth L, Douglas I, Brauer R, Langan SM (2015) Acute cardiovascular events after herpes zoster: a self-controlled case series analysis in vaccinated and unvaccinated older residents of the United States. PLoS Med 12(12):e1001919

Mlakar J, Korva M, Tul N, Popović M, Poljšak-Prijatelj M, Mraz J, Kolenc M, Resman Rus K, Vesnaver Vipotnik T, Fabjan Vodušek V, Vizjak A, Pižem J, Petrovec M, Avšič Županc T (2016) Zika virus associated with microcephaly. N Engl J Med 374:951–958

Moschella SL (2004) An update on the diagnosis and treatment of leprosy. J Am Acad Dermatol 51:417–426

Musso D, Ko AI, Baud D (2019) Zika virus infection – after the pandemic. N Engl J Med 381:1444–1457

Mygland A, Ljostad U, Fingerle V et al (2010) EFNS guidelines on the diagnosis and management of European Lyme neuroborreliosis. Eur J Neurol 17(8–16):e11–14

Nadelman RB, Hanincova K, Mukherjee P et al (2012) Differentiation of reinfection from relapse in recurrent lyme disease. N Engl J Med 367:1883–1890

Nagel MA, Forghani B, Mahalingam R, Wellish MC, Cohrs RJ, Russman AN et al (2007) The value of detecting anti-VZV IgG antibody in CSF to diagnose VZV vasculopathy. Neurology 68(13):1069

Nowakowski TJ, Pollen AA, Di Lullo E, Sandoval-Espinosa C, Bershteyn M, Kriegstein AR (2016) Expression analysis highlights AXL as a candidate Zika virus entry receptor in neural stem cells. Cell Stem Cell 18:591–596

Parameswaran L, et al (2017) A case of adult intestinal toxemia botulism during prolonged hospitalization in an allogeneic hematopoietic cell transplant recipient. Clin Infect Dis 66(1):99–102

Pardillo FEF, Fajardo TT, Abalos RM, Scollard D, Gelber RH (2007) Methods for the classification of leprosy for treatment purposes. Clin Infect Dis 44:1096–1099

Parra B, Lizarazo J, Jiménez-Arango JA, Zea-Vera AF, González-Manrique G, Vargas J, Angarita JA, Zuñiga G, Lopez-Gonzalez R, Beltran CL, Rizcala KH, Morales MT, Pacheco O, Ospina ML, Kumar A, Cornblath DR, Muñoz LS, Osorio L, Barreras P, Pardo CA (2016) Guillain-Barré syndrome associated with Zika virus infection in Colombia. N Engl J Med 375:1513–1523

Passaro DJ et al (1998) Wound botulism associated with black tar heroin among injecting drug users. JAMA 279(11):859–63

Persson A, Bergstrom T, Lindh M, Namvar L, Studahl M (2009) Varicella-zoster virus CNS disease–viral load, clinical manifestations and sequels. J Clin Virol 46:249–253

Pfausler et al. DNG Leitlinie Tetanus. ▶ https://www.dgn.org/images/red_leitlinien/LL_2017/PDFs_Download/030104_LL_Tetanus_2017_verlaengert.pdf

Piradov MA et al (2001) Diphtheritic polyneuropathy: clinical analysis of severe forms. Arch Neurol 58(9):1438–42

Pritt BS, Mead PS, Johnson DKH et al (2016) Identification of a novel pathogenic Borrelia species causing Lyme borreliosis with unusually high spirochaetaemia: a descriptive study. Lancet Infect Dis 16:556–564

Radolf JD, Caimano MJ, Stevenson B et al (2012) Of ticks, mice and men: understanding the dual-host lifestyle of Lyme disease spirochaetes. Nat Rev Microbiol 10:87–99

Ratgeber Tetanus des Robert-Koch-institutes. ▶ https://www.rki.de/DE/Content/Infekt/EpidBull/Merkblaetter/Ratgeber_Tetanus.html;jsessionid=F37C8417FEDE5EE7EA137B60C3C317F7.internet061

Rauer S, Kastenbauer S et al (2018) Neuroborreliose, S3-Leitlinie. ▶ https://dgn.org/leitlinien/ll-030-071-2018-neuroborreliose/

Rawla P, Raj JP, Kannemkuzhiyil AJ, Aluru JS, Thandra KC, Gajendran M (2020) A systematic review of the extra-hepatic manifestations of hepatitis E virus infection. Med Sci 8:E9

Ripellino P et al (2019) Neurologic complications of acute hepatitis E virus infection. Neurol Neuroimmunol Neuroinflamm 7:e643

RKI. RKI-Ratgeber Lyme-Borreliose. Epidemiologisches Bulletin Stand: 25.04.2019

Rodrigo C, Fernando D, Rajapakse S (2014) Pharmacological management of tetanus: an evidence-based review. Crit Care 18:217

Rupprecht TA, Lechner C, Tumani H et al (2014) [CXCL13: a biomarker for acute Lyme neuroborreliosis: investigation of the predictive value in the clinical routine]. Der Nervenarzt 85:459–464

Sam AH, Beynon HLC (2010) Wound botulism. N Engl J Med 363:2444

Sanghi V (2014) Neurologic manifestations of diphtheria and pertussis. Handb Clin Neurol 121:1355–9

Sarwari NM, Khoury JD, Hernandez CM (2016) Chronic Epstein Barr virus infection leading to classical Hodgkin lymphoma. BMC Hematol 16:19

Scollard DM et al (2006) The continuing challenges of leprosy. Clin Microbiol Rev 19:338–381

Shannon-Lowe C, Rickinson A (2019) ThegloballandscapeofEBV-associatedtumours. Front Oncol 9:713

Singh P et al (2015) Insight into the evolution and origin of leprosy bacilli from the genome sequence of Mycobacterium lepromatosis. Proc Natl Acad Sci USA 112:4459–4464

Skripuletz T, Pars K et al (2018) Varicella zoster virus infections in neurological patients: a clinical study. BMC Infect Dis 18(1):238. ▶ https://doi.org/10.1186/s12879-018-3137-2

Sobel J (2005) Botulism. Clin Infect Dis 41(8):1167–73

Stanek G, Fingerle V, Hunfeld KP et al (2011) Lyme borreliosis: clinical case definitions for diagnosis and management in Europe. Clin Microbiol Infect 17:69–79

Steere AC, Malawista SE, Newman JH et al (1980) Antibiotic therapy in Lyme disease. Ann Intern Med 93:1–8

STIKO: Mitteilung der Ständigen Impfkommission beim Robert Koch-Institut (RKI) (2019) Empfehlungen der Ständigen Impfkommission (STIKO) beim Robert Koch-Institut – 2019/2020; Epidemiolog. Bulletin 313–364

Tattevin P, Le Tulzo Y, Minjolle S, Person A, Chapplain JM, Arvieux C, Thomas R, Michelet C (2006) Increasing incidence of severe Epstein-Barr virus related infectious mononucleosis: surveillance study. J Clin Microbiol 44(5):1873–4

Thwaites CL, Beeching NJ, Newton CR (2015) Maternal and neonatal tetanus. Lancet 385:362–370

Tomkinson A, Roblin DG et al (1995) Hutchinson's sign and its importance in rhinology. Rhinology 33(3):180

Tselis AC (2014) Epstein–Barr virus infections of the nervous system. Handbook of Clinical Neurology 285–305. ► https://doi.org/10.1016/b978-0-444-53488-0.00013-4

van Brakel WH et al (2008) Early diagnosis of neuropathy in leprosy–comparing diagnostic tests in a large prospective study (the INFIR cohort study). PLoS Negl Trop Dis 2:e212

van Eijk JJJ et al (2017) Clinical phenotype and outcome of hepatitis E virus-associated neuralgic amyotrophy. Neurology 89:909–917

Vissa VD, Brennan PJ (2001) The genome of Mycobacterium leprae: a minimal mycobacterial gene set. Genome Biol 2, reviews1023.1-reviews1023.8

Weinberg A, Li S, Palmer M et al (2002) Quantitative CSFPCR in Epstein–Barr virus infections of the central nervous system. Ann Neurol 52: 543–548

Weinberg A, Bloch K, Li S et al (2005) Dual infections of the central nervous system with Epstein–Barr virus. J Infect Dis 191:234–237

Wendt S et al (2017) Botulism: diagnosis and therapy. Dtsch Med Wochenschr 142(17):1304–1312

WHO | Leprosy: new data show steady decline in new cases. WHO. ► http://www.who.int/neglected_diseases/news/Leprosy-new-data-show-steady-decline-in-new-cases/en/

Wildemann B, Reiber H, Oschmann P (2006) Neurologische Labordiagnostik. Thieme, Stuttgard

Wilking H, Fingerle V, Klier C et al (2015) Antibodies against Borrelia burgdorferi sensu lato among Adults, Germany, 2008–2011. Emerg Infect Dis 21:107–110

Myositis

Uta Meyding-Lamadé und Eva Maria Craemer

Inhaltsverzeichnis

U. Meyding-Lamadé et al. (Hrsg.), *Neuroinfektiologie*,
https://doi.org/10.1007/978-3-662-61669-7_11

Probleme kann man niemals mit derselben Denkweise lösen, durch die sie entstanden sind. Albert Einstein (1879–1955)

11.1 Zusammenfassung

Neben den klassischen autoimmunen Myositiden kann eine Myositis auch eine erregerbedingte Ursache aufweisen. Die Manifestation erregerbedingter Myositiden ist unterschiedlich, einschließlich lokaler Muskelabszesse, diffuser infektiöser Myositis, generalisierter Myalgien und akuter Rhabdomyolyse. Einige Erreger sind mit einer bestimmten klinischen Präsentation assoziiert, während andere zu einer Vielzahl von Muskelbeteiligungen führen können, z. B. die direkte Infektion wie auch immun- oder toxisch-vermittelte Muskelschädigungen.

Die bakterielle Myositis oder die Myositis bei Pilzerkrankungen ist typischerweise auf eine bestimmte Muskelgruppe begrenzt und tritt in gemäßigten Breiten häufig bei immunsupprimierten Patienten auf. Die virale Myositis ist häufig diffus, während die parasitäre Myositis häufig eine suggestive Reiseanamnese und eine gleichzeitige Eosinophilie aufweist. Da bei parasitären Myositiden (z. B. Neurozystizerkose und Trichinellose) die intrakranielle oder auch spinale Manifestation klinisch asymptomatisch sein kann, sollte vor Einleiten einer Therapie grundsätzlich eine MR-Diagnostik und Liquoranalytik durchgeführt werden. Die Gefahr der antiparasitären Therapie ist, dass durch Zerfall der Larven schwere Gewebereaktionen im Gehirn oder Rückenmark ausgelöst werden können, weshalb die Behandlung komplex ist. RKI und Bernhard Nocht Institut oder Tropeninstitute sollten mit einbezogen werden.

11.2 Einleitung

Unter Myositiden versteht man eine heterogene Krankheitsgruppe entzündlicher Muskelerkrankungen mit subakutem bis chronischem Auftreten einer Muskelschwäche bei entzündlichen Veränderungen im Muskel.

Die Klassifikation erfolgt nach klinischen, laborchemischen, neuroradiologischen, immunpathologischen und histologischen Kriterien, anhand dieser Kriterien werden Myositiden eingeteilt (Tab. 11.1).

Bei Autoimmunmyopathien können Overlap-Syndrome auftreten, vor allem bei systemischem Lupus erythematodes, systemische Sklerose, undifferenzierte und Mischkollagenosen, Sjögren-Syndrom, Begleitmyositis bei systemischen Vaskulitiden.

Die jährliche Inzidenz der autoimmunen Myositiden liegt bei etwa 0,5/100.000,

Tab. 11.1 Einteilung der Myositiden

Myositideneinteilung	
Autoimmunmyopathien/idiopathische Myositiden	Dermatomyositis (DM) Polymyositis (PM) Nekrotisierende Myositis Einschlusskörperchen-Myositis
Erregerbedingte Myositiden	Bakteriell Mykotisch Parasitär Viral
Sonderformen	Eosinophile Myositis Granulomatöse Myositis

die Dermatomyositis ist die häufigste entzündliche Muskelerkrankung in den Industrienationen, gefolgt von der Einschlusskörperchen-Myositis und danach der Polymyositis.

Für eine sichere diagnostische Zuordnung und differenzierte Therapie ist erst die Zusammenschau anamnestischer, laborchemischer, elektromyografischer und aller myopathologischer Befunde wegweisend. Eine alleinige Muskelbiopsie kann häufig unzureichend und unspezifisch sein. Stützpfeiler der Diagnostik sind die klinischen Symptome, Messung der Laborparameter, Elektromyografie und Muskelbiopsie. Zur Messung der Muskelenzym-Serumkonzentration sind Muskelenzyme wie Kreatinkinase, Lactatdehydrogenase, Aldolase, Glutamat-Oxalazetat-Transferase und Myoglobin in die laborchemische Diagnostik miteinzubeziehen, da diese bei einer Schädigung oder dem Untergang von Muskelfasern freigesetzt werden. Auch die Bestimmung Myositis-spezifischer Antikörper, wie bspw. Jo-1, Mi-2, SRP, Mup-44 und anderer, kann die Diagnosestellung unterstützen.

Die Bildgebung kann in klinisch unklaren Fällen hilfreich sein. Bei der Magnetresonanztomografie wird in den T2- und STIR- (short tau inversion recovery) Sequenzen das die Entzündung begleitende Muskelödem als fokale oder diffus hyperintense Signalveränderung sichtbar. In der T1-Wichtung wird fettiger Muskelumbau hyperintens dargestellt.

Die Therapie beinhaltet in der Regel bei autoimmunvermittelten Myopathien immunsuppressive Therapiemaßnahmen, einschließlich Glukokortikoiden, aus Induktions- und Erhaltungstherapie sowie eine anschließende Langzeittherapie.

Ein Einleiten der Therapie mit immunsuppressiven oder antiinfektiösen Therapeutika kann die Diagnostik verschleiern.

Die Dermatomyositis kann bei mehr als 30 % der Fälle mit Malignomen assoziiert sein, hier können Ovarien, Lunge, Magen und Kolon betroffen sein, auch Non-Hodgkin-Lymphome können auftreten. Die Polymyositis ist bei 15 % der Patienten assoziiert mit Non-Hogkin-Lymphom, Bronchial- und Blasenkarzinom.

Erregerbedingte Myositiden können durch Viren, Bakterien oder Parasiten verursacht sein, ■ Tab. 11.2 gibt einen Überblick über infektiös bedingte Myositiden.

11.3 Bakterielle Myositiden

Bakterien sind global betrachtet die häufigste Ursache von Myositiden, in unseren Breitengraden treten sie unter dem Bild einer Polymyositis bei HIV-Patienten oder nach Wundinfektionen auf. Abszedierungen der Muskulatur können bei der Sepsis vorkommen. Im Rahmen von Legionellen-, Tuberkulose, Whipple-, Lepra-, Leptospirose-, Lyme- und Lues-Infektionen treten selten Myositiden auf.

Clostridien, Staphylococcus aureus, Kryptokokken, Mykobakterien, Microsporidien und E.coli können bei immunsupprimierten Patienten eine Myositis auslösen.

Bei einer Borrelien-Infektion während des chronischen Krankheitsstadiums (Stadium 3) kann sich neben einer Acrodermatitis atrophicans auch eine fokal noduläre Myositis entwickeln.

Merke

Bei immunsupprimierten Patienten können Staphylococcus aureus, Kryptokokken, Mykobakterien, Microsporidien oder E.coli die mögliche Ursache einer bakteriellen Myositis sein.

Tab. 11.2 Erregerübersicht infektiöser Myositiden (keine vollständige Tabelle)

Einteilung	Erreger
Gram-positive Bakterien	*Staphylococcus aureus, Gruppe A, B,C,G Streptokokken, Streptococcus pneumoniae, Streptococcus anginosus*
Gram-negative Bakterien	*Aeromonas hydrophila, Burholderia(B.) mallei, B. pseudomallei, Citrobacter freundii, Enterobacter spp., Escherichia coli, Heamophilus influenzae, Klebsiella (K.) oxytoca, K.pneumoniae, Morganell morganni, Neisseria gonorrhoe, Pasteurella spp., Proteus spp., Salmonella spp., Serratia marcescens, Vibrio vulnificus, Yersinia enterocolitica*
Anaerobe Bakterien	*Bacteroides spp., Clostridium spp., Fusobacterium(F.) necrophorum, F. nucleatum, Streptococcus spp., Veillonella spp.*
Mykobakterium spp.	*Mycobacterium (M.) avium complex, M. bovis, M. haemophilum, M.leprae, M. tuberculosis*
Atypische Bakterien	*Actinomyces spp., Bacillus spp., Bartonella spp., Borrelia burgdorferi, Brucella spp., Coxiella burnetti, Francisell tularensis, Legionella pneumophila, Mycoplasma pneumoniae, Nocardia spp., Rickettsia (R.)rickettsii, R. conorii, Treponema pallidum*
Pilze	*Aspergillus spp., Blastomyces dermatitidis, Candida spp., Coccidioides spp., Cryptococcus neoformans, Fusarium spp., Histoplasma capsulatum, Pneumocystis jiroveci*
Parasiten	*Entamoeba histolytica, Echinococcus spp., Microsporadia spp., Onchocerca volvulus, Plasmodium spp., Sarcocystis spp., Schistosoma spp., Spirometra mansonoides, Teania solium, Toxoplasma gondii, Trichinella spp., Trypanosoma cruzi*
Viren	*Adenovirus, Zytomegalievirus, Dengue-Virus, Enterovirus (Coxsackie-Viren B und ECHO-Virus), Epstein-Barr-Virus, Hepatitis B und C Virus, Herpes-simplex-Virus, HIV, HTLV-1, Influenzavirus, Mumpsvirus, Prainfluenzavirus, Parvovirus B19, Varicella-zoster-Virus, West-Nil-Virus*

spp.: species pluralis

11

11.4 Virale Myositiden

Bei viralen Infektionen sind häufig auch die Muskeln mit flüchtigen Myalgien beteiligt, allerdings erfordern diese, wenn überhaupt, eine symptomatische Therapie. Normalerweise folgen akute virale Myositiden mit Beteiligung des Muskelparenchyms im Anschluss an eine fieberhafte virale Infektion mit Muskelschwellungen, Schwäche, erhöhten CK-Werten, Myoglobinurie sowie typischen EMG-Veränderungen. Im Kindesalter ist die häufigste Ursache benigner Myositiden eine Influenzavirusinfektion.

Adeno-, Arbo-,Coxsackie-Viren, CMV, EBV, ECHO-, HIV, HSV, HTLV-1, Parainfluenza- und Resporatory-Synctial-Viren gehören zu den häufigsten Vertretern, die eine virale Myositis auslösen können.

Adenovirus 2, Influenza A und B und Parainfluenza sind bevorzugt mit benignen akuten Myositiden assoziiert, eine akute Rhabdomyolyse wird meist durch Adenovirus 21, Coxsackie-Virus B5, Echovirus 9, HSV und Influenza A und B ausgelöst.

Coxsackie-Viren B1–B5 sind die hauptsächlichen Auslöser einer Pleurodynie, der Bornholm-Krankheit, epidemische Pleurodynie oder akute epidemische Myalgie, mit epidemischem Auftreten meist im Spätsommer und Frühherbst. Die Bornholm-Krankheit ist gekennzeichnet durch rasch ansteigendes Fieber, Myalgie, stechende Schmerzen im Thorax, der sogenannte Teufelsgriff, sowie Schmerzen im Bauchbereich, besonders beim Einatmen. Der Name Bornholm-Krankheit geht zurück auf die Epidemien auf der Insel Bornholm zwischen 1930 und 1932. Synonyme für die Erkrankung sind „Myalgia (acuta) epidemica“ oder „Devil´s grip“.

Mit subakuten bzw. chronischen Myositiden sind Echoviren, EBV, HIV und HTLV-1 assoziiert.

Für die Diagnosesicherung sollten Serum-Titer-Bestimmungen und Abstriche von Rachen, Vesikeln und Rektum während des Verlaufs erfolgen. Zur Diagnosesicherung kann eine Muskelbiopsie beitragen.

Kontrollen von EKG, Lungenfunktion, Röntgen des Thorax und Differenzialblutbild sind je nach klinischem Schweregrad durchzuführen. Die Überwachung der Nierenfunktion ist bei hoher CK-Aktivität erforderlich.

Im Rahmen einer Influenza-Infektion kann es in sehr seltenen Fällen mitunter zu einer akuten Myoglobinurie kommen. In diesen Fällen konnte aus Muskelgewebe das Influenza-B-Virus isoliert werden. Man nimmt an, dass es entweder zu einer virusbedingten Zytolyse kommt oder durch einen immunpathogenetischen Prozess die Rhabdomyolyse getriggert wird. Eine akute Rhabdomyolyse kann nach Adenovirus 21-, Coxsackie B5-, Echovirus 9-, HSV- sowie Influenza-A- und -B-Infektion vorkommen, grundsätzlich jedoch bei jeder fulminant verlaufenden erregerbedingten Myositis.

◘ Tab. 11.3 zeigt eine Übersicht viraler erregerbedingter Myositiden. Bei HIV-Patienten führen Retroviridae zu viralen Myositiden, die Abgrenzung zu Muskelschädigungen aufgrund der retroviralen Therapie ist mitunter schwierig. Im Rahmen einer AIDS-Erkrankung kann es zu einer der durch Azidothymidin (AZT) bedingten mitochondrialen Myopathie kommen. Die AIDS-Patienten entwickeln die AZT-bedingte mitochondriale Myopathie indem sie über mehrere Monate mit AZT behandelt wurden, die Symptome sind in der Regel 6–12 Wochen nach Absetzen des AZT reversibel.

11.5 Parasitäre Myositiden

Eine Vielzahl Parasiten können in die Muskulatur eindringen, die häufigsten parasitär verursachten Myositiden sind *Trichinella spp., Taenia solium* und *Toxoplasma gondii.* Weitere Parasiten wie *Trypanosoma cruzi* (Chagas-Krankheit), *Sarcocystis spp., Microsporadia spp., Toxocaracanis, Schistosoma spp., Echinococcus spp., Entamoeba histologica, Spirometra mansonoides, Plasmodium falciparum* (Malaria), und *Onchocera volvulus* können Myositiden oder auch Myalgien verursachen. Eosinophile und eine Reiseanamnese können auf die mögliche Ätiologie einer Myositis hindeuten. Die Migration von *Dracunculus medinensis* (Guineawurm) und *Toxocara canis* (viszerale Larve migrans) werden als Risikofaktoren für Fälle von bakterieller Pyomyositis in tropischen Regionen in Betracht gezogen. Sowohl strukturelle als auch immunologische Veränderungen durch die wandernden Larven können das Risiko für eine intramuskuläre pyogene Infektionen erhöhen.

Aufgrund der Verbreitung von AIDS sowie des globalen Tourismus gewinnen parasitäre Infektionen auch in den Industrienationen zunehmend an Bedeutung. Einige der Parasitosen sind gut behandelbar, dennoch können Myositis-artige Symptome auftreten. Exanthem, Fieber, gastrointestinale Beschwerden, Gesichtsödeme und Muskelschmerzen stehen bei den symptomatischen Formen im Vordergrund, die Eosinophilie ist obligat. Die serologische

Tab. 11.3 Virale Myositiden

Erreger	Klinische Manifestation		Diagnose
Enterovirus	Chronische Enterovirus-infektion bei schwerer HIV-Infektion in allen Stadien möglich, meistens aber bei AIDS Myalgien und proximal betonte Schwäche		EMG: myopathisches Muster mit pathologischer Spontanaktivität Histologie: polymyositis-ähnliches Bild; proximal betonte Schwäche Cave: AZT direkt vermittelte Myopathie
Picornaviridae; Coxsackie-Virus A und B epidemisch Sommer und Herbst, der einzig natürliche Wirt ist der Mensch Übertragung durch Kontakt mit Infizierten oder Faeces	Unterschiedliche klinische Manifestationen Infektion Meningen, Myo-/Perikard, Muskel, oberer Respirationstrakt, Hoden	Bornholmsche Erkrankung: eine akut fieberhaft auftretende Pleurodynie (Coxsackie-Virus indiziert) Wahrscheinlich durch eine Myositis von Interkostal-, Bauchmuskulatur und Zwerchfell Meist innerhalb von 3–10 Tagen spontane Rückbildung, Rückfälle sind möglich	CK meist normal, Serotyp B; gegebenenfalls EMG der Interkostal- und Bauchmuskulatur
Retroviridae; Humanes T-lymphotropes Virus 1 (HTLV-1); Ätiologisches Agens der tropischen spastischen Parese und der humanen T-Zell-Leukämie	Polymyositis-ähnliches Bild, proximal betonte Muskelschwäche, rumpfnahe Myopathie		Erhöhte CK, Serologie; Histologie: perimysiales und interstitielles Infiltrat; Proximal betonte Muskelschwäche
Orthomoxy-viridae: Influenzaviren, Influenza Serotypen A,B,C,D: beim Menschen Influenza A und B am häufigsten. Influenza A-Viren Serotypen Einteilung in HA-Typen,Hämagglutinin (H1–H18) und NA-Typen, Neuraminidase (N1–N9)	Häufigste Ursache von Myositiden im Kindesalter Fieber, Rhinorrhö, Schwäche und allgemeine Krankheitssymptome, muskuläre, kardiale und pulmonale Beteiligung möglich Akute Rhabdomyolyse bei Influenza A und B können selten auftreten		Myoglobinurie und erhöhter CK möglich; Wadenmuskulatur bevorzugt, kann generalisiert auftreten Cave: Rhabdomyolyse möglich

Diagnostik und eine Muskelbiopsie können zum Erregernachweis führen, auch die Bildgebung kann mitunter zum Erregernachweis führen.

11.5.1 Trichinellose oder Trichinen-Infektion (Trichinenerkrankung)

11.5.1.1 Epidemiologie und Erreger

Trichinen sind Fadenwürmer mit parasitärer Lebensweise, sie gehören zu den Nematoden in die Familie der *Trichinellidae,* neben der in Deutschland und Europa häufigsten Art *Trichinella (T.) spiralis* werden weitere Arten darunter subsumiert, *T.nativa* (assoziiert mit dem Verzehr von Bärenfleisch), *T. britovi, T. pseudospiralis* und *T. nelsoni.* Trichinen haben ein weites Wirtsspektrum und sind außer in Asien und Australien weltweit verbreitet, jedes Säugetier kann infiziert werden. Bären, Robben wie Schweine, Raten, aber auch Pferde und Menschen können Wirte sein. Gefährdet sind Menschen in Endemiegebieten, die ungenügend erhitztes Fleisch infizierter Tiere verzehren. Die Klassifizierung der einzelnen Arten ist nur molekularbiologisch, durch Isoenzym- oder DNA-Analysen möglich.

Die Trichinellose ist eine weltweit verbreite Zoonose, der Mensch gilt hier als zufälliger Wirt. Adulte Weibchen erreichen eine Länge von bis zu 4 mm, die adulten Männchen 1,5 mm. Die Weibchen sind ovovivipar (lebendgebärend), die von ihnen abgegeben Muskeltrichinen (Larven) sind etwa 1 mm groß. Für den Entwicklungsgang kann jeder Wirt als Zwischenwirt fungieren, da die Larven zuerst im Darm zu Würmern heranreifen müssen. Trichinen gelangen durch den Verzehr von rohem Fleisch unter Wirkung der Verdauungsenzyme in den Dünndarm. Die freigesetzten Larven nisten sich in der Mukosa ein, nach vier Häutungen (ca. 30 h) haben sie das Adultstadium erreicht, nach 5 Tagen beginnt das Weibchen mit der Abgabe der Larven über 5–10 Tage. Es können bis zu 1000 lebendige Larven abgegeben werden. Diese gelangen wiederum über Lymph- und Blutströme in die quergestreifte Muskulatur. Die Muskelinvasion kann Myalgien, Schwellungen und Schwäche verursachen. Mittels einer speziellen Gewebereaktion werden die Larven von einer Kapsel umgeben wodurch sie über Jahre hinweg infektiös bleiben.

In Deutschland ist die Trichinellose heute eine seltene Erkrankung, in den Jahren 2001–2020 wurden insgesamt 98 Fälle an das Robert Koch-Institut gemeldet. Die Infektionsquelle bleibt meist unerkannt, nicht selten infizieren sich Personen im Ausland. Beispielsweise ist in den Vereinigten Staaten von Amerika ein Rückgang der Fälle von kommerziell verarbeitetem Schweinefleisch zu verzeichnen, im Gegenzug aber eine steigende Anzahl an Fällen, die durch den Verzehr aus nicht ausreichend kontrollierten Wildtieren (Eisbären, Wildscheine, Walross, Puma) und selbst gezüchteten Schweinen resultieren.

Merke

Bei Erhitzen auf Temperaturen von mindestens 80 °C über eine Minute werden die Erreger abgetötet.

Historischer Exkurs

Die ersten Nachweise und Beschreibungen eingekapselter Muskellarven gehen zurück auf Peacock (1928), Hilton (1833), Paget (1835) und Owen (1835) zurück. Virchow und Leukart (1859) beschrieben als ersten den Entwicklungszyklus von *Trichinella,* die medizinische Bedeutsamkeit wurde erstmals 1860 von Zenker entdeckt.

Mit Einführung der amtlichen Fleischbeschau 1877 und der Einführung des Reichsfleischbeschaugesetz im Juni 1900 ist die Inzidenz deutlich gesunken, vor der Einführung sind jährlich ca. 15.000 Menschen erkrankt.

Seit 2015 sind die Untersuchungen auf Trichinen europaweit vorgeschrieben (vgl. Commission Regulation Implementing (EU) 2015/1375).

11.5.1.2 Klinik

Die Inkubationszeit beträgt 3–4 Tage, in Einzelfällen bis zu 45 Tage, nach dem Verzehr von mit Larven infiziertem Fleisch, auch Trocken- oder Pökelfleisch.

Die meisten Trichinellosen verlaufen asymptomatisch, während der Inkubationszeit sind Durchfälle, Erbrechen und Übelkeit häufig.

Während der Migration von *Trichinella spiralis* zeigen sich in 95 % der Fälle Muskelschmerzen, oft periorbitale Gesichtsödeme (72 %), grippeähnliche Symptome in 64 %, gastrointestinale Beschwerden in 60 %, Exantheme in 45 % und Fieber in 41 %. Es besteht ein kausaler Zusammenhang zwischen dem Ausmaß der muskulären Beschwerden und der Menge des pro Muskelgramm lokalisierten Larvenanteils, 10 Larven je Gramm Muskel sind meist asymptomatisch, während Werte ab 50 Larven je Gramm Muskel normalerweise mit Muskelsymptomen assoziiert sind.

11

Bei einer Myositis können alle quergestreiften Muskeln betroffen sein, initial betroffen sind klassischerweise die extraokulären Muskeln, gefolgt vom M. massester, den Muskeln des Diaphragmas und später denen des Nackens, Larynx sowie der Extremitäten. Auch der Herzmuskel kann betroffen sein. 5–6 Wochen nach der Infektion ist das Maximum des Befalls erreicht. Die Muskelbeschwerden können Monate andauern.

> **Merke**
> Leitsymptome der Trichinellose können sein: Myositis, periorbitale Ödeme, Fieber, Eosinophilie.

11.5.1.3 Diagnose

Richtungsweisend für die Diagnose sind die Anamnese (Verzehr von rohem Fleisch, Mett, oft Schweinefleisch, Auslandsaufenthalt) und das klinische Bild. Serologisch lassen sich ab der zweiten Krankheitswoche meist eine Eosinophilie sowie erhöhte Muskelenzyme nachweisen. Der Grad der Myositis kann mit dem Grad der Eosinophilie korrelieren.

Häufig sind die Gamma- und Alpha-2-Globuline erhöht, ab der zweiten bis zur vierten Wochen können IgG- und IgM-Antikörper nachgewiesen werden. Die höchsten Antikörper-Titer sind nach 4–8 Wochen zu finden, danach fallen sie langsam ab, prinzipiell können sie jedoch über Jahre persistieren. In der Migrationsphase der Larven sind erhöhte Kreatinkinasen (CK) zu finden. Nierenbeteiligungen mit Proteinurie sind möglich. Im Muskelbiopsat kann 2–5 Wochen nach der Infektion der Erregernachweis erfolgen.

Eine Myokardbeteiligung sollte mit EKG und Herzecho ausgeschlossen werden.

Neuroradiologisch können myositische Veränderungen gefunden werden, grundsätzlich sollte auch nach intrakranieller Manifestation geschaut werden. Umgekehrt sollte bei verdächtigen intrakraniellen Läsionen immer nach einer Muskelmanifestation der Trichinenerkrankung aktiv geschaut werden.

Der Liquor ist bei 50 % der Fälle normal, oft findet sich eine leichte Pleozytose, im Blut findet sich in 25–75 % eine Eosinophilie.

> **Merke**
> Die Höhe der Antikörpertiter korreliert nicht mit der Schwere des klinischen Bildes. Ein Fehlen von serologischen Antikörpern schließt die Trichinellose nicht aus.

11.5.1.4 Differenzialdiagnose

Generalisierte Strongyloidiasis, Katayama-Syndrom (eine im Verlauf frühe, akut einsetzende Manifestation der Schistosomiasos, Bilharziose) sind auszuschließen, des Weiteren sind aber auch nicht infektiöse Kollagenosen, Vaskulitiden und Myositiden zu berücksichtigen.

Tab. 11.4 Unterschiede Taenia solium und Taenia saginata

Taenia solium	Taenia saginata
Schweinebandwurm	Rinderbandwurm
Weltweit verbreitet	Weltweit verbreitet
3–7 m lang, 7 mm breit	Bis zu 12 m lang, 7 mm breit
Tropismus für spezifische Gewebe (bspw. ZNS)	Gastrointestinaltrakt (Diarrhö, Heißhunger, Gewichtsverlust)
Mehrere Adultwürmer nachweisbar	Ein Adultwurm nachweisbar
Jahrelange Persistenz (bis zu 30 Jahre möglich)	Jahrelange Persistenz (bis zu 25 Jahre möglich)
	Infektion meist unbemerkt; wird nur bei „falscher Freund" (Bandwurmglieder wandern aus dem After) bemerkt
	Zystizerkose auf Rinder beschränkt

11.5.1.5 Therapie

Bei Verdacht auf eine Trichinenerkrankung sollte die Therapie mit Mebendazol oder Albendazol, oft wird dies unter Kortisonschutz gegeben.

Merke
Thiabendazol ist aber nur in den ersten ein bis zwei Wochen nach Erregeringestion wirksam.

Bei einer systemischen Dissemination erfolgt eine Behandlung mit Mebendazol (600–1200 mg/Tag) über 3 Tage, anschließend erfolgt eine Dosiserhöhung von Mebendazol (1200–1500 mg/Tag) über einen Zeitraum von 10 Tagen. Alternativ kann die Therapie mit Albendazol (400 mg/Tag) über 3 Tage erfolgen, die Dosis wird anschließend auf 800 mg/Tag für einen Zeitraum von 15 Tagen erhöht. Bei schweren Verläufen kann eine Therapie mit Glukokortikosteroiden eingeleitet werden.

11.5.1.6 Prognose

Langzeitverlauf und Prognose sind günstig, in ca. 2 % der Fälle treten bedrohliche Komplikationen durch den Befall von Herz, Lunge und Hirn auf. Lebensbedrohliche Manifestationen sind darauf zurückzuführen, dass die Larven durch Organe wie Herz und Hirn wandern.

11.5.1.7 Prävention

Trichinella-Infektionen können nur vermieden werden durch das Vermeiden von rohen oder ungaren Fleischmahlzeiten möglicher Wirte des Parasiten, Mindestens 80 °C erhitzen tötet Muskeltrichinen ab, ebenso tiefgefrieren nach 10–20 Tagen (außer: *T. nativa*), trocknen, räuchern oder pökeln reichen nicht aus eine Trichinella-Infektion zu vermeiden. Die wesentliche Prophylaxe ist die obligatorische Trichinenschau.

Merke
Nach § 7 IfSG ist der direkte oder indirekte Nachweis von Trichinella spiralis meldepflichtig.

11.5.2 Zystizerkose/Taeniasis

11.5.2.1 Epidemiologie und Erreger

Taeniasis sind Bandwurmerkrankungen. Tab. 11.4 zeigt die Unterschiede der beiden Bandwürmer *Taenia solium* und *Taenia saginata*. Die Zystizerkose ist eine vorwiegend in Mittel- und Südamerika sowie im

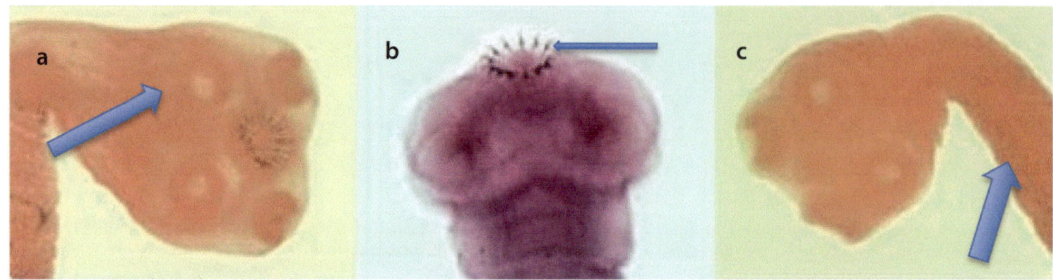

Abb. 11.1 Taenia solium – Abbildung des Scolex: Saugnäpfe und Rostellum mit Häkchen und Nacken mit unreifen Proglottiden; **a** Saugnäpfe; **b** Rostellum mit Häcken; **c** Unreife Proglottiden

südlichen Teil von Afrika und in Süd- und Südostasien stark verbreitete Parasitose. In Europa ist sie noch auf der iberischen Halbinsel, in Polen und im Balkan verbreitet. In den USA z. B. treten vermehrt Fälle von Zystizerkose in den an Mexiko angrenzenden Bundesstaaten auf. Durch erhöhtes Reiseaufkommen und Migration ist auch die Inzidenz in Industrienationen steigend. Die Neurozystizerkose zählt zu den häufigsten parasitären ZNS-Infektionen, jährlich versterben etwa 50.000 Menschen bei 50 Mio. Infizierten weltweit.

11

Die häufigste parasitäre Erkrankung des Nervensystems in Afrika, Asien, Süd- und Mittelamerika ist die Neurozystizerkose. Bei der Mehrzahl der Fälle liegt eine ZNS-Beteiligung vor, ein Drittel sind asymptomatisch. Die Übertragung erfolgt durch die Larven (Zystizerken) des Schweinbandwurms *Taenia solium.*

Merke

Da die Zeit bis zur klinischen Manifestation viele Jahre betragen kann, muss eine Reiseanamnese über die letzten zwei Jahrzehnte bei entsprechendem Verdacht erfolgen (Tab. 11.4; Abb. 11.1).

Taenia solium ist ein mehrere Meter langer Bandwurm, er hat zwischen 800 und 1000 Proglottiden (Kettenglieder), in jeder Proglottis sind zwischen 30.000 bis 50.000 Eier. Reife Proglottiden lösen sich in Ketten oder einzeln, sie werden über den Kot ausgeschieden. In Abb. 11.1 ist *Taenia solium mit seinem typischen Scolex* dargestellt.

Schweine infizieren sich, indem sie die reifen Proglottiden oder Eier peroral aufnehmen. Aus den Parasiteneiern werden im Schweinedarm Onkosphären freigesetzt, die in die Darmwand eindringen und anschließend über den Blutkreislauf in die Skelett- und Herzmuskulatur gelangen. Nach Aufnahme der Eier entwickeln sich innerhalb von 9–10 Wochen infektiöse Zystizerken, sie können mehr als zwei Jahre im Körper lebensfähig bleiben. Bei den Zystizerken handelt es sich um weißliche, mit einer klaren Flüssigkeit gefüllte Bläschen, mit einem Durchmessen von 5–18 mm und intern einen eingestülpten Protoscolex (Kopf) mit Hakenkranz enthalten.

Bei Befall des ZNS wächst die Finne selten zu einem aus vielen Kammern bestehenden, unregelmäßig geformten Gebilde heran (Cysticercus racemus), charakteristisch ist das Fehlen der Kopfanlagen. Die Larven haben einen Tropismus für bestimmte Gewebe, insbesondere das ZNS, das Auge, die subkutanen Muskeln. Durch Autoinfektion mit Eiern von *T.solium* entwickelt sich die klinische Neurozystizerkose.

Der Zeitraum vom Befall des Parasiten bis zur Nachweisbarkeit im Wirt wird als Präpatenz bezeichnet, diese beträgt bei der Neurozystizerkose 7–8 Wochen.

Der Zeitraum der Nachweisbarkeit bis zum Ende der Ausscheidung von Larven wird als Patenz bezeichnet. Bei der Neurozystizerkose kann die Patenz Jahre bis Jahrzehnte betragen.

Historischer Exkurs
Erste Beschreibungen der Finnen von *T.solium* gehen auf Aristophanes und Aristoteles zurück. 1782 wurde *T. saginata* erstmals von Johannes Goeze beschreiben und von *T. solium* abgegrenzt, 1861 klärte Rudolf Leuckart den Entwicklungszyklus von *T. solium* auf.

11.5.2.2 Klinik

Die Neurozystizerkose wird häufig aufgrund fehlender Symptome nicht erkannt, die Inkubationszeit kann sich über viele Monate bis Jahre erstrecken.

Solange die Zystizerken, Larven, aktiv sind, verursachen sie meist nur eine geringe Entzündungsreaktion. Sie führen überwiegend zu intraparenchymatösen unterschiedlich großen Zysten, diese können selten auch intraventrikulär (4. Ventrikel) oder intramedullär vorkommen. Die aktive Neurozystizerkose kann zu einer Meningitis oder Arachnitis mit basalen Verklebungen und Verschlusshydrozephalus führen. Eine schwerwiegende Neurozystizerkose-Enzephalitis wird durch multiple Zysten, teilweise bis zu 100 Zysten, mit entzündlicher Reaktion verursacht. Selten kommet es zu einer Arteriitis mit Schlaganfällen.

Sind die Larven abgestorben, kann es zu einer ausgeprägten nekrotisierenden Entzündung kommen, in der Folge sind parenchymatöse Verkalkungen zu finden. In 20–50 % werden die Muskeln, in 10–20 % die Augen, in 60–80 % das ZNS, subkutanes Fettgewebe und in seltenen Fällen das Rückenmark befallen. Ein Befall der Subkutis und der Muskulatur können klinisch symptomlos verlaufen.

Man unterscheidet 2 Formen der Zystizerkose, die Cysticercus cellulosus und die Cysticercus racemosus.

Cysticercus cellulosus Bei der Cysticercus cellulosus bilden sich bis zu 1000 erbsengroße Finnenbläschen, diese können sich an vielen Stellen des Körpers ansiedeln. Am häufigsten sind die Skelettmuskulatur, Haut, Auge oder das zentrale Nervensystem (ZNS) betroffen. Die Bläschen verkalken sich in manchen Fällen nach einigen Jahren, wenn die Finnen abgestorben sind, in der Bildgebung sind solche Verkalkungen sehr gut sichtbar.

Cysticercus racemosus Bei der Cysticercus racemosus bilden sich traubenförmige Ansammlungen von Finnenbläschen, diese können sehr große Ausmaße annehmen. Bei einem ZNS-Befall kommt es zu einer Enzephalitis mit nicht selten letalem Ausgang.

Bei einem ZNS-Befall sind die Symptome abhängig von der Lokalisation der Finnen, es können systemische Entzündungszeichen vorhanden sein. Häufig manifestieren sich epileptische Anfälle. Kopfschmerzen sind führendes Symptom. Sehstörungen und psychiatrische Auffälligkeiten werden durch erhöhten Hirndruck und Hydrozephalus verursacht.

Merke
Bei der Neurozystizerkose können Anfälle, fokal neurologische Symptome, Hydrozephalus, Muskelbeschwerden und selten Schlaganfälle auftreten.

11.5.2.3 Diagnose

Im Liquor kann sich eine eosinophile Pleozytose oder Eosinophilie finden. Der Nachweis spezifischer Antikörper aus Liquor oder Serum mit immundiagnostischen Methoden, wie dem Immunoblot und ELISA, ist richtungsweisend. Nach Absterben der Finnen gelingt die Serologie regelhaft, empfehlenswert ist die gleichzeitige Untersuchung von Serum und Liquor. In der Serologie einer parasitären Myositis durch *T.solium* zeigt sich eine Eosinophilie, im nativen

Tab. 11.5 Diagnostische Kriterien

Kategorie	Kriterien
Absolut	1. Histologischer Parasitennachweis im ZNS-Biopsat 2. Subretinaler Parasitennachweis in der Funduskopie 3. Zystische ZNS-Läsionen mit Scolex im CT/MRT
Epidemiologisch	1. Nachweis eines Kontaktes mit *T.solium* 2. Ständiger Aufenthalt oder häufige Reisen in Endemiegebieten
Gering	1. Klinische Manifestation einer Neurozystizerkose 2. Positiver ELISA im Liquor 3. ZNS-Läsionen vereinbar mit einer Neurozystizerkose im CT/MRT 4. Zystirzerkose-Manifestation außerhalb ZNS
Wichtig	1. Positives Serum im Immunoblot mit gereinigtem *T.solium*-Antigen 2. Rückbildung von ZNS-Läsionen nach Therapie mit Albendazol oder Praziquantel 3. Spontane Rückbildung einer solitären typischen ZNS-Läsion 4. Toxische ZNS-Läsion ohne Scolex-Nachweis im CT/MRT

Diagnostische Sicherheit:
Definitive Neurozystizerkose: 1 absolutes Kriterium oder 2 wichtige, 1 geringes und 1 epidemiologisches Kriterium
Wahrscheinliche Neurozystizerkose: 1 wichtiges und 2 geringe Kriterien oder 1 wichtiges und 1 geringes und 1epidemiologisches Kriterium oder 3 geringe und 1 epidemiologisches Kriterium

Röntgen sind kalzifizierte Zysten in der Muskulatur zu finden, zur differenzierteren Diagnostik sollte ein Muskel-MRT durchgeführt werden.

Mit der Computer- oder Kernspintomografie kann die aktive von der inaktiven Neurozystizerkose unterschieden werden. Wird in der Computer- oder Kernspintomografie um die Läsion kein Kontrastmittel-Enhancement nachgewiesen, handelt es sich um viable Finnen. Bei Kontrastmittel-aufnehmenden Läsionen deutet dies auf eine aktive Neurozystizerkose hin. Oft entspricht die Kontrastmittelanreicherung einer Entzündungsreaktion nach Absterben der Finne. inflammatorische Entzündungsreaktion hin, als Folge der abgestorbenen Finnen. Die Palpation kann Hinweise auf subkutan angesiedelte Finnen geben. Beispielsweise liegen in der vorderen Augenkammer und im Glaskörper die Finnen frei beweglich, sichtbar sind sie durch die Ein- und Ausstülpungen des Scolex.

Die diagnostischen Kriterien der Neurozystizerkose werden in Tab. 11.5 zusammengefasst.

11.5.2.4 Differenzialdiagnose

Differenzialdiagnostisch ist an andere parasitäre Infektionen wie Echinokokkose, Trichinellose oder Toxoplasmose zu denken. Bei vielen Rundherden im Gehirn können auch Metastasen oder Abszesse neuroradiologische Differenzialdiagnose sein.

11.5.2.5 Therapie

Die Behandlung der Neurozystizerkose ist komplex, es gibt Richtlinien der Infectious Diseases Society of America (IDSA) and the American Society of Tropical Medicine and Hygiene (ASTMH) auf die sich der folgende Abschnitt bezieht. Die Therapie richtet sich nach der Lokalisation der Zysten und dem Stadium der Erkrankung, vordergründig stehen symptomatische Maßnahmen wie Analgetika, Antikonvulsiva, eventuelle neurochirurgische Intervention (Shuntanlage, Zystenexzision). Das Risiko, eine symptomatische Epilepsie zu entwickeln, die meist eine lebenslange antikonvulsive Prophylaxe erfordert, ist bei Patienten mit inaktiver parenchymatöser Neurozystizerkose erhöht.

Eine Therapie mit Kortikosteroiden vor Einleiten der antiparasitären Behandlung ist generell empfehlenswert.

Patienten mit unbehandeltem Hydrozephalus oder diffusem Hirnödem sollten keine antiparasitäre Therapie erhalten, aufgrund der Gefahr der Gewebsreaktion durch zerfallende Erreger. Patienten mit Anfällen werden mit Antikonvulsiva behandelt werden.

Patienten mit 1–2 lebensfähigen, noch nicht kalzifizierten, Zystizerken sollten für 10–14 Tage mit Albendazol (2x tägl.15 mg/kg KG) behandelt werden. Patienten mit >2 lebensfähigen, noch nicht kalzifizierten, Zystizerken sollten für 10 Tage mit Albendazol (2x tägl.15 mg/kg KG) und Praziquantel (50 mg/kg KG) behandelt werden.

Patienten mit Kontrastmittel-aufnehmenden Läsionen sollten eine Kombinationstherapie aus Albendazol und Praziquantel erhalten. Patienten mit kalzifizierten Zystizerken sollten keine antiparasitäre Therapie erhalten. Ein Kontroll-MRT ist nach 6 Monaten bei Patienten mit Neurozystizerkose empfehlenswert, je nach klinischem Einzelfall auch früher.

11.5.2.6 Prognose

Bei 80–90 % der Patienten mit parenchymatösen Zysten tritt eine klinische Verbesserung unter Therapie mit Praziquantel auf, bei einer Meningitis tritt in 50 % eine Besserung ein. Unter Therapie entwickeln 15 % der Patienten dennoch einen Hydrozephalus, in 25 % der Fälle ersetzen Granulome die Zysten. Bei parenchymalen Läsionen zeigt die antiparasitäre Therapie eine höhere Ansprechrate als bei extra-parenchymalen Läsionen.

Literatur

Brand H-C, Gerloff C, Dietrich M (2017) Therapie und Verlauf neurologischer Erkrankungen, 7., erweiterte und überarbeitet Aufl. W. Kohlhammer, Stuttgart. ISBN-10:9783170316126

Clinton White A, Coyle CM, Rajshekhar V, Singh G, Allen Hauser W, Mohanty A, Garcia HH, Nash TE (2018) Diagnosis and Treatment of Neurocysticercosis: 2017 Clinical practice guidelines by the Infectious Diseases Society of America (IDSA) and the American Society of Tropical Medicine and Hygiene (ASTMH). Clin Infect Dis 66(8):e49–e75. ▶ https://doi.org/10.1093/cid/cix1084

Darai G, Handermann M, Sonntag HG, Tidona CA, Zöller L (Hrsg) (2012) Lexikon der Infektionskrankheiten des Menschen. Springer, Berlin

Nancy F (2008) Crum-Cianflone. Bacterial, Fungal, Parasitic, and Viral Myositis. Clin Microbiol Rev 21(3):473–494. ▶ https://doi.org/10.1128/cmr.00001-08

Prange H (1995) Infektionskrankheiten des ZNS. Chapman & Hall, London. ISBN 3-8261-0066-2

Sepsis, septische Enzephalopathie und septische Herdenzephalitis

Roland Nau und Marija Djukic

Inhaltsverzeichnis

U. Meyding-Lamadé et al. (Hrsg.), *Neuroinfektiologie*,
https://doi.org/10.1007/978-3-662-61669-7_12

12.1 Epidemiologie

Die Inzidenz der Sepsis durch Bakterien und Pilze weist eine starke Altersabhängigkeit auf. Sie liegt im ersten Lebensjahr aufgrund der Unreife des Immunsystems bei etwa 5/1000 Personenjahre, fällt dann auf unter 1/1000 ab, um ab dem 30. Lebensjahr langsam und ab dem 60. Lebensjahr steil anzusteigen. Beim 80-Jährigen liegt die Inzidenz bei etwa 20/1000 Personenjahre. Die Letalität liegt im Kindes- und jungen Erwachsenenalter bei 5–10 % und steigt beim 80-Jährigen auf etwa 25 % an. Sowohl in Bezug auf die Inzidenz als auch die Letalität sind Männer etwas stärker betroffen als Frauen (Angus et al. 2001). Das Erregerspektrum ist in Abhängigkeit von Alter und Vorerkrankungen breit, bei Erwachsenen sind die häufigsten verursachenden Erreger Staphylococcus aureus, Escherichia coli und andere Gram-negative aerobe Bakterien, vergrünende Streptokokken, Streptococcus pneumoniae und Enterokokken. Nicht nur die Sepsis selbst, sondern auch die Beteiligung des Nervensystems bei Sepsis ist beim Neugeborenen und Säugling sowie beim alten Menschen erheblich häufiger als im Jugend- und jungen Erwachsenenalter. Für den Kliniker sehr beeindruckend sind die schweren septischen Enzephalopathien, die bei alten Menschen mit zerebralen Vorschäden, insbesondere mit neurodegenerativen Erkrankungen, auftreten und die frühzeitig mit Bewusstseinstrübungen einhergehen. Während septische Enzephalopathien insbesondere bei sehr jungen und alten Menschen häufig sind, treten septische Herdenzephalitiden erheblich seltener auf.

12

Neuroinfektiologisch von besonderer Bedeutung ist die Meningokokken-Erkrankung, weil sie besonders rasch verläuft und vorwiegend Kinder, Jugendliche und junge Erwachsene erkranken. Meningokokken können (jeweils in etwa einem Drittel der Fälle) sowohl eine Sepsis als auch eine Meningitis oder ein Mischbild zwischen Sepsis und Meningitis verursachen. Die jährliche Inzidenz invasiver Meningokokken-Erkrankungen in Deutschland lag 2015 bei 0,4 Erkrankungen je 100.000 Einwohner mit einem zweigipfligen Verlauf (Gipfel bei Säuglingen und Kleinkindern am höchsten; zweiter, niedrigerer Gipfel bei Jugendlichen) (Robert Koch-Institut 2016). Ein klinisch ähnliches Krankheitsbild mit ebenfalls sehr raschem Verlauf ist die Sepsis nach Splenektomie (OPSI = overwhelming post-splenectomy infection), die durch bekapselte Bakterien, in etwa 80 % der Fälle durch Pneumokokken, verursacht wird.

12.2 Pathophysiologie

Eine Sepsis affiziert neben anderen Organen oft auch das zentrale Nervensystem. Zu unterscheiden ist die häufige septische Enzephalopathie von der erheblich selteneren septischen Herdenzephalitis, die man wiederum in die septisch-metastatische Herdenzephalitis (Entzündung in Form von Mikroabszessen steht im Vordergrund) und die septisch-embolische Herdenzephalitis (Ischämie durch mit Bakterien besiedelte Emboli steht im Vordergrund) unterteilen kann (Bitsch et al. 1996). Diese drei Syndrome repräsentieren die Reinformen eines Krankheitskontinuums, welches nicht selten in unterschiedlichen Hirnregionen Charakteristika von mehr als einem dieser Syndrome aufweist (Abb. 12.1).

12.2.1 Mikrogliaaktivierung

Der Mikrogliaaktivierung kommt bei der septischen Enzephalopathie eine Schlüsselrolle zu. Diese Aktivierung wurde sowohl im Tierversuch mit Histologie/Immunhistochemie bzw. Positronen-Emission-Tomografie (Szöllősi et al. 2018) als auch beim Menschen mittels Autopsie nachgewiesen (Lemstra et al. 2007). Die besondere

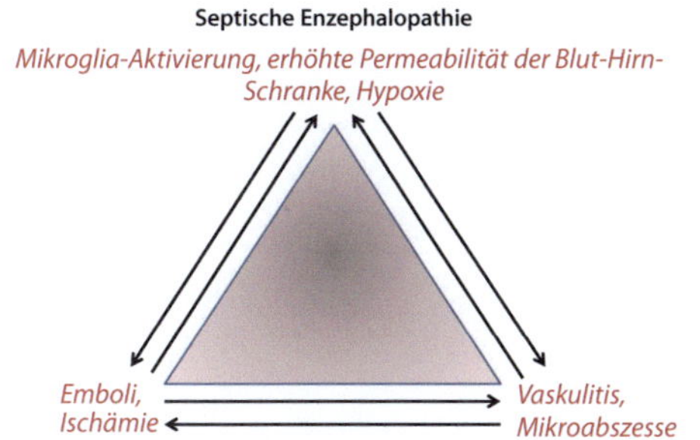

Abb. 12.1 Kontinuum zwischen septischer Enzephalopathie, septisch-metastatischer und septisch-embolischer Herdenzephalitis. Grundlage der häufigen septischen Enzephalopathie ist eine generalisierte Mikrogliaaktivierung; bei der septisch-metastatischen Herdenzephalitis stehen Mikroabszesse im Vordergrund, während bei der septisch-embolischen Herdenzephalitis ischämische Läsionen durch mit Bakterien oder Pilzen besiedelte Emboli dominieren. (Modifiziert nach Djukic et al. 2019)

Vulnerabilität von Menschen mit neurodegenerativen Erkrankungen erklärt sich als Folge einer Präaktivierung der Mikroglia durch Proteinaggregate (M. Alzheimer: ß-Amyloid; M. Parkinson: α-Synuclein) bei diesen Erkrankungen. Insbesondere ß-Amyloid-Ablagerungen sind auch bei betagten Menschen mit normaler kognitiver Funktion häufig, sodass der chronisch inflammatorische Status mit präaktivierten Mikrogliazellen die besondere Prädisposition hochaltriger Patienten für eine septische Enzephalopathie erklärt. Die zusätzliche Stimulation der durch Peptidaggregate prästimulierten Mikroglia durch Erregerbestandteile und proinflammatorische Zyto- und Chemokine führt in der Akutphase typischerweise zum Delir, in der Folge zu persistierenden akuten Verschlimmerungen der neurodegenerativen Erkrankung sowie einem beschleunigten Krankheitsverlauf (Abb. 12.2) (Perry et al. 2003). An der Pathogenese der septischen Enzephalopathie scheinen das Chemokin MCP-1 sowie die Zytokine IL-1-β, TGF-β und TNF-α sowie eine Aktivierung der Inducible Nitric Oxide Synthetase beteiligt zu sein (Kuperberg und Wadgaonkar 2017).

12.2.2 Veränderung der Permeabilität der Blut-Hirn-Schranke

Während einer septischen Enzephalopathie ist die Permeabilität der Blut-Hirn-Schranke erhöht. TNF-α und IL-1β induzieren die Expression leukozytärer Adhäsionsmoleküle (z. B. ICAM-1 und V-CAM-1 sowie der Chemokine MCP-1 [CCL-2] und RANTES [CCL-5]). Dies verursacht eine Dysfunktion der Blut-Hirn-Schranke, die sich in vitro in Kulturen zerebrovaskulärer Endothelzellen in einem reduzierten transendothelialen elektrischen Widerstand manifestiert. Die erhöhte Durchlässigkeit der Blut-Hirn-Schranke und die damit verbundenen Entzündungsmechanismen scheinen für einen Teil der klinischen Symptomatik verantwortlich zu sein, wobei die Formatio hippocampi besonders vulnerabel ist (Kuperberg und Wadgaonkar 2017). Das posteriore reversible Enzephalopathiesyndrom (PRES), klinisch gekennzeichnet durch Kopfschmerzen, epileptische Anfälle, Verwirrtheit, verschwommenes Sehen und Übelkeit, geht mit dem typischen MRT-Befund eines subkortikalen vasogenen Ödems vorwiegend der Parietal- und Okzipitallappen einher. Dieses vasogene Ödem wird ebenfalls durch eine gesteigerte Permeabilität der Blut-Hirn-Schranke verursacht und tritt außer bei schwerer Hypertonie, bei der Eklampsie/Prae-Eklampsie, bei akutem Nierenversagen, therapeutischer Immunsuppression und nach Transplantationen auch bei der Sepsis vorwiegend mit Gram-positiven Bakterien auf (Racchiusa et al. 2019).

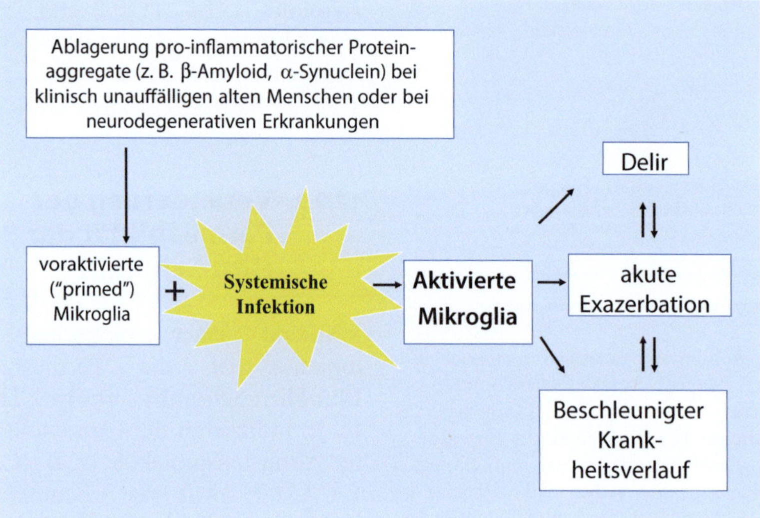

Abb. 12.2 Mikrogliaaktivierung bei der septischen Enzephalopathie. Durch proinflammatorische Proteinaggregate (M. Alzheimer: ß-Amyloid; M. Parkinson: α-Synuclein) kommt es zu einer Präaktivierung der Mikroglia beim M. Alzheimer und M. Parkinson. ß-Amyloid-Ablagerungen sind aber auch bei betagten Menschen mit normaler kognitiver Funktion häufig, sodass der chronisch inflammatorische Status mit präaktivierten Mikrogliazellen auch die Prädisposition hochaltriger Personen ohne M. Alzheimer für eine septische Enzephalopathie erklärt (nach Perry et al. 2003).

12.2.3 Axonaler und neuronaler Schaden

In Mäusen sind bereits am ersten Tag nach Coecum-Ligatur und -Punktion eine axonale Schädigung und eine Mikrogliaaktivierung nachweisbar, gefolgt von einem zytotoxischen Hirnödem im Neocortex, Thalamus und der Formatio hippocampi, einige Tage später (Pang et al. 2020).

Bei der septisch-metastatischen Herdenzephalitis beim Menschen wurden ebenfalls ein diffuser axonaler Schaden und eine Demyelinisierung beschrieben, darüber hinaus fanden sich in der Formatio hippocampi sowohl Nervenzelluntergänge als auch Proliferationen neuraler Vorläuferzellen. Der neuronale Schaden wird sowohl durch Ischämie als auch durch inflammatorische Prozesse verursacht (Tauber et al. 2011).

12.3 Diagnostik

Die septische Enzephalopathie kann erhebliche differenzialdiagnostische Probleme gegenüber Meningoenzephalitiden und nichtkonvulsiven epileptischen Anfällen verursachen.

Merke

Zur differenzialdiagnostischen Abklärung sind die zerebrale Bildgebung mittels Magnetresonanz-Tomogramm (MRT) (weniger sensitiv, aber bei kritisch Kranken leichter durchführbar, CCT), die Liquorentnahme und das Elektroenzephalogramm (EEG) nötig.

Das EEG ist hinsichtlich der Detektion einer septischen Enzephalopathie erheblich sensitiver als das MRT, allerdings beantwortet es lediglich die Frage, ob eine zerebrale Funktionsstörung objektivierbar ist oder nicht. Bei der septischen Enzephalopathie ist das CCT in aller Regel normal, während sich im zerebralen MRT Läsionen in der weißen Substanz oder multiple kleine Hirninfarkte zeigen können (Gofton und Young 2012). In einer kürzlich publizierten Untersuchung zeigte das MRT bei 9 von 11 Patienten hyperintense Läsionen in der weißen Substanz in der T2- und FLAIR-Wichtung sowie bei 3 von 11 Patienten subakute ischämische Läsionen (Ehler et al. 2019). Im EEG, der empfindlichsten am Krankenbett durchführbaren technischen Untersuchung, ist in leichten Fällen eine generalisierte Verlangsamung mit dominierender Theta-Wellen-Aktivität, in schweren Fällen eine erhebliche Verlangsamung mit Vorherrschen von Delta-Wellen oder triphasischen Wellen bis hin zum Burst-suppression-EEG ableitbar (Hosokawa et al. 2014). In der o. g. kürzlich publizierten Untersuchung bestand im EEG bei etwa der Hälfte der Patienten eine mittelschwere Allgemeinveränderung mit Vorherrschen von Theta-Wellen (10 von 18 Patienten), in der anderen Hälfte eine schwere Allgemeinveränderung mit Vorherrschen von Delta-Wellen (8 von 18 Patienten) (Ehler et al. 2019).

Die Liquorleukozytenzahl bei der septischen Enzephalopathie ist in der Regel normal, das Liquor-Gesamteiweiß normal bis wenig erhöht (<1000 mg/l) (Cotena und Piazza 2012; Ehler et al. 2019). 11 von 12 Patienten mit einer septisch-embolischen und alle 6 Patienten mit einer septisch-metastatischen Herdenzephalitis wiesen entzündliche Liquorveränderungen auf (Bitsch et al. 1996).

Entscheidend für die Erregeridentifikation bei der Sepsis sind (wiederholte) Blutkulturen vor Beginn der antibiotischen Behandlung. Während bei schwerer Sepsis 31 % der Blutkulturen vor antimikrobieller Therapie positiv für 1 oder mehrere mikrobielle Pathogene waren, lag die relative Häufigkeit positiver Blutkulturen unter antimikrobieller Therapie bei 19 % aller Patienten (Cheng et al. 2019). Zusätzlich soll, wenn er identifiziert ist, Material für die Erregerkultur aus dem septischen Streuherd gewonnen werden. Wenn die Erregeranzucht an einer antibiotischen Vorbehandlung scheitert, soll versucht werden, den Erreger mittels Polymerase-Kettenreaktion (PCR) zu identifizieren. Adäquate PCR-Methoden stehen sowohl für durch Bakterien als auch für durch Pilze verursachte Erkrankungen zur Verfügung. Ein fehlender Erregernachweis verschlechtert bei Sepsis und Endokarditis die Behandlungsaussichten. Die Punktion oder Exstirpation von septisch-metastatischen oder septisch-embolischen zerebralen Herden zum Zwecke der Erregeridentifikation ist nur in Ausnahmefällen indiziert.

12.4 Klinik

Die Beteiligung des zentralen Nervensystems bei einer Sepsis äußert sich klinisch in einem neuropsychiatrischem Kontinuum, welches in Abhängigkeit der Schwere von einem akuten Verwirrtheitszustand bis zum Koma reicht. Die Symptomatik lässt sich am besten als eine Form des Delirs begreifen.

Die septische Enzephalopathie ist mit einer erhöhten Letalität in der Akutphase, einem verlängerten Krankenhausaufenthalt sowie mit langfristigen neuropsychiatrischen Schäden bei Überlebenden verbunden. Insbesondere bei Patienten mit bereits vorbestehenden kognitiven Einbußen auf der Grundlage einer neurodegenerativen Erkrankung kommt es zu irreversiblen Verschlechterungen von Kognition oder Motorik.

Merke

Während die septische Enzephalopathie ohne ausgeprägtere neurologische Herdsymptome verläuft, sind für die septisch-embolische und die septisch-metastatische Herdenzephalitis Herdsymptome typisch.

Die fokalneurologischen Symptome können in Abhängigkeit von der Lokalisation der embolischen Läsionen bzw. Mikroabszesse sehr vielgestaltig sein, besonders häufig sind die Versorgungsgebiete der A. cerebri media beidseits betroffen. Der septisch-embolischen Herdenzephalitis liegt in den meisten Fällen eine Endokarditis zugrunde. Von großer klinischer Bedeutung ist die Abgrenzung der septisch-embolischen Herdenzephalitis auf dem Boden einer Endokarditis von Hirninfarkten auf nicht-entzündlicher Grundlage, da die Endokarditis aufgrund des hohen Blutungsrisikos eine Kontraindikation für die systemische Fibrinolyse ist und in der Akutphase auch eine therapeutische Antikoagulation nur bei zwingender Indikation erfolgen sollte (Bitsch et al. 1996).

12.5 Therapie

Die Sepsis ist ein medizinischer Notfall. Die Sterblichkeit steigt rasch an, wenn die antibiotische Therapie verzögert wird.

Merke

Die wichtigsten Bestandteile der Therapie sind die rasche adäquate antibiotische Behandlung der Sepsis sowie ggf. die chirurgische Sanierung des Ausgangsherds. In der Anfangsphase der Behandlung ist eine ausreichende intravenöse Flüssigkeitssubstitution erforderlich.

Durch die Flüssigkeitssubstitution werden der Kreislauf stabilisiert und sekundäre Organschäden minimiert (Gotts und Matthay 2016). Da sich eine septische Enzephalopathie häufig als Delir manifestiert, sind Delir-vorbeugende Maßnahmen, insbesondere Tagesstrukturierung und adäquate Umgebungsreize, erfolgversprechend. Zahlreiche andere neuroprotektive Ansätze hatten keinen Einfluss auf Verlauf und Prognose der septischen Enzephalopathie (zusammenfassende Darstellung bei Tauber et al. 2017).

In Tiermodellen senken bakterizide nicht-bakteriolytische Antibiotika die Letalität in mehreren Sepsis-Modellen im Vergleich zu ß-Laktam-Antibiotika. Beobachtungsstudien legen nahe, dass dies auch für den Menschen gilt (Nau und Eiffert 2002). Aufgrund der geringeren Freisetzung pro-inflammatorischer Bakterienbestandteile und der damit verbundenen geringeren Entzündungsreaktion sollten bakterizide nicht-bakteriolytische Antibiotika auch die Inzidenz und Schwere der septischen Enzephalopathie reduzieren. Beim Einsatz von Fluorchinolonen ist zu beachten, dass sie nicht selten neuropsychiatrische Nebenwirkungen verursachen.

Die septisch-embolische Herdenzephalitis kann sich als „Schlaganfall" erstmanifestieren. Patienten mit einer septischen Hirnembolie sind erheblich blutungsgefährdeter als Patienten mit einem üblichen ischämischen Hirninfarkt. Aus diesem Grund ist eine systemische Fibrinolyse bei Patienten mit Endokarditis und septischer Herdenzephalitis kontraindiziert. Bei größeren septischen Embolien ist deshalb eine endovaskuläre Therapie ohne vorherige systemische Fibrinolyse die Therapie der Wahl (Marquardt et al. 2019).

Eine vielversprechende experimentelle Therapie der septischen Enzephalopathie mit einem bereits für eine andere Indikation (multiple Sklerose) zugelassenen Medikament ist die Gabe von Fingolimod. Fingolimod oder ein analoges Sphingolipid scheint das zerebrovaskuläre Endothel zu stabilisieren und hierüber den entzündungsvermittelten Hirnschaden zu verhindern (Kuperberg und Wadgaonkar 2017).

Andere Pharmaka, die für andere Indikationen bereits in der klinischen Praxis etabliert sind, mit potenziellem Nutzen für die Therapie der septischen Enzephalopathie sind Statine, Erythropoietin und Minocyclin (zusammenfassende Darstellung bei Tauber et al. 2017). Simva- und Atorvastatin scheinen einen entzündungshemmenden und Delir-vorbeugenden

Effekt bei der Sepsis zu haben. Weitere Pharmaka für die Therapie der septische Enzephalopathie finden sich in der prä-klinischen Erprobung (Tauber et al. 2017).

12.6 Prognose

Die Letalität der Sepsis liegt im Kindes- und jungen Erwachsenenalter bei 5–10 %. Sie steigt beim 80-Jährigen auf etwa 25 % an (Angus et al. 2001). Über das gesamte Altersspektrum erleiden Überlebende einer Sepsis erhebliche langfristige kognitive Defizite, die zu einer Verminderung ihrer Lebensqualität führen (Pang et al. 2020).

Die Messung der Neurofilament-Leichtketten (NfL)-Konzentrationen in Plasma und Liquor ist wahrscheinlich bei der septischen Enzephalopathie von prognostischer Bedeutung. Die NfL-Konzentrationen im Plasma waren bei Patienten mit höher als bei Patienten ohne septische Enzephalopathie, korrelierten mit der Schwere der Enzephalopathie sowie mit einem verschlechterten funktionellen Behandlungsergebnis nach 100 Tagen. Die NfL-Liquorkonzentrationen waren in Patienten, die verstarben, höher als in Überlebenden und korrelierten ebenfalls mit dem Behandlungsergebnis nach 100 Tagen (Ehler et al. 2019).

Literatur

Angus DC, Linde-Zwirble WT, Lidicker J, Clermont G, Carcillo J, Pinsky MR (2001) Epidemiology of severe sepsis in the United States: analysis of incidence, outcome, and associated costs of care. Crit Care Med 29(7):1303–10

Bitsch A, Nau R, Hilgers RA, Verheggen R, Werner G, Prange HW (1996) Focal neurologic deficits in infective endocarditis and other septic diseases. Acta Neurol Scand 94(4):279–86

Cotena S, Piazza O (2012) Sepsis-associated encephalopathy. Transl Med UniSa 2:20–7

Djukic M, Tauber SC, Nau R (2019) Infektionen und Nervensystem in der Geriatrie. In: Maetzler W, Dodel R, Jacobs AH (Hrsg) Neurogeriatrie. ICF-basierte Diagnose und Behandlung. Springer, Heidelberg, S 304–315

Ehler J, Petzold A, Wittstock M, Kolbaske S, Gloger M, Henschel J, Heslegrave A, Zetterberg H, Lunn MP, Rommer PS, Grossmann A, Sharshar T, Richter G, Nöldge-Schomburg G, Sauer M (2019) The prognostic value of neurofilament levels in patients with sepsis-associated encephalopathy – a prospective, pilot observational study. PLoS ONE 14(1):e0211184

Gofton TE, Young GB (2012) Sepsis-associated encephalopathy. Nat Rev Neurol 8(10):557–566

Gotts JE, Matthay MA (2016) Sepsis: pathophysiology and clinical management. Brit Med J 353:i1585

Hosokawa K, Gaspard N, Su F, Oddo M, Vincent JL, Taccone FS (2014) Clinical neurophysiological assessment of sepsis-associated brain dysfunction: a systematic review. Crit Care 18(6):674

Kuperberg SJ, Wadgaonkar R (2017) Sepsis-associated encephalopathy: the blood-brain barrier and the sphingolipid rheostat. Front Immunol 8:597

Marquardt RJ, Cho SM, Thatikunta P, Deshpande A, Wisco D, Uchino K (2019) Acute ischemic stroke therapy in infective endocarditis: case series and systematic review. J Stroke Cerebrovasc Dis 28(8):2207–2212

Nau R, Eiffert H (2002) Modulation of release of proinflammatory bacterial compounds by antibacterials: potential impact on course of inflammation and outcome in sepsis and meningitis. Clin Microbiol Rev 15:95–111

Racchiusa S, Mormina E, Ax A, Musumeci O, Longo M, Granata F (2019) Posterior reversible encephalopathy syndrome (PRES) and infection: a systematic review of the literature. Neurol Sci 40(5):915–922

Szöllősi D, Hegedűs N, Veres DS, Futó I, Horváth I, Kovács N, Martinecz B, Dénes Á, Seifert D, Bergmann R, Lebeda O, Varga Z, Kaleta Z, Szigeti K, Máthé D (2018) Evaluation of brain nuclear medicine imaging tracers in a murine model of sepsis-associated encephalopathy. Mol Imaging Biol 20(6):952–962

Tauber SC, Bunkowski S, Brück W, Nau R (2011) Septic metastatic encephalitis: coexistence of brain damage and repair. Neuropathol Appl Neurobiol 37(7):768–76

Tauber SC, Eiffert H, Brück W, Nau R (2017) Septic encephalopathy and septic encephalitis. Expert Rev Anti Infect Ther 15:121–132

Weiterfuehrende Literatur

Cheng MP, Stenstrom R, Paquette K, Stabler SN, Akhter M, Davidson AC, Gavric M, Lawandi A, Jinah R, Saeed Z, Demir K, Huang K, Mahpour A, Shamatutu C, Caya C, Troquet JM, Clark G, Yansouni

CP, Sweet D (2019) FABLED Investigators. Blood culture results before and after antimicrobial administration in patients with severe manifestations of sepsis: a diagnostic study. Ann Intern Med. ▶ https://doi.org/10.7326/m19-1696

Lemstra AW. Groen in't Woud JC, Hoozemans JJ, van Haastert ES, Rozemuller AJ, Eikelenboom P, van Gool WA (2007) Microglia activation in sepsis: a case-control study. J Neuroinflammation 4:4

Pang D, Wu YL, Alcamo An, Cummings J, Di Caro V, Walko T, Hsne V, Clark RSB, Panigrahy A, Kochanik Pn, Aneja RK (2020) Early axonal injury and delayed cytotoxic cerebral edema are associated with microglial activation in a mouse model of sepsis. Shock 54(2):256–264

Perry VH, Newman TA, Cunningham C (2003) The impact of systemic infection on the progression of neurodegenerative disease. Nat Rev Neurosci 4(2):103–112

Robert-Koch-Institut (2016) Invasive Meningokokken-Erkrankungen 2012–2015. Epidemiologisches Bulletin 43. ▶ https://www.rki.de/DE/Content/Infekt/EpidBull/Archiv/2016/Ausgaben/43_16.pdf?__blob=publicationFile. Zugegriffen: 30. Sept. 2019

12

Spezielle klinische Situationen

Inhaltsverzeichnis

Intensivmedizinische Aspekte

Elmar Höfner und Jörg R. Weber

Inhaltsverzeichnis

U. Meyding-Lamadé et al. (Hrsg.), *Neuroinfektiologie*,
https://doi.org/10.1007/978-3-662-61669-7_13

Humanität besteht darin, dass niemals ein Mensch einem Zweck geopfert wird.
Albert Schweitzer (1875–1965)

13.1 Einleitung

Die zentrale Aufgabe der neurologischen Intensivmedizin bei entzündlichen Erkrankungen des Nervensystems ist das frühzeitige und rasche Erkennen und Vermeiden zerebraler sowie systemischer Komplikationen.

Aktuelle Daten aus Deutschland zeigen, dass 2–3 % der stationären Patienten neuroinfektiologische Erkrankungen haben und 35 % dieser Patienten auf einer neurologischen Intensivstation behandelt wurden. Neuroinfektiologische Erkrankungen wurden im Vergleich zu anderen Patienten öfter durch intensivmedizinische Betreuung behandelt. Neuroinfektiologische Erkrankungen haben in den letzten Jahren im Intensivbereich abgenommen, hingegen immunologische Erkrankungen zugenommen, und sie sind wichtige neurointensivmedizinische Differenzialdiagnosen.

13.2 Besondere Aspekte der neurologischen Intensivmedizin

Die Überwachung von neurologischen Intensivpatienten folgt dem Prinzip einer multimodalen Überwachung.

Ein wesentlicher Bestandteil dieser Überwachung ist die klinische Einschätzung der Patienten durch wiederholte neurologische Untersuchungen. Schwere Hirnschädigungen erfordern meist eine Analgosedierung und Beatmung. Die klinisch neurologische Untersuchung wird dadurch erheblich beeinträchtigt und folgt oft minimalen und subtilen Zeichen. Die klinische Untersuchung wird durch eine Reihe von technischen Methoden (Hirndruckmessung, EEG, Dopplersonografie etc.) ergänzt. Ein Großteil der Untersuchungen wird am Krankenbett erhoben, mit Ausnahme der Durchführung der Computertomografie und der Magnetresonanztomografie, diese Untersuchungen sind mit erheblichem logistischem Aufwand verbunden und bedeuten auch ein gewisses Risiko, was eine besonders gewissenhafte individuelle Abwägung erfordert.

Gründe für die intensivmedizinische Therapie von Neuroinfektionen sind

- Intubationspflichtigkeit bzw. Beatmungspflichtigkeit aufgrund gestörter Bewusstseinslage (GCS $\leq$ 10),
- Hirnstammläsion oder aus anderem Grund bedrohter Atemweg,
- Therapie eines erhöhten Hirndruckes oder eines relevanten Hirnödems,
- invasives Monitoring,
- Sepsis, septisches Organversagen,
- akutes respiratorisches Versagen (Pneumonie, kardiales-, neurogenes Lungenödem),
- Status epilepticus,
- auf der Normalstation nicht einstellbare Hypertonie (>220 mmHg systolisch ohne, >185 mmHg systolisch mit geplanter Thrombolyse) oder Hypotonie (<90 mmHg),
- Anlage einen externen Ventrikeldrainage (in der Akutphase),
- postoperativ nach neurochirurgischer Abszesstherapie und dekompressiver Kraniotomie,
- Elektrolytstörungen wie Hyponatriämie,
- Syndrom der inadäquaten ADH-Sekretion (SIADH), zerebrales Salzverlustsyndrom und ein zentraler Diabetes insipidus,
- Organunterstützung wie beispielsweise Nierenersatztherapie, non-invasive Beatmung oder bei Herzinsuffizienz

Die hier gelisteten Ursachen können in Abhängigkeit der Erkrankungen und vorwiegend systemischer Komplikation variieren.

13.3 Hirndruck und Hydrozephalus bei Neuroinfektionen

Elmar Höfner und Jörg R. Weber

13.3.1 Hirndruck

Im Liegen beträgt der intrakranielle Druck (=Gewebsdruck = Liquordruck) bei gesunden Erwachsenen unter 10 mmHg. Von erhöhtem Hirndruck spricht man bei einer intrakraniellen Drucksteigerung über 15 mmHg (ca. 20cmH_2O).

Bei nahezu allen neuroinfektiologischen Erkrankungen kann es durch verschiedene Mechanismen zur Erhöhung des intrakraniellen Druckes kommen.

3 Faktoren tragen wesentlich zum erhöhten Hirndruck bei Infektionen des zentralen Nervensystems bei:

1. Ein vasogenes Hirnödem bei entzündlichen Prozessen entsteht durch die entzündliche Vasodiladation und die sich daraus ergebende Hyperämie. Diese Hyperämie kann generell oder nur fokal um entsprechende enzephalitische Läsionen auftreten.
2. Ein zytotoxisches Hirnödem entwickelt sich durch die Einwirkung bakterieller Toxine direkt z. B. durch H_2O_2-produzierende Bakterien wie Pneumokokken oder Streptokokken. Eine weitere Möglichkeit ist die zytotoxische Wirkung durch porenformende Toxine, die dann zur Zellschädigung und zum Zelltod führen kann (z. B. Pneumokokken, Meningokokken). Auch Viren, die Neuronen zur Teilung benutzen, führen zur direkten Zellschädigung und zur Nekrosen, z. B. bei der Herpesenzephalitis. Dabei treten direkte und indirekte zytotoxische Effekte auf.
3. Ein interstitielles Hirnödem entsteht durch die Vermehrung der Liquorproduktion in Kombination mit einer Resorptionsstörung des Liquor durch entzündliche Effekte im Liquorraum. Ein so entstehender aresorptiver Hydrozephalus wie auch ein zirkulatorischer Hydrozephalus durch mechanische Einflüsse wie Eiter oder Raumforderung unterhalten durch Erhöhung des ventrikulären Druckes das interstitielle Hirnödem und tragen damit zum Hirndruck wesentlich bei.

Invasives ICP-Monitoring bei Meningoenzephalitiden sollte erwogen werden bei

- reduzierter Bewusstseinslage (GCS ≤ 10),
- Hirnödem, Hydrozephalus in der Bildgebung,
- neurologischer Verschlechterung,
- Masseneffekt.

Die Einleitung einer hirndrucksenkenden Therapie ohne entsprechendes ICP-Monitoring wird nicht empfohlen. Bei kontinuierlichem ICP-Monitoring soll die Blutdrucksteuerung so erfolgen, dass ein zerebraler Perfusionsdruck (CPP) >60 mmHg (>80 mmHg bei basaler Gefäßbeteiligung, z. B. bakterielle oder tuberkulöse Meningitis) bei einem ICP <23 mmHg erreicht werden kann (in Analogie zu anderen Erkrankungen).

Die therapeutischen Möglichkeiten sind in Übersicht 1 und Übersicht 2 zusammengefasst. Glycerol und Natriumchlorid sind bei der Meningitis zumindest teilweise untersucht. Andere Empfehlungen folgen allgemeinen Strategien zur Hirndrucksenkung unterschiedlicher Ätiologie. Übersicht 2 listet neurochirurgische Methoden zu verschiedenen Krankheitsbildern auf.

Systematische Studien zur Entlastungskraniotomie bei entzündlichen ZNS-Erkrankungen liegen nicht vor, sind aber kasuistisch bei der Herpesenzephalitis und beim Hirnabszess berichtet.

Übersicht 1: Konservative Therapie des erhöhten intrakraniellen Drucks bei ZNS-Infektionen

- Oberkörper 30° hoch lagern
- Hypoventilation vermeiden (ggf. frühzeitige Intubation)
- Fiebersenkung
- Anfallskontrolle (wenn notwendig)
- Analgosedierung (Blutdruckspitzen und Valsalva-Manöver vermeiden)

⇓

- Mäßige Hyperventilation (pC02 30–34 mmHg) jug O_2 sätt. im Bulbus
- (ggf. Monitoring durch O_2 Sättigung in der V. jugularis oder mit TCD, als Dauertherapie über Tage nicht sinnvoll)

⇓

- Glycerol 4 × 125–250 ml 10 % über 30–60 min
- Mannitol 20 % 125 ml als Kurzinfusion bis zu 6x täglich (Zielosmolalität 320 mosmol/l laborchemisch gemessen)
- THAM (Tris-hydroxy-methyl-amino-methan, „Tris-Puffer“) 60 mmol in 100 ml Glucose 5 % i.v. über 45 min, dann 3 mmol/h (vorsicht Alkalose, nur einmalig!)
- Bolusgabe von 5 % oder 7,5 % Natriumchloridlösung (auch kontinuierliche Infusion von 3 % Natriumchloridlösung mit ICP-gesteuerter Flussrate, Na < 160 mmol/l)

⇓

- Thiopental initial 200 mg i.v. als Bolus, dann 2–5 mg/kg KG/h (Perfusor, EEG: burst-suppression-Muster, nur nach sorgfältiger Nutzen-Risiko-Abwägung)

13

Übersicht 2: Therapie des erhöhten intrakraniellen Drucks bei ZNS-Infektionen

- Bei Hydrozephalus: einer externen Ventrikeldrainage

⇓

- Subdurales Empyem: sofortige operative Drainage
- Hirnabszess: ggf. Aspiration oder Exzision

⇓

- Bei fokalen Entzündungen (v. a. Herpes-simplex-Enzephalitis): Entlastungskraniotomie mit Teilresektion nekrotischen Gewebes (ultima ratio)

13.3.2 Hydrozephalus bei Neuroinfektionen

Die Häufigkeit des Hydrozephalus als Komplikation der bakteriellen Meningitis beträgt ca. 5 %. Eine externe Liquordrainage kann den intrakraniellen Druck effektiv senken und stellt einen neurochirurgischen Routineeingriff dar, der bettseitig erfolgen kann. Eine EVD ermöglicht gleichzeitig diagnostische Überwachung wie auch therapeutische Korrektur des intrakraniellen Drucks.

Seit vielen Jahren wird bei Patienten mit frühem Hydrozephalus bei bakterieller Meningitis die externe Ventrikeldrainage zur Ableitung des Liquors und Reduktion des Hirndruckes klinisch eingesetzt. Aktuelle Daten zeigen eine deutliche Reduktion der Mortalität aber auch weniger Defektheilungen bei keinen relevanten Komplikationen.

Von lumbalen Drainagen und wiederholten Liquorpunktionen ist abzuraten.

Störungen der Liquorzirkulation, die zu einem Hydrozephalus führen, müssen bei Erreger-bedingten Meningoenzephalitiden analog mit einer EVD behandelt werden.

Literatur

Buchholz G, Ormanns S, Pfister HW, Koedel U, Klein M (2014) Neuroinfectious diseases at a European neurological tertiary care center: one-third of patients require treatment in the neurological intensive care unit. Eur J Neurol 21:1500–1503

Hwang DY, Greer DM (2017) Neurocritical care and emergency neurology: current evidence and consensus practice. Semin Respir Crit Care Med 38:711–712

Le Roux P, Menon DK, Citerio G, Vespa P, Bader MK, Brophy GM, Diringer MN, et al (2014) Consensus summary statement of the international multidisciplinary consensus conference on multimodality monitoring in neurocritical care: a statement for healthcare professionals from the neurocritical care society and the european society of intensive care medicine. Intensive Care Med 40:1189–1209

Pfister HW, Feiden W, Einhaupl KM (1993) Spectrum of complications during bacterial meningitis in adults. Results of a prospective clinical study. Arch Neurol 50:575–581

Komplikationen

Jörg R. Weber, Christian Jacobi, Elmar Höfner und Ernst Hund

Inhaltsverzeichnis

U. Meyding-Lamadé et al. (Hrsg.), *Neuroinfektiologie*,
https://doi.org/10.1007/978-3-662-61669-7_14

14.1 Vaskulitis bei Infektionserkrankungen

Christian Jacobi

Bei der Vaskulitis handelt es sich um eine entzündliche Erkrankung der Gefäße. Vaskulitiden können in primäre und sekundäre Vaskulitiden unterteilt werden. Die primären Vaskulitiden werden nach der Chapel-Hill-Klassifikation bezüglich ihrer Gefäßgröße unterteilt. So können große (Arteriitis temporalis, Takayasu-Arteriitis), mittelgroße (z. B. Panarteriitis nodosa) und kleine (u. a. Wegener-Granulomatose, Churg-Strauss-Vaskulitis) Gefäße betroffen sein, wobei je nach Erkrankung auch eine Mitbeteiligung der Gefäße des zentralen und peripheren Nervensystems auftritt. Einige dieser Erkrankungen sind mit Antikörpern (cANCA, pANCA) assoziiert. Die primäre Vaskulitis des zentralen Nervensystems (PACNS) gehört in diese Kategorie.

Sekundären Vaskulitiden liegt eine Vielzahl möglicher Ursachen zugrunde. So kann eine Vaskulitis bei Kollagenosen, onkologischen Erkrankungen, Drogenkonsum (z. B. Kokain, Metamphetamin) und Infektionen auftreten. Wird die Diagnose einer Vaskulitis im Bereich des Nervensystems gestellt, ist es somit notwendig, differenzialdiagnostisch Infektionen als mögliche Ursache in Betracht zu ziehen. Andererseits sollte bei Infektionserkrankungen an die potenzielle Komplikation einer Vaskulitis gedacht werden.

14

In der Literatur beschriebene Erreger, die zu einer sekundären Vaskulitis des Nervensystems führen können, sind in ◘ Tab. 14.1 aufgeführt.

Der zugrunde liegende Mechanismus, der bei Infektionen zu einer Vaskulitis des Nervensystems führt, kann sehr unterschiedlich sein. Es werden direkte wie auch indirekte Effekte der Erreger auf die Gefäßwand als Ursachen beschrieben. So kann es zu einer direkten Erregerinvasion in die Gefäßwand mit daraus resultierender Entzündung kommen. Durch die Freisetzung von Zytokinen und Chemokinen infolge der infektbedingten Entzündung sowie die Rekrutierung einer zellulären Immunantwort kann ebenfalls eine Vaskulitis des Nervensystems entstehen. Auch führt die Freisetzung toxischer und lytischer Substanzen bei Infektionen zu einer Schädigung der Gefäßwand. Bei einigen viralen Infektionen (z. B. Hepatitis C) kommt es zur Bildung von Immunkomplexen. Die Immunkomplexe (z. B. Kryoglobuline) präzipitieren und führen zu einer Aktivierung zellulärer Komponenten des Immunsystems und des Komplementsystems, was wiederum eine Vaskulitis verursachen kann.

Die klinische Symptomatik der Vaskulitis kann sehr stark variieren. Die zentralnervöse Vaskulitis betrifft meist das Gehirn und nur selten das Rückenmark. Die klinisch-neurologische Symptomatik variiert entsprechend der betroffenen Gefäßregion. Von einigen Autoren werden 3 unterschiedliche Syndrome einer zentralnervösen Vaskulitis differenziert. Dieses sind ein enzephalopathisches Krankheitsbild mit Kopfschmerzen, ein Syndrom mit raumfordernden Läsionen, Kopfschmerzen sowie weiteren neurologischen Auffälligkeiten und ein multiple-Sklerose-artiges, aber für die MS atypisches, Krankheitsbild (unter anderem mit Enzephalopathie, Kopfschmerzen, schlaganfallartigen Symptomen und epileptischen Anfällen).

Eine infektassozierte Vaskulitis des peripheren Nervensystems kann zu dem Bild einer Schwerpunktneuropathie (Mononeuritis multiplex) führen, aber auch symmetrische Polyneuropathien sind möglich.

Bei bekannter Infektionserkrankung sollte immer an eine Vaskulitis des ZNS gedacht werden, wenn es zu vaskulären Komplikationen kommt. So sind ischämische Infarkte oder transiente ischämische Attacken, intrazerebrale Blutungen, Sinusthrombosen und mykotische Aneurysmen

Tab. 14.1 Ausgewählte Erreger bei denen in der Literatur sekundäre Vaskulitiden beschrieben sind

Erreger		
Bakterien	Bakterielle Meningitis und Neurotuberkulose	Streptococcus pneunomiae Neisseria meningitidis Haemophilus influenzae, Staphylococcus aureus, Mycobacterium tuberculosis
	Spirochäten	Borrelia burgdorferi Treponema pallidum
	Andere	Trophyrema whippelii Rickettsia rickettsii Orientia tsutsugamushi
Viren	Herpesviridae	VZV, CMV, EBV, HSV 1 und 2
	Hepatitisviren	HBV, HCV
	Retroviren	HIV, HTLV-1
	Andere	Parvovirus B19 West Nile Virus
Pilze		Aspergillus fumigatus Candida albicans Cryptococcus neoformans, Coccidoides immitis Histoplasma capsulatum Mucormycosis
Protozoen		Taenia solium Schistosoma mansoni

VZV: Varizella-zoster-Virus, CMV: Zytomegalievirus, EBV: Epstein-Barr Virus, HSV: Herpes-simplex-Virus, HBV: Hepatitis-B-Virus, HCV: Hepatitis-C-Virus, HIV: humanes Immundefizienzvirus, HTLV-1: humanes T-lymphotropes Virus 1

(mit und ohne Subarachnoidalblutung) beschrieben, jeweils mit entsprechender klinisch neurologischer Symptomatik.

Die Diagnose der Vaskulitis wird bei zentralnervöser Beteiligung vor allem durch bildgebende Untersuchungen gestellt. Die Computertomografie (CT) kann bereits anhand des Bildes neuer Infarkte oder intrazerebraler Blutungen einen Hinweis geben. Weiterführend sind jedoch meist Befunde in der Magnetresonanztomografie (MR) und insbesondere in gefäßdarstellenden Untersuchungen wie der MR-Angiografie und CT-Angiografie. Hier können sich zum Beispiel Gefäßabbrüche und stenotische Veränderungen zeigen. In manchen Fällen ist eine weiterführende Diagnostik mittels digitaler Subtraktionsangiografie (DSA) nötig, insbesondere bei Auftreten einer Subarachnoidalblutung, auch um nach ursächlichen (mykotischen) Aneurysmen zu suchen. Bei einer Beteiligung des peripheren Nervensystems, z. B. dem Auftreten einer Mononeuritis multiplex bei Hepatitis C, sind oft die dementsprechenden neurophysiologischen Untersuchungen weiterführend. Manchmal ist eine Nerven- und/oder Muskelbiopsie erforderlich und wegweisend. Im Folgenden sollen einige Beispiele von Erregern, bei denen eine sekundäre Vaskulitis beschrieben wurde, skizziert werden. Genaueres zu den erregerbedingten Erkrankungen ist den jeweiligen Erregerkapiteln zu entnehmen.

14.1.1 Bakterien

14.1.1.1 Bakterielle Meningitis

Bei der bakteriellen Meningitis kann es zu vaskulären Komplikationen kommen, die durch eine Vaskulitis bedingt sind. So zeigten sich bei 22 % der Patienten mit einer Pneumokokkenmenigitis (19 von 87 Patienten) in einer retrospektiven Studie vaskuläre Komplikationen, wobei bei 11 dieser Patienten Vaskulitis-typische Veränderungen in der bildgebenden Diagnostik zu sehen waren. Große und mittlere Gefäße sind meist betroffen.

Auch kann es nach bakterieller Meningitis zu einer verzögerten Thrombose hirnversorgender Gefäße kommen, wobei meist die vertebrobasilären Gefäße betroffen sind. Bei den wenigen histopathologisch untersuchten Patienten mit dieser Komplikation zeigte sich jedoch keine ursächliche Vaskulitis sondern eine Vaskulopathie.

14.1.1.2 Septisch embolische Herdenzephalitis

Durch die dieser Erkrankung zugrunde liegende, bakterielle Endokarditis kommt es zu septischen Embolien in das Gehirn, die wiederum zu einer Arteriitis führen. In der Folge treten multilokuläre Hirninfarkte und intrakranielle Blutungen auf. Auch können mykotische Aneurysmen auftreten.

14.1.1.3 Neurotuberkulose

Bei der Neurotuberkulose kann eine Vaskulitis, die meist die kleinen und mittelgroßen Gefäße betrifft, auftreten. Sie betrifft vorwiegend die Gefäße an der Schädelbasis (z. B. distale A. carotis interna, proximale A. cerebri media) und kann ischämische Komplikationen (TIA und Infarkte), aber auch Hämorrhagien verursachen. Die Häufigkeit von Schlaganfällen bei der tuberkulösen Meningitis wird mit 15–60 % angegeben.

14.1.1.4 Neuroborreliose

Bei der Neuroborreliose sind Vaskulitiden und Schlaganfälle als seltene Komplikationen beschrieben. Meist ist das vertebrobasiläre Stromgebiet betroffen. In Fallberichten wurden auch Vaskulitis-assoziierte Blutungen (SAB, intrazerebrale Blutung) und eine vaskulitische Beteiligung des peripheren Nervensystems dargestellt.

14.1.1.5 Neurolues

Insbesondere bei der meningovaskulären Lues gibt es eine vaskulitische Verlaufsform (Panarteriitis, Periarteriitis oder Endarteriitis). Sie entsteht durch eine Erregerinvasion in die Gefäßwand. In angiografischen Untersuchungen zeigt sich meist ein Befall mehrerer Gefäße. Auch bei der Spätmanifestation des Neurolues kann es noch zu vaskulären Komplikationen kommen.

14.1.1.6 Rickettsien

Durch Rickettsien wird unter anderem das Fleckfieber verursacht, welches im ZNS zu meningitischen und wahrscheinlich auch vaskulitischen Komplikationen führt. Bei dem durch *Orientia tsutsugamushi* verursachten Tsutsugamushi-Fieber kommt es ebenfalls zu einer Meningitis. Vaskulitisch bedingte Mikroblutungen und Mikroinfarkte sind beschrieben.

14.1.2 Viren

14.1.2.1 Herpesviridae

Bei Erkrankungen durch *Varizella-zoster-Virus* kann es auch zu vaskulären Komplikationen in Form von multilokulären ischämischen und makroangiopathischen ischämischen Veränderungen sowie hämorrhagischen Schlaganfällen kommen. In diesem Zusammenhang ist eine Vaskulopathie beschrieben, die alle Gefäßgrößen betreffen kann. Sind größere Gefäße betroffen handelt es sich häufiger um eine Vaskulitis als Ursache der vaskulären Komplikationen.

Bei der meist opportunistischen *CMV*-Infektion wird in Fallberichten eine ZNS-Vaskulitis als Komplikation beschrieben. Gleiches gilt für Infektionen mit *EBV*.

14.1.2.2 Hepatitis-Viren

Bei der *Hepatitis B* kann laut Literatur in 10–54 % der Fälle eine assoziierte Panarteriitis nodosa (PAN) auftreten, die zu einer Vaskulitis der mittelgroßen Gefäße führt. Meist kommt es hierbei zu einer Vaskulitis des peripheren Nervensystems.

Die *Hepatitis C* kann infolge einer Kryoglobulinämie zu einer Vaskulitis der kleinen Gefäße führen, wobei Schwerpunktneuropathien und symmetrische Polyneuropathien auftreten. Eine ZNS-Vaskulitis ist in diesem Zusammenhang selten.

14.1.2.3 Retroviren

Bei HIV-Infektionen kommt es bei bis zu 5 % der Patienten zu Schlaganfällen, meist aufgrund opportunistischer Infektionen. Aber auch eine zentralnervöse Vaskulitis wird in bis zu 28 % dieser Fälle als Ursache angenommen. Auch ist bei HIV eine Panarteriitis nodosa-artige Vaskulitis beschrieben, wobei bei Kryoglobulinämien auf jeden Fall auch nach dem zusätzlichen Vorliegen einer ursächlichen Hepatitis gesucht werden muss, die in diesem Zusammenhang wahrscheinlicher ist.

14.1.2.4 West-Nil-Virus

Eine Vaskulitis des ZNS ist in Einzelfällen beschrieben.

14.1.3 Pilze

14.1.3.1 Aspergillus

In erster Linie sind Abszesse durch Aspergillus bekannt. Aber auch mykotische Aneurysmen und andere vaskuläre Komplikationen können auftreten. Eine vaskulitische Ursache wird diskutiert.

14.1.3.2 Candida

Neben der chronischen Meningitis bei immunsupprimierten Patienten ist auch eine Vaskulitis durch eine Erregerinvasion in die Gefäßwände beschrieben.

14.1.3.3 Coiccidioides

Die Sporen dieses Pilzes führen im Südwesten der USA und in Mexiko nach Inhalation und hämatogener Streuung neben der Lungeninfektion auch zu Meningitis und zerebraler Vaskulitis.

14.1.3.4 Mucormykosis

Eine nekrotisierende Vaskulitis kann bei der Mukormykose auftreten.

14.1.4 Parasiten

14.1.4.1 Neurozystizerkose

Bei der durch *Taenia solium* verursachten Neurozystizerkose kann eine Vaskulitis der kleinen und großen Gefäße auftreten.

14.1.4.2 Schistosoma mansoni

Die Bilharziose kann sowohl im frühen wie auch späteren Stadium zu einer Vaskulitis des zentralen Nervensystems führen.

14.1.5 Therapie

Therapeutisch ist eine schnellstmögliche Behandlung der ursächlichen Infektion von herausragender Bedeutung. Hier sei auf die Behandlung der speziellen Erkrankungen in den entsprechenden Kapiteln verwiesen. Eine zusätzliche Behandlung mit Glukokortikoiden kann hilfreich sein und zu einer rascheren Rückbildung der entzündlichen Komplikationen führen. Hierbei sei auch noch einmal die Glukokortikoidgabe bei der bakteriellen Meningitis aufgeführt.

In Zusammenhang mit den Kryoglobulinämien wird in der Literatur neben der Glukokortikoidtherapie auch eine Plasmapherese als Therapieoption aufgeführt.

14.2 Critical-illness-Polyneuropathie

Ernst Hund

14.2.1 Einleitung

Critical-illness-Polyneuropathie (CIP) und -Myopathie (CIM) stellen spezifische neuromuskuläre Komplikationen des intensivmedizinisch behandelten Patienten dar. Beide Erkrankungen treten häufig in Kombination auf. Prädisponierende Faktoren sind schwere Infektion, Sepsis, Multiorganversagen und lang andauernde Beatmung. Die Inzidenz ist bei Risikopatienten hoch und kann bei schwerstkranken Intensivpatienten 100 % erreichen. Klinisch resultieren symmetrische schlaffe Paresen und Muskelatrophien mit der Folge verzögerter Entwöhnung vom Respirator und verlängerter neuromuskulärer Rehabilitation. Die Diagnose wird klinisch und elektrophysiologisch gestellt, bei den Myopathien ist zur Charakterisierung des histologischen Typs eine Biopsie erforderlich. Beide Erkrankungen verlaufen monophasisch und selbstlimitierend, d. h. sie sistieren nach Beendigung der Intensivbehandlung ohne spezifische Maßnahmen. Bei leichten Verläufen erfolgt häufig eine rasche Symptomrückbildung, bei schwer betroffenen Patienten können lebenslang neuromuskuläre Defizite verbleiben.

14.2.2 Critical-illness-Polyneuropathie

14.2.2.1 Klinik

Die verzögerte oder ohne pulmonale Gründe misslingende Entwöhnung vom Respirator stellt die klinisch wichtigste Manifestation einer CIP dar. Bei der neurologischen Untersuchung zeigen sich zum Teil ausgeprägte Muskelatrophien und, wenn Sedierung und Relaxation zurückgenommen wurden, höhergradige schlaffe Paresen. Die Muskulatur vermittelt bei der Palpation einen teigig-weichen Eindruck, möglicherweise als Ausdruck einer begleitenden Myopathie. Sehr charakteristisch ist die Beobachtung, dass der Patient bei Schmerzapplikation an Fingern oder Zehen grimassiert, ohne die Extremität zurückzuziehen. Die Muskeleigenreflexe sind, wenn auch abgeschwächt, häufig erhalten; bei Patienten mit zerebralen Erkrankungen kann sogar eine Hyperreflexie bestehen. Das Erlöschen der Muskeleigenreflexe ist daher für die Diagnose einer CIP nicht obligat. Der Liquor ist normal oder zeigt uncharakteristische leichte Anstiege der Zellzahl und des Gesamtproteins; Letzteres aber nicht in dem Ausmaß des Guillain-Barré-Syndroms.

Die klinische Bedeutung der CIP resultiert aus der verlängerten Beatmungsdauer und verzögerten Mobilisation. Beide erhöhen das Risiko für Sekundärkomplikationen (Lungenembolie, tiefe Venenthrombose, Pneumonie). Wird die Entwicklung einer Neuropathie nicht erkannt, erfolgen zur Abklärung des Entwöhnungsversagens überflüssige diagnostische Maßnahmen. Gründe für das Nichterkennen einer CIP liegen meist darin, dass die klinisch-neurologische Beurteilung des peripheren Nervensystems von intubierten und sedierten Patienten schwierig oder – bei Relaxierung oder schwerer septischer Enzephalopathie – unmöglich ist.

14.2.2.2 Pathogenese

Die Pathogenese ist bis heute nicht geklärt. Die meisten Autoren gehen davon aus, dass die gleichen Mediatoren, die die systemischen Effekte der Sepsis vermitteln, auch für die Entstehung der CIP verantwortlich sind, und betrachten die CIP als Teil des septischen Organversagens. Die Aktivierung der Kaskade proinflammatorischer Mediatoren nach schweren nicht-septischen Ereignissen – neben dem Polytrauma kommen intrakraniellen Läsionen und große chirurgische Eingriffe in Betracht – kann das Auftreten einer CIP bei Intensivpatienten ohne Sepsis erklären. Die Primärerkrankung selbst hat nach bisherigen Beobachtungen keine Bedeutung für die Entstehung der CIP. Pathoanatomisch ist die CIP durch eine axonale Degeneration vor allem motorischer Nervenfasern gekennzeichnet, die Muskulatur zeigt eine Denervierungsatrophie.

Über die beteiligten Mechanismen herrscht Unklarheit. In Tiermodellen konnte eine Vielzahl von Einzelphänomenen nachgewiesen werden, unter anderem Störungen der nervalen Mikrozirkulation und des Muskelmetabolismus, reversible Veränderungen der Ionenkanäle an der Nerven- und Muskelmembran und bioenergetische Dysfunktion. Die Senkung der Inzidenz der CIP durch intensivierte Insulintherapie weist auf den Einfluss einer Hyperglykämie bzw. Insulinresistenz hin. Eigene Untersuchungen zeigten die Existenz eines neurotoxischen Faktors im Serum von CIP-Patienten, dessen Aktivität durch Glutamatantagonisten vom NMDA-Typ dosisabhängig blockierbar ist.

14.2.2.3 Diagnostik

Die Diagnose beruht auf dem elektrophysiologischen Nachweis einer akuten axonalen Schädigung bei Ausschluss anderer Ursachen für diesen Befund. Zu den typischen elektrophysiologischen Befunden einer CIP zählen normale oder fast normale Nervenleitgeschwindigkeiten und distal-motorische Latenzen, verbunden mit einer Amplitudenminderung und Verbreiterung der Summenaktionspotenziale. Auffallend sind bei vielen Patienten überwiegend motorische Fasern betroffen. Bei der Bewertung sensibler Nervenaktionspotenziale ist zu berücksichtigen, dass eine Amplitudenreduktion auch eine Folge von einer Flüssigkeitseinlagerung im Gewebe durch den septischen Kapillardefekt oder eine positive Flüssigkeitsbilanz sein kann und damit nicht zwingend eine Schädigung sensibler Fasern anzeigt. Bei der Nadelelektromyografie findet sich ubiquitär, d. h. auch in der Stamm- und Gesichtsmuskulatur, pathologische Spontanaktivität in Form von Fibrillationen und positiv scharfen Wellen. Systematische elektrophysiologische Untersuchungen haben gezeigt, dass die CIP schon in der akuten Krankheitsphase entsteht.

14.2.2.4 Prognose

Durch die CIP verlängern sich die Beatmungsdauer und die Mobilisation. In der Folge steigen die Weaningdauer, Reintubationsrate, die Rate intubiert verlegter Patienten und die Mortalität. Überleben die Patienten, bilden sich die Zeichen der Polyneuropathie nach Beherrschung der Akutsituation bei leichten Verläufen relativ rasch und häufig auch vollständig zurück. Bei Patienten mit schwerer CIP ist allerdings mit inkompletter Rückbildung zu rechnen. Elektrophysiologisch lassen sich noch Jahre später Zeichen der axonalen Schädigung nachweisen, die möglicherweise Ursache für persistierende Muskelschwächen, muskuläre Ermüdung (Fatigue) und langanhaltende Einschränkung der Lebensqualität sind. Trotz adäquater neuromuskulärer Rehabilitation können dauerhafte Beeinträchtigungen beim Gehen, bis hin zur Rollstuhlpflichtigkeit, und in den Aktivitäten des täglichen Lebens bestehen bleiben.

14.2.3 Critical-illness-Myopathien

Bioptische und elektrophysiologische Untersuchungen haben gezeigt, dass auch die Prävalenz von Myopathien beim Intensivpatienten hoch ist und in der Größenordnung der CIP liegt. Wegen der häufigen

Überlagerung mit der CIP verzichten manche Autoren auf eine Unterscheidung von Neuropathie und Myopathie und sprechen von einer Critical-illness-Polyneuromyopathie oder ICU-acquired weakness. Dies kommt praktischen Bedürfnissen entgegen, ist aber wegen der konzeptionellen Unschärfe und aus pathophysiologischen Erwägungen abzulehnen.

Histopathologisch lässt sich eine Critical-illness-Myopathie im engeren Sinne mit unspezifischen myopathischen Veränderungen (abnorme Variation der Faserquerschnitte mit Atrophie und Angulierung der Fasern, internalisierten Zellkernen, Fibrosen und fettigen Degenerationen) von nekrotisierenden Myopathien und der sog. Thick-filament-Myopathie abgrenzen. Bei Letzterer zeigt sich elektronenmikroskopisch der selektive Verlust der (dicken) Myosinfilamente. Die Serum-CK ist bei der unspezifischen Intensivmyopathie normal, bei den anderen beiden Formen erhöht. Eine sichere Unterscheidung zur CIP ist anhand der Serum-CK meist nicht möglich.

14.2.3.1 Diagnostik

Die Diagnostik einer CIM ist durch den Umstand erschwert, dass die elektromyographische Untersuchung hinsichtlich einer Myopathie einen kooperativen Patienten erfordert. Darüber hinaus koexistiert in vielen Fällen eine CIP, wodurch die klinische und elektrophysiologische Differenzierung schwierig wird. Die konventionelle Elektrodiagnostik ist nur bedingt geeignet, eine CIM mit hinreichender Sicherheit nachzuweisen oder auszuschließen. Erforderlich ist vielmehr eine direkte elektrische Muskelstimulation. Diese Technik ist aber nicht allgemein verfügbar. In vielen Fällen gelingt daher der definitive Nachweis einer CIM nur durch eine Biopsie; für die Klärung des histopathologischen Typs ist die Biopsie essenziell. Die Serum-CK ist nur bei nekrotisierenden Formen erhöht (s. u.).

14.2.3.2 Pathogenese

In Analogie zur CIP gehen viele Autoren davon aus, dass die Muskulatur durch die Mediatoren der Sepsis im Sinne einer Sepsis-induzierten hyperkatabolen Myopathie geschädigt wird. In der Folge kommt es zu Apoptose und Myosinfilamentverlust. Inwieweit exogene Einflüsse, insbesondere die Gabe von Steroiden und Muskelrelaxantien, eine zusätzliche Rolle spielen, ist unklar.

14.2.3.3 Konsequenzen für die Praxis

Eine spezifische Therapie neuromuskulärer Komplikationen intensivmedizinisch behandelter Patienten ist nicht bekannt. Sepsis und septischer Schock sollten nach den etablierten Leitlinien konsequent bekämpft werden, bei der Respiratorentwöhnung sollte, ebenso wie bei der Mobilisation, das Vorhandensein einer CIP oder CIM in das Behandlungskonzept einbezogen werden. Von pflegerischer Seite ist darauf zu achten, dass zusätzliche Nervenschädigungen in Form von Druckläsionen vermieden werden. Auf nicht-depolarisierende Muskelrelaxantien und Kortikosteroide sollte wegen der möglichen Triggerung von Muskelnekrosen möglichst verzichtet werden. Der Einfluss von früher Mobilisation, Ernährung und Blutzuckerkontrolle auf das Outcome von CIP und CIM sind weiterhin unklar.

Literatur

Berger A, Shahar T, Margalit N (2016) Herpes simplex type 2 encephalitis after craniotomy: case report and literature review. World Neurosurg 88:691.e9–691.e12

Coyle PK (2015) Central nervous system vasculitis due to infection (Chapter 27). In: Younger DS (Hrsg) The vasculitides, volume 2. Nervous system vasculitis and treatment. Nova Biomedica, New York, S 127–50

Fried HI, Nathan BR, Rowe AS, Zabramski JM, Andaluz N, Bhimraj A, Guanci MM, Seder DB, Singh JM (2016) The insertion and management of external ventricular drains: an evidence-based consensus statement: a statement for healthcare professionals from the neurocritical care society. Neurocrit Care 24:61–81

Glimaker M, Johansson B, Halldorsdottir H, Wanecek M, Elmi-Terander A, Ghatan PH, Lindquist L et al (2014) Neuro-intensive treatment targeting intracranial hypertension improves outcome in severe bacterial meningitis: an intervention-control study. PLoS ONE 9:e91976

Huttner H et al. (2018) Intrakranieller Druck (ICP), S1-Leitlinie. In: Deutsche Gesellschaft für Neurologie (Hrsg.), Leitlinien für Diagnostik und Therapie in der Neurologie. Online: ► www.dgn.org/leitlinien. AWMF-Registernummer: 030/105

Jacobi C, Lenhard T (2010) Meyding-Lamadé. Vaskulitis des Nervensystems bei Infektionserkrankungen. Nervenarzt 81:172–180

Kheirbek T, Pascual JL (2014) Hypertonic saline for the treatment of intracranial hypertension. Curr Neurol Neurosci Rep 14:482

Latronico N, Bolton CF (2011) Critical illness polyneuropathy and myopathy: a major cause of muscle weakness and paralysis. Lancet Neurol 10:931–941. ► http://www.ncbi.nlm.nih.gov/pubmed/21939902

Piva S, Fasgoni N, Latronic N (2019) Intensive dare unit-acquired weakness. F1000 Research (F1000 Fasculty Rev) 508, Last update 18.4.2019.

Sonneville R, Gault N, de Montmollin E, Klein IF, Mariotte E, Chemam S, Tubach F et al (2015) Clinical spectrum and outcomes of patients with encephalitis requiring intensive care. Eur J Neurol 22(6–16):e11

Wall EC, Ajdukiewicz KM, Bergman H, Heyderman RS, Garner P (2018) Osmotic therapies added to antibiotics for acute bacterial meningitis. Cochrane Database Syst Rev 2:CD008806

Weber JR, Tuomanen EI (2007) Cellular damage in bacterial meningitis: an interplay of bacterial and host driven toxicity. J Neuroimmunol 184:45–52

Younger DS, Coyle PK (2019) Central nervous system vasculitis due to infection. Neurol Clin 37:441–463

Zhou c, Wu L, Ni F, Ji W, Wu J, Zhang H (2014) Critical illness polyneuropathy and myopathy: a systematic review. Neural Regen Res 2014:101–110

Der immunsupprimierte Patient

Martin Stangel und Matthias Stoll

Inhaltsverzeichnis

U. Meyding-Lamadé et al. (Hrsg.), *Neuroinfektiologie*,
https://doi.org/10.1007/978-3-662-61669-7_15

Die Anzahl von immunsupprimierten Patienten hat in den letzten Dekaden deutlich zugenommen. Die Ursachen hierfür sind vielgestaltig: Ein wesentlicher Faktor ist die rasante Zunahme von verschiedensten Immuntherapien (◘ Tab. 15.1) bei Autoimmunerkrankungen oder auch nach Transplantationen. Aber auch Umweltfaktoren spielen eine Rolle. So sind wir z. B. Feinstaub und toxischen oder hormonartig wirkende Substanzen in unserer Nahrung ausgesetzt. Diese werden mit einer gestörten Immunregulation und verminderter Immunkompetenz in Verbindung gebracht. Grunderkrankungen, die zu einer verminderten Immunkompetenz führen, wie z. B. HIV-Infektionen oder Malignome können heutzutage zwar behandelt werden, führen aber dennoch zu einer nicht geringen Anzahl von immunkompromittierten Patienten. Schließlich spielt auch das zunehmende Lebensalter der Bevölkerung eine Rolle. Einerseits steigt dadurch auch die Prävalenz von metabolischen Erkrankungen wie Diabetes mellitus, die auch das Immunsystem beeinflussen. Andererseits ist das Phänomen der Immunseneszenz, also der Alterung des Immunsystems, gut dokumentiert und scheint für Infektionserkrankungen wie den Herpes Zoster mitverantwortlich zu sein. Immunkompromittierte Patienten haben ein erhöhtes Risiko für opportunistische Infektionen, die am Nervensystem meist das Gehirn betreffen.

15.1 Klinische Präsentation und typische Erreger

Die klinische Präsentation von opportunistischen Infektionen hängt von der Lokalisation der Infektion ab. Oft gehen diese mit unspezifischen Symptomen wie Fieber und Abgeschlagenheit einher. Systemische Entzündungszeichen können allerdings insbesondere bei immunsupprimierten Patienten fehlen. Meningeale Symptome wie Kopfschmerz, Erbrechen und Übelkeit lassen eine Beteiligung der Hirnhäute vermuten. Kommen enzephalopathische Symptome, also eine Bewusstseinsstörung oder Störung der Orientierung/Verwirrtheit hinzu, muss von einer Enzephalitis oder Meningoenzephalitis ausgegangen werden. Fokal-neurologische Symptome wie z. B. Hemiparese, Aphasie oder auch epileptische Anfälle können einer bestimmten Hirnregion zugeordnet werden. Bewusstseinsstörungen können auftreten durch ein diffuses Hirnödem bei Enzephalitis, erhöhten Hirndruck bei raumfordernder Wirkung eines Hirnabszesses, aber auch durch eine Liquorzirkulationsstörung und Entwicklung eines Hydrozephalus.

Bei der diagnostischen Abklärung ist zu beachten, dass bei der Liquordiagnostik als zentraler Untersuchung zum Nachweis der Infektion die Befunde atypisch sein können. Dies kann trotz schwerwiegender Infektion bis zu einem Normalbefund mit normaler Liquorzellzahl führen, wenn das geschädigte Immunsystem keine adäquate Immunantwort aufbauen kann. Daher ist der direkte Erregernachweis von höchster Bedeutung.

> **Merke**
> Bei immunsupprimierten Patienten können bei Infektionen des Nervensystems atypische oder sogar normale Liquorbefunde vorkommen. Daher ist der direkte Erregernachweis entscheidend.

Einige der typischen opportunistischen Erreger (◘ Tab. 15.2) haben einen gewissen Tropismus für bestimmte Hirnareale oder Strukturen. So betrifft eine Infektion mit dem humanen Polyomavirus John Cunningham (JCPyV) bei einer progressiven multifokalen Enzephalopathie (PML) überwiegend die weiße Substanz, kann sich aber auch kortikal und zerebellär manifestieren. Das humane Herpesvirus-1 (HHV-1) betrifft meist die Temporallappen. Die tuberkulöse Meningitis betrifft in der Regel die

Tab. 15.1 Immunsuppressive und immunmodulatorische Therapeutika

Immunsuppression	Substanz	Dosis/Dauer	Wirkmechanismus
Gruppe I: Ohne/geringe IS	Hydroxychloroquin		Pleiotropes DMARD
	Sulfasalazin		Leukotriene/Pleiotrop
	Mesalazin		Leukotriene/Pleiotrop
	Apremilast		Phosphodiesterase 4
	Dimethylfumarat		pleiotrop
	Glatirameracetat		pleiotrop
	Interferon-ß		Typ-1-IFN-R
Gruppe II: Dosisabhängig geringe IS	Glucocorticoid	Kurzeit, <14 Tage, außer Hochdosis-Stoß	Glucocorticoid-R/pleiotrop
		Niedrigdosis: <10 mg/d PrednÄq	
		nicht systemische Gabe	
	Methotrexat	≤20 mg/Wo., [≤0,4 mg/kg/Wo.]	Pyrimidin-/Purin-Antagonist
	Ciclosporin	≤2,5 mg/d	Calcineurin
	Leflunomid	≤20 mg/d	DNS-Biosynthese
	Mycophenolat-Mofetil	≤2000 mg/d	DNS-Biosynthese
	Tofacitinib	≤5–10 mg/d	JAK/STAT
Gruppe III: Schwere IS	Glucocorticoid	Hochdosis-Stoß (≥20 mg/kg, wiederholt)	Glucocorticoid-R/pleiotrop
		Hochdosis >10 mg/d und >14 Tage	
	Methotrexat	>20 mg/Wo., [>0,4 mg/kg/Wo.]	Pyrimidin-/Purin-Antagonist
	Ciclosporin	>2,5 mg/d	Calcineurin
	Leflunomid	>20 mg/d	DNS-Biosynthese
	Mycophenolat-Mofetil	>2000 mg/d	DNS-Biosynthese
	Tofacitinib	>5–10 mg/d	JAK/STAT
	Azathioprin	alle Dosen	DNS-Biosynthese
	Infliximab	≥5 mg/4Wo. Oder ≥8 mg/8Wo	TNF-R
	Abatacept		CD80/CD86-R
	Alemtuzumab		CD52 (T-/B- u. a. m)
	Ocrelizumab		CD20 (B-Zellen)
	Rituximab		CD20 (B-Zellen)
	Cyclophosphamid		DNS-Biosynthese/Alkylanz

Abkürzungen: d = Tag; DMARD = Disease modifying antirheumatic drug; IFN = Interferon; IS = Immunsuppression; PrednÄq = Prednisolonäquivalent; R = Rezeptor; Wo. = Woche

Tab. 15.2 Häufige opportunistische Erreger

Erreger	Klinische Präsentation	Bildgebung (cMRT)
Viren		
Varizelle Zoster Virus (VZV)	– Segmentaler Zoster – Meningitis – Enzephalitis	Meist normal
Cytomegalievirus (CMV)	– Enzephalopathie mit Bewusstseinsstörung, kognitiven Defiziten – Myelitis	Unspezifisch mit variabler Kontrastmittelaufnahme
JC-Polyoma-Viren (JCPyV)	Subakute fokale neurologische Ausfälle oder kognitive Defizite	(zumindest im Verlauf) multifokal, demyelinisierend. Meist keine Kontrastmittelaufnahme
Bakterien		
Nocardien	Meist fokal-neurologische Ausfälle oder Enzephalopathie	Multifokale, meist kleinfleckige kontrastmittelanreichernde Läsionen
Listeria monocytogenes	Typischerweise meningitische Präsentation	Ggf. meningeale Kontrastmittelanreicherung
Mycobacterium tuberculosis	– Basale Meningoenzephalitis mit/ohne Hirnnervenausfällen – Liquor Laktat und Protein meist deutliche erhöht	Meningeale Kontrastmittelanreicherung, evtl. kontrastmittelanreichernde Tuberkulome im Parenchym
Pilze		
Cryptococcus neoformans	– Über Tage bis Wochen Verschlechterung des Allgemeinzustandes – Bewusstseinsstörung – Fokale neurologische Ausfälle	Diffuses Hirnödem, meningeale und intrazerebrale ringförmige Kontrastmittelanreicherung möglich. Kann auch normal sein
Aspergillen	Meist Hirnabszesse mit fokalneurologischen Ausfällen	Ringförmig anreichernde Läsionen, evtl. auch cerebrale Infarkte
Protozoen		
Toxoplasma gondii	– Über Tage/Wochen entstehende fokalneurologische Ausfälle incl. epileptischer Anfälle – Liquor oft wenig auffällig	Oft multifokale ringförmige Kontrastmittelanreicherungen

CCT: craniale Computertomografie; cMRT craniale Magnetresonanztomografie

15

basalen Meningen und kann einzelne Hirnnerven mit einbeziehen. Hirnabszesse werden oft durch Toxoplasmen oder auch Aspergillen gebildet.

Schließlich ist die Art des Immundefektes auch für den Erreger mit entscheidend (Tab. 15.3). So sind z. B. Hirnabszesse durch Aspergillen nach Organtransplantationen häufig, bei HIV Patienten jedoch selten, wo Toxoplasmen wesentlich häufiger eine Ursache für einen Hirnabszess sind.

Tab. 15.3 Häufigere Erreger in Abhängigkeit von der Ursache des Immundefektes

Prädisposition/Ursache für Immundefizienz	Erreger
HIV-Infektion	Toxoplasma gondii, JCPyV, Cryptococcus neoformans
Transplantation	Aspergillen, Nocardien, Toxoplasma gondii, Mycobacterium tuberculosis, CMV
Immuntherapie (je nach Immunsuppressivum)	VZV, HSV, CMV, Listerien
Hypogammaglobulinämie	Meningokokken
T-Zell-Defekt	VZV, JCPyV, Protozoen, Pilze
Neutropenie	Gramnegative Bakterien
Immunseneszenz	VZV (Herpes Zoster), Pneumokokken

15.2 Impfung bei Immunsupprimierten

Aufgrund der erhöhten Infektionsgefahr bei immunkompromittierten Patienten sollte eine möglichst konsequente Prophylaxe und Impfung bei diesen Patienten durchgeführt werden. Die ständige Impfkommission beim Robert Koch-Institut (STIKO) gibt meist im August jährlich aktualisierte Impfempfehlungen, einschließlich Indikationsimpfungen für Risikogruppen. Folgende Impfungen werden von der STIKO neben der Grundimmunisierung als Indikationsimpfung bei Immundefizienz/-suppression aufgeführt:

- Varizellen (Grundimmunisierung)
- Herpes Zoster (adjuvantierte Subunitvakzine) ab 50 Jahren
- Hepatitis B
- Influenza
- Meningokokken (ACWY und B)
- Pneumokokken

Merke
Ein möglichst umfassender Impfschutz sollte bei allen immunsupprimierten Patienten angestrebt werden.

Auch wenn ein möglichst breiter Impfschutz bei Immunsupprimierten wünschenswert ist, so müssen die Empfehlungen letztlich doch individualisiert entsprechend der jeweiligen Ursache der Immundefizienz ausgesprochen werden (Tab. 15.4). Beispielsweise ist die Meningokokken-Impfung (ACWY und B) vor/bei Beginn einer Therapie mit Eculizumab ver-

Tab. 15.4 Überlegungen zur Impfindikation bei immunsupprimierten Patienten

Patienten mit Immundefekten, Autoimmunkrankheiten, chronisch-entzündlichen Erkrankungen bzw. unter immunsuppressiver Therapie haben ein erhöhtes Infektionsrisiko.
Infektionen können bei Autoimmunkrankheiten oder chronisch-entzündlichen Erkrankungen die Morbidität und Mortalität erhöhen.
Impfungen können das Risiko für infektionsgetriggerte Schübe einer Autoimmunerkrankung verringern
Es wurde bislang für keine in Deutschland zugelassene Impfung ein ursächlicher Zusammenhang zwischen Impfung und erstmaligem Auftreten oder Auslösen eines Schubes einer Autoimmunkrankheit bzw. chronisch-entzündlichen Erkrankung nachgewiesen.

pflichtend. Auch empfiehlt die STIKO bei seronegativen Patienten vor jeglicher Immuntherapie eine Impfung gegen Varizellen. Idealerweise sind die Impfungen vor Beginn der Therapie abzuschließen. Hierbei ist für Lebendimpfstoffe (wie die Varizellen-Grundimmunisierung) ein Abstand von mindestens 4 Wochen vor Beginn der Therapie zu beachten. Bei Totimpfstoffen ist das Risiko geringer. Es sollte dennoch möglichst ein Abstand von 2 Wochen vor dem Behandlungsbeginn für eine möglichst gutes Angehen der Impfung eingehalten werden. Ist eine Therapie mit Eculizumab dringend erforderlich, so kann hier die Therapie unmittelbar nach der Impfung unter Antibiotikaprophylaxe erfolgen.

Eine Impfung mit Lebendimpfstoffen sollte unter einer laufenden immunsuppressiven Therapie vermieden werden. Nach Absetzen einer solchen Therapie müssen wieder entsprechende Abstände eingehalten werden: Nach Predinson/Prednisolon ≥20 mg täglich 1 Monat, nach Biologika möglichst 12 Monate (je nach Biologikum, Halbwertszeit und Wirkdauer), nach Chemotherapien bei Malignomen 12 Monate und nach einer Stammzelltransplantation möglichst 1–2 Jahre.

Totimpfstoffe können während einer immunsuppressiven Therapie verabreicht werden, allerdings kann das Angehen der Impfung vermindert sein. Hier können gegebenenfalls Titerkontrollen durchgeführt werden. Bei Patienten, die eine Substitution mit Immunglobulinen erhalten, sollte weiterhin bedacht werden, dass die Immunglobulinpräparate hohe Konzentrationen von Antikörpern gegen das Impfantigen enthalten können, sodass dies erstens einen nicht vorhandenen Impfschutz durch den Leihtiter spezifischer Antikörper vortäuschen kann oder zweitens wegen darin enthaltenen spezifischen neutralisierenden Antikörpern gegen das Impfantigen die aktive Impfung nicht angeht.

Merke

Die rechtzeitige Planung notwendiger Impfungen vor einer immunsuppressiven Therapie ist wichtig, da unter Immunsuppression die Impfrisiken (Lebendimpfungen kontraindiziert) höher und der Impferfolg geringer sind.

Neben der Impfung des immunsupprimierten Patienten sollten weiterhin auch die Umgebungspersonen geimpft werden.

15.3 Weitere Prophylaxe von Infektionskrankheiten

Bei längerfristigen Immuntherapien sind neben den Impfungen auch weitere Prophylaxen wie gegen Pneumocystis jiroveci (früher Pneumocystis carinii, PCP) zu beachten. Die Therapie mit Kortikosteroiden scheint hier das größte Risiko zu haben. Daher wird empfohlen, bei einer Therapie mit ≥20 mg Prednisolon(äquivalent) über mindestens 4 Wochen, eine Prophylaxe mit z. B. Trimethoprim/Sulfamethaxon 800 mg/160 mg 2- bis 3-mal wöchentlich durchzuführen.

Weiterhin gibt es für einige Immunsuppressiva die Empfehlung, eine Herpes-Prophylaxe durchzuführen. Hier ist das Alemtuzumab zu nennen, bei dem ab dem ersten Behandlungstag für einen Monat die Gabe von 2 × 200 mg Aciclovir empfohlen wird. Sollte es unter der Therapie mit Cladribin zu einer Grad-4-Lymphopenie (<200/µl) kommen, wird ebenso die Gabe von 2 × 200 mg Aciclovir empfohlen.

Schließlich wird bei Medikamenten, unter denen eine Listerien-Infektion beschrieben wurde, eine sog. Schwangerschaftsdiät, ohne z. B. Rohmilchkäse, empfohlen. Als Beispiel ist hier wieder das Alemtuzumab aufzuführen, wo diese Diät vor und nach jedem Therapiezyklus empfohlen wird.

15.4 Management von Infektionen des zentralen Nervensystems

Auch wenn das Erregerspektrum bei immunkompromittierten Patienten verändert ist und die Verläufe schwerer sein können, so unterscheidet sich das Management prinzipiell nicht von immunkompetenten Patienten. Generell ist anzustreben, wenn möglich, die Immunkompetenz so schnell wie möglich wiederherzustellen. Zu beachten ist, wie bereits erwähnt, dass während der Diagnostik aufgrund der Immuninkompetenz atypische Befunde auftreten können. Bei begründetem Verdacht muss daher auch bei Normalbefunden die Infektion in Betracht gezogen werden.

Literatur

Angstwurm K, Neumann B (2019) Infektionen des zentralen Nervensystems bei Immundefizienz. Der Internist 60:690–700

Ehl S, Bogdan C, Niehuis T, et al (2018) Impfen bei Immundefizienz. Anwendungshinweise zu den von der Ständigen Impfkommission empfohlenen Impfungen. (II) Impfen bei 1. Primären Immundefekterkrankungen und 2. HIV-Infektion. Bundesgesundheitsbl 61:1034–1051

Kumar R, Ison MG (2019) Opportunistic infection in transplant patients. Infect Dis Clin N Am 33:1143–1157

Niehuis T, Bogdan C, Hecht J et al (2017) Impfen bei Immundefizienz: Anwendungshinweise zu den von der Ständigen Impfkommission empfohlenen Impfungen (I). Bundesgesundheitsbl 60:674–684

Shih R, Koeller KK (2019) Central nervous system lesions in immunocompromised patients. Radiol Clin N Am 57:1217–1231

Sonneville R, Magalhaes E, Meyfroidt G (2017) Central nervous system infections in immunocompromised patients. Curr Opin Crit Care 23:128–133

STIKO: (2020) Empfehlungen der Ständigen Impfkommission beim Robert Koch-Institut – 2020/2021. Epidemiolog. Bulletin 34:1–65

Wagner N, Assmus F, Arendt G, et al (2019) Impfen bei Immundefizienz: Anwendungshinweise zu den von der Ständigen Impfkommission empfohlenen Impfungen. (IV) Impfen bei Autoimmunkrankheiten, bei anderen chronisch-entzündlichen Erkrankungen und unter immunmodulatorischer Therapie. Bundesgesundheitsbl 62:494–515

Der reisende Patient – Tropenmedizin

Uta Meyding-Lamadé und Eva Maria Craemer

Inhaltsverzeichnis

U. Meyding-Lamadé et al. (Hrsg.), *Neuroinfektiologie*,
https://doi.org/10.1007/978-3-662-61669-7_16

Die Krankheiten wandern hin und her, so weit die Welt ist, und bleiben nicht an einem Ort. Will einer viel Krankheiten kennen lernen, so wandere er auch; wandert er weit, so erfährt er viel und lernt viel kennen
Paracelsus (1493–1541)

16.1 Einleitung

Mit dem Klimawandel, verändertem Reise- und Migrationsverhalten sowie dem Warenimport nehmen auch in Europa tropische bzw. subtropische Erkrankungen zu. Die Population der Tropenreisenden hat in den letzten Jahren stark zugenommen, das statistische Bundesamt gibt für das Jahr 2019 ein Wachstum von 17,2 % im Vergleich zu 12 % im Jahr 2018 an privaten Fernreisen insgesamt an. Mit 4,7 % sind Asien- und Fernostreisen sowie Nordamerika mit 3,4 % die Spitzenreiter, gefolgt von Nordafrika (2,8 %), Mittelamerika/Karibik (2 %) sowie der Nahe bzw. Mittlere Osten (1 %.) Die Reiserückkehrer präsentieren sich mit einem breiten Spektrum an neurologischen Symptomen. Neben erhöhter Thromboseneigung und Thromboembolie-Gefahren nach Langstreckenflügen sind akute oder perakute Infektionen des ZNS, wie zerebrale Malaria, virale Meningoenzephalitis, Helminthen-Infestationen, bakterielle Meningitiden oder Hirnabszess die häufigeren Diagnosen von Reiserückkehrern.

Die Anzahl an importierten Infektionen ist stark abhängig von den Schwankungen epidemiologischer Situationen in den Infektionsländern sowie von Veränderungen in den Reiseströmen. Derzeit zählen tropische Urlaubsreisen (z. B. Südostasien, Brasilien, Südamerika) zu den beliebtesten Fernreisezielen der Deutschen. Tropenerkrankungen können nicht nur infektiöse sondern auch ernährungs-, umwelt- und genetisch bedingte Ursachen unter den besonderen klimatischen, kulturellen, sozialen und sozioökonomische Besonderheiten eines tropischen Landes umfassen. Endemiegebiete und Epidemien viraler und bakterieller Erreger müssen mit in Betracht gezogen werden. Im Meningitis-Gürtel, in 21 afrikanischen Nationen zwischen Äquator und Sahara, tritt die Meningokokken-Meningitis immer noch endemisch, mit einer Inzidenz von bis zu 800/100.000 Einwohner jährlich auf.

Der Reisende kann ein wichtiger Faktor bei Pandemien sein, wie z. B. bei SARS-CoV (2002/2003), aviärer Influenza (Vogelgrippe, H5N1, 2004), Schweinegrippe (H1N1, 2009/2010) und SARS-Cov-2 (11/2019). Bei diesen Zoonosen kam es zu einer Übertragung von Tieren auf Menschen.

Bakterien gehören zu den Prokaryoten und besitzen keinen Zellkern, ihre DNA flottiert im Nukleoid im Zytoplasma. Unterschieden werden Bakterien anhand ihrer Taxonomie, Zellwand in Gram-positive und Gram-negative Bakterien, Morphologie, Begeißelung, nach ihrem Sauerstoffverbrauch bzw. Sauerstofftoleranz. Einige wichtige humanpathogene Vertreter sind: *Bacillus, Bordetella, Borrelia, Brucella. Campylobacter, Clostriudium, Enterococcus, Haemophilus, Escherichia, Listeria, Mycobacterium, Neisseria, Rickettsia, Pseudomonas, Staphylococcus, Streptococcus* und *Treponema.*

Allgemein sind Viren obligat intrazelluläre Parasiten ohne eigenen Stoffwechsel, sie benötigen eine Wirtszelle für Ihre Replikation. Viele tropische bzw. subtropische virale Erreger mit neurotropen Eigenschaften gehören zu den Arboviren. Arboviren haben taxonomisch keinerlei Bezug zueinander, die einzige Gemeinsamkeit ist die Übertragung durch blutsaugende Arthropoden (Gliederfüßer) auf Wirbeltiere. Menschen und Haustiere sind bis auf wenige Ausnahmen nicht als Wirt vorgesehen, hier handelt es sich meistens um ein Zufallsereignis. Enteroviren, aber auch Arboviren können das klinische Bild einer Poliomyelitis verursachen. Virusfamilien mit tropischem bzw. subtropischem Ursprung sowie neurotropen Eigenschaften sind *Adenoviridae, Arenaviridae, Paramyxoviridae, Picornaviridae, Rhabdoviridae* und *Togaviridae.*

Tropische Infektionen können systemisch alle Organe oder das zentrale, selten auch das periphere Nervensystem und die quergestreifte Muskulatur betreffen.

Bei einer akuten bzw. subakuten Bewusstseinsstörung ohne neurologische oder sonstige Begleitsymptomatik wie bspw. Fieber muss in die Differenzialdiagnose unter tropischen bzw. subtropischen Bedingungen immer auch Intoxikation, Exsikkose-assoziierte Thrombosen oder Störungen des Wasser- und Elektrolythaushalts mit einbezogen werden. Häufig manifestieren sich importierte Infektionen als Fieber, Diarrhö oder Exanthem, Symptome wie Gelenkschmerzen können auftreten.

Fokal neurologische Zeichen können verursacht sein durch Ischämien, intrakranielle Blutungen, Sinusthrombosen oder raumfordernde Prozesse, wie Granulome oder beispielsweise parasitäre Zysten. Bei einer spinalen Symptomatik könnten Infektionen mit Enteroviren, Arboviren, Zestoden und Nematoden in Betracht gezogen werden. Bei Epilepsien und positiver Reiseanamnese kann eine Neurozystizerkose die Ursache sein. In Süd- und Mittelamerika sind bis zu 70 % der Epilepsie-Erkrankungen durch eine symptomatische Neurozystizerkose bedingt. Viele weitere Erreger wie *Schistosoma* spp., *Paragonismus* spp, *Echinokokkus* spp. können Auslöser epileptischer Anfälle sein.

Arbovirosen können im Rahmen einer akuten Enzephalitis extrapyramidalmotorische Symptome auslösen.

Bei akuten Psychosen mit allgemeinen oder organspezifischen Begleitsymptomen, fokal neurologischen Zeichen einschließlich Fieber oder Bewusstseinsstörungen muss bei Verdacht auf eine Enzephalitis eine umfängliche und strukturierte Abklärung erfolgen und gegebenenfalls eine Lumbalpunktion durchgeführt werden. Ein Flussdiagramm bei Verdacht auf eine Enzephalitis ist in ◘ Abb. 16.1 dargestellt.

Bei Auftreten einer akuten Bewusstseinsstörung, die von Fieber und einem epileptischen Anfall begleitet wird, muss differenzialdiagnostisch an eine zerebrale Malaria, virale Enzephalitis und eine akute bakterielle Meningoenzephalitis gedacht werden. Nach längerem Tropenaufenthalt ist an eine Neurozystizerkose, eine virale Enzephalitis und zerebrale Malaria zu denken. Eine Larva migrans visceralis, im Rahmen der Übertragung durch Toxocara canis (Hundespulwurm) oder Toxocara mystax (Katzenspulwurm) ist eine der häufigsten Ursachen einer akuten eosinophilen Meningitis, Enzephalitis oder Myelitis.

Hauptsächlich durch Infektionen ausgelöste neurologische Syndrome der Tropenmedizin können Kopfschmerzen, Bewusstseinsstörungen, Fieber, Querschnittssymptomatik, epileptische Anfälle, extrapyramidal motorische Symptomatik, Hirnnervenneuritiden, Myositis, Polyneuritis, Polyneuropathie, Radikulitis, Syndrom einer chronischen Enzephalitis oder Syndrom einer chronischen Meningitis sein. In ◘ Tab. 16.1 sind die Syndrome und ihre möglichen Ursachen und Differenzialdiagnosen dargestellt, die nicht vollständig sein kann, da es je nach Region auch weitere auch seltene Differenzialdiagnosen geben kann.

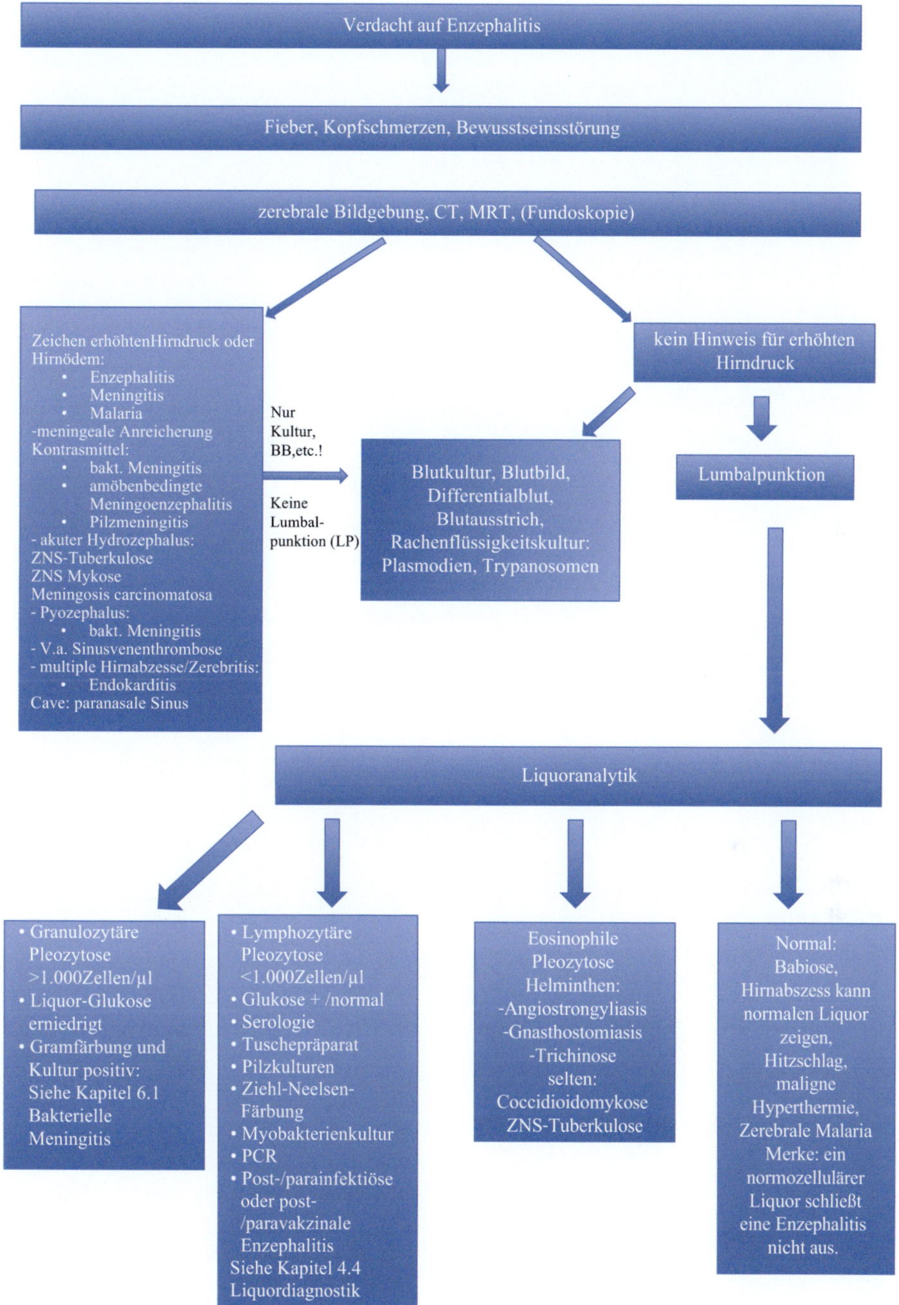

Abb. 16.1 Flussdiagramm bei Verdacht auf Enzephalitis

Tab. 16.1 Syndrome und ihre möglichen Ursachen und Differenzialdiagnosen

Syndrom	Erreger, mögliche Ursache	Differenzialdiagnose
Akuter Kopfschmerz	Migräne, spontane Subarachnoidalblutung, Meningitis, auch erreger-bedingte Vaskulitis, Sinusvenenthrombose, innere Hirnnerventhrombose,	Hitzeassoziierte Kopfschmerzen, Hydrozephalus occlusus
Akute Nackensteifigkeit (akuter Meningismus)	Tetanus, spontane Subarachnoidalblutung, Dissektion der hirnzuführenden Gefäße	*Clostridium tetanii* kommt weltweit vor; gerade älteren Menschen fehlt teilweise die Auffrischungsimpfung
(Akute) Bewusstseinsstörungen mit Fieber	Zerebrale Malaria, bakterielle oder virale Meningitis, virale Meningoenzephalitis, jede erregerbedingte Meningoenzephalitis	Hitzeassoziierte Erkrankungen (Hitzschlag/Hyperprexie), maligne Tumore
(Subakute) Bewusstseinsstörungen ohne Fieber	Metabolische Erkrankungen, endokrine Erkrankungen, Intoxikation, Malnutrition, granulomatöse zystische maligne intrakranielle Raumforderungen, Hydrozephalus, nicht konvulsiver Status epilepticus, Hirnabszess	
Akute Querschnittssymptomatik	Trauma, akute Querschnittsmyelitis post-, parainfektiös, paravakzinal; Poliomyelitis und andere Enterovirus Myelitiden, eosinophile Myelitis; Spondylitis versch. Ursachen mit vaskulär ischämischer Myelonschädigung bzw. Fortschreiten des entzündlichen Prozesses	Eosinophilie im Liquor z. B. durch Gnathostomiasis, Schistosomiasis, Pilzinfektion, parasitäre Erkrankungen Siehe ▶ Abschn. 7.4 Pilze, 7.5 Parasiten, Helminthen
Chronisch progrediente Querschnittssymptomatik	Tropische Myeloneuropathien, tropische spastische Paraparese (HTLV 1-assoziierte Myelopathie), Tabes dorsalis	DD funikuläre Myelose (B12 assoziiert), spinale Ischämie, spinale Gefäßmissbildung, Spinalkanalstenosen, Meningeome, etc.
Epileptische Anfälle mit Fieber	Zerebrale Malaria, virale Meningoenzephalitis, parasitäre Meningoenzephalitis, hitzeassoziierte Erkrankungen	
Epileptische Anfälle ohne (mit geringem) Fieber	Neurozystizerkose, granulomatöse, zystische neoplastische Neurozystizerkose ist die häufigste Ursache einer sekundären Epilepsie. In Teilen Afrikas, Asiens und Lateinamerika wird die Zahl an Neurozystizerkose-Fälle auf bis zu 50 Mio. geschätzt. Hirnabszesse	Maligne, Raumforderungen, Sinusvenenthrombose, innere Hirnnerventhrombose

(Fortsetzung)

Tab. 16.1 (Fortsetzung)

Syndrom	Erreger, mögliche Ursache	Differenzialdiagnose
Extrapyramidal motorische Symptomatik	Symptomatisches Parkinson-Syndrom kann bedingt durch chronische Intoxikation sein; Enzephalitis Lethargica: Europäische Schlafkrankheit, viral bedingte Enzephalitis mit postenzephalitischem Parkinson-Syndrom (Epidemie: 1916–1918), Arboviren	Idiopathisches Parkinson-Syndrom selten; sympt. Parkinson-Syndrom im westlichen Indien mit Mangan oder auf der pazifischen Insel Guam durch β-Oxalylaminoalanin (Guam Disease nach arboviraler Enzephalitis: Parkinson-Syndrom plus Demenz plus amyotrophe Lateralsklerose)
Hirnnervenneuritis	Basale Meningitis, Tuberkulose, Hirnnervenneuritis	DD: Sarkoidose
Myositis	Neurozystizerkose, Larva migrans infektionen (Befall mit Toxocara canis/Hundespulwurm oder Toxocara mystax/Katzenspulwurm), Trichinose, Rhabdomyolyse	► Siehe Kap. 11 Myositis
Polyneuropathie-Syndrome	Polyradikuloneuropathie, in Westafrika häufig HIV-assoziiert, (Guillain-Barré-Syndrom), Rabies, Borrelien, Enteroviren, Retroviren, Lepra, FSME	Metabolisch/toxische bedingt, inflammatorische, nicht infektiöse Polyneuropathie-Syndrome als Differenzialdiagnose
Radikulitis	Infektiöse Radikulitis durch Borrelien, Herpes-Zoster, Radikulopathie bei Gnasthostoma spingerium (Fadenwurmerkrankung), Lepra, raumfordernde intra- und extradurale Prozesse, Schistosomiasis	
Syndrom einer chronischen Meningitis/Enzephalitis Symptome bei Meningitis: subfebrile Temperaturen, Kopfschmerzen mit oder ohne Hirnnervenausfälle; Symptome bei Enzephalitis: typ. Leitsymptome plus diffuse oder fokale neurolog. Funktionsstörungen	ZNS-Tuberkulose, Kryptokokkose, Neurobrucellose, Afrikanische Trypanosomiasis (Schlafkrankheit), Toxocariasis Gnathostomiasis	Meningeosis carcinomatosa

16.2 Spezielle virale Erreger

16.2.1 Arboviren

Akronym: arthropode-borne viruses.

Arbovirosen gehören weltweit zu den häufigsten Auslösern einer Enzephalitis. Weltweit stellen sie die wichtigsten sich entwickelnden Viren dar. Die Übertragung erfolgt über Arthropoden (Gliederfüßer) wie Stechmücken oder Zecken. Stechmücken der Gattung *Aedes spp.* und *Culex spp.* oder Zecken der Gattung *Ixodidae* und *Argasidae* gehören zu den häufigsten Vektoren. Die erfolgreichste Art hinsichtlich ihrer Ausbreitung und Anpassungsfähigkeit ist *Aedes spp.,* ausgehend von Südostasien hat sie sich innerhalb der letzten Jahrzehnte in Teilen von Nord-, Mittel- und Südamerika, Afrika und Europa angesiedelt.

Merke
Arboviren haben taxonomisch keinen Bezug zueinander, die einzige Gemeinsamkeit ist die Übertragung durch Arthropoden (Gliederfüßer).

Derzeit sind etwa 500 Arboviren bekannt, von denen ungefähr 100 humanpathogen sind. Eine Vielzahl von Arboviren haben neurotrope Eigenschaften und können hämorrhagisches Fieber, allgemeine fieberhafte Erkrankungen und Enzephalitiden auslösen. Die extrinsische Inkubationszeit wird definiert als die Zeit der Virusaufnahme des Arthropoden bis zur erfolgreichen Virusausscheidung durch einen Biss oder Stich. Diese Methode hat sich, trotz der teilweise äußerst komplexen Entwicklungszyklen, ganz offensichtlich evolutionär bewährt.

16

Das Risikoprofil hängt hier wesentlich vom Vorkommen und der Aktivität des jeweiligen Vektors ab, dieser kann auch ein Schlüssel zur „Bekämpfung" der jeweiligen Erkrankung sowie deren Ausbreitung sein. Aufgrund globaler Verschiebungen des ökologischen Gleichgewichts aber auch infolge mehr oder minder erfolgreicher Bekämpfungsmaßnahmen sind einige Erkrankungen seltener geworden, andere wiederum treten häufiger auf.

Die Viren persistieren im jeweiligen Vektor Monate bis Jahre; in Zecken persistieren sie jahrelang und in Stechmücken 1–4 Monate. Um schlechte klimatische Bedingungen unbeschadet zu überstehen, überwintern die Viren teilweise in den Arthropoden.

Bis auf wenige Ausnahmen (bspw. Dengue-Virus) sind Menschen und Haustiere als Wirt für die Arbovirus-Infektion nicht vorgesehen, meistens handelt es sich um ein zufälliges Ereignis. In Tab. 16.2 sind Beispiele humanpathogener Arboviren aufgeführt.

16.2.2 Aedes spp.

Die Asiatische Tigermücke *Aedes albopictus* hat ihre angestammte Heimat im tropischen Südostasien und ist neben *Aedes aegypti,* die erfolgreichste Art hinsichtlich ihrer Verbreitung, ausgehend von Südostasien hat sie sich innerhalb der letzten Jahrzehnte in Teilen Nord-, Mittel- und Südamerikas, Afrikas und Europas etabliert. Erstmals wurde *Ae. albopictus* 1979 in Albanien nachgewiesen, wahrscheinlich kommt sie ursprünglich aus China. 1990 wurde sie in Italien nachgewiesen. Aufgrund der Klimaerwärmung konnte *Ae. albopictus* sich ansiedeln und über den gesamten Mittelmeerraum ausbreiten. 2005 wurde ein Monitoring-Programm entlang der Autobahn 5 (A5) begonnen, man ging davon aus das *Ae. albopictus* über die Alpen nach Deutschland kommt. *Ae. albopictus* zeigt ein aggressives Stechverhalten und folgt seinem bevorzugten Wirt, bspw. in Autos. Bisher konnte *Ae. albopictus* sich noch nicht gänzlich etablieren, trotz der zunehmenden Einschleppung. Es ist nicht vollkommen auszuschließen, dass es unter günstigen Klimabedingungen (Wärmephasen in Verbin-

Tab. 16.2 Humanpathogene Arboviren (unvollständige Aufzählung)

Familie	Gattung	Spezies	Vektor	Erkrankung
Togaviridae	Alphaviridae	Chikungunya-Virus (CHIKV)	Stechmücken	Chikungunyafieber
		Eastern-Equine-Encephalitis-Virus (EEEV)	Stechmücken	Enzephalitis
		O′nyong-nyong-Virus (ONNV)	Stechmücken	O'nyong-nyong-Fieber
		Ross-River-Virus (RRV)	Stechmücken	Ross-River-Erkrankung
		Venezuelan-Equine-Encephalitis-Virus (VEEV)	Stechmücken	Venezolanische Pferde-Enzephalomyelitis
		Western-Equine-Enzephalitis-Virus (WEEV)	Stechmücken	Westliche Pferde-Enzephalomyelitis
Flaviviridae	Flavivirus	Gelbfieber-Virus (YFY)	Stechmücken	Gelbfieber
		Dengue-Virus (DENV)	Stechmücken	Dengue-Fieber
		FSME-Virus (FSME)	Zecken	Frühsommer-Meningoenzephalitis
		Japan-B-Enzephalitis Virus (JEV)	Stechmücken	Japanische Enzephalitis
		Louping-ill-Encephalitis-Virus (LIV)	Zecken	Louping-ill-Enzephalitis
		St.-Louis-Encephalitis-Virus	Stechmücken	St.-Louis-Enzephalitis
		Powassan-Virus (POWV)	Zecken	Powassan-Enzephalitis
		West-Nil-Virus (WNV)	Stechmücken	West-Nil-Fieber
		Zika-Virus (ZIKV)	Stechmücken	Bsp. Hydrozephalus, Guillain-Barré-Syndrom
Bunyavirales	Phlebovirus	Rift-Valley-Fieber-Virus	Stechmücken	Rifttalfieber
		Sandmückenfiebervirus	Stechmücken	Sandmücken-Fieber
		Toskana-Virus	Sandmücken	Toskana-Fieber (Phlebotomusfieber)
	Orthobunyavirus	California-Encephalitis-Virus (CEV)	Stechmücken	California-Encephalitis
	Trivittatus orthobunyavirus	La Crosse-Virus (LCV)	Stechmücken	La Crosse-Enzephalitis
Reoviridae (Orbiviren)	Coltivirus	Colorado-Zeckenfieber-Virus (CTFV)	Zecken	Colorado-Zeckenfieber

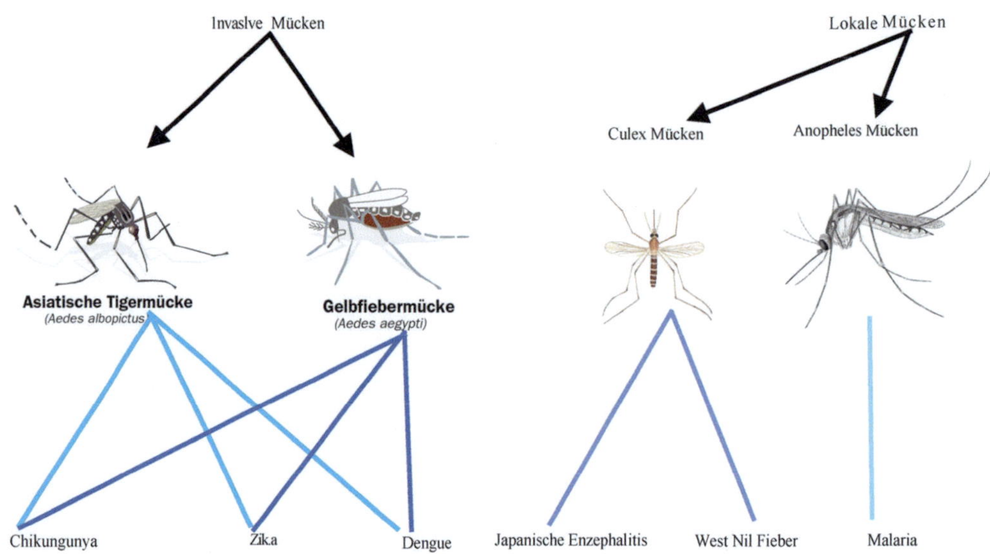

Abb. 16.2 Virenübertragung invasiver und lokaler Stechmücken

dung mit Regen) zu einer autochthonen Vermehrung kommen könnte. Abb. 16.2 veranschaulicht, welche Stechmücke welchen Virus in sich tragen und somit durch ihre stechenden und saugenden Mundwerkzeuge auf den Menschen übertragen kann.

16.2.3 Koinfektionen

Feldstudien sowie klinische Daten haben gezeigt, dass Mensch und Moskito in der Natur, häufiger als bisher angenommen, mit mehreren Arboviren zugleich infiziert werden können. Das Ausmaß, in dem Koinfektionsviren in vivo miteinander interferieren oder synergisieren, ist bisher noch unklar. Einer der ersten Berichte über die Koinfektion mit CHIKV und DENV-2 erfolgte bereits 1967, in jüngerer Zeit wurden von Koinfektionen während verschiedener CHIKV/DENV-Ausbrüche berichtet. Klar ist nicht, ob eine Koinfektion mit mehreren Viren gleichzeitig zu einer interspezifischen Konkurrenz und Interferenz während verschiedener Stadien der Infektion führen kann oder ob eine Infektion mit einem Virus die Übertragung eines anderen Virus verbessern kann. Es existieren verschiedene molekulare Mechanismen, die diese Annahme stützen, dass eine Koinfektion die Vektorkompetenz beeinflussen kann. Beispielsweise könnten antivirale Mückenreaktionen wie RNA-Interferenz (RNAi) unter anderem durch eines der Koinfektionsviren aktiviert oder unterdrückt werden und somit indirekt die Replikation eines anderen Virus beeinflussen. Die Schwere des Krankheitsverlaufs der infizierten Patienten wird durch Kreuzreaktionen beeinflusst. Inwiefern sich dies auf einen schlechteren Verlauf auswirkt oder Komplikationen beeinflusst, ist unbekannt.

Eine Infektion mit einem bestimmten Flavivirus, Dengue-Fieber, ist mit einem bestimmten Phänomen verbunden, das als „Immunverstärkung" bekannt ist. Im Falle von Dengue verhindern maternal oder natürlich erworbene Antikörper gegen einen Serotyp nicht die Infektion mit einem anderen Serotyp. Tatsächlich kann eine frühere Exposition gegenüber einem Stamm die durch die Exposition gegenüber einem zweiten Stamm verursachte Krankheit verschlimmern. Die 4 verschiedenen Dengue-Serotypen reagieren kreuzreagierend, aber nicht kreuzneutralisierend. Bei einer erneuten Infektion reagiert der Körper auf den ersten Stamm, mit dem er infiziert wurde, und zeigt eine starke Immunantwort. Die Aufnahme des Virus durch Makrophagenzellen nimmt zu und es kann zu schweren Erkrankungen, beispielsweise dem hämorrhagischen Dengue-Fieber oder dem Dengue-Schock-Syndrom, kommen. Dieses Phänomen ist spezifisch für Dengue-Fieber und wird als „Immunverstärkung" (immune enhancement) bezeichnet. Das bedeutet, dass bspw. eine Person an einer Dengue-Fieber-Erkrankung mit dem Serotyp DENV-1 erkrankt. Bei einer zweiten Exposition mit dem Serotypen DENV-2 ist die Wahrscheinlichkeit eines schweren Verlaufs aufgrund der Immunverstärkung erhöht.

Mit Ausbruch des Zika-Virus haben sich einige Wissenschaftler mit der Kreuzreaktivität beschäftigt. Deren Ergebnisse zeigen, dass die antikörperabhängige Verstärkung (ADE) der Virusinfektion durch kreuzreaktive DENV- und West-Nil-Virus-Antikörper induziert wird und die In-vivo-Virämie erhöht ist.

16.2.4 Antikörperabhängige Verstärkung (antibody dependent enhancement, ADE)

Eine antikörperabhängige Verstärkung (ADE) tritt auf, wenn nicht neutralisierende antivirale Proteine den Viruseintritt in Wirtszellen erleichtern, was zu einer erhöhten Infektiosität in den Zellen führt. Einige Zellen haben nicht die üblichen Rezeptoren auf ihrer Oberfläche, die Viren verwenden, um Zugang zu erhalten. Die Antikörper binden an Antikörper-Fc-Rezeptoren, die einige dieser Zellen in der Plasmamembran haben. Die Viren binden an die Antigen-Bindungsstelle am anderen Ende des Antikörpers. ADE ist in Labor kultivierten Zellen häufig, tritt jedoch in vivo selten auf, mit Ausnahme des Dengue-Virus. Dieses Virus kann diesen Mechanismus verwenden, um menschliche Makrophagen zu infizieren, wodurch eine normalerweise milde Virusinfektion lebensbedrohlich wird.

16.3 Chikungunya-Virus

16.3.1 Erreger und Epidemiologie

Das Chikungunya-Virus (CHIKV) gehört zu den *Alphaviridae* mit einer linearen einzelsträngigen RNA. Die Übertragung erfolgt über Stechmücken der Gattung *Aedes spp.,* meist durch *Aedes albopictus.* Das CHIKV wurde erstmals 1952 während eines Ausbruchs in der Grenzregion zwischen Mozambique und Tansania isoliert. In Italien wurden die ersten größeren Ausbrüche 2007 (250 Fälle in der Region Emilia Romagna) und 2017 verzeichnet. 2010, 2014 und 2017 ist das CHIKV auch in Frankreich gefunden worden. Seit 2013 kommt es in Südamerika vor und ist seitdem für über 300.000 Fälle mit >130 Todesfällen verantwortlich. 2019 sind die ersten Fälle von Chikungunya Fieber in Spanien (Urlaubsprovinz Alicante) registriert worden. Mittlerweile kommt das CHIKV in 25 europäischen Staaten vor.

16.3.2 Symptome

Die Leitsymptome einer CHIKV-Infektion sind Fieber, Arthralgie, Arthritis, Exanthem, Petechien und Myalgien. Die febrile Erkrankung dauert gewöhnlich eine Woche an, beginnend mit Kopfschmerzen, Arthralgien oder Myalgien, allgemeine

Krankheitsgefühle und gelegentlich mit Übelkeit und Erbrechen. Als Begleitsymptome treten Konjunktivitis, Photophobie oder ein Pharynxerythem auf. Arthralgien und Polyarthralgien können über mehrere Monate persistieren. In Südostasien und Indien wurden milde hämorrhagische Manifestationen beschrieben.

12 % der Patienten hatten neurologische Manifestationen, inklusive qualitativer und quantitativer Bewusstseinsstörungen und fokal neurologische Zeichen während des Ausbruchs in Réunion 2005–2006.

Exkurs: Das Wort Chikungunya stammt aus der Sprache der Makonde (Volk im Südosten Tansanias) und heißt ursprünglich der gekrümmt Gehende.
(Abschn. 2.3.3.1, Abschn. 9.5.1.3)

16.3.3 Differenzialdiagnose

Dengue-Virus-Infektionen, Zika-Virus-Infektionen, andere Infektionen mit Alphaviridae sowie weitere Arbovirosen sind abzugrenzen.

16.3.4 Therapie

Eine kausale Therapie ist nicht vorhanden, die Behandlung erfolgt symptomatisch. Bei ZNS-Manifestationen ist die Therapie auf einer neurologischen Intensivstation initiiert. Nur selten kommt es zu einem hämorrhagischen Fieber.

16.3.5 Prognose

Meist ist die Prognose gut, bei älteren und immunsupprimierten Patienten ist die Mortalität höher.

16.4 Flaviviridae

Eva Maria Craemer

16.4.1 Einleitung

Die Familie Flaviviridae gehört in die Gattung der Arboviren. Der Name geht zurück auf das erste gefundene Virus (Gelbvirus), für das ein Arthopoden-gebundener Übertragungsweg nachgewiesen wurde (lat. flavus – gelb). Die Familie umfasst weltweit mehr als 70 verschiedene Virengattungen u. a. Dengue-Virus (DENV), Frühsommer-Meningoenzephalitis-Virus (FSME), Gelbfieber-Virus (GV), Japanische-Enzephalitis-Virus (JEV), West-Nil-Virus (WNV) und das Zika-Virus (ZIKV). Flaviviren nutzen eine einzelsträngige mRNA als Genom und translatieren in ein Vorläuferprotein, das die Struktur- sowie die Nichtstrukturproteine umfasst. Als Vektor-Überträger nutzen sie Stechmücken wie *Aedes spp.* und *Culex*-Mücken oder Zecken *(Ixodidae; Argasidae)*.

Diese Arbovirosen haben spezifische endemisch geografische Gebiete, hier hängen die Inzidenzen meist mit den Jahreszeiten des jeweiligen Ereignisortes zusammen. Dengue-Virus (DENV), Zika-Virus (ZIKV), Chikungunya-Virus, Japanische Enzephalitis, Frühsommer-Meningoenzephalitis, West-Nil-Virus und St. Louis-Enzephalitis gehören zu den häufigsten flaviviralen Infektionen mit einem ausgesprochenen Neurotropismus. Nach der Gelbfieber-Mücke *(Aedes aegypti)* ist die Asiatische Tigermücke der wichtigste Überträger von Arboviren. Zu den mehr als 22 Virenarten, die von *Aedes albopictus* übertragen werden können, zählen Chikungunya-, Dengue-, Gelbfieber- und West-Nil-Viren.

Aufgrund der engen Homologie sowie der Nähe der geografischen Regionen, kann es zu Kreuzreaktionen kommen. Ob die Viren gleichzeitig mit einem Stich oder nacheinander während einer Blutmahlzeit abgegeben werden, ist bisher unklar.

16.4.2 Dengue-Fieber (DF), Synonym: Knochenbrecher-, Dandy-Fieber oder Siebentagefieber

16.4.2.1 Erreger und Epidemiologie

Das Dengue-Virus ist ein einzelsträngiges RNA-Virus mit 4 bekannten Serotypen (DENV 1–4), die Übertragung erfolgt hauptsächlich über *Aedes aegypti* und *Aedes albopictus.*

Nach der Blutmahlzeit der Mücke gelangt das Virus über Lymphknoten in das retikuloendotheliale System, hier findet eine starke Vermehrung statt, wodurch es zur Virämie kommt. Innerhalb der virämischen Phase (1.–4. Fiebertag) können wiederum andere Moskitos das Virus aufnehmen und bleiben während Ihrer gesamten Lebenszeit infektiös.

Nicht alle Aedes aegypti Stämme übertragen DENV, zurückzuführen ist dies auf genetische Variationen der Mücke. Eine Studie aus Brunei Darussalam, Südostasien, zur Häufigkeit der Serotypen bei DENV-Infektion zeigte, dass der prädominante Serotyp für Brunei DENV-2 ist, gefolgt von DENV-1.

Das Dengue Fieber ist eine der häufigsten Infektionskrankheiten mit pandemischen Ausmaßen, über die letzten 50 Jahre ist die Gesamtinzidenz um mehr als das 30-fache angestiegen. Schätzungen zufolge liegt die jährliche Fallzahl weltweit bei ca. 390 Mio. Seit dem zweiten Weltkrieg wird das Denguefieber als „emerging disease", sich ausbreitende Erkrankung, bezeichnet. Die Fallzahlen haben sich von 1960 bis 2010 verdreißigfacht. Laut der WHO erkranken jährlich rund 390 Mio. Menschen und die Hälfte der Weltbevölkerung lebt in Endemiegebieten, jährlich sterben mindestens 20.000 bis 30.000 Menschen.

16.4.2.2 Klinik

Die klassische Dengue-Trias ist gekennzeichnet von Fieber, Exanthem, Kopf-, Muskel- und Gliederschmerzen. Klinisch verläuft eine Infektion meist leicht bzw. sogar häufig asymptomatisch. Nach einer Inkubationszeit von 3–14 Tagen verlaufen die meisten Fälle mild und oligosymptomatisch. Normalerweise kommt es bei einer Infektion zu einem plötzlichen Fieberanstieg, starken Kopf-, Muskel- und Gelenkschmerzen, Bradykardie, Hypotension und Lymphknotenschwellung, manchmal kommt es zu einem zweiten Fiebergipfel mit einem Ganzkörperexanthem und Petechien und Thrombopenie. Der Krankheitsverlauf ist in der Regel kurz und abrupt, es sind aber auch Fälle mit langen Rekonvaleszenzphasen mit schweren Erschöpfungszuständen, die teilweise wochenlang anhalten können, möglich. Eine Hepatitis mit mäßiger Transaminaseerhöhung tritt regelhaft auf. Eine Enzephalitis entwickelt sich in ca. 10 % der Fälle. Bei diesen 10 % zeigt sich nach Ablauf der akuten Erkrankung oft eine ausgeprägte Abgeschlagenheit über mehrere Wochen im Sinne eines Erschöpfungssyndroms. Charakteristisch ist eine Thrombopenie. Eine Spätsymptom kann diffuser Haarausfall ein.

Merke

Dengue-Fieber-Trias

1. Fieber bis 40 °C
2. Kopf-, Muskel- und Gliederschmerzen
3. Exanthem

Das Dengue-hämorrhagische-Fieber (DHF) und das Dengue-Schock-Syndrom (DSS) bezeichnen die schweren Verlaufsformen einer DENV-Infektion und sind oft Zweitinfektionen, nach einer vorangegangen Erstinfektion. Anhand der 4 Serotypen binden die ursprünglich gegen DENV gerichteten Antikörper an die Oberfläche des neuen Serotyps, ohne diesen zu neutralisieren, somit wird das Virus für eine weitere Immunantwort maskiert, wodurch wiederum Ausbreitung und Vermehrung begünstigt werden. Aufgrund dessen kann es dann zu schweren Verläufen mit Blutungsneigung und Gefäßschädigungen kommen (sog. Immunoenhancement).

Die Symptomatik des DHFs ist ähnlich dem Dengue-Fieber, gefolgt von einer kurzen Remission. Eine plötzliche Verschlechterung der Symptomatik ist oft durch Blutdruckabfall und vegetative Entgleisung gekennzeichnet, des Weiteren sind Bauchschmerzen, Erbrechen, Unruhe, Bewusstseinsstörungen oder ein plötzlicher Wechsel von Fieber zu Hypothermie Vorboten des DHF. Auch können gastrointestinale Blutungen, hämorrhagische Pneumonien, Petechien in Haut und Schleimhäuten mit einer Thrombozytenzahl von $<10^5/mm^3$ auftreten. Bei einem ungünstigen Verlauf des DHF folgt das DSS, häufig mit letalem Ausgang.

16.4.2.3 Differenzialdiagnose

Zika-Virus-Infektionen, Chikungunya-Fieber, West-Nil-Fieber und andere Arthropoden-übertragene Erkrankungen sowie Malaria oder Leptospirose, Guillian-Barré-Syndrom und Schlaganfall sind auszuschließen.

16

16.4.2.4 Diagnose

Die Liquordiagnostik sichert neben der klassischen Klinik die Diagnose. Die Untersuchung mittels ELISA aus Serum oder Liquor ist der Goldstandard, eine rt-PCR kann auch durchgeführt werden. Eine Kontrollpunktion sollte bei weiterem klinischen Verdacht und negativem Laborergebnis durchgeführt werden.

Die Blutuntersuchung zeigt eine deutliche Verminderung der Thrombozyten und eine leichte Erhöhung der Transaminasen, im Blutbild findet sich eine leichte Lymphozytose. Ein ELISA aus Serum zum Nachweis virusspezifischer IgM-Antikörper kann durchgeführt werden, ist aber erst 4–5 Tage nach Symptombeginn positiv.

16.4.2.5 Therapie

Eine kausale Therapie ist nicht vorhanden, die Behandlung erfolgt symptomatisch. Zur Linderung des Fiebers und der Körperschmerzen wird mit Paracetamol behandelt. Während der Akutphase sollte auf Salicylate verzichtet werden.

16.4.2.6 Prognose

Bei einer Erstinfektion kommt es meist zu einer Spontanremission der Symptomatik und die Patienten haben eine gute Prognose. Beim DHF entwickelt sich häufig das DSS mit einer hohen Mortalitätsrate. Die Sterblichkeit von DSS und DHF liegen zwischen 1–15 %, je nach Epidemie und lokal unterschiedlichen Gesundheitssystemen können diese unterschiedlich sein. Spezialisierte (symptomatische) neurologische Intensivmedizin kann Leben retten.

Eine Vakzination ist für endemische Gebiete vorhanden, jedoch gibt es seitens der Weltgesundheitsorganisation keine generelle Empfehlung für den Impfstoff.

16.4.3 Japanische Enzephalitis (JE), Synonym: Japanische-B-Enzephalitis; Russian Autumn Encephalitis

16.4.3.1 Erreger und Epidemiologie

Das Japanische-Enzephalitis-Virus (JEV) ist ein einzelsträngiges RNA-Virus, genetisch ist es eng verwandt mit dem West-Nil-, St.-Louis-Enzephalitis- und Murray-Valley-Virus. Es sind 5 Serotypen charakterisiert. Die Übertragung erfolgt über Stechmücken der Gattung *Culex spp.*, am häufigsten durch *Culex tritaeniorhycus.* Das JE ist eine Zoonose – das Erregerreservoir (Hauptwirte) bilden Schweine und wildlebende Vögel (vor allem Reiher und Wattvögel), selten auch Pferde, Reptilien und Fledermäuse. Überwiegend in Ost- und Südostasien ist die JE endemisch. Aufgrund der Bevölkerungsdichte in Asien sind ca. 3 Mrd. Menschen gefährdet, die JE zählt zu den zahlenmäßig weltweit häufigsten Ursachen einer Enzephalitis. In Endemiegebieten erkranken jährlich zwischen 30.000 und 50.000 Menschen. Das Infektionsrisiko für Touristen wird als gering eingestuft.

16.4.3.2 Klinik

Nach einer Inkubation von ca. 5–15 Tagen kommt es im ersten virämischen Stadium zu uncharakteristischen Symptomen mit Fieber, Halsschmerzen, respiratorischen Symptomen, Schwindel, Übelkeit und Erbrechen. Die Patienten mit einer Enzephalitis haben Fieber, Kopfschmerzen, häufig auch Muskelschmerzen. Bewusstseinsstörungen sind typisch und oft gibt es fokal neurologische Zeichen. Die Sterblichkeit beträgt 5–30 %.

16.4.3.3 Differenzialdiagnose

Andere Arthropoden-übertragene Erkrankungen mit gleichem geografischen Vorkommen sind auszuschließen.

16.4.3.4 Diagnose

Aufgrund des unspezifischen Beschwerdebildes ist eine klinische Diagnose kaum möglich. In Endemiegebieten kann die Verdachtsdiagnose klinisch gestellt werden. Für die Detektion der IgM-AK steht ein Schnelltest für die Testung von Serum und Plasma zur Verfügung. Ansteigende IgG-Titer sind im Verlauf der Erkrankung nachzuweisen. Serum: Antikörpernachweis mit ELISA (IgM), die Virus-PCR ist nur in der ersten Woche positiv. Im Blutbild findet sich eine Leukozytose. Im Liquor findet sich eine Pleozytose bei normalem Laktat und Glukose.

In der Bildgebung können mit der Computertomografie (CT) oder der Magnetresonanztomografie (MRT) (nekrotische) Schäden im Thalamus, Hirnstamm und Rückenmark nachgewiesen werden (▫ Abb. 16.3).

16.4.3.5 Therapie

Eine kausale Therapie für eine Infektion mit JEV ist nicht vorhanden, die Therapie erfolgt ausschließlich symptomatisch und mit spezialisierter neurologischer Intensivmedizin.

16.4.3.6 Prognose

In 50 % der Fälle behalten die Patienten neurologische und psychiatrische Symptome un-

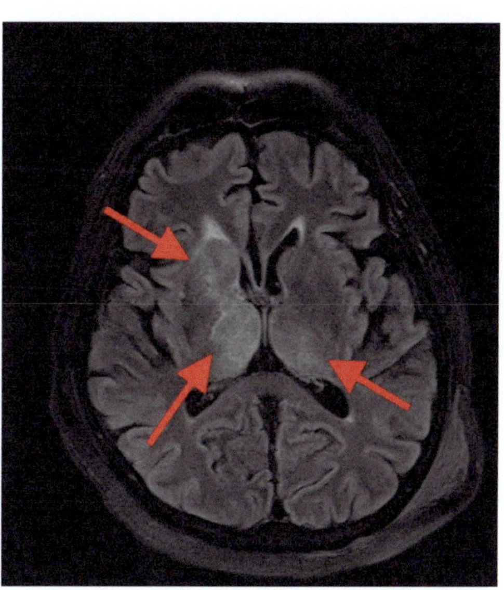

▫ **Abb. 16.3** Axiale Flairsequenz: Signalsteigerung in den Stammganglien und im Thalamus als Zeichen einer Japanischen Enzephalitis. Die differenzialdiagnostisch ähnlich aussehenden Läsionen bei Creutzfeldt-Jakob-Erkrankung unterscheiden sich deutlich in der klinischen Symptomatik

terschiedlichster Schweregrade zurück. Bei ungefähr 25 % der Enzephalitis-Patienten bleiben keinerlei Folgeschäden zurück und ca. 25 % der Patienten versterben.

16.4.4 West-Nil-Virus-Erkrankungen

16.4.4.1 Erreger und Epidemiologie

Das West-Nil-Virus (WNV) gehört zu den am weitesten verbreiteten Flaviviren, die erste Isolierung gelang 1937 im Norden von Uganda. Mittlerweile kommt das West-Nil-Fieber weltweit vor, in verschiedenen Regionen endemisch. 1999 fielen Vögel tot vom Himmel im Central Park von New York, USA, bald infizierten sich überwiegend ältere Menschen, woraufhin die Ärztin mit Tropenerfahrung, Deborah Asnis (1956–2015), in Queens, NY West-Nil-Fieber vermutete, was bestätigt werden konnte. Dieses breitete sich rasch aus, und immer wieder kam es zu regionalen Ausbrüchen.

Über Zugvögel ist das WNV auch nach Europa gelangt, saisonal wird es im Sommer in Südeuropa seit Längerem übertragen, der erste Ausbruch wurde 2010 in Griechenland verzeichnet, insgesamt 262 Erkrankungsfälle, davon 197 mit ZNS-Symptomatik. 2018 wurde in Deutschland erstmals eine Zirkulation bei Vögeln und Pferden registriert, dann gab es 2019 erstmals durch Mücken übertragene Erkrankungsfälle beim Menschen. Die Übertragung erfolgt meist über Stechmücken der Gattung *Culex spp.* Nach derzeitigem Stand kann das WNV auch in Deutschland überwintern und so ist damit zu rechnen, dass sich das WNV weiter etabliert und es in den kommenden Jahren zu weiteren WNV-Infektionen kommen wird. Selten kann es nach Transfusionen und Organtransplantationen übertragen werden. Diskutiert werden eine Viruspersistenz in der Nase und im Gehirn. ◘ Abb. 16.4 zeigt den Übertragungszyklus von West-Nil-Viren.

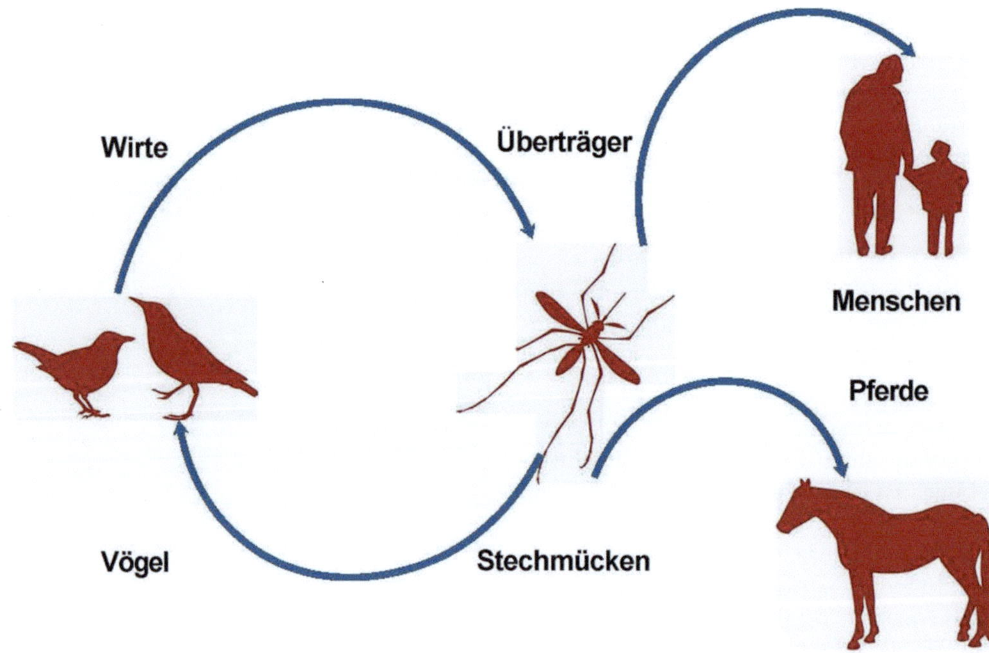

◘ **Abb. 16.4** Übertragungsweg des West-Nil-Virus

16.4.4.2 Klinik

Nach einer Inkubationszeit von 2–6 Tagen, in seltenen Fällen bis zu 14 Tagen, folgt ein akuter Beginn unspezifischer grippeähnliche Symptome. Charakteristisch sind hohes Fieber mit Schüttelfrost, Kopf-, Rücken-, Muskel- und Gelenkschmerzen sowie Unwohlsein. Weitere unspezifische Symptome wie Appetitlosigkeit, Übelkeit, Erbrechen, Diarrhö, Husten und Halsschmerzen können hinzukommen. Während West-Nil-Fieber-Epidemien in der Vergangenheit wurden außerdem Gesichtsrötungen, Bindehautentzündungen und generalisierte Lymphadenopathie beobachtet. In 50 % der Fälle tritt ein makulapapulöses Exanthem auf. Das West-Nil-Fieber ist eine meist selbstlimitierende Erkrankung mit einer Dauer von ca. 3–6 Tagen. Diese prognostisch gute Erkrankung führt vor allem bei Älteren oft zu einer Hospitalisierung. In weniger als 1 % der Fälle kommt es zu einer zweiten Krankheitsphase mit neuroinvasiver Infektion mit Meningitis, Enzephalitis oder schlaffer, Poliomyelitis-ähnlicher Lähmung. Charakteristisch beginnt die WNV-Meningitis oder Enzephalitis mit einem fiebrigen Prodromalstadium für 1–7 Tage, manchmal mit einem biphasischen Verlauf, bevor die neurologischen Symptome einsetzen.

Merke

Im Alter und bei immunsupprimierten Patienten nimmt die Mortalität und Sterblichkeit der Enzephalitis bei West-Nil-Virus Erkrankungen zu.

16.4.4.3 Differenzialdiagnose

Andere Arbovirosen, häufig Dengue-Fieber, Chikungunya-Fieber müssen ausgeschlossen werden.

16.4.4.4 Diagnose

Die Virusisolierung aus dem Blut und der Nachweis von WNV-DNA gelingt nur selten, aufgrund der kurzen Virämie. Im Anschluss an die Virämie sind neutralisierende IgM- und IgG-AK aber nachweisbar. Bei ZNS-Symptomatik können virusspezifische IgM-AK im Liquor innerhalb von 5 Tagen nach dem Erkrankungsbeginn detektiert werden, die Virus-RNA kann mit RT-PCR nachgewiesen werden. Im Liquor findet sich eine lymphozytäre Pleozytose, Neutrophile können im Anfangsstadium der Erkrankung prädominierend sein. Das MRT ist häufig normal, aber es können Signalveränderungen in den Basalganglien, im Thalamus und im Hirnstamm beobachtet werden. Bei WNV-assoziierter, akuter schlaffer Lähmung sind Veränderungen überwiegend im vorderen Teil des Rückenmarks zu erkennen.

Merke

Eine negative WNV-PCR schließt eine Infektion nicht sicher aus.

16.4.4.5 Therapie

Eine antivirale Therapie für die WNV-Enzephalitis ist nicht vorhanden, sie wird mit supportiven Maßnahmen behandelt. INF-α, Ribavirin und Immunglobuline sind bei einigen Patienten als Behandlungsversuch in der Vergangenheit eingesetzt worden, können aber nicht generell empfohlen werden. Spezialisierte neurologische Intensivmedizin kann Leben retten.

16.4.4.6 Prognose

Die Prognose für das West-Nil-Fieber ist sehr gut, Todesfälle wurden nur vereinzelt bei älteren Personen berichtet. Für die WNV-assoziierte akute schlaffe Lähmung ist die Prognose ungünstig, in der Regel tritt keine Besserung der Lähmungserscheinungen auf, aufgrund des irreparablen Verlusts motorischer Axone.

16.4.5 Zika-Virus-Erkrankungen

16.4.5.1 Erreger und Epidemiologie

Der Name Zika geht zurück auf den Wald, in dem das Virus 1947 das erste Mal isoliert wurde. Der erste größere Ausbruch war 2007 auf den Yap-Inseln in Mikronesien, danach breitete sich das ZIKV in Südostasien, Französisch Polynesien, auf den Cook Inseln und den Osterinseln rasch aus.

Zwischen 2015 und 2017 war ein dramatischer Anstieg von ZIKV-Infektionen in Südamerika zu verzeichnen, sodass die WHO zwischen Februar und November 2016 einen globalen Gesundheitsnotstand ausrief.

Das ZIKV ist ein positives einzelsträngiges RNA-Virus. Die Übertragung erfolgt meist über Aedes aegypti. Eine Übertragung von der Mutter auf den Fötus, durch sexuellen Kontakt oder Bluttransfusion ist auch möglich.

16.4.5.2 Klinik

Nach einer Inkubationszeit von ungefähr 3–14 Tagen kommt es zu Fieber, Ausschlag, Konjunktivitis, Muskel- und Gelenkschmerzen, Übelkeit oder Kopfscherzen. Die Symptome einer ZIKV-Infektion sind im Allgemeinen mild. Neurologische Komplikationen wie Guilian-Barré-ähnliche-Syndrome, Neuropathien und Myelitis können auftreten.

16

Kongenitale Syndrome können während der Schwangerschaft durch das ZIKV hervorgerufen werden, der kausale Zusammenhang zwischen einer ZIKV-Infektion und Malformationen wie Mikrozephalien und schwere Hirnschädigungen sind mittlerweile bewiesen. Das Virus passiert die Plazenta und infiziert fötale neurale Zellen.

16.4.5.3 Differenzialdiagnose

Andere Flaviviren wie bspw. DENV und CHIKV sind abzugrenzen.

16.4.5.4 Diagnose

Für die Diagnose eine ZIKV-Infektion steht ein Diagnostik-Algorithmus zur Verfügung. Molekularbiologisch stehen verschiedene Methoden wie Real-Time RT-PCR und IgM Antibody capture enzyme-linked immunosorbent assay (MAC ELISA) zur Verfügung, als Probenmaterial kann Blut oder Urin verwendet werden. Der MAC-ELISA wird für die qualitative Detektion der IgM-AK verwendet, als Probenmaterial kann Serum oder Liquor verwendet werden.

In den ersten Tagen der Erkrankung sind ZIKV-spezifische IgM und neutralisierende AK zu finden, IgM-Titer sind variabel, aber im Allgemeinen positiv ab dem 4.Tag nach Auftreten der Symptome.

16.4.5.5 Therapie

Auch für das ZIKV gibt es keine spezifische antivirale Therapie, die Behandlung erfolgt rein symptomatisch.

16.4.5.6 Prognose

Meist ist die Prognose für Erwachsene günstig. Schwangere sollten Reisen in Endemiegebiete vermeiden.

16.5 Nipah-Virus-Infekionen

16.5.1 Erreger und Epidemiologie

Das Nipah-Virus (NiV) gehört in die Familie der Paramoxyviridae, eine Gruppe einzelsträngiger RNA-Viren. Paramyxoviren wurden traditionell mit einer Gruppe von Viren in Verbindung gebracht, die einen engen Wirtsbereich aufweisen und typischerweise Krankheitsausbrüche mit niedrigen Sterblichkeitsraten verursachen. Flughunde (Pteropus-Arten) übertragen Nipah, aber die Anzahl der Übertragungen des Nipah-Virus von Mensch zu Mensch hat sich erhöht, z. B. in Bangladesch. Der Name Nipah stammt vom malaiischen Kampung Sungai, hier wurde das Virus erstmals isoliert. NiV-Ausbrüche treten im südostasiatischen Raum fast jährlich mit schweren Krankheiten und hohen Sterblichkeitsraten auf.

Der erste erkannte Ausbruch von NiV war 1998 in Malaysia, wo Menschen und Schweine infiziert waren. Aufgrund des Transports infizierter Schweine wurde das Virus auch in anderen Regionen Malaysias erkannt. Die Übertragung von NiV während dieser Zeit erfolgte vom Schwein zum Menschen, mit der Tötung von etwa 900.000 Schweinen wurde die Epidemie aufgehalten. Australien, Bangladesch, Kambodscha, China, Indien, Indonesien, Madagaskar, Taiwan und Thailand sind Länder mit einem gemeldeten Ausbruchsrisiko, das auf serologischen Befunden oder molekularem Nachweis bei Pteropusfledermäusen basiert. Pteropusfledermäuse sind in Bhutan, Brunei, China, Indonesien, Laos, Madagaskar, Myanmar, Nepal, den Philippinen, Singapur, Taiwan, Thailand und Vietnam heimisch.

16.5.2 Klinik

Die Inkubationszeit reicht von 3 bis 31 Tagen mit einem Durchschnitt von 7 Tagen. Die meisten Patienten leiden an akuter Enzephalitis, Fieber, Kopfschmerzen und Bewusstseinsveränderungen. Während der Epidemien in Malaysia zeigten die Patienten auch ein psychotisches Syndrom. Nach Angaben der Weltgesundheitsorganisation (WHO) wird die Sterblichkeitsrate auf 40–75 % geschätzt, wobei je nach den lokalen Fähigkeiten für das klinische Management Abweichungen bei Ausbrüchen auftreten können. Zum Beispiel betrug die Sterblichkeitsrate für den letzten Ausbruch in Kerala, Indien, 86 %.

Während der Epidemien in Malaysia trat nach durchschnittlich 10 Tagen der Tod ein.

16.5.3 Differenzialdiagnose

Eine andere Art der Enzephalitis, die Krankheitserreger auslösen, wie die japanische Enzephalitis, die Herpes-Simplex-Virus-Typ-1-Virus-Enzephalitis und das Dengue-Virus sind abzugrenzen.

16.5.4 Diagnose

Die Liquoruntersuchung ist entscheidend. Für die spezifische Diagnose der Virusisolierung können Elektronenmikroskopie, Immunelektronenmikroskopie, Immunhistochemie, Serologie und PCR verwendet werden. Beachten Sie, dass nur spezielle Labors (Biosafety-Level 4 – BSL 4) für den Umgang mit NiV verfügbar sind. Der spezifische Nachweis kann mit Liquor, Serum, Blut sowie Tupfern erfolgen. Zu Überwachungs- und Diagnosezwecken wurden 3 Tests entwickelt, für die kein BSL4 erforderlich ist: ELISA (Enzyme-Linked-Immunoabsorbant Assay), Flüssigprotein-Array-Multiplex-Test und ein Pseudo-Typ-Virus (verschiedene Pseudo-Typen, die F- und G-Proteine tragen, wurden zum Nachweis virusspezifischer Antikörper entwickelt).

Beim MRT beobachtete Anomalien sind multiple, kleine asymmetrische, fokale Läsionen in der subkortikalen und tiefweißen Substanz oft ohne umgebendes Ödem. Eine Beteiligung des Hirnstamms ist häufig.

16.5.5 Therapie

Es ist keine spezifische Behandlung verfügbar. Ein spezialisiertes neurologisches Intensivmanagement ist für das Überleben und die Prognose unerlässlich. Die spezialisierte neurologische Intensivmedizin, kann die vegetativen Entgleisungen wirksam symptomatisch behandeln, insbesondere bei Beteiligungen des Hirnstamms oder des Temporallappens ist dies lebensrettend.

Ribavirin, das die Replikation des Hendra-Virus in vitro hemmt, wurde während des Ausbruchs in Malaysia empirisch eingesetzt. Neuere Tiermodelle fanden heraus, dass Ribavirin die Ausbreitung von Viren in vitro, jedoch nicht in vivo hemmt. Im Tiermodell verzögerte Ribavirin den Tod an einer Viruserkrankung bei NiV-infizierten Tieren um ungefähr 5 Tage.

16.5.6 Prognose

In-vivo-Studien haben gezeigt, dass Ribavirin möglicherweise die Mortalität wirksam senkt. Von den Patienten, die eine NiV-Enzephalitis überleben, weisen 20 % verbleibende neurologische Defizite auf, einschließlich kognitiver Schwierigkeiten, Tetraparese, Kleinhirnzeichen, Nervenlähmungen und klinischer Depression. Es sind keine kommerziellen Impfstoffe verfügbar.

Exkurs: Hendra-Virus

Das Hendra-Virus, Synonym: Equine morbillivirus, gehört in die Familie der Paramyxoviridae, in das Genus der Henipaviren.

1994 wurde das Hendra-Virus erstmals in einem Vorort von Brisbane isoliert, hier waren 21 Pferde und 2 Menschen infiziert. An der Ostküste Australiens wurden bis 2009 13 Ausbrüche verzeichnet, von 7 infizierten Menschen sind 4 verstorben. Die infizierten Pferde erkrankten an einer Hendra-Virus-Enzephalitis.

Das Hendra-Virus ist serologisch eng mit NiV verwandt, es besteht eine sogenannte Antigenverwandtschaft.

Die Übertragung erfolgt durch Flughunde, die Transmission auf Pferde erfolgt wahrscheinlich indirekt über die infektiösen Ausscheidungen der Flughunde. Die Flughunde übernachten auf Bäumen und sondern Urin und/oder Speichel ab, an denen sich die Pferde auf der Weide infizieren, eine Übertragung von Pferd zu Pferd ist nicht nachgewiesen worden. Menschen werden durch den Kontakt mit Pferden infiziert, wahrscheinlich über Blut oder Sekret aber der genaue Übertragungsweg ist nicht bekannt.

16

16.6 Reiseimpfungen

Grundsätzlich sollten für Reisen aktuelle Empfehlungen eingehalten werden, hier gibt es die Tropeninstitute, Reisemedizin er und Gesundheitsämter, die beraten können. Über die Internetseiten des Auswärtigen Amtes kann man sich vor Reiseantritt über die jeweiligen Einreisebestimmungen inklusive Impfungen informieren.

Eine der wichtigsten und effektivsten medizinischen Präventivmaßnahme zur Zurückdrängung von Infektionskrankheiten sind Schutzimpfungen. Reise- und Sicherheitshinweise vor Auslandsreisen sind über das Auswärtige Amt für das jeweilige Reiseziel zu erhalten, über die Seiten des RKIs sind die Empfehlungen zur Durchführung von (Reise-)Schutzimpfungen von der Ständigen Impfkommission (STIKO) einzusehen.

Für eine Vielzahl der Erreger sind mittlerweile Vakzine erhältlich, Impfungen gegen Cholera, FSME, Gelbfieber, Hepatitis A, Hepatitis B, Influenza, Meningokokken der Serogruppe ACWY, Meningokokken der Serogruppe B, Poliomyelitis, Tollwut ,Japanische Enzephalitis und Typhus gehören zu den aktuell seitens der STIKO empfohlenen Reiseimpfungen. Diphterie, Masern, Tetanus gehören zu den Standardimpfungen nach STIKO, vor Reiseantritt sollte für diese Erkrankungen der vorhandene Impfschutz geprüft werden.

Infektionsrisiken sind je nach aktuellem Impfstatus, Reiseland, Art und Dauer der Reise, Saison, geplanten Aktivitäten sowie vorbestehenden Erkrankungen individuell unterschiedlich.

16.7 Spezielle Reiseimpfungen

16.7.1 Dengue-Impfung

Seit Dezember 2018 ist der Impfstoff Dengvaxia® von der European Medical Agency (EMA) auch für Europa zugelassen, hierbei handelt es sich um einen tetravalenten Lebendimpfstoff. Die Zulassung der EMA bezieht sich auf Personen mit vorangegangenen Dengue-Virus-Infektionen, die in Endemiegebieten leben. Eine generelle Impfempfehlung besteht weder seitens der Weltgesundheitsorganisation (WHO) noch der EMA.

16.7.2 Gelbfieber-Impfung

Vor Aufenthalten in Gelbfieber-Endemiegebieten (WHO-Hinweise zu Gelbfieber-Infektionsgebieten beachten!) ist eine Impfung gegen Gelbfieber empfohlen oder bei entsprechenden Anforderungen eines Impfnachweises der Ziel- oder Transitländer (▶ https://www.who.int/ith/ith-yellow-fever-annex1-new.pdf?ua=1) ist eine Impfung gegen Gelbfieber Voraussetzung zur Einreise. Die WHO hat anhand der verfügbaren Evidenz festgelegt, dass in den meisten Fällen eine einmalige Impfung mit dem attenuierten Lebendimpfstoff ausreichend ist, um von einem lebenslangen Schutz auszugehen. **Merke:** Die Gelbfieber-Impfung mit dem attenuierten Lebendimpfstoff ist bei Patienten mit immunmodulierenden Therapien nicht empfohlen.

16.7.3 Meningokokken Impfung

Bei Reisenden ist eine Meningokokken-Impfung gegen die Serogruppen ACWY empfohlen, die 4-valenten ACWY-Konjugatimpfstoffe sind in Deutschland ab einem Alter von 6 Wochen bzw. ab einem Alter von 2 Jahren zugelassen.

16.7.4 Japanische-Enzephalitis-Impfung

Gegen die Japanische Enzephalitis ist weltweit ein Impfstoff vorhanden, seit 30.04.2020 wird eine generelle Empfehlung der STIKO für Reisen in Endemiegebiete und für Laborpersonal. Nach den Angaben der Deutschen Gesellschaft für Tropenmedizin und globale Gesundheit (DTG) bei längerfristigem Aufenthalt in einem Endemiegebiet oder auch bei wiederholten Kurzzeitreisen in Endemiegebiete, bei Reisen mit erhöhter Exposition, bspw. Übernachtung in ländlichen Regionen der Endemiegebiete, indiziert. Alle Reisenden in Endemiegebieten sollten gerade während der Hauptübertragungszeiten (Regenzeit und danach) eine Impfung in Erwägung ziehen. Bei Vorliegen von folgenden Risikofaktoren: Alter $\geq$50 Jahre oder Kinder, iatrogene oder spontane Störung der Blut-Liquor-Schranke (z. B. Ventrikuloperitonealer Shunt, Cochlea Implantate), Immundefizienz, arterieller Hypertonus, Diabetes mellitus, chronische Nierenerkrankungen, Homozygotie für CCR5 Δ32 sollte bei Reisen eine Impfung in Erwägung gezogen werden.

Bei dem seit 2009 zugelassenen Impfstoff handelt es sich um einen Totimpfstoff (inaktivierter JEV Stamm SA14-14–2, Genotyp 3), seit 2013 ist dieser auch für Kinder >2 Monate zugelassen. Mittlerweile liegen Studien zur Langzeitimmunität vor, die Anhaltspunkte für den optimalen Zeitpunkt einer Auffrischimpfung liefern könnten.

Die Grundimmunisierung mit dem Impfstoff in Deutschland zugelassenen Ixiaro® besteht bei Erwachsenen aus 2 Dosen à 6 µg/0,5 ml im Abstand von 4 Wochen (klassisches Schema: d 0 und d 28) oder im Abstand von 1 Woche (Schnellschema: d 0 und d 7, zugelassen für die Anwendung von 18–65 Jahren). Bei Kindern im Alter von 2 Monaten bis 3 Jahren sind 2 Dosen à 3 µg/0,25 ml im Abstand von 4 Wochen erforderlich. Ab dem 3. Lebensjahr erhalten Kinder bei jeder Impfung die Erwachsenendosis, können jedoch nicht nach dem Schnellschema geimpft werden. Eine dritte Dosis (erste Auffrischimpfung) sollte bei einem fortgesetzten Expositionsrisiko im Jahr nach der Grundimmunisierung gegeben werden (zwischen Monat 12 und 24 nach Abschluss der Erstimpfung). Auch bei einer späteren Impfindikation (>24 Monate nach Grundimmunisierung) ist von einem ausreichenden Impfschutz nach einmaliger Auffrischimpfung auszugehen. Bei fortbestehender Indikation zur Impfung wird die Verabreichung der zweiten Auffrischimpfung 10 Jahre nach der ersten Auffrischimpfung empfohlen.

Literatur

Darai G et al (Hrsg) (2012) Lexikon der Infektionskrankheiten des Menschen. Springer, Berlin. ▶ https://doi.org/10.1007/978-3-642-17158-1_1

Meyding-Lamadé U, Craemer E, Schnitzler P (2019) Emerging and re-emerging viruses affecting the nervous system. Neurol Res Pract 1:20. ▶ https://doi.org/10.1186//s42466-019-0020-6

Robert Koch-Institut. (2020) Seiten der Ständigen Impfkommission am Robert Koch-Institut. (Stand 12.06.2020)

Neurologische Infektionen in der Schwangerschaft

Kerstin Hellwig und Saskia Meves

Inhaltsverzeichnis

U. Meyding-Lamadé et al. (Hrsg.), *Neuroinfektiologie*,
https://doi.org/10.1007/978-3-662-61669-7_17

Und jedem Anfang wohnt ein Zauber inne, der uns beschützt und der uns hilft, zu leben.
Hermann Hesse (1877 – 1962)

17.1 Einleitung

Die Schwangerschaft ist eine immunologische herausfordernde Situation für die Mutter. Ihr Immunsystem muss in der Lage sein, sich selbst und ihr heranwachsendes Kind vor Infektionen zu schützen, den Embryo/Feten aber gleichzeitig zu tolerieren und, da er zur Hälfte mit paternalen Merkmalen ausgestattet ist, nicht abzustoßen. Hierfür sind komplexe immunologische Regulationsmechanismen verantwortlich. Bei vielen Autoimmunerkrankungen wie z. B. der multiplen Sklerose, aber auch rheumatoiden Arthritis kommt es in der Schwangerschaft zu einer erheblichen Reduktion der natürlichen Krankheitsaktivität, manchmal gefolgt von einem Anstieg postpartum oder zumindest Wiederkehr auf das Niveau vor der Schwangerschaft. Gleichzeitig erhöht sich jedoch aufgrund dieser Veränderungen das Risiko für Infektionen, die bei den Müttern selbst durch die natürliche immunsuppressive Wirkung der Schwangerschaft schwer verlaufen können, aber auch -zumindest bei einigen Infektionen – Schäden beim Embryo oder Feten verursachen können. In diesem Kapitel möchten wir einen Überblick über die häufigsten viralen und bakteriellen Infekte des Nervensystems und deren Behandlung geben. Sowohl endemische Erreger als auch durch Reisen und Migration verursachte Infektionen werden in diesem Kapitel besprochen. Außerdem werden wir auf die häufigsten Infektionen von neurologisch chronisch kranken Patienten (querschnittsgelähmte Patienten, MS Patienten) eingehen.

17

▪ Infektionen

Infektionen in der Schwangerschaft können eine erhöhte maternale und fetale Morbidität und Mortalität verursachen. Ziel der präventiven, diagnostischen und therapeutischen Maßnahmen bei erregerbedingten Infekten während einer Schwangerschaft muss daher sein, potenziell bedrohliche Risiken für Mutter und Kind möglichst gering zu halten. In der Frühschwangerschaft können bereits „harmlose“ viral bedingte Atemwegs- oder gastrointestinale Erkrankungen zu Spontanaborten führen. Aber nicht jede Infektion während der Schwangerschaft führt unweigerlich zu Komplikationen.

Während einer Schwangerschaft kann der Erreger pränatal diaplazentar, intranatal, während der Passage im Geburtskanal durch vaginale Sekrete oder hämatogen und postnatal über die Brustmilch oder andere Sekrete übertragen werden. Die Konsequenzen für das Kind sind abhängig vom Erreger und dem Gestationsalter bei der Infektion. Die ◘ Tab. 17.1 gibt hierzu einen Überblick. Generell gilt: Je früher die Infektion im Verlauf einer Schwangerschaft auftritt, desto gravierender können die Folgen für das Kind sein. Dies liegt daran, dass zum einen das embryonale/fetale Immunsystem noch nicht angelegt bzw. voll entwickelt ist, sodass die kindliche Immunabwehr stark eingeschränkt ist. Zum anderen bilden sich im 1. Trimenon viele Organe in einem rasanten Tempo, wodurch gerade Schädigungen zu diesem Zeitpunkt neben einem Abort und intrauterinem Fruchttod zu kongenitalen Malformationen führen können. Zusätzlich problematisch ist besonders eine maternale Primärinfektion, da die von der Mutter initial gebildeten IgM-Antikörper nicht plazentagängig und IgG-Antikörper zu Beginn einer Primärinfektion nicht vorhanden sind. Besteht eine maternale Grundimmunität gegen ein Virus, kann bei ausreichend hoher maternaler IgG-Antikörper-Konzentration das Embryo/Fetus durch den transplazentaren IgG-Transfer geschützt sein.

Das 1971 eingeführte Akronym TORCH umfasst Erreger (Bakterien,

Tab. 17.1 Virusinfektion mit maternalen und embryonalen/fetalen Komplikationen in Abhängigkeit vom Infektionszeitpunkt

Virus	1. Trimenon	2. Trimenon	3. Trimenon	Peripartal
Cytomegalie-Virus	++	++	+	+
Herpes genitales/ Herpes simplex -Virus			++	++
Humanes Immundefizienzvirus			+	++
Parvovirus B19	++	++		
Lymphozytäres Choriomeningitis-Virus	+	+		
Rubella-Virus	+++	+		
Varizella-Zoster-Virus	+		++	++
Zika-Virus	++	++	++	

+: selten, ++häufig, sehr häufig: +++, modifiziert nach S2k-Leitlinie. Labordiagnostik schwangerschafts-relevanter Virusinfektionen

Protozoen, Viren), die während einer Schwangerschaft ein Risiko für das Auftreten eines Abortes und Embryo-/Fetopathien darstellen.

- T = Toxoplasmose
- O = other infectious microorganisms (andere infektiöse Mikroorganismen)
- R = Rubellavirus
- C = Cytomegalievirus (CMV)
- H = Herpes-simplex-virus (HSV)

Charakteristischerweise verursachen die TORCH-*Erreger* meist einen nur milden Krankheitsverlauf bei der Mutter und lösen nach vertikaler Transmission (intrauterin/transplazentar) auf den Embryo/Feten bei diesem schwere Malformationen aus.

Merke

Infektionen in der Schwangerschaft können eine erhöhte maternale und fetale Morbidität und Mortalität verursachen. Während einer Schwangerschaft kann der Erreger pränatal diaplazentar, intranatal während der Passage im Geburtskanal durch vaginale Sekrete oder hämatogen und postnatal über die Brustmilch oder andere Sekrete übertragen werden.

17.2 Viren

Neben den Viren, die ursprünglich zur TORCH-Gruppe gehören wie Röteln, CMV und HSV, müssen heutzutage in der Schwangerschaft auch virale Infektionen mit zum Beispiel Parvovirus B19 (Ringelröteln), Varizella-Zoster-Virus (VZV), Masernvirus, Enteroviren, Adenoviren, humanes Immunodefizienz Virus (HIV) und Zika-Virus beachtet werden.

Als Viren, die mit einem erhöhten Risiko für einen foudroyanten Krankheitsverlauf bei der Schwangeren einhergehen, sind unter anderem Influenzaviren und eine Primärinfektion mit Varizella-Zoster-Virus oder Herpes-simplex-Virus zu nennen. In der 2009 stattgefunden Influenza A (H1N1)-Pandemie kristallisierten sich z. B. Asthma-Patienten oder Schwangere als besondere Risikogruppen für einen gravierenden Verlauf heraus. Zirka 1/3 der Graviden mit H1N1-Infektion entwickelten im 2. oder 3. Trimenon ein schweres akutes respiratorisches Syndrom. Eine erhöhte fetale Mortalität war eher eine Folge der ernsten maternalen Erkrankung und nicht einer fetalen Infektion, da die Transmission nur in einer geringen Anzahl der Fälle erfolgte.

Tab. 17.2 Klinische Manifestationen konnataler, neurovirulenter Infektionen. (Modifiziert nach Seth 2011)

	CMV	HSV	Rubella	VZV	Zika
Intrauterine Wachstumsverzögerung	×	×	×	×	×
Mikrozephalus	×	×	×	×	×
Hydrocephalus	×		×		×
Intrakranielle Kalzifikationen	×	×	×	×	×
Chorioretinopathie	×	×	×	×	×
Katarakt		×	×		×
Taubheit	×	×	×		×
Ekzem, Petechien, Purpura	×	×	×	×	
Hepatopathie	×	×	×	×	
Splenomegalie	×	×	×	×	
Kardiopathie			×		
Skeletale Veränderungen					×

Im Folgenden wird vor allem auf Infektionen in der Schwangerschaft eingegangen, die neurorelevant sind.

Kongenitale/neonatale virale Infektionen

Durch in der Schwangerschaft erworbene virale Infektionen kann es zu einer erhöhten Rate von Schädigungen mit konsekutiv auftretendem intrauterinem Tod, Aborten und kongenitalen Malformationen kommen. Zytomegalie-Virus (CMV), Rötelnvirus, Parvovirus B19, Varizella-zoster-Virus, Herpes-simplex-Virus (HSV), humanes Immunodefizienz Virus (HIV) und Zika-Virus gehören zu den neurovirulenten Viren, die durch kongenitale Infektionen Entwicklungsstörungen des Nervensystems hervorrufen können. Zumeist sind Fehlbildungen an verschiedenen Organsystemen vorhanden, wie es in der Tab. 17.2 erkennbar ist. Die neurologische Symptomatik ist häufig bei der Geburt vorhanden, kann sich aber auch erst wie bei einer kongenitalen CMV- oder Röteln-Infektion in der weiteren kindlichen Entwicklung manifestieren.

17

17.2.1 Zytomegalie-Virus (CMV)

Weltweit wird am häufigsten eine konnatale Virus-Infektion durch CMV verursacht. Das höchste Risiko für eine kongenitale CMV-Infektion besteht, wenn eine Schwangere eine primäre CMV-Infektion akquiriert. Schwangere Frauen, die eine Primärinfektion erleiden, stehen typischerweise im engen Kontakt mit jungen Kindern und infizieren sich über Körpersekrete wie Urin, Speichel oder Tränenflüssigkeit. Das Risiko für eine Transmission liegt bei 30–40 %. Die meisten kongenitalen CMV-Infektionen führen zu keinen Symptomen, aber 10 % führen zu einem Bild u. a. mit intrauteriner Wachstumsverzögerung, Mikrozephalie, Hörverlust, Opticusatrophie, Thrombozytopenie, Hepatosplenomegalie.

17.2.2 Herpes-simplex-Virus (HSV)

Kongenitale HSV-Infektionen entstehen ebenfalls am ehesten infolge einer

Primärinfektion der Mutter. Eine intrauterine Infektion führt zu intrauteriner Wachstumsverzögerung, Frühgeburt und/oder Abort. Neonatale HSV-Infektionen sind definiert als Infektionen, die innerhalb der ersten 28 Lebenstage auftreten. Zumeist werden sie bei der Passage durch den Geburtskanal erworben und die Infektion mit HSV-2 macht 70 % der Fälle aus. Es gibt 3 Manifestationsformen: Ca. 45 % sind lokalisierte herpetiforme Veränderungen an Haut, Augen oder Mund, ca. 30 % weisen ein zentralnervöses Erkrankungsbild mit einer Meningoenzephalitis und ca. 25 % eine disseminierte Erkrankung mit Beteiligung verschiedener Organe auf.

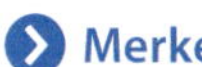

Merke
Eine intrauterine Infektion führt zu intrauteriner Wachstumsverzögerung, Frühgeburt und/oder Abort.

17.2.3 Rubella-/Röteln-Virus

Eine maternale Röteln-Infektion kann gerade in der Entwicklungsphase bis zur 16. Schwangerschaftswoche katastrophale Effekte beim Embryo/Fetus auslösen, die neben der embryonalen/fetalen Infektion in intrauterinem Tod und/oder Frühgeburt resultieren kann. Die kongenitale Röteln-Infektion kann sich zur Geburt mit sehr variabel bestehenden Organfehlbildungen präsentieren. Neben z. B. Mikrozephalie, Meningoenzephalitis ist das Syndrom durch eine klinische Trias (Gregg-Syndrom) aus Malformationen an Herz, Auge und Innenohr (wie persistierender Ductus arteriosus und Lungenarterienstenose, Katarakt Hörschäden) charakterisiert. Eine dermale Erythropoese („blueberry-muffin-artige“ Läsionen) kann bestehen. Nach der 20. Schwangerschaftswoche ist das Risiko von kongenitalen Fehlbildungen aufgrund einer Röteln-Virus-Infektion gering und kann sich eventuell „nur“ als intrauterine Entwicklungsverzögerung manifestieren.

Merke
Die kongenitale Röteln-Infektion kann sich zur Geburt mit sehr variabel bestehenden Organfehlbildungen präsentieren.

17.2.4 Parvovirus B19/ Ringelröteln

Die Infektion mit Parvovirus B19 stellt eine typische Kinderkrankheit dar. Sie verläuft in der Kindheit häufig klinisch inapparent oder nur mit geringen Krankheitssymptomen wie den Ringelröteln (Erythema infectiosum). Kommt es jedoch zu einer Primärinfektion einer Graviden, wird in 30 % die Infektion auf den Embryo-/Fetus übertragen, was zur Konsequenz einen Hydrops fetalis, intrauterinen Fruchttod oder Abort haben kann.

17.2.5 Varizella-Zoster-Virus (VZV)

Eine primäre VZV-Infektion während der Schwangerschaft bedeutet für die Mutter und das Kind ein gesteigertes Gesundheitsrisiko. Besonders im 3. Trimenon kann eine VZV-Pneumonie der Graviden zur Beatmungspflichtigkeit führen und ist mit einer Mortalität von ca. 14 % behaftet, die ohne antivirale Therapie deutlich höher liegt. Ein kongenital erworbenes Varizella-Syndrom kann neben einer erhöhten Abortrate zu schweren neurologischen Entwicklungsstörungen führen. Erwirbt die Mutter eine VZV-Infektion peripartal, besteht die Gefahr, dass das Neugeborene eine schwerverlaufende VZV-Infektion erwirbt (Mortalität von ca. 30 %).

17.2.6 Zika-Virus

Eine intrauterine Infektion mit dem Zika-Virus birgt im 1. und 2. Trimenon das größte Risiko für schwerwiegende zentralnervöse Spätfolgen wie Ventrikulomegalie, Mikrozephalie und intrakranielle

Kalzifikationen für das Kind. Das Risiko für eine vertikale Transmission besteht aber während der gesamten Schwangerschaft bei symptomatischen und asymptomatischen Graviden, sodass Schädigungen auch noch bei einer Infektion im 3. Trimenon auftreten können. Da nach einer Infektion das Zika-Virus noch nach 12 Wochen nachweisbar sein kann, hat das CDC (Center of Disease Control and Prevention) einen diagnostischen Algorithmus entwickelt, um auch Frauen mit einem Kinderwunsch zu den möglichen Risiken bei einer potenziellen Zika-Infektion beraten zu können (Oduyebo et al. 2017).

17.2.7 Humanes Immunodefizienz Virus (HIV)

Die HIV-Enzephalopathie kann bei Kindern zu Entwicklungsstörungen des Nervensystems führen. Das größte Risiko für die Entwicklung einer HIV-Enzephalopathie besteht für die Kinder in den ersten 12 Lebensmonaten. Zum klinischen Erscheinungsbild gehören Mikrozephalie, neurokognitive Störungen, Entwicklungsverzögerungen, Opisthotonus, Ataxie und spastische Paresen. Zu einer Progression kommt es überwiegend bei unbehandelten Kindern, weshalb ein frühzeitiger Einsatz der antiretroviralen Therapie (ART) gegen HIV empfohlen wird. Nichtsdestoweniger kann es auch unter einer ART zu einer Verschlechterung der Neurokognition bei Kindern mit HIV kommen.

Merke
Zum klinischen Erscheinungsbild gehören Mikrozephalie, neurokognitive Störungen, Entwicklungsverzögerungen, Opisthotonus, Ataxie und spastischen Paresen.

17.3 Bakterielle Infektionen und sonstige Infektionen mit Affektion des Nervensystems

Bakterielle Infektionen mit Beteiligungen des Nervensystems treten in der Schwangerschaft seltener auf als virale Infektionen. Grundsätzlich gilt auch hier, dass Infektionen im ersten Trimenon Spontanaborte verursachen können, Teratogenität ist eher mit viralen Infektionen assoziiert. Im 2. oder 3. Trimenon können bakterielle Infektionen mit Frühgeburtlichkeit durch frühzeitige Wehen oder einem vorzeitigen Blasensprung oder Entwicklungsverzögerungen assoziiert sein. Der Fetus kann durch eine Unterversorgung an Nährstoffen oder Sauerstoff gefährdet werden. Relevante bakterielle Infektionen mit Beteiligung des Nervensystems, die wir in diesem Kapitel aufgenommen haben, sind Listeriose und Lues.

17.3.1 Listeriose

Schwangerschaftsassoziierte Listeriosen betreffen 10 % aller Listeriose-Meldefälle (Mütter und Neugeborene). Da die Erkrankung durch Lebensmittel verursacht wird, spielt Prophylaxe und Aufklärung über zu vermeidende Lebensmittel eine wichtige Rolle (▶ Abschn. 17.5). Auch bei den Verarbeitungsprozessen dieser Lebensmittel besteht eine erhöhte Infektionsgefahr. Nützliche Merkblätter werden auf den Internetseiten des Robert Koch-Instituts zur Verfügung gestellt.

Die Gefahr, an einer Listeriose zu erkranken, ist besonders für immuninkompetente Personen wie Schwangere oder Neugeborene erhöht. Häufig treten bei Schwangeren jedoch nur allgemeine unspezifische Infektionssymptome auf und oft bleibt die

Infektion asymptomatisch. Eine Listerieninfektion in der Schwangerschaft wird mit dem Risiko der erhöhten Frühgeburtlichkeit oder einer Totgeburt, bzw. dem Risiko einer Infektion des Kindes bei der Geburt assoziiert. Die Frühinfektion des Kindes (erste Lebenswoche) ist durch Sepsis, Atemnotsyndrom und Hautläsionen gekennzeichnet (Granulomatosis infantiseptica). Säuglinge mit einer Spätinfektion (ab der zweiten Lebenswoche) infizieren sich während der Passage durch den Geburtskanal und erkranken häufig an einer Meningitis. Diagnostisch können Listerien neben Blut und Liquor auch im Vaginalsekret, Wochenfluss oder dem Mekonium nachgewiesen werden.

17.3.2 Lues

In Deutschland sind Luesinfektionen bei Schwangeren selten; generell unterscheiden sich die Symptome nicht von Nicht-Schwangeren. Unbehandelt ist die diplazentare Übertragung ab der 12. Woche möglich und kann späte Aborte oder Totgeburten bedingen. Je länger die Primärinfektion zurückliegt und je niedriger die Treponemenkonzentration im Blut ist, desto geringer ist das Risiko einer Transmission. Mehr als 50 % der infizierten Kinder sind bei der Geburt unauffällig. Man unterscheidet auch hier frühe Zeichen der Lues connata, die 3–10 Wochen postpartum auftreten und mit einem multisymptomatischen Krankheitsbild einhergehen kann. Meningitiden treten 3–6 Monate postpartum bei den Neugeborenen auf. Spätinfektionen (Lues connata tarda) treten ab dem 3. Lebensjahr ebenso mit einer Fülle an Symptomen auf. Im Rahmen der Schwangerschaftsvorsorge, kann ein Luessuchtest durchgeführt werden. In den Mutterpass wird lediglich eingetragen, ob der Test gemacht wurde. Einem positiver Suchtest folgt weiterführende Diagnostik. Ein positiver IgM-Antikörperbefund ist in der Regel eine Behandlungsindikation. Aber auch bei negativem IgM Antikörperbefund sollte bei einem TPHA-/TPPA-Titer 1:5000 und/oder einem positiven Lipoidantikörperbefund aus Sicherheitsgründen in der Schwangerschaft therapiert werden. Therapie der Wahl ist Penicillin, auch in der Schwangerschaft. Um eine konnatale Luesinfektion zu diagnostizieren müssen quantitative Tests (TPHA-/TPPA, VDRL oder Cardiolipin-KBR, 19S-IgM-FTA-ABS-Test u. a.) im Verlauf wiederholt durchgeführt werden, da Lues-spezifische IgG-Antikörper der Mutter transplazentar zum Kind gelangen können.

17.4 Neurologisch chronisch kranke Patienten

Ein klinisch relevant erhöhtes Infektionsrisiko vor allem für Pyelonephritiden und Harnwegsinfekte (HWI) liegt bei Schwangeren mit Querschnittslähmung vor. Durch die erhöhte Infektneigung kann das Frühgeburtsrisiko erhöht sein und das Geburtsgewicht erniedrigt. Auch kann sich die bestehende Blasenfunktionsstörung in der Schwangerschaft verschlechtern, daher sollten ggf. die Selbstkatheterisierungsintervalle verkürzt werden, bzw. wird manchmal eine Harndauerableitung notwendig. Eine testgerechte antibiotische Therapie sollte auch bei asymptomatischer Bakteriurie eingeleitet werden und das erhöhte Risiko der Entwicklung multiresistenter Keime beachtet werden. Es sollten keine antibiotischen Kurztherapien erfolgen, sondern höher dosierte und länger andauernde Antibiotikagaben durchgeführt werden.

Grundsätzlich können alle Frauen mit einer Querschnittssymptomatik auch bei entzündlicher Ursache wie MS oder Neuromyelitis von Spektrum-Erkrankungen betroffen sein, obwohl es hierzu nahezu keine Studien gibt.

Bei Schwangeren mit multipler Sklerose scheint das Risiko für Harnwegsinfekte bzw. Infekte des oberen Respirationstraktes erhöht zu sein. Noch unklar ist, ob das Risiko durch die verschiedenen Immuntherapien in unterschiedlichem Ausmaß beeinflusst wird. Inwieweit hier eine Abhängigkeit zu den verschiedenen Immuntherapien besteht, ist unbekannt.

17.5 Prophylaxe/Therapien

Zu den Bausteinen der Prävention erregerbedingter Infektionen in der Schwangerschaft, die entweder intrauterin, intrapartal oder postpartal übertragen werden, gehören Hygienemaßnahmen, Impfungen und Chemoprophylaxe.

17.5.1 Hygienemaßnahmen/ Lebensmittel

Es gelten die allgemeinen Hygieneempfehlungen, um eine Ansteckung zu verhindern. Schwangere sollten ausdrücklich über mögliche Infektionsquellen aufgeklärt werden, damit sie eigenständig einfache Maßnahmen zur Vermeidung einer möglichen Exposition ergreifen können. Gerade zur Prävention einer CMV-Infektion sind Waschen der Hände nach Kontakt mit Körpersekreten sinnvoll. Schwangere Mütter sollten den oralen Kontakt mit Gegenständen, die ihre Kinder im Mund hatten vermeiden. Bei Schwangeren, die seronegativ für Herpes genitalis sind, kann der Verzicht auf ungeschützten Geschlechtsverkehr während der Schwangerschaft sinnvoll sein. Bei einer bestehenden vaginalen Herpesinfektion sollte eine Kaiserschnitt-Entbindung vorgenommen werden, um eine intranatale Transmission zu unterbinden. Weiterhin ist zu beachten, dass Neugeborene mit einer kongenitalen CMV- oder Röteln-Infektion als Virusausscheider eine Infektionsquelle darstellen. Mütter, die an einer aktiven Influenza- oder Varizellen-Infektion leiden, sollten so lange von ihren Neugeborenen isoliert werden, bis sie nicht mehr infektiös sind.

Merke
Schwangere sollten ausdrücklich über mögliche Infektionsquellen aufgeklärt werden, damit sie eigenständig einfache Maßnahmen zur Vermeidung einer möglichen Exposition ergreifen können.

Während ein Mückenstich in Deutschland meist nur lokale Haut-Effekte zeigt, sollten sich Frauen mit Kinderwunsch oder bereits bestehender Schwangerschaft vor Reisen in andere Länder über durch Mücken übertragbare Erkrankungen informieren. So wird generell Schwangeren und Frauen mit Kinderwunsch von einer Reise in Zika-Virus-Endemiegebiete abgeraten. Sollte eine Reise dennoch erforderlich sein, sollte auf einen konsequenten Mückenschutz und Vermeidung von ungeschütztem Geschlechtsverkehr mit potenziell Erkrankten geachtet werden. Frauen mit einer Zika-Infektion sollten mindestens 8 Wochen nach dem Symptombeginn auf eine Schwangerschaft verzichten. Männer sollten mindestens 3 Monate, wenn sie aus einem Zika-Endemie-Gebiet zurückkehren bzw. mindestens 6 Monate nach einer Zika-Infektion abstinent sein oder Kondome benutzen.

Schwangere sollten zur Prophylaxe von Listerien aber auch Toxoplasmose rohes Fleisch/Salami, Rohmilchprodukte, Käserinde, oder Fisch und auch Räucherfisch, sowie verpackte Salate vermeiden.

17.5.2 Impfungen

Da eine ausreichende Immunität bei einer Schwangeren die potenzielle Gefahr einer kongenitalen Infektion verhindern kann, wird generell vor einer geplanten Schwangerschaft eine Überprüfung des Immunstatus empfohlen. Bei fehlendem oder unvollständigem Impfstatus empfiehlt die Ständige Impfkommission (STIKO) eine aktive Immunisierung gegen Masern, Röteln und Varizellen. Nach Impfung mit Lebendimpfstoffen (Masern, Mumps, Röteln, Varizellen, Gelbfieber) sollte mindestens 1 Monat eine Schwangerschaft vermieden werden. Bisher sind jedoch noch keine Fallberichte über Komplikationen bei versehentlicher Impfung in der Frühschwangerschaft bekannt geworden. Für Impfungen mit Totimpfstoffen z. B. Influenza, Tetanus, Diphtherie, Pertussis, Hepatitis A und B, gilt, dass eine Schwangerschaft keine absolute Kontraindikation darstellt. Dennoch sollte im ersten Trimenon eine Impfung nur bei erhöhter gesundheitlicher Gefährdung, wie z. B. in der Influenza-Saison die Influenza-Impfung bei Schwangeren mit Komorbiditäten in Form von Asthma bronchiale und Diabetes mellitus, durchgeführt werden. Ansonsten wird Schwangeren ohne besondere Komorbiditäten z. B. eine Impfung gegen Influenza erst ab dem 2. Trimenon empfohlen. Liegen bei Schwangerschaftsbeginn keine Immunität gegen einen bestimmten Erreger vor, sollten sich schwangere Frauen von erkrankten Personen entfernt halten. Den Schwangeren muss zusätzlich die Tragweite einer eingeschränkten Immunität veranschaulicht werden.

Passive Immunisierung kann mit Immunglobulinen als Postexpositionsprophylaxe vorgenommen werden. Das Varicella-Zoster-Immunglobulin kann ungeimpften Schwangeren ohne Varizellen-Anamnese innerhalb von 96 h nach der Exposition mit deutlichem Nutzen verabreicht werden. Ein signifikanter Effekt des CMV-Hyperimmunglobulins konnte bisher nicht nachgewiesen werden.

17.5.3 Chemoprophylaxe

Die antivirale Therapie einer CMV-Infektion in der Schwangerschaft mit Ganciclovir oder Valacyclovir wird derzeit nicht empfohlen, da mögliche teratogene Effekte bestehen und keine gesicherten signifikanten Effekte unter Abwägung des Nutzen-Risiko-Verhältnisses vorliegen. Anders sieht es hingegen bei der Aciclovir-Therapie bei einer HSV-Infektion aus. Bisher besteht kein Hinweis auf eine erhöhte Embryo- bzw. Fetotoxizität, auch im 1. Trimenon nicht. Aciclovir wird insbesondere zur Behandlung einer herpetischen, genitalen Läsion nach der 36. Schwangerschaft empfohlen, um so die Notwendigkeit für einen Kaiserschnitt zu reduzieren. Darüber hinaus kann Aciclovir zur Behandlung einer Herpes simplex-Enzephalitis oder Varizellen-Pneumonie während der Schwangerschaft oder einer neonatalen HSV-Infektion eingesetzt werden. Auch werden antivirale Therapien mit den Neuraminidase-Inhibitoren Oseltamivir oder Zanamivir zur Behandlung der Influenza in der Schwangerschaft empfohlen. Große Registerstudien konnten keine vermehrten Komplikationen oder kongenitalen Malformationen unter der Behandlung mit Oseltamivir oder Zanamivir detektieren. Bei einer HIV-Infektion besteht eine direkte positive Korrelation zwischen maternaler Viruslast und dem Risiko einer Transmission auf den Embryo/Fetus. Gleichbedeutend führt eine effektive antivirale Therapie (ART) zu einer Risiko-Reduktion. Daher wird schwangeren HIV-Erkrankten eine Fortführung Ihrer Therapie empfohlen bzw. die frühzeitige Initiierung bei Erstdiagnose in der Schwangerschaft bzw. geplanter Schwangerschaft. Ausführliche Informationen können der „Leitlinie zur HIV-Therapie in der Schwangerschaft und bei HIV-exponierten Neugeborenen" entnommen werden. Für Parvovirus B19-Infektionen oder Zika-Virus-Infektionen gibt es derzeit keine spezifische antivirale Therapie. Eine intrauterine Bluttransfusion kann zur Behandlung des Hydrops fetalis bei einer Infektion mit Parvovirus B19 angedacht werden.

Grundsätzlich zu beachten ist, dass es teils nur unzureichende oder keine kontrollierten Medikamenten-Studien bei Schwangeren gibt und teils im Tierversuch Nebenwirkungen auf den Fötus beschrieben sind. Die Anwendung eines Medikamentes kann dennoch aufgrund des potenziellen Nutzens des Arzneistoffes trotz möglicher Risiken auch in einer Schwangerschaft gerechtfertigt oder erforderlich sein. Darüber sollten eine Schwangere und ggf. ihre Angehörigen ausführlich aufgeklärt werden.

17.5.4 Antibiotische Therapie in der Schwangerschaft

Antibiotika der Wahl in der Schwangerschaft sind β-Lactam-Antibiotika Penicilline, Amoxicillin und Cephalosporine. Bei Nicht-Schwangeren gelten Amoxicillin oder Ampicillin hochdosiert, kombiniert mit einem Aminoglykosid als Medikamente der ersten Wahl bei einer Listerieninfektion. Aminoglykoside sollten in der Schwangerschaft allerdings wegen der potenziellen Ototoxizität nur bei vital bedrohlichen Infektionen verabreicht werden. Amoxicilin und Ampicilin können in der Schwangerschaft bei einer Listerieninfektion gegeben werden. Makrolide können bei Allergien gegen die oben genannten Antibiotika gegeben werden. Möglicherweise können andere Antibiotika (z. B. Clindamycin, Doxycyclin) mit einem gering erhöhten Risiko für große Fehlbildungen assoziiert sein. Hier gilt die Abwägung des individuellen Risiko-Nutzens unter Berücksichtigung der aktuellen Datenlage. Eine Risiko-Nutzen-Abwägung ist auch vorzunehmen, ob bei Listerieninfektionen Aminoglykoside in der Schwangerschaft verabreicht werden sollten (bedrohlichen Infektionen vorbehalten). Hilfreiche aktualisierte Literatur/Empfehlungen finden sich auf den Embryotoxseiten oder bei Pubmed.

17

Merke

Antibiotika der Wahl in der Schwangerschaft sind β-Lactam-Antibiotika Penicilline, Amoxicillin und Cephalosporine.

17.6 Stillen

Das Risiko für eine Transmission für das Stillen ist abhängig von dem Virus. Stillen von HIV-erkrankten Müttern erhöht das das Risiko für eine kindliche Infektion. Eine antiretrovirale Medikation kann dies Risiko vermindern, aber nicht komplett beseitigen. Daher wird in Deutschland empfohlen, prinzipiell auf das Stillen bei HIV-positiven Müttern zu verzichten. In anderen Ländern kann das Mortalitäts-Risiko bei Nicht-Stillen höher liegen als das einer Transmission für die HIV-Infektion, weshalb dann Stillen in diesen Ländern trotzdem notwendig ist. Beim Zika-Virus ist hingegen kein erhöhtes Risiko für die Transmission über die Muttermilch bekannt, weshalb hier der mögliche Nutzen des Stillens überwiegt und Stillen unter Beachtung der allgemeinen Hygiene-Maßnahmen empfohlen werden kann. Bei einer akuten maternalen Infektion mit Influenza oder Varizellen kann die Muttermilch abgepumpt und dem Säugling gegeben werden.

Penicilline, Cephalosporine und Makrolide sind die bevorzugten Antibiotika in der Stillzeit. Sollten andere Therapien notwendig sein empfehlen wir das Einholen der aktuellen Datenlage.

Literatur

Empfehlungen der Ständigen Impfkommission (STIKO). ► https://www.rki.de/SharedDocs/FAQ/Zikavirus/Zikavirus-Infektionen.html. Zugegriffen: 16. Dez. 2019

Graner S, Svensson T, Beau AB, Damase-Michel C, Engeland A, Furu K, Hviid A, Håberg SE, Mølgaard-Nielsen D, Pasternak B, Kieler H (2017) Neuraminidase inhibitors during pregnancy and risk of adverse neonatal outcomes and congenital malformations: population based European register study. BMJ 356:j629

- ▶ https://www.awmf.org/uploads/tx_szleitlinien/179-002l_S2k_Wochenbett-Schwangerschaft-Geburt-Querschnittlaehmung_2018-10_1.pdf
- ▶ https://www.rki.de/DE/Content/Infekt/EpidBull/Merkblaetter/Ratgeber_Listeriose.html
- ▶ https://www.rki.de/DE/Content/Infekt/EpidBull/Merkblaetter/Ratgeber_Syphilis.html
- ▶ https://www.rki.de/SharedDocs/FAQ/Impfen/AllgFr_AllgemeineFragen/FAQ09.html

MacDonald SC, McElrath TF, Hernández-Díaz S (2019) Pregnancy outcomes in women with multiple sclerosis. Am J Epidemiol 188(1):57–66

Nahmias AJ, Walls KW, Stewart JA, Herrmann KL, Flynt WJ (1971) The ToRCH complex-perinatal infections associated with toxoplasma and rubella, cytomegol- and herpes simplex viruses. Pediatr Res 5:405–406

Oduyebo T, Polen KD, Walke HT et al (2017) Update: interim guidance for health care providers caring for pregnant women with possible zika virus exposure – United States (Including U.S. territories). MMWR Morb Mortal Wkly Rep 66:781–793

Pasternak B, Hviid A (2010) Use of acyclovir, valacyclovir, and famciclovir in the first trimester of pregnancy and the risk of birth defects. JAMA 304:859–866

S2k-Leitlinie. Labordiagnostik schwangerschaftsrelevanter Virusinfektionen. AWMF Register-Nr.: 0093/001

S2k-Leitlinie: Deutsch-Österreichische Leitlinie zur HIV-Therapie in der Schwangerschaft und bei HIV exponierten Neugeborenen. AWMF-Register-Nr.: 055 – 002

Seth A (2011) Congenital and perinatal infections: throwing new light with an old TORCH. Indian J Pediatr 78:88–95

Der geriatrische Patient

Roland Nau, Marija Djukic und Helmut Eiffert

Inhaltsverzeichnis

U. Meyding-Lamadé et al. (Hrsg.), *Neuroinfektiologie*,
https://doi.org/10.1007/978-3-662-61669-7_18

18.1 Immunologie und Epidemiologie

Das Altern des Immunsystems ist ein physiologischer Prozess. Dieser geht mit einer Häufung von Infektionen, mit einer verminderten Impfreaktion sowie mit autoimmunen und malignen Erkrankungen einher. Sowohl das angeborene („innate") als auch das adaptive („erworbene") Immunsystem altern. Der alte Organismus ist durch eine erhöhte basale Aktivierung des Immunsystems gekennzeichnet (sichtbar an einem ohne Infektion leicht erhöhten C-reaktiven Protein und einer erhöhten Konzentrationen pro-inflammatorischer Zytokine im Plasma) verbunden mit der verringerten Fähigkeit, auf Infektionen adäquat zu reagieren („Inflamm-aging"). Besonders betroffen sind die Fähigkeit von Granulozyten und Makrophagen, Erreger zu phagozytieren, und die Fähigkeit von B-Zellen, passgenaue Antikörper zu produzieren. Neben der geschwächten zellulären und humoralen Immunabwehr tragen andere Faktoren zur erhöhten Empfänglichkeit des alten Menschen gegenüber Infektionen bei: a) beeinträchtigte physiologische Funktionen (Schluckakt, Hustenreflex, Durchblutung, Wundheilung), b) Katheter (insbesondere Blasenkatheter, venöse Zugänge), c) erhöhte Prävalenz chronischer Erkrankungen, die die Immunabwehr beeinträchtigen, z. B. Diabetes mellitus, d) häufigere Einnahme von Arzneimitteln mit Beeinträchtigung der Immunabwehr, z. B. Immunsuppressiva, Protonenpumpenhemmer, e) Unter- oder Mangelernährung und f) Hygieneprobleme und nosokomiale Infektionen (Pflegeeinrichtung, Klinik).

Die Inzidenz von Infektionen des Nervensystems durch mehrere wichtige Erreger weist eine ausgeprägte Altersabhängigkeit auf. Nicht alle Infektionen des Nervensystems nehmen aber im Alter zu. So ist die Meningokokken-Meningitis und -Sepsis eine typische Erkrankung des Kinder- und jungen Erwachsenenalters, während sie beim alten Menschen praktisch nicht vorkommt. In Abb. 18.1 sind Infektionen des Nervensystems aufgeführt, die beim alten erheblich häufiger als beim jungen Menschen sind. Insgesamt ist die Zahl von Infektionen in den ersten Lebensjahren hoch, als Ausdruck des noch unreifen Immunsystems und der Begegnung mit bisher unbekannten Erregern. Die Häufigkeit von Infektionserkrankungen insgesamt erreicht im jungen Erwachsenenalter ihr Minimum, um dann zunächst langsam, jenseits des 50. Lebensjahres im Alter immer steiler anzusteigen. Der Verlauf von Infektionserkrankungen im Alter ist oft atypisch oder die Infektion nimmt einen stillen Verlauf. Dies erschwert die frühzeitige Diagnose und Therapie. Ein typisches Beispiel für stille Verläufe im Alter ist die Appendizitis. Die Erkrankung verläuft mit geringer klinischer Symptomatik, bis der Appendix perforiert und sich eine Peritonitis entwickelt. Vor allem deshalb liegt die Letalität der Appendizitis im Alter um den Faktor 15–20 über der Letalität bei jungen Menschen.

Die häufigsten Infektionen, die dem Neurologen im Alter begegnen, sind nicht die Infektionen des Nervensystems, sondern die Harnwegsinfekte und Pneumonien. Harnwegsinfekte sind besonders häufig bei Patienten, die einen Blasen-Dauerkatheter benötigen. Die Inzidenz von Pneumonien steigt mit dem Alter stark an, die Inzidenz ist beim 90-Jährigen etwa 100 × höher als beim 19-Jährigen. Hirninfarkte und -blutungen sowie alle Erkrankungen, die mit Schluckstörungen einhergehen, erhöhen das Risiko des Patienten, eine Pneumonie zu entwickeln, erheblich.

> Aufgrund des beeinträchtigten Immunsystems ist das Erregerspektrum im Alter breiter als bei jungen Menschen. Alte Menschen sind sowohl hinsichtlich der Häufigkeit als auch des Erregerspektrums ähnlich anfällig für Infektionen wie durch therapeutische Maßnahmen oder durch ihre Grunderkrankung immunsupprimierte jüngere Patienten.

Altersabhängige Epidemiologie ausgewählter Infektionen des Nervensystems

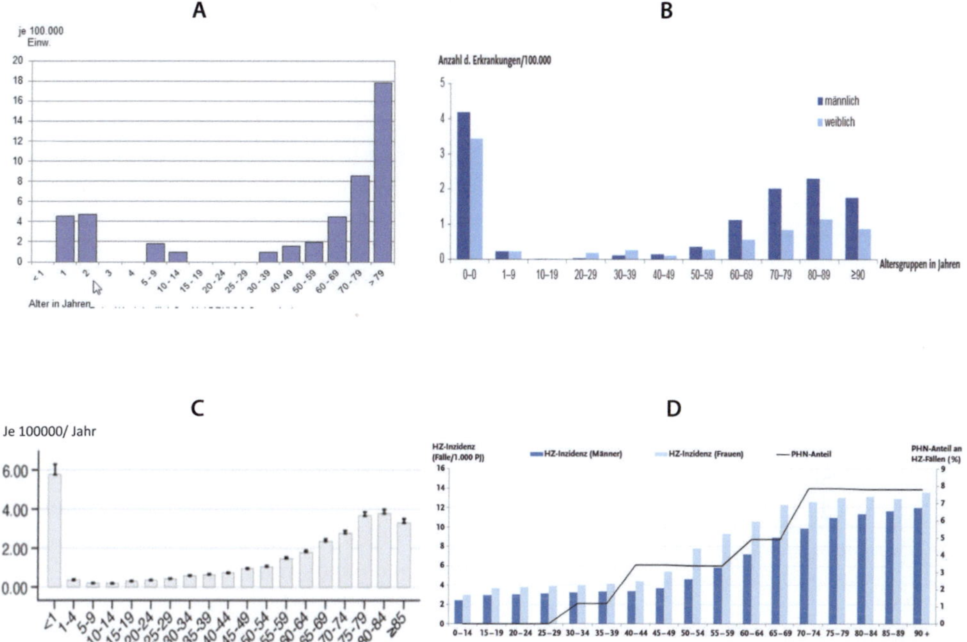

Abb. 18.1 Altersabhängige Epidemiologie ausgewählter Infektionen des Nervensystems. A) Invasive Pneumokokken-Erkrankungen (Meningitis und Sepsis). Auswertung der in Brandenburg im Jahre 2017 gemeldeten invasiven Pneumokokken-Erkrankungen. Eine bundesweite Meldepflicht besteht für die Pneumokokken-Meningitis nicht, eine für Meningitis und andere septische Pneumokokken-Infektionen getrennte Auswertung liegt für Deutschland nicht vor (Land Brandenburg, LAVG, ähnliche altersabhängige Inzidenzen ergibt die Auswertung der im Labor-Netzwerk PneumoWeb gesammelten Daten, RKI 2020); B) Invasive Listerien-Erkrankungen (Meningitis und Sepsis), die Listeriose ist bundesweit meldepflichtig (RKI 2010); C) Herpes-simplex-Enzephalitis, die Inzidenz weist ebenfalls einen zweigipfligen Verlauf auf mit Maxima bei den Säuglingen und Kleinkindern im 1. Lebensjahr und bei 75- bis 84-Jährigen (George und Schneider 2014); D) Herpes zoster und post-herpetische Neuralgie, sowohl die Inzidenz des Herpes zosters (HZ) als auch der Prozentsatz der Patienten, die nach Herpes zoster eine Post-Zoster-Neuralgie (PHN) entwickeln, steigt stetig mit dem Alter an (RKI 2018)

18.2 Vorbeugende Antibiotikagaben sind nicht indiziert mit Ausnahme der perioperativen Prophylaxe bei klar definierten Eingriffen

Bei schweren bakteriellen Infektionserkrankungen ist die frühzeitige adäquate antibiotische Therapie lebensrettend bzw. hilft, neurologische und neuropsychologische Langzeit-Schäden zu reduzieren (Abb. 18.2). Adjuvante Behandlungen, sofern – wie bei der außerhalb des Krankenhauses erworbenen bakteriellen Meningitis mit Dexamethason – verfügbar, können das therapeutische Zeitintervall verlängern. Der vorbeugende Einsatz von Antibiotika ist (außer einer 1- bis 2-maligen Gabe i.S. einer perioperativen Prophylaxe bei klar definierten Eingriffen, z. B. beim Anlegen einer externen Ventrikeldainage) nicht indiziert. In dem Entscheidungs-Algorithmus für oder gegen eine perioperative antibiotische Prophylaxe ist das Alter ein wesentlicher Faktor (AWMF-Leitlinie „Perioperative Antibiotikaprophylaxe").

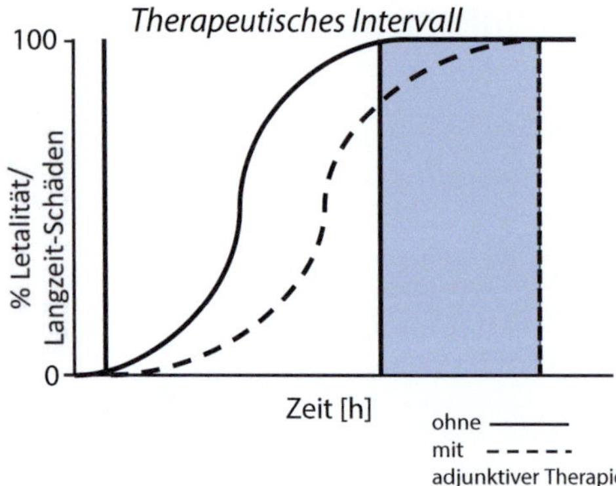

Abb. 18.2 Das Intervall zwischen Beginn der Symptomatik und Beginn der Therapie ist entscheidend, um die Sterblichkeit und die Häufigkeit von Spätschäden zu senken; mithilfe einer adjuvanten neuroprotektiven Therapie, sofern sie, wie bei der bakteriellen Meningitis, verfügbar ist, lässt sich das Intervall zwischen ersten Infektionszeichen und erster Dosis der antibiotischen Behandlung vergrößern, in dem der Patient überlebt/symptomfrei überlebt. (Mod. nach Nau et al. 2015)

Die periinterventionelle Gabe einer Dosis eines Antibiotikums vor der Anlage einer perkutanen gastroskopischen Enterostomie senkt die Inzidenz von Infektionen an der Einstichstelle um etwa 2/3. Durch die nicht indizierte langdauernde Gabe von Antibiotika werden Antibiotika-resistente Bakterien selektiert und *Clostridium difficile*-Infektionen begünstigt. Randomisierte Studien, die die prophylaktische Gabe von Ceftriaxon und Moxifloxacin bei Aspirations-gefährdeten Patienten nach Hirninfarkt untersuchten, ergaben sowohl im Hinblick auf die Letalität als auch auf die Schwere der Behinderung nach einem Schlaganfall keinen signifikanten Vorteil für mit Antibiotika behandelte Patienten.

18.3 Impfungen im Alter

Neben der Aufrechterhaltung des Impfschutzes gegen Diphtherie, Keuchhusten und Tetanus sind für Menschen jenseits des 60. Lebensjahres von der Ständigen Impfkommission (STIKO) am Robert Koch-Institut 3 Impfungen empfohlen: 1. Pneumokokken (1x), 2. Varicella-zoster-Virus (2x im Abstand von 2–6 Monaten), 3. Grippe (jährlich).

Nicht-konjugierte Impfstoffe sind für Säuglinge in der Regel ungeeignet und beim alten Menschen problematisch. Im Alter verliert das Immunsystem an Effizienz im Hinblick auf eine effektive Impfreaktion. Die Ständige Impfkommission (STIKO) am Robert Koch-Institut empfiehlt gegen Pneumokokken weiterhin jenseits des 60. Lebensjahrs die einmalige Impfung mit dem 23-valenten Polysaccharid-Impfstoff. Da Polysaccharid-Impfstoffe weniger immunogen sind als Konjugat-Impfstoffe, ist die Empfehlung, im Alter zur Pneumokokken-Impfung den 23-valenten Polysaccharid- und nicht den 13-valenten Konjugat-Impfstoff zu verwenden, umstritten. Hier könnte in den nächsten Jahren eine Änderung anstehen, indem zuerst die Impfung mit dem 13-valenten Konjugat-Impfstoff empfohlen wird, gefolgt von der Impfung mit dem 23-valenten Polysaccharid-Impfstoff einige Monate später.

Zur Impfung gegen die Reaktivierung des Varizella-Zoster-Virus stand bis vor wenigen Jahren nur ein Lebendimpfstoff zur Verfügung. Dieser verhinderte ca. 50 % sowohl der Herpes-zoster-Erkrankungen als auch der post-herpetischen Neuralgie. Aufgrund seiner relativ geringen Effektivität und der Problematik, dass der Impfstoff nicht für Immunsupprimierte geeignet war, empfahl die STIKO nicht, diese Impfung in den Impfkalender der „Öffentlich empfohlenen Impfungen" aufzunehmen. Seit einigen Jahren ist ein gentechnisch hergestellter adjuvantierter Herpes-zoster-Totimpfstoff im Handel. Diese Impfung reduziert die Inzidenz von Herpes zoster und postherpetischer Neuralgie um ca. 90 % und wird Personen über 60 Jahren von der STIKO empfohlen. Impfschutz wird erzielt durch 2 Impfungen im Abstand von mindestens 2 bis maximal 6 Monaten. Bei Personen mit erhöhter gesundheitlicher Gefährdung infolge einer Grundkrankheit (z. B. Personen mit angeborener oder erworbener Immundefizienz oder Immunsuppression, HIV-Infektion, rheumatoider Arthritis, systemischem Lupus erythematodes, chronisch-entzündlichen Darmerkrankungen, chronisch-obstruktiven Lungenerkrankungen oder Asthma bronchiale, chronischer Niereninsuffizienz, Diabetes mellitus) empfiehlt die STIKO die Impfung mit dem Herpes-zoster-Totimpfstoff ab einem Alter von 50 Jahren.

Menschen jenseits des 60. Lebensjahres sollen sich jährlich gegen Grippe impfen lassen. Diese Empfehlung dient weniger dazu, die seltenen Grippe-Enzephalitiden zu verhindern, sondern soll die Inzidenz der bakteriellen Folgeinfektionen nach einer Grippe vermindern. In Norwegen trat von 2008–2014 bei 684.172 Personen eine Influenza auf, und 2793 Patienten (0,4 %) wurden stationär wegen einer Influenza-Enzephalitis behandelt. Demgegenüber war die Grippe-Impfung nicht mit einem erhöhten Enzephalitis-Risiko vergesellschaftet. Hauptgrund für die Empfehlung zur Grippe-Impfung bei Personen ≥ 60 Jahre ist die Post-Influenza-Pneumonie, die besonders häufig bei alten und/oder chronisch kranken Patienten ist. Extra-pulmonale Komplikationen der Influenza, insbesondere kardio- und zerebrovaskuläre Ereignisse, Myokarditis und Rhabdomyolyse werden wahrscheinlich in ihrer Häufigkeit unterschätzt.

18.4 Andere infektionsvorbeugende Maßnahmen

Ein systematisches Screening auf Schluckstörungen durch Pflegekräfte gefolgt von logopädischer Diagnostik/Therapie führte zum Rückgang der Pneumonie-Häufigkeit nach Hirninfarkt auf ungefähr die Hälfte des Ausgangswerts.

Mangelernährung muss frühzeitig erkannt und behandelt werden. Nicht notwendige Katheter müssen umgehend entfernt werden.

18.5 Infektionen und neurodegenerative Erkrankungen

Schwere Allgemeininfektionen verursachen im Alter insbesondere bei vorgeschädigtem Gehirn häufig ein Delir. Mittelfristig erhöhen sie das Risiko, an einer Demenz zu erkranken, und verschlimmern den Verlauf neurodegenerativer Erkrankungen. Ein wichtiger Grund hierfür ist wahrscheinlich die Voraktivierung („priming") von Mikrogliazellen durch Proteinablagerungen im Hirngewebe (z. B. β-Amyloid und α-Synuclein) bei Patienten mit neurodegenerativen Erkrankungen, aber auch bei klinisch unauffälligen alten Menschen, sodass vermutlich im Rahmen einer Infektion zirkulierende Erregerbestandteile und pro-inflammatorische Zyto- und Chemokine eine pathologische Aktivierung der Mikrogliazellen induzieren. Dies geht einher mit einer neuronalen Schädigung. Die erneute Auswertung der „Gingko Effect on Memory study" (GEMs) mit 3069 Personen > 75 Jahre (bei Studienbeginn waren 84,3 % kognitiv unauffällig, 15,7 % wiesen ein mildes kognitives Defizit auf) und einer medianen Nachbeobachtungszeit von 6,1 Jahren ergab, dass das Risiko, nach einer Pneumonie eine Demenz zu entwickeln, mindestens um den Faktor 1,4 erhöht war.

18.6 Probleme bei der Diagnose von Infektionserkrankungen im Alter

Beim alten Menschen verlaufen Infektionen wie bei Neugeborenen und Säuglingen oft atypisch: eine Pneumonie kann sich als Desorientiertheit bis hin zum Vollbild eines Delirs manifestieren, ein Harnwegsinfekt kann sich als Inkontinenz oder lediglich als Abgeschlagenheit bemerkbar machen. Von den typischen Symptomen einer Pneumonie trat nur die Tachypnoe im Alter häufiger auf als bei jungen Patienten. Bei alten Patienten mit einer unerklärten raschen Verschlechterung ihres Zustands (motorisch oder/und kognitiv) muss immer auch an eine schwere Infektion gedacht werden. Infektionen im Alter haben nicht selten einen stillen Verlauf: die Infektion bleibt lange asymptomatisch oder symptomarm, sie wird spät diagnostiziert und verläuft deshalb schwer und komplikationsreich. Eine besondere Herausforderung für den geriatrisch tätigen Neurologen ist es, „pseudostille" Verläufe zu vermeiden: insbesondere bei klagsamen Patienten wird eine Symptomatik fälschlicherweise dem normalen Alternsprozess zugeschrieben und nicht an eine Infektion gedacht („die Krankheit schreit, nur der Arzt ist taub dafür"). Hieraus können katastrophale Konsequenzen resultieren.

Übersicht: Wann beim alten Menschen an eine Infektion denken? (Werner und Kuntsche 2000)

- Alle ungeklärten Funktions-/Verhaltensänderungen
- Neue Desorientiertheit oder Halluzinationen bis hin zum Vollbild eines Delirs
- Erstmaliges Auftreten von epileptischen Anfällen
- Psychomotorische Unruhe oder Apathie
- Appetitlosigkeit, Gewichtsabnahme, Dehydratation
- Schwindel
- Stürze
- Urininkontinenz
- Tachypnoe, Tachykardie
- Plötzliche Herzinsuffizienz
- Neu aufgetretene fokale neurologische Defizite

18

> Durch Wachsamkeit und gewissenhafte Abklärung neu auftretender Beschwerden und Symptome auch bei klagsamen Patienten muss der behandelnde Arzt alles daran setzen, Diagnoseverzögerungen durch sogenannte pseudostille Verläufe zu vermeiden und eine der Symptomatik zugrunde liegende Infektion rasch zu therapieren.

Ältere Patienten entwickeln weniger ausgeprägte Temperaturerhöhungen als junge Erwachsene. Sogar bei einer Sepsis kann Fieber fehlen. Es kommt bei Älteren außerdem zu einer geringeren Leukozytose sowie Linksverschiebung im peripheren Blut. Ursache hierfür ist oft eine verringerte Knochenmarksreserve bei alten Menschen. Das C-reaktive Protein ist auch bei Alten ein sensitiver Indikator für eine systemische Infektion mit Bakterien oder Pilzen. Da das C-reaktive Protein auch bei Autoimmunprozessen sowie nach Operationen oder Traumen nicht selten erhöht ist, ist die Spezifizität gering. Der Verlauf des C-reaktiven Proteins im Plasma reflektiert das Entzündungsgeschehen mit ca. 12- bis 24-stündlicher Verzögerung. Ein normales C-reaktives Protein schließt (außer in den ersten 12–24 h der Infektion) eine systemische Infektion mit Bakterien und Pilzen weitgehend aus. Ein erhöhtes Prokalzitonin im Plasma zeigt eine systemische Infektion durch Bakterien und Pilze mit höherer Spezifität an als eine Erhöhung des C-reaktiven Proteins, und Prokalzitonin reagiert auf den Infektionsverlauf mit geringerer Latenz als das C-reaktive Protein. Die Sensitivität beider Parameter darf nicht überschätzt werden: auch lebensbedrohliche Infektionen, z. B. Hirnabszesse, können, sofern sie abgekapselt sind, mit einem normalen C-reaktiven Protein oder Prokalzitonin im Plasma einhergehen. Die Plasmaspiegel proinflammatorischer Zytokine sind im Alter in Ruhe oft leicht erhöht („Inflamm-aging"), erreichen in der Akutphase einer Entzündung oft etwas geringere Spitzenspiegel, fallen aber langsamer ab als bei jüngeren Kranken. Das Alter scheint somit neben einer milden chronischen Entzündung im Ruhe-Zustand auch mit einer verlängerten Entzündungsreaktion nach Infektionen vergesellschaftet zu sein.

> Die diagnostischen Verfahren zum Erregernachweis unterscheiden sich bei alten und jungen Menschen nicht. Bei einem Verdacht auf eine Infektion durch Bakterien oder Pilze müssen Kulturen angelegt werden. Hier soll neben Körperflüssigkeiten und Sekret aus betroffenen Organen Blut für Kulturen entnommen werden, um septische Verläufe zu identifizieren. Insbesondere bei antibiotisch anbehandelten Erkrankungen durch Bakterien oder Pilze kann der Erregernachweis trotz negativer Kultur durch PCR oder Antigennachweis gelingen. Bei Virusinfektionen ist die PCR in den meisten Fällen die Diagnostik der Wahl.

18.7 Die wichtigsten Infektionen des Nervensystems beim alten Menschen

18.7.1 Bakterielle Meningitis

Die bakterielle Meningitis wird im Alter am häufigsten durch Pneumokokken, Listerien, Enterobakterien (E. coli u. a.) und Staphylokokken (*Staphylococcus epidermidis* und Verwandte bei Katheter-assoziierten, *Staphylococcus aureus* bei Infektionen ohne vorherige Fremdkörper-Implantation) verursacht. Von den typischen Symptomen fehlen beim alten Menschen nicht selten das Fieber und die Nackensteifigkeit. Umgekehrt kann eine Nackensteifigkeit durch ein Parkinson-Syndrom oder degenerative Halswirbelsäulen-Veränderungen vorgetäuscht werden. Frühzeitig treten oft eine Verwirrtheit oder eine Bewusstseinstrübung auf. Für die sichere Diagnose (bzw. den Ausschluss) einer Meningitis ist die Liquorentnahme entscheidend. Die lumbale Liquorentnahme ist im Alter komplikationsarm, sofern Kontraindikationen (insbesondere die therapeutische Antikoagulation bei bis zu 1/3 aller geriatrischer Patienten) beachtet werden, der postpunktionelle Kopfschmerz tritt bei unter 10 % der Patienten auf.

Die bakterielle Meningitis erfordert den Beginn einer adäquaten antibiotischen Behandlung binnen einer Stunde nach der Krankenhausaufnahme. In Deutschland ist bei außerhalb des Krankenhauses erworbener bakterieller Meningitis auch im Alter die Standardtherapie weiterhin Ampicillin plus Ceftriaxon in hohen Dosen (bei normaler Nierenfunktion 3 × 5 g Ampicillin plus 2 × 2 g Ceftriaxon/Tag). Bei eingeschränkter Nierenfunktion ist eine Dosisanpassung gemäß der jeweiligen Fachinformation erforderlich. Auch bei Niereninsuffizienz wird als erste Dosis eine volle Dosis gegeben und erst ab der 2. Gabe die Dosis oder das Dosierungsintervall angepasst. Unmittelbar vor der ersten Antibiotikadosis soll bei außerhalb des Krankenhauses erworbener bakterieller Meningitis mit einer viertägigen adjuvanten Dexamethason-Behandlung begonnen werden (4 × 10 mg/d). Bei nosokomialen Meningitiden ist Dexamethason wahrscheinlich nicht wirksam. Die Letalität der akuten außerhalb des Krankenhauses erworbenen bakteriellen Meningitis liegt bei über 65-Jährigen 1,5–3 × höher als bei jungen Erwachsenen. Ein verzögerter Behandlungsbeginn lässt die Häufigkeit neurologischer und neuropsychologischer Komplikationen sowie die Letalität in Abhängigkeit von der Zeit steil ansteigen (◘ Abb. 18.2).

18.7.2 Herpes-simplex-Enzephalitis

Die typische Symptomatik der Herpes-simplex-Enzephalitis besteht in quantitativen und qualitativen Bewusstseinsstörungen sowie neurologischen Herdsymptomen wie Paresen, Aphasie und epileptischen Anfällen. Die Symptomatik kann mit einem Delir verwechselt werden. Dies hat bei mehrtägiger Verzögerung der Diagnose desaströse Konsequenzen für den Patienten. Nur die Liquorentnahme sowie die zerebrale Bildgebung (MRT, denn in der Frühphase ist die Enzephalitis nur im zerebralen MRT sichtbar) erlauben es, die Diagnose zu stellen bzw. auszuschließen. Die Nackensteifigkeit fehlt häufig. Die Herpes-simplex-Enzephalitis bedarf einer umgehenden intravenösen Behandlung mit Aciclovir (Dosierung bei normaler Nierenfunktion 3 × 10 mg/kg Körpergewicht), um Spätschäden möglichst gering zu halten. Aciclovir muss intravenös verabreicht werden. Die Dosis ist an die Nierenfunktion gemäß der Fachinformation anzupassen. Als erste Dosis ist wie bei der bakteriellen Meningitis eine volle Dosis zu verabreichen. Andere gegen Herpes simplex-Virus wirksame Virustatika sind bei der Herpes-simplex-Enzephalitis nicht erprobt und deshalb nicht indiziert.

Die Herpes-simplex-Enzephalitis hat nach einem Gipfel im 1. Lebensjahr einen zweiten bei Patienten ≥80 Jahre (◘ Abb. 18.1). Bei adäquater, rasch eingeleiteter Therapie liegt die Letalität insgesamt über alle Altersgruppen bei 10–20 %. 26,2 % der ≥ 65-Jährigen im Vergleich zu 9,7 % der 18- bis 44-Jährigen starben oder mussten in ein Hospiz verlegt werden.

18.7.3 Herpes zoster

In der Regel findet die Primärinfektion mit dem Windpocken-Virus (Varicella-Zoster-Virus) im Kindesalter statt. Das Virus persistiert in sensiblen Spinal- und Hirnnerven-Ganglien. Die Häufigkeit der Reaktivierung in Form eines Herpes zoster („Gürtelrose“) steigt mit dem Alter an. Man vermutet, dass die Einführung der Impfung gegen Windpocken im Kindesalter zu einem Anstieg der Herpes zoster-Reaktivierungen im Alter führt, da ältere Menschen aufgrund der Impfung der Kinder seltener mit dem Erreger in Berührung kommen. Das Varicella-Zoster-Virus kann (als Reaktivierung oder als Primärinfektion) Myelitiden, Enzephalitiden (Zerebellitiden und Herpes simplex-Enzephalitis-ähnliche Krankheitsbilder), zerebrale Vaskulitiden (mit Hirninfarkten, klassisches Krankheitsbild „Zoster ophthalmicus mit kontralateraler Hemiparese“) und Meningitiden verursachen. Reaktivierungen im Erwachsenenalter gehen manchmal ohne Zoster-Effloreszenzen einher und sind dann besonders schwer zu diagnostizieren.

> Herpes zoster-Infektionen des ZNS ohne vorausgehende oder gleichzeitige Zoster-Effloreszenzen werden wahrscheinlich in ihrer Häufigkeit unterschätzt.

Die Häufigkeit der sehr schmerzhaften und oft nur mit hohen Schmerzmittel-Dosen symptomatisch zu behandelnden Post-Zoster-Neuralgie steigt ebenfalls mit dem Alter an. Zur Reduktion der Häufigkeit der Post-Zoster-Neuralgie und Verhütung anderer Komplikationen soll der Herpes zoster frühzeitig systemisch mit Aciclovir (oder einem anderen wirksamen und hierfür zugelassenen Virustatikum) behandelt werden. Bei Immunsupprimierten, Herpes zoster im Gesicht oder bei klinischen Hinweisen für eine Beteiligung des zentralen Nervensystems ist die intravenöse Behandlung mit Aciclovir erforderlich, um Spätschäden zu verhindern bzw. zu minimieren.

18.7.4 Neuroborreliose

Infektionen durch *Borrelia burgdorferi* sensu lato sind im Alter seltener als bei Jüngeren, weil sich die meisten alten Menschen selten oder gar nicht gegenüber Zecken exponieren. Alte Menschen, die wandern, jagen oder ihren Garten selbst versorgen, können aber wie Jüngere an einer Neuroborreliose erkranken. Die Symptomatik und Behandlung unterscheidet sich nicht von der Therapie jüngerer Patienten. Die typische klinische Manifestationsform beim älteren Menschen ist das Bannwarth-Syndrom (Meningoradikuloneuritis), während bei Kindern die Meningitis bzw. eine isolierte Fazialisparese prädominieren. An ein Bannwarth-Syndrom muss auch gedacht werden, wenn zunächst der V. a. auf einen Bandscheibenvorfall besteht, die spinale Bildgebung aber keine Nervenwurzelkompression nachweisen kann.

In Einzelfällen können nach durchgemachter Neuroborreliose trotz adäquater antibiotischer Therapie schwere Residualsymptome auftreten, die kaum eine Erholungstendenz aufweisen und keiner erneuten antibiotischen Therapie zugänglich sind.

18.8 Schlussfolgerungen

Der alte Mensch ist ähnlich anfällig für Infektionen wie durch ihre Therapie oder durch ihre Grunderkrankung immunsupprimierte Patienten.

Infektionen im Alter sind häufig. Dem Nervenarzt und Geriater begegnen am häufigsten Harnwegsinfekte, gefolgt von Infekten der oberen und unteren Luftwege. Die häufigste Infektion des Nervensystems im Alter ist der Herpes zoster. Bakterielle Meningitiden und die Herpes-simplex-Virus-Enzephalitis sind trotz der Zunahme ihrer relativen Häufigkeiten im Alter relativ seltene Erkrankungen. Sie erfordern eine rasche adäquate antimikrobielle Therapie, denn eine Verzögerung des Therapiebeginns vergrößert die Wahrscheinlichkeit neurologischer und neuropsychologischer Spätschäden und erhöht die Letalität.

Bakterielle Infektionen beim alten Menschen müssen frühzeitig antibiotisch, in Abhängigkeit von der Lokalisation auch chirurgisch, behandelt werden. Eine vorbeugende Gabe von Antibiotika beim alten Menschen ist mit Ausnahme der perioperativen Antibiotikaprophylaxe für bestimmte Interventionen (u. a. wegen Selektion resistenter Erreger, erhöhtem Risiko für *C. difficile*-Infektionen) nicht empfohlen.

Zur Verringerung der Infektionsgefahr ist auf folgende Maßnahmen zu achten:

- Adäquate Ernährung
- Frühzeitige Mobilisierung, Vermeidung von Immobilität
- Einhalten einer aufrechten Körperposition beim Schlucken
- Diagnose und Behandlung von Schluckstörungen, bei hochgradigen Schluckstörungen Magensonde oder perkutane endoskopische Gastrostomie
- Frühzeitige Entfernung von Blasenkathetern und venösen Zugängen
- Impfungen (Influenza, Pneumokokken, Varizella-zoster-Virus)

Literatur

George BP, Schneider EB (2014) Venkatesan A. Encephalitis hospitalization rates and inpatient mortality in the United States, 2000–2010. PLoS One 9(9):e104169

Nau R, Djukic M, Spreer A, Ribes S, Eiffert H (2015) Bacterial meningitis: an update of new treatment options. Expert Rev Anti Infect Ther 13(11):1401–1423

Werner H, Kuntsche J (2000) Infection in the elderly – what is different? Z Gerontol Geriatr 33:350–356

Weiterfuehrende Literatur

Bruunsgaard H, Skinhøj P, Qvist J, Pedersen BK (1999) Elderly humans show prolonged in vivo inflammatory activity during pneumococcal infections. J Infect Dis 180:551–554

Cabellos C, Verdaguer R, Olmo M, Fernández-Sabé N, Cisnal M, Ariza J et al (2009) Community-acquired bacterial meningitis in elderly patients: Experience over 30 years. Medicine (Baltimore) 88:115–119

Djukic M, Larsen J, Lingor P, Nau R (2013) Unilateral phrenic nerve lesion in Lyme neuroborreliosis. BMC Pulm Med 13:4

Djukic M, Nau R, Sieber C (2014) The ageing immune system. Dtsch Med Wochenschr 139:1987–1990

Djukic M, Schulz D, Schmidt H, Lange P, Nau R (2013) Cerebrospinal fluid findings in geriatric patients from 2008 to 2011. Z Gerontol Geriatr 46:353–357

Gialloreti LE, Merito M, Pezzotti P, Naldi L, Gatti A, Beillat M, Serradell L, di Marzo R, Volpi A (2010) Epidemiology and economic burden of herpes zoster and post-herpetic neuralgia in Italy: a retrospective, population-based study. BMC Infect Dis 10:230

Land Brandenburg. Abteilung Gesundheit im Landesamt für Arbeitsschutz, Verbraucherschutz und Gesundheit (LAVG). ▶ https://gesundheitsplattform.brandenburg.de/sixcms/detail.php?gsid=bb2.c.682866.de&template=gesi_altersverteilung_d. Zugegriffen: 19. Jan. 2020

Miller LG, Choi C (1997) Meningitis in older patients: how to diagnose and treat a deadly infection. Geriatrics 52:43–44, 47–50, 55

Nagel MA, Cohrs RJ, Mahalingam R, Wellish MC, Forghani B, Schiller A, Safdieh JE, Kamenkovich E, Ostrow LW, Levy M, Greenberg B, Russman AN, Katzan I, Gardner CJ, Häusler M, Nau R, Saraya T, Wada H, Goto H, de Martino M, Ueno M, Brown WD, Terborg C, Gilden DH (2008) The varicella zoster virus vasculopathies: clinical, CSF, imaging, and virologic features. Neurology 70:853–860

Oud L (2019) Herpes simplex virus encephalitis: patterns of epidemiology and outcomes of patients admitted to the intensive care unit in Texas, 2008–2016. J Clin Med Res 11:773–779

Perry VH, Newman TA, Cunningham C (2003) The impact of systemic infection on the progression of neurodegenerative disease. Nature Rev Neurosci 4:103–112

Ratzka P, Schlachetzki JC, Bähr M, Nau R (2006) Varicella zoster virus cerebellitis in a 66-year-old patient without herpes zoster. Lancet 367(9505):182

Robert-Koch-Institut. PneumoWeb. Laborsentinel invasiver Pneumokokken-Erkrankungen. ▶ https://www.rki.de/DE/Content/Infekt/Sentinel/Pneumoweb/Monatsstatistik.html. Zugegriffen: 19. Jan. 2020

Robert-Koch-Institut. Ständige Impfkommission (STIKO) (2018) Wissenschaftliche Begründung zur Empfehlung einer Impfung mit dem Herpes zoster-subunit-Totimpfstoff. Epid Bull 50:541–567. ▶ https://doi.org/10.17886/EpiBull-2017-059.2. ▶ https://www.rki.de/DE/Content/Infekt/EpidBull/Archiv/2018/Ausgaben/50_18.pdf?__blob=publicationFile

Robert-Koch-Institut. Zur Situation bei wichtigen Infektionskrankheiten in Deutschland. Listeriose 2001 bis 2009. Epidemiologisches Bulletin 2010; 34: 342–347. ▶ https://www.rki.de/DE/Content/Infekt/EpidBull/Archiv/2010/Ausgaben/34_10.pdf?__blob=publicationFile

Rowley MJ, Buchanan H, Mackay IR (1968) Reciprocal change with age in antibody to extrinsic and intrinsic antigens. Lancet 2(7558):24–26

Schütze S, Ribes S, Kaufmann A, Manig A, Scheffel J, Redlich S, Bunkowski S, Hanisch U, Brück W, Nau R (2014) Higher mortality and impaired elimination of bacteria in aged mice after intracerebral infection with E. coli are associated with an age-related decline of microglia and macrophage functions. Oncotarget 5:12573–12592

Tauber SC, Eiffert H, Brück W, Nau R (2017) Septic encephalopathy and septic encephalitis. Expert Rev Anti Infect Ther 15:121–132

Westendorp WF, Vermeij JD, Zock E, Hooijenga IJ, Kruyt ND, Bosboom HJ, Kwa VI, Weisfelt M, Remmers MJ, ten Houten R, Schreuder AH, Vermeer SE, van Dijk EJ, Dippel DW, Dijkgraaf MG, Spanjaard L, Vermeulen M, van der Poll T, Prins JM, Vermeij FH, Roos YB, Kleyweg RP, Kerkhoff H, Brouwer MC, Zwinderman AH, van de Beek D, Nederkoorn PJ (2015) PASS investigators. The Preventive Antibiotics in Stroke Study (PASS): a pragmatic randomised open-label masked endpoint clinical trial. Lancet 385(9977):1519–1526

Erreger-Vignetten

Inhaltsverzeichnis

Erregervignette Bakterien

Eva Kathrin Lamadé, Jörg R. Weber und Eva Maria Craemer

U. Meyding-Lamadé et al. (Hrsg.), *Neuroinfektiologie,*
https://doi.org/10.1007/978-3-662-61669-7_19

Man muss das Unmögliche versuchen, um das Mögliche zu erreichen.
Hermann Hesse (1877–1962)

Bakterien mit klinischer Relevanz	
Bacillus anthracis, Milzbranderreger	
Erregermerkmale	Aerobes grampositives unbewegliches Stäbchen aus der Familie der Bacillaceae, obligat pathogen, bildet Endosporen unter Nährstoffmangel oder Austrocknung, formt Ketten aus 6–8 Stäbchen im Blut, pathogen durch Exotoxine und Kapselbildung. Desinfektion reicht aus, um Stäbchen abzutöten, Sporen sind jedoch hochresistent und können im Erdboden viele Jahre fortbestehen
Verbreitung	Weltweit verbreitete Zoonose, häufig in Südosteuropa, Asien, Afrika, selten in Industriestaaten. Sporen im Erdboden insbesondere in der Nähe von Viehzucht bilden ein biologisches Reservoir, die z. B. von pflanzenfressenden Rindern über den Gastrointestinaltrakt aufgenommen werden und sich über die Rinder auf den Menschen übertragen. Höchstes Risiko tragen Personen mit Kontakt zu infizierten Tieren oder zu Tierprodukten; Übertragung auf den Menschen über kleinste Hautverletzungen (Hautmilzbrand), über Sporen in Aerosolen, z. B. über Benutzen von Trommeln aus Tierhäuten (Lungenmilzbrand), über Verzehr von Fleisch von infizierten Tieren (Magen-Darm-Milzbrand), über Injektion über mit Sporen kontaminierte Substanz, wie Heroin (Injektionsmilzbrand)
Klinik	Hautmilzbrand, Inkubationszeit Stunden bis 6 Tage: schmerzlose rote Papel mit schwarzem Zentrum, dann Pustel, dann Milzbrandkarbunkel mit Schorf, bis hin zu Sepsis, Ödem der befallenen Region, hohes Fieber, Vigilanzstörung und Herz-Kreislaufprobleme durch Exotoxine, Milzbrand-Meningitis; unbehandelt in 10–40% tödlich, Heilung durch Antibiose möglich Lungenmilzbrand, Inkubationszeit 4–6 Tage, Einzelfallberichte bis 56 Tage: atypische Pneumonie, blutiger Auswurf, grippale Symptome, hohes Fieber, Brustschmerzen, bis Sepsis und Organversagen, typisch ist Mediastinalverbreiterung Magen-Darm-Milzbrand, Inkubationszeit 1–3 Tage: abdominale Schmerzen, Übelkeit, Erbrechen, Fieber, Meteorismus, durch Exotoxine blutige Diarrhöen und Peritonitis, Manifestation auch im Oropharynx möglich, Sektionsbefund: schwarz-rot verfärbte Milz Injektionsmilzbrand, Inkubationszeit ca. 1–3 Tage Komplikationen: Hämorraghische Meningoenzephalitis-Meningitis mit rasch verschlechterndem Allgemeinzustand, plötzliche Kopfschmerzen, hohes Fieber, Myalgien, Verwirrtheit Insgesamt hohe Letalität
Diagnostik	In Rücksprache mit Labor Abnahme von Blutkulturen, Abstrich, Gewebeproben, Sputum, Stuhl, Liquor, Blut für Nachweis über Mikroskopie, Erregerkultur, PCR, Antigennachweis, spezifischer Antikörpernachweis
Therapie	Frühzeitige Antibiose: Meningoenzaphalitiden: Ciprofloxacin + Penicillin/Meropenem/Rifampicin/Vancomycin, spezialisierte Intensivmedizin
Prophylaxe/Impfung	Impfung vorhanden, Prä- und Postexpositionsprophylaxe möglich
Spezieller Kommentar	Meldepflicht bei Krankheitsverdacht, Erkrankung und Tod, Meldepflicht bei Erregernachweis; Cave: Sicherheitsmaßnahmen mit Schutzstufe 3; B. anthracis gilt als potenzielle Biowaffe

(Fortsetzung)

Verweis zu Kapiteln	
Borrelia burgdorferi sensu lato	
Erregermerkmale	Spirochäten; Gattung: Borrelia; Genospezies: Borrelia burgdorferi s.l.; Schraubenförmige, aktiv bewegliche, Gram-negative Bakterien; Übertragung durch Zecken
Verbreitung	In Endemisch gemäßigten Klimazonen Nordhalbkugel
Klinik	Erythema migrans, Neuroborreliose, Polyradikulitis, Meningitis, Polyneuropathie
Diagnostik	Liquordiagnostik, Molekulare Diagnostik; Nachweis Borrelien-spezifischer IgG- und/oder IgM-Antikörper
Therapie	Antibiotische Behandlung
Prophylaxe/Impfung	Expositionsprophylaxe
Verweis zu Kapiteln	► Kap. 10, ► Kap. 4, ► Kap. 7, ► Kap. 9, ► Kap. 11, ► Kap. 18
Brucella melitensis, B. abortus, B. suis	
Erregermerkmale	Gramnegative, unbewegliche, kurze oder kokkoide Stäbchen; Übertragung durch nicht-pasteurisierte Milchprodukte und direkten Tierkontakt
Verbreitung	Endemisch in z. B. Arabien, Südeuropa
Klinik	Brucellose; Meningitis; Meningoenzephalitis -myelitis, Arteriitis; septische Embolien; mykotische Aneurysmen; Hirnnervenbefall (v. a. N. VIII); (Poly)radikulitis; systemisch: Lymphknoten-, Milzschwellung etc.
Diagnostik	Liquorkultur (30 %); Antikörpernachweis PCR cCT, cMRT: Hirnödem, Hydrozephalus; sek. Infarkte; Blutungen; Demyelinisierungen
Therapie	Doxycyclin 2 × 100 mg/d + Streptomycin 1 g/d oder Rifampicin 15 mg/kg/KG; (+Cotrimoxazol); Therapiedauer: mindestens 2–4 Monate, Streptomycin: max. 3 Wochen. Dexamethason 4 × 4 mg/Tag 1 Woche
Spezieller Kommentar	Befall des Nervensystems in 2–5 % der Fälle
Verweis zu Kapiteln	► Kap. 3, ► Kap. 9
Campylobacter fetus	
Erregermerkmale	Gramnegative S-förmige Stäbchen aus der Familie Campylobacteracea
Verbreitung	Weltweite Verbreitung, häufigste bakterielle meldepflichtige Krankheit in Deutschland, in der Natur ubiquitär verbreitet, Vermehrung in Wildtieren, Nutztieren und Haustieren, überlebensfähig einige Zeit außerhalb des Wirts, wie in Lebensmitteln; Übertragung auf Menschen über kontaminierte Lebensmittel insbesondere Hühnerfleisch, Rohmilch, Trinkwasser, über infizierte Haustiere und vertikal von Mutter auf Kind intrauterin oder perinatal; Patienten 2–4 Wochen infektiös

(Fortsetzung)

Klinik	Kopfschmerzen, Myalgien, Arthritis, Fatigue, akute Enteritis mit Diarrhöe, Endokarditis, Meningitis, Peritonitis, Gehirnabszess, Osteomyelitis, Phlegmone, septisches Pseudoaneurysma; peri-/konnatale Infektion: Abort, Sepsis, Meningitis Komplikation: reaktive Arthritis, Guillain-Barré-Syndrom
Diagnostik	Stuhlprobe mit Erregeranzucht und Kultur, möglichst schneller Transport zum Labor, da Erreger sehr empfindlich gegenüber Termperaturänderungen ist, Mikroskopie, Oxidase- und Katalase-Positivität, Nukleinsäureamplifikationstechnik (NAAT), RT-PCR
Therapie	Meist selbstlimitierend; Antibiose, bei Meningoenzephalitis mit Meropenem
Prophylaxe/Impfung	Durchgaren von Fleisch und Aufkochen von Rohmilch
Spezieller Kommentar	Meldepflicht bei Erregernachweis
Verweis zu Kapiteln	► Kap. 6
Capnocytophaga canimorsus	
Erregermerkmale	Fusiformes bewegliches mikroaerophiles, fakultativ anaerobes Gram-negatives Stäbchen, teilweise kokkoid oder gebogen aus der Familie der Flavobakteriaceae, andere Erregerspezies sind C. ochraceae, C. gingivalis, C. sputigena, C. haemolytica, C. granulosa und C. cynodegmi, Bestandteil der Schleimhautflora
Verbreitung	Weltweite Verbreitung, Bestandteil der Schleimhautflora von Hunden und Katzen, Übertragung auf Menschen über Bisse, Speichel oder direkten Kontakt mit infizierten Hunden/Katzen
Klinik	Haut- und Weichteilinfektionen, schwere Sepsis bis Schock, intravasale Gerinnung, Meningitis, Endokarditis, Osteomyelitis, Arthritis, Augeninfektion. Risikofaktoren sind: Asplenie, chronischer Alkoholabusus, chronische Lungenkrankheiten, Immunsuppression, hämatologische Malignome, Letalität 23–31 %
Diagnostik	Blutkultur, Liquor, Gewebeprobe, Punktat oder Abstrich, Mikroskopie mit Gram-färbung, Erregerkultur, ggf. PCR aus Liquor bei Meningitis, Sequenzierung
Therapie	Schwerer Verlauf: Piperacillin + Tazobactam oder Carbapenem; bei milden Verläufen: orale Therapie z. B. mit Amoxicillin + Clavulansäure oder Clindamycin; teilweise resistent gegen Metronidazol und Aztreonam
Prophylaxe/Impfung	Keine Impfung, Postexpositinsprophylaxe mit Amoxicillin + Clavulansäure nach Hundebiss möglich bei Risikopatienten
Chlamydia psittaci	
Erregermerkmale	Unbewegliche obligat intrazelluläre gramnegative Bakterien aus der Familie der Chlamydiaceae, zwei Formen unterscheidbar: extrazelluläre potenziell infektiöse Elementarkörperchen und intrazellulär replizierende nicht infektiöse Retikularkörperchen
Verbreitung	Weltweite Verbreitung, biologisches Reservoir sind Vögel, Übertragung von Vögeln auf Menschen durch Aerosole und Kontaktinfektion über Ausscheidungen, Atemwegssekrete und Federn, diese können bei Raumtemperatur noch einige Wochen ansteckend sein, Mensch-zu-Mensch Übertragung selten

(Fortsetzung)

Klinik	Ornithose = Psittakose = Papageienkrankheit: Plötzliche grippeähnliche Symptome mit Schüttelfrost, hohem Fieber, Abgeschlagenheit, trockenem Husten, Kopfschmerzen, Myalgien, Exanthem, interstitielle Pneumonie, Bradykardie, Splenomegalie, MALT-Lymphom in Tränenkanälen, Myokarditis, Endokarditis, Thrombophlebitis, Meningoenzephalitis, Meningitis, Enzephalitis, psychiatrische Auffälligkeiten, Krampfanfälle, Ataxie, Hirnstammbeteiligung, Hirnnervenläsionen, Diplopie, Myelitis, Guillain-Barré-Syndrom
Diagnostik	Leukopenie mit Linksverschiebung, beschleunigte BSG, Nachweis spezifischer Antikörper mit Mikroimmunfluoreszenz-Test (MIF) oder Immunoblot, Erregeranzucht in Zellkultur in Speziallaboren mit Sicherheitsstufe 3, PCR in Speziallaboren
Therapie	Doxycyclin 10–21 Tage, alternativ Makrolide
Prophylaxe/Impfung	Schutzkleidung bei Kontakt mit infizierten Vögeln
Spezieller Kommentar	Meldepflicht bei Erregernachweis bei Hinweis auf akute Infektion
	► Kap. 2, ► Kap. 5, ► Kap. 6
Chlamydia pneumoniae	
Erregermerkmale	Unbewegliche obligat intrazelluläre gramnegative Bakterien aus der Familie der Chlamydiaceae, zwei Formen unterscheidbar: extrazelluläre potenziell infektiöse Elementarkörperchen und intrazellulär replizierende nicht infektiöse Retikularkörperchen
Verbreitung	Weltweite Verbreitung, hohe Durchseuchung in der Bevölkerung, häufige Ursache Atemwegsinfektionen beim Menschen, biologisches Reservoir ist der Mensch, Übertragung von Mensch-zu-Mensch durch Aerosole und über Speichel, Inkubationszeit 1–4 Wochen, Persistenz im Respirationstrakt über Jahre
Klinik	Oft asymptomatisch, ambulante Pneumonie, Meningoradikulitis, Pharyngitis, Sinusitis, Bronchitis, Endokarditis, Myokarditis, Erythema nodosum, reaktive Arthritiden
Diagnostik	Nachweis in Atemwegssekreten aus bronchoalveolärer Lavage, Sputum, Rachenspülwasser, PCR, spezifischer Antikörpernachweis nur bei hohem Titer aussagekräftig und keine Unterscheidung zwischen verschiedenen Chlamydienspezies, Mikroimmunfluoreszenz-Test (MIF) oder Immunoblot, Erregeranzucht in Zellkultur in Speziallaboren
Therapie	Doxycyclin 10–21 Tage, alternativ Makrolide
Prophylaxe/Impfung	Keine Impfung, Infizierte sollten Kontakt zu Abwehrgeschwächten vermeiden
Clostridium botulinum	
Erregermerkmale	Familie: Bacillaceae; Gattung: Clostridium; grampositive Stäbchenbakterien
Verbreitung	Weltweit
Klinik	Botulismus; schlaffe Lähmungen, insbesondere Doppelbilder
Diagnostik	Toxinnachweis aus Serum, Mageninhalt, Stuhl oder Lebensmitteln; Lebensmittel auch für kulturellen Nachweis geeignet; Wundabstrich bei Wundbotulismus
Therapie	Polyvalentes Antitoxin

(Fortsetzung)

Prophylaxe/Impfung	Einhalten der Temperatur bei Lebensmitteln, Lagerung und Transport beachten
Spezieller Kommentar I	1896 erfolgte erster Nachweis aus einem ranzigen Schinkenrest sowie dem Mageninhalt eines Patienten (dieser war nach dem Verzehr des Schinkens verstorben); 1820 beschrieb Kerner Symptome eines Botulismus (Wurstvergiftung); die Symptome stimmten mit denen des verstorbenen Patienten 1896 überein, daraufhin wurde das Bakterium C. botulinum benannt; 1943 wurde der Wurstbotulismus erstmals beschrieben, 1976 der Säuglingsbotulismus und 1986 der Botulismus „ungeklärter Ursache“
Spezieller Kommentar II	Das tödlichste Gift für den Menschen (0,03 ng/kg KG i.v = letale Dosis; 4 ng/kg s.c. = letale Dosis)
Verweis zu Kapiteln	► Kap. 10, ► Kap. 2, ► Kap. 4, ► Kap. 5
Corynebacterium diphteriae, Synonym: Diphtheriebakterium	
Erregermerkmale	Famile: Actinymycetales; Gattung: Corynebacterium; Gram-positive, unbewegliche, schlanke Stäbchen
Verbreitung	Weltweit
Klinik	Diphterie; meist respiratorische Symptome; Komplikationen: Myokarditis; periphere Neuritis
Diagnostik	Erregernachweis durch Mikroskopie; tox-PCR; MALDI-TOF MS für die Differenzierung der Bakterienkultur
Therapie	Antitoxin-Gabe
Prophylaxe/Impfung	Impfung
Spezieller Kommentar	Diphtherie bereits von Hippocrates beschrieben
Verweis zu Kapiteln	► Kap. 10, ► Kap. 5, ► Kap. 23
Ehrlichia	
Erregermerkmale	Unbewegliches, obligat intrazelluläres, gramnegatives Bakterium aus der Familie der Anaplasmataceae mit den Spezies: Ehrlichia -canis, -chaffeensis, -ewingii, -muris, -ruminantium, Anaplasma phagocytophilum; befallen Granulozyten, Monozyten, Makrophagen
Verbreitung	Verbreitet vor allem in Europa, USA; biologisches Reservoir in einer Vielzahl von Tieren wie Schafe, Ziegen, Pferde, Rinder und Hunde; Übertragung auf Menschen über Zecken, mit steigendem Infektionsrisiko bei längerer Kontaktdauer, und diaplazentäre Übertragung
Klinik	Humane granulozytäre Ehrlichiose: plötzliche grippale Symptome nach Zeckenstich mit Fieber, Kopf- und Gliederschmerzen, Husten, Appetitlosigkeit, Myalgien, Arthralgien, Fatigue, Schwindel, Erbrechen, Diarrhöe, Nackensteife, Exanthem Komplikationen: Meningitis, Meningoenzephalitis, Hirnnervenparesen, demyelinsierende Polyneuropathie, Ataxie, Gerinnungsstörungen, akute Niereninsuffizienz, opportunistische Infektionen, interstitielle Pneumonie, Lungenödem, Myokarditis, Rhabdomyolyse
Diagnostik	Leukozytopenie, Thrombozytopenie, Transaminasenerhöhung, Morulae in infizierten Zellen im Blutausstrich, spezifischer Antikörpernachweis, über vierfacher Antikörpertiteranstieg innerhalb von zwei Wochen, PCR in Speziallaboren, Erregeranzucht

(Fortsetzung)

Therapie	Tetracycline z. B. Doxycyclin
Prophylaxe/Impfung	Schutz vor Zeckenstichen, rasche fachgerechte Entfernung von Zecken
Verweis zu Kapiteln	Verweis auf ► Kap. 6
Escherichia coli	
Erregermerkmale	Gramnegatives fakultativ anaerobes Stäbchen aus der Familie der Enterobakterien, verschiedene Subtypen: enterohämorrhagische E. coli (EHEC), enterotoxische E. coli (ETEC), enteropathogene E. coli (EPEC), enteroinvasive E. coli (EIEC), enteroaggregative E. coli (EAEC); produziert Vitamin K im Darm
Verbreitung	Weltweit, Reservoir im Menschen und verschiedenen Tieren, Übertragung über kontaminierte Nahrungsmittel und kontaminiertes Trinkwasser, Schmierinfektion, Verbreitung im Krankenhaus im Rahmen nosokomialer Infektionen möglich, Indikatorkeim für Verunreinigung von Trinkwasser
Klinik	Häufiger Meningitis-Erreger bei Neugeborenen und Kleinkindern und Immunsupprimierten; Harnwegsinfektionen bis Urosepsis, hämolytisch-urämisches Syndrom (HUS) durch EHEC, Pneumonie, Appendizitis, Cholangitis, Cholezystitis, Peritonitis, Gastroenteritis
Diagnostik	Aus Blut, Urin, Stuhl oder Abstrichen: kulturelle Erregeranzucht, PCR, Toxinnachweis mittels ELISA, Serotypenbestimmung von O- und H-Antigenen, Phagen-Lysotypie in Speziallaboratorien
Therapie	Je nach Krankheitsbild und Subtyp; Kalkulierte Antibiotikatherapie der Neugeborenen-Meningitis: Cephalosporin der Gruppe 3a + Ampicillin; Reisediarrhöe meist selbstlimitierend
Prophylaxe/Impfung	Lebensmittel gekühlt lagern und durchgaren zum Verzehr, Hygiene nach Tierkontakten
Spezieller Kommentar	Meldepflicht bei Verdacht, Erkrankung und Tod an HUS, Meldepflicht bei EHEC-Erregernachweis
Verweis zu Kapiteln	► Kap. 2, ► Kap. 3, ► Kap. 4, ► Kap. 6, ► Kap. 12, ► Kap. 16
Francisella tularensis	
Erregermerkmale	Zoonose, sehr widerstandsfähiges gramnegatives, obligat aerobes unbewegliches kokkoides Stäbchen, intrazellulär vermehrend, Endotoxin bildend, potenzielle Biowaffe
Verbreitung	Endemiegebiete: Deutschland, Schweiz, Österreich, Schweden, Osteuropa, Japan, USA, hoch infektiös, unterschiedliche Wirte: Mensch, Erdhörnchen, Hase, Biber, Vögel, Amphibien, kommt im Erdboden vor; Übertragung auf Menschen über Kontakt mit infektiösen Tieren oder Verzehr von deren Fleisch, kontaminierte Lebensmittel oder Trinkwasser, Stiche von infizierten Mücken, Schmierinfektion, Aerosole; erhöhtes Infektionsrisiko in ländlichen Gegenden und bei Kontakt zu einem Wildtier
Klinik	Hasenpest = Tularämie: später zerfallende Papel der Haut mit Lymphadenopathie und Einschmelzen von Lymphknoten, Fieber, Konjunktivitis, Pneumonie, Pleuritis, Pharyngitis, Splenomegalie, Diarrhöe, abdominelle Schmerzen, intermittierendes Fieber, Endokarditis, Meningitis, Sepsis

(Fortsetzung)

Diagnostik	Spezifischer Antikörpernachweis, PCR, Antigennachweis, Mikroskopie mit fluoreszierenden Antikörpern, Erregerkultur in Speziallaboren mit Sicherheitsstufe 3
Therapie	Frühzeitig Therapie beginnen mit Streptomycin, Doxycyclin, Gentamicin
Prophylaxe/Impfung	Schutzkleidung bei Kontakt mit infizierten Personen oder Tieren
Spezieller Kommentar	Meldepflicht bei Erregernachweis bei Hinweis auf akute Infektion
Verweis zu Kapiteln	► Kap. 2, ► Kap. 5, ► Kap. 6
Haemophilus influenzae Typ B	
Erregermerkmale	Gramnegative kokkoide Stäbchenbakterien
Verbreitung	Weltweit, Übertragung durch Tröpfcheninfektion
Klinik	Sinusitis, Otitis, Pneumonie, Endokarditis und selten Osteomyelitis. Vor Einführung der Impfung häufig im Kleinkindesalter, oft mit bleibender Hörstörung. Heute vereinzelt bei Immunsuppression im höheren Alter
Diagnostik	Nachweis durch Kultur, PCR, Kapseltypisierung mit PCR
Therapie	Cephalosporin der Gruppe 3a
Prophylaxe/Impfung	HIB-Impfung Chemoprophylaxe nach engem Kontakt zu Infizierten: Rifampicin 2 × 10 mg/kg KG/d maximal 2× 600 mg (ungeimpfte Kinder <5 Jahre, immunsupprimierte Erwachsene) oral über zwei Tage bei Schwangerschaft: Ceftriaxon 250 mg i.v. als Einmalgabe
Spezieller Kommentar	Meldepflicht bei direktem Erregernachweis in Blut oder Liquor
Verweis zu Kapiteln	► Kap. 6, ► Kap. 3, ► Kap. 4, ► Kap. 5, ► Kap. 9, ► Kap. 10
Legionella pneumophila	
Erregermerkmale	Ordnung: Legionellales; Familie: Laut Quelle rki: Familie der Legionellaceae; Genus: Legionella; Gram-negative aerobe, fakultativ intrazelluläre, nicht sporenbildende, monopolare Begeißelung; Vorkommen u. a. in Warmwasserdepots; Legionellatoxine pathogenetisch bedeutsam
Verbreitung	Weltweit, meist sporadisches Auftreten, häufiger in den Sommermonaten
Klinik	Legionellose; Manifestation: diffuse Enzephalitis (am häufigsten), Psychose; Kopfschmerz; pyramidale, extrapyramidale, zerebelläre und Hirnstammsymptome; Myelitis; oft rasche Bewusstseinstrübung bis Koma; rasch progrediente Polyneuropathie; schwere atypische Pneumonie; hohes Fieber; neurologische Symptome bei ca. 40–50 % der Patienten, gelegentlich vor Einsetzen der Pneumonie; Letalität: 6–30 %
Diagnostik	Radiologisch: Hirnödem; Erregerspezifisch: Antikörpernachweis in Liquor und Serum; Antigennachweis im Urin; PCR aus Proben vom unteren Respirationstrakt; Erregerisolierung aus Liquor bisher nicht möglich
Therapie	Erythromycin 2–4 g/Tag über mindestens 3 Wochen, initial i.v.; in schweren Fällen zusätzlich Rifampicin 10 mg/kgKG/Tag i.v.; Ausweichpräparate: Ciprofloxacin, Doxycyclin
Prophylaxe/Impfung	Beruflich Exponierte sollten Hygienemaßnahmen einhalten

(Fortsetzung)

Leptospira interrogans	
Erregermerkmale	Bewegliche, obligat aerobe Spirochäten aus der Familie der Leptospiraceae
Verbreitung	Vor allem in tropischen und subtropischen Ländern, auch in Westeuropa verbreitete Zoonose, in Deutschland 37–166 Fälle pro Jahr, vermutlich hohe Dunkelziffer; Reservoir in verschiedenen Tieren wie Nagetiere, Hunde, Pferde und Rinder; Übertragung auf Menschen über Schleimhäute oder kleine Hautverletzungen über kontaminiertes Wasser und Kontakt mit Urin infizierter Tiere, Selten Übertragung von Mensch-zu-Mensch
Klinik	Meist nur grippale Symptome mit hohem Fieber und Myalgien insbesondere der Wadenmuskeln, Exanthem, Morbus Weil mit Trias: Nierenversagen, Ikterus und Splenomegalie, Meningitis, Meningoenzephalitis und pulmonale Hämorrhagien mit Atemnot, Myokarditis, Pankreatitis, Rhabdomyolyse, Komplikation: Uveitis, meist biphasischer Verlauf
Diagnostik	Thrombozytopenie, Leukozytose mit Linksverschiebung, spezifischer Antikörpernachweis mit ELISA oder im Mikroagglutinationstest, Erregeranzucht, PCR, Silberfärbung von histologischen Präparaten
Therapie	Doxycyclin, Penicillin G, Ceftriaxon, Cefotaxim, ggf. Methylprednisolon
Prophylaxe/Impfung	Keine Impfung für Menschen; für Hunde Impfung empfohlen
Spezieller Kommentar	Meldepflicht bei Erregernachweis
Listeria monozytogens	
Erregermerkmale	Grampositive fakultativ anaerobe Bakterien
Verbreitung	Weltweit, Aufnahme über den Darm, Rohmilchprodukte, Käse
Klinik	Sepsis mit Organmanifestation in der Lunge, Leber, Milz, Nebennieren, Meningoenzephalitis, multiple kleine Hirnabszesse teils im Hirnstamm Infektionen in der Schwangerschaft
Diagnostik	Blut und Liquorkultur, PCR insbesondere im Liquor
Therapie	Ampicillin, Amoxicillin, ggf. mit Aminoglycosid, oder Meropenem
Prophylaxe/Impfung	Keine Impfung
Verweis zu Kapiteln	► Kap. 6, ► Kap. 3, ► Kap. 4, ► Kap. 5, ► Kap. 9, ► Kap. 15
Mycobacterium avium	
Erregermerkmale	Obligat aerobes grampositives aber schlecht Gram-anfärbbares Stäbchen, säurefest nichttuberkulöses atypisches Mykobakterium, bis 140° überlebensfähig
Verbreitung	Weltweit ubiquitär verbreitet, insbesondere im Erdboden und Reservoiren für Wasser; Wirte sind: Hühner, Tauben und andere Vögel, Ratten, Rinder, Katzen, Hunde, Pferde, Schweine; Übertragung auf Menschen über Nahrung, Wasser, Erdboden, über Aerosole
Klinik	Bei Vögeln: Geflügeltuberkulose Bei Menschen: Immunsuppression, Fieber, Lymphadenitis, Nephritis, Arthritis

(Fortsetzung)

Diagnostik	Thoraxröntgen, CT für pulmonale Befunde, Mikroskopie mit Ziehl-Neelsen-Färbung, Erregerkultur mit Löwenstein-Jensen-Agar, PCR
Therapie	Rifampicin + Isoniazid + Ethambutol + Azithromycin/Clarithromycin
Prophylaxe/Impfung	Keine Impfung
Verweis zu Kapiteln	► Kap. 6
Mycobacterium bovis (Rinder-Tuberkulose)	
Erregermerkmale	Obligat aerobes grampositives aber schlecht Gram-anfärbbares Stäbchen, säurefest, typisches Mykobakterium; Zoonose
Verbreitung	Durch Pasteurisierung der Milch Rückgang in Industrieländern; Verbreitung insbesondere in Ländern mit hoher Rinderpopulation; Wirt: Rind, Schaf, Ziege, Pferd, Hund, Katze; Übertragung auf Menschen über Aerosole, kontaminierte Nahrungsmittel wie unpasteurisierte Milch
Klinik	Tuberkulose mit hohem Fieber, B-Symptomatik, Hämoptysen, Immunsuppression
Diagnostik	Röntgen und CT-Thorax für pulmonale Befunde, Mikroskopie mit Ziehl-Neelsen-Färbung, Erregerkultur mit Löwenstein-Jensen-Agar, PCR
Therapie	Tuberkulostatika
Prophylaxe/Impfung	Pasteurisierung der Milch
Spezieller Kommentar	Aus M. bovis wurde der BCG Impfstoff geschaffen
Verweis zu Kapiteln	► Abschn. 7.1.2.1, ► Kap. 6
Mycobacterium leprae; Synonym: Leprabakterium; Leprabazillus; Hansen-Bazillus	
Erregermerkmale	Genus: Mycobacterium; Familie: Mycobacteriaceae; Ordnung: Actinomycetales; Grampositive, unbewegliche, säurefeste Stäbchen
Verbreitung	Vor allem in Tropen und Subtropen
Klinik	Lepra; Nervenläsionen
Diagnostik	Direkter Erregernachweis (Mikroskopie); ELISA; PCR
Therapie	Rifampicin-Kombinationstherapie
Prophylaxe/Impfung	Keine Impfung
Spezieller Kommentar	Die Lepra ist eine der ältesten Krankheiten des Menschen, bereits im Alten Testament, frühen chinesischen, indischen und ägyptischen Schriften gibt es Hinweise darauf; man vermutet den Ursprung in Indien oder Afrika
Verweis zu Kapiteln	► Kap. 10
Mycobacterium tuberculosis; Synonym: Tuberkulosebakterien, TB-Bakterien	
Erregermerkmale	Familie: Mycobacteriaceae; Gattung: Mycobacterium; säurefest, obligat aerobe Stäbchenbakterien
Verbreitung	Weltweit
Klinik	Meningitis, Enzephalitis, Vaskulitis, Enzephalopathie, intrakranielle Tuberkulome, Hirnabszess, spinale Manifestation

(Fortsetzung)

Diagnostik	Liquordiagnostik, Mikrobiologie, molekulare Diagnostik, immunologische Diagnostik, zerebrale Schnittbildgebung
Therapie	Für die genaue Therapie siehe ► Abschn. 7.2 Isozianid (INH; 8–10 mg/kg KG/24 h), Rifampicin (RMP; 10 mg/kg KG/24h), Pyrazinamid (PZA; 25 mg/kg KG) und Streptomycin (SM; 15 mg/kg KG; cave: Maximaldosis 1 x 1000 mg) über zwei Monate, gefolgt von 10 Monaten INH und RMP
Prophylaxe/Impfung	Die BCG-Impfung wird von der Ständigen Impfkommission (STIKO) seit 1998 nicht mehr empfohlen. Dies entspricht den Empfehlungen der WHO
Verweis zu Kapiteln	► Abschn. 7.1.2
Neisseria meningitidis	
Erregermerkmale	Gramnegative bekapselte intrazelluläre Diplokokken 12 Serotypen, davon klinisch bedeutend Serotypen A, B, C, W und Y
Verbreitung	Weltweit
Klinik	Septische Meningitis, 70 % petechiale Blutungen, septischer Schock, 10–15% besonders schwer in Form des Waterhouse-Friderichsen-Syndroms.
Diagnostik	Gram-färbung, Liquor- und Blutkultur, PCR auch zur Typisierung
Therapie	Cephalosporin der Gruppe 3a
Prophylaxe/Impfung	Quadrivalente Konjugatimpfstoffe Serogruppen A, C, W und Y., monovalente Impfstoffe gegen Serogruppe C und B Prophylaxe nach Exposition: Rifampicin 2 × 10 mg/kg KG/d maximal 2 × 600 mg (Neugeborene: 2 × 5 mg/kg/d) oral über zwei Tage oder Ciprofloxacin 500 mg oral als Einmalgabe bei Schwangerschaft: Ceftriaxon 250 mg i.v. als Einmalgabe
Spezieller Kommentar	Meldepflicht bei Krankheitsverdacht, Erkrankung und Tod und direktem Erregernachweis in Blut, Liquor, hämorrhagischer Hautinfektion, sonstigem eigentlich sterilen Bereich bei Hinweis auf akute Infektion
Verweis zu Kapiteln	► Kap. 6, ► Kap. 1, ► Kap. 3, ► Kap. 4, ► Kap. 14
Pasteurella multocida	
Erregermerkmale	Unbewegliches, gramnegatives, fakultativ anaerobes meist bekapseltes Stäbchen der Famlie Pasteurellaceae, typische Polanfärbbarkeit mit Methylenblau; fakultativ pathogene Zoonose
Verbreitung	Vermehrung insbesondere bei Immungeschwächten, Erregerreservoir: Wilde Katzen, Hunde, Schweine, Ratten und Vögel; Übertragung auf Menschen über Bisse, traumatische Inokulation oder über Aerosole
Klinik	Pasteurellose: Wundinfektion, Phlegmone, Lymphadenopathie, Osteomyelitis, Gelenkinfektion, Pharyngitis, Sinusitis, Pneumonie, Empyem, Lungenabszess, Meningitis, Hirnabszess, Gastroenteritiden, Peritonitis, Harnwegsinfekte, Epididymitis, Konjunktivitis, Endophthalmitis
Diagnostik	Leukozytose, Mikroskopie, Erregerkultur, PCR
Therapie	In der Regel gut ansprechend auf Antibiose; Beta-Laktam-Antibiotika, Flurchinolone, Carbapeneme
Prophylaxe/Impfung	Postexpositionsprophylaxe bei tiefen Wunden möglich

(Fortsetzung)

Pseudomonas	
Erregermerkmale	Gramnegatives Stäbchen, Nasskeim, von alles Pseudomonasspezien sind nur wenige humanpathogen, wie Pseudomonas aeruginosa
Verbreitung	Weltweite Verbreitung, biologisches Erregerreservoir in Flüssigkeit; Übertragung durch direkten Kontakt über feuchte Umgebungsreservoire, wie über Desinfektionsmittel, Beatmungsflüssigkeiten oder Mensch-zu-Mensch
Klinik	Nosokomiale Infektionen: Pneumonien, Harnwegsinfektionen, Wundinfektionen, Phlegmone, Sepsis, Osteomyelitis; Keratitis, Konjunktivitis, Otitis externa, Pneumonie, Meningitis, Hirnabszess
Diagnostik	Erregerkultur, spezifischer Antikörpernachweis
Therapie	Viele Resistenzen, Antibiogramm wichtig, Beta-Laktam-Antibiotika mit Beta-Laktamase-Inhibitoren, Monobactame, Fluorochinolone, Aminoglykoside, Carbapeneme, Polymyxine
Prophylaxe/Impfung	Hygienemaßnahmen im Krankenhaus
Verweis zu Kapiteln	► Kap. 4, ► Kap. 6, ► Kap. 9, ► Kap. 16
Rickettsien	
Erregermerkmale	Gram-negative, obligat intrazelluläre Bakterien, umfasst mehrere Spezies inklusive: Ricksettsia conorii, Ricksettsia typhi, Ricksettsia prowazekii
Verbreitung	Übertragung auf Menschen über Arthropoden (Zecken, Milben, Flöhe, Läuse) Außer Ricksettsia prowazekii über Vertebraten
Klinik	Fleckfieber: hohes Fieber, grippale Symptome mit Kopf- und Gliederschmerzen, nach ein paar Tagen Exanthem, quantitative Bewusstseinsstörungen, Pneumonie; Brill-Zinsser'sche Krankheit: Erregerpersistenz in Lymphknoten, nach vielen Jahren Reaktivierung; Rocky Mountain Spotted Fever = Gebirgsfleckfieber: Exanthem um Zeckenstich, Gerinnungsstörungen mit Petechien bis disseminierte intravasale Koagulation, Enzephalitis, Splenomegalie; Mittelmeer-Fleckfieber mit Exanthem dann Schorf um Zeckenstich, Meningoenzephalitis, systemische Vaskulitis, Niereninsuffizienz, gastrointestinale Symptome; Rickettsien-Pocken: Schorfbildung, Exanthem, Fieber, Kopfschmerz, insgesamt gute Prognose; Tsutsugamushi-Fieber=Buschfieber: ulzerierende Papel, Lymphadenopathie, Splenomegalie, grippale Symptome, Exanthem, Husten, Konjunktivitis; Fünf-Tage-Fieber: intermittierendes Fieber, schmerzendes Schienbein
Diagnostik	Serum, Gewebeprobe, spezifischer Antikörpernachweis, PCR, Immunfluoreszenz
Therapie	Doxycyclin
Prophylaxe/Impfung	Exposition vermeiden z. B. durch lange Kleidung
Verweis zu Kapiteln	► Kap. 2, ► Kap. 10, ► Kap. 14, ► Kap. 16

(Fortsetzung)

Staphylococcus aureus	
Erregermerkmale	Grampositive traubenförmig angeordnete Kokken, fakultativ anaerob
Verbreitung	Weltweit, sowohl ambulante als auch schwere nosokomiale Infektionen, oft resistent, MSSA, MRSA
Klinik	HNO-Infekte, Otitis, Pneumonie, Hautinfekte, Sepsis, Hirnabszesse, Ventrikulitis Meningitis oft als Folge einer Endokarditis, Besiedelung von Fremdkörpern
Diagnostik	Gram-färbung, kultureller Nachweis aus diversen Körperflüssigkeiten und Wundabstrichen.
Therapie	Flucloxacillin, Fosfomycin, Linezolid, Vancomycin je nach Resistogramm
Prophylaxe/Impfung	Strikte Hygiene, gezielte Antibiotikaanwendung im Vorfeld
Spezieller Kommentar	Bei Nachweis von Staphylokokken im Liquor nach Eintrittspforte suchen, insbesondere transösophageale Echokardiografie mit der Frage nach Endokarditis durchführen!
Verweis zu Kapiteln	► Kap. 6, ► Kap. 3, ► Kap. 4, ► Kap. 5, ► Kap. 9, ► Kap. 11, ► Kap. 12, ► Kap. 14, ► Kap. 18
Streptococcus agalactiae (Gruppe B-Streptokokken)	
Erregermerkmale	Grampositives Bakterium, hämolysierend
Verbreitung	Weltweit
Klinik	Sepsis, Pneumonie und Meningitis bei Neugeborenen Kindbettfieber
Diagnostik	Abstrich Blutkultur, gelegentlich Liquorkultur, PCR
Therapie	Penicillin G oder Ampicillin + Aminoglykosid, empirisch
Prophylaxe/Impfung	B-Streptokokken-Screening, kurz: Vaginalabstrich
Verweis zu Kapiteln	► Kap. 3, ► Kap. 6
Treponema pallidum	
Erregermerkmale	Ordnung: Spirochaetales; Familie: Spirochaetaceae; Genus: Treponema; schraubenförmige, bewegliche, gewundene, schwach Gram-negative Bakterien
Verbreitung	Weltweit
Klinik	Neurolues; Meningitis; Enzephalitis; Tabes dorsalis; progressive Paralyse
Diagnostik	Mikroskopie; PCR; TPHA/TPPA-Test; ELISA, Fluoreszenz-Treponema-Antikörper-Absorptionstest
Therapie	Penicillin G
Prophylaxe/Impfung	Hygienemaßnahmen in Endemiegebieten
Verweis zu Kapiteln	► Abschn. 7.1.1, ► Kap. 3, ► Kap. 4, ► Kap. 9, ► Kap. 10, ► Kap. 11, ► Kap. 14

Erregervignette ZNS-Parasitosen

Eva Maria Craemer

U. Meyding-Lamadé et al. (Hrsg.), *Neuroinfektiologie*,
https://doi.org/10.1007/978-3-662-61669-7_20

Man muss das Unmögliche versuchen, um das Mögliche zu erreichen.
Hermann Hesse (1877–1962)

Angiostrongyliasis cantonesis	
Erregermerkmale	Parasitischer Fadenwurm, Endwirte vor allem Nagetiere (Ratten), Zwischenwirte : Schnecken
Verbreitung	Verbreitung Südostasien und Pazifische Inseln
Klinik	Eosinophile Meningitis selbstlimitieren, Myelitis möglich; schwere Verläufe: Hydrozephalus
Diagnostik	ELISA aus Blut und Liquor, kraniales CT
Therapie	Keinerlei spezifische Therapie, symptomatische Therapie
Prophylaxe/Impfung	Keine
Spezieller Kommentar	Adulte Männchen sind in Pulmonalarterien von Ratten zu finden, Eier werden direkt in die Blutbahn abgegeben; durch Ausscheidung gelangen infektiöse Larven in Schnecken, werden diese von Fischen oder Krabben gefressen, entwickelt sich die Larve nicht weiter (Transportwirte); Larven müssen wieder durch Fraß in einen Endwirt gelangen, um dann über den arteriellen Kreislauf ins Hirn zu gelangen, wo sie im Subarachnoidalraum zu adulten Tieren heranwachsen; menschliche Infektionen durch Schnecken, Fische und Krabben
Verweis zu Kapiteln	► Abschn. 7.5

Acanthamoeba spp.	
Erregermerkmale	Stamm: Sarcomastigophora; Unterstamm: Sarcodina; Klasse: Lobosea; Ordnung: Amoebida; Familie: Acanthamoebidae; Gattung: Acanthamoeba Frei lebende Amöben
Verbreitung	Weltweit in Süßwasser
Klinik	Amöben-Enzephalitis; Meningoenzephalitis
Diagnostik	Liquordiagnostik
Therapie	Keine etablierte Therapie, Therapieversuche mit Amphotericin B, Pentamidin, Azithromycin; Rifampicin
Prophylaxe/Impfung	Keine
Spezieller Kommentar	Mehrere 100 humanpathogen Stämme bekannt; Meningoenzephalitis mit meist letalem Ausgang; 1973/74 erste Beschreibung von Keratitis-Fällen, 1992 erster europäischer Fall, Acanthamöben-granulomatöse Amöbenenzephalitis
Verweis zu Kapiteln	Abschn. 7.56

Anykolostoma duodenale	
Erregermerkmale	Filiforme Larve durchdringt die Haut, meist erfolgt die Aufnahme über barfuß gehen;
Verbreitung	Mittelmeerraum, Ostasien, Japan
Klinik	Ankylostomiasis (Hakenwurmbefall); nach dem Eintritt kommt es zu juckenden Hautrötungen, die eigentliche Erkrankung beginnt mit Dünndarmbefall, bei >500 Würmern kommt es zu Anämie und Hypoporetinämie Polyneuropathie aufgrund Vitamin-B12-Mangels
Diagnostik	Ei-Nachweis im Stuhl; okkultes Blut im Stuhl; Hypalbuminämie; Anämie; Eosinophilie
Therapie	Mebendazol
Prophylaxe/Impfung	Keine
Spezieller Kommentar	Würmer haften sich mit Ihren Mundwerkzeugen in der Mukosa fest, hierbei entsteht Blutaustritt, die die Nahrungsquelle für den Wurm darstellt. Hauptursache von Anämien bei Kindern in Endemiegebieten
Verweis zu Kapiteln	Entfällt

Ascaris lumbricoides	
Erregermerkmale	Klasse: Nematoda; Ordnung: Ascaridida; Familie: Ascarididae
Verbreitung	Weltweit verbreiteter Darmparasit
Klinik	Askaridiasis; bei ZNS-Befall: Meningitis, Enzephalitis (selten), Myelitis
Diagnostik	Liquordiagnostik: Pleozytose; Serologe: Antikörpernachweis Erregernachweis im Stuhl oder Sputum
Therapie	Mebendazol
Prophylaxe/Impfung	Keine
Spezieller Kommentar	Spulwürmer sind seit dem Altertum bekannt, Römer bezeichneten sie als Lumbricus teres; 1683 wurde erstmals ihre Anatomie beschrieben, 1758 der Lebenszyklus; 1922 anhand eines Selbstversuches konnte der klinische Verlauf der Infektion demonstriert werden
Verweis zu Kapiteln	Entfällt

Balamuthia mandrillaris	
Erregermerkmale	Stamm: Sarcomastigophora; Unterstamm: Sarcodina; Klasse: Lobosea; Ordnung: Amoebida; Familie: Acanthamoebidae; Gattung: Balamuthia; Frei lebende Amöben;
Verbreitung	Weltweit in Süßgewässern
Klinik	Amöben Enzephalitis; Meningoenzephalitis
Diagnostik	Liquordiagnostik
Therapie	Keine etablierte Therapie, Therapieversuche mit Amphotericin B, Pentamidin, Azithromycin; Rifampicin
Prophylaxe/Impfung	Keine
Spezieller Kommentar	Mehrere 100 humanpathogen Stämme bekannt; Meningoenzephalitis meist letaler Ausgang; 1973/74 erste Beschreibung von Keratitis-Fällen, 1998 erster europäischer Fall Balamuthia-mandrillaris-granulomatöse Amöbenenzephalitis
Verweis zu Kapiteln	► Kap. 2 und ► Abschn. 7.5

Baylisascaris procyonis (Waschbärspulwurm)	
Erregermerkmale	Klasse: Nematoden (Rundwürmer)
Verbreitung	Mittlerer Westen und Nordosten, USA; Mittlerer Atlantik
Klinik	Baylisascariasis; Meningoenzephalitis, Hirnödeme (unter Therapie), Schweregrad der Erkrankung variiert nach Anzahl aufgenommener Eier, Anzahl der Larven im ZNS; Augeninfektion
Diagnostik	Liquordiagnostik: Weibchen bis zu 24 cm, Männchen bis zu 12 cm, eosinophile Pleozytose; MRT; Antikörper-Tests (ReferenzlaborCenter for Disease and Prevention Control, GA, USA: kann Antikörper-Testung durchführen)
Therapie	Albendazol (1x tgl. 25–50 mg/kg KG p.o. über 10–20 Tage) kann bei hohem Infektionsverdacht wirksam sein
Prophylaxe/Impfung	Allgemeine Hygieneregeln
Spezieller Kommentar	Infektion meist bei Kindern die im Schmutz spielen; Übertragung erfolgt durch Waschbärenkot, Millionen von Eiern werden täglich über Kot ausgeschieden, die Eier können Jahrelang in der Umwelt überleben, nach der Aufnahme schlüpfen Larven, diese wandern durch Leber, Herz, Lunge, Gehirn, Augen und weiteres Gewebe, dies führt zur viszeralen Larvenmigration und Augenlarvenmigration
Verweis zu Kapiteln	► Kap. 7

Dracunculus medinensis	
Erregermerkmale	Guineawurm, Medinawurm; Klasse: Nematoda, Ordnung Camallianida, Überfamilie: Familie Dracunculus; Weißlicher, fadendünner Rundwurm,
Verbreitung	Tropische Wurminfektion, Subsahara, Asien
Klinik	Dracunculiasis (sehr seltene ZNS-Manifestation); Meningoenzephalitis, Hirnödeme (unter Therapie), Augeninfektion
Diagnostik	Makroskopische Untersuchung der Haut, Liquordiagnostik, Serologie, Bildgebung
Therapie	Extraktion Wurm, Metronidazol (400 mg/d über 10–20 Tage), Thiabendazol
Prophylaxe/Impfung	Abkochen von Trinkwasser
Spezieller Kommentar	Filariasis: alle Infektionen mit Nematoden aus der Gattung der Filariidae Übertragung durch orale Aufnahme kleiner Süßwasserkrebse (Cyclops) durch kontaminiertes Trinkwasser, die Krebse werden im Magen zerstört und setzen die Larven frei
Verweis zu Kapiteln	► Abschn. 7.5

Encephalitozoon cuniculi (Septata intestinalis)	
Erregermerkmale	Eukaryont; Stamm: Microspora; Klasse: Mocrosporidia; 1–3 µm große, rundliche, mitrochondrienlose, obligat intrazelluläre Mikroorganismen
Verbreitung	Weltweites Vorkommen
Klinik	Mikrosporidiose (sehr seltene ZNS-Erkrankung) Enzephalitis (v. a. bei Immundefizienz, bspw. AIDS)
Diagnostik	Mikroskopischer Nachweis durch Färbung; Immunologie, biochemische, molekularbiologische Diagnostik (nur in Speziallaboren möglich)
Therapie	Keine spezifische Behandlung
Prophylaxe/Impfung	Allgemeine Hygieneregeln, ordnungsgemäße Fäkalienbeseitigung
Spezieller Kommentar	Einwirtige Parasiten; orale Aufnahme durch den Wirt, Penetration mit der Einwanderung in die Darmzelle, vom Darmepithel ist eine hämatogene Streuung möglich
Verweis zu Kapiteln	Entfällt

Echinococcus alveolaris, Echinococcus cysticus (Hundebandwurm), Echinococcus equins (Pferdebandwurm), Echinococcus granulosus	
Erregermerkmale	Cestode (Plattwürmer, Egel), Ordnung: Cyclophyllidae; Familie: Taeniidae; Gattung: Echinococcus
Verbreitung	weltweit
Klinik	Echinokokkose; raumfordernde Wirkung des Tumors, bedingt durch Immunreaktion des Wirts; fokal neurologische Ausfälle, Anfälle, Hirndrucksteigerung
Diagnostik	Bildgebung, Serum-Antikörper-Nachweis, Liquor (häufig unauffällig, selten Eosinophilie)
Therapie	Symptomatische Infektionen: antiinflammatorische Therapie (Steroide und Antikonvulsiva), Albendazol (Einzelfallentscheidung); Hydrozephalus: evtl. Shuntanlage; alveoläre Echinokokkose: kurative OP möglich
Prophylaxe/Impfung	
Spezieller Kommentar	Orale Aufnahme der Wurmeier mit der Nahrung, aber auch durch Kontakt mit Bandwurmträgern (Hund, Katze, Fuchs, Pferd); die Larven exzystieren im Magen, durchwandern die Darmwand, gelangen in den Blutkreislauf
Verweis zu Kapiteln	► Abschn. 7.5

Gnathostoma spinigerum	
Erregermerkmale	Klasse: Nematoda; Ordnung: Spirurida; Familie: Gnathostomatidae Hauptwirte: Katzen, Hunde, Leoparden, Tiger
Verbreitung	Häufig: Japan, Thailand Sporadisch: Indonesien, Philippinen, Vietnam, Kambodscha, Burma, Malaysia, Indien, China
Klinik	Je nach Erregerlokalisation Myelitis, Enzephalitis, Hemiparesen; Larva migrans
Diagnostik	Nachweis der Würmer im subkutanen Bindegewebe; Antikörpernachweis; Liquordiagnostik: Pleozytose, Eosinophilie, erhöhtes Protein; xanthochrom oder blutiges Zellpräparat; Serologie: Eosinophile
Therapie und Prognose	Keine spezifische Therapie; zerebrale Beteiligung 12 % letaler Ausgang
Prophylaxe/Impfung	Keine
Spezieller Kommentar	Parasitieren in der Magenwand von Canidae (Hunde) und Felidae (Katzen), Eierabgabe durch Ausscheidung des Wirts, weitere Entwicklung im Wasser über Kleinkrebse, Fische und Frösche; Infektion erfolgt über den Verzehr von rohem oder ungenügend gekochtem Fisch, Frösche
Verweis zu Kapiteln	Entfällt

Loa-Loa	
Erregermerkmale	Klasse: Nematoda, Ordnung Camallianida, Überfamilie: Filariidae; Familie Loa-Loa; Übertragung durch Stechmücken
Verbreitung	Westafrika
Klinik	Loasis; Meningoenzephalitis Symptomatik verursacht durch zerebrale Lokalisation von Mikrofilarien, meningeale Lokalisation adulter Filarien oder reaktive immunallergische Enzephalopathie (entsteht unter Therapie bei Zerfall der Filarien)
Diagnostik	Erregernachweis im Blut (Eosinophilie, erhöhtes IgE in >50 % zu finden), ZNS: intrathekale Antikörper
Therapie	Piperazinderivate, Kortikosteroide
Prophylaxe/Impfung	Keine
Spezieller Kommentar	Filariasis: alle Infektionen mit Nematoden aus der Gattung der Filariidae
Verweis zu Kapiteln	Entfällt

Naegleria fowleri	
Erregermerkmale	Ordnung: Schizopyrenida; Familie: Vahlkampfiidae; Gattung: Naegleria
Verbreitung	Weltweit in Süßgewässern
Klinik	Amöben-Enzephalitis; Meningoenzephalitis
Diagnostik	Liquordiagnostik
Therapie	Keine etablierte Therapie, Therapieversuche mit Amphotericin B, Pentamidin, Azithromycin; Rifampicin
Prophylaxe/Impfung	Keine
Spezieller Kommentar	Mehrere 100 humanpathogene Stämme bekannt; Meningoenzephalitis, meist letaler Ausgang 1970 erste Beschreibung durch Fowler als Erreger der primären Amöben-Meningoenzephalitis
Verweis zu Kapiteln	► Kap. 2 und ► Abschn. 7.5

Necator americans	
Erregermerkmale	Filiforme Larve durchdringt die Haut, meist erfolgt die Aufnahme über barfuß gehen
Verbreitung	USA, Südamerika, Afrika, Indien, Südostasien, Australien, Madagaskar
Klinik	Necatoriasis (Hakenwurmbefall); nach Eintritt kommt es zu juckenden Hautrötungen, eigentliche Erkrankung beginnt mit Dünndarmbefall, bei >500 Würmern kommt es zu Anämie und Hypoporetinämie Polyneuropathie aufgrund Vitamin B12 Mangel
Diagnostik	Ei-Nachweis im Stuhl; okkultes Blut im Stuhl; Hypalbuminämie; Anämie; Eosinophilie
Therapie	Mebendazol
Prophylaxe/Impfung	Keine
Spezieller Kommentar	Würmer haften sich mit ihren Mundwerkzeugen in der Mukosa fest, hierbei entsteht ein Blutaustritt, der die Nahrungsquelle für den Wurm darstellt. Hauptursache von Anämien bei Kindern in Endemiegebieten
Verweis zu Kapiteln	Entfällt

Paragonimus (Lungenegel)	
Erregermerkmale	Phylum; Plathelminthes; Klasse: Digenea; Ordnung: Paragonimiida; Famile: Paragonimidae; Gattung: Paragonimus; Entwicklungszyklus über Schnecken und Krabben
Verbreitung	West- und Zentralafrika, Asien, Mittel- und Südamerika
Klinik	Paragonimiasis, zerebrale (v. a. im Kindesalter); Zystenbildung; intrakranielle Raumforderung;
Diagnostik	Nachweis Egeleier im Sputum, gelegentlich im Stuhl; Liquordiagnostik: Eosinophilie; Serologie: Eosinophilie; kraniale Bildgebung
Therapie	Praziquantel
Prophylaxe/Impfung	Keine
Spezieller Kommentar	Menschen infizieren sich über Krebsverzehr
Verweis zu Kapiteln	Entfällt

Plasmodium falciparum (Malaria tropica), Plasmodium vivax, Plasmodium ovale (Malaria teriana), Plasmodium malariae (Malaria quartana)	
Erregermerkmale	Ordnung: Haemospirdida; Gattung: Plasmodium Übertragung durch Stechmücken (Anopheles)
Verbreitung	Afrika, Neuguinea, Haiti, Zentralamerika, Süd- und Westasien
Klinik	Zerebrale Malaria; Meningitis, Meningoenzephalitis, Enzephalitis
Diagnostik	Liquorpunktion; Serologie; Bildgebung
Therapie	Antiparasitäre Chemotherapie
Prophylaxe/Impfung	Malariaprophylaxe für Reisen in Endemiegebiete
Spezieller Kommentar	Hippokrates gilt als der erste Beschreiber der Malaria
Verweis zu Kapiteln	► Abschn. 7.5

Schichstosoma mansoni, Schichstosoma haematobium, Schichstosoma japonicum, Schichstosoma intervalatum, Schichstosoma mekongi, Schichstosoma malayi, Schichstosomamattheei Schichstosoma mattheei	
Erregermerkmale	Stamm: Plathelminthes (Plattwürmer); Klasse: Trematoda (Saugwürmer); Unterklasse: Digenea; Ordnung: Strigeata; Familie: Schistosomatidae; Gattung: Schistosoma; Übertragung über Süßwasserschnecken
Verbreitung	Tropische Regionen, vorwiegend Afrika, Oman, Teile Ost- und Südostasien
Klinik	Schistosomiasis (Bilharziose); Myelitis, Radikulopathie, Meningoenzephalitis
Diagnostik	Serologie: Antikörpernachweis, Erregernachweis (PCR) Wurmeier aus Stuhl und/oder Urin (nur bei hoher Wurmlast möglich)
Therapie	Praziquantel, Steroide
Prophylaxe/Impfung	Baden, waten in Seen, Flüssen in Endemiegebieten vermeiden
Spezieller Kommentar	1847 wurde die Schistosomiasis erstmals in (vor löschen) Fuji in Japan beschrieben, Maximilian Theodor Bilharz beschrieb sie 1851 als neue menschliche Eingeweidewürmer; 1910 wurde im British Medical Journal der Fund von verkalkten Schistosomeneiern in Mumien der 20. Dynastie von Sir Marc Armand Ruffer veröffentlicht.
Verweis zu Kapiteln	► Abschn. 7.5

Strongyloides stercoralis (Zwergfadenwurm, Kot-Älchen)	
Erregermerkmale	Klasse: Nematoda; Ordnung: Rhabditida; Familie: Strongyloididae Mensch häufigster Parasitenträger; Kutane Infektion durch Eindringen der Larven;
Verbreitung	Tropen, gelegentlich auch in gemäßigten Klimazonen
Klinik	Meist symptomlos, Larva-migran-cutanea-Syndrom möglich; Komplikationen meist bei Immunsupprimierten: Vaskulitis
Diagnostik	Erregernachweis im Stuhl, Sputum; selten gelingt Nachweis im Liquor; Serologie: Eosinophilie, erhöhtes IgE
Therapie	Thiabendazol
Prophylaxe/Impfung	Keine
Spezieller Kommentar	Besonderheit der Autoinfektion, die Umwandlung zu infektiösen Larven findet bereits im Darmtrakt oder Analregion statt; von hieraus dringen die Larven ins Gewebe ein und über eine Herz-Lungen-Wanderung kommt es zur Superinfektion, bei Immundefizienz häufig mit letalem Ausgang
Verweis zu Kapiteln	Entfällt

Toxoplasma gondii	
Erregermerkmale	Protozoen; Stamm: Apicomplexa; Klasse: Sporozoa; Ordnung: Eucoccidiida; Familie: Sarcocystidae
Verbreitung	Weltweit; Durchseuchung länderspezifisch Deutschland: bei einem Drittel der Erwachsenen: Nachweis von Antikörpern gegen Toxoplasma gondii
Klinik	Toxoplasmose; Enzephalitis, Meningoenzephalitis, selten: Myelitis, Neuritis Konnatale Infektion: Hydrozephalus, Mikrozephalie
Diagnostik	Liquor-PCR; Serologie; Bildgebung
Therapie	Pyrimethamin plus Sulfadiazin plus Folsäure über mind. 6 Wochen; anschließend Suppressionstherapie
Prophylaxe/Impfung	Schwangere: Verzicht auf Verzehr von rohem Fleisch
Spezieller Kommentar	Kann lebenslang im Gewebe persistieren, von Gewebezysten im ZNS kommt es zur Reaktivierung der Infektion; durch eine intrazelluläre Replikation kann es zu nekrotischen Läsionen kommen
Verweis zu Kapiteln	► Abschn. 7.5

Trypanosoma brucei gambiense, Trypanosoma brucei rhodesiense	
Erregermerkmale	Stamm: Mastigophora; Ordnung: Kinetoplastida; Familie: Trypanosomatidae; Gattung: Trypanosoma; Art: T. brucei; Unterarten: T. brucei gambiense, T. brucei rhodesiense; Übertragung durch Tse-Tse-Fliege
Verbreitung	Afrika
Klinik	Trypanosomiasis, Afrikanische Schlafkrankheit, Meningitis , Meningoenzephalitis,
Diagnostik	Liquordiagnostik; Serologie
Therapie	T. brucei gambiense: Melarsoprol und Nifurtimox alternativ Eflornithine plus Nifurtimox T. brucei rhodesiense: Melarsoprol
Prophylaxe/Impfung	Keine
Spezieller Kommentar	Im 14. Jh. wurden die Symptome von arabischen Historikern erwähnt; im 19. Jh. Beschreibung der Hypnosie durch französische Marine-Ärzte
Verweis zu Kapiteln	► Abschn. 7.5

Trypanosoma cruzi, Trypanosoma chagasii	
Erregermerkmale	Stamm: Mastigophora; Ordnung: Kinetoplastida; Familie: Trypanosomatidae; Gattung: Trypanosoma; Art: Trypanosoma cruzi
Verbreitung	Lateinamerika
Klinik	Neuweltliche Trypansomiasis, Chagas-Krankheit; Amerikanische Trypansomiasis
Diagnostik	Liquor: mikroskopischer Nachweis Antikörpernachweis im Serum
Therapie	Antiparasitäre Therapie
Prophylaxe/Impfung	Keine
Spezieller Kommentar	Erkrankung benannt nach Carlos Chagas, 1909 Entdeckung der Flagellaten T. cruzi im Darm von Raubwanzen
Verweis zu Kapiteln	► Abschn. 7.5

Taenia solium (Schweinebandwurm), Taenia saginata (Rinderbandwurm)	
Erregermerkmale	Unterklasse: Eucestoda; Ordnung: Cyclophyllidae; Familie: Taeniidae; Gattung: Taenia
Verbreitung	Weltweit
Klinik	Taeniasis; Neurozystizerkose, Myositis
Diagnostik	Liquordiagnostik; Serologie, Bildgebung
Therapie	Antiparasitäre Therapie
Prophylaxe/Impfung	Vor Verzehr Fleisch ausreichend erhitzen
Spezieller Kommentar	
Verweis zu Kapiteln	▶ Abschn. 7.5 und ▶ Kap. 11

Wucheria bancrofti	
Erregermerkmale	Klasse: Nematoda, Ordnung Camallianida, Überfamilie: Filariidae; Familie: Wucheria bancrofti
Verbreitung	Afrika, Asien, Amerika
Klinik	Wucheriasis; Meningoenzephalitis Symptomatik wird verursacht durch zerebrale Lokalisation von Mikrofilarien, meningeale Lokalisation von adulten Filarien oder reaktive immuallergische Enzephalopathie (entsteht unter Therapie bei Zerfall der Filarien)
Diagnostik	Erregernachweis im Blut (Eosinophilie, erhöhtes IgE in >50 % zu finden), ZNS: intrathekale Antikörper
Therapie	Piperazinderivate, Kortikosteroide
Prophylaxe/Impfung	Keine
Spezieller Kommentar	Filariasis: alle Infektionen mit Nematoden aus der Gattung der Filariidae;
Verweis zu Kapiteln	Entfällt

Erregervignetten Pilze

Martin Stangel

U. Meyding-Lamadé et al. (Hrsg.), *Neuroinfektiologie*,
https://doi.org/10.1007/978-3-662-61669-7_21

Man muss das Unmögliche versuchen, um das Mögliche zu erreichen.
Hermann Hesse (1877–1962)

Hefepilze	
Kryptokokken	
Erregermerkmale	Hefepilze; in erster Linie Cryptococcus neoformans (3 Serotypen: A, D, AD), zunehmend auch Cryptococcus gattii (ursprünglich in; 2 Serotypen: B, C)
Verbreitung	Weltweit verbreitet; in Erde, die mit Vogel-(Tauben-)kot kontaminiert ist. Cryptocuccus gattii ursprünglich überwiegend in Tropen und Subtropen in Eukalyptus und anderen Bäumen verbreitet
Klinik	Meningitis, Enzephalitis, selten Myelitis Befall der Haut möglich, aber selten
Diagnostik	Direktpräparat und Tuschefärbung im Liquor; Latex-Agglutinationstest zum Nachweis von Antigen in Serum und Liquor
Therapie	Liposomales Amphotericin B plus Flucytosin (ggf., plus Steroide), gefolgt von Fluconazol Erhaltungstherapie (mind. 6–12 Monate) oder anderes Azol (Voriconazol, Posaconazol, Itraconazol)
Prophylaxe/Impfung	Behandlung des Immundefektes
Spezieller Kommentar	Meist immunkompromittierte Patienten (oft HIV), bei Cryptococcus gattii auch immunkompetente Menschen
Verweis zu Kapiteln	► Abschn. 7.3, ► Abschn. 9.6 ► Abschn. 2.3, ► Abschn. 8.1, ► Abschn. 11.3
Candida	
Erregermerkmale	Hefepilz Candida albicans
Verbreitung	Ubiquitär; bei Immunkompetenten kann es Teil der Mundflora sowie des Gastrointestinaltraktes und des Urogenitaltraktes sein
Klinik	Meningitis, Enzephalitis, Hirnabszess, selten Myelitis; Vaskulitis möglich
Diagnostik	Latex-Agglutinationstest und serologischer Nachweis von Candida-Antigen mittels ELISA; nicht gut validiert; Histologie ist beweisend
Therapie	Liposomales Amphotericin B ggf. mit Fluzytosin und ggf. plus Steroide, gefolgt von Fluconazol-Erhaltungstherapie (mind. 6 Wochen)
Prophylaxe/Impfung	Keine verfügbar
Spezieller Kommentar	Meist bei eingeschränkter Immunkompetenz (Diabetes, medikamentöse Immunsuppression, HIV, etc.)
Verweis zu Kapiteln	► Abschn. 7.3, ► Abschn. 9.6 ► Kap. 3, ► Abschn. 4.3, ► Kap. 11, ► Abschn. 14.1

Schimmelpilze	
Aspergillen	
Erregermerkmale	Schimmelpilz; über 200 Spezies, 19 krankheitsverursachende Subtypen; am häufigsten Aspergillus fumigatus (Immunsupprimierte) und Aspergillus flavus (auch Immunkompetente)
Verbreitung	Ubiquitär
Klinik	Meningitis, Enzephalitis
Diagnostik	Antigennachweis (Glaktomannan) in Serum und Liquor mittels ELISA, Nachweis von 28S ribosomaler RNA mittels PCR; beides nicht gut validiert; definitiver Nachweis durch Histologie
Therapie	Voriconazol für 6–12 Monate, alternativ liposomales Amphotericin B
Prophylaxe/Impfung	Keine verfügbar
Spezieller Kommentar	Neutropenie und Steroide sind die größten Risikofaktoren, ebenso wie weitere Immundefizienz
Verweis zu Kapiteln	► Abschn. 7.3, ► Abschn. 9.6.2 ► Kap. 3, ► Kap. 4, ► Abschn. 14.1.3, ► Kap. 15
Zygomyzeten	
Erregermerkmale	Jochpilze; hauptsächlich Mucor, selten Rhizopus, Rhizomucor, Absidia
Verbreitung	Ubiquitär, besonders bei hoher Luftfeuchtigkeit
Klinik	Enzephalitis
Diagnostik	Biopsie mit Nachweis durch Histologie
Therapie	Chirurgische Entfernung und liposomales Amphotericin B (oder Isavuconazol)
Prophylaxe/Impfung	Keine verfügbar
Spezieller Kommentar	Rhino-orbito-zerebrale Invasion am häufigsten Neutropenie und Steroidtherapie wesentliche Risikofaktoren
Verweis zu Kapiteln	► Abschn. 7.3.3.1

Dimorphe Pilze	
Blastomyces dermatitidis	
Erregermerkmale	Dimorpher Pilz
Verbreitung	Afrika, Nord- und Zentralamerika
Klinik	Meningitis, Enzephalitis, Abszess
Diagnostik	Serologie in Blut und Liquor mit Nachweis von Antigen; nicht gut validiert
Therapie	Liposomales Amphotericin B, gefolgt von Voriconalzol (oder einem anderen Azol) als Monotherapie für mind. 1 Jahr
Prophylaxe/Impfung	Keine verfügbar
Spezieller Kommentar	–
Verweis zu Kapiteln	► Abschn. 7.3.3.2, ► Abschn. 9.6.3 ► Kap. 2, ► Kap. 11
Coccidiodes	
Erregermerkmale	Dimorpher Pilz; 2 Spezies: Coccidiodes immitis (häufiger in Kalifornien) und Coccidiodes posadasii (häufiger in Texas, Mittel- und Südamerika)
Verbreitung	USA, Mexiko und Südamerika
Klinik	Meningitis
Diagnostik	Antikörpernachweis im Liquor (Komplementfixationsassay), bis zu 70 % haben im Liquor Eosinophilie
Therapie	Fluconazol (oder Itraconazol) lebenslang. Ggf. plus Steroide (zur Vermeidung zerebrovaskulärer Ereignisse)
Prophylaxe/Impfung	Keine verfügbar
Spezieller Kommentar	–
Verweis zu Kapiteln	► Abschn. 7.3.3.3, ► Abschn. 9.6.3.2
Histoplasma capsulatum	
Erregermerkmale	Dimorpher Pilz
Verbreitung	Endemisch in Nordamerika, Lateinamerika, Afrika, Asien
Klinik	Meningitis, Enzephalitis, sehr selten Myelitis
Diagnostik	Antikörpertestung im Serum und Histoplasma Antigen in Serum und Urin; (1,3)-ß-d-Glucan im Liquor erhöht; alle mit schlechter Sensitivität und auch Spezifität
Therapie	Liposomales Amphotericin B gefolgt von Itraconazol für mind. 1 Jahr
Prophylaxe/Impfung	Keine verfügbar
Spezieller Kommentar	–
Verweis zu Kapiteln	► Abschn. 7.3.3.4, ► Abschn. 9.6.3.3, ► Abschn. 2.4, ► Abschn. 3.3, ► Kap. 11, ► Kap. 14

Erregervignette Viren

Eva Maria Craemer, Eva Kathrin Lamadé, Arpi Davtyan und Uta Meyding-Lamadé

U. Meyding-Lamadé et al. (Hrsg.), *Neuroinfektiologie*,
https://doi.org/10.1007/978-3-662-61669-7_22

Man muss das Unmögliche versuchen, um das Mögliche zu erreichen.
Hermann Hesse

Affenpockenvirus (Monkeypox virus)	
Merkmale	Gehört zu den *Orthopockenviren,* Familie: Poxviridae
Verbreitung	Endemisch in West- und Zentralafrika: bei Nagetieren und Hörnchen; pockenähnliche Erkrankungen von Menschen in Sierra Leone, Liberia, Demokratische Republik Kongo (besonders betroffen), Elfenbeinküste, Kamerun, Nigeria und Gabun beobachtet; natürliches Reservoir sind Nagetiere und Hörnchen; Übertragung durch engen direkten Kontakt zu infizierten Tieren oder Verzehr der Tiere
Erkrankung	Affenpocken
Klinik	Inkubationszeit zwischen 5 und 21 Tagen; i. d. R. eine leichte und selbstlimitierende Krankheit; schwere Verläufe sind möglich; Beginn mit Fieber, Rückenschmerzen, Pockenexanthem; Lymphadenopathie im Nacken und im Inguinalbereich; bei nicht Pockengeimpften häufig Pharyngitis und Tonsillitis, Konjunktivitis mit Lidödem; Letalität bei etwa 15 %
Diagnostik	Elektronenmikroskopie oder PCR zur Differenzierung verschiedener Orthopockenviren mit Material aus Pockeninhalt, Pockenschorf oder Rachenspülflüssigkeit; Nachweis von virusspezifischen Antikörpern; Interpretation nur durch spezialisiertes Personal in Referenzzentren und Konsiliarlaboratorien
Therapie	Symptomatische Pflege und Behandlung des Exanthems, Antivirale Therapie mit Thiosemicarbazon, Cidofovir
Prophylaxe/Impfung	Expositionsprophylaxe: Vermeiden enger Kontakte zu potenziell infizierten Nagetieren; Variola-Schutzimpfung schützt auch vor Affenpocken
Spezieller Kommentar	Meldepflicht bei Krankheitsverdacht, Erkrankung und Tod

Alphaviren (*Alphaviridae*)	
Merkmale	Einzelsträngige, umhüllte RNA-Viren aus der Familie der *Togaviridae*; mindestens 24 Virusspezies, mehr als ein Drittel davon besitzen medizinische Relevanz
Chikungunya-Virus	
Erkrankung	Chikungunya-Fieber
Verbreitung	In wärmeren Regionen der Welt (Süd- und Südostasien), Arabische Halbinsel, Inseln des Indischen Ozeans, Afrika; Übertragung durch verschiedene Stechmücken
Klinik	Inkubationszeit 7–9 Tage; plötzlicher schneller Fieberanstieg, Kopfschmerzen, Konjunktivitis, Muskel- und Gelenkbeschwerden bilateral; milde hämorrhagische Manifestationen; biphasischer Fieberverlauf; gute Prognose, Dauer: eine Woche oder kürzer
Diagnostik	Anamnese (Aufenthalt in einem Endemiegebiet), Virusnachweis aus dem Blut während der ersten Krankheitstage mittels PCR oder Virusanzucht, Nachweis spezifischer Antikörper ab 8. Krankheitstag
Therapie	Symptomatische und supportive Behandlung, Schmerzmittel, Antiphlogistika
Prophylaxe/Impfung	Expositionsprophylaxe: Schutzmaßnahmen gegen Stechmücken
Spezieller Kommentar	Meldepflicht bei Krankheitsverdacht, Erkrankung und Tod
Verweis zu Kapiteln	► Kap. 16, ► Kap. 2, ► Kap. 3, ► Kap. 4, ► Kap. 5, ► Kap. 9, ► Kap. 10
Eastern Equine Encephalitis Virus (EEE)	
Erkrankung	Ostamerikanische Pferdeenzephalitis
Verbreitung	Östl. und nördl. Zentralamerika und angrenzende Gebiete Kanadas
	Übertragung durch Stechmücken aus einem Reservoir von Vögeln auf Pferde und Menschen
Klinik	Inkubationszeit 1–6 Tage; meist asymptomatisch; schwere Verläufe mit Meningoenzephalitis, häufig bleibende neurologische Residuen; die EEE ist die am schwersten verlaufende arbovirale Enzephalitis mit einer Letalität von 50–75 %
Diagnostik	Anamnese, Virusnachweis aus dem Blut, Gewebe oder Liquor während der akuten Krankheitsphase mittels PCR oder Virusanzucht, Nachweis von spezifischen Antikörpern in der Serologie
Therapie	Symptomatische und supportive Maßnahmen
Prophylaxe/Impfung	Expositionsprophylaxe: Schutzmaßnahmen gegen Stechmücken (Kleidung, Repellents, Verhalten)
Spezieller Kommentar	Der Erreger gilt als potenzieller Biokampfstoff
Mucambo-Virus Tonate (MUCV), **Everglades-Virus** (EVEV), **Semliki-Forest-Virus** (SFV)	
Erkrankung	Enzephalitis, Fieber
Verbreitung	MUCV: Brasilien, Trinidad, Panama, Mexiko; EVE: Süd-Florida
	SFV: Afrika; Übertragung durch Stechmücken
Klinik	Inkubationszeit 1–6 Tage; schwere Verläufe mit Fieber, Meningitis, Enzephalitis möglich

(Fortsetzung)

Diagnostik	Virusnachweis mit Kultur und PCR; serologische Verfahren
Therapie	Symptomatische und supportive Maßnahmen
Prophylaxe/Impfung	Vermeidung der Exposition gegenüber Stechmücken
Ross-River-Virus (RRV)	
Erkrankung	Ross-River-Fieber (Epidemische Polyarthritis)
Verbreitung	Australien (tropische und subtropische Gebiete in den Küstenregionen), pazifische Inseln, Fidschiinseln, Neukaledonien, Papua-Neuguinea und andere Gebiete in dieser Region; Übertragung durch Stechmücken
Klinik	Inkubationszeit 7–9 Tage, polyarthritische Beschwerden, die z. T. schwer verlaufen, meist ca. 2 Wochen anhalten; großflächige Hautausschläge, Konjunktivitis, Pharyngitis und Parästhesien können begleitend auftreten
Diagnostik	Anamnese, Virusnachweis aus dem Blut oder Gewebe während der akuten Krankheitsphase mittels PCR oder Virusanzucht, Nachweis von spezifischen Antikörpern (IgM, IgG) in der Serologie
Therapie	Symptomatisch
Prophylaxe/Impfung	Expositionsprophylaxe
Western Equine Encephalitis-Virus (WEE)	
Erkrankung	Westamerikanische Pferdeenzephalitis
Verbreitung	Endemisches Vorkommen an der Westküste der USA, in westlichen Regionen Kanadas sowie in Mexiko, Mittel- und Südamerika; Übertragung durch Stechmücken aus einem Reservoir von Vögel auf Pferde und Menschen
Klinik	Inkubationszeit 5–10 Tage; Meist asymptomatisch; schwere Meningoenzephalitis bei etwa 2 % der Kinder und 0,1 % der infizierten Erwachsenen
Diagnostik	Anamnese, Virusnachweis aus dem Blut, Gewebe oder Liquor während der akuten Krankheitsphase mittels PCR oder Virusanzucht, Nachweis von spezifischen Antikörpern in der Serologie
Therapie	Symptomatische und supportive Maßnahmen
Prophylaxe/Impfung	Expositionsprophylaxe: Schutzmaßnahmen gegen Stechmücken (Kleidung, Repellents, Verhalten)
Spezieller Kommentar	Der Erreger gilt als potenzieller Biokampfstoff
Venezuelan Equine Encephalitis-Virus (VEE)	
Erkrankung	Venezuelanische Pferdeenzephalitis
Verbreitung	Nördl. Südamerika, Zentralamerika; Übertragung durch Stechmücken aus einem Reservoir unterschiedlicher Warmblüter (Nagetiere, Pferde)
Klinik	Inkubationszeit 1–6 Tage; meist asymptomatisch; schwere Verläufe mit Fieber, Meningitis, Enzephalitis; häufig bleibende neurologische Residuen; Letalität 2–10 %
Diagnostik	Anamnese, Nachweis spezifischer Antikörper
Therapie	Symptomatische und supportive Maßnahmen
Prophylaxe/Impfung	Expositionsprophylaxe: Schutzmaßnahmen gegen Stechmücken
Spezieller Kommentar	Der Erreger gilt als potenzieller Biokampfstoff

Arenaviren (*Arenaviridae*)	
Erreger	Lassa-Virus; Junin-Virus, Lymphozytäres Choriomeningitisvirus
Erregermerkmale	24 Spezies, mind. 6 humanpathogen, für Menschen bedeutsam LCMV, Lassa- und Junin-Virus; taxonomische Unterscheidung Altwelt-(LCMV,LAssa-,Mobala-, Mopeia-, Ippy-, Lujo-Virus) und Neuweltarenaviren(Junin-,Machupo, Huanarito-,Pichinde-, Tacaribe-, Sabia-Virus); negative RNA-Viren
Übertragung	Über Nagetiere, Vermehrung in Säugetierzellen
Verbreitung	Vorkommen eng an regionale Verbreitung latent infizierter Nager gebunden
Lassa-Virus	
Erkrankung	Lassafieber
Klinik	1–2 Wochen Inkubationszeit; hohes Fieber, grippeartiges Krankheitsbild, Gerinnungsstörung, erhöhte Leberwerte; ZNS-Symptomatik kann ab 6.-10. Krankheitstag auftreten, Enzephalitis
Diagnostik	Erhöhte Aminotransferasen, erhöhte LDL; PCR Diagnostik Blut, Serum, Liquor bei ZNS-Symptomatik, Nachweis IgG- und IgM-Antikörper 1 Woche nach Krankheitsbeginn
Therapie	Ribavirin
Prophylaxe/Impfung	Keine; frühe Therapieeinleitung senkt Mortalität (Mortalität 1 %)
Junin-Virus	
Erkrankung	Argentinisches Hämorrhagisches Fieber
Klinik	5–14 Tage Inkubationszeit; hohes Fieber, Gerinnungsstörungen, erhöhte Leberwerte, im Verlauf schwere Enzephalitis
Diagnostik	Erhöhte Aminotransferasen, erhöhte LDL; PCR Diagnostik Blut, Serum, Liquor bei ZNS-Symptomatik, Nachweis IgG- und IgM-Antikörper 1 Woche nach Krankheitsbeginn
Therapie	Infusion von Rekonvaleszenzplasma
Prophylaxe/Impfung	Keine Impfung
Lymphozytäres Choriomeningitisvirus (LCMV)	
Erkrankung	Lymphozytäre Choriomeningitis
Klinik	3–10 Tage Inkubationszeit; Kopfschmerzen, Fieber, Pneumonie, aseptische Choriomeningitis
Diagnostik	Liquordiagnostik (ab 2. Krankheitswoche!), PCR Diagnostik; Nachweis IgG- und IgM-Antikörper 1 Woche nach Krankheitsbeginn
Therapie	Symptomatisch
Prophylaxe/Impfung	Keine Impfung

Astroviren (*Astroviridae*)	
Humanes Astrovirus	
Erregermerkmale	Zählen zur Familie der *Astroviridae*, 8 Serotypen, einzelsträngige RNA-Viren; in den Zellen des Dünndarm Mucosaepithels erfolgt die Vermehrung
Erkrankung	Gastroenteritis
Verbreitung	Humane Astroviren sind weltweit verbreitet, Ausbrüche vor allem in Kindergärten, Schulen und Seniorenheimen, verursachen 3–9 % der viralen Gastroenteritiden; Wirtsbereich: Mensch, Übertragung erfolgt primär fäkal-oral von Mensch-zu-Mensch oder über kontaminierte Nahrungsmittel und Wasser sowie Aerosole
Klinik	Inkubationszeit 3–4 Tage, akuter Verlauf mit milder Diarrhö über 2–3 Tage, Abdominalschmerzen, leichtes Fieber, Erbrechen, Kopfschmerzen und Anorexie
Diagnostik	Virusnachweis aus Stuhlproben
Therapie	Symptomatisch, Rehydratation
Prophylaxe/Impfung	Allgemeine Hygienemaßnahmen
Spezieller Kommentar	1975 wurden erstmals humane Astroviren aus Stuhlproben Diarrhö erkrankter Säuglinge isoliert; Der Name Astroviren geht zurück auf die elektronenmikroskopische Darstellung, die Viren haben ein sternförmiges Aussehen (griech. Astros = Stern)

Aviäre Influenza Viren **Synonym: Erreger der Geflügelpest, high pathogen avian inlfuenca (HPAI)**	
Erregermerkmale	Familie der *Orthomyxoviridae*, bisher sind 15 Subtypen beschrieben, die Vogelgrippe verursachen können; zwei Varianten (gering/hochpathogen) und verschiedene Subtypen (H1-16 in Kombination mit N1-9) auf; als Ursache für AI-Erkrankungen beim Menschen wurden bisher nur Viren der Subtypen A/H5, A/H7 und A/H9 festgestellt
Erregerspezies	Aviäres Influenza-A-Virus
Erreger	Hochpathogene aviäre Influenzaviren der Subtypen H5 und H7, niedrigpathogene aviäre Influenza-Viren A(H7N9)
Erkrankung	Vogelgrippe (bei Menschen), Geflügelpest (bei Vögeln), High pathogen avian influenca (HPAI)
Verbreitung	Weltweit, vornehmlich in gemäßigten Zonen; lokale endemische Infektionsherde: China und Südostasien; Reservoir in wildlebenden Wasservögeln, Übertragung auf den Menschen durch Geflügel: Einatmen virushaltiger Staubteilchen oder Schmierinfektion bei mangelnder Händehygiene nach Kontakt mit infektiösen Tieren oder kontaminierten Tierprodukten
Klinik	Inkubationszeit 2–14 Tage (d. h. etwas länger als bei der saisonalen Influenza) Symptomatik ähnlich einer klinisch apparenten klassischen Influenza; Bei Subtyp H5N1 gehäuft schwere Verlaufsformen, oft mit letalem Ausgang; Lungenentzündungen, Nierenversagen sowie Magen- und Darmbeschwerden möglich
Diagnostik	Bei Hinweis auf Exposition und passende Symptomatik: Virusnachweis aus Rachen- und Nasenabstrich, Nasopharyngealaspirat oder Flüssigkeit aus BAL mit Schnelltest oder PCR, alternativ serologischer Nachweis
Therapie	Gabe von Neuraminidasehemmer Tamiflu oder Zanamivir während der frühen Phase der Infektion ist sinnvoll und reduziert Dauer und Schwere des Verlaufs; Auch frühzeitiger (innerhalb von 48 h nach dem Symptombeginn) Einsatz von Oseltamivir empfohlen; Zudem symptomatische Therapie
Prophylaxe/Impfung	Beachtung der entsprechenden Hygieneregeln bei Zubereitung und Verzehr durchgegarter Produkte; für Personen mit erhöhter Gefährdung (z. B. beruflich bedingt) sowie für Reisende aus besonderen Personengruppen: spezifischer Impfstoff zum Schutz vor Influenza A/H5N1; zudem Empfehlung der STIKO zur Impfung mit dem aktuellen saisonalen Influenzaimpfstoff zur Vermeidung von Doppelinfektionen
Spezieller Kommentar I	Meldepflicht bei Verdacht oder Nachweis einer Infektion; bei Ausbrüchen von aviärer Influenza in der Tierhaltung ist der gesamte Tierbestand des Betriebes zu töten
Spezieller Kommentar II	Subtyp H1H1 löste 1918/1919 die Spanische Grippe aus; H1N3 wurde 2006 in Italien nachgewiesen; H5N1: „klassische" Geflügelpest, erstmalig 1997 in Hong Kong aufgetreten aufgrund mangelnder Hygiene, danach Verbreitung über ganz Südostasien, Afrika und Europa, seit 2006 sporadisches Auftreten in Mitteleuropa; H5N2: weniger pathogener Subtyp, 1983 erstmals in USA aufgetreten, genetische sehr identisch mit H5N1; H7N2 kann humanpathogen sein; Influenza-Subtyp H7N3 als erstes in Großbritannien 1963 auf Truthahnfarmen in Erscheinung getreten, 2006 kam es in UK zu ersten humanen Infektion, Subtyp auch in Kanada und Taiwan bei Zugvögeln nachgewiesen; H9N2: Subtyp wurde 1999 und 2003 in Hongkong beschrieben, nur massenhafte Keulungen haben Ausbreitung verhindert

B-Virus **Synonym: Herpesvirus simiae, Herpesvirus B, Cercopithecines Herpesvirus 1, CeHV-1, monkey B-Virus, Simian Herpesvirus B**	
Erregerspezies	Macacine Herpesvirus 1 (McHV1)
Erregermerkmale	Behülltes DNA-Virus, gehört zur Familie der *Herpesviridae* und der Subfamilie *Alphaherpesvirinae*, Genus Simplexvirus
Verbreitung	Weit verbreitet bei Altweltaffen, enzootisch bei asiatischen Makaken wie Rhesusaffen und Javaneraffen; Übertragung auf Menschen durch Affenbiss (Speichel), Kratzwunden, Nadelstiche
Erkrankung	Herpes-Simiae-Enzephalitis
Klinik	Inkubationszeit: 2 Tage bis zu 5 Wochen nach Exposition; Bläschenbildung um die Hautwunde, grippeähnliche Symptome, starke Kopfschmerzen, Verwirrtheit, Taubheitsgefühl und Lähmungserscheinungen an den betroffenen Extremitäten; Befall des Gesamthirns mit hämorrhagischen Nekrosen, enden zu 70–80 % tödlich
Diagnostik	Bei Infektionsverdacht des Menschen sind Wundabstriche zu entnehmen und das verursachende Tier auf Virusausscheidung zu untersuchen; PCR ist die Methode der Wahl
Therapie	Sofortmaßnahmen nach Exposition: intensive Wundreinigung und Spülen der Schleimhäute; bei Verdacht: zügiger Beginn mit antiviraler Therapie mit Aciclovir oder Famciclovir p. o. bei diagnostizierter Infektion: i. v. antivirale Behandlung z. B. mit Gangciclovir
Prophylaxe/Impfung	Personenschutzmaßnahmen (Schutzanzug, Gesichtsschutz, Augenschutz, Handschuhe)
Spezieller Kommentar	1932 wurde Dr. William Bartlet Brebner von einem Rhesusaffen (Gattung Macaca mulatta) gebissen, dies war die erste dokumentierte B-Virusinfektion eines Menschen; Brebner entwickelte eine progressive Enzephalitis und verstarb 15 Tage später; Der Name B-Virus geht auf Brebner zurück; 1933 konnten Gay und Holden nach Inokulation von Brebners Hirngewebe in Kaninchen auch eine Enzephalitis auslösen, 1934 wurde das gleiche nochmals von Sabin und Wright durchgeführt und somit konnte der Erreger als Herpesvirus charakterisiert werden

Borna Virus	
Borna Disease Virus1 (BoDV-1)	
Erregermerkmale	Einzelsträngiges, unsegmentiertes umhülltes RNA-Virus, als Ursache der Borna-Krankheit vor allem bei Pferden und Schafen seit Langem bekannt
Erkrankung	BoDV-1-Meningoenzephalitis
Verbreitung	Die Feldspitzmaus als natürliches Reservoir kommt in Mittel-und Südosteuropa vor; Endemiegebiete in Deutschland: Bayern, Baden-Württemberg (Nordosten), Sachsen-Anhalt, Sachsen (Westen) und Thüringen, zudem in Teilen der Schweiz, Liechtensteins und Österreich; infizierte Mäuse scheiden die Viren über Speichel, Urin und Kot aus, Übertragung durch verunreinigte Lebensmittel oder Wasser, Einatmen des Virus über kontaminierten Staub oder Biss bzw. direkten Kontakt
Klinik	Inkubationszeit von wenigen Wochen bis Monaten, Beginn mit Kopfschmerzen, Fieber und allgemeinem Krankheitsgefühl; es folgen neurologische Symptome wie Myoklonien, Vigilanzminderung, Dysphagie, Nystagmus, Ataxie, Polyradikulitis, Hirnnervenparesen und epileptische Anfälle; Nach wenigen Tagen rasche Progredienz mit steigenden Entzündungsparametern, Paresen, respiratorischer Insuffizienz, Somnolenz und irreversiblem Koma
Diagnostik	PCRs aus Liquor und Gehirngewebe, Antikörpernachweis aus Serum und Liquor; Liquorparameter im Verlauf: geringe bis moderate lymphozytäre Pleozytose, deutlich erhöhte Eiweißkonzentrationen sowie steigende Laktatwerte
Therapie	Unterstützende Maßnahmen mit intensivmedizinischer Betreuung; Virustatika Ribavirin und Favipiravir in In-vitro-Studien wirksam, wobei Favipiravir überlegen zu sein scheint; Zulassung bisher nicht erfolgt
Prophylaxe/Impfung	Kontakt zu Spitzmäusen und deren Ausscheidungen vermeiden
Spezieller Kommentar	2018 sind erstmalig Infektionen mit dem BoDV-1 nach Organtransplantationen bekannt geworden; Drei Organempfänger sind an einer schweren Enzephalitis/Enzephalopathie erkrankt, zwei verstarben
Verweis zu Kapiteln	► Abschn. 7.2.9
Variegated squirrel bornavirus 1 (VSBV-1)	
Verbreitung	Neuartiges Bornavirus 2015 in Deutschland entdeckt, infizierte Tiere stammten aus Sachsen-Anhalt, Sachsen, Schleswig–Holstein, Nordrhein-Westfalen und Niedersachsen; Natürliches Reservoir sind exotische Bunt- und Schönhörnchen, Übertragung möglicherweise durch Biss- oder Kratzverletzungen
Klinik	Tödlich verlaufende Meningoenzephalitis, ähnlich wie bei BoDV-1-Meningoenzephalitis
Diagnostik	PCRs aus Liquor und Gehirngewebe, Antikörpernachweis aus Serum und Liquor
Therapie	Unterstützende Maßnahmen mit intensivmedizinischer Betreuung
Prophylaxe/Impfung	Keine Impfung
Verweis zu Kapiteln	► Abschn. 7.2.9

Bunyaviren (*Bunyavirales*)	
Merkmale	Größte Familie von RNA-Viren mit mehr als dreihundert serologisch oder molekulargenetisch unterscheidbaren Viren, von denen über 60 humanpathogen sind; Orthobunyaviren, Phleboviren und Nairoviren werden durch Arthropoden übertragen und gehören zu den Arbovirosen; Hantaviren werden durch Nagetiere übertragen
Bhanja-Virus	
Verbreitung	Afrika, Europa, Asien
Überträger	Zecken
Klinik	Inkubationszeit beträgt mehrere Tage; Akute Dengue-artiges, oft biphasisch verlaufendes Fieber, in der Regel leichtes bis mittelschweres Krankheitsbild mit neurologischen Komplikationen, Enzephalitis
Diagnostik	Virusnachweis mittels Zellkultur oder PCR; serologischer Antikörper-Nachweis
Therapie	Symptomatische Behandlung
Prophylaxe/Impfung	Vermeidung der Exposition gegenüber Zecken
Viren der Bunyamwera-Gruppe	
Erreger	Tucunduba-Virus, Tensaw-Virus
Erkrankung	Enzephalitis
Verbreitung	Brasilien und Nordamerika, Übertragung durch Stechmücken
Klinik	Inkubationszeit beträgt 2–14 Tage,
Diagnostik	Virusnachweis mittels Zellkultur, PCR oder Elektronenmikroskopie, serologischer Antikörper-Nachweis
Therapie	Symptomorientierte Maßnahmen
Prophylaxe/Impfung	Expositionsprophylaxe gegenüber Stechmücken
Hantaviren	
Erreger	Verschiedene Spezies des Genus Hantavirus: Hantaan-, Puumala-, Seoul-, Sin-Nombre-, Dobrava-Virus und andere
Verbreitung	Hantaviren sind weltweit verbreitet; Werden von infizierten, aber selbst symptomfreien Nagetieren über Urin, Speichel und Fäzes ausgeschieden; Übertragung auf den Menschen erfolgt über Inhalation virushaltiger Aerosole, durch Kontakt mit kontaminiertem Staub oder durch Bisse
Erkrankungen	Hämorrhagisches Fieber mit renalem Syndrom (HFRS) durch Hantaan-, Seoul-, Puumala- oder Dobrava-Virus
	Nephropathia epidemica meist durch das Puumala-Virus
	Hantavirus-Kardiopulmonale-Syndrom (HCPS, HPS) durch das Sin Nombre-Virus (in Amerika vorkommend)

(Fortsetzung)

Klinik	Inkubationszeit 2–4 Wochen; häufig unspezifische Symptomatik, plötzliches Fieber, Sehstörungen, Muskel-, Kopf-, Bauch-, Rückenschmerzen und Übelkeit; Meningismus, zerebrale Anfälle und Bewusstseinsstörungen können hinzukommen; typisch ist eine renale Symptomatik bis hin zur dialysepflichtigen Niereninsuffizienz; Letalität bei HFRS abhängig vom Virustyp (Hantaan: 5–15 %, Puumala: <1 %); charakteristisches Lungenödem bei HCPS mit unproduktivem Husten, Tachy- und Dyspnoe, Letalität kann 40 % übersteigen
Diagnostik	Virusnachweis aus dem Urin oder Blut mittels PCR oder Virusanzucht während der akuten Krankheitsphase (die relativ kurze Virämie begrenzt die Erfolgsaussicht); Nachweis von spezifischen Antikörpern in der Serologie
Therapie	Symptomatische Behandlung; In der frühen Krankheitsphase ist Ribavirin möglicherweise hilfreich
Prophylaxe/Impfung	Expositionsprophylaxe: Vermeiden des direkten Kontakts mit wildlebenden Nagetieren und deren Ausscheidungen, Nahrungsmittel unzugänglich für Nagetiere aufbewahren, Reinigung und Desinfektion der von Nagern verschmutzten Flächen
Spezieller Kommentar	Meldepflicht bei Krankheitsverdacht, Erkrankung und Tod
Nairoviren	
Nairobi-Schlafkrankheit-Virus	
Verbreitung	Afrika, Indien, Übertragung durch Zecken
Erkrankung	Nairobi-Schlafkrankheit, arbovirales Fieber
Klinik	Inkubationszeit beträgt mehrere Tage; akut Dengue-artiges, oft biphasisch verlaufendes Fieber, in der Regel leichtes bis mittelschweres Krankheitsbild
Diagnostik	Direkter Virusnachweis mittels Zellkultur oder PCR; serologischer Antikörper-Nachweis
Therapie	Symptomatische und supportive Behandlung
Prophylaxe/Impfung	Vermeidung der Exposition gegenüber Zecken
Krim-Kongo-Virus	
Verbreitung	Asien (Naher und Mittlerer Osten, Südost- und Zentralasien), Türkei, Afrika und Südosteuropa; Virusreservoir aus Pflanzenfressern, Vögel und Nagetieren; Übertragung durch Zecken oder durch Kontakt zu Fleisch oder Blut infizierter Tiere
Erkrankung	Krim-Kongo Hämorrhagisches Fieber (CCHF)
Klinik	Inkubationszeit 1–12 Tage, plötzlicher Beginn mit Fieber, relativer Bradykardie, Schüttelfrost, starken Augen-, Kopf-, Muskel- und Gelenkschmerzen; Die Erkrankten sind häufig verwirrt, aggressiv und Stimmungsschwankungen unterworfen; Nausea, abdominale Schmerzen und Diarrhoe, generalisierte Lymphknotenschwellungen und Leberzellschädigung (bis zum Leberversagen) sind möglich; Bei etwa 20 % ab 3. Tag leichte oder schwere Hämorrhagien, massive Ecchymosen; hohes Fieber konstant über 5–12 Tage anhaltend; Letalität 2–50 %

(Fortsetzung)

Diagnostik	Leukopenie, Lymphozytopenie und Thrombozytopenie, Virusnachweis aus dem Blut während der akuten Krankheitsphase mittels PCR, Virusanzucht oder elektronenmikroskopischer Untersuchungen; Nachweis spezifischer Antikörper ab 10. Krankheitstag
Therapie	Symptomatische Behandlung; eine früh begonnene antivirale Therapie mit Ribavirin ist in Einzelfällen wirkungsvoll
Prophylaxe/Impfung	Expositionsprophylaxe in betroffenen Gebieten: Vermeiden von Zeckenstichen und Tierkontakten
Spezieller Kommentar I	2019 wurden Zecken der Gattung Hyalomma marginatum erstmals in Deutschland gefunden; Gemäß IfSG wurden die letzten beiden Fälle von viralen Hämorrhagischen Fieber durch das Krim-Kongo-Fieber-Virus (Crimean-Congo hemorrhagic fever virus, CCHFV) 2009 an das RKI gemeldet; Das CCHFV gehört zu den hochpathogen Krankheitserregern (HCID)
Spezieller Kommentar II	Meldepflicht bei Krankheitsverdacht, Erkrankung und Tod
Orthobunyaviren	
Viren der California Gruppe	
Erregerspezies	Cache-Valley-Virus, California-Enzephalitis-Virus, Jamestown-Canyon-Virus, Snowshoe-hare-Virus, LaCrosse-Virus
Verbreitung	USA, Kanada; Snowshoe-hare-Virus auch in China und Russland; Übertragung durch Stechmücken, natürliches Reservoir sind Nagetiere
Erkrankungen	Arbovirale Enzephalitis, LaCrosse-Enzephalitis
Klinik	Inkubationszeit ca. 7 Tage, hohes Fieber, Meningoenzephalitis
Diagnostik	Virusnachweis mittels Zellkultur, PCR oder Elektronenmikroskopie, serologischer Antikörper-Nachweis
Therapie	Symptomorientierte Maßnahmen
Prophylaxe/Impfung	Expositionsprophylaxe gegenüber Stechmücken
Oropouche-Virus	
Verbreitung	Brasilien, Trinidad, Peru, Panama; Übertragung durch Stechmücken
Klinik	Arbovirales Fieber, biphasischer Dengueartiger Verlauf, Meningoenzephalitis
Diagnostik	Virusnachweis mittels Zellkultur, PCR oder Elektronenmikroskopie, serologischer Antikörper-Nachweis
Therapie	Symptomorientierte Maßnahmen
Prophylaxe/Impfung	Expositionsprophylaxe gegenüber Stechmücken
Phleboviren	
Rift-Valley-Virus	
Verbreitung	In Afrika südlich der Sahara in vielen Ländern endemisch; einzelne Ausbrüche in Somalia, Ägypten und auf der arabischen Halbinsel (Jemen, Saudi-Arabien); Übertragung durch Stechmücken oder Kontakt zu Blut, Gewebe oder Ausscheidungen infizierter Tiere (Wiederkäuer)

(Fortsetzung)

Erkrankung	Rift-Valley-Fieber
Klinik	Inkubationszeit ca. 2–6 Tage; meist als unspezifische febrile Erkrankung, begleitet von Kopf- und Muskelschmerzen und Abklingen nach 2–4 Tagen; Bei 1–3 % schwere Verläufe mit fulminanten hämorrhagischen Fieber, Hepatitis und Enzephalitis mit meist letalem Ausgang; mögliche Spätkomplikation: Uveo-Retinopathie mit der Gefahr einer Erblindung auftreten
Diagnostik	Bei Fieber ungeklärter Ursache nach Tropenaufenthalt, Virusnachweis aus dem Blut oder Gewebe während der akuten Krankheitsphase mittels PCR oder Virusanzucht, Nachweis spezifischer Antikörper (IgM, IgG) in der Serologie
Therapie	Symptomatische Behandlung, die Gabe von Ribavirin bei schweren Verläufen
Prophylaxe/Impfung	Expositionsprophylaxe gegenüber Stechmücken
Spezieller Kommentar	Meldepflicht bei Krankheitsverdacht, Erkrankung und Tod
Sandfliegen-Fieber-Virus	
Erreger	Sizilianisches Virus (SFS), Neapolitanisches Virus (SFN) und Toscana-Virus (SFT)
Verbreitung	Erregertypen SFS und SFN auf dem Balkan sowie im Nahen und Mittleren Osten (bis Pakistan), SFT in einigen Regionen Italiens, Portugals, Spaniens und Zyperns; Reservoir sind Nutztiere und Nagetiere, Übertragung durch Sandfliege
Erkrankungen	Sizilianisches und Neapolitanisches Sandfliegen- Fieber, Toscana-Sandfliegen-Fieber
Klinik	Klassische Symptomatik: schneller Fieberanstieg, Kopfschmerzen, Photophobie, Myalgien, Arthralgien, Übelkeit; Anhalten der Symptome bis zu 4 Tagen Toscana-Sandfliegen-Fieber: zusätzlich meist ca. 2 Wochen nach Abklingen der febrilen Symptomatik aseptische Meningitis oder Meningoenzephalitis mit Paresen und Bewusstseinstrübung; persistierende Zephalgien möglich; Bei allen Formen des SF bilden sich die klinischen Erscheinungen ohne bleibende Folgen zurück; tödliche Verläufe sind nicht bekannt
Diagnostik	Bei unklarem Fieber und/oder Meningismus nach Aufenthalt im Mittelmeerraum, Nachweis von spezifischen Antikörpern ab dem 5. Krankheitstag, lymphozytäre Liquorpleozytose bei Meningitis
Therapie	Symptomatisch und supportive Behandlung
Prophylaxe/Impfung	Vermeidung der Exposition gegenüber Stechmücken
Spezieller Kommentar	Schon seit den napoleonischen Kriegen bekannt, damals unter dem Namen Mittelmeerfieber, in Italien nannte man es Pappataci-Fieber; Epidemien sind während des zweiten Weltkriegs bei den Alliierten in Italien aufgetreten

Cardioviren	
Erregermerkmale	Aus der Familie der *Picornaviridae*, kleine, sphärische und unbehüllte RNA-Viren; zur Spezies Enzephalomyokarditis-Virus zählen: Columbia-SK-Virus, Enzephalomyokarditis-Virus (EMCV), Maus-Elberfeld-Virus und Mengovirus; zur Spezies Theilovirus gehören: Theiler's-Murine-Enzephalomyelitis- Virus (TMEV), Vilyuisk-Human-Enzephalomyelitis-Virus, Saffold-Viren (SAFV); Da Infektionen mit Cardioviren beim Menschen selten auftreten, fehlen detaillierte Angaben
Enzephalomyokarditis-Virus	
Verbreitung	Natürliches Reservoir sind Nagetiere (vor allem Mäuse und Ratten); Übertragung auf Menschen, Affen, hasenartige Tiere, Schweine und andere Haustiere ist möglich
Klinik	Fieberhafte Infekte und Erkrankungen des zentralen Nervensystems: Aseptische Meningitis, polioähnliche Paralyse, Guillain-Barré-Syndrom
Diagnostik	In der akuten Krankheitsphase RT-PCR aus Nasopharynxabstrich, Liquor und Serum
Therapie	Symptomatisch, keine antivirale Therapie
Prophylaxe/Impfung	Keine Impfung
Vilyuisk-Human-Enzephalomyelitis-Virus	
Verbreitung	Sibirien bei Yakuten, Wirtsbereich v. a. Nager
Klinik	Neurodegenerative Erkrankungen
Saffold-Virus (SAFV)	
Verbreitung	Nachgewiesen bei Kindern in Deutschland, Brasilien, Kanada sowie Süd- und Südostasien, natürliches Reservoir v. a. Nager
Klinik	Fieberhafte respiratorische Erkrankung, Gastroenteritis, polioähnliche Paresen, Meningitis
Diagnostik	Virusnachweis in Speziallaboratorien mit RT-PCR
Therapie	Symptomatische Behandlung
Spezieller Kommentar	Gegenstand aktueller Forschung

Coxsackie-Viren	
Synonyme: Humanes Coxsackie-Virus A1–A22 und A24, Humanes Coxsackie-Virus B1–B6	
Erregermerkmale	Aus der Familie der Picornaviridae, Genus Enterovirus; kleine, sphärische und unbehüllte RNA-Viren, ähneln in Struktur, Genomorganisation, physikochemischen Eigenschaften den Polioviren sowie Enteroviren und sind relativ umweltresistent; Humanes Coxsackie-Virus A1–A22 und A24, Humanes Coxsackie-Virus B1–B6
Coxsackie-Virus A-Typen	
Verbreitung	Weltweit, in gemäßigten Zonen mehrheitlich im Sommer, in wärmeren Ländern das ganze Jahr; in Ländern mit niedrigem sozioökonomischen Status besonders verbreitet; Übertragung fäkal-oral, Virusausscheidung in Stuhl kann mehrere Wochen anhalten
Erkrankungen	Herpangina (CVA2–A6, A8 und A10), aseptische Meningitis, Paralyse (durch CVA7 und CVA9), Myokarditis, Perikarditis, Exantheme, Hand-Mund-Fuß-krankheit, Pneumonitis bei Kindern, Common Cold und Sommergrippe, Hepatitis, Diabetes, Diarrhö, akute hämorrhagische Konjunktivitis
Klinik	Inkubationszeit im Mittel 7–14 Tage; überwiegend asymptomatische Infektionen (90–95 %) unter Ausbildung von neutralisierenden Antikörpern; Infektionen zeigen bei Kindern einen leichteren Verlauf als bei Erwachsenen; Ansteckung beginnt bereits 2–3 Tage vor
Diagnostik	Als Untersuchungsmaterial sind Stuhl, Liquor, Rachenspülwasser und Konjunktivalabstriche geeignet; Virusnachweis mittels RT-PCR und Kultur
Therapie	Symptomatisch, bei schwerem Krankheitsverlauf: Gamma-Globulin-Präparate
Prophylaxe/Impfung	Allgemeine Hygienemaßnahmen
Spezieller Kommentar	Namensgebend war der Ort der Isolierung (Coxsackie, New York, USA), erstmalig isoliert 1948 aus Stuhlproben zweier Kinder mit polioähnlichen Krankheitsbildern
Verweis zu Kapiteln	► Abschn. 6.2.1.1
Coxsackie-Virus B-Typen	
Verbreitung	Siehe Coxsackie-Virus A-Typen
Erkrankungen	Pleurodynie (CVB1–CVB5), Bornholm-Krankheit (Myalgia epidemica), aseptische Meningitis, Paralyse (CVB2–CVB5), Meningoenzephalitis, Myokarditis, Perikarditis, Enzephalomyokarditis neonatorum, Pneumonie und Infektionen des oberen Respirationstraktes, Exanthem, Hepatitis, Pankreatitis, Diabetes
Klinik	Durch Infektionen mit Coxsackieviren der Gruppe B sind Kinder vergleichsweise stark gefährdet
Diagnostik	Als Untersuchungsmaterial sind Stuhl, Liquor, Rachenspülwasser und Konjunktivalabstriche geeignet; Virusnachweis mittels RT-PCR und Kultur
Therapie	Symptomatisch, bei schwerem Krankheitsverlauf: Gamma-Globulin-Präparate
Prophylaxe/Impfung	Effiziente Krankenhaushygiene, ganz besonders auf Neugeborenenstationen; ggf. Isolierung infizierter Patienten; ausreichende Händehygiene
Spezieller Kommentar	1949 erstmalig isoliert
Verweis zu Kapiteln	► Abschn. 6.2.1.1

Erregermerkmale	Genus Enterovirus aus der Familie der Picornaviren
Verbreitung	Reservoir ist der Mensch, Übertragung hauptsächlich fäkal-oral
Klinik	Überwiegend asymptomatisch; aseptische Meningitis, Paralyse, Enzephalitis, Ataxie, Guillain-Barré-Syndrom, Exantheme, Konjunktivitis, Myalgie, Myokarditis und Perikarditis, Hepatitis, Diarrhö, schlaffe Lähmungen, Enzephalitis, Enzephalomyelitis, Meningoenzephalitis, Reye-Syndrom, respiratorische Symptome, Otitis media, Myositis, Hepatitis, nekrotisierende Enterokolitis, hämolytisch-urämisches Syndrom, Lymphadenitis, uncharakteristische fieberhafte Erkrankung
Diagnostik	Erregernachweis aus Stuhl, Rachenabstriche, Liquor, Biopsiematerial mittels Kultur, RT-PCR und Sequenzierung, Antikörpernachweis; Differenzialdiagnosen: Mumps-, FSME-, Herpesviren, andere Enteroviren sind auszuschließen
Therapie	Keine spezifische Therapie, Gammaglobuline bei schwerem Verlauf
Prophylaxe/Impfung	Keine Impfung, Postexpositionsprophylaxe innerhalb 72 h mit Gammaglobulin möglich
Enteroviren	
Erregermerkmale	Genus Enterovirus aus der Familie der Picornaviren umfasst: Poliovirus (siehe Poliovirus), Echovirus und Parechoviren (siehe Echoviren) und andere Enteroviren 68–71 durchnummeriert nach Serotypen, Cocksackie-Virus
Verbreitung	Reservoir ist der Mensch, Übertragung fäkal-oral, respiratorisch, direkter oder indirekter Kontakt
Klinik	Überwiegend asymptomatisch unter Ausbildung neutralisierender Antikörper, Bronchiolitis, Pneumonie, akute hämorrhagische Konjunktivitis, aseptische Meningitis, akute schlaffe Lähmung, Meningoenzephalitis Cocksackie-Virus insbesondere: grippale Beschwerden, Meningitis, Paralyse, Exantheme, Hand-Fuß-Mund-Krankheit, Pleurodynie, Herpangina, Myokarditis, Perikarditis, Hepatitis, Pankreatitis, Diabetes, Bornholm-Krankheit mit Schüttelfrost, Fieber, Übelkeit, Erbrechen, Durchfällen und Pleurodynie mit stechenden thorakalen Schmerzen und Atemnot mit der Komplikation: Meningitis myalgica
Diagnostik	Aus Stuhl und Rachenabstrichen oder Rachenspülwasser, Liquor, Bläscheninhalt, Konjunktivalabstrich RT-PCR und Sequenzierung, Virusanzucht, Virustypisierung mittels Neutralisationstest, direkter Virusnachweis aus Stuhl durch Elektronenmikroskopie in Speziallaboren möglich, spezifischer Antikörpernachweis, Titeranstieg im Verlauf zeigt frische Infektion, Hämagglutinationstest bei bestimmten Viren möglich
Therapie	Keine spezifische Therapie, bei auftretenden Komplikationen intensivmedizinische Betreuung; Weiteres siehe einzelne Viren; Cocksackie-Virus: Gammaglobuline bei schwerem Verlauf, probatorisch Interferon bei Kardiomyopathie
Prophylaxe/Impfung	Impfung gegen Poliovirus empfohlen

(Fortsetzung)

Erregermerkmale	Genus Enterovirus aus der Familie der Picornaviren
Verweis zu Kapiteln	► Abschn. 7.2.8.1, ► Abschn. 9.5.2.1
Filoviren: Marburg-Virus und Ebola-Virus	
Erregermerkmale	Marburg-Virus und Ebola-Virus stammen aus der Familie der Filoviren, behüllte Einzelstrang-RNA-Viren
Verbreitung	Verbreitete tropische Zoonose im tropischen Afrika, Philippinen, Côte d'Ivoire, Uganda, Republik Kongo, Angola; biologisches Reservoir in Fledermäusen, Flughunden, Affen und Ducker; Übertragung über Blut und Körperflüssigkeiten auf Menschen, Mensch-zu-Mensch-Übertragung sehr selten
Klinik	Hämorrhagisches Fieber mit plötzlichem Fieber, Abgeschlagenheit, Kopfschmerzen, Verwirrtheit, Übelkeit, Myalgien, später Schwindel, Erbrechen, Bauchschmerz, Diarrhö, Exanthem nach 5–7 Tagen und multiple Blutungen meist im Gastrointestinaltrakt, Lunge, Zahnfleisch, bis Schock, Koma und Multiorganversagen, sehr hohe Letalität Post-Ebola-Syndrom, Wochen nach initialer Infektion: chronische Fatigue, Myelitis, Myalgie, Athralgie, Photophobie, Schwindel, Tinnitus, Insomnie, Depression, Anämie, Hautabschuppung, Hepatitis, Uveitis
Diagnostik	PCR, >2 Tage nach Symptomauftritt IgM-, >7–18 Tage nach Symptomauftritt IgG-Antikörpernachweis mittels Immunfluoreszenz oder ELISA, Antigen-Schnelltest
Therapie	Keine spezifische Therapie
Prophylaxe/Impfung	Impfung gegen Ebolavirus vorhanden, Schutzkleidung
Spezieller Kommentar	Meldepflicht bei Verdacht, Erkrankung und Tod; strikte Isolierung der Patienten
Flaviviren	
Erregermerkmale	Die Gruppe der Flaviviren enthält u. a. folgende Viren: Dengue-Virus, FSME-Virus, Gelbfiebervirus, Japanisches Enzephalitis-Virus, Langat-Virus, St.-Louis-Enzephalitis-Virus, Louping-ill-Virus, Murray-Valley-Enzephalitis-Virus, Powassan-Virus, Rocio-Virus, Zika-Virus, West-Nil-Virus
Verbreitung	Übertragung durch Zecken oder Stechmücken auf Menschen
Klinik	Enzephalitis, Meningoenzephalitis, Meningoenzephalomyelitis, Meningitis, Fieber, Athralgien, Exanthem, virales hämorrhagisches Fieber
Diagnostik	PCR aus Serum, Plasma, Liquor, spezifische Antikörper, spezifischer Antikörperindex (AI)
Therapie	Keine spezifische Therapie, spezialisierte neurologische Intensivmedizin
Prophylaxe/Impfung	Vermeidung von Zecken- und Mückenstichen, Tragen heller Kleidung, Impfungen existieren gegen u. A. das Dengue-, FSME-, Gelbfieber-, Japanische-Enzephalitis-Virus

(Fortsetzung)

Erregermerkmale	Genus Enterovirus aus der Familie der Picornaviren
Spezieller Kommentar	Meldepflicht bei Verdacht, Erkrankung und Tod bei viralem hämorrhagischen Fieber
FSME	
Erregermerkmale	Aus der Gruppe der Flaviviren
Verbreitung	Europa, Russland, Asien, Endemiegebiete in Deutschland in Baden-Württemberg, Bayern, südliches Hessen und südliches Thüringen und Teile Sachsens, Saarland und Rheinland-Pfalz, biologisches Reservoir insbesondere Mäuse, Übertragung auf Menschen durch Zecken
Klinik	Zweigipfelig: grippeähnliche Symptome, nach fieberfreiem Intervall erneut Fieber und neurologische Symptome mit Vigilanzminderung, Bewusstseinsstörungen, Hirnnervenausfällen, Ataxie, Intentionstremor, Meningitis, Meningoenzephalitis oder Meningoenzephalomyelitis, Hirnstammenzephalitis, Radikulitis, autonomen Regulationsstörungen, kann Guillain-Barré-Syndrom-ähnlichen Verlauf nehmen
Diagnostik	Pleozytose im Liquor, RT-PCR, FSME-IgM und -IgG-Antikörper in Serum oder Liquor oder Antikörperanstieg in 2–4 Wochen mittels ELISA oder Immunfluoreszenz
Therapie	Keine spezifische Therapie, spezialisierte neurologische Intensivmedizin
Prophylaxe/Impfung	Impfung in Risikogebieten empfohlen
Spezieller Kommentar	Meldepflicht bei Erregernachweis; Starke Kreuzreaktion der IgG-Antikörper mit anderen Flaviviren, Impfung kann FSME-IgM-Antikörper erhöhen
Verweis zu Kapiteln	► Abschn. 7.2.7
Gelbfiebervirus	Siehe Flavivirus
Erregermerkmale	Aus der Gruppe der Flaviviren
Verbreitung	Verbreitung im Gelbfiebergürtel der Tropen in Afrika, Mittel- und Südamerika, Übertragung durch Moskitos
Klinik	Initialphase mit Fieber, Kopfschmerzen, Schüttelfrost, Übelkeit, Remissionsphase für 1–2 Tage, dann toxische Phase mit hämorrhagischem Fieber, Ikterus bis Leberversagen
Diagnostik	Gelbfiebervirus-PCR im Blut, Antikörpernachweis mittels ELISA
Therapie	Keine spezifische Therapie, Versorgung ggf. auf Intensivstation
Prophylaxe/Impfung	Impfung empfohlen bis 10 Tage vor Reiseantritt, lebenslanger Impfschutz, Impfstoff enthält Hühnereiweiß – Achtung bei Allergien
Spezieller Kommentar	Meldepflicht bei Verdacht, Erkrankung und Tod bei viralem hämorrhagischen Fieber, Meldepflicht bei Erregernachweis, Cave: Lebendimpfung, Kontraindikationen beachten
Verweis zu Kapiteln	► Kap. 16
Hantavirus	Siehe Bunyaviren
Hendra-Virus	
Erregermerkmale	Zoonotisches Paramyxovirus

(Fortsetzung)

Erregermerkmale	Genus Enterovirus aus der Familie der Picornaviren
Verbreitung	Biologisches Reservoir sind Flughunde, Übertragung auf Menschen über engen Kontakt mit infizierten Pferden, bisherige Ausbrüche auf nordöstliches Australien limitiert
Klinik	Husten, Fieber, Krämpfe, Meningitis, Enzephalitis, Enzephalomyelitis, Pneumonie
Diagnostik	Speziallabor mit Genomnachweis
Therapie	Keine spezifische Therapie
Prophylaxe/Impfung	Impfung für Pferde existiert
Spezieller Kommentar	Verwandt mit Nipah-Virus
Hepatitis-Virus A, B, C, D, E, G	
Erregermerkmale	Zellschaden erfolgt sekundär über zytotoxische T-Zell-vermittelte Zelllyse und entzündliche Gewebereaktion; Hepatitis G-Virus, offiziell: Humanes Pegivirus, ähnelt dem Hepatitis C-Virus
Verbreitung	Hepatitis A: fäkal-oral; -B: parenteral, sexuell, perinatal; -C: parenteral, sexuell, perinatal; -D nur als Superinfektion einer Hepatitis B-Infektion: parenteral, sexuell, perinatal, -E: fäkal-oral, G: parenteral und Körperflüssigkeiten
Klinik	Grippale und gastrointestinale Symptome, Athralgien, Myalgien, Lebermanifestation mit Ikterus, Hepatomegalie, Leberkapselschmerz, Leberhautzeichen, Splenomegalie, Lymphknotenvergrößerung, Exantheme, Polyarthritis, Sjögren-Syndrom, Glomerulonephritiden, Panarteriitis nodosa (Hepatitis B oder C): Fieber, Bauchschmerzen, Myalgien, Athralgien, Myokardinfarkt im jungen Alter, Polyneuropathie, zerebrale Ischämie; Kryoglobulinämische Vaskulitis (Hepatitis C): Hautbeteiligung mit Purpura, Ulzerationen und Nekrosen, Arthitiden, Polyneuropathie, Glomerulonephritis Hepatitis G: fraglich humanpathogen, häufige Koinfektion bei Hepatitis B, Hepatitis C oder HIV-Infizierten, die gleichzeitige Infektion verringert die Mortalität bei HIV-Infizierten
Diagnostik	PCR, IgM- und IgG-Antikörper gegen Virusbestandteile
Therapie	Akute Hepatitiden, Hepatitis A, Hepatitis E, Hepatitis G: keine spezifische Therapie, akute Hepatitis B nur bei fulminantem Verlauf antiviral behandeln mit (PEG-)Interferon-alpha Chronische Hepatitiden: (PEG-)Interferon-alpha, Nukleosid-, Nukleotidanaloga, direkt antiviral wirksame Medikamente (DAA): Sofosbuvir, Ledipasivir, Ribavirin, Velpatasivir
Prophylaxe/Impfung	Impfung existiert gegen Hepatitis A, B, D; Hepatitis C, -G: Blutkontakte vermeiden, Hepatitis E: Hygienemaßnahmen
Spezieller Kommentar	Meldepflichtig nach § 7 IfSG bei Erregernachweis

(Fortsetzung)

Erregermerkmale	Genus Enterovirus aus der Familie der Picornaviren
HSV	Siehe Herpesviren
HTLV-1, Humanes T-Lymphotropes Virus 1	
Erregermerkmale	Aus der Familie der Retroviren, humanes kanzerogenes Virus
Verbreitung	15–20 Mio. Infizierte, Endemiegebiete: Japan, Zentralaustralien, Karibik und Anrainergebiete wie Mittelamerika, Südamerika, Region im Nordosten Irans um die Stadt Mashhad, USA, Übertragung sexuell, vertikal von Mutter auf Kind über Muttermilch und diplazentär, parenteral, Inkubationszeit von wenigen Monaten bei bluttransfusionsassoziierter tropischer spastischer Paraparese, bis über 40 Jahre bei durch HTLV-1 ausgelöster adulter T-Zell-Leukämie, Risiko der Erkrankungen bei Infektion bei 1–2 %
Klinik	Latenz zwischen Infektion und Symptomen kann mehrere Jahre betragen; HTLV-1 löst aus: tropische spastische Paraparese (TSP), chronische Myelitis und Myelopathie mit langsam progredienter spastischer Paraparese, Blasen-Mastdarm-Störungen und Sensibilitätsstörungen entsprechend einer Hinterstrangläsion der unteren Extremität, Rückenschmerzen, Polymyositis, Arthritis, Uveitis, T-Zell-Leukämie des Erwachsenen; Differenzialdiagnosen der Myelopathie: Neurolues, multiple Sklerose, ALS
Diagnostik	Spinale Atrophie, seltener Ödem und longitudinale T2-Hyperintensitäten meist thorakal im MRT, ELISA mit Bestätigungstest mittels Westernblot, HTLV-1-PCR
Therapie	Keine spezifische Therapie, Einzelfallberichte aus Japan zur Senkung des Virustiters bei Myelopathie durch 10 Tassen grünen Tee
Prophylaxe/Impfung	Keine Impfung
Verweis zu Kapiteln	► Kap. 9
Herpesvirus B, Herpes-simiae-Infektion	
Erregermerkmale	Zoonotisches Simplexvirus aus der Familie der Herpesviren
Verbreitung	Weltweite Verbreitung, natürliches Reservoir in Affen, insbesondere Rhesusaffen, sowie weiteren Affen der Gattung Macaca, Übertragung über Bisse, Fäkalien oder Bläscheninhalt auf den Menschen, transaxonaler Transport ins Gehirn
Klinik	Enzephalitis, Myeloenzephalitis, mit Bläschenbildung auf infizierter Haut, grippeähnliche Symptome, starke Kopfschmerzen, Verwirrtheit, lokale Sensibilitätsstörungen, Lähmungen, unbehandelt 80 % Sterblichkeit
Diagnostik	Herpesvirus B-PCR und AI, Cave: Kreuzreaktion von HSV-1 und HSV-2
Therapie	Antivirale Therapie, z. B. Aciclovir, Famciclovir, bei nicht seltener Aciclovirresistenz 5-Ethyldeoxyuridin sowie Penciclovir
Prophylaxe/Impfung	Intensive Wundreinigung nach Exposition, Personenschutzmaßnahmen, keine Impfung

(Fortsetzung)

Erregermerkmale	Genus Enterovirus aus der Familie der Picornaviren
Spezieller Kommentar	Bezeichnung Herpes **B** kommt von an schwerer Enzephalitis verstorbenem Patienten William **B**artlet **B**rebner
HHV-1: Herpes-simplex-Virus 1	
Erregermerkmale	Alpha-Herpesviren: neurotrop und schnell replizierend
Verbreitung	Asymptomatische weltweite Durchseuchung, Mensch ist biologisches Reservoir und einziger Wirt, Übertragung durch direkten oder indirekten Kontakt zu infektiösem Material
Klinik	– Primäraffektion: Stomatitis aphtosa; – Reaktivierung: Herpes labialis; – Herpes simplex -Enzephaltis, -Keratitis, -Konjunktivitis, Eczema herpeticatum
Diagnostik	– Stomatitis aphtosa und Herpes labialis: Klinik ausreichend, ggf. Abstrich aus Bläschengrund und PCR oder Kultur – Herpes-simplex-Enzephaltis: Blutuntersuchung mit Antikörperdiagnostik, Lumbalpunktion mit HSV-PCR und Antikörperindex nach 2 Wochen, MRT – Herpes simplex-Keratitis, -Konjunktivitis: Konjunktivalabstrich mit HSV-PCR – Eczema herpeticatum: klinische Diagnose, zur Bestätigung: Immunfluoreszenz, HSV-PCR, Tzanck-Test oder Viruskultur
Therapie	Aciclovir
Prophylaxe/Impfung	Keine Impfung
Verweis zu Kapiteln	▶ Abschn. 7.2.2.1
HHV-2: Herpes-simplex-Virus 2	
Erregermerkmale	Alpha-Herpesviren: neurotrop und schnell replizierend
Verbreitung	Weltweite Durchseuchung der Bevölkerung, Übertragung durch Sexualkontakte, Schleimhautkontakt
Klinik	– Primäraffektion: Herpes-simplex-Enzephalitis; konnatale Infektion mit: Mikrozephalie, Augenschäden, geringem Geburtsgewicht und bullösem Exanthem; neonatale Infektion mit: Herpesbläschen, lymphozytäre Meningitis, Enzephalitis, Krampfanfälle – Herpes genitalis – Eczema herpeticatum
Diagnostik	– Herpes-simplex-Enzephalitis: Blutuntersuchung mit Antikörperdiagnostik, Lumbalpunktion mit HSV-PCR und Antikörperindex nach 2 Wochen, MRT – Herpes genitalis: Abstrich aus Bläschengrund mit HSV-PCR oder Kultur – Eczema herpeticatum: klinische Diagnose, zur Bestätigung: Immunfluoreszenz, HSV-PCR, Tzanck-Test oder Viruskultur
Therapie	Aciclovir

(Fortsetzung)

Erregermerkmale	Genus Enterovirus aus der Familie der Picornaviren
Prophylaxe/Impfung	Keine Impfung
Verweis zu Kapiteln	► Abschn. 7.3
HHV-3: Varizella-Zoster-Virus	
Erregermerkmale	Alpha-Herpesviren: neurotrop und schnell replizierend
Verbreitung	Weltweite Verbreitung, Mensch ist biologisches Reservoir und einziger Wirt, Übertragung direkt, über Aerosole oder selten Schmierinfektion
Klinik	– Primäraffektion: Windpocken mit verschieden Effloreszenzstadien nebeneinander: „Sternenhimmel" mit den Komplikationen: Enzephalitis, Zerebellitis, Superinfektion und Persistenz in Spinalganglien mit Reaktivierung als Herpes zoster – Reaktivierung: Herpes zoster: reduzierter Allgemeinzustand, Fieber, Dermatom-bezogene Symptome: starke Schmerzen, Parästhesien, Allodynie, in 75 % thorakale Dermatome betroffen, nach 4 Tagen: herpetiformes Erythem, nach 4 Wochen: Post-Zoster-Neuralgie mit starken Schmerzen – Zoster-Sonderformen: – Zoster oticus: Befall N. facialis: ipsilaterale periphere Fazialisparese und N. vestibulocochlearis: Schwindel, Schallempfindungsstörung möglich – Zoster ophtalmicus: Hutchinson-Zeichen an der Nasenspitze als Erstsymptom
Diagnostik	PCR, Antigennachweis durch direkte Immunfluoreszenz, direkter Erregernachweis in Zellkulturen, VZV-spezifischer Antikörpernachweis aus Serum oder Liquor, AI, Unterscheidung zwischen Primärinfektion und Rezidiv durch Bestimmung der Avidität von VZV-IgG-Antikörper aus Bläschen-PCR (spezifisch), Tzanck-Test (keine Differenzierung zwischen HSV und VZV); falls klinisch eindeutig, kein Labortest nötig
Therapie	– Windpocken: keine spezifische Therapie; Hautpflege, Antihistaminika, zinkhaltige Schüttelmixturen, bei Immunsupprimierten: Aciclovir – Herpes-Zoster: Hautpflege, antivirale Therapie bei Personen >50 Jahren, Zoster im Kopf-Hals-Bereich, >1 Dermatom, Komplikationen, Immunschwäche, chronische Hauterkrankung oder unter Dauertherapie mit Steroiden; Therapie mit Aciclovir, alternativ: Famciclovir, Valaciclovir oder Brivudin CAVE: Kontraindiziert ist die gleichzeitige Gabe von Fluorouracil oder verwandten Substanzen. Anhand aktuelle Sicherheitsdaten (Vgl. Rote Hand Brief Brivudin 05/2020) haben Flourouracil (bspw. Fluorouracil (5-FU), Capecitabin, Tegafur und Flucystin) bei der Anwendung kurz vor, gleichzeitig oder innerhalb von vier Wochen nach Ende der Behandlung mit Brivudin eine potentiell tödliche Toxizität.
Prophylaxe/Impfung	Impfung empfohlen und Postexpositionsprophylaxe mit VZV-Immunoglobulin möglich
Spezieller Kommentar	Meldepflicht bei Verdacht, Erkrankung und Tod an Windpocken, Meldepflicht bei VZV Erregernachweis
Verweis zu Kapiteln	► Abschn. 7.2, ► Kap. 9

(Fortsetzung)

Erregermerkmale	Genus Enterovirus aus der Familie der Picornaviren
HHV-4: Epstein-Barr-Virus	
Erregermerkmale	Gamma-Herpesviren: Lymphotrop und onkogen
Verbreitung	Weltweite Verbreitung, Übertragung über Tröpfcheninfektion oder Kontaktinfektion mit Speichel
Klinik	– Infektiöse Mononukleose, auch Pfeiffer-Drüsenfieber – Tonsillopharyngitis mit pseudomembranösen Belägen, Fieber, ausgeprägte zervikale Lymphadenopathie, Hepatosplenomegalie, Exanthem, Ikterus, bei Immunsupprimierten: Pneumonie und Otitis media – Komplikationen: Meningoenzephalitis, Guillain-Barré-Syndrom, Myokarditis, Nephritis, Milzruptur, Pneumonie, Infekt-assoziiertes hämophagozytisches Syndrom mit Panzytopenie – Orale Haarleukoplakie bei Immunschwäche, typisch bei HIV-Infektion: nicht abstreifbare weißliche Beläge seitlich an der Zunge
Diagnostik	– Infektiöse Mononukleose: Lymphozytose mit atypischen Lymphomonozyten „Pfeiffer-Zellen" – Primärinfektion: VCA-IgG und -IgM-Antikörper, durchgemachte Infektion: VCA-IgG-Antikörper, EBNA-1 IgG-Antikörper – Orale Haarleukoplakie: Blickdiagnose
Therapie	– Infektiöse Mononukleose: keine spezifische Therapie, körperliche Schonung, keine Aminopenicilline, da diese ein Arzneimittelexanthem induzieren – Orale Haarleukoplakie: Behandlung der Immunschwäche
Prophylaxe/Impfung	Keine Impfung
Spezieller Kommentar	Assoziation der infektiösen Mononukleose mit Malignomen: B-Zell und Non-Hodgkin-Lymphome, M. Hodgkin, Nasopharynxkarzinom
Verweis zu Kapiteln	► Abschn. 7.3
HHV-5: Zytomegalievirus	
Erregermerkmale	Beta-Herpesviren: Lymphotrop mit langsamer Replikation
Verbreitung	Weltweit verbreitet, häufigste kongenitale Virusinfektion, Übertragung über Kontakt mit infektiösen Körperflüssigkeiten beim Stillen, Küssen, Sexualkontakte, durch Blutprodukte und Organtransplantationen, Schmierinfektion, konnatale Infektion: diaplazentär; Virus verbleibt u. A. in hämatopoetischen Zellen, Träger kann durch Reaktivierung wieder ansteckend werden
Klinik	– Konnatale CMV-Infektion mit bleibenden Schäden: Zerebralparese, mentale Retardierung, Chorioretinitis, Innenohrschwerhörigkeit – Bei Immunkompetenten meist asymptomatisch oder Symptome ähnlich der infektiösen Mononukleose – Immunsupprimierte: CMV-Retinitis, -Kolitis, -Ösophagitis, -Pneumonie, -Meningitis, -Enzephalitis
Diagnostik	CMV-IgM- und IgG-Antikörper-Nachweis, AI bei Meningitis oder Enzephalitis, Antikörper gegen Glykoprotein B im Serum oder Plasma, CMV-DNA mit PCR, Immunhistochemie, pp65-Antigennachweis mit Immunfluoreszenzmikroskopie oder Immunhistochemie, früher nutzte man die im Blutausstrich typischen Eulenaugenzellen mit intranukleären Einschlusskörperchen

(Fortsetzung)

Erregermerkmale	Genus Enterovirus aus der Familie der Picornaviren
Therapie	Nur bei immunsupprimierten nötig: Foscarnet, Valganciclovir, Ganciclovir, Fomivirsen, CMV-Hyperimmunoglobin
Prophylaxe/Impfung	Keine Impfung
Spezieller Kommentar	Gute Prognose
Verweis zu Kapiteln	► Abschn. 6.2 und 7.3
HHV-6/ HHV-7: Exanthema subitum, Dreitagefieber, Roseola infantum	
Erregermerkmale	Beta-Herpesviren: Lymphotrop mit langsamer Replikation
Verbreitung	Weltweit verbreitet, Übertragung über Tröpfcheninfektion
Klinik	Hohes Fieber für 3–5 Tage, guter Allgemeinzustand, abrupter Abfall des Fiebers mit Entwicklung eines feinfleckigen Exanthems an Stamm und Nacken Komplikation: Fieberkrämpfe, Meningoenzephalitis
Diagnostik	In der Regel klinische Diagnose, initial Leukozytose dann Leukopenie mit Exanthemausbruch, IgM-Antikörpernachweis, PCR
Therapie	Keine spezifische Therapie
Prophylaxe/Impfung	Keine Impfung
Spezieller Kommentar	Häufigste Exanthem-Erkrankung im 1. Lebensjahr, lebenslange Persistenz mit möglicher Reaktivierung z. B. bei Immunsuppression; Cave: Dreitagefieber kann auch durch Cardioviren ausgelöst werden
Verweis zu Kapiteln	► Abschn. 7.3
HHV-8: Kaposi-Sarkom-Virus	
Erregermerkmale	Gamma-Herpesviren: Lymphotrop und onkogen
Verbreitung	Insgesamt selten, 1–3 % der Bevölkerung in Nordamerika und Europa und 50 % in Äquatorialafrika weisen Antikörper auf, Übertragung über Speichel, sexuell, vertikal von Mutter auf Kind, selten über Bluttransfusionen oder Organtransplantation
Klinik	Lymphadenopathie, Fatigue, Kaposi-Sarkom, primäres Lymphom der Körperhöhlen, multizentrische Form der Castleman-Krankheit Stadien: Makulastadium: Erythem in Spaltlinien an der Haut, Plaquestadium: bräunlich-rote Plaques, Nodularstadium: aggressiv, zum Teil ulzerierend, Ausbreitung in Lymphknoten, Gastrointestinaltrakt und Lunge möglich
Diagnostik	Nachweis aus Gewebebiopsie, Blut, Serum, Speichel, Rachenspülwasser mit PCR, immunhistochemischer Nachweis von HHV8-LNA („latent nuclear antigen"), spezifischer Antikörpernachweis, Ausbreitungsdiagnostik mit Inspektion der Schleimhäute, Abdomensonografie, Gastroduodenoskopie, Koloskopie und Thoraxröntgen
Therapie	Lokalisierter Befall: operative Resektion oder Laserentfernung, systemischer Befall: Kombinierte Antivirale Therapie, ggf. mit Interferon-alpha
Prophylaxe/Impfung	Keine Impfung
Spezieller Kommentar	Häufigstes AIDS-assoziiertes Malignom; bildet sich in der Regel erst unter Immunschwäche aus

(Fortsetzung)

Erregermerkmale	**Genus Enterovirus aus der Familie der Picornaviren**
Verweis zu Kapiteln	► Abschn. 7.3
Lymphozytäres Choreomeningitis-Virus, LCMV	Siehe Arenaviren
Madrid-Virus	Siehe Bunyaviren
Masernvirus	
Erregermerkmale	Morbilli-Virus aus der Familie der Paramyxoviren; infektiös 4 Tage vor und nach Exanthemauftritt
Verbreitung	Weltweit verbreitet, hochinfektiös, Übertragung aerogen durch Tröpfcheninfektion und Kontakt mit infektiösen Sekreten aus Nase oder Rachen
Klinik	Biphasischer Verlauf: Prodromalstadium mit Schnupfen, Fieber, pathognonomische kalkspritzerartige weiße Koplik-Flecken der Mundschleimhaut, Konjunktivitis, dann plötzlicher Fieberanstieg, reduzierter Allgemeinzustand, Lymphadenopathie und makulopapulöses Exanthem retroaurikulär beginnend Bei Immunsupprimierten: Exanthem kann fehlen Komplikationen: Masernenzephalitis, Bronchopneumonie, Superinfektion, Otitis media, bei immunsupprimierten: Masern-Einschlusskörper-Enzephalitis, Spätkomplikation mehrere Jahre nach akuter Infektion: subakut sklerosierende Panenzephalitis mit hoher Letalität
Diagnostik	Lymphopenie, Masern-IgM-Antikörper im Serum, Plasma oder Liquor, direkter Virusnachweis mit RT-PCR, AI
Therapie	Keine spezifische Therapie
Prophylaxe/Impfung	Impfung empfohlen, Postexpositionsprophylaxe als aktive oder passive Immunisierung möglich
Spezieller Kommentar	Meldepflicht bei Verdacht, Erkrankung und Tod
Verweis zu Kapiteln	► Abschn. 7.3
Mononukleose, EBV	Siehe Herpesviren
Morbillivirus	Siehe Masernvirus
Mumpsvirus	
Erregermerkmale	Aus der Familie der Paramyxoviren, es existieren die Mumps-Genotypen A bis N, in der westlichen Hemisphäre kommen vor allem die Genotypen A, C, D, G und H vor, in Asien und dem pazifischen Raum die Genotypen B, F, I, J, K, L, in Deutschland vor allem Genotyp G
Verbreitung	Weltweit verbreitet, Übertragung aerogen durch Tröpfcheninfektion und direkten Speichelkontakt
Klinik	Teils asymptomatisch oder grippale Symptome, oft beidseitige Sialadenitis meist der Parotis, Fieber, Kopf- und Gliederschmerzen, Schmerzen beim Kauen Komplikationen: Meningitis, Orchitis, Pankreatitis, Innenohrschwerhörigkeit
Diagnostik	Charakteristische Schwellung der Parotis, virusspezifische IgM-Antikörper bei Geimpften oft nicht nachweisbar, RT-PCR aus Rachenabstrich oder Urin, Anstieg von IgG-Titer nach 10–14 Tagen

(Fortsetzung)

Erregermerkmale	Genus Enterovirus aus der Familie der Picornaviren
Therapie	Keine spezifische Therapie; lokale Wärme, Analgesie, breiige Kost
Prophylaxe/Impfung	Impfung empfohlen; Postexpositionsprophylaxe mit MMR-Impfstoff möglich
Spezieller Kommentar	Meldepflicht bei Verdacht, Erkrankung und Tod; Infektion selbst bei vollständiger Grundimmunisierung möglich
Verweis zu Kapiteln	► Abschn. 7.3
Murray-Valley-Enzephalitis	Siehe Flavivirus
Nairobi-Schlafkrankheit	Siehe Nairoviren
Nipah-Virus	
Erregermerkmale	Zoonose aus der Familie der Paramyxoviren, verwandt mit Hendra-Virus
Verbreitung	Australien, Bangladesch, Kambodscha, China, Indien, Indonesien, Madagaskar, Taiwan und Thailand sind Länder mit einem gemeldeten Ausbruchsrisiko, Übertragung erfolgt über Kontakt mit infizierten Körperflüssigkeiten oder Tröpfcheninfektion von erkrankten Schweinen, durch Flughunde kontaminierte Nahrungsmittel oder von Mensch zu Mensch
Klinik	Inkubationszeit kleiner als 2 Wochen, Enzephalitis, Fieber, Kopfschmerzen, Bewusstseinsstörungen, Muskelschmerzen, Husten, Krämpfe, psychotisches Syndrom und fokal-neurologische Störungen, ggf. nach einigen Wochen erneute Enzephalitis-Schübe, 40–75 % Letalität in den bisher beobachteten Ausbrüchen; Rezidive möglich
Diagnostik	Liquoruntersuchung ist entscheidend, außerdem Serum, Blut oder mit Tupfern, Elektronenmikroskopie, Immunelektronenmikroskopie, Immunhistochemie, Serologie und PCR, nur in speziellen Labors, MRT analog anderen viralen Enzephalitiden mit multiplen kleinen asymmetrischen fokalen Läsionen in der subkortikalen und tiefweißen Substanz, oftmals Beteiligung des Hirnstamms
Therapie	Keine spezifische Therapie, Therapieversuche mit Ribavirin
Prophylaxe/Impfung	Keine Impfung vorhanden
Spezieller Kommentar	Epidemie 1998–1999 in Malaysia, Erkrankung von Schweinezüchtern und Schlachthausarbeitern, benannt nach dem malaiischen Kampung Sungai aus dem der erste Patient stammte von dem das Virus isoliert wurde
Verweis zu Kapiteln	► Kap. 16
Parechoviren	Siehe Echoviren
Polioviren, Poliowildvirus Typ 1–3, Humanes Poliovirus 1–3	
Erregermerkmale	Genus Enterovirus aus der Familie der Picornaviren
Verbreitung	Bis Impfungseinführung weltweite Verbreitung, seit 2015 gilt Poliowildvirus Typ 2 als global eradiziert, seit Oktober 2019 auch Poliowildvirus Typ 3, seit 2017 wurde auch in Nigeria auch kein Poliowildvirus Typ 2 mehr nachgewiesen; Übertragung fäkal-oral als Schmierinfektion

(Fortsetzung)

Erregermerkmale	Genus Enterovirus aus der Familie der Picornaviren
Klinik	>90 % asymptomatisch: stille Feiung durch Bildung neutralisierender Antikörper; Poliomyelitis = Kinderlähmung – Abortive Poliomyelitis, Minor-Krankheit: Fieber, Abgeschlagenheit, Hals- und Kopfschmerz, Diarrhö, Übelkeit, Erbrechen – Nicht paralytische Poliomyelitis: aseptische Meningitis mit hohem Fieber, Nackensteifigkeit, Rückenschmerzen und Muskelschmerzen – Paralytische Poliomyelitis, Major-Krankheit: Enzephalitis mit Paresen und Enzephalitis – Postpoliosyndrom: progressive postpoliomyelitische Muskelatrophie: 15–40 Jahre nach initialer Poliomyelitis, Paralysenprogression, ausgeprägte Fatigue, Schmerzen in Muskeln und Gelenken sowie verminderte Belastbarkeit
Diagnostik	Lymphozytäre Pleozytose im Liquor, Anzucht in Zellkultur, Typisierung im Neutralisationstest und eine Enterovirus-PCR aus Stuhlproben, ggf. Rachenabstriche und Liquor
Therapie	Keine spezifische Therapie, bei auftretenden Komplikationen intensivmedizinische Betreuung
Prophylaxe/Impfung	Impfung empfohlen
Spezieller Kommentar	Meldepflicht bei Verdacht, Erkrankung und Tod; einziger Wirt ist der Mensch, daher weltweit eradizierbar durch Impfungen
Verweis zu Kapiteln	► Kap. 9
Polyomaviren	
Erregermerkmale	JC-Virus und weitere: BK-, KI-, Merkel-Zell- und WU-Polyomavirus
Verbreitung	Weltweit hohe Durchseuchung, Seroprävalenz ist altersabhängig, steigt mit zunehmendem Lebensalter an und liegt bei 30–70 %; Immunkompetente bilden spezifische Antikörper, durch latente Viren kann es jedoch bei Immunsuppression zur erneuten Virusvermehrung kommen
Klinik	Primärinfektion meist klinisch inapparent, bei Kindern respiratorische Symptome; Nach Reaktivierung: Progressive multifokale Leukenzephalopathie (PML): Symptome bilden sich über Wochen bis Monate aus; Aphasie, Epilepsie, Hemiparese, Sensibilitätsstörungen, Ataxie, Sehstörungen, Inkontinenz, Erblindung und Lähmungen, Wesensveränderungen, rasches Voranschreiten, innerhalb eines Jahres tödlich Weitere Manifestationsformen der Pylomaviren umfassen: Nephropathie, hämorrhagische Zystitis und Merkel-Zell-Karzinom
Diagnostik	Charakteristische neuroradiologische Befunde im MRT, Neurofilament Leichtketten (NfL) im Serum, PCR im Liquor, Viruslastbestimmung, Hirnbiopsie Komplikationen: generalisiertes Hirnödem mit Zunahme neurologischer Ausfälle
Therapie	Keine spezifische Therapie; Antiretrovirale Therapie (cART) bei HIV, Elimination potenziell auslösender Medikamente
Prophylaxe/Impfung	Keine Impfung

(Fortsetzung)

Erregermerkmale	Genus Enterovirus aus der Familie der Picornaviren
Rabiesvirus, Tollwutvirus	
Erregermerkmale	Zoonose aus der Familie der Rhabdoviren, Genotyp 1 bei 7 bekannten Genotypen ist Verursacher der klassischen Tollwut
Verbreitung	In weiten Teilen der Welt verbreitet, der letzte bestätigte Wildtiertollwutfall in Deutschland war 2006, jedoch werden jährlich ca. 5–10 Fälle von Südostasien nach Europa importiert; Übertragung auf den Menschen durch Bisse von infizierten Hunden, Füchsen, Affen oder Fledermäusen; Replikation im Muskel, retrograder axonaler Transport zum ZNS, Streuung in die Peripherie inklusive Kornea und Speicheldrüsen, worüber die Viren wieder sekretiert werden
Klinik	Im Prodromalstadium bestehen Kopfschmerzen, Appetitlosigkeit, eventuell Fieber und Parästhesien an der Bissstelle, Depression, Angstzustände, Abgeschlagenheit; in der akuten neurologischen Phase unterscheidet man die enzephalitische von der paralytischen Form; bei der enzephalitischen Verlaufsform bestehen episodische Erregungszustände, Hydrophobie, Muskelkrämpfe, autonome Dysregulation, Vigilanzminderung und Paresen, bei der paralytischen Verlaufsform, die initial schwer von einem Guillan-Barré-Syndrom zu differenzieren ist, bestehen Parästhesien, bei Eindringen in die Hinterwurzel zu Beginn radikuläre Schmerzen mit Ausstrahlung ins Dermatom der Bisswunde, schlaffe Paresen der Extremitäten, Gesichts- und Schlundmuskulatur, progrediente Vigilanzminderung bis Paresen der Atemmuskulatur; das komatöse Stadium ist geprägt durch Ateminsuffizienz und Todesursache ist Multiorganversagen oder Ateminsuffizienz innerhalb von wenigen Tagen
Diagnostik	RT-PCR im Speichel, Liquor oder Corneaepithel aber häufig falsch negative Ergebnisse, Immunfluoreszenztest aus Nackenhautbiopsie, post mortem: Virusantigennachweis im Immunfluoreszenztest oder histopathologischer Nachweis von Negri-Bodies
Therapie	Keine spezifische Therapie, mit Auftreten von neurologischen Symptomen ist der Verlauf nicht mehr beeinflussbar und die Enzephalitis tödlich
Prophylaxe/Impfung	Impfung als Berufs- und Reiseimpfung empfohlen, Prä- oder Postexpositionsprophylaxe mit aktiver oder aktiver und passiver Immunisierung möglich, Immunisierung von Wild- und Haustieren führte zum starken Rückgang Tollwut-infizierter Tiere in Deutschland
Spezieller Kommentar	Meldepflicht von Krankheitsverdacht, Erkrankung und Tod
Verweis zu Kapiteln	► Abschn. 7.3
Rubella-Virus, Rötelnvirus	
Erregermerkmale	Aus der Familie der Togaviren
Verbreitung	Impfungen haben weltweit zu einem starken Rückgang von Infektionen geführt; Rötelnvirus verbreitet im Westpazifik, Südostasien und Afrika, der Mensch ist einziger Wirt, aerogene Übertragung durch Tröpfcheninfektion, infektiös 7 Tage vor bis nach Exanthemausbruch, Kinder mit konnatalen Röteln bis zu einem Jahr infektiös

(Fortsetzung)

Erregermerkmale	Genus Enterovirus aus der Familie der Picornaviren
Klinik	Prodromalphase mit Temperaturerhöhung bis 38 °C, Rhinokonjunktivitis, Kopf- und Gliederschmerzen, nuchale und retroaurikuläre Lymphadenopathie; wenige Tage danach makulopapulöses Exanthem mit Beginn oft hinter den Ohren, Rückbildung innerhalb weniger Tage, zerebrale Vaskulitis, Enzephalitis mit Kleinhirnbeteiligung Komplikationen einer konnatalen Infektion; Gregg-Syndrom mit Enzephalitis, Hepatitis, Myokarditis, Herzfehlbildungen, Katarakt, geringes Geburtsgewicht, Mikrozephalie, thrombozytopenische Purpura, Innenohrschwerhörigkeit
Diagnostik	Leukozytopenie, relative Lymphozytose und vermehrte Plasmazellen, im Serum spezifischer IgM-Antikörpernachweis und >4-facher IgG-Titeranstieg im Abstand von 10–14 Tagen, RT-PCR und Genotypisierung, AI
Therapie	Keine spezifische Therapie
Prophylaxe/Impfung	Impfung empfohlen
Verweis zu Kapiteln	► Abschn. 7.3
Russisches Frühjahr-Sommer-Enzephalitis-Virus, RFSEV	Siehe FSME
Erregermerkmale	Fernöstlicher Subtyp des Frühsommer-Meningoenzephalitis-Virus
Sandfliegen-Fieber-Virus	Siehe Bunyaviren
SARS-Coronavirus	
Erregermerkmale	Aus der Familie der Coronoviren behülltes, einsträngiges (+)ssRNA-Virus, breites biologisches Reservoir in vielen Tierarten, natürlicher Wirt: Fledermäuse, Mutation zum humanpathogenen Virus, hohe Virulenz, löst schweres akutes respiratorisches Syndrom (SARS, von engl. severe acute respiratory syndrome) aus; ein weiteres Coronavirus mit neurologischen Symptomen ist das MERS-CoV, das über Dromedare übertragen wird, grippale Beschwerden, respiratorische Symptome hervorruft, aber meist asymptomatisch verläuft
Verbreitung	Aerogene Übertragung, Kontaktübertragung, Tröpfcheninfektion und fäkal-orale Übertragung, Inkubationszeit bis 14 Tage, infektiös bis 8 Tage nach Symptombeginn, initial Replikation in Atemwegen und Schädigung der Alveolen; Zellschäden durch direkte zytopathische Virusreplikation oder indirekt durch überschießende Immunantwort; Organschäden an Leber, Herz, Niere, Dünndarm, Hoden, dysregulierte Immunantwort

(Fortsetzung)

Erregermerkmale	Genus Enterovirus aus der Familie der Picornaviren
Klinik	5–30 % aller Erkältungskrankheiten werden durch humane Coronaviren hervorgerufen; Epidemien/Pandemien: – 2002–2003 SARS-CoV-1 Epidemie beginnend in China, dann andere südostasische Länder, Europa und Amerika – 2020 COVID-19 weltweite Pandemie beginnend Dezember 2019 in Wuhan, China mit dem Corona-Untertyp SARS-CoV-2 SARS-CoV-2 im Vergleich zu SARS-CoV-1 erhöhte Infektiösität, sonst ähnliche Symptome: Akutes Atemnotsyndrom: Acute Respiratory Distress Syndrom (ARDS), Husten, Fieber, Abgeschlagenheit, Gewichtsverlust, Luftnot weist auf beginnenden schweren Verlauf hin, Übelkeit, Erbrechen, Diarrhö, Bauchschmerzen, Konjunktivitis, Sepsis, Pneumonie Neurologische Manifestationen: Schwindel, Kopfschmerzen, Bewusstseinsstörungen, akute zerebrovaskuläre Erkrankung, Ataxie, Epilepsie, Anosmie, Ageusie, Sehstörungen, Neuralgien, Muskelschäden mit erhöhter Kreatinkinase
Diagnostik	Lymphozytopenie bei schweren Verläufen, PCR aus respiratorischen Sekreten aus oberen und unteren Atemwegen oder Stuhlproben aber falsch negative Ergebnisse insbesondere in späten Krankheitsphasen möglich, bei begründetem Verdacht alle 2–3 Tage PCR wiederholen, >1 Woche Antikörpernachweis mit ELISA
Therapie	Stand Dezember 2020: keine spezifische Therapie, SARS-CoV-2: Dexamethason bei schwerem Verlauf, Remdesevir in akuter Phase (<10 Tage nach Symptombeginn) von hospitalisierten Patienten, Thrombembolieprophylaxe bei hospitalisierten Patienten
Prophylaxe/Impfung	Impfung vorhanden
Spezieller Kommentar	Meldepflicht bei Krankheitsverdacht, Erkrankung und Tod Neurologische Manifestationen gehen mit schwererem Verlauf einher, Reinfektionen bei Immunkompetenten unwahrscheinlich aber potenziell möglich
St.- Louis-Enzephalitis-Virus	Siehe Flaviviren
Tollwutvirus	Siehe Rabiesvirus
Varizella-Zoster-Virus, VZV,	Siehe Herpesviren
Venezolanische Pferdeenzephalomyelitis, engl. Venezuelan Equine-Enzephalitis,	Siehe Alphaviren
Vogelgrippe, aviäre Influenza	
Erregermerkmale	Zoonose aus der Familie der Orthomyxoviren, Subtyp A/H5, A/H7 und A/H9 der bei Vögeln vorkommenden Influenza-A-Viren sind auf Menschen übertragbar
Verbreitung	Weltweit verbreitet, Übertragung auf Menschen durch engen Kontakt mit infizierten Vögeln, deren Kadavern oder Tierprodukten, durch Aerosole oder Schmierinfektion, Übertragung von Mensch-zu-Mensch nur in Einzelfällen

(Fortsetzung)

Erregermerkmale	Genus Enterovirus aus der Familie der Picornaviren
Klinik	Ähnlich der saisonalen Influenza; beginnt mit Fieber, dann Husten, Atemnot, Übelkeit, Erbrechen, Durchfall, Hals-, Kopf- und Muskelschmerzen können vorkommen, Letalität bei Beteiligung der unteren Atmungstrakts 20–60 %, Letalität 30–83 %
Diagnostik	Leuko- und Thrombozytopenie, PCR aus Rachen-, Nasenabstrich oder Flüssigkeit aus bronchoalveolärer Lavage oder serologischer Nachweis
Therapie	Neuraminidasehemmer wie Oseltamivir frühzeitig, innerhalb 48h nach Symptombeginn
Prophylaxe/Impfung	In Risikogebieten direkten Kontakt zu Vögeln und Geflügelmärkten vermeiden, nach Kochen von Fleisch oder Eiern Verzehr unbedenklich, Impfung mit aktuellem saisonalen Influenzaimpfstoff kann eine Doppelinfektion mit saisonaler Influenza verhindern, Postexpositions-prophylaxe mit Neuraminidasehemmern
Spezieller Kommentar	Meldepflicht bei Krankheitsverdacht, Erkrankung und Tod Bei Verdacht auf aviäre Influenza umgehend Nationales Referenzzentrum für Influenza (NRZ) kontaktieren
West-Nil-Virus	Siehe Flaviviren
Windpocken, Varizella-Zoster-Virus	Siehe Herpesviren

Impfungen und Prävention

Inhaltsverzeichnis

Impfungen

Christian Jacobi

Inhaltsverzeichnis

U. Meyding-Lamadé et al. (Hrsg.), *Neuroinfektiologie*,
https://doi.org/10.1007/978-3-662-61669-7_23

Ich wurde von dem Bedürfnis angetrieben, mein Leben einem wichtigen und ehrbaren Ziel zu verschreiben.
Emil Adolf von Behring (1854–1917)

23.1 Einleitung

Die Prävention in Form von Impfungen als aktive Immunisierung ist die beste Möglichkeit, vor einer Infektion zu schützen. Im folgenden Kapitel werden zunächst allgemeine Informationen über Impfungen und potenzielle Impfnebenwirkungen dargestellt. Dann werden die aktuellen Impfempfehlungen in Deutschland (Stand Januar 2020) geschildert. Abschließend wird auf ausgewählte Impfungen gegen neuroinfektiologisch relevante Erreger eingegangen. Zu Impfungen bei Immundefizienz sei auf ► Kap. 15 verwiesen.

23.2 Immunisierung und Impfstoffe

Es werden die aktive präexpositionelle und passive postexpositionelle Immunisierung unterschieden. Bei der passiven Immunisierung werden nach einem Erregerkontakt Antitoxine (z. B. humane Anti-Tetanustoxin-Antikörper bei Tetanus, Diphterieantitoxin vom Pferd bei der Diphterie) oder Hyperimmunglobuline (z. B. Anti-Tollwut-Hyperimmunglobulin nach Tollwutexposition bei zuvor Ungeimpften) gegeben.

Impfstoffe für die aktive Immunisierung werden vor einer potenziellen Infektionsgefahr appliziert, um vor dieser präventiv zu schützen. Zahlreiche unterschiedliche Impfstoffe wurden und werden über die Zeit entwickelt, um eine ausreichend gute Immunantwort zu induzieren. Es können zunächst Lebend- und Totimpfstoffe unterschieden werden.

Bei Lebendimpfstoffen handelt es sich um Impfstoffe aus attenuierten, lebenden Erregern (z. B. Impfstoffe gegen Masern, Rubella, Mumps, Varizellen, Gelbfieber). Insbesondere gegen Viren wird durch diese Impfstoffe, neben der humoralen Immunantwort, die notwendige T-zelluläre Immunität erzeugt.

Totimpfstoffe können Toxoide (z. B. Tetanus- und Diphterietoxine nach Formalininaktivierung), Spaltvakzine (teilgereinigte Erregerbestandteile, z. B. bei der Pertussisimpfung), abgetötete/inaktivierte Erreger (Choleraimpfung) oder Erregerbestandteile (Viruspartikel im Polyomyelitis-Impfstoff) sowie Konjugatimpfstoffe (Konjugierung von Antigen (z. B. Kohlenhydrat) an andere Proteine) sein. Durch Konjugatimpfstoffe ist es möglich geworden, auch im Kleinkindalter eine Immunantwort gegen Kohlenhydrate (z. B. Kapselbestandteile bei H. influenzae Typ B, Meningokokken, Pneumokokken) zu ermöglichen, die in diesem Alter ansonsten nicht induziert werden würde. Einigen Impfstoffen werden Adjuvanzien (z. B. Aluminiumsalze in manchen Toxoidimpfstoffen) zur Verstärkung der Stimulation der Immunantwort hinzugefügt.

Weiterhin gibt es zahlreiche Ansätze, neue Impfstoffe zu entwickeln. Hier seien beispielhaft die Entwicklung rekombinanter Proteine, rekombinanter Lebendimpfstoffe, DNA-Impfstoffe oder synthetische Proteine aufgeführt. Aktuell ist die Entwicklung von Lebendimpfstoffen mit Vektorviren z. B. bei Ebola oder als Entwicklungsversuch bei SARS-CoV-2. Dabei werden einem Vektorvirus (z. B. bei dem Ebolaimpfstoff das Vesicular Stomatitis Virus, VSV) gentechnisch Gene von Oberflächenprotein des Ebola-Virus (Glykoproteine) eingefügt, sodass dann eine Immunantwort gegen diese Proteine induziert wird.

23.3 Impfreaktionen, Impfkomplikationen und Impfschaden

23.3.1 Impfreaktionen

Eine Impfreaktion ist eine kurzzeitige vorübergehende Reaktion des Organismus auf eine Impfung. Bei Lebendimpfstoffen können auch der Infektion ähnelnde Symptome auftreten. Impfreaktionen können lokal oder generalisiert sein. Auch allergische Reaktionen sind möglich Lokal können für den Zeitraum von 1–3 Tagen eine Rötung und Schwellung sowie Schmerzen an der Einstichstelle auftreten. Generalisiert kann es ebenfalls für eine Dauer von 1–3 Tagen zu erhöhter Körpertemperatur bis hin zum Fieber (<39,5 °C) kommen. Auch können allgemeine Symptome wie Gliederschmerzen, Kopfschmerzen, allgemeine Abgeschlagenheit und Übelkeit in diesem Zeitraum auftreten. Manchmal kommt es nach 1–4 Wochen zu einer sogenannten Impfkrankheit, wobei Fieber zusammen mit einem Hautauschlag auftreten kann. Aber auch eine geringgradige Schwellung der Parotis, kurzzeitige Arthralgien oder milde gastrointestinale Beschwerden sind als Impfreaktion beschrieben.

23.3.2 Impfkomplikationen

Hierbei handelt es sich um Komplikationen, die über das übliche Maß einer Impfreaktion hinausgehen. Impfkomplikationen sind laut Infektionsschutzgesetz bei Verdacht namentlich an das Gesundheitsamt zu melden. Das Gesundheitsamt meldet dann der zuständigen Landesbehörde und diese an die zuständige Bundesoberbehörde (Paul Ehrlich Institut) weiter. Auch muss die unerwünschte Wirkung ärztlicherseits an die Arzneimittelkommission der deutschen Ärzteschaft mitgeteilt werden.

Beschrieben sind als Impfkomplikationen im Kindesalter zum Beispiel eine hypotone hyporesponsive Episode, die Darminvagination nach Rotavirusimpfung mit oraler Verabreichung und Fieberkrämpfe (v. a. mit dem kombinierten Masern-Mumps-Rubella-Varizellen [MMRV]-Impfstoff bei Erstimpfung). Bei allen Altersgruppen sind Schulterverletzungen nach unsachgemäßer Injektion möglich, auch kann es zu Verhärtungen an der Injektionsstelle und sterilen Abszessen kommen. Weiterhin ist eine makrophagische Myofasziitis, eine eng umschriebene entzündliche Veränderung in der Muskulatur, durch Aluminiumadjuvants in Impfstoffen möglich. Auch eine Impfenzephalitis oder eine akute demyelinisierende Enzephalomyelitis (ADEM) ist nach Impfungen beschrieben. Vorwiegend bei älteren Menschen wird das Guillain-Barré-Syndrom als Impfkomplikation in der Literatur aufgeführt.

23.3.3 Impfschaden

Der Impfschaden wird als gesundheitliche und wirtschaftliche Folge einer über das übliche Ausmaß einer Impfreaktion hinausgehenden, gesundheitlichen Schädigung durch eine Schutzimpfung definiert. Diese gilt auch, wenn eine andere Person durch die Impfung geschädigt wird (z. B. bei einer vakzin-assoziierten Poliomyelitis). Dem Geschädigten stehen dann Versorgungsleistungen nach dem Bundesversorgungsgesetz zu, die beim zuständigen Versorgungsamt durch den Betroffenen oder dessen Eltern/Sorgeberechtigte beantragt werden müssen. Es reicht in einem solchen Fall der Nachweis eines wahrscheinlichen kausalen Zusammenhangs bei einer nicht nur vorübergehenden Gesundheitsstörung (>6 Monate) aus.

23.4 Impfempfehlungen Deutschland (Stand Januar 2020)

In Deutschland werden derzeitig zahlreiche Impfungen durch die Ständige Impfkommission (STIKO) beim Robert Koch-Institut (RKI) allgemein empfohlen. Dieses sind bereits im Alter von 6 Wochen die Impfung gegen Rotaviren, beginnend ab dem 2. Lebensmonat die Grundimmunisierung gegen Tetanus, Diphterie, Pertussis, H. influenzae Typ B, Poliomyelitis, Hepatitis B und Pneumokokken sowie im Alter von 11–14 Monaten Impfungen gegen Meningokokken C, Masern, Mumps, Röteln (MMR) und Varizellen. Im Kindes- und Jugendalter dann erste Auffrischungen und zusätzlich die Impfung gegen Humane Papillomviren (HPV). Hinzu kommen Impfungen bei besonderer Exposition, z. B. in Süddeutschland gegen Frühsommer-Meningoenzephalitis (FSME). Im Erwachsenenalter dann neben den empfohlenen Auffrischungen die Impfung gegen Herpes Zoster. Auch werden seitens der STIKO Impfungen für bestimmte Risikogruppen empfohlen (z. B. Influenza bei besonderer Exposition, Impfungen bei Reisen oder Impfungen bei anderweitig erhöhtem Risiko). Besonders erwähnt werden soll hier die neue Regelung des sogenannten Masernschutzgesetztes, das eine Impfindikation für bestimmte Berufsgruppen ab März 2020 regelt.

23.5 Ausgewählte Impfungen

An ausgewählten Impfungen werden die Impfungen gegen Tetanus, Diphterie, H. influenzae Typ B, Poliomyelitis, Pneumokokken und Impfungen gegen Meningokokken, Masern, Mumps, Röteln (MMR), Varizellen sowie die Impfung gegen Herpes Zoster im höheren Lebensalter genauer aufgeführt. Hinzu kommen Impfungen bei besonderer Exposition, wie gegen Frühsommer-Meningoenzephalitis (FSME), Influenza, Japanische Encephalitis, Tollwut sowie eine Aufführung der Erkenntnisse zu dem Impfstoff gegen Dengue-Virus. Es werden jeweils die Impfstoffe gegen die einzelnen Krankheitserreger spezifiziert, die Impfschemata sowie Empfehlungen zur Auffrischung dargestellt und Daten zur Wirksamkeit aufgezeigt.

23.6 Bakterien

23.6.1 Diphterie

Bei der Diphterie-Impfung handelt es sich um eine Impfung mit einem Toxoid. Es wird Diphterie-Toxin (DT) nach Formalin-Inaktivierung von Corynebacterium diphteriae verwendet. In der Grundimmunisierung wird regelmäßig ein Kombinationsimpfstoff verwendet. Spätere Auffrischungen erfolgen zumeist in Kombination mit einem Tetanusimpfstoff.

Sie wird in Deutschland als Standardimpfung empfohlen. So sollten Säuglinge nach dem empfohlenen Impfschema im Alter von 2 Monaten insgesamt dreimal im Abstand von jeweils einem Monat grundimmunisiert werden. Anschließend wird im Alter von 11–14 Monaten eine Booster-Impfung verabreicht. Diese Impfungen erfolgen mit einem Diphterie-Toxoid (Kennzeichnung D, 20 IE). Auffrischimpfungen erfolgen laut STIKO-Empfehlungen im Alter von 5–6 Jahren, dann wieder im Alter von 9–17 Jahren und anschließend alle 10 Jahre. Ab dem Alter von 5 Jahren wird ein Impfstoff mit einer reduzierten Dosis (Kennzeichnung d, 2 IE) verabreicht, da dadurch ein ausreichender Booster mit weniger unerwünschten Wirkungen erreicht wird.

Bei fehlender Grundimmunisierung im höheren Lebensalter (Kind, Jugendlicher, Erwachsener) wird das Nachholen der

Grundimmunisierung grundsätzlich empfohlen. Hierzu sind nach dem 1. Lebensjahr nur noch drei Impfungen nötig. Nach der 1. Impfung wird dazu die 2. Dosis nach 1–2 Monaten und die 3. Dosis nach 6 Monaten appliziert.

23.6.2 Tetanus

Bei der Tetanusimpfung handelt es sich ebenfalls um eine Impfung mit einem Toxoid. Es wird durch Formalin inaktiviertes Toxin von Clostridium tetani verwendet.

Die Impfung wird in Deutschland als Standardimpfung empfohlen. Im Alter <4 Monaten besteht ein Schutz vor der Erkrankung durch Tetanuserreger aufgrund maternaler Antikörper, vorausgesetzt ein ausreichender Impfstatus der Mutter ist vorhanden. Säuglinge sollten nach dem empfohlenen Impfschema im Alter von 2 Monaten erstmals und zwar 3-mal im Abstand von jeweils 1 Monat grundimmunisiert werden. Anschließend wird im Alter von 11–14 Monaten eine Booster-Impfung verabreicht. In der Regel wird ein Kombinationsimpfstoff verwendet, aber auch Einzelimpfstoffe sind erhältlich. Auffrischimpfungen erfolgen laut RKI-Empfehlungen im Alter von 5–6 Jahren, dann wieder im Alter von 9–17 Jahren und anschließend alle 10 Jahre. Ist bei Kindern die Impfung im Vorschulalter nicht erfolgt, oder liegt die letzte Impfung mehr als 5 Jahre zurück, sollte immer eine Auffrischung erfolgen. Liegt bei Erwachsenen die letzte Auffrischimpfung mehr als 10 Jahre zurück, ist jedoch eine Grundimmunisierung ausreichend erfolgt, wird keine erneute Grundimmunisierung empfohlen und es erfolgt nur eine normale Auffrischung. Bei Unsicherheit bezüglich eines ausreichenden Immunstatus kann ggf. eine Titerbestimmung 4–6 Wochen nach der Impfung erfolgen.

Wichtig ist es, im Verletzungsfall die Empfehlungen zur Tetanus-Immunprophylaxe zu befolgen. Im Falle einer Verletzung ist bei Ungeimpften immer eine kombinierte aktive und passive Immunisierung nötig. Bei fehlender Grundimmunisierung oder unklarem Impfstatus sollte immer wie bei Ungeimpften verfahren werden. Ansonsten wird zwischen sauberen geringfügigen und allen anderen Wunden unterschieden, zusätzlich geht der Impfstatus (< oder >3 Impfstoffdosen in der Vorgeschichte) und die Zeit seit der letzten Impfung (< oder >10 Jahren bei geringfügigen und < oder >5 Jahren bei allen anderen Wunden) in die Entscheidung über die Impfmaßnahmen mit ein.

23.6.3 Haemphilus influenzae Typ B

Bei der Impfung gegen Haemphilus influenzae Typ B (Hib) wird ein Kapselpolysaccharid-Konjugatimpfstoff verwendet.

Die Impfung wird in Deutschland als Standardimpfung empfohlen. Säuglinge sollten nach dem empfohlenen Impfschema im Alter von 2 Monaten erstmals, dann nach 8 Wochen und im Alter von 11–14 Monaten als Boosterimpfung erneut geimpft werden, da die Impftiter ansonsten schnell abfallen. In der Regel wird ein Kombinationsimpfstoff (z. B. zusammen mit Impfstoff gegen Diphterie, Tetanus, Polio und Hepatitis B) verwendet, wobei bei einem Kombinationsimpfstoff insgesamt 4 Impfungen empfohlen werden, um eine gute Wirksamkeit zu erreichen. Durch die Impfung gegen Hib, nach Einführung des Impfstoffes, konnte eine drastische Reduktion von Meningitisfällen (>90 %) bei Kindern erreicht werden, so das die Hib-Meningitis in geimpften Populationen nahezu verschwunden ist. Studien zu diesem erfreulichen Impferfolg wurden inzwischen mit Daten aus vielen Ländern publiziert.

23.6.4 Meningokokken

Es gibt Impfstoffe gegen Meningokokken der Serogruppe C bzw. kombiniert gegen die Serogruppen A, C, W, und Y (Konjugatimpfstoff) und gegen Meningokokken der Serogruppe B. Gegen Meningokokken der Serogruppe C gibt es mehrere zugelassene Impfstoffe (C ab dem 2. Lebensmonat, ACWY ab dem Alter von 6 Wochen (Nimenrix®) bzw. ab 2 Jahren, Menveo®). Gegen Meningokokken der Serogruppe B gibt es 2 zugelassenen Impfstoffe (Bexserio® mit einer Zulassung ab dem Alter von 2 Monaten und Trumemba®, ab 10 Jahren).

Eine Impfung gegen Meningokokken der Serogruppe C wird in Deutschland im 2. Lebensjahr (ab 12 Monaten) grundsätzlich empfohlen. Nachimpfungen werden bei nicht erfolgter Impfung immer empfohlen.

Neben dieser Impfempfehlung gibt es unter bestimmten Bedingungen ein erhöhtes Meningokokken-Erkrankungsrisiko. Dieses besteht unter anderem bei angeborenen Immundefekten (z. B. Komplement-/Properdindefizienz, Hypogammaglobulinämie), bei Asplenie oder besonderer Reiseexposition und auch bei bestimmten monoklonalen Antikörpertherapien. Hier ist in der Neurologie insbesondere die Behandlung mit Eculizumab, einem Antikörper gegen Komplementfaktoren, zu erwähnen, da Komplement in der Abwehr von bekapselten Bakterien eine besondere Rolle spielt. In solchen Fällen wird sowohl eine Impfung gegen Meningokokken der Serogruppen ACWY und B empfohlen.

Eine grundsätzliche Impfung gegen Meningokokken der Serogruppe B wird in Deutschland derzeit (Stand 2020) nicht empfohlen. Eine Beobachtungsstudie nach Impfungen im Alter von 2 und 4 Monaten in England zeigte eine Wirksamkeit von 82,9 % nach 2 Impfdosen, vor endgültig abgeschlossener Grundimmunisierung (weitere Impfung im Alter von 12 Monaten). Daten nach abgeschlossener Grundimmunisierung liegen derzeit noch nicht öffentlich vor.

23.6.5 Pneumokokken

Es gibt sowohl Konjugat-Impfstoffe wie auch Polysacharid-Impfstoffe gegen Pneumokokken. Eine wesentliche Unterscheidung ist die Menge der enthaltenen Serotypen. So gibt es in Deutschland seit über 40 Jahren einen Polysacharidimpfstoff gegen 23 Serotypen mit dem Namen Pneumovax® (zugelassen ab dem Alter von 2 Jahren, PPSV23). Des Weiteren sind Konjugatimpfstoffe gegen 10 (PCV 10) bzw. 13 Serotypen (PCV 13) verfügbar, die bis zum Alter von 5 Jahren bzw. für alle Altersgruppen zugelassen sind.

Eine Impfung gegen Pneumokokken wird in Deutschland unter 2 Jahren für alle Säuglinge empfohlen. Zu diesem Zweck werden 3 Impfdosen im Alter von 2, 4 und 11–14 Monaten mit einem Konjugatimpfstoff PCV10 oder PCV13 appliziert. Bei Frühgeborenen wird von diesem Schema abgewichen. Ab dem Alter von 2 Jahren ändert sich die Impfempfehlung der STIKO. Zwischen 2 und 60 Jahren sollten nur Menschen, die zu Risikogruppen gehören, geimpft werden. Dieses sind unter anderem Menschen mit chronischen Erkrankungen (z. B. Stoffwechselerkrankungen wie Diabetes mellitus, chronische Herz- und Lungenerkrankungen, neurologische Erkrankungen wie Anfallsleiden), Patienten mit angeborener oder erworbener Immundefizienz (auch unter immunsuppressiver Therapie) und Patienten, die anatomische und fremdkörperassoziierte Risiken für eine Pneumokokken-Meningitis haben (z. B. Liquorfistel, Cochlea-Implantat). Bei angeborenen und erworbenen Immundefekten erfolgt eine sequenzielle Impfung, wobei zunächst der PCV13-Impfstoff verwendet wird und anschließend eine Impfung mit dem PPSV23-Impfstoff erfolgt (ab dem Alter von 2 Jahren). Bei den chronischen Erkrankungen erhalten Patienten ab dem Alter von 16 Jahren den PPSV23 Impfstoff. Im Alter von 2–15 Jahren wird eine sequenzielle Impfung empfohlen (PCV13 gefolgt von PPSV23). Gleiches gilt im Fall von Patienten mit anatomischen und fremdkörperassoziierten Risiken für eine Pneumokokkenmeningitis (sequenzielle Impfung). Personen im Alter ab 60 Jahren wird dann wiederum grundsätzlich eine Impfung empfohlen (mit dem PPSV23-Impfstoff). Gegebenenfalls müssen diese Personen weitere Impfungen im Abstand von mindestens 6 Jahren erhalten. Schlussendlich wird eine Pneumokokkenimpfung allen Personen empfohlen, die eine Exposition gegenüber Metallrauchen einschließlich metalloxidischen Schweißrauchen aufweisen.

23.6.6 Tuberkulose

Gegen die Tuberkulose wurde früher auch in Deutschland mit dem Bacillus Calmette-Guerin (BCG)-Impfstoff geimpft. Seit 1998 wird diese Impfung aufgrund der geänderten epidemiologischen Situation in Deutschland nicht mehr empfohlen. In anderen Ländern unterscheidet sich diese Empfehlung.

Bei dem BCG-Impfstoff handelt es sich um einen attenuierten Lebendimpfstoff (Stamm: Mykobacterium bovis), der intrakutan appliziert wird. Eine Ansteckung mit dem Erreger wird durch die Impfung nicht verhindert.

Bei Kindern wird das Risiko einer Miliartuberkulose oder einer tuberkulösen Meningitis im Falle einer Infektion durch die Impfung deutlich reduziert. Bei Erwachsenen ist der Einfluss auf den Erkrankungsverlauf bei Tuberkulose allenfalls geringfügig.

23.7 Viren

23.7.1 Masern

Bei dem Masernimpfstoff handelt es sich um einen Lebendimpfstoff. In der Regel wird sie mit einem Kombinationsimpfstoff, der zusätzlich gegen Mumps und Röteln wirkt (3-fach Impfung, MMR) oder als Vierfachimpfung, die dann noch gegen Varizella-Zoster-Virus schützt (MMRV), verabreicht. Impfstoffe, die allein gegen Masern wirken, sind in der Europäischen Union seit 2018 nicht mehr verfügbar. Die Masernschutzimpfung wird in Deutschland grundsätzlich empfohlen. Sie erfolgt nach Empfehlungen der STIKO erstmals im Alter von 11–14 Monaten. Die 2. Impfung wird dann im Alter von 15–23 Monaten appliziert. Grundsätzlich kann eine MMR-Impfung auch schon im 9. Lebensmonat verabreicht werden. Die 2. Impfung dann frühestens 4 Wochen nach der 1. Impfung. Die Wirksamkeit der Impfung ist gut und liegt nach der 1. Impfung bei 91 % (79–99 %) und nach der 2. Impfung bei 99 % (93–99 %). Danach wird derzeit von einer lebenslangen Immunität ausgegangen.

Aufgrund immer größerer Impflücken bei Impfmüdigkeit der Bevölkerung ist es in den letzten Jahren an verschiedenen Orten in Deutschland zu Masernausbrüchen gekommen. Im Zeitraum von 2014–2018 wurden vom Robert Koch-Institut 429 Ausbrüche mit insgesamt 3178 Fällen berichtet. 21 % der Ausbrüche mit insgesamt 893 Fällen (28 %) waren in medizinischen Einrichtungen, Pflegeeinrichtungen, Gemeinschaftseinrichtungen und Einrichtungen für Asylsuchende und Geflüchtete. Aus diesem Grund besteht eine gesetzlich vorgeschriebene berufliche Impfindikation (Masern, Mumps, Röteln) für Personen, die in solchen Einrichtungen arbeiten. Das sogenannte Masernschutzgesetz ist am 1. März 2020 in Kraft getreten. Zusätzlich besteht eine dementsprechende Impfindikation auch für Personen, die Tätigkeiten mit Kontakt zu potenziell infektiösem Material ausüben und für Personen, die an Fach-, Berufs- und Hochschulen beschäftigt sind.

23.7.2 Mumps

Bei dem Mumpsimpfstoff handelt es sich um einen Lebendimpfstoff. In der Regel wird er als Kombinationsimpfstoff (MMR, MMRV, siehe Masernimpfung) verabreicht. Die Impfung wird in Deutschland grundsätzlich empfohlen und sollte bereits im Säuglingsalter erfolgen. Sie erfolgt erstmals im Alter von 11–14 Monaten und die 2. Impfung dann im Alter von 15–23 Monaten (siehe Masern- und Rubellaimpfung). Durch dieses Impfschema wird ein anhaltender Impfschutz erreicht.

Die Wirksamkeit der Impfung ist laut Datenlage schlechter als bei Masern und Rubella und liegt nach der 1. Impfung bei 64–66 % und nach der 2. Impfung bei 83–88 %. Danach wird derzeitig von einer lebenslangen Immunität ausgegangen. Für einen Zusammenhang der Mumpsimpfung mit Autismuserkrankungen gibt es zum derzeitigen Zeitpunkt keine wissenschaftliche Evidenz.

23.7.3 Rubella

Bei dem Rubella-Impfstoff handelt es sich um einen Lebendimpfstoff. In der Regel wird sie mit einem Kombinationsimpfstoff (MMR, MMRV, s. o.) verabreicht. Die Impfung wird in Deutschland grundsätzlich empfohlen und sollte bereits im Säuglingsalter erfolgen. Sie erfolgt erstmals im Alter von 11–14 Monaten und die 2. Impfung dann im Alter von 15–23 Monaten (siehe auch unter Masernimpfung). Durch dieses Impfschema wird ein anhaltender Impfschutz erreicht.

Die Wirksamkeit der Impfung liegt nach der 1. Impfung bei ca. 95 % und nach der 2. Impfung bei 99 %. Danach wird von einer lebenslangen Immunität ausgegangen. Für die Rötelnimpfung gilt auch eine berufliche Impfindikation (siehe Masern).

Aufgrund des notwendigen Impfschutzes in der Schwangerschaft ist eine dementsprechende Überprüfung des Impfschutzes (Impfbuch, ggf. Titerkontrolle) im gebärfähigen Alter empfehlenswert. Sollte zu diesem Zeitpunkt erst einmal geimpft worden sein, ist eine 2. Impfung nötig. Hier wird dann mit einem Kombinationsimpfstoff geimpft, da Einzelimpfstoffe in der EU nicht mehr verfügbar sind. Bei ungeimpften Frauen im gebärfähigen Alter wird eine Nachimpfung (z. B. MMRV) empfohlen. Eine Impfung sollte vor einer Schwangerschaft erfolgen, da Lebendimpfstoffe in der Schwangerschaft kontraindiziert sind.

23.7.4 Varizella-Zoster-Virus

23.7.4.1 Varizellen-Impfung

Bei dem Impfstoff handelt es sich um einen Lebendimpfstoff. Er ist in Deutschland einerseits als Einzelimpfstoff und andererseits als Kombinationsimpfstoff (MMRV) erhältlich. Die Impfung wird in Deutschland grundsätzlich von der STIKO, jedoch frühestens ab dem 11. Lebensmonat, empfohlen. Sie sollte somit erstmals im Alter von 11–14 Monaten und die 2. Impfung dann im Alter von 15–23 Monaten erfolgen. Bei frühzeitiger Aufnahme in eine Gemeinschaftseinrichtung kann die Impfung auch bereits ab dem 9. Monat appliziert werden, dann ist die 2. Impfung bereits zu Beginn des 2. Lebensjahres nötig, um einen anhaltenden und ausreichenden Impfschutz zu erreichen. Der Abstand zwischen den beiden Impfungen sollte mindestens 4 Wochen betragen. Bestmöglich sollte die 1. Impfung mit dem Einzelimpfstoff und nicht mit dem Kombinationsimpfstoff erfolgen.

Sie kann am selben Tag zusammen mit dem MMR-Impfstoff verabreicht werden, wobei dann Injektionen an verschiedenen Körperstellen injiziert werden. Dieses Vorgehen bei der 1. Impfung scheint das Risiko von impfassoziierten Fieberkrämpfen zu reduzieren. Bei der 2. Impfung kann dann der Kombinationsimpfstoff (MMRV) verwendet werden. Durch dieses Impfschema wird ein anhaltender Impfschutz erreicht.

Die Wirksamkeit der Impfung liegt nach der 1. Impfung bei 70–90 % und nach der 2. Impfung bei 95 %. Danach wird von einer lebenslangen Immunität ausgegangen. Die Impfung wird außerdem ungeimpften Personen mit besonderen gesundheitlichen Risiken empfohlen (z. B. Immunsuppression, Neurodermitis) und Frauen im gebärfähigen Alter ohne Impfschutz. Für die Varizellen-Impfung gilt eine berufliche Impfindikation für Personen, die Tätigkeiten mit Kontakt zu potenziell infektiösem Material ausüben sowie für Personen die in medizinischen Einrichtungen, Pflegeeinrichtungen, Gemeinschaftseinrichtungen und Einrichtungen für Asylsuchende und Geflüchtete arbeiten.

23.7.4.2 Herpes zoster

Es sind zwei Impfstoffe gegen Herpes Zoster in Deutschland erhältlich. Sie dienen der Vermeidung des Herpes Zoster, aber nicht als Ersatz einer Impfung gegen eine primäre VZV-Infektion. Erhältlich sind in Deutschland ein Lebendimpfstoff (Zostavax®) und ein Totimpfstoff (Shingrix®). Von der STIKO wird eine Impfung mit dem Totimpfstoff empfohlen, da die Wirksamkeit des Lebendimpfstoffs vergleichsweise eingeschränkt und von kürzerer Dauer zu sein scheint. Geimpft werden sollten alle Personen in einem Alter >60 Jahren. Zwischen >50 und 60 Jahren wird die Impfung mit dem Totimpfstoff nur bestimmten Personengruppen empfohlen. Dieses sind Menschen mit erhöhter Gefahr eine Herpes Zoster Erkrankung aufgrund eines Grundleidens zu bekommen, zum Beispiel bei Immuninkompetenz (angeborener oder erworbener Immundefekt oder Immunsuppression, HIV) und zahlreichen chronischen Erkrankungen (rheumatoide Arthritis, systemischer Lupus erythematodes, chronisch entzündliche Darmerkrankungen, COPD oder Asthma bronchiale, chronische Niereninsuffizienz, Diabetes mellitus). Geimpft wird mit 2 Impfdosen, wobei die 2. Dosis innerhalb eines Zeitraums von mindestens 2 bis maximal 6 Monaten appliziert wird. Ist der Abstand zwischen 1. und 2. Impfdosis kleiner als 2 Monate, ist von keiner ausreichenden Wirksamkeit auszugehen und eine weitere Dosis sollte appliziert werden.

23.7.5 Poliomyelitis

Bei dem aktuell verwendeten Impfstoff gegen Poliomyelitis in Deutschland handelt es sich um einen Totimpfstoff. Früher wurde ein oraler Lebendimpfstoff verwendet. Aufgrund durch den Impfstoff übertragener Polioerkrankungen (1–2 Fälle/1.000.000 Erstimpfungen), der sogenannten vakzin-assoziierten Poliomyelitis, erfolgte eine grundsätzliche Umstellung auf den Totimpfstoff. Hinsichtlich der Wertung monovalenter und trivalenter oraler Polioimpfstoffe sei auf die weiterführende Literatur verwiesen.

Die Grundimmunisierung gegen Poliomyelitis wird bereits im Säuglingsalter empfohlen. Meist wird ein Kombinationsimpfstoff zusammen mit Impfstoffen gegen Tetanus, Diphterie, Pertussis, Hib und Hepatitis B in der Grundimmunisierung verwendet. Es gibt die verschiedensten Kombinationsimpfstoffe, um unterschiedliche Impflücken füllen zu können. Einzelimpfstoffe stehen ebenfalls zur Verfügung. Nach dem empfohlenen Impfschema wird im Alter von 2 Monaten erstmals und zwar 3-mal im Abstand von jeweils 1 Monat grundimmunisiert. Anschließend wird im Alter von 11–14 Monaten eine weitere Impfung verabreicht. Nach dieser Grundimmunisierung erfolgt eine Auffrischimpfung im Alter von 9–17 Jahren. Danach wird von einem ausreichenden lebenslangem Impfschutz ausgegangen. Weitere Auffrischungen werden laut STIKO bei Reisen in Poliorisikogebiete oder bei besonderer beruflicher Exposition empfohlen, wenn die letzte Impfung länger als 10 Jahre zurückliegt. Personen mit unvollständiger oder fehlender Impfung sollten nachgeimpft werden. Die Wirksamkeit liegt nach regulärer Impfung bei über 90 %. Zur Notwendigkeit weiterer Auffrischimpfungen liegen noch keine ausreichenden Daten vor.

23.7.6 Influenza-Virus

Bei der Influenzaimpfung handelt es sich um eine saisonale Impfung, die jährlich wiederholt werden muss. Es gibt zahlreiche Impfstoffe. Meist wird mit einem Totimpfstoff intramuskulär geimpft. Aber auch eine intranasale Impfung mit einem Lebendimpfstoff ist für Kinder erhältlich. Die Zusammensetzung des Impfstoffs wird jährlich durch die WHO festgelegt. Des Weiteren werden trivalente (2 Subtypen Influenza A-Virus und 1 Subtyp Influenza B-Virus) und quadrivalente (2 Subtypen Influenza A-Virus und 2 Subtypen Influenza B-Virus) Impfstoffe angeboten. Seitens der STIKO wird eine Impfung mit dem quadrivalenten Impfstoff empfohlen. Sie wird Personen im Alter über 60 Jahren empfohlen sowie Personen mit erhöhter gesundheitlicher Gefährdung durch ein Grundleiden (z. B. chronische Stoffwechselleiden, chronische Atmungs-, Herz- und Kreislauferkrankungen, Leber- und Nierenerkrankungen, chronische neurologische Erkrankungen wie Multiple Sklerose oder Myasthenia gravis, angeborene oder erworbene Immundefizienz, HIV), Schwangeren ab dem 2. Trimenon (bzw. bei erhöhter gesundheitlicher Gefährdung durch ein Grundleiden bereits ab dem 1. Trimenon), Bewohnern von Alten- und Pflegeheimen und Personen, die im selben Haus lebende oder von ihnen betreute Personen gefährden können. Des Weiteren wird sie Personen mit erhöhter Gefährdung (z. B. Mitarbeiter im Krankenhaus) und Personen in Einrichtungen mit umfangreichem Publikumsverkehr empfohlen. Die Impfung sollte im Oktober oder November vor Beginn der Influenzawelle erfolgen, da der Impfschutz ca. 10–14 Tage benötigt. Die Wirksamkeit der Impfung ist von Jahr zu Jahr unterschiedlich, je nachdem, wie gut der Impfstoff gegenüber den saisonalen Influenzaviren abgestimmt wurde. Angaben einer Wirksamkeit liegen bei jüngeren Menschen um die 80 % und in der älteren Population bei ca. 50 %.

23.7.7 Frühsommer-Meningoenzephalitis (FSME)

Die Impfung gegen FSME wird Personen, die in FSME-Risikogebieten in Deutschland gegenüber Zecken exponiert sind, empfohlen (Förster, Waldarbeiter, Aufenthalt in der Natur etc.), des Weiteren bei Reisen in Risikogebiete. Das gilt sowohl bei Reisen innerhalb als auch außerhalb Deutschlands bei potenzieller Exposition. Aktuelle Risikogebiete sind auf verschiedenen Landkarten abgebildet (z. B. ► www.rki.de/fsme-karte für Deutschland). Der Impfstoff besteht aus durch Formalinin inaktivierte FSME-Viren.

In Deutschland sind derzeit 2 Impfstoffe gegen FSME verfügbar (FSME -IMMUN®, Encepur®), wobei sich die Impfdosis für Kinder und Erwachsene unterscheidet. Beide Impfstoffe schützen gegen die 3 bekannten FSME-Subtypen (zentraleuropäischer, fernöstlicher und sibirischer Subtyp).

Es werden eine Standardimpfung und eine Schnellimpfung unterschieden, die wiederum bei den beiden Impfstoffen zu leicht unterschiedlichen Zeitpunkten appliziert werden.

Bei der Schnellimmunisierung, z. B. bei zeitnaher erwarteter Expositionsgefahr, wird die 2. Impfdosis von Encepur® 7 Tage nach der 1. Impfdosis, und die 3. Impfdosis 21 Tage nach der 1. Impfdosis appliziert (also an den Tagen 0, 7 und 21). Die 1. Auffrischung erfolgt bei dem Schnellimpfschema bereits 12 bis 18 Monate nach der 1. Impfdosis. FSME-IMMUN® wird als Schnellimpfung folgendermaßen verabreicht: die 2. Impfdosis erfolgt 14 Tage nach der 1. Impfdosis und die 3. Impfdosis 5–12 Monate nach der Erstimpfdosis (also 14 Tage und 5–12 Monate nach Erstimpfung). Die 1. Auffrischimpfung erfolgt nach 3 Jahren.

Bei der Standardimpfung mit Encepur® wird die 2. Impfdosis 1–3 Monate und die 3. Impfdosis 9–12 Monate nach der 1. Impfdosis appliziert. Bei der Standardimpfung mit FSME-IMMUN® erfolgt die 2. Impfdosis 1–3 Monate und die 3. Impfdosis 5–12 Monate nach der 1. Impfdosis.

Die 1. Auffrischimpfung erfolgt bei beiden Impfstoffen im Standardimpfschema nach 3 Jahren und anschließende Auffrischungen, je nach Alter, alle 3–5 Jahre (Encepur®: Personen <50 Jahre alle 5 Jahre, ≥50 Jahre alle 3 Jahre; FSME-IMMUN®: <60 Jahre alle 5 Jahre, ≥60 Jahre alle 3 Jahre).

Für eine ausreichende Wirksamkeit sind 3 Impfungen nötig. Die Wirksamkeit liegt nach der 2. Impfung bereits bei 98 %, aber nur für den Zeitraum von 1 Jahr. Bei vollständiger Impfung liegt der Impfschutz bei 99 % über mehrere Jahre. Eine Grundimmunisierung kann zu jedem, auch späteren, Zeitpunkt abweichend von dem oben aufgeführten Impfschema fortgeführt werden. Wird von den oben aufgeführten Auffrischungsempfehlungen abgewichen, ist also der Zeitraum der Auffrischungsimpfung überschritten worden, ist bei ausreichender Grundimmunisierung ebenfalls nur eine Auffrischimpfung nötig.

Ein Wechsel zwischen den Impfstoffen ist prinzipiell möglich, eine Weiterimpfung mit dem Impfstoff des gleichen Herstellers wird jedoch empfohlen.

23.7.8 Dengue

Es gibt einen Impfstoff gegen das Dengue-Virus mit dem Handelsnamen Dengvaxia®. Die Wirksamkeit des Impfstoffes lag in den Studien bei 60,3 % nach 25 Monaten (Impfungen von Kindern zwischen 2 und 16 Jahren in Südostasien und Lateinamerika). Es zeigte sich ein deutlicher altersabhängiger Unterschied der Wirksamkeit. Bei Menschen, die älter als 9 Jahre waren, lag die Wirksamkeit bei 65,6 % im Gegensatz zu 44,6 % im Alter unter 9 Jahren. Auch zeigte sich ein leichtes, aber signifikant erhöhtes Risiko, für schwerer verlaufende Dengue-Virus-Erkrankungen nach Impfung. Dieses erhöhte Risiko traf jedoch nicht zu, wenn vor der Impfung bereits eine Dengue-Virusinfektion durchgemacht wurde (gegen eine der 4 bekannten Untergruppen).

Die Zulassung in Europa erfolgte daher für Personen, die vor der Impfung bereits eine laborbestätigte Dengue-Virusinfektion hatten, zwischen 9 und 45 Jahre alt sind und in einem Endemiegebiet leben. Als Reiseimpfung wird die Impfung derzeit nicht empfohlen, insbesondere da kaum ein Reisender aus Deutschland bzw. Europa zuvor bereits an einer Dengue-Virusinfektion erkrankt ist.

23.7.9 Japanische-Enzephalitis

Gegen die Japanische Enzephalitis steht in Europa mit IXIARO® ein gut wirksamer Impfstoff zur Verfügung, der bei Exposition (z. B. Reisen in Risikogebiete) zur Prophylaxe empfohlen wird. Er ist ab dem

Alter von 2 Monaten zugelassen. Es handelt sich dabei um in Verozellen hergestellte und anschließend inaktivierte Viren.

Der Impfstoff wird im Abstand von 28 Tagen 2-mal appliziert (Tag 0 und Tag 28). Kindern im Alter von 2 Monaten bis <3 Jahren wird nur die Hälfte der Erwachsenendosis verabreicht. Für Personen im Alter von 18 bis 65 Jahren ist auch ein Schnellimpfschema beschrieben. In diesem Fall wird bereits 7 Tage nach der Erstimpfdosis erneut geimpft (Tage 0 und 7). Die Impfung sollte eine Woche vor der Exposition abgeschlossen sein. Eine Auffrischungsimpfung wird nach 12 bis 24 Monaten empfohlen, die dann zu einem 10-jährigen Impfschutz führen soll. Die Serokonversionsrate wird nach der 2. Impfung mit 99 % (Schnellschema) und 100 % (konventionelles Schema) nach 35 Tagen angegeben. Nach der Auffrischimpfung liegt die Serokonversion laut Herstellerangaben bei 100 %.

23.7.10 Tollwut

In Deutschland sind zwei Impfstoffe gegen Tollwut verfügbar. Es handelt sich dabei um Viren, die entweder auf Hühnerembryozellen (Tollwutimpfstoff HDC inaktiviert) oder auf humanen Zellen (Rabipur®) hergestellt und dann inaktiviert werden. Die Impfung wird prophylaktisch Personen empfohlen, die einen engen Kontakt zu Fledermäusen haben sowie Personen, die beruflich gegenüber Tollwutviren exponiert sind oder auch Berufsgruppen in Gebieten mit neu aufgetretener Wildtollwut (z. B. Jäger, Forstpersonal, Tierärztinnen). Des Weiteren wird eine Impfung bei Reisen in Risiko- bzw. Endemiegebiete empfohlen. Neben der prophylaktischen Gabe ist bei Tollwutkontakt nach Exposition in Abhängigkeit von dem Expositionsgrad eine postexpositionelle Tollwut-Immunprophylaxe notwendig.

Als prophylaktische Impfung wird der Impfstoff nach der 1. Impfdosis zusätzlich an den Tagen 7 und 21 oder 28 intramuskulär appliziert. Ein Schnellimpfschema kann mit Impfungen an den Tagen 0, 3 und 7 erfolgen. Anschließende Auffrischimpfungen werden nach 1 Jahr und dann alle 5 Jahre (HDC), bei Rabipur® alle 2–5 Jahre, verabreicht.

Nach Tollwutvirus-Exposition werden 3 Expositionsgrade unterschieden (I: Berühren/Füttern von Tieren, Belecken der intakten Haut, II: nicht blutende, oberflächliche Kratzer oder Hautabschürfungen, Lecken oder Knabbern an der nicht intakten Haut, III: Bissverletzungen, Kratzwunden, Kontakt von Schleimhäuten oder Wunden mit Speichel, Verdacht auf Biss oder Kratzer durch eine Fledermaus oder Kontakt der Schleimhäute mit einer Fledermaus). Analog gibt es Expositionsgrade bei der Exposition gegenüber Impfstoffködern. Bei den Expositionsgraden II und III muss zwingend erneut geimpft werden. Auch im Falle einer zuvor erfolgten prophylaktischen Impfung. Bei Expositionsgrad III wird bei prophylaktisch Ungeimpften zusätzlich nach der Wundbehandlung anti-Tollwut-Hyperimmunoglobulin injiziert (50 % um die Wunde herum und 50 % i.m.). Es unterscheidet sich auch Anzahl und Art der postexponenziellen Impfungen bei prophylaktisch geimpften und ungeimpften Personen. So erfolgt bei Ungeimpften eine komplette Immunisierung mit Impfungen z. B. an den Tagen 0–3–7–14–28 (Essen-Schema). Bei Expositionsgrad III wird zusätzlich zur aktiven Immunisierung eine passive Impfung mit einem Tollwut-Immungobulin (20 IE/kg Körpergewicht) durchgeführt.

23.8 Impfungen bei Immundefizienz

Für Impfungen bei Immundefizienz sind 2019 Anwendungshinweise der STIKO des Robert Koch-Instituts im Bundesgesundheitsblatt erschienen. Eine Zusammenfassung des Umgangs bzgl. Impfungen bei diesen immundefizienten Patientengruppen ist in diesem Buch in ▶ Kap. 15 zu finden.

Serviceteil

U. Meyding-Lamadé et al. (Hrsg.), *Neuroinfektiologie*,
https://doi.org/10.1007/978-3-662-61669-7

Stichwortverzeichnis

A

B

C

D

H

I

J

K

L

M

N

O

P

Q

R

S

T

U

V

W

Z

MIX
Papier aus verantwortungsvollen Quellen
Paper from responsible sources
FSC® C105338

If you have any concerns about our products,
you can contact us on
ProductSafety@springernature.com

In case Publisher is established outside the EU,
the EU authorized representative is:
Springer Nature Customer Service Center GmbH
Europaplatz 3, 69115 Heidelberg, Germany

Printed by Libri Plureos GmbH
in Hamburg, Germany